Hohmann · Reher · Stahl-Biskup
Mikroskopische Drogenmonographien

Reihe „Pharmazeutische Biologie"

1 Pharmazeutische Biologie – Grundlagen und Systematik, 6. Auflage, 2000
mit Ergänzungsband Prüfungsfragen 1990 – 1999
von Eckhard Leistner, Bonn und Siegmar-W. Breckle, Bielefeld,
unter Mitarbeit von Christel Drewke, Bonn

2 Arzneidrogen und ihre Inhaltsstoffe, 6. Auflage, 1999
von Hildebert Wagner, München,
unter Mitarbeit von Rudolf Bauer, Düsseldorf

3 Mikroskopische Drogenmonographien, 1. Auflage, 2001
von Berthold Hohmann, Hamburg, Gesa Reher, Hamburg und
Elisabeth Stahl-Biskup, Hamburg

4 Analytik biogener Arzneistoffe, 1. Auflage, 2000
herausgegeben von Klaus Peter Adam, Saarbrücken und
Hans Becker, Saarbrücken

Mikroskopische Drogenmonographien

der deutschsprachigen Arzneibücher

Pharmazeutische Biologie, Band 3

Von
Berthold Hohmann, Hamburg
Gesa Reher, Hamburg
Elisabeth Stahl-Biskup, Hamburg

Mit 500 Abbildungen und 7 Tabellen

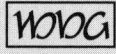

Wissenschaftliche Verlagsgesellschaft mbH Stuttgart 2001

Anschriften der Autoren

Dr. Berthold Hohmann
Universität Hamburg
Institut für Angewandte
Botanik
Marseiller Straße 7
20355 Hamburg

Priv.-Doz. Dr. Gesa Reher
Universität Hamburg
Lehrstuhl für Pharma-
zeutische Biologie
Bundesstraße 45
20146 Hamburg

Prof. Dr. Elisabeth Stahl-Biskup
Universität Hamburg
Lehrstuhl für Pharma-
zeutische Biologie
Bundesstraße 45
20146 Hamburg

Der Vorgänger dieses Buches erschien 1979 bis 1992 in insgesamt 3 Auflagen unter dem Titel *Deutschmann, Hohmann, Sprecher, Stahl: Pharmazeutische Biologie 3, Drogenanalyse I – Morphologie und Anatomie* im Gustav Fischer Verlag, Stuttgart

Die Deutsche Bibliothek – CIP-Einheitsaufnahme

Hohmann, Berthold:
Mikroskopische Drogenmonographien der deutschsprachigen Arzneibücher / von Berthold Hohmann ; Gesa Reher ; Elisabeth Stahl-Biskup. – Stuttgart : Wiss. Verl.-Ges., 2001
  (Pharmazeutische Biologie ; Bd. 3)
  ISBN 3-8047-1762-4

© 2001 Wissenschaftliche Verlagsgesellschaft mbH
Birkenwaldstr. 44, 70191 Stuttgart
Printed in Germany
Satz: primustype Robert Hurler GmbH, Notzingen
Druck und Bindung: Kösel, Kempten (www.KoeselBuch.de)
Umschlaggestaltung: Atelier Schäfer, Esslingen
Titelbild: Echter Salbei, *Salvia officinalis* L., aus: Dörfler, Roselt, Heilpflanzen gestern und heute, Urania Verlag, Leipzig 1990, mit freundl. Genehmigung

Vorwort

Wenn wir mit diesem Werk ein neu gestaltetes Buch zur mikroskopischen Analyse von Drogen vorlegen, so tun wir dies in der Gewissheit, dass die Mikroskopie in der Qualitätskontrolle von Drogen nie an Bedeutung verlieren wird. Morphologie und anatomische Strukturen von Pflanzen und Drogen sind weitgehend unveränderbare Merkmale und stellen somit zuverlässige und „unbestechliche" Kriterien für die Beurteilung ihrer Identität und Qualität dar. Aus diesem Grund steht auch in den Arzneibüchern nach wie vor bei allen Drogenmonographien die mikroskopische Analyse am Anfang einer Identitätsprüfung. Das analytische Handwerkszeug – Lupe und Mikroskop – ist vergleichsweise preiswert, und die Mikroskopie lässt sich in jedem Labor mit wenig Aufwand durchführen, sofern man das mikroskopische Handwerk beherrscht und verlässliche Literatur zur Hand hat. Um Letzteres geht es in diesem Buch, das ausgewählte Drogen in Text und Bild morphologisch und anatomisch umfassend beschreibt, und zwar jeweils als Ganzdroge, Schnittdroge und Pulver.

Das vorliegende Werk basiert auf dem 1979 erstmals im Gustav Fischer Verlag erschienenen und bis zur 3. Auflage gereiften Buch *F. Deutschmann, B. Hohmann, E. Sprecher und E. Stahl: Pharmazeutische Biologie, Bd. 3, Drogenanalyse I: Morphologie und Anatomie.* Der „Deutschmann" war seinerseits der Nachfolger des im Jahre 1902 von George Karsten begründeten und später zusammen mit Ulrich Weber und Egon Stahl in insgesamt 9 Auflagen geführten *Lehrbuch der Pharmakognosie,* einem Standardwerk für die mikroskopische Drogenanalyse in Unterricht und Praxis. Die Ende der siebziger Jahre vom Gustav Fischer Verlag beschlossene grundlegende Neukonzeption des „Karsten, Weber, Stahl" war von dem Autorenquartett Deutschmann, Hohmann, Sprecher und Stahl sehr erfolgreich umgesetzt worden. Somit blieb dem pharmazeutisch-biologischen Unterricht das bewährte Handbuch für die mikroskopische Drogenanalytik auf hohem Qualitätsniveau erhalten. Unsere Anerkennung und unser Dank an die Autoren Prof. Dr. Fritz Deutschmann und Prof. Dr. Ewald Sprecher, die nun die Neugestaltung des Buches der jüngeren Generation überlassen haben, soll auch dadurch zum Ausdruck kommen, dass wir alle Monographien des Vorgängerwerkes übernommen haben. Wir taten dies wohl wissend, dass einige Drogen zurzeit nicht so aktuell sind. Übernommen wurde auch, was sich über die vielen Jahre bewährt hat: die Gliederung und Gestaltung der Monographien und ein großer Teil des Bildmaterials, das z. T. noch aus dem „Karsten, Weber" stammt. Insbesondere waren uns die Pflanzenabbildungen wichtig, um damit der zunehmenden Entfremdung der Studierenden gegenüber Pflanzen entgegenzuwirken.

Bei der Neugestaltung des Buches wurden die theoretischen Kapitel zur Morphologie und Anatomie der Pflanzen und die tabellarische Übersicht über die Systematik der Arzneipflanzen nicht mehr weitergeführt. Wir sind der Meinung, dass diese Lehrinhalte heute in anderen einschlägigen Lehrbüchern ausführlicher vermittelt werden können. Verzichtet wurde auch auf die Pflanzenbeschreibungen in den Monographien, weil uns die Beschreibung der Drogen selbst wichtiger war. Somit konnte Raum für 76 neue Drogenmonographien gewonnen werden, die wir in Text und Bild neu erarbeitet haben. Soweit es möglich war, stützten wir uns dabei auf Beschreibungen in älteren Standardwerken der Drogenmikroskopie, die wir kritisch sichteten und durch eigene mikroskopische Analysen verifizierten und ergänzten. Mit den vorliegenden 189 Drogenmonographien sind nun alle Drogen der deutschsprachigen Arzneibücher und des DAC erfasst. Die aus dem Vorgängerwerk übernommenen Monographietexte haben wir überarbeitet und – wo notwendig – ergänzt. Die Angaben zu den Arzneibüchern und zur Drogenherkunft wurden aktualisiert und die fremdsprachlichen Drogennamen auf vier Sprachen erweitert: Wir danken Prof. Dr. Michael Heinrich, London, Prof. François Tillequin, Paris, Dr. Beatrice Gehrmann, Berlin, und Prof. Roser Vila, Barcelona, für die Durchsicht.

Neu aufgenommen haben wir jeweils weiterreichende Informationen zu den Drogen, insbesondere Angaben zu Inhaltsstoffen und zur Anwendung. Damit wollen wir betonen, dass die mikroskopische Drogenanalyse als Methode eingebettet ist in den Gesamtkopmplex „Droge als Arzneimittel". Diese weiterführenden Angaben sollen den Benutzern des Buches in der täglichen Praxis auch eine über die Mikroskopie hinausgehende schnelle Orientierung über die Verwendung der jeweiligen Droge ermöglichen. In dem hier von uns gewählten Umfang lässt sich die Drogenkenntnis sicher auch schon in den Tee- und Pulverpraktika des Pharmaziestudiums vermitteln. Hinsichtlich der Inhaltsstoffe mussten wir uns natürlich beschränken und nennen meist nur Stoffgruppen und/oder Hauptkomponenten. Durch den Arzneibuchhinweis auf die Gehaltsanforderung konkretisiert sich diese Information, da die Arzneibücher meist auf wirksamkeitsmitbestimmende Inhaltsstoffe abheben. Bezüglich der Drogenverwendung erschien es uns noch zeitgemäß, die durch die Kommission E des ehemaligen Bundesgesundheitamts erarbeiteten Anwendungsgebiete zu zitieren. Die ergänzenden Angaben zur volkstümlichen Verwendung wurden bewusst nur zurückhaltend übernommen und gesondert aufgeführt. Diese Unterscheidung war uns wichtig, weil wir meinen, dass sich die Leserschaft so ein besseres Bild vom Stellenwert einer Droge im Arzneischatz machen kann.

Mit dem Buch wollen wir alle erreichen, die sich mit der Qualitätskontrolle von Drogen beschäftigen, sei es in der Apotheke, im Drogenhandel, in der phytopharmazeutischen Industrie oder im pharmazeutischen Kontrolllabor. Auch Anwendern von Mikroskopie im Bereich der Lebens- und Futtermittel sei das Buch empfohlen. Darüber hinaus ist das Buch für die akademische Lehre als Handbuch für die Tee- und Pulverpraktika im Pharmaziestudium konzipiert, denn diese Lerninhalte werden auch in einer neuen Approbationsordnung Bestand haben. Somit kann es die Studierenden in den Beruf hinein begleiten. Wir hoffen, es ist uns gelungen, den verschiedenen Ansprüchen aller genannten Personenkreise gerecht zu werden. Für Anregungen und Kritik sind wir stets dankbar.

Unser besonderer Dank gilt der Biologin Nicola Hillgruber B. Sc., die sich mit viel Hingabe den neu zu erstellenden Zeichnungen gewidmet hat. Ohne ihre akkurate Zeichentechnik hätten wir die neuen Monographien nicht angemessen präsentieren können. Bedanken möchten wir uns auch sehr herzlich bei der Wissenschaftlichen Verlagsgesellschaft für die konstruktive Zusammenarbeit, insbesondere bei Herrn Dr. Eberhard Scholz, der das Buch während seiner Entstehung fachkundig begleitete.

Hamburg, Oktober 2000

Berthold Hohmann
Gesa Reher
Elisabeth Stahl-Biskup

Inhalt

Arzneibücher

Ph. Eur.   Europäisches Arzneibuch 3. Ausgabe 1997 mit Nachtrag 2000, Deutscher Apotheker Verlag, Stuttgart und Govi-Verlag, Eschborn

DAB   Deutsches Arzneibuch 2000, Deutscher Apotheker Verlag, Stuttgart und Govi-Verlag, Eschborn

DAC   Deutscher Arzneimittel-Codex, Ergänzungsbuch zum Arzneibuch, 1999 Govi-Verlag, Eschborn und Deutscher Apotheker Verlag, Stuttgart

Ph. Helv.   Pharmacopoea Helvetica 8 mit Suppl. 2000, Eidgenössische Drucksachen- und Materialzentrale, Bern

ÖAB   Österreichisches Arzneibuch, Amtliche Ausgabe 1991, Verlag der Österreichischen Staatsdruckerei, Wien

1 Mikroskopische Analyse von Arzneidrogen

Für die im vorliegenden Werk beschriebenen mikroskopischen Untersuchungen wird ein Durchlicht-Mikroskop verwendet, das mit durchfallendem Licht arbeitet und Vergrößerungen von ungefähr 6fach bis 400fach ermöglicht. Davon ausgehend, dass die Leserschaft dieses Buches bereits mit der Mikroskopie vertraut ist, soll der Aufbau des Mikroskops, die physikalischen Grundlagen und die Technik des Mikroskopierens nur sehr kurz beschrieben werden. Bezüglich einer detaillierteren Einführung in die Mikroskopie wird auf die einschlägigen Bücher für Anfänger verwiesen.

1.1 Mikroskop und Strahlengang

Abb. 1 zeigt ein Durchlicht-Mikroskop als Labormikroskop mit den wichtigsten Bauteilen. Eingezeichnet ist der Strahlengang des Lichtes im Mikroskop.

Aus einer Lichtquelle unterhalb des Objekttisches wird der Lichtstrahl durch eine Öffnung im Objekttisch von unten durch das Objekt geleitet. Ein im Strahlengang befindliches Objektiv vergrößert das Objekt und bildet es als reelles Zwischenbild im Mikroskop-Tubus ab. Dieses Bild wird vom Betrachter durch das

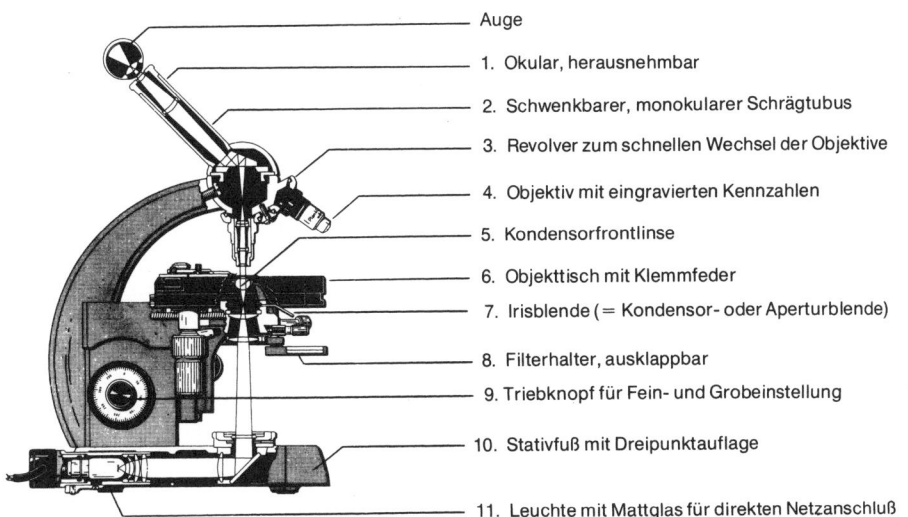

Auge

1. Okular, herausnehmbar
2. Schwenkbarer, monokularer Schrägtubus
3. Revolver zum schnellen Wechsel der Objektive
4. Objektiv mit eingravierten Kennzahlen
5. Kondensorfrontlinse
6. Objekttisch mit Klemmfeder
7. Irisblende (= Kondensor- oder Aperturblende)
8. Filterhalter, ausklappbar
9. Triebknopf für Fein- und Grobeinstellung
10. Stativfuß mit Dreipunktauflage
11. Leuchte mit Mattglas für direkten Netzanschluß

Abb. 1 Mikroskop mit eingezeichnetem Strahlengang. Zeiss

Okular, das eigentlich die Funktion einer Lupe hat und das reelle Bild nachvergrößert, mit dem Auge wahrgenommen.

Bei einem modernen Labormikroskop ist die Lichtquelle im Mikroskopfuß eingebaut. Der Strahlengang wird zur besseren Ausleuchtung des Präparats durch einen Kollektor mit Irisblende, einer „Leuchtfeldblende", und zur Bündelung durch einen Kondensor mit Irisblende, einer „Kondensorblende", geleitet. Zum entspannten Arbeiten empfiehlt sich ein Mikroskop mit einem binokularen Tubus, so dass man mit beiden Augen mikroskopieren kann.

Für die Drogenanalyse ist eine Einrichtung zur mikroskopischen Größenmessung sehr vorteilhaft (siehe Kap. 1.10). Zum Nachweis von Substanzen und Strukturen, welche das polarisierte Licht drehen, wie z. B. Ca-Oxalat, Stärkekörner, sklerotisierte Elemente, bestimmte Schleimstoffe u. a., leistet eine einfache Polarisationseinrichtung (siehe Kap. 1.11) gute Dienste. Bezüglich weiterer mikroskopisch-optischer Ausstattung, Möglichkeiten und Einrichtungen, z. B. Mikroskopieren im UV-Licht oder im Dunkelfeld, mikroskopisches Fotografieren, sei auf die einschlägige Literatur verwiesen.

1.2   Objektive

Es gibt verschiedenartige Objektive. Für die Mikroskopie von Arzneidrogen genügen im Allgemeinen die einfachen Achromate ohne Farb- oder sphärische Korrekturen. Ausreichend sind meist drei Objektive, etwa mit den Vergrößerungen 3,5fach, 10fach und 40fach. Bei qualitativ hochwertigen Objektiven sind die wichtigsten Kennzahlen eingraviert, so die Eigenvergrößerung (z. B. 10 für 10fach), neben dieser die numerische Apertur,

darunter die benötigte Tubuslänge in mm und daneben die zu verwendende Deckglasdicke in mm. Werden die beiden letzten Parameter eingehalten, erzielt man mit der gegebenen Optik optimale Bildqualität.

1.3   Okulare

Üblich sind sog. Kompensations-Okulare, die auf die Objektive bereits abgestimmt sind. Im Allgemeinen besitzen sie eine Vergrößerung 8fach bzw. 10fach oder 12fach. Von besonderem Vorteil sind Weitwinkel-Okulare mit einem größeren Bildfeld und für Brillenträger sog. Brillenträger-Okulare. Für besondere Methoden stehen Mess-Okulare, Zeiger-Okulare, Zeichen-Okulare u. a. zur Verfügung.

1.4   Vergrößerung

Multipliziert man die Eigenvergrößerung des Objektivs mit der Vergrößerung des Okulars, so erhält man die Gesamtvergrößerung. Bei Mikroskopen für die mikroskopische Drogenanalyse ergeben sich je nach ihrer Objektiv- und Okularausstattung normalerweise Gesamt-Vergrößerungen (z. B. mit einem Okular 10x) von etwa: $3,5 \times 10 = 35$fach, $10 \times 10 = 100$fach und $40 \times 10 = 400$fach.

1.5   Fokussieren

Zum Fokussieren des Objekts, also zur Scharfstellung im Blickfeld, kann je nach Modell des Mikroskops entweder der Mikroskoptisch oder der Tubus mittels geeigneter Triebe angehoben oder gesenkt werden. Dazu ist ein sog. Grobtrieb zur „groben" Einstellung und ein Feintrieb zum optimalen Nachfokussieren vorhanden.

1.6 Kondensor-Einstellung

Die richtige Stellung des Kondensors ist für eine gute Ausleuchtung des Objekts wichtig. Er kann deshalb auf und ab bewegt werden. Mit der Kondensorblende können Kontrast, Tiefenschärfe und Auflösungsvermögen beeinflusst werden. Die Blende darf keinesfalls zum Einstellen der Helligkeit im Präparat betätigt werden. Diese sollte, wenn notwendig, direkt an der Lichtquelle einstellbar sein bzw. mittels geeigneter Filter reguliert werden können. Als Faustregel gilt: der Kondensor sollte bis fast zum Anschlag angehoben, seine Blende etwa zu zwei Dritteln geschlossen sein.

Ist die Blende zu weit geöffnet, wird das Präparat „überstrahlt", d. h. es sind kaum oder zu wenig Konturen zu erkennen; ist sie zu weit geschlossen, ist die Tiefenschärfe zu groß und das Auflösungsvermögen schwach, so dass einzelne Konturen nicht oder kaum zu unterscheiden sind. Wichtig ist also, dass Kondensor und Kondensorblende stets optimal eingestellt sind.

1.7 Beleuchtungseinrichtung nach Köhler

Moderne Mikroskope verfügen meist über eine Beleuchtungseinrichtung nach Köhler. Sie besteht aus dem oben beschriebenen Kondensor mit Kondensorblende und der Leuchtfeldblende. Um ein Präparat optimal auszuleuchten, müssen sie zentriert werden. Dabei verfährt man folgendermaßen: nach dem Scharfstellen werden Leuchtfeldblende und Kondensorblende weitgehend geschlossen. Die Leuchtfeldblende wird im Blickfeld als schwarzer Kreis abgebildet, darüber die Kondensorblende ebenfalls kreisförmig. Beide Kreise sollten sich decken (gleicher Mittelpunkt). Ist dies nicht der Fall, wird die Kondensorblende mittels zweier am Kondensor angebrachter Stellschrauben verstellt, bis beide Kreise konzentrisch übereinander liegen. Anschließend wird durch Heben oder Senken des Kondensors der Kreis der Leuchtfeldblende scharf eingestellt. Dann öffnet man die Leuchtfeldblende langsam so lange, bis der schwarze Kreis ihrer Begrenzung gerade aus dem Blickfeld verschwindet.

1.8 Beseitigung von Störungen im mikroskopischen Blickfeld

Wenn eine Scharfeinstellung des Objekts nicht möglich ist oder das mikroskopische Bild trüb erscheint, ist meist eine verschmutzte Frontlinse des Objektivs die Ursache hierfür, z. B. wenn die Frontlinse in Flüssigkeit eingetaucht war, die über den Deckglasrand reichte.

Weitere Ursachen sind Verunreinigungen von Okular- oder Kondensor-Linse, etwa durch Fingerabdrücke. Man reinige die verschmutzte Linse vorsichtig mit einem weichen, mit Wasser angefeuchteten Lappen, wobei darauf zu achten ist, dass die empfindliche Linse nicht verschrammt wird. Mit Lösungsmitteln gehe man sehr zurückhaltend um, denn diese können die Verkittungen der optischen Linsensysteme lösen. Allenfalls verwende man wenig Benzin, Ether oder Chloroform. Auf keinen Fall darf auf den Linsen mit scharfen Gegenständen geschabt oder gekratzt werden.

1.9 Betrachtung im polarisierten Licht

Zum Nachweis von Substanzen und Strukturen, welche polarisiertes Licht drehen – z. B. Ca-Oxalat, Stärkekörner, sklerotisierte Elemente, bestimmte Schleimstoffe u. a. – leistet eine einfache Polarisationseinrichtung gute Dienste. Letztere besteht aus zwei Polarisationsfiltern, den „Nikolschen Prismen". Heute verwendet man jedoch preiswertere Polarisationsfolien, die in Glas eingeschweißt sind. Ein Filter dient als Polarisator und wird unterhalb des Kondensors in den Strahlengang gebracht; im einfachsten Falle wird es direkt auf die Beleuchtungseinrichtung gelegt. Das ins Objekt einfallende Licht wird dadurch polarisiert, d. h. das Licht schwingt nur in einer Richtung. Das zweite Filter dient als Analysator und wird in den Lichtstrahl oberhalb des Objektivs gebracht, im einfachsten Fall auf das Okular geklemmt. Eine solche einfache (preiswerte) Polarisationseinrichtung ist für die in diesem Werk beschriebenen Untersuchungen völlig ausreichend.

Die Polarisationsfilter werden durch Drehen zunächst „parallel" gestellt; das Gesichtsfeld erscheint hell. Nachdem man das Präparat in den Strahlengang gebracht hat, dreht man eines der Polarisationsfilter, bis sie sich kreuzen. Dies ist der Fall, wenn „Auslöschung" erfolgt ist und das Gesichtsfeld dunkel erscheint. Objekte und Strukturen, die das polarisierte Licht drehen (s. o.), leuchten im dunklen Gesichtsfeld dann hell auf und geben sich auf diese Weise gut zu erkennen.

1.10 Größenmessung im Mikroskop

Zum Messen mikroskopischer Objekte benötigt man ein Mess-Okular und zum Eichen einmalig ein Objekt-Mikrometer.

Das Mess-Okular (Abb. 2 a) enthält ein „Okular-Mikrometer", ein Glasplättchen mit eingeritzter Skala, meist eine 100-Strich-Skala. Im einfachsten Falle legt man ein Okular-Mikrometer ins vorhandene Okular ein. Bei einem Mess-Okular ist das Okular-Mikrometer passend eingebaut, außerdem ist die Augenlinse verstellbar, um das Okular-Mikrometer scharf einzustellen.

Das Objekt-Mikrometer ist ein Objektträger (Abb. 2 b), auf dem meist ein 2 mm langer Strich, exakt in Einheiten

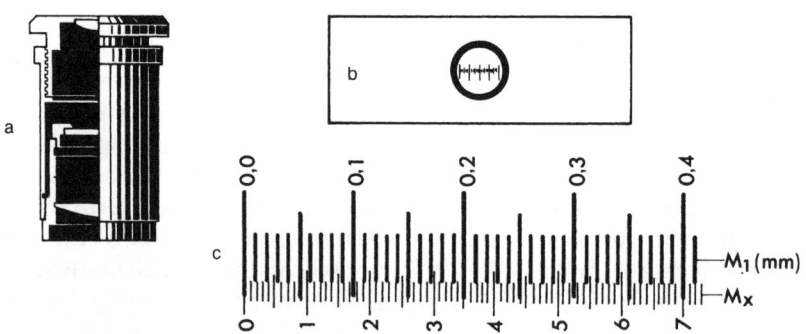

Abb. 2 **a** Komplettes Messokular, **b** Objektmikrometer, **c** Bestimmung des Mikrometerwertes; M_1 Skala des Objektmikrometers, M_x Skala des Okularmikrometers. Zeiss

von 0,01 mm (= 10 µm) unterteilt, eingeritzt ist; es wird nur zum Eichen des Mess-Okulars in Verbindung mit den verschiedenen Objektiven benötigt.

Eichen des Mess-Okulars

Das Mess-Okular wird in den Tubus des Mikroskops eingesetzt und das Okular-Mikrometer durch Verstellen der Augenlinse scharf gestellt. Dann legt man das Objekt-Mikrometer in den Strahlengang und fokussiert auf die Messeinteilung. Durch Drehen des Mess-Okulars werden beide Skalen nun genau parallel gelegt. Die Anfangsstriche (0 und 0,0) beider Skalen sollten sich möglichst exakt decken (siehe Abb. 2c). Die Teilstriche des Okular-Mikrometers, die einer definierten Länge des Objekt-Mikrometers entsprechen, werden ausgezählt. Hieraus errechnet man die Länge, die einem Teilstrich (bzw. einer bestimmten Anzahl von Teilstrichen) des Okular-Mikrometers entspricht. Der ermittelte Wert gilt nur für das jeweils verwendete Objektiv.

Beispiel: In Abb. 2c entsprechen 70 Teilstriche des Okular-Mikrometers genau 0,4 mm (= 400 µm) des Objekt-Mikrometers, also 400 µm : 70 = 5,7 µm. Angenommen, die Eichung wurde an einem Objektiv mit 10facher Vergrößerung durchgeführt, dann wird für dieses Objektiv notiert: Faktor für das Objektiv 10 x = 1 Teilstrich auf dem Okular-Mikrometer entspricht 5,7 µm.

Ausmessen mikroskopischer Objekte

Zum Messen von Objekten im mikroskopischen Präparat benötigt man das geeichte Mess-Okular. Die Skala wird durch Drehen des Mess-Okulars oder durch Verschieben des Objekts über das zu messende Objekt gebracht. Zunächst werden Teilstriche gezählt, die das Objekt einnimmt und diese Zahl dann mit dem bei der Eichung errechneten Faktor multipliziert. Beispiel: das zu messende Objekt hat eine Länge von 4 Teilstrichen, das Objektiv den Faktor 5,7, dann beträgt die Länge des Objekts 4 × 5,7 = 22,8, also 22,8 µm.

2 Mikroskopische Präparation

2.1 Präparative Hilfsmittel

Zur mikroskopischen Ausrüstung gehören:

- Objektträger, 76 × 26 mm, 1 mm dick
- Deckgläser, meist 18 × 18 mm, 0,17 mm dick
- Rasierklingen bzw. Spezialklingen
- Präpariernadeln und Lanzettnadeln
- kleine Spatel
- spitze Pinzette
- feiner Haarpinsel
- schmale Streifen aus Saug- bzw. Filtrierpapier
- Glasgefäße, wie Urgläser, Petrischalen, Bechergläser, Pipetten, Glasstäbe

2.2 Herstellung mikroskopischer Präparate

Zur Herstellung eines mikroskopischen Präparats gibt man mit einer Pipette auf den Objektträger etwa 1 bis 2 Tropfen des Einbettungsmediums. In diese Flüssigkeit werden die geschnittenen Objekte bzw. das Drogenpulver transferiert. Anschließend legt man ein Deckglas darüber, indem dieses zunächst links am Rand des Einbettungsmediums mit einer Kante aufgesetzt und dann langsam nach rechts über das Einbettungsmedium mit dem Objekt gesenkt wird. So wird störende Luft weitgehend seitwärts ausgetrieben. Flüssigkeit, die über den Rand des Deckglases hinaus ragt, wird mit einem Streifen aus Filtrierpapier abgesogen.

Bei der Herstellung von Präparaten aus Drogenpulvern streut man etwas Pulver in die Einbettungsflüssigkeit und vermischt es mit Hilfe eines Spatels mit der Flüssigkeit. Die einzelnen Partikelchen sollten dicht nebeneinander, aber keinesfalls übereinander (zu dickes Präparat) zu liegen kommen, auch nicht zu weit auseinander gestreut im Blickfeld liegen (zu dünnes Präparat).

2.3 Aufhellen

Als Einbettungsmittel wird im Allgemeinen Wasser verwendet. Für die mikroskopische Drogenanalyse wird weitgehend u. a. Chloralhydrat-Lösung als Einbettungsmedium verwendet. Es hellt die Strukturen in geeigneter Weise auf und ist zur Austreibung störender Lufteinschlüsse gut geeignet. Dazu wird das Präparat mehrmals kurz über einer kleinen Flamme (Bunsenbrenner-Sparflamme, Gasfeuerzeug o. ä.) erhitzt. Verdunstete Chloralhydrat-Lösung wird vom Deckglas-Rand her vorsichtig ergänzt. Zu beachten ist, dass z. B. Stärke sich bei diesem Vorgang „löst" und nicht mehr beobachtet werden kann. Vorsicht: Chloralhydratdämpfe nicht einatmen, Chloralhydrat ist giftig und reizend.

Schwer aufzuhellende Strukturen können auch mit Alkalilauge 40 % aufgehellt werden. Mit Glycerol 75 % oder Glycerol-Gelatine können einige Wochen haltbare Präparate hergestellt werden.

2.4 Wechseln des Einbettungsmediums, Reagenzienzugabe

Soll das Einbettungsmedium ausgetauscht oder Nachweis-Reagenzien (z. B. Iodlösung) zugegeben werden, kann dies durch Saugen mit einem Filtrierpapierstreifen erfolgen. Das neue Medium wird mit einer Pipette an den einen Rand des Deckglases getropft und am anderen Rand des Deckglases mit Filtrierpapier die zu entfernende Flüssigkeit abgesaugt. Das neue Medium wird dabei unter das Deckglas gezogen.

2.5 Nachweisreaktionen im mikroskopischen Bild

Außer der Analyse mikroskopischer Strukturen von Arzneidrogen, deren Beschreibung das Hauptziel des vorliegenden Werkes ist, kann man sich einiger Reagenzien bedienen, mit denen bestimmte Substanzen bzw. Drogeninhaltsstoffe Farbreaktionen eingehen und diese unter dem Mikroskop betrachten. Die wichtigsten Farbreaktionen und das jeweilige Nachweisziel sind in nachstehender Tabelle aufgelistet.

Häufig verwendete mikroskopische Nachweis-Reaktionen

Nachweis	Reagenz	Farbe des Reaktionsprodukts
Ätherische Öle	Sudan III Osmiumsäure	rot braun-schwarz
Aleuron	Iod-Glycerol	gelb
Fette und andere lipophile Stoffe	Sudan III Osmiumsäure	rot braun-schwarz
Gerbstoffe (Catechine)	Vanillin-Salzsäure	rot
Gerbstoffe (Phenolderivate)	Eisen(III)-chlorid	blauschwarz oder grün
Inulin	α-Naphthol-H_2SO_4	rot unter Auflösung
Kork, Suberin	Sudan III	rot
Lignin (Verholzung)	Phloroglucin-HCl Universal-Reagenz	rot gelb
Lignin, Suberin, Cellulose	Carminalaun-Jodgrün	Lignin und Suberin: grün Cellulose: rotviolett
Lignin, Lipide, Stärke	Universal-Reagenz	Lignin: gelb, Lipide: rot Stärke: blauviolett
Pektine, saure Schleime und Glykogen	Rutheniumrot	rot
Saponine	Iod-Glycerol	gelbe Schollen und Klumpen
Schleime	Thionin, o-Toluidin Tusche	rosa-violett, kugelig aufgequollene Stücke helle Bezirke auf schwarzem Grund
Stärke	Iod-Lösung	blauviolett

2.6   Reagenzien für die Mikroskopie

Alkalilauge 40 %
Starkes Aufhellungsmittel. 40,0 g Natrium- oder Kaliumhydroxid in 100 mL Wasser lösen. Im Becherglas längere Zeit auf die Objekte einwirken lassen, dann nachwaschen.

Bradford-Reagenz
Nachweis von Protein. Reagiert mit grünbräunlicher Farbe; im Handel als Fertiglösung erhältlich. Lit.: Ann. Biochem. 72, 248 (1976).

Carminalaun-Iodgrün
Kombinierte Färbung von Cellulose (rotviolett), Suberin und Lignin (grün). 1,5 g Carminrot 30 min in Kaliumaluminiumsulfat-Lösung (15 %) kochen; abkühlen, filtrieren und langsam 10 mL wässrige Iodgrün-Lösung (0,75 %) einrühren.

Chloralhydrat-Lösung
Stark aufhellendes Einbettungsmittel. 80 g Chloralhydrat in 50 mL Wasser lösen. Objekte in wenigen Tropfen Chloralhydrat-Lösung auf kleiner Flamme kurz erhitzen (Abzug!).

Eisen(III)-chlorid-Lösung
Nachweis von Gerbstoffen und anderen phenolischen Verbindungen (grün-blaue Färbung). 10 g Eisen(III)-chlorid in 100 mL Wasser lösen. Objekte unmittelbar in Lösung einbetten und mit Glycerin aufhellen.

Essigsäure
Löst Ca-Carbonatkristalle unter Blasenbildung auf (Entweichen von CO_2). Einbettungsmittel gegen Essigsäure austauschen.

Glycerol 75 %
Aufhellendes Einbettungsmittel; Haltbarmachen der Präparate. 75 mL Glycerol, 24 mL Wasser, 1 g Phenol. Einbettungsmittel gegen Glycerol 75 % austauschen; Präparate sind einige Zeit haltbar.

Glycerol-Gelatine
Zur Herstellung von Dauerpräparaten. 8 g Gelatine in 48 mL Wasser 2 Stunden quellen lassen, dazu 56 g Glycerol und 1 g Phenol geben und heiß durch Glaswolle filtrieren. Erbsengroßes Stück auf dem Objektträger erwärmen, Objekt einlegen, Deckglas sofort auflegen. Zur Herstellung von Dauerpräparaten kann nach einigen Monaten das Deckglas am Rande mit einem Lackring umgeben werden.

Iod-Glycerol
Nachweis von Saponinen; bilden gelbe Schollen oder Klümpchen; Nachweis nicht spezifisch. Nachweis von Aleuron. 3 g Iod und 10 g Kaliumjodid in wenig Wasser lösen, dann mit Glycerol/Wasser (1+1) zu 100 mL mischen.

Iod-Lösung (Lugolsche Lösung)
Nachweis von Stärke (blauviolett) und Aleuron (gelb). 1 g Iod und 2 g Kaliumiodid in 100 mL Wasser lösen. Einbettungsmedium Wasser. Iod-Lösung vom Deckglasrand her einsaugen und an der Grenzfläche zum Wasser Färbung beobachten.

α-Naphthol-Schwefelsäure
Nachweis von Inulin, das sich unter Rotfärbung auflöst. a) 20 %ige Lösung von α-Naphthol in Ethanol 96 %. b) konzentrierte Schwefelsäure. Schnitte bzw. Drogenpulver in 1 Tropfen der Lösung a) einbetten. Anschließend 2 Tropfen Lösung b) zugeben.

Osmiumsäure

Nachweis von lipophilen Substanzen wie ätherisches Öl, Fette u. ä. (braune bis schwarze Färbung). 0,1 g Osmium(VIII)-oxid in 5 mL Wasser lösen. Reagenz gegen Einbettungsmedium austauschen.

Phloroglucin-Salzsäure

Nachweis von Lignin in verholzten Zellwänden. a) 5 g Phloroglucin in 100 mL 2-Propanol; b) 12,5 prozentige Salzsäure. Präparate zunächst mit Chloralhydrat aufhellen, dann nacheinander je 1 Tropfen Lösung a) und b) unter das Deckglas saugen. Rotfärbung erfolgt erst nach kurzer Einwirkungszeit.

Rutheniumrot

Nachweis pektinhaltiger Zellwände, Nachweis von sauren Schleimen und Glykogen (Rotfärbung). 80 mg Rutheniumtetramin-hydroxychlorid in 100 mL Wasser zusammen mit einigen Tropfen Ammoniaklösung vorsichtig lösen; lichtempfindliche Lösung.

Schwefelsäure, konzentriert

Nachweis von Ca-Oxalat der Kristalle. Ca-Oxalatkristalle lösen sich unter Bildung von Gipsnadeln (Calciumsulfat) auf. Schwefelsäure auf dem Objektträger dem Einbettungsmedium vorsichtig zufügen oder 1 Tropfen Schwefelsäure unter das Deckglas saugen. Nadelbildung beobachten.

Sudan III

Nachweis von lipophilen Substanzen wie ätherisches Öl, Fette, Suberin, Cutin (Rotfärbung). a) 0,5 g Sudan III (Sudanrot B) oder Sudan IV unter Rückfluss in 2-Propanol lösen. Die Lösung filtrieren und anschließend vorsichtig mit 50 mL Glycerol vermischen. b) Glycerol. Die Präparate in Lösung a) einbetten. Innerhalb von 10 bis 30 min löst sich der Farbstoff in den lipophilen Substanzen und

färbt diese rot. Mit b) überschüssige Farbstofflösung absaugen.

Thionin- bzw. o-Toluidinblau-Lösung

Nachweis von Schleim; gequollener Schleim färbt sich rötlich-violett. a) 0,2 g Thionin bzw. Toluidinblau in 100 mL Ethanol 25 % lösen. b) Ethanol 25 %. Schnitte oder Drogenpulver in Wasser einbetten und 15 min zum Quellen beiseite stellen. Anschließend Lösung a) unter das Deckglas saugen und ebenfalls 15 min einwirken lassen. Mit b) überschüssigen Farbstoff auswaschen.

Tusche

Nachweis von Schleimen. 1 Teil schwarze Tusche mit 2 Teilen Wasser verdünnen. Vor Gebrauch kräftig schütteln. Schnitte bzw. Drogenpulver in die Tuschesuspension einbetten. Innerhalb von ca. 15 min quillt der Schleim und verdrängt dabei die Tusche. Man kann helle, blasenartige Bezirke vor dunklem Hintergrund beobachten.

Universal-Reagenz

Kombinierte Färbung von Kork (rotbraun), lipophilen Substanzen (rot) und Stärke (blau-violett). a) 20 mL gesättigte Lösung Sudan III oder Sudanrot G in Milchsäure mit weiteren 30 mL Milchsäure verdünnen; b) 0,55 g Anilinsulfat in 35 mL Wasser lösen; c) 0,55 g Kaliumjodid und 0,05 g Iod in 5 mL Wasser lösen, 5 mL Ethanol (96 %) hinzufügen. Die Lösungen a), b), c) zusammen geben und 2,5 mL Salzsäure (37 %) einrühren. Präparat vorsichtig erwärmen (Abzug !).

Vanillin-Salzsäure

Nachweis von Catechin-Gerbstoffen (Rotfärbung). a) 1 g Vanillin in 100 mL Ethanol (90 %) lösen; b) Salzsäure 25 %. Objekte mit Lösung a) durchfeuchten, nach Verdunsten des Ethanols 1 Tropfen Lösung b) hinzugeben.

3 Sinnesphysiologische Untersuchungen

Menschliche Sinne, hier insbesondere der Geruchs- und Geschmackssinn, sind in der Regel hochempfindlich oder lassen sich in ihrer Selektivität durch Übung erheblich steigern. Bei der Prüfung von Arzneidrogen sollte daher auch eine sinnesphysiologische Prüfung erfolgen. In den Drogen-Monographien werden meist Angaben zum Geruch und Geschmack gemacht. Hierbei muss man sich im Klaren sein, dass solche Beschreibungen nur den subjektiven Eindruck einer Prüfperson wiedergeben können. Wichtig ist, sich ein gewisses Spektrum an Erfahrungswerten anzueignen. Zweckmäßig ist ein direkter Vergleich der zu untersuchenden Probe mit authentischem Drogenmaterial.

Zu beachten ist auch, dass eine sinnesphysiologische Wahrnehmung durch äußere Faktoren beeinflusst werden kann. So spielt die Temperatur eine gewisse Rolle. Auch können Zusatz- oder Begleitstoffe das Empfinden mehr oder weniger stark beeinflussen. Nicht zuletzt spielt auch die persönliche Verfassung der Prüfperson eine Rolle. Eine gewissenhaft durchgeführte sinnesphysiologische Prüfung – insbesondere bei entsprechender Erfahrung – ist jedoch in jedem Fall ein gutes Hilfsmittel zur Identifizierung von Arzneidrogen.

3.1 Aussehen

Makroskopisch werden u. a. Farbe, Form und Größe einzelner Stücke sowie eine Reihe weiterer Merkmale erfasst und mit den Beschreibungen und Abbildungen der Ganz- oder Schnittdroge verglichen. Dabei kann es sinnvoll sein, durch Trocknen geschrumpftes Material – insbesondere bei Blatt- und Krautdrogen – in warmem Wasser aufzuweichen, um die ursprüngliche Gestalt und Form wieder herzustellen. Hilfreich ist die Benutzung einer Lupe mit ungefähr 6facher Vergrößerung, z. B. zum Betrachten der Oberfläche eines Materials.

3.2 Geruchsprüfung

Eine kleine Menge der Droge (ca. 0,1 g) wird im Handteller oder zwischen Daumen und Zeigefinger mit leichtem Druck zerrieben. Sinnvoll ist es, zunächst durch die Nase auszuatmen und dabei den körperwarmen Atem leicht über die Probe streifen zu lassen. Dies fördert das Freiwerden geruchsaktiver Substanzen. Der so frei gesetzte Duft wird vorsichtig durch die Nase eingesogen und analysiert.

Zunächst wird die Intensität des Geruchs festgestellt; man unterscheidet: ohne Geruch, schwacher Geruch, deutlicher Geruch, starker Geruch. Anschließend wird das Geruchsempfinden beschrieben, beispielsweise aromatisch, fruchtig, dumpf, modrig, ranzig. Weicht eine Probe eindeutig von den Beschreibungen bzw. vom authentischen Vergleichsmaterial ab, so sind praktisch alle weiteren Untersuchungen überflüssig.

3.3   Geschmacksprüfung

Die Zunge besitzt etwa 9000 Geschmackszellen mit unterschiedlichem Geschmacksempfinden. Die Hauptzone für bitteren Geschmack liegt am Zungengrund im hinteren Teil der Zunge, das Geschmacksempfinden für süß im Bereich der Zungenspitze. Im vorderen seitlichen Teil der Zunge liegt das Hauptempfindungszentrum für salzig und dahinter für sauer. Neben den Geschmackseindrücken süß – sauer – salzig – bitter kennt man noch zahlreiche weitere geschmackliche Sinneseindrücke wie z. B. scharf, brennend, kühlend, kratzend, seifig, schleimig, zusammenziehend, metallisch.

Zur Geschmacksprüfung wird eine kleine Menge (ca. 5 bis 10 mg) des Drogenmaterials auf die Zunge gegeben und in der Mundhöhle etwa 10 bis 30 Sekunden hin und her bewegt. Anschließend wird die Probe ausgespuckt und der Mund mit Wasser ausgespült. Letzteres ist vor allem beim Prüfen von giftigen Arzneidrogen wichtig! Der Geschmackseindruck wird mit dem von authentischem Material bzw. mit den Beschreibungen verglichen.

Zur Wertbestimmung von Bitterstoffdrogen wird auch eine geschmacksphysiologische Prüfung durchgeführt, bei welcher das bittere Geschmacksempfinden mit einer bitteren Substanz „geeicht" wird. So wird bei der Bestimmung des Bitterwerts nach dem Arzneibuch zuvor die Ansprechempfindlichkeit der Zunge mit einer Standard-Lösung (Arzneibuch: Chinin) festgestellt.

3.4   Druck-, Tast- und Brechprüfungen

Die zu untersuchende Ganz- oder Schnittdroge wird durch Befühlen geprüft, z. B. ob sie weich oder hart, ob sie klebrig, glatt oder rau ist. Wichtig sind auch Biege- oder Brechversuche. Insbesondere die Betrachtung des Bruchs bei einem Holz, Rhizom, einer Wurzel oder Rinde kann wichtig sein: dies wird dann mit Begriffen wie faserig, glatt, glänzend oder muschelig beschrieben.

4. Mikroskopische Drogenmonographien

Absinthii herba – Wermutkraut

Synonyme: Herba Absinthii, Summitates Absinthii

Sonstige Bezeichnungen: dt.: Absinth, Bitterer Beifuß, Magenkraut, engl.: Wormwood, absinthium, franz.: Absinthe, ital.: Erba di assenzio, span.: Sumidad de ajenjo

Stammpflanze: *Artemisia absinthium* L. (Wermut); Asteraceae
Habitus: bis 1 m hoher Halbstrauch; Abb. 3

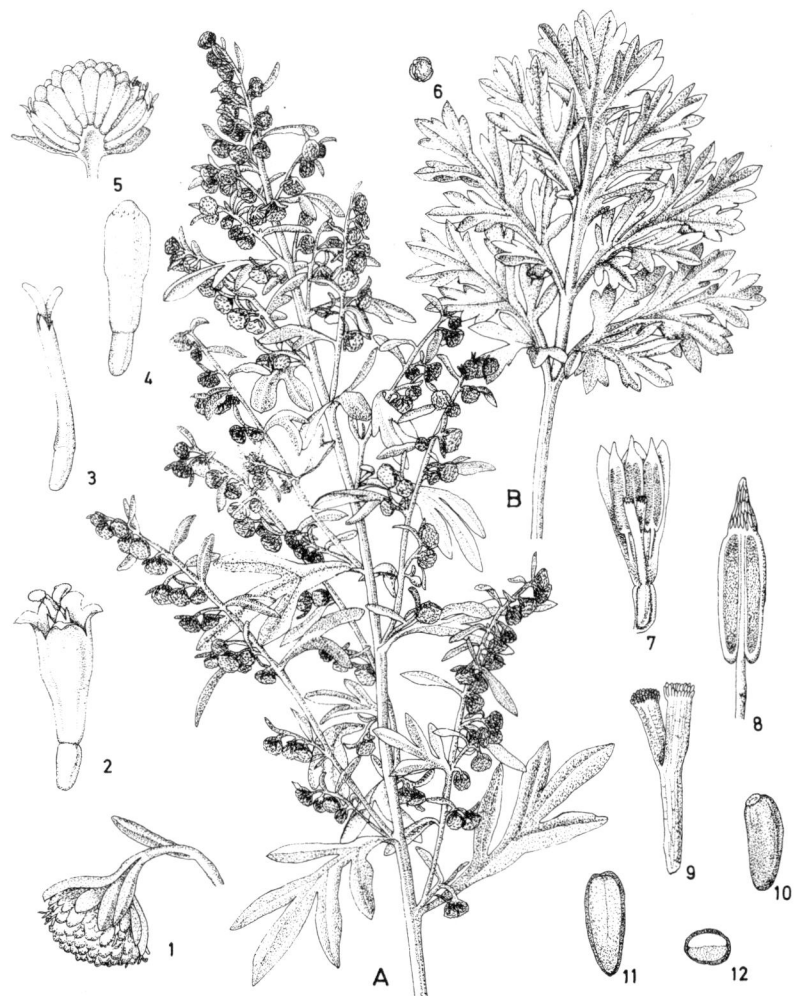

Abb. 3 *Artemisia absinthium* L. **A** Teil eines blühenden Sprosses, **B** Grundblatt, 1 Blütenköpfchen, 2 Röhrenblüte, 3 Randblüte, 4 Knospe der Röhrenblüte, 5 Blütenköpfchen im Längsschnitt, 6 Pollen, 7 Röhrenblüte im Längsschnitt, 8 Staubblatt, 9 Griffel mit Narben, 10 Frucht (Achäne), 11 Achäne im Längsschnitt, 12 Achäne im Querschnitt. Nach Köhler; DF

Herkunft: Vornehmlich aus Osteuropa, hauptsächlich aus Anbau, zu geringen Teilen auch aus Wildbeständen

Arzneibücher: Ph.Eur.: Die ganzen oder geschnittenen, getrockneten, basalen Laubblätter oder die getrockneten, zur Blütezeit gesammelten, oberen Sprossteile und Laubblätter

Ganzdroge

Geruch: aromatisch, charakteristisch

Geschmack: aromatisch, stark bitter

Morphologie
Stängel ästig und reich beblättert, silbrig behaart; **Blätter** mehrfach gefiedert, nach oben zu an Größe und Teilungsgrad abnehmend, Fiedern ± lanzettlich, meist stumpf; beidseitig wie der Stängel graufilzig behaart; **Blütenköpfchen** kugelig, kurz gestielt, zahlreich in Rispen, einzelne Köpfchen klein (bis ca. 4 mm breit), wenig Randblüten, viele Röhrenblüten; Hüllkelchblätter graufilzig, ± häutig berandet; Blüten gelb, röhrig.

Anatomie
Blatt, Flächenansicht: Zellen der Epidermis in Aufsicht beidseitig wellig-buchtig; Cuticula glatt; anomocytische Stomata, hauptsächlich auf der Blattunterseite; Haare: tief eingesenkte Asteraceen-Drüsenschuppen mit 2- bis 6-zelligen Köpfchen und blasig aufgewölbter Cuticula; zahlreiche „T-Haare" (Abb. 4) aus meist 3 (1 bis 5) kurzen, ± quadratischen Stielzellen bestehend, quer über dem Stiel eine bis ca. 400 µm lange, beidseitig zugespitzte Zelle (Querzelle, Endzelle) liegend; Außenwand dieser Endzelle zur Innenwand eingestülpt, daher Endzelle im Querschnitt U-förmig, Endzelle oft schlaff zusammengefallen; auch für Lupenbild charakteristisch. **Querschnitt:** Siehe Abb. 5; Blattbau bifazial mit 1 bis 3 Schichten Palisadenparenchym auf der Oberseite und 1 oder 2 Schichten von lockeren Palisaden auf der Unterseite; dazwischen ein relativ dichtes Schwammparenchym; Drüsenschuppen tief ins Blattgewebe eingesenkt.

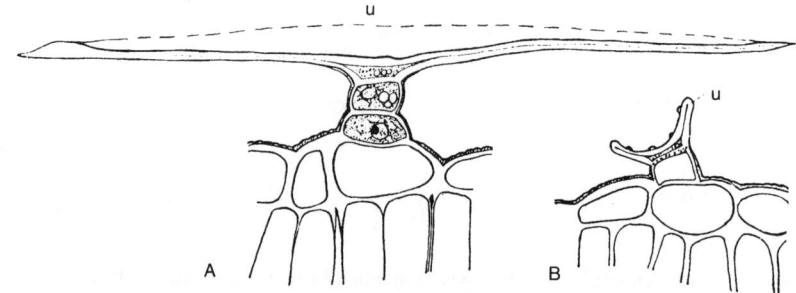

Abb. 4 *Artemisia absinthium* L. „T-Haare" **A** von der Seite, **B** im Querschnitt. u Umbruchkante der eingestülpten Außenmembran. Vergr. ca. 200 x. Aus Karsten, Weber, Stahl; Bode

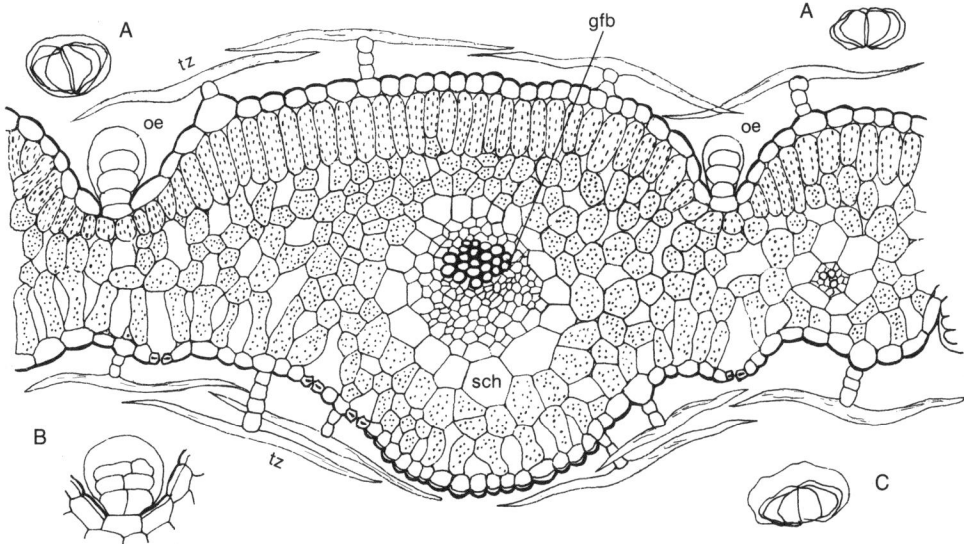

Abb. 5 *Artemisia absinthium* L. Blatt im Querschnitt im Bereich der Mittelrippe. tz T-Haare, oe Drüsenhaare, gfb Gefäßbündel, sch Parenchymscheide, **A** Drüsenhaare in Aufsicht, **B** Drüsenhaar im Querschnitt, **C** Drüsenhaar in Seitenansicht. Vergr. ca. 100 x. Nach Tschirch

Stängel: Epidermis aus polygonalen Zellen mit gestreifter Cuticula; Haare wie bei den Blättern; Grundgewebe des Stängels parenchymatisch, außen ± stark kollenchymatisch verdickt; Leitbündel offen kollateral, den Siebteilen sind Bündel von Bastfasern vorgelagert; Gefäße meist schraubig verdickt; Mark aus großen tonnenförmigen Zellen, Markstrahlzellen verholzt und getüpfelt; im Rindenparenchym und im Mark Exkretgänge.

Blüte: Hüllkelchblätter den Laubblättern ähnlich, jedoch zarter, Randzellen mit häutigem Saum; Haare als einzellige Ausstülpungen (Abb. 6 a); Kronblätter sehr zart, Epidermiszellen langgestreckt (Abb. 6 f), wellig, mit Oxalatkristallen; an den Röhrenblüten Asteraceen-Drüsenschuppen (Abb. 5 A-C); Staubblätter enthalten 18 bis 25 μm große, abgerundete dreieckige Pollen (Abb. 6 e) mit drei Keimporen; in den langgestreckten Zellen des Fruchtknotens kleine Ca-Oxalatdrusen und Einzelkristalle; auf dem Blütenstandsboden bandartige, ca. 50 μm breite, bis ca. 1500 μm lange Spreuhaare (Abb. 6 c) mit ca. 4 kurzen Basalzellen und einer langen, auffallend breiten Endzelle.

Schnittdroge

Bruchstücke der mehrfach gefiederten Blätter, meist schmal und lanzettlich, beidseitig silbrig behaart; gelbe bis bräunliche Blütenköpfchen; auch Blütenböden mit Spreuhaaren (Lupe!), zahlreiche silbrig behaarte, markhaltige Stängelstücke.

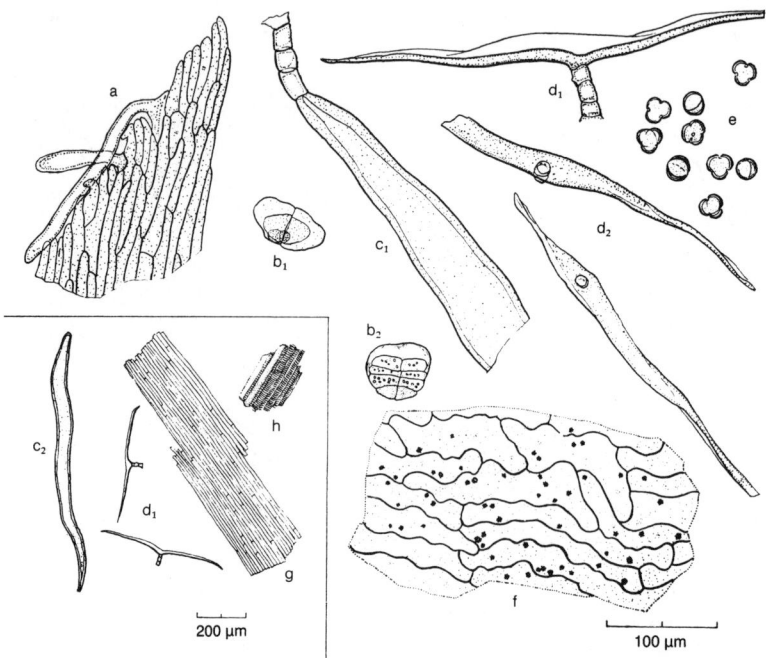

Abb. 6   Absinthii herba – Wermutkraut – Pulver. Erläuterungen siehe Text. Aus Karsten, Weber, Stahl; nach Weber

Pulver
Siehe Abbildung 6

a   Bruchstücke aus dem Rand von Hüllkelchblättern mit schlauchförmigen Haarausstülpungen; zahlreich, wenig charakteristisch

b   Asteraceen-Drüsenschuppen in Aufsicht (b_1) und in Seitenansicht (b_2); selten

c   Bruchstücke von Spreuhaaren des Blütenstandbodens mit drei Sockelzellen; Endzelle flach und breit; zahlreich, charakteristisch

d   T-Haare des Blatts in Seitenansicht (d_1) und in Aufsicht (d_2)

e   Pollenkörner; zahlreich, zuweilen als Pollenpakete im Präparat

f   Bruchstücke des Blütenblatts mit Epidermis in Aufsicht; Zellen mit kleinen Ca-Oxalatdrusen; zahlreich

g   Bruchstücke von Bastfasergruppen aus dem Stängel; zahlreich, schon im Lupenbild auffallend

h   Gefäßbruchstücke aus dem Stängel; zahlreich, schon im Lupenbild auffallend

Anmerkungen: keine Stärke, jedoch können vereinzelt Stärkekörner aus der Stängelendodermis vorhanden sein.

Verfälschungen/Verwechslungen

Evtl. durch Beimengungen von Beifußkraut (Artemisiae herba) mit weniger bitter schmeckenden und nur unterseits behaarten Blättern; T-Haare mit peitschenförmig gewundener Querzelle, Spreuhaare des Blütenstandsbodens fehlen.

Inhaltsstoffe und Anwendung

Inhaltsstoffe: Ätherisches Öl (0,2 bis 1,5 %, Mono- und Sesquiterpene), Sesquiterpenbitterstoffe (0,15 bis 0,4 %); Flavonoide
Ph.Eur.: mindestens 0,2 % ätherisches Öl

Anwendungsgebiete: Kommission E: Appetitlosigkeit, dyspeptische Beschwerden, Dyskinesien der Gallenwege.

Standardzulassung: Wermutkraut, Zul.-Nr. 1339.99.99

Adonidis herba – Adoniskraut

Synonyme: Herba Adonis vernalis

Sonstige Bezeichnungen: dt.: Frühlingsadonis, Frühlingsteufelsauge, falsches oder böhmisches Nieswurzkraut, engl.: False helebore, yellow pheasant'seye, franz.: Adonis, adonide, ital.: Erba di adonide, span.: Parte aérea de adonis

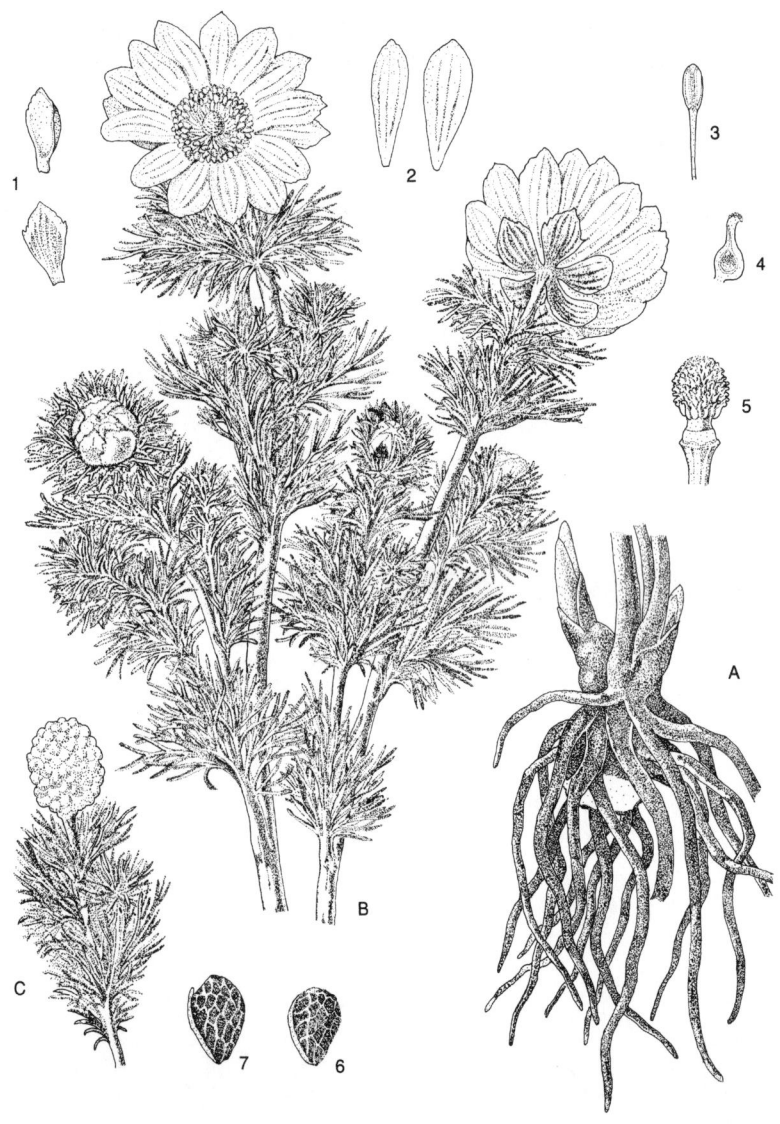

Abb. 7 *Adonis vernalis* L. **A** Wurzel, **B** blühende Pflanze, **C** Fruchtstand, 1 Kelchblätter, 2 Kronblätter, 3 Staubblatt, 4 Fruchtknoten im Querschnitt, 5 Fruchtknotenstand, 6/7 Frucht. Nach Köhler; BU

Stammpflanze: *Adonis vernalis* L. (Frühlings-Adonisröschen); Ranunculaceae
Habitus: ausdauernde, 10 bis 40(60) cm hohe krautige Pflanze; Abb. 7

Herkunft: Hauptlieferländer sind Bulgarien, Russland und Ungarn

Arzneibücher: DAB: Die zur Blütezeit gesammelten, ganzen oder geschnittenen, getrockneten, oberirdischen Teile; DAB: Eingestelltes Adonispulver – Adonidis pulvis normatus

Ganzdroge

Geruch: fast geruchlos

Geschmack: schwach bitter und scharf

Morphologie

Stängel der sterilen und fertilen Sprosse mit Längsfurchen, wenig verzweigt, dicht und fein beblättert; an den fertilen Trieben endständig je eine große gelbe Blüte; **Blätter** 2- oder 3-fach gefiedert mit langen linealischen Fiedern, untere Blätter gestielt, die oberen stängelumfassend; **Blüten** mit 5 Kelchblättern; diese kurz eiförmig, grün, behaart; Corolla radiärsymmetrisch und mehrzählig; Kronblätter gelb, lanzettlich; zahlreiche Staubblätter; auf der verlängerten Blütenachse zahlreiche Fruchtblätter; **Früchte** 4 mm groß, behaart, kugelig-eiförmig, netzig-grubig gemasert, vor der Spitze mit gekrümmtem Schnabel.

Anatomie

Stängel: Epidermiszellen (Abb. 8 c) in Aufsicht gestreckt mit fast geraden Wänden, in Längsreihen angeordnet große Stomata, sehr vereinzelt gestreckte, zugespitzte 1-zellige Haare mit ± bauchiger Basis und feiner Cuticularstreifung und kurze, 1-zellige, ± keulenförmige Haare; Stängel im Querschnitt mit lockerem Markparenchym, kollaterale Leitbündel mit Bastfaserbündeln oberhalb des Phloems, Rindengewebe nach außen kollenchymatisch.
Blatt, Flächenansicht: Siehe Abb. 8 a, b; Epidermiszellen beider Blattseiten in Richtung der Blattnerven gestreckt und deutlich wellig-buchtig; auf der Blattober- und Blattunterseite besonders auffallende, und dadurch charakteristische, in Längsrichtung der Blätter verlaufende Cuticularstreifung; unterseits anomocytische Stomata; **Querschnitt:** Blattbau bifazial mit einschichtigem Palisadenparenchym, Cuticularstreifung der Epidermis auch im Querschnitt auffallend.
Blüte: Epidermis der Kelchblätter (Abb. 8 d) in Aufsicht aus lang gestreckten dünnwandigen Zellen ohne Cuticularstreifung, mit zahlreichen langen, schlauchförmigen Haaren besetzt; außerdem einzellige dicke keulenförmige Haare, vor allem am Blattrand; Stomata nur auf der Außenseite; Epidermis der Kronblätter (Abb. 8 e) in Aufsicht aus schlanken, rechteckigen Zellen mit sehr dünnen Wänden und dichter, aber zarter Cuticularstreifung, einzelne Stomata, keine Behaarung. Endothecium (Abb. 8 f) zart, mit punktförmigen Wandverdickungen; Pollenkörner (Abb. 8 g) kugelig, glatt mit drei Austrittsspalten.

Frucht: Exokarp aus rechteckigen, derbwandigen, getüpfelten Zellen mit derb gefältelter Cuticula, auffallend behaart; Endokarp aus braunen, reich getüpfelten Steinzellen.

Schnittdroge

Überwiegend aus den schmal-linealischen Fiederblattbruchstücken bestehend; diese hellgrün, leicht gebogen und nach unten gerollt; Stängelabschnitte meist flachgedrückt und längsfurchig; auffallend (wenn vorhanden) große, spatelförmige Kronblätter von fahlgelber bis weißlicher Farbe; seltener kurze, flaumig behaarte Kelchblätter; Blütenteile mit vielen Staubblättern und zahlreichen Fruchtblättern; nicht selten hellgrüne, samtig behaarte Früchtchen mit netzig-runzeliger Oberfläche, eiförmig und leicht geschnäbelt, ca. 4 mm groß.

Pulver
Siehe Abbildung 8

a Blattbruchstücke mit oberer Epidermis in Aufsicht, deutliche Cuticularstreifung; häufig, charakteristisch
b Schmale Blattbruchstücke mit unterer Epidermis in Aufsicht, Stomata
c Stängelbruchstücke mit Epidermis in Aufsicht, Haarbasis
d Bruchstücke der Kelchblätter mit Spaltöffnungen, Schlauch- und Keulenhaaren
e Bruchstücke der Kronblätter mit zartwandiger Epidermis und längs gefältelter Cuticula; charakteristisch, selten
f Endothecium in Aufsicht
g Pollenkörner

Anmerkungen: außerdem zahlreiche faserige Stängelbruchstücke mit Leitgewebe in Aufsicht; Kelchblätter in der Droge eher selten, deshalb Haare im Pulver nicht sehr auffällig; Fruchtbruchstücke sehr selten.

Verfälschungen/Verwechslungen

Beimengungen anderer *Adonis*-Arten wie *A. aestivalis* L. (Sommer-Adonisröschen) mit ziegelroten Kronblättern, kahlen Früchten und hohlen Stängeln oder *A. autumnalis* L. (Herbst-Adonisröschen); deren Kronblätter sind blutrot mit schwarzem Schlundfleck, Früchte kahl mit geradem Schnabel.

Inhaltsstoffe und Anwendung

Inhaltsstoffe: Herzwirksame Glykoside vom Cardenolidtyp (0,2 bis 0,8 %); Flavonoide DAB: Eingestelltes Adonispulver: Wirkwert am Meerschweinchen dem Gehalt von 0,2 % Cymarin entsprechend

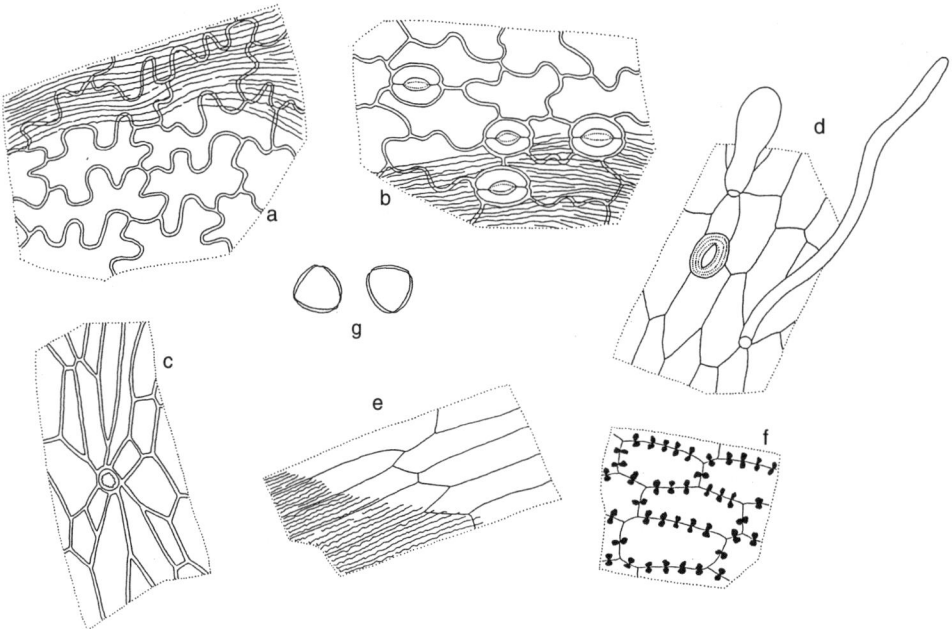

Abb. 8   Adonidis herba – Adoniskraut – Pulver. Erläuterungen siehe Text. NH

Anwendungsgebiete: Kommission E: Leicht eingeschränkte Herzleistung, besonders bei nervöser Begleitsymptomatik.

Volkstümlich: In der russischen Volksmedizin gegen Wassersucht, bei Krämpfen, Fieber und Menstruationsanomalien.

Wegen der geringen therapeutischen Breite kommen nur auf einen bestimmten Herzglykosidgehalt eingestellte Zubereitungen wie Eingestelltes Adonispulver zur Anwendung.

Hinweis: Vorsichtig lagern, Giftpflanze

Agrimoniae herba – Odermennigkraut

Synonyme: Herba Agrimoniae; Herba Eupatoriae

Sonstige Bezeichnungen: dt.: Ackerkraut, Ackermennig, Fünffingerkraut, Griechisches Leberkraut, engl.: Agrimony herb, franz.: Aigremoine, ital.: Agrimonia sommità, eupatoria sommità, span.: Sumidad de agrimonia

Stammpflanzen: *Agrimonia eupatoria* L. (Kleiner Odermennig) und *A. repens* L., syn. *A. procera* WALLR. (Kriechender Odermennig), oder Mischungen davon; ÖAB auch *A. odorata* MILL. (Wohlriechender Odermennig); Rosaceae
Habitus: 50 bis 80 cm hohe krautige Staude

Herkunft: Importe aus Bulgarien, Ungarn und Kroatien

Arzneibücher: DAC: Die während der Blüte gesammelten und getrockneten Sprosse; ÖAB: Herba Agrimoniae; die zur Blütezeit gesammelten und getrockneten oberirdischen Teile

Ganzdroge

Geruch: schwach aromatisch

Geschmack: adstringierend, leicht bitter

Morphologie
Blatt (Abb. 9 A) bis 15 cm lang, unterbrochen leierförmig unpaarig gefiedert, Blattgrund mit breiten stängelumfassenden, gesägten Nebenblättern; Fiederblätter sitzend, lanzettlich bis spitz-eiförmig, grob gesägt; Oberseite dunkelgrün, spärlich behaart, Unterseite heller, dicht weichzottig behaart, drüsig punktiert (Lupe!); Nerven auf der Blattunterseite hervortretend; an der Blattspindel zwischen den Fiederblättern regelmäßig kleinere Fiederblättchen mit fast herzförmigem Grund; Stängel rund oder mehrkantig, weichzottig behaart. **Blüte** in ährenförmigen Trauben, kurz gestielt; Kelch becherförmig und längs gefurcht, fünf Kelchzipfel mit dünnen, ± abstehenden, am Ende gebogenen Borsten; fünf gelbe Kronblätter, verkehrt eiförmig; 10 bis 20 Staubblätter; Fruchtknoten mit zwei Griffeln. **Frucht** (Abb. 9 B) in Form von kreiselförmigen Scheinfrüchten, Kelchbecher mit 10 deutlichen Furchen, rauhaarig, am Becherrand ein dichter Kranz von hakigen Borsten („Klettvorrichtung").

Anatomie
Blatt, Flächenansicht: Epidermis der Oberseite (Abb. 10 a) aus leicht buchtigen bis fast geradlinigen Zellen; Palisadenparenchym mit kleinen runden Zellen durchscheinend, z. T. große Ca-Oxalateinzelkristalle enthaltend; Zellen der unteren Epidermis (Abb. 10 b) etwas kleiner und welliger als die der oberen, anomocytische Spaltöffnungen; Haare: beidseitig zahlreiche einzellige Deckhaare vom Rosaceentyp unterschiedlicher Länge (Abb. 10 c); sehr lange dickwandige Spießhaare mit kleinen Cuticularknötchen und spiraliger Verdickung, Zellinhalt hellbraun; kürzere, sehr schlanke, viel-

fach gebogene Haare mit kaum sichtbarem Lumen; Haare unterseits fast filzig miteinander verflochten; außerdem vereinzelt Köpfchenhaare mit 1- bis 3-zelligem Stiel und kleinem 2- bis 4-zelligem Köpfchen; sehr selten auch Drüsenhaare mit kurzem einzelligem Stiel und ca. 50 µm großem Köpfchen. **Querschnitt:** Blattbau bifazial, Palisadenparenchym einreihig, z. T. mit großen rhomboedrischen Ca-Oxalateinzelkristallen (Abb. 10 d), 50 bis 60 µm groß.

Stängel, Längsschnitt: aus großen, dickwandigen, längs gestreckten Zellen bestehend („Quaderzellen", Abb. 10 e).

Blüte: Äußere Epidermis der Kelchblätter der Unterseite der Laubblätter ähnlich, innere Epidermis unbehaart aus ± geradlinig-polygonalen Zellen mit feiner Cuticularstreifung; Mesophyll der Kelchblätter mit zahlreichen kleinen Ca-Oxalatdrusen (Abb. 10 f); Kronblätter aus zartem Gewebe, Epidermis mit fein geschlängelter Cuticularstreifung; Pollen 45 bis 50 µm groß, ellipsoid, mit glatter Oberfläche und drei Keimporen.

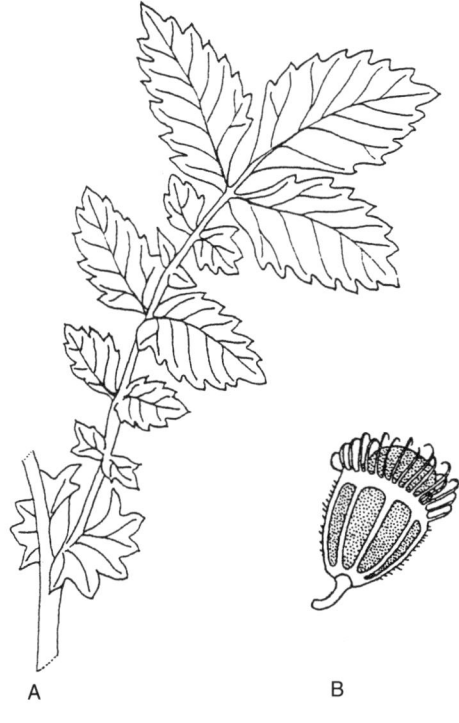

A   B

Abb. 9 *Agrimonia eupatoria* L. **A** Fiederblatt, **B** Früchtchen. NH

Schnittdroge

Bruchstücke der Fiederblätter z. T. ineinander gefaltet, Oberseite dunkelgrün, schwach behaart, Unterseite weißfilzig, mit hervortretenden Nerven und drüsiger Punktierung (Lupe!), teilweise gesägter Blattrand erkennbar; Bruchstücke der hohlen Stängel, zylindrisch oder kantig, zottig bis borstig behaart; vereinzelt Fragmente der Blüten; wenige kleine kreiselförmige Scheinfrüchte mit hakigen, nach innen gebogenen Borsten am Becherrand (Abb. 9 B); sehr charakteristisch.

Pulver
Siehe Abbildung 10

a Blattbruchstücke mit oberer Epidermis in Aufsicht, Palisadenparenchym durchscheinend, Köpfchenhaar und Deckhaar

b Blattbruchstücke mit unterer Epidermis in Aufsicht, Spaltöffnungen; Schwammparenchym durchscheinend

c Verschiedene Haare

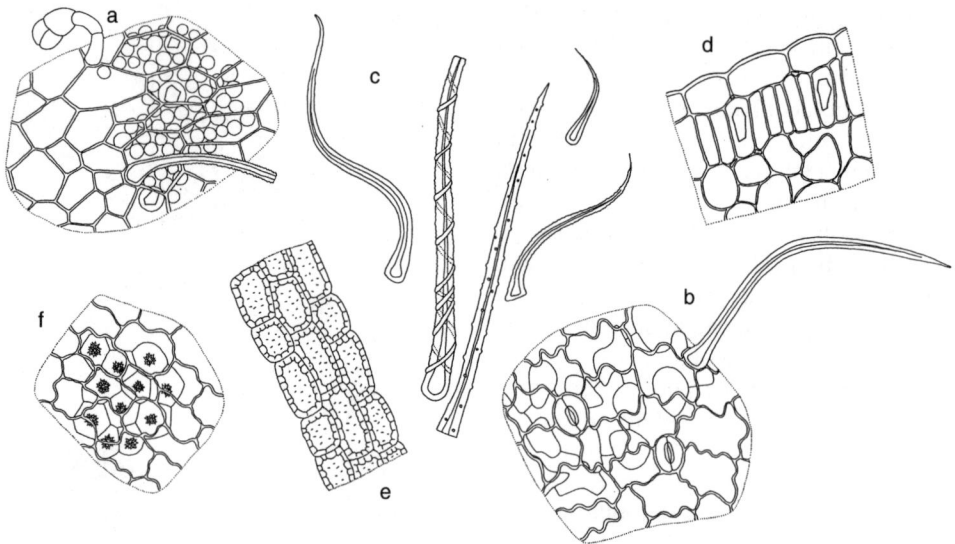

Abb. 10   Agrimoniae herba – Odermennigkraut – Pulver. Erläuterungen siehe Text. NH

d   Blattquerschnitt mit rhombischen Ca-Oxalateinzelkristallen
e   Quaderzellen des Stängels, häufig auch langgestreckt, Zellen vielfach auch frei im
    Präparat
f   Kelchinnenseite in Aufsicht, Ca-Oxalatdrusen durchscheinend

Verfälschungen/Verwechslungen

Kommen in der Praxis nicht vor.

Inhaltsstoffe und Anwendung

Inhaltsstoffe: Catechingerbstoffe (4 bis 10 % in den Blättern), Spuren von Gallotannin
in den Stängeln; Triterpene; Flavonoide
DAC: mindestens 2,0 % mit Hautpulver fällbare Gerbstoffe, berechnet als Pyrogallol

Anwendungsgebiete: Kommission E: Innere Anwendung: leichte unspezifische, akute
Durchfallerkrankungen; Entzündungen der Mund- und Rachenschleimhaut. Äußere
Anwendung: leichte, oberflächliche Entzündungen der Haut.

Standardzulassung: Odermennigkraut, Zul.-Nr. 2379.99.99

Alchemillae herba – Frauenmantelkraut

Synonyme: Herba Alchemillae, Herba Leontopodii

Sonstige Bezeichnungen: dt.: Marienkraut, Silberkraut, engl.: Common lady's mantle, lion's foot, franz.: Feuille d'alchémille vulgaire, ital.: Alchemilla erba, span.: Sumidad de alquemila

Stammpflanze: *Alchemilla xanthochlora* ROTHM., syn.: *A. vulgaris* auct. non L. (Gemeiner Frauenmantel); Rosaceae
Habitus: ausdauernde, 30 bis 50 cm hohe Halbrosettenstaude

Herkunft: Verbreitet in Europa, Nordamerika und Asien; Hauptlieferländer sind die ost- und südosteuropäischen Länder

Arzneibücher: Ph.Eur.: Die zur Blütezeit gesammelten, ganzen oder geschnittenen, oberirdischen Teile

Ganzdroge

Geruch: nahezu geruchlos

Geschmack: höchstens leicht bitter, etwas zusammenziehend

Morphologie
Stängel rund und abstehend behaart, **Blätter** (Abb. 11) charakteristisch handförmig lappig mit andeutungsweise gefalteter Blattspreite; untere Blätter gestielt mit 7 bis 11 ringsum grob gezähnten, abgerundeten Abschnitten, die höheren Blätter stängelumfassend sitzend, 5- bis 7-lappig mit gesägten Nebenblättern; Blätter oberseits spärlich, unterseits reichlich behaart, besonders am Blattrand; junge Blätter weiß-silbrig glänzend; **Blüten** klein (2,5 bis 5 mm) und gelblichgrün, endständig in Knäueln als reichblütige Rispe stehend, Außen- und Innenkelch aus je 4 abgerundet dreieckigen Kelchblättern, Blütenkrone fehlend; Fruchtknoten in den Blütenbecher eingesenkt.

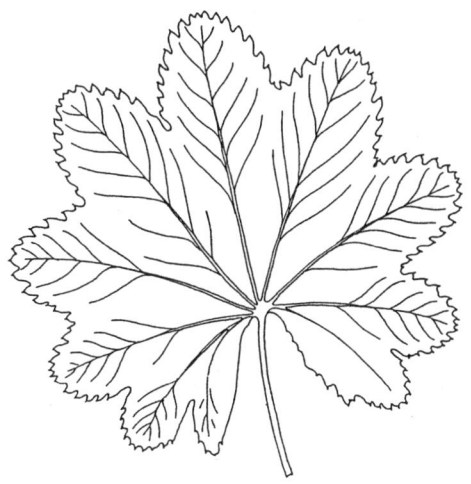

Anatomie
Stängel: Epidermis in Aufsicht aus längs gestreckten Zellen, Sklerenchymfasern (Abb. 12 e) durchscheinend.

Abb. 11 *Alchemilla xanthochlora* ROTHM. Blatt. Schwach verkleinert. Nach Berger; NH

Blatt: Epidermiszellen der Blattoberseite (Abb. 12 a) polygonal, die der Blattunterseite (Abb. 12 b) gezackt bis gewellt, nur unterseits anomocytische Spaltöffnungen, in die Epidermis eingesenkt; Haare: beidseitig schmale, derbe, lange Spießhaare (Abb. 12 d) mit grob getüpfelter Basis, typischerweise alle in die gleiche Richtung gebogen; an den Blattzähnen Haare bartartig zusammen gelagert; beidseitig an und auf den Nerven grobspitzige Ca-Oxalatdrusen liegend (Abb. 12 c); Blattbau bifazial mit 1 oder 2 Schichten Palisadenparenchym, obere mit deutlich längeren Palisadenzellen; kurzarmiges Schwammparenchym; in Nervennähe, vereinzelt auch im Schwammparenchym, zahlreiche Ca-Oxalatdrusen.

Blüte: Kelchblätter mit welliger Epidermis, zahlreiche kleinere Ca-Oxalatdrusen durchscheinend; Fruchtknotenwand (Abb. 12 g) mit einer Kristallschicht, in jeder Zelle ein Ca-Oxalateinzelkristall; Endothecium (Abb. 12 f) mit bügelförmigen Verdickungsleisten, Pollenkörner rundlich (15 μm).

Schnittdroge

Droge hellgrün, Blattanteile dominieren; Blattstücke rechteckig, unterseits heller mit stark hervortretenden, stark behaarten Nerven; junge Blätter silbrig-weiß und gefaltet; viele Blattstücke mit grob gezähntem Rand; Nervatur feinmaschig und dunkel; typisch sind Stücke des Blattgrundes, an dem die dicken Hauptnerven schirmartig zusammenlaufen; reichlich Abschnitte der Stängel und Blattstiele; hohl und dicht zottig behaart; außerdem gelblichgrüne Blütenknäuel.

Pulver

Siehe Abbildung 12

a Blattbruchstücke mit oberer Epidermis in Aufsicht, Spießhaarbasis, Palisadenparenchym durchscheinend; zahlreich
b Blattbruchstücke mit unterer Epidermis in Aufsicht, Schließzellen eingesenkt, Schwammparenchym durchscheinend; zahlreich
c Aufsicht auf die Epidermis des Blattnervs mit Haarbasis und Ca-Oxalatdrusen durchscheinend
d Spießhaare und Haarbruchstücke; zahlreich
e Bruchstücke des Stängels mit Fasern in Aufsicht; zahlreich
f Stücke des Endotheciums; selten, charakteristisch
g Bruchstücke der Fruchtknotenwand mit Kristallschicht in Aufsicht

Anmerkungen: zahlreiche Stängelteile mit verschiedenen Gefäßen, z. B. Ring-, Schrauben- und Tüpfelgefäßen, nicht dargestellt. Bruchstücke der Kelchblätter mit kleinen Ca-Oxalatdrusen durchscheinend, nicht dargestellt. Vereinzelt Pollenkörner mit körniger Exine, nicht dargestellt.

Verfälschungen/Verwechslungen

Kommen in der Praxis nicht vor.

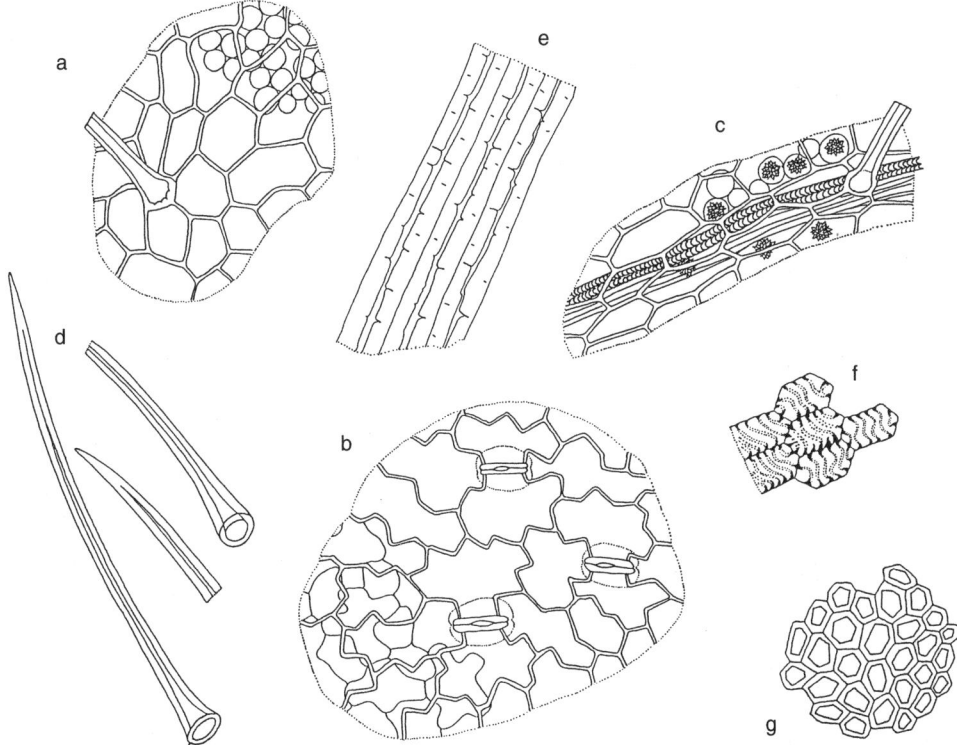

Abb. 12   Alchemillae herba – Frauenmantelkraut – Pulver. Erläuterungen siehe Text. NH

Inhaltsstoffe und Anwendung

Inhaltsstoffe: Gerbstoffe (5 bis 8 %, Gallo- und Ellagitannine); Flavonoide (ca. 2 %) Ph.Eur.: mindestens 7,5 % Gerbstoffe, berechnet als Pyrogallol

Anwendungsgebiete: Kommission E: Leichte unspezifische Durchfallerkrankungen. Volkstümlich: Bei Frauenleiden (Name!) wie Menorrhagie oder bei Erschlaffungszuständen des Unterleibs.

Standardzulassung: Frauenmantelkraut, Zul.-Nr. 9499.99.99

Aloe barbadensis – Curaçao-Aloe
Aloe capensis – Kap-Aloe

Synonyme: Curaçao-Aloe: Aloe curassavica, Aloe hepatica; Kap-Aloe: Aloe lucida

Sonstige Bezeichnungen: Curaçao-Aloe: dt.: Barbados-Aloe, Curaçao-Aloe, Echte Aloe, Venezuela-Aloe, Westindische Aloe, engl.: Barbados aloes, Curaçao aloes, franz.: Aloès des Antilles, Aloès des Barbades, Aloès de Curaçao, ital.: Aloe delle Antille, Aloe delle Barbados, Aloe di Curaçao, span.: Aloe de Curaçao
Kap-Aloe: dt.: Berg-Aloe, Bitter-Aloe, Afrikanische Aloe, engl.: Cape aloes, franz.: Aloès du Cap, ital.: Aloe del Capo, span.: Aloe del Cabo

Stammpflanzen: Curaçao-Aloe: *Aloe barbadensis* MILL., syn. *Aloe vera* (L.) BURM. f., (Echte Aloe); Kap-Aloe: *Aloe ferox* MILL. und Hybriden; Asphodelaceae
Habitus: stammlose, xerophytische Rosettenpflanze, Abb. 13

Herkunft: Curaçao-Aloe: Gewinnung von Kulturpflanzen; Einfuhr aus Nord-Venezuela und den Niederländischen Antillen, auch aus den USA.
Kap-Aloe: Sammlung aus Wildbeständen und Halbkulturen; Hauptlieferland ist Südafrika. Einteilung der Handelssorten nach ihrer Herkunft: Südafrika: Kap-Aloe, Ostafrika/Arabien: Kenia-, Uganda-, Sokotra-, Sansibar-, Mokka-Aloe.

Arzneibücher: Ph.Eur.: Der zur Trockne eingedickte Saft der Blätter

Ganzdroge

Geruch: charakteristisch, stark

Geschmack: bitter, unangenehm

Morphologie
Kap-Aloe: glänzende, meist grünlich bestaubte dunkelbraune Brocken oder Klumpen mit scharfkantigem, ± muscheligem Bruch und rötliche bis hellbraune Splitter.
Curaçao-Aloe: mattglänzende, bräunlich bestaubte, dunkelschwarzbraune Stücke mit ± muscheligem Bruch und helldunkelbraune Splitter.

Anatomie
Blatt: Siehe Abb. 14; Cuticula derb, Epidermis der Ober- und Unterseite dickwandig, jeweils eine mehrreihige Schicht Chlorophyll führender, palisadenähnlicher Zellen folgend (grüne Zellen); daran anschließend stärker entwickeltes „Wassergewebe" aus größeren Zellen (Wasserspeicher), hierin eingeschlossen z. T. Bündel von Ca-Oxalatraphiden; innerhalb des Wassergewebes außerdem in Längsrichtung des Blattes gestreckte Leitbündel aus Siebröhren und Gefäßen, halbmondförmig umgeben von ebenfalls längs gestreckten Exkretzellen (sie enthalten den nach Eindickung als Droge benutzten bitteren Saft); im Blattinnern ein großzelliges, z. T. mit Schleim gefülltes Mark.

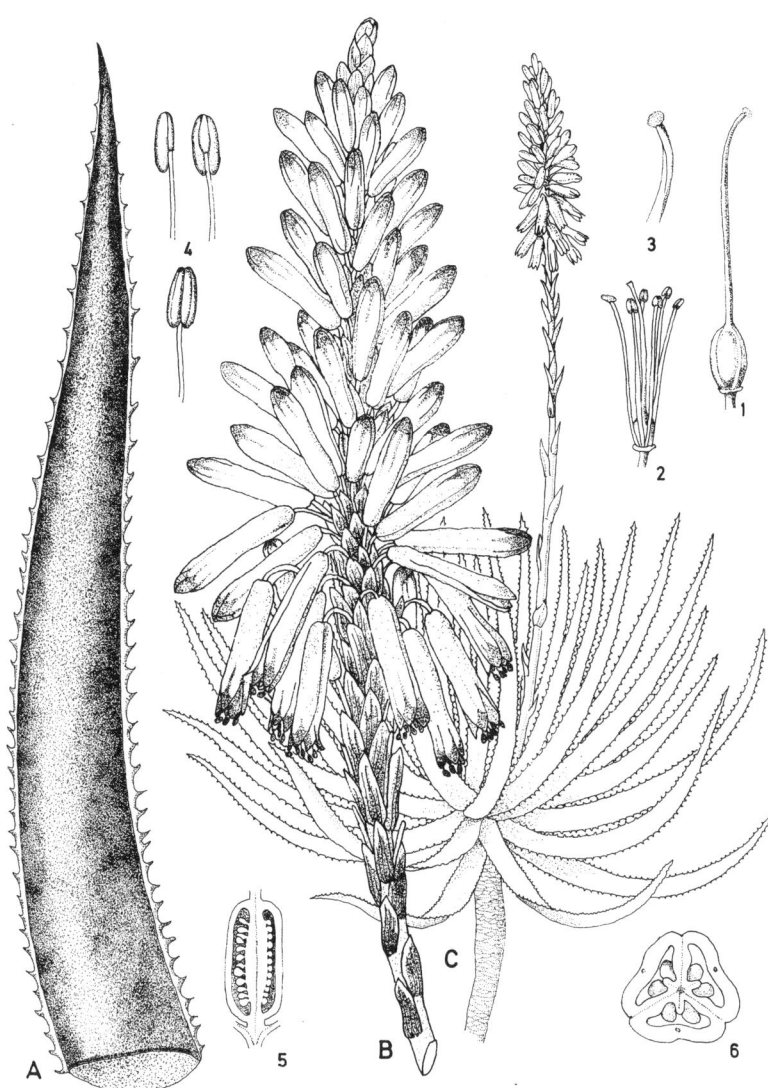

Abb. 13 *Aloe succotrina* LAM. **A** Blattspitze, **B** oberer Teil des Blütenschafts, **C** ganze blühende Pflanze. 1 Stempel, 2 Staubblätter und Stempel, 3 Griffelende, 4 Staubblätter, 5/6 Fruchtknoten im Längs- und Querschnitt. Nach Köhler; URW

Schnittdroge

Nicht handelsüblich

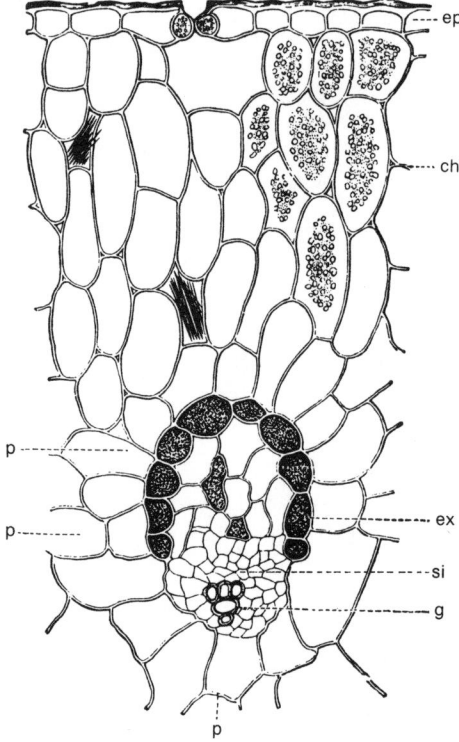

Abb. 14 *Aloe* sp. Blatt im Querschnitt, Ausschnitt. ep Epidermis, chl „grüne Zellen", p farbloses Parenchym, g Gefäßteil, si Siebteil, ex Bitterstoff führende Zellen. Vergr. ca. 200 x. Aus Karsten, Weber, Stahl; Wiesner

Pulver
Ohne Abbildung

■ In dünnflüssigem Paraffin: Kap-Aloe: gelbliche, ± durchsichtige, scharfkantige, gelegentlich feinrissige Schollen; Curaçao-Aloe: hell- bis dunkelbraune, kantige Schollen, durch körnige oder kristalline Einschlüsse undurchsichtig
■ Im Wasserpräparat: die schollig en Fragmente verwandeln sich in grünlich-braune Tröpfchen von schaumigem Gefüge

Verfälschungen/Verwechslungen

Heute nicht mehr relevant.

Inhaltsstoffe und Anwendung

Inhaltsstoffe: Kap-Aloe: Anthranoide (davon 25 bis 40 % Aloin A und Aloin B); 2-Alkylchromone (bis zu 30 % Aloeresin B = Aloesin)
Ph.Eur.: mindestens 28,0 % Hydroxyanthracen-Derivate, berechnet als Aloin
Curaçao-Aloe: Anthranoide (davon 13 bis 27 % Aloin A und Aloin B); 2-Alkylchromone (hauptsächlich Aloeresin A und B = Aloesin); Bitterstoffglykoside
Ph.Eur.: mindestens 8,0 % Hydroxyanthracen-Derivate, berechnet als Aloin

Anwendungsgebiete: Kommission E: Obstipation
Volkstümlich: Auch bei Wurmkrankheiten, Magenleiden, Diabetes, Menstruationsbeschwerden.

Hinweis: Werden keine besonderen Angaben gemacht, ist immer Kap-Aloe zu verwenden.

Althaeae folium – Eibischblätter

Synonyme: Folia Althaeae, Herba Bismalvae

Sonstige Bezeichnungen: dt.: Altheeblätter, engl.: Marshmallow leaf, franz.: Feuille de guimauve, ital.: Foglia di altea; span.: Hoja de altea, hoja de malvavisco

Stammpflanze: *Althaea officinalis* L. (Echter Eibisch); Malvaceae
Habitus: ausdauernde, 0,6 bis 1,5 (2) m hohe samtig behaarte Pflanze; Abb. 15

Herkunft: Import von Kulturen aus osteuropäischen Ländern

Arzneibücher: DAC: Die unmittelbar vor der Blütezeit gesammelten und getrockneten, ganzen oder geschnittenen Laubblätter; ÖAB: Folium Althaeae; das getrocknete Laubblatt

Abb. 15 *Althaea officinalis* L.
A Sproß und Blüten.
1 Blüte im Längsschnitt,
2 einzelnes Früchtchen,
3 Fruchtknoten im Querschnitt
4 Stempel,
5 Pollen.
Nach Köhler; SH

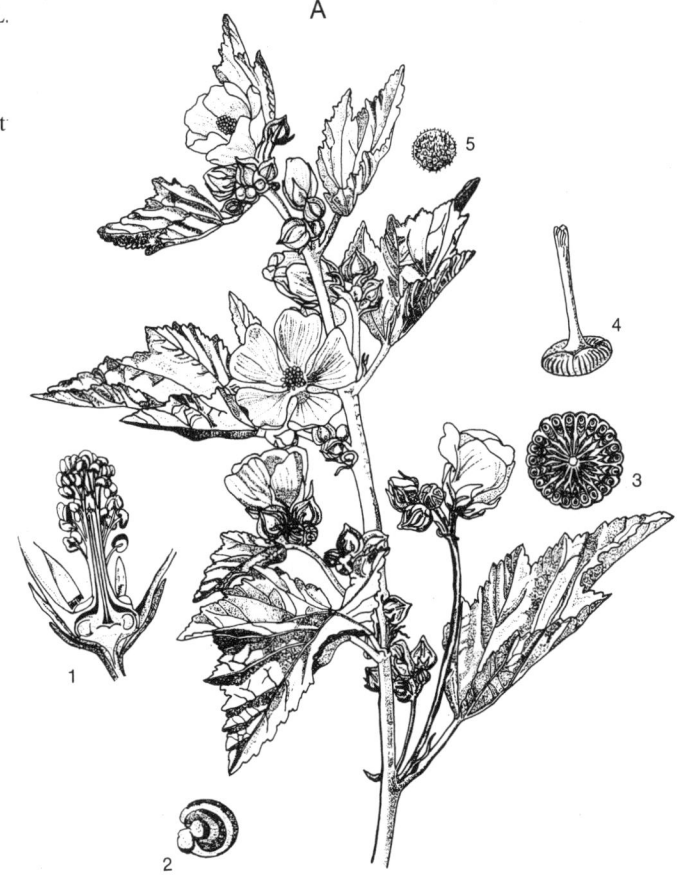

Ganzdroge

Geruch: fast ohne Geruch

Geschmack: fade; Eibischblätter werden beim Kauen schleimig

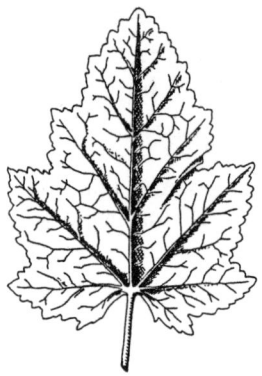

Abb. 16 *Althaea officinalis* L. Blatt in Aufsicht. Verkleinert ¹/₂. Aus Karsten, Weber, Stahl; nach Möller

Morphologie

Siehe Abb. 16; Blätter kurz gestielt, untere Blätter dreieckig oder herzförmig, bis 10 cm lang und bis 8 cm breit, Blattspreite durch leichte Einschnitte des Randes 5-lappig, Mittellappen die anderen Lappen an Größe übertreffend; obere Blätter meist 3-lappig, Stiele und Einschnitte deutlich weniger ausgeprägt; oberste Blätter nahezu ungeteilt; Blattrand unregelmäßig gekerbt-gezähnt; Ober- und Unterseite graufilzig behaart. Anmerkung: Eibischblätter zeigen auf der Blattoberfläche oft kleine braune Flecke; dieses sind Sporenlager des auf Malvaceen schmarotzenden Rostpilzes *Puccinia malvacearum* Bert.

Anatomie

Flächenansicht: Epidermis der Blattoberseite aus geradwandigen Zellen, auf der Blattunterseite aus welligen Zellen; beide Epidermen Schleimzellen führend sowie anisocytische Spaltöffnungen mit je 3 Nebenzellen; Haare: beidseitig kleine Drüsenhaare mit 6-zelligem Köpfchen, Zellen in mehreren Etagen angeordnet; zahlreiche „Sternhaare" oder „Büschelhaare" (Abb. 18 b) aus 3 bis 8 zu Büscheln zusammengefassten Einzelhaaren; jedes Haar mit stark getüpfelter, verholzter Basiszelle in der Epidermis verankert; am Blattgrund außerdem einzellige, etwas gekrümmte, einzelne Deckhaare mit kolbig verdickter Basis.

Querschnitt: Siehe Abb. 17; Blattbau bifazial mit 1- oder 2-schichtigem Palisadenparenchym und mehrschichtigem, locker gebautem Schwammparenchym; im Mesophyll Ca-Oxalatdrusen, besonders zahlreich unmittelbar unter den Stern-

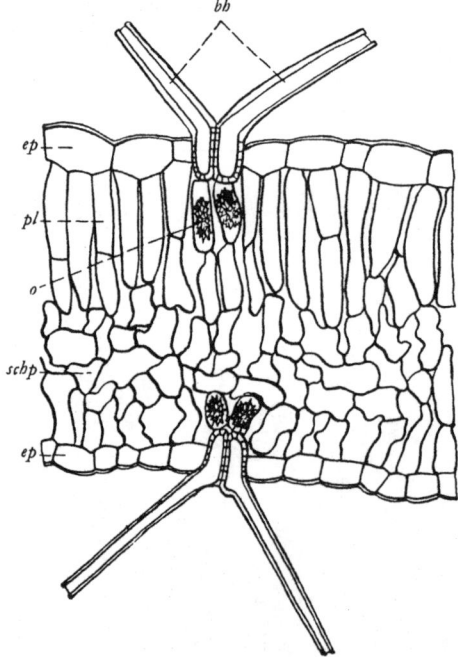

Abb. 17 *Althaea officinalis* L. Blatt im Querschnitt. bh Büschelhaare, ep Epidermis, pl Palisadenparenchym, schp Schwammparenchym, o Ca-Oxalatdrusen. Vergr. ca. 200 x. Aus Karsten, Weber, Stahl; Karsten

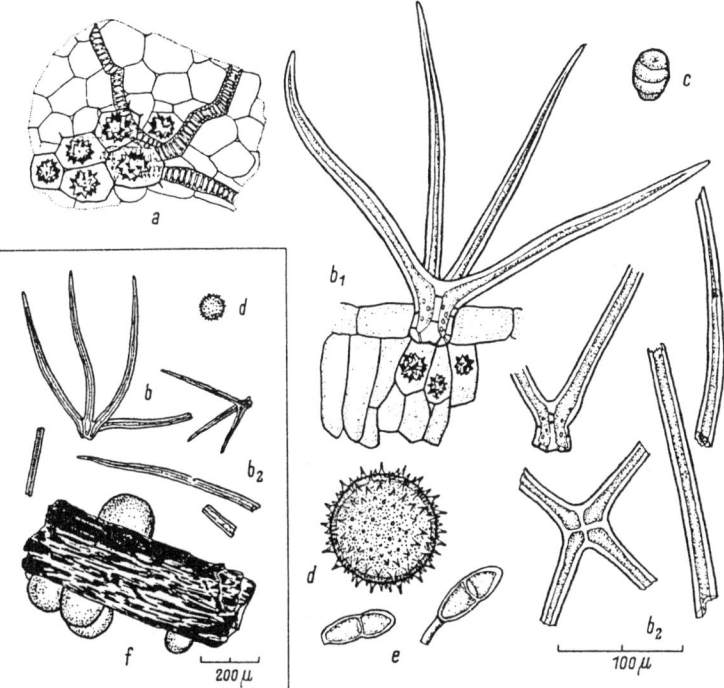

Abb. 18   Althaeae folium – Eibischblätter – Pulver. Erläuterungen siehe Text. Aus Karsten, Weber, Stahl; nach Weber

haaren und in Leitbündelnähe; Mittelnerv mit kollateralem Leitbündel, dort unter der Epidermis beidseitig Kollenchym; im Parenchym der Nerven Schleimzellen mit geschichtetem Schleim eingestreut.

Anmerkungen: Befall der Blätter mit Malvaceenrost ist im Mikroskop durch das Vorkommen von Teleutosporen des Malven-Rosts (Abb. 18 e) zu erkennen. Da die Droge zur Zeit der Blüte geerntet wird, haften an den behaarten Blättern Pollenkörner (Abb. 18 d); diese sind charakteristisch rot und groß, mit stacheliger Exine.

Schnittdroge

Graugrüne, beidseitig samtartig behaarte Blattstücke mit stark hervortretenden Nerven; Blattrand ungleich gekerbt bis gesägt; mitunter außerdem typische tortenförmige Malvaceen-Spaltfrüchte („Käsepappeln"); Blattstielbruchstücke.

Pulver
Siehe Abbildung 18

a Blattbruchstücke mit Sicht auf Ca-Oxalatdrusen in Leitbündelnähe

b Sternhaare, b_1 in Seitenansicht, b_2 in Aufsicht, außerdem Haarbruchstücke; zahlreich, charakteristisch
c Köpfchen einer epidermalen Schleimdrüse
d Roter Eibischpollen
e Teleutosporen
f Gewebestücke mit herausquellenden Schleimkugeln im Wasserpräparat

Verfälschungen/Verwechslungen

Sehr selten, z. B. durch Blätter anderer Malvaceen, wie *Lavatera thuringiaca* L. (Thüringer Strauchpappel); Sternhaare dieser Art auf säulenförmigen Erhöhungen der Epidermis sitzend.

Inhaltsstoffe und Anwendung

Inhaltsstoffe: Schleimstoffe (5 bis 9 %); Flavonoide
DAC: Quellungszahl 12

Anwendungsgebiete: Kommission E: Schleimhautreizungen im Mund- und Rachenraum und damit verbundener trockener Reizhusten.
Volkstümlich: Bei Insektenstichen durch Auflegen frischer, gequetschter Blätter.

Standardzulassung: Eibischblätter, Zul.-Nr. 1469.99.99

Althaeae radix – Eibischwurzel

Synonyme: Radix Althaeae, Radix Bismalvae

Sonstige Bezeichnungen: dt.: Bismalvawurzel, Altheewurzel, Weißwurzel, Schleim-wurzel, engl.: Marshmallow root, franz.: Racine de guimauve, ital.: Radice di altea, span.: Raíz de altea, raíz de malvavisco

Stammpflanze: *Althaea officinalis* L. (Echter Eibisch); Malvaceae
Habitus: ausdauernde, 0,6 bis 1,5 (2) m hohe krautige Pflanze; Abb. 15

Herkunft: Überwiegend aus Kulturen osteuropäischer Länder; Hauptlieferländer sind Russland und die nördlichen Balkanländer

Arzneibücher: Ph.Eur.: Die geschälten oder ungeschälten, ganzen oder geschnittenen, getrockneten Wurzeln

Ganzdroge

Geruch: schwach, eigenartig, leicht mehlig

Geschmack: fade, schleimig, etwas süß

Morphologie
Ungeschälte Wurzeln: bis ca. 20 cm lang, bis ca. 2 cm dick, oft etwas gedreht, Oberflä-che graubräunlich, mit Narben von Nebenwurzeln besetzt; Bruch außen faserig, innen körnig. Geschälte Wurzeln: weißlich, ± kantig geschnittene Stücke, Oberfläche feinfa-serig, Kork und Rindenteile fehlen.

Anatomie
Lupe, Querschnitt: Siehe Abb. 19; bräunlicher Kork (nur bei ungeschälter Droge), Rinde weißlich, geschichtet, Kambialzone als bräunlicher Ring, Holzkörper hell mit Radialstreifung.
Mikroskop, Querschnitt: Siehe Abb. 20; Korkzellen (nur bei ungeschälter Droge) dünnwandig, tafelförmig, braun; Rindenparenchym aus rundlich-gestreckten, Stärke führenden dünnwandigen Zellen, eingestreut Zellen mit einer Ca-Oxalatdruse, sowie größere, heller erscheinende Schleimzellen; in Kambiumnähe Bündel unverholzter Fasern und obliterierte Siebelemente; Markstrahlen im Rinden- und Holzteil 1 bis 3 Zelllagen breit, Zellen radial gestreckt, Stärke führend; Kambiumzone bis ca. 10 Zel-len breit; sekundärer Holzkörper von den Markstrahlen durchzogen, dazwischen Parenchym aus rundlichen Zellen, einzelne davon mit Ca-Oxalatdrusen, auch ein-zelne, heller wirkende Schleimzellen; relativ wenige Gefäße einzeln oder in kleinen Gruppen, umgeben von dickwandigen unverholzten Zellen (Ersatzfasern), Holzfa-sern selten. Primärer Holzkörper aus etwas größeren Gefäßen und vereinzelten Holzfasern.
Längsschnitt: Fasern der Rinde sowie die Ersatzfasern des Holzkörpers schmal, relativ wenig verdickt, knorrig, an den Enden zugespitzt oder gabelig, bis ca. 800 µm lang.

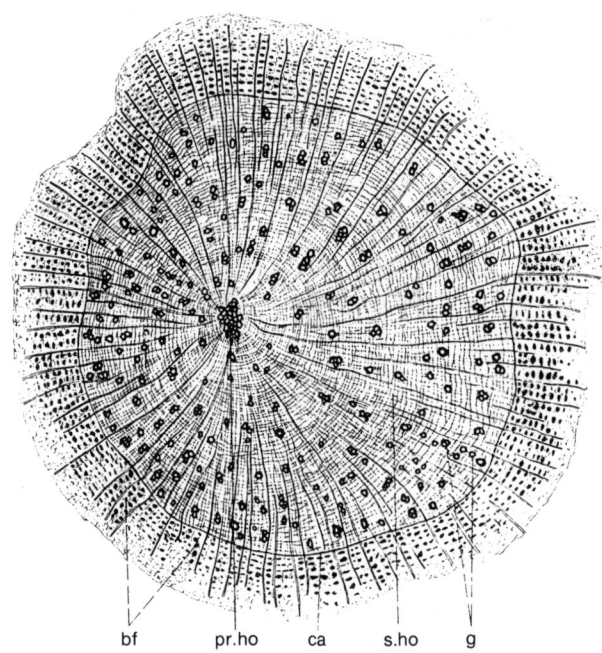

Abb. 19 *Althaea officinalis* L. Wurzel im Querschnitt, Lupenbild. bf Bastfaser, pr.ho primäres Holz, ca Kambium, s.ho sekundäres Holz, g Gefäße. Aus Karsten, Weber, Stahl; Oltmanns

bf   pr.ho   ca   s.ho   g

In Rinde und Holz viel Stärke; Stärkekörner einfach, rundlich oval bis nierenförmig, 10 bis 25 μm groß, bisweilen mit Längsspalt.
Bei geschälter Droge kein Kork und keine äußeren Rindenschichten.

Schnittdroge

Graubraune (ungeschälte) oder weißliche (geschälte) ± regelmäßige Würfel oder Scheiben, Kambiumzone oft als bräunlicher Bogen auf dem Querschnitt zu erkennen.

Pulver

Siehe Abbildung 21

a Gefäße mit anliegenden Parenchymzellen
b Fasern, meist unverholzt, schräg getüpfelt
c Ca-Oxalatdrusen frei liegend
d Im Wasserpräparat Stärke, rundlich-oval bis nierenförmig
e Fragmente von parenchymatischem Gewebe
f Parenchymfragmente mit Ca-Oxalatdrusen
g Korkgewebe, nur bei ungeschälter Droge
h Im Wasserpräparat Schleimkugeln aus dem Grundgewebe quellend

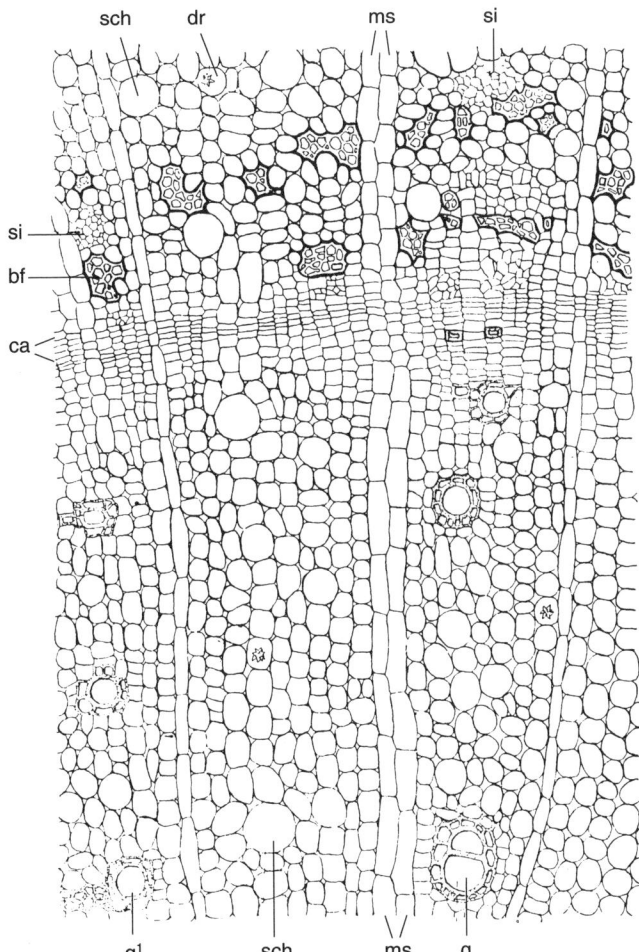

Abb. 20 *Althaea officinalis*
L. Wurzel im Querschnitt.
sch Schleimzellen, dr Ca-
Oxalatdrusen, ms Mark-
strahl, si Siebröhren,
bf Bastfasern, ca Kambium,
g Trachee und Tracheiden,
g^1 Trachee mit Holzfasern.
Vergr. ca. 140 x. Aus Karsten, Weber, Stahl; Weber

Verfälschungen/Verwechslungen

Gelegentliche Verfälschung mit Wurzeln von *Althaea rosea* (L.) Cᴀᴠ. (Stockmalve,
Schwarze Malve), die grobfaseriger, stark holzig und im Querschnitt gelblich sind. Die
in der Literatur beschriebenen Verfälschungen mit Wurzeln von *Atropa bella-donna* L.
(Tollkirsche) kommen in der Praxis nicht vor, wären an den großen Kristallsandzellen
anstelle der Ca-Oxalatdrusen jedoch leicht erkennbar (siehe Belladonnae folium).

Inhaltsstoffe und Anwendung

Inhaltsstoffe: Schleimstoffe (5 bis 20 %); reichlich Stärke
Ph.Eur.: Quellungszahl mindestens 10

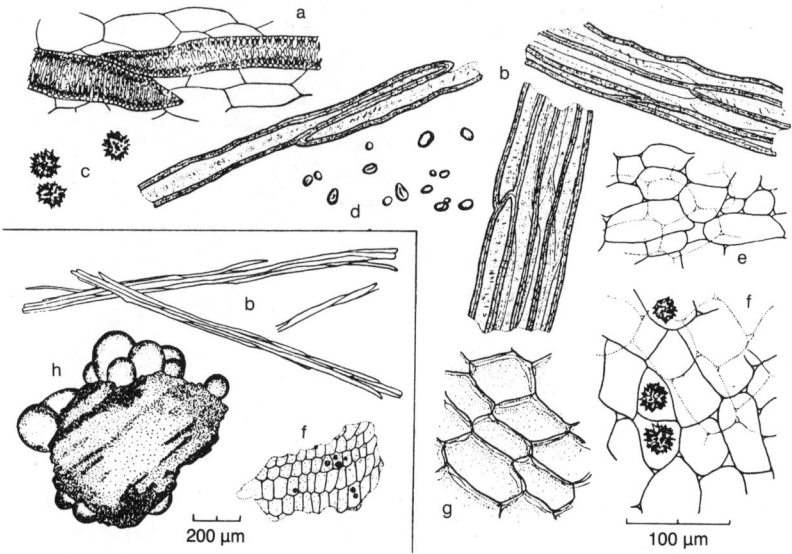

Abb. 21 Althaeae radix – Eibischwurzel – Pulver. Erläuterungen siehe Text. Aus Karsten, Weber, Stahl; nach Weber

Anwendungsgebiete: Kommission E: Schleimhautreizungen im Mund- und Rachenraum und damit verbundener trockener Reizhusten; leichte Entzündung der Magenschleimhaut.

Standardzulassung: Zul.-Nr. 8899.99.99

Hinweis: Die Droge ist gegen Insektenfraß sehr anfällig, daher in gut verschlossenen Behältnissen lagern.

Ammeos visnagae fructus – Ammi-visnaga-Früchte

Synonyme: Fructus Ammi

Sonstige Bezeichnungen: dt.: Visnagafrüchte, Bischofskrautfrüchte, Zahnstocherammeifrüchte, Khella, engl.: Khella, picktooth fruit, visnaga, franz.: Fruit de khella, ital.: Frutti di ammi visnaga, span.: Fruto de visnaga

Stammpflanze: *Ammi visnaga* (L.) LAM. (Zahnstocher-Ammei); Apiaceae
Habitus: bis 1 m hohes, ein- oder zweijähriges Kraut; Abb. 22

Herkunft: Hauptsächlich aus Marokko, Ägypten, Tunesien; neuerdings auch aus Russland

Arzneibücher: Nicht offizinell

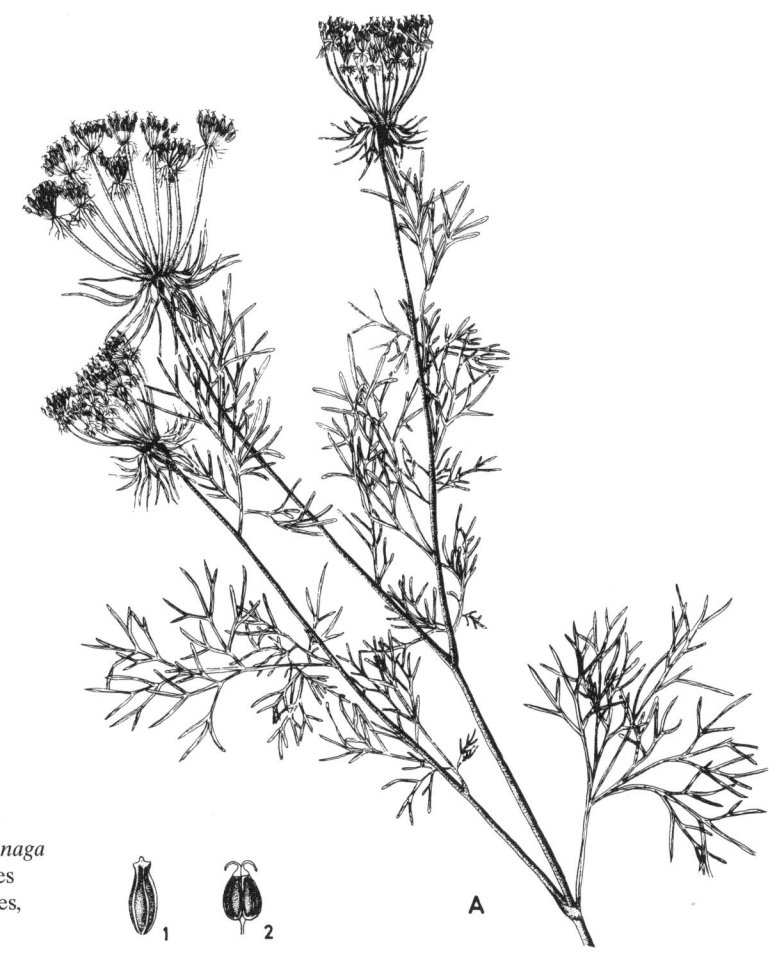

Abb. 22 *Ammi visnaga*
(L.) LAM. **A** Teil des
fruchtenden Sprosses,
1 Teilfrucht,
2 Frucht. ACH

Ganzdroge

Geruch: eigentümlich aromatisch

Geschmack: schwach bitter, schwach aromatisch

Morphologie
Siehe Abb. 22, 1; graubraune, längliche Spaltfrüchte (Doppelachänen), in der Droge in die beiden Teilfrüchte zerfallen (Achänen), Teilfrüchte bis 2,5 mm lang, sichelartig gebogen mit 5 dünnen Rippen.

Anatomie
Lupe, Querschnitt: Siehe Abb. 23; Umriss rundlich 5-eckig; fünf Hauptrippen, die seitenständigen den Rand der Frucht bildend; in den Rippen je ein größerer Hohlraum; zwischen den Rippen Tälchen mit schwach ausgeprägten Nebenrippen, an der Fugenseite zwei; unter den Nebenrippen je ein Ölgang (Ölstriemen, Exkretgang), insgesamt 6, in Endokarpnähe eine auffallende Lage bräunlicher Zellen in Endokarpnähe.

Mikroskop: Siehe Abb. 24 und 25; Exokarp aus großen tangential gestreckten Zellen mit verdickter Außenwand; Mesokarp parenchymatisch, Ölstriemen und Hohlräume eingelagert, unterhalb der Hohlräume Leitbündel; vor dem Endokarp eine Lage größerer bräunlicher Zellen, nach innen zu mit charakteristischer zahnradähnlicher Wandverdickung („Zahnstangenschicht"); Endokarp und Samenschale aus ± schmalen, in Flächenansicht langgestreckten Zellen („Parkett"); Endosperm als typisches Apiaceen-Endosperm mit kleinen Oxalatdrusen, fettem Öl und Aleuronkörnern.

Schnittdroge

Nicht handelsüblich

Pulver
Ohne Abbildung

- Fragmente der charakteristischen „Zahnstangenschicht" im Querschnitt (Abb. 24), Zellschicht oberhalb des Endokarps aus Zellen mit einseitiger bräunlicher, zahnradartiger Wandverdickung; im Flächenbild grobmaschig, bräunlich (Abb. 25)
- Ölstriemen, in der Flächenansicht quer zum „Parkett" verlaufend
- Gelegentlich Leitbündel mit angrenzendem Hohlraum
- Parkettartiges Endokarp in Flächenansicht aus schmalen, lang gestreckten Zellen (Abb. 25)

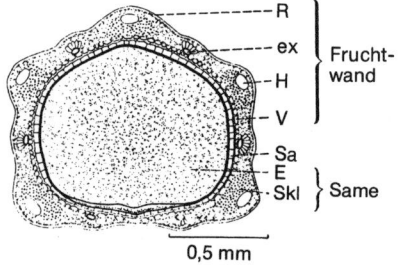

Abb. 23 *Ammi visnaga* (L.) Lam. Teilfrucht im Querschnitt, Lupenbild. R Rippe, ex Exkretgang mit angrenzenden „fächerförmigen Zellen", H Hohlraum, V verdickte Zellen, Sa Samenschale, E Endosperm, Skl Leitbündel mit verholzten Zellen. Aus Karsten, Weber, Stahl

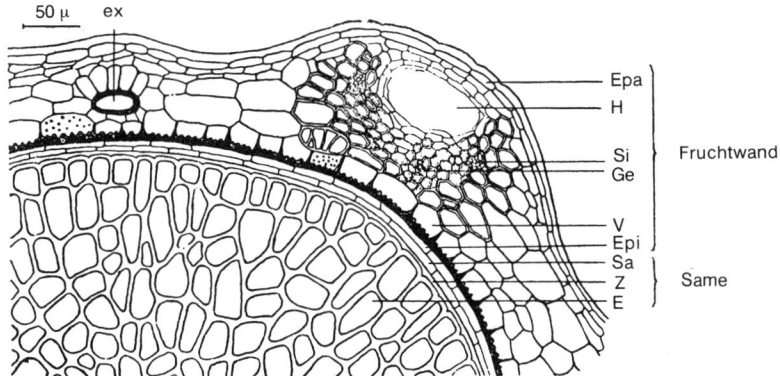

Abb. 24 *Ammi visnaga* (L.) Lam. Teilfrucht im Querschnitt, Ausschnitt. Epa Epidermis der Fruchtwand, H Hohlraum, Si Siebteil, Ge Gefäßteil, V „Zahnstangenschicht", Epi Endokarp, Sa Samenschale, Z zerdrückte Schicht der Samenschale, E Endosperm, ex Exkretgang. Aus Karsten, Weber,
Stahl; Weber

Verfälschungen/Verwechslungen

Nicht selten verfälscht mit den therapeu-
tisch wertlosen Früchten von *Ammi majus* L. (Große Knorpelmöhre); mikroskopische Identifizierung der Früchte von
A. majus: Cuticula des Exokarps stark
faltig, bei *A. visnaga* kaum faltig; der
Hohlraum oberhalb des Leitbündels jeder Rippe sowie „Zahnstangenschicht"
oberhalb des Endokarps fehlen.

Inhaltsstoffe und Anwendung

Inhaltsstoffe: Furanochromone (2 bis
4 %, hauptsächlich Khellin und Visnagin),
Furanocumarine, Flavonoide

Anwendungsgebiete: Kommission E: Die
therapeutische Anwendung kann angesichts der Risiken nicht vertreten werden.
Beanspruchte Anwendungsgebiete: An-
gina pectoris, Koronarinsuffizienz, Altersherz mit Hypertonie, Asthma,
Keuchhusten sowie krampfartige Beschwerden des Unterleibs.

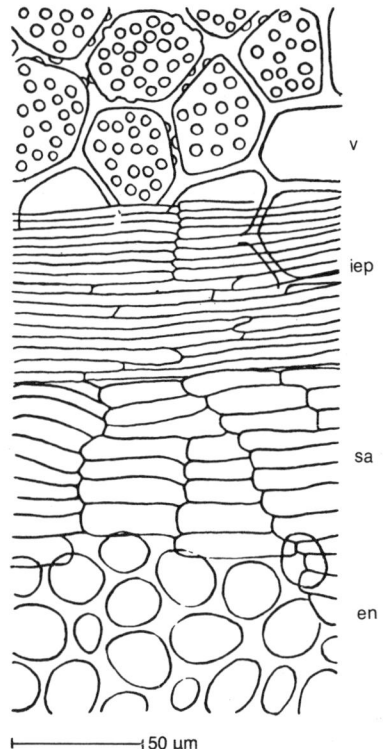

Abb. 25 *Ammi visnaga* (L.) Lam. Teile der
Fruchtwand und der Samenschale im Flächen-
schnitt. v verdickte Zellen, iep Endokarp,
sa Samenschale, en Endosperm. Aus Karsten,
Weber, Stahl; Weber

Amyla – Stärken

Maydis amylum – Maisstärke

Stammpflanze: *Zea mays* L. (Mais); Poaceae

Maisstärke wird aus „Maiskörnern", den Karyopsen der Maispflanze, gewonnen. Dafür werden die eingeweichten Maiskörner im Wasser gemahlen („Nassmüllerei") und die Stärke durch Abtrennen (meist in Hydrozyklonen) gewonnen. Maisstärke ist ein feines, matt-weißes, beim Zerreiben knirschendes, geruch- und geschmackloses Pulver.

Arzneibücher: Ph.Eur.: Maisstärke wird aus den Früchten gewonnen

Mikroskop
Siehe Abb. 26 A; Stärkekörner des Horn-Endosperms polyedrisch-eckig, ca. 12 bis 23 µm im Durchmesser, Stärkekörner des Mehl-Endosperms polyedrisch-rundlich und etwas größer, 25 bis 32 µm; bei beiden Stärketypen teilweise punkt- bzw. sternförmige Trocknungsspalten; Schichtungslinien fehlen meist.

Oryzae amylum – Reisstärke

Stammpflanze: *Oryza sativa* L. (Reis); Poaceae

Reisstärke wird aus zerbrochenen Reiskörnern, dem „Reisbruch" oder „Bruchreis", gewonnen. Dieser wird gemahlen und die Stärke dann durch Ausschlämmen mit Wasser und anschließendem Sedimentieren gewonnen; auch wird das Herstellungsverfahren wie bei Maisstärke angewendet. Reisstärke ist ein weißes, matt aussehendes, geruch- und geschmackloses, sehr feines Pulver.

Arzneibücher: Ph.Eur: Reisstärke wird aus den Früchten gewonnen

Mikroskop
Siehe Abb. 26 B; sehr kleine, polyedrische und scharfkantige Einzelkörner (2 bis 10 µm), außerdem „Stärkeklumpen" aus zahlreichen leicht verklebten Einzelkörnern; diese durch leichten Druck in die kleinen Einzelkörner zerfallend; Schichtungslinien und Trocknungsspalten nicht erkennbar.
Anmerkung: Reisstärke kann mit Haferstärke verwechselt werden.

Solani amylum – Kartoffelstärke

Stammpflanze: *Solanum tuberosum* L. (Kartoffel); Solanaceae

Kartoffelstärke wird aus geraspelten Rhizom-Knollen durch Ausschlämmen mit Wasser und anschließendem Sedimentieren gewonnen. Kartoffelstärke ist ein weißes, glitzerndes Pulver, das beim Zerreiben zwischen den Fingern knirscht; es ist geruch- und geschmacklos.

Arzneibücher: Ph.Eur.: Kartoffelstärke wird aus den Knollen gewonnen

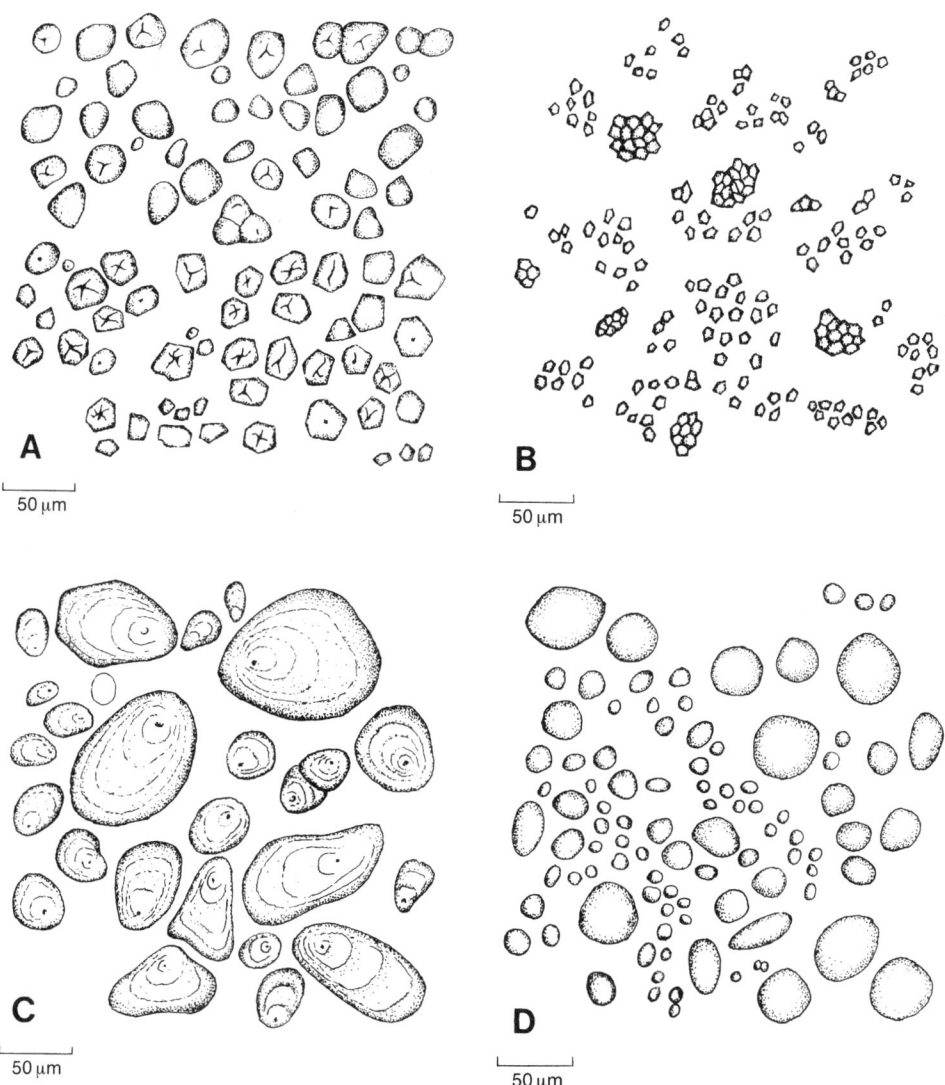

Abb. 26 **A** Maydis amylum – Maisstärke, **B** Oryzae amylum – Reisstärke, **C** Solani amylum – Kartoffelstärke, **D** Tritici amylum – Weizenstärke. Aus Gassner, Hohmann, Deutschmann; Gassner

Mikroskop

Siehe Abb. 26 C; charakteristisch sind länglich-ovale Stärkekörner, daneben auch ± untypische, z. T. runde Stärkekörner; Größe zwischen 45 und 100 µm schwankend; meist ein kleiner und unscheinbarer punktförmiger Trocknungsspalt, exzentrisch lokalisiert; Schichtungslinien wie „Höhenlinien" sichtbar, sehr deutlich; gelegentlich Stärkekörner mit zwei Schichtungszentren, sog. halb zusammengesetzte Stärkekörner.

Tritici amylum – Weizenstärke

Stammpflanze: *Triticum aestivum* L., syn. *T. vulgare* VILL. (Weizen); Poaceae

Weizenstärke wird aus den vermahlenen Karyopsen der Weizenpflanze, meist aber aus Weizenmehl, durch Ausschlämmen mit Wasser und anschließendem Sedimentieren gewonnen. Weizenstärke ist ein matt-weißes, feines, geruch- und geschmackloses Pulver, das beim Zerreiben knirscht.

Arzneibücher: Ph.Eur.: Weizenstärke wird aus den Kernfrüchten gewonnen

Mikroskop

Siehe Abb. 26 D; linsenförmige Großkörner, 20 bis 35 µm, selten bis 50 µm groß; rundliche Kleinkörner, 2 bis 9 µm; Schichtung sehr fein und hin und wieder nur bei den Großkörnern zu erkennen; Körner in Übergangsgrößen sind vorhanden im Gegensatz zur Stärke der Gerste.

Angelicae radix – Angelikawurzel

Synonyme: Radix Archangelicae, Radix Angelicae sativae, Radix Syriacae

Sonstige Bezeichnungen: dt.: Erzengelwurz, Heiligenwurzel, Heiligzeitwurzel, engl.: (European) Angelica root, franz.: Angélique, racine d'angélique, ital.: Radice di angelica, span.: Raíz de angélica

Stammpflanze: *Angelica archangelica* L. (Engelwurz); Apiaceae
Habitus: 1 bis 2,5 m hohe, kräftige Staude

Herkunft: Fast ausschließlich von Kulturen aus Polen, Holland, Ostdeutschland, seltener aus Belgien, Italien, Tschechien/Slowakei. Kultiviert wird die Unterart *A. archangelica* ssp. *archangelica*.

Arzneibücher: DAB: Die unterirdischen, ganzen, unterhalb 40 °C sorgfältig getrockneten Organe. Die Droge umfasst den Wurzelstock und die Wurzeln; ÖAB: Radix Angelicae; der getrocknete Wurzelstock mit den Wurzeln

Ganzdroge

Geruch: stark würzig

Geschmack: zunächst aromatisch, dann scharf, bitter und anhaltend brennend

Morphologie
Kurzer, dicker Wurzelstock, bis 5 cm im Durchmesser mit deutlichen Querrunzeln, davon abgehend zahlreiche bis zu 7 mm dicke, graubraune bis rötlichbraune Adventivwurzeln, bis 30 cm lang, früher oft zu einem dicken Zopf verflochten; Oberfläche unregelmäßig längsfurchig und leicht querhöckerig, Bruch glatt.

Anatomie
Lupe, **Querschnitt:** Siehe Abb. 27; Querschnitt der Wurzel im Umriss sternförmig, gesamter Querschnitt durch die Markstrahlen deutlich radial gestreift; in der äußeren Rindenzone große Gewebslücken, nach innen strahlig angeordnet weitlumige Exkretgänge erkennbar; Kambiumzone zwischen Holz und Rinde deutlich; Holzkörper hellgelb bis graugelb, dicker als die schmutzig-weiße Rinde; Rhizome deutlich dicker als die Wurzeln, im Inneren der Rhizome recht umfangreicher Markzylinder.
Mikroskop, **Querschnitt:** Siehe Abb. 28; Die Wurzeln nach außen mit dünnwan-

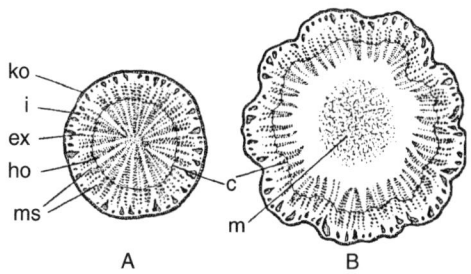

Abb. 27 *Angelica archangelica* L. **A** frische Wurzel, **B** getrocknetes Rhizom im Querschnitt; Lupenbild schematisch. ko Kork, i Gewebslücke, ex Exkretgang, ho Holz, ms Markstrahl, c Kambium, m Mark. Aus Gilg; Gilg

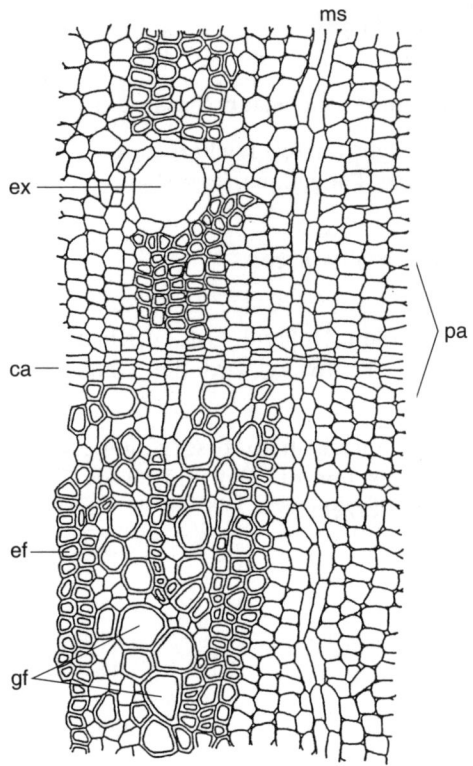

ms

ex

pa

ca

ef

gf

Abb. 28 *Angelica archangelica* L. Wurzel im Querschnitt in Kambiumnähe. ms Markstrahl, ex Exkretgang, ca Kambium, ef Ersatzfasern, gf Gefäße, pa Parenchym. Vergr. ca. 100 x. Nach Koch; NH

digem graubraunem oder rotbraunem, unregelmäßig dickem Kork abschließend, das daran anschließende Parenchym der primären Rinde mit großen Gewebslücken, Parenchymzellen rundlich; die Zellen der sekundären Rinde dickwandiger, schwach viereckig und dichter liegend, im Längsschnitt längs gestreckt erscheinend; im gesamten Rindenbereich große runde schizogene Exkretgänge (bis 200 μm im Durchmesser) mit 7 bis 9 oder auch mehr kreisförmig angeordneten sezernierenden Zellen; in der Nähe des Kambiums kleinere Exkretgänge; Siebelemente nur nahe des Kambiums erkennbar, sonst meist kollabiert; im Rindenbereich keine verholzten Elemente; im parenchymreichen Holzkörper regellos gelagerte Gefäße verschiedener Größe (bis 70 μm im Durchmesser) von fusiformem Parenchym (Ersatzfasern) umgeben; Markstrahlen 2 bis 4 Zellen breit, Zellen radial gestreckt; Stärkekörner in der stärkereichen Rinde und im Holz sehr klein, 1,2 bis 4 μm, meist zusammengesetzt.

Schnittdroge

Weiche, schwammige, unregelmäßige, braunfleckige Stücke des dicken Rhizoms, reichlich dünnere Stücke der Wurzeln; diese außen graubraun mit tiefen Längsfurchen; auf dem Querbruch erkennt man den grauen oder graugelblichen Holzkörper, darum herum die schmutzig-weiße, faltig eingetrocknete Rinde, die häufig von radialen Rissen durchzogen und von vielen Exkretgängen gepunktet ist.

Pulver
Siehe Abbildung 29

a Bruchstücke aus dem Korkgewebe in Aufsicht; zahlreich, wenig charakteristisch
b Bruchstücke der Exkretgänge mit Epithel aus sezernierenden Zellen; sehr selten, charakteristisch

Abb. 29 Angelicae radix – Angelika- wurzel – Pulver. Erläuterungen siehe Text. NH

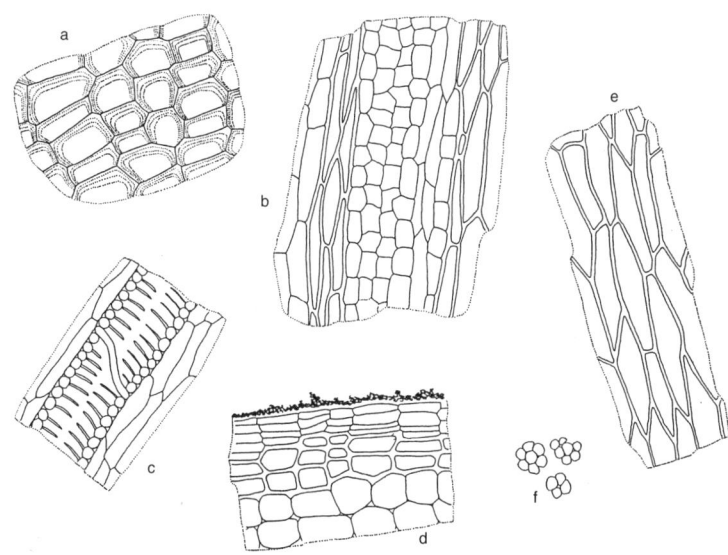

c Bruchstücke der Netzgefäße; zahlreich, wenig charakteristisch
d Korkfragmente im Querschnitt, darunter kollenchymatisches Phelloderm
e Rindenparenchym der sekundären Rinde längs
f Im Wasserpräparat zahlreiche kleine Stärkekörner, häufig zusammengesetzt

Verfälschungen/Verwechslungen

Vor allem bei der Schnittdroge möglich; in Betracht kommen Wurzeln anderer Apia- ceen, besonders *Levisticum officinale* KOCH (Liebstöckel), *Pimpinella*-Arten und *Heracleum sphondylium* L. (Wiesen-Bärenklau). Der Holzkörper der Liebstöckel- wurzel ist gelb und porös, der von Angelikawurzel eher gräulich. Die Stärke ist bei Liebstöckelwurzel deutlich großkörniger (6 bis 16 μm), die Exkretgänge kleiner, näm- lich im Durchmesser nicht größer als die der Gefäße (50 bis 100 μm) und deswegen im Mikroskop schwerer zu finden. Bibernellwurzel (Pimpinellae radix) ist grünlichgrau, die Sklerenchymfasern sind dickwandiger als die von Angelicae radix. Beschreibung der Anordnung, Anzahl und Größe der Exkretgänge verschiedener *Pimpinella*-Arten und von *Heracleum sphondylium* bei Schier und Schultze, 1987, siehe Literatur.

Inhaltsstoffe und Anwendung

Inhaltsstoffe: Ätherisches Öl (0,35 bis 1,0 %, hauptsächlich Phellandrene und makro- cyklische Laktone); Furanocumarine; Phenolcarbonsäuren; Archangelenon (Flava- non); Sitosterol; Fettsäuren; Gerbstoffe
DAB: mindestens 0,25 % ätherisches Öl

Anwendungsgebiete: Kommission E: Appetitlosigkeit, dyspeptische Beschwerden wie leichte Magen-Darm-Krämpfe, Völlegefühl, Blähungen.
Volkstümlich: Gelegentlich als antiseptisch wirkendes Expektorans, zum Harntreiben, als Emmenagogum und bei nervöser Schlaflosigkeit.

Standardzulassung: Angelikawurzel, Zul.-Nr. 1419.99.99

Hinweis: Die Droge ist gegen Insektenfraß sehr anfällig, daher in gut verschlossenen Gefäßen lagern

Anisi fructus – Anis

Synonyme: Fructus Anisi, Fructus Anisi vulgaris, Semen Absinthii dulce, Semen Anisi

Sonstige Bezeichnungen: dt.: Kleiner Anis, Süßer Kümmel, engl.: Anise, aniseed, anise fruit, franz.: Anis, anis vert, ital.: Anice verde, span.: Anís verde

Stammpflanze: *Pimpinella anisum* L. (Anis); Apiaceae
Habitus: 30 bis 60 cm hohe, krautige Pflanze; Abb. 30

Herkunft: Gewöhnlich aus Kulturen, selten aus Wildbeständen; Hauptlieferländer sind Türkei, Ägypten, Spanien, Argentinien.

Arzneibücher: Ph.Eur.: Die getrockneten Früchte

Abb. 30 *Pimpinella anisum* L.
A/B ganze Pflanze, 1 Pollen,
2 Blüte, 3 Fruchtknoten im Querschnitt, 4 Frucht, 5 Fruchtknoten
im Längsschnitt. Nach Köhler; SH

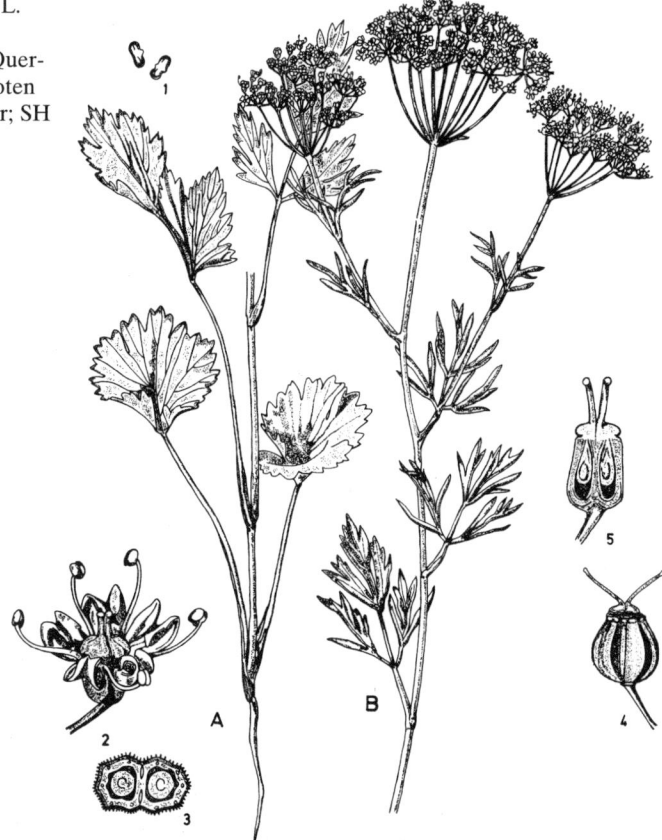

Ganzdroge

Geruch: kräftig aromatisch, charakteristisch

Geschmack: aromatisch, etwas süßlich

Morphologie
Siehe Abb. 31 A, B; kleine raue Spaltfrüchte (Doppelachänen), 3 bis 6 mm lang und 3 mm dick, eilänglich, fast birnenförmig, grau-grün bis grau-bräunlich, mit helleren, schwach kantig vorspringenden Rippen, oft schwer in die zwei Teilfrüchte (Achänen) zerfallend; Teilfrüchtchen mit fünf Hauptrippen, auf einer Seite abgeflacht; am oberen Ende Griffelpolster und Griffel anhaftend, Karpophor meist erhalten.

Anatomie
Lupe, Querschnitt: Siehe Abb. 31 C; Frucht auf der ganzen Oberfläche dicht kurz behaart (Unterscheidung von anderen genutzten Apiaceenfrüchten), Randrippen kaum größer als die dreieckigen Rückenrippen, Täler breit und flach; in der Fruchtwand viele kleine Exkretgänge („Ölstriemen") in einer Reihe angeordnet, in den Tälern je drei bis fünf, unter den Rippen je ein bis zwei; an der Fugenfläche pro Teilfrucht zwei größere Ölstriemen, jeweils zu beiden Seiten des Karpophors; unter den Rippen je ein Leitbündel; Samenschale auf der Fugenseite ± stark entwickelt, die Raphe einschließend.

Mikroskop: Siehe Abb. 32; Perikarp ± parenchymatisch, Exokarp stark verdickt, zahlreiche Zellen zu einzelligen kurzen, dickwandigen, leicht gekrümmten Haaren mit rauer Cuticula ausgewachsen, Länge bis 100 μm; Leitbündel der Rippen schmächtig; Zellen des Endokarps im Längsschnitt dünnwandig und deutlich gestreckt erkennbar („Parkettzellen", „Querzellen"); Samenschale aus isodiametrischen Zellen, mit Endokarp verwachsen, im Querschnitt meist nur als feine Linie erkennbar; Exkretgänge (Ölstriemen) mit ± quadratischen, zartwandigen Epithelzellen ausgekleidet, das

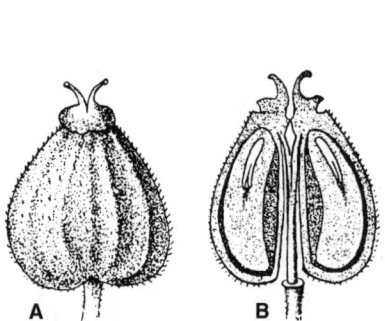
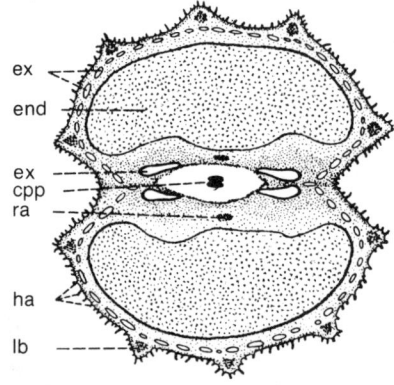

Abb. 31 *Pimpinella anisum* L. **A** ganze Frucht, **B** Frucht im Längsschnitt. Vergr. ca. 10 x, **C** Frucht im Querschnitt; Lupenbild. ex Exkretgänge, end Endosperm, cpp Karpophor, ra Raphe, ha Haare, lb Leitbündel. Aus Karsten, Weber, Stahl; A, B: Berg und Schmidt, C: nach Gassner

ätherische Öl darin gelb gefärbt, in Aufsicht ± quer zum Ölgang liegend die „Parkettzellen" durchscheinend. Endosperm aus annähernd quadratischen, derbwandigen Zellen, neben Aleuronkörnern und fettem Öl meist eine kleine rundliche Ca-Oxalatrosette enthaltend (Familienmerkmal). Karpophor mit etwas kräftigeren Leitbündeln und Sklerenchymfasern, sowie vereinzelt Steinzellen.

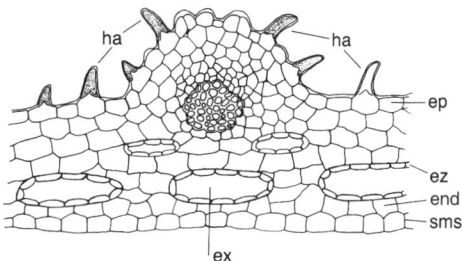

Abb. 32 *Pimpinella anisum* L. Fruchtwand im Querschnitt. ha Haare, ep Exokarp, ex Exkretgänge, ez Epithelzellen, end Endokarp, sms Samenschale. Vergr. 150 x. Nach Karsten

Schnittdroge

Nicht handelsüblich; gequetschte Früchte zeigen die Merkmale der Ganzdroge.

Pulver

Siehe Abbildung 33

a Bruchstücke der Fruchtwand mit Exokarp in Seitenansicht, schwach gekrümmte Haare; Cuticula der Haare warzenartig; Bruchstücke ohne Haare zahlreich, mit Haaren selten, aber charakteristisch

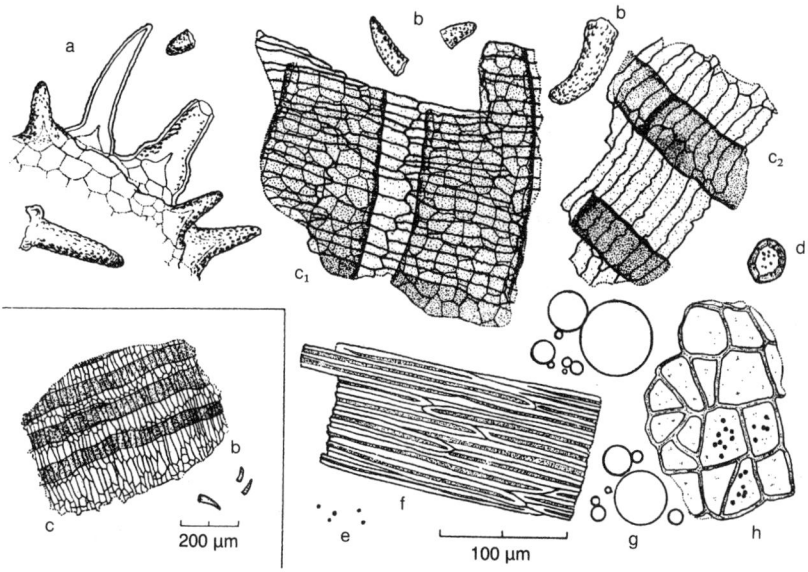

Abb. 33 Anisi fructus – Anis – Pulver. Erläuterungen siehe Text. Aus Karsten, Weber, Stahl; nach Weber

b Bruchstücke der Fruchtwandhaare; stets vorhanden, jedoch nicht allzu zahlreich; sehr charakteristisch
c Gewebefragment mit gelb-braunen Exkretgängen quer zum „Parkett" liegend; Epithelzellen durchscheinend; sehr zahlreich, charakteristisch, bereits im Lupenbild (links unten) erkennbar
d Steinzellen aus der Fugenfläche; selten
e Ca-Oxalatrosetten aus den Endospermzellen; sehr klein
f Sklerenchymfasern aus dem Karpophor; selten, wenig charakteristisch
g Öltröpfchen; zahlreich
h Bruchstücke des Endosperms mit winzigen Ca-Oxalatrosetten; zahlreich

Verfälschungen/Verwechslungen

Verfälschungen sind nur noch selten, seit Anisfrüchte überwiegend aus Kulturen gewonnen werden. In italienischer und russischer Droge werden dennoch zuweilen auch heute noch die giftigen Schierlingsfrüchte von *Conium maculatum* L. angetroffen, morphologisch an den gewellten Rippen, besonders im oberen Teil der Frucht, erkennbar. Im mikroskopischen Bild des Querschnitts fehlen die Ölgänge; deutliche Längsfurche des Endosperms auf der Fugenseite. Petersilienfrüchte, mit denen die Droge verwechselt werden könnte, sind deutlich kleiner und ohne Haare.
Fast alle derzeit gehandelten Anisfrüchte sind bis zu 1 % mit Korianderfrüchten verunreinigt.

Inhaltsstoffe und Anwendung

Inhaltsstoffe: Ätherisches Öl (1,5 bis 5 %; davon 80 bis 95 % *trans*-Anethol); fettes Öl (ca. 30 %); Flavonoide; Phenolcarbonsäuren
Ph.Eur.: mindestens 2,0 % ätherisches Öl

Anwendungsgebiete: Kommission E: Innere Anwendung: dyspeptische Beschwerden; innere und äußere Anwendung: Katarrhe der Luftwege.
Volkstümlich: Auch als Emmenagogum, Laktagogum und Aphrodisiakum.
Ansonsten als Geschmackskorrigens in der Lebensmittel- und Getränkeindustrie (z. B. Ouzo, Pernod).

Standardzulassung: Anis, Zul.-Nr. 8099.99.99

Anisi stellati fructus – Sternanis

Synonyme: Fructus Anisi stellati, Anisum badium, Anisum stellatum

Sonstige Bezeichnungen: dt.: Chinesischer Sternanis, engl.: Star anise (fruit), Chinese anise, franz.: Badiane de Chine, anis étoilé, ital.: Anice stellato, span.: Anís estrellado, badiana

Stammpflanze: *Illicium verum* HOOK. f. (Sternanis); Illiciaceae (früher Magnoliaceae) Habitus: etwa 10 m hoher immergrüner Baum; Abb. 34

Herkunft: Aus Anbau vorwiegend in Indochina, Japan und den Philippinen. Die Droge wird aus China und Vietnam importiert.

Arzneibücher: Ph.Eur.: Die ganzen, getrockneten Sammelfrüchte

Abb. 34 *Illicium verum* HOOK. f.
A blühender Zweig, 1 Fruchtblätter,
2 Blüte, 3/4 Rück- und Vorderansicht
des Fruchtblattes, 5 einzelnes Frucht-
blatt. Nach Curtis; SH

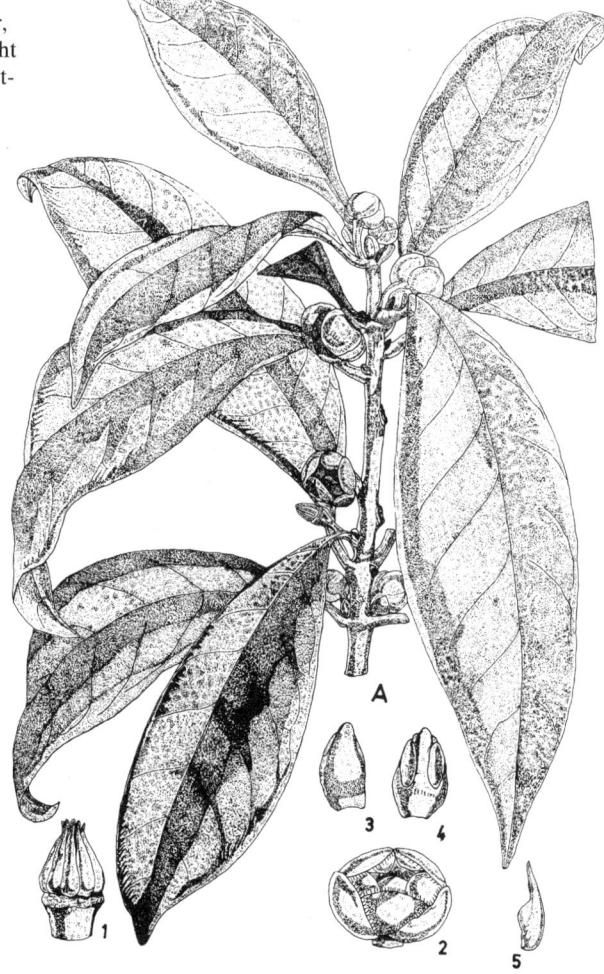

Ganzdroge

Geruch: aromatisch nach Anis

Geschmack: brennend würzig

Morphologie
Siehe Abb. 35; Sammelfrüchte aus meist acht (sechs bis elf) ungleich entwickelten Balgfrüchten; Bälge kahnförmig, zum Bug hin zusammengedrückt und etwas spitz zulaufend, dort miteinander verwachsen, um eine kurze mittelständige Säule (Columella) einen Stern bildend; auf der nach oben gerichteten Bauchseite tief klaffend, Oberfläche braun, außen rau, etwas runzelig, innen glatt, glänzend; je Balg ein zusammengedrückter eirunder Same; dieser 8 mm lang, braun glänzend mit vertieftem Nabel und linienförmiger Raphe.

Anatomie
Fruchtwand: Zellen des Exokarps (Abb. 36) mit stark verdickter Außenwand und auffallenden Cuticularleisten; diese im Querschnitt zäpfchenförmig; die radialen Wände wellig gebogen; ganz vereinzelt Stomata; Mesokarp aus ± derbwandigem braunen Parenchym mit eingestreuten Ölzellen und Leitbündeln; in der Nähe der Bauchnaht Mesokarpzellen als große steinzellenähnliche Faserzellen ausdifferenziert. Endokarpzellen (Abb. 37) aus sehr hohen (bis 600 µm), etwas verdickten, geradwandigen Palisadenzellen, nahe der Bauchnaht in kürzere, stärker verdickte Steinzellen (Abb. 38) übergehend.

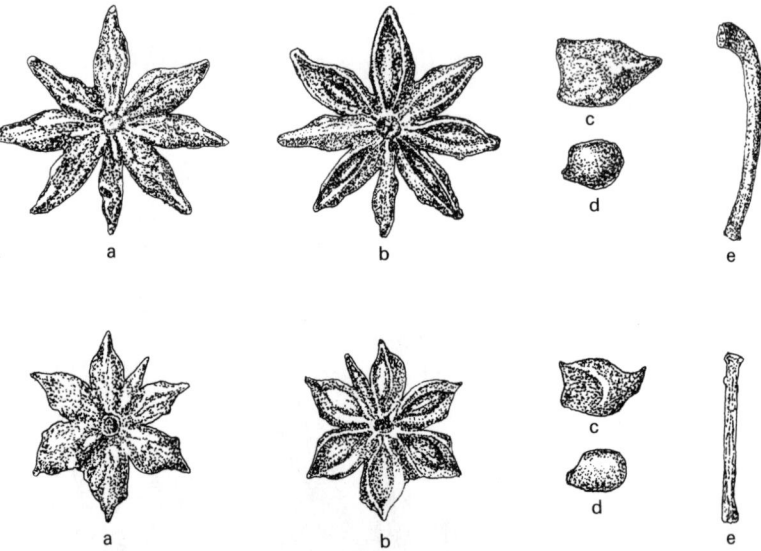

Abb. 35   Sternanis und Shikimi. Obere Reihe: *Illicium verum* Hook. f., untere Reihe: *Illicium religiosum* Sieb. et Zucc. a Frucht von der Rückseite gesehen, b Frucht von der Oberseite gesehen, c einzelnes Teilfrüchtchen von der Seite gesehen, d herausgelöster Samen, e Fruchtstiel. Natürl. Größe. Aus Gassner, Hohmann, Deutschmann; Gassner

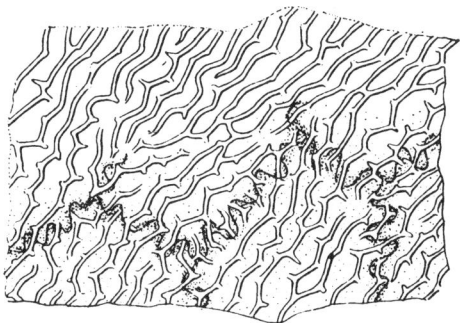

Abb. 36 *Illicium verum* Hook. f. Cuticularleisten und Epidermiszellen der Fruchtwand (Flächenansicht). Vergr. ca. 300 x. Aus Gassner, Hohmann, Deutschmann; Gassner

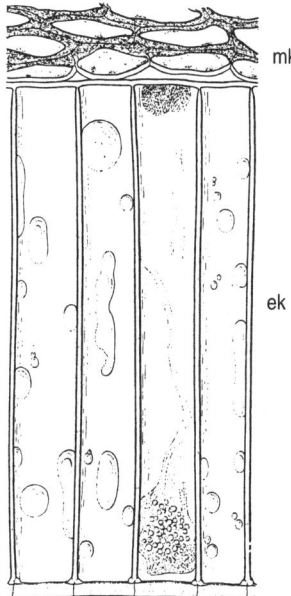

Abb. 37 *Illicium verum* Hook. f. Palisadenzellen des Endokarps der Fruchtwandhöhlung. ek Endokarp, mk Mesokarp. Vergr. ca. 150 x. Aus Gassner, Hohmann, Deutschmann; Gassner

Samen: Samenschale aus vier Schichten (Abb. 39); äußere Epidermis aus 150–200 µm hohen Zellen (= Palisaden) mit stark verdickten, grünlichgelben, getüpfelten Zellwänden, im Querschnitt palisadenförmig, in Aufsicht steinzellähnlich; anschließend eine ein- oder zweifache Schicht meist tafelförmiger Steinzellen mit braunem Inhalt, charakteristisch in Flächenansicht; darauffolgend lang gestreckte braune Parenchymzellen und schließlich farblose, kollabierte Zellen mit eingestreuten Ca-Oxalatkristallen. Endosperm aus dünnwandigen Zellen, fettes Öl und Aleuronkörner enthaltend. **Columella**: aus großzelligem, braunwandigem Parenchym mit Leitbündeln und eingestreut große eigentümlich verzweigte Steinzellen.

Schnittdroge

Nicht gebräuchlich, allenfalls gebrochene Ware mit braunen Bruchstücken der sternartigen Sammelfrüchte.

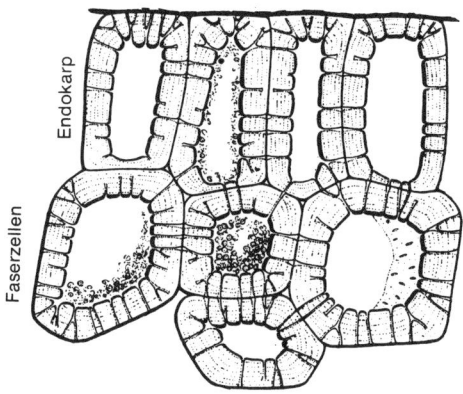

Abb. 38 *Illicium verum* Hook. f. Steinzellen des Endokarps aus der Bauchnaht der Fruchtwand mit dahinter liegenden Faserzellen. Vergr. 200 x. Aus Gassner, Hohmann, Deutschmann; Gassner

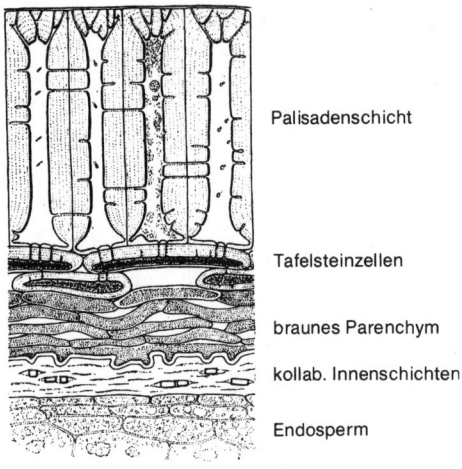

Palisadenschicht

Tafelsteinzellen

braunes Parenchym

kollab. Innenschichten

Endosperm

Abb. 39 *Illicium verum* Hook. f. Querschnitt durch den Randteil des Samens. Vergr. 200 x. Aus Gassner, Hohmann, Deutschmann; Gassner

Pulver
Ohne Abbildung

- Epidermiszellen der Fruchtwand mit Cuticularleisten (Abb. 36)
- Farblose, sehr lange, mäßig verdickte, geradlinige Palisaden des Endokarps (Abb. 37)
- Steinzellartige Faserzellen des Mesokarps (Abb. 38)
- Braunes Mesokarpparenchym
- Derbwandige, getüpfelte, grün-gelbliche Palisaden der Samenschale (Abb. 39)
- Tafelzellen und braunes Parenchym der Samenschale
- Verzweigte Steinzellen aus der Columella

Verfälschungen/Verwechslungen

Früher häufig, heute höchst selten Verfälschungen durch Shikimifrüchte, die giftigen Früchte von *Illicium anisatum* L., syn. *I. religiosum* Sieb et Zucc. (Abb. 35); Unterscheidungsmerkmale (siehe Tabelle). Detaillierte Untersuchungen zur Unterscheidung der beiden Früchte bei Zänglein et al., 1989; siehe Literatur.

Illicium verum	Illicium anisatum
Sammelfrucht bis ca. 3 cm im Durchmesser	Sammelfrucht bis ca. 2,5 cm im Durchmesser
Bälge in eine relativ kurze Spitze auslaufend	Spitzen der Bälge nach oben gekrümmt
Fruchtstiel gekrümmt	Fruchtstiel gerade
Pulver in KOH erwärmt → rot	Pulver in KOH erwärmt → gelblich-braun
Geruch nach Anis	Geruch nicht deutlich nach Anis (eher nach Sassafras oder Cajeput)
Geschmack nach Anis	Geschmack bitter, campher-ähnlich
Steinzellen der Columella verzweigt	Steinzellen der Columella mehr rundlich
Palisaden des Endokarps bis 600 µm hoch, schwach getüpfelt	Palisaden des Endokarps bis 400 µm hoch, stärker getüpfelt
Palisaden der Samenschale bis 200 µm hoch	Palisaden der Samenschale bis ca. 300 µm hoch

Inhaltsstoffe und Anwendung

Inhaltsstoffe: Ätherisches Öl (5 bis 9 %, davon 80 bis 90 % *trans*-Anethol); fettes Öl; Flavonoide; Phenolcarbonsäuren; Gerbstoffe
Ph.Eur.: mindestens 7,0 % ätherisches Öl

Anwendungsgebiete: Kommission E: Katarrhe der Luftwege; dyspeptische Beschwerden.
Ansonsten Gewürz und Aromatikum.

Standardzulassung: Sternanis, Zul.-Nr. 2419.99.99

Anserinae herba – Gänsefingerkraut

Synonyme: Herba Anserinae, Herba Potentillae argentinae, Potentillae anserinae herba

Sonstige Bezeichnungen: dt.: Fingerkraut, Silberkraut, Krampfkraut, engl.: Silverweed, franz.: Ansérine, argentine, ital.: Argentina erba; span.: Parte aérea de potentilla

Stammpflanze: *Potentilla anserina* L. (Gänsefingerkraut); Rosaceae
Habitus: mehrjährige, niedrige krautige Staude

Herkunft: Drogenimporte aus Ungarn, Kroatien und Polen

Arzneibücher: DAC: Die kurz vor oder während der Blüte gesammelten, getrockneten, ganzen oder zerkleinerten Blätter und Blüten

Ganzdroge

Geruch: schwach

Geschmack: sehr schwach adstringierend

Morphologie

Stängel (Ausläufer) rund und dünn, grün bis bräunlich, weich behaart; **Blätter** (Grundblätter, Abb. 40) gestielt, bis ca. 20 cm lang, vielpaarig unterbrochen gefiedert; Fiedern sitzend, bis 3 cm lang, zum Blattgrund hin an Größe abnehmend, länglich, am Rande scharf gesägt; oberseits meist spärlich, unterseits dicht weiß-seidig behaart; an der Blattspindel zwischen den Fiederblättern teilweise sehr kleine, tief gespaltene Fie-

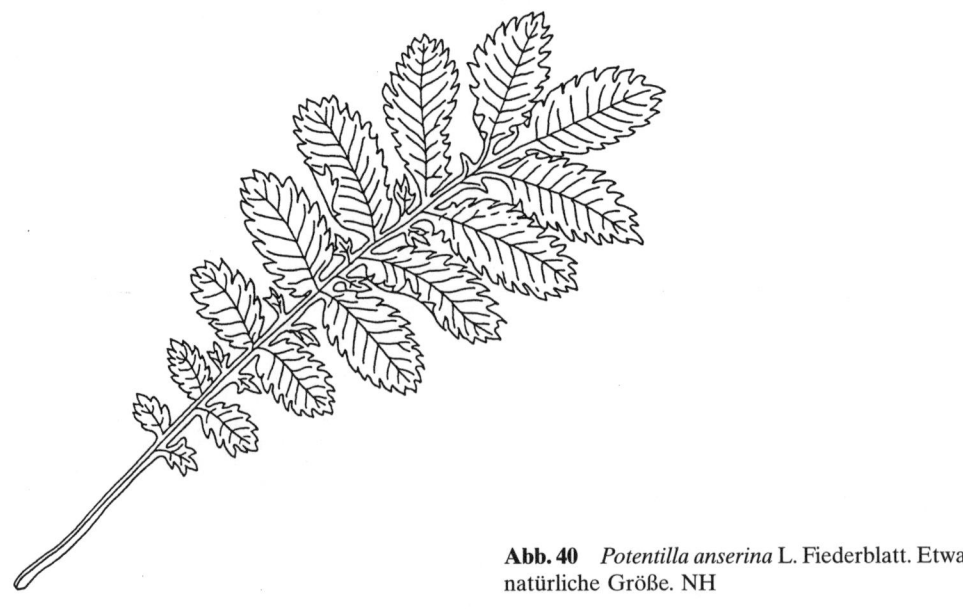

Abb. 40 *Potentilla anserina* L. Fiederblatt. Etwa natürliche Größe. NH

derblättchen; grundständig Nebenblätter ± scheidenartig, braun, häutig; **Blüten** endständig an langen Stielen, radiärsymmetrisch, bis 2 cm im Durchmesser; Kelchblätter 5,
länglich; außerdem 5-zähliger Außenkelch aus tief gespaltenen, fast fransig erscheinenden, seidig behaarten Blättern, 5 gelbe Kronblätter, ± eiförmig-rundlich, etwa
doppelt so lang wie der Kelch; ca. 20 Staubblätter; zahlreiche, frei stehende Fruchtblätter auf dem gewölbten Blütenboden.

Anatomie

Blatt, Flächenansicht: Obere Epidermis (Abb. 41 A) aus dünnwandigen Zellen mit
wellig-bogigen Wänden; Stomata selten; Haare: vereinzelt einzellige, ± dickwandige,
zugespitzte Deckhaare (Abb. 42 c); auf den Leitbündeln spärlich zarte Drüsenhaare
mit 2- bis mehrzelligem Stiel und 1-zelligem, keulenförmigem Köpfchen; Zellen der
unteren Epidermis (Abb. 41 C) stärker wellig, zahlreiche anomocytische Stomata,
dichter Besatz von 1-zelligen, dünnwandigen, peitschenförmig ineinander verflochtenen Haaren („Peitschenhaare", Abb. 41 B), auch Haarbasen ohne Haare; auf den
Leitbündeln spärlich Drüsenhaare. **Querschnitt:** Siehe Abb. 42 a; Blattbau bifazial;
Palisadenparenchym 2-schichtig, im Mesophyll zahlreiche Ca-Oxalatdrusen, bevorzugt
oberhalb der Leitbündel.

Blüte: Blätter des Kelchs und des Außenkelchs den Laubblättern sehr ähnlich; zahlreiche Ca-Oxalatdrusen; diese kleiner als die der Blätter; Haare meist weniger gewunden;
äußere Epidermis der Kronblätter wellig-buchtig, papillös und mit zarter Cuticularstreifung, Zellen der inneren Epidermis schwach wellig und papillös; Pollen rundlich,
ca. 35 μm, mit drei Austrittstellen (Abb. 42 e); Epidermis des Stempels dicht mit geraden, einzelligen, derben Haaren besetzt.

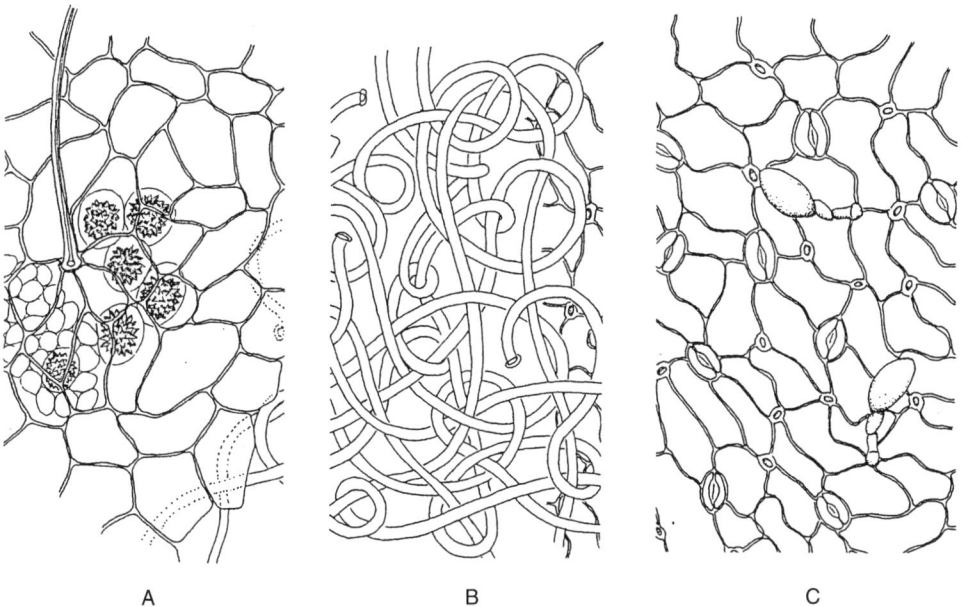

Abb. 41 *Potentilla anserina* L. **A** obere Epidermis in Aufsicht, **B** Peitschenhaare der Blattunterseite,
C untere Epidermis in Aufsicht, Peitschenhaare entfernt. Nach Brandt; Sylla

Schnittdroge

Vorwiegend aus den Fiederblättchen bestehend, diese typischerweise oberseits fast kahl und hell- bis dunkelgrün, unterseits weiß glänzend dichtfilzig behaart, stark geschrumpft; Blattränder gesägt; Stängelanteile gering, Stängelabschnitte dünn, rund und weichhaarig; vereinzelt goldgelbe Blüten und Blütenknospen. Droge durch die starke Behaarung weich verknäuelt.

Pulver
Siehe Abbildung 42

a   Blattbruchstücke im Querschnitt; Oxalatdrusen im Palisadenparenchym; häufig
b   Peitschenhaare der Blattunterseite, verknäuelt; sehr zahlreich
c   Bruchstücke der Deckhaare der Blattoberseite; sehr zahlreich
d   Parenchymfragmente des Blattes mit Drusen; zahlreich
e   Pollen; spärlich

Anmerkungen: Pulver graugrün, locker filzig; der dichte Haarbesatz verhindert Aufsichten auf die Blattunterseite (s. Abb. 41 B u. C), Aufsicht auf Blattoberseite (Abb. 41 A) eher selten; Spaltöffnungen auch herausgerissen im Präparat; Drüsenhaare ebenfalls selten. Da der Blütenanteil der Droge gering ist, sind Blütenfragmente (Kelchblätter, Kronblätter, Endothecium) in der Pulverdroge sehr selten.

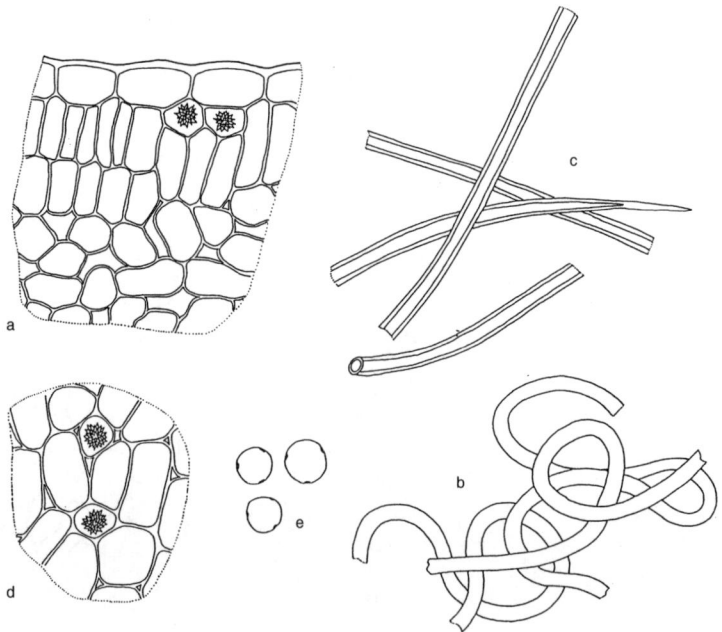

Abb. 42   Anserinae herba – Gänsefingerkraut – Pulver. Erläuterungen siehe Text. NH

Verfälschungen/Verwechslungen

Kommen in der Praxis kaum vor.

Inhaltsstoffe und Anwendung

Inhaltsstoffe: Gerbstoffe (6 bis 10 %; überwiegend Ellagitannine); Flavonoide; Phenolcarbonsäuren; Cumarine
DAC: mindestens 2,0 % mit Hautpulver fällbare Gerbstoffe, berechnet als Pyrogallol

Anwendungsgebiete: Kommission E: Leichte dysmenorrhoische Beschwerden; zur Unterstützung der Therapie leichter, unspezifischer, akuter Durchfallerkrankungen. Leichte Entzündungen im Bereich der Mund- und Rachenschleimhaut.
Volkstümlich: In Form von Abkochungen zum Baden schlecht heilender Wunden.

Standardzulassung: Gänsefingerkraut, Zul.-Nr. 9599.99.99

Arnicae flos - Arnikablüten

Synonyme: Flores Arnicae, Flores Ptarmicae.

Sonstige Bezeichnungen: dt.: Engelblumen, Engelkraut, Wohlverleih, Wundkraut, engl.: Arnica flower, leopard's bane, franz.: Arnica, fleur d'arnica, ital.: Fiore di arnica, span.: Flor de árnica.

Stammpflanze: *Arnica montana* L. (Arnika, Bergwohlverleih); Asteraceae
Habitus: 20 bis 60 cm hohe krautige Staude; Abb. 43

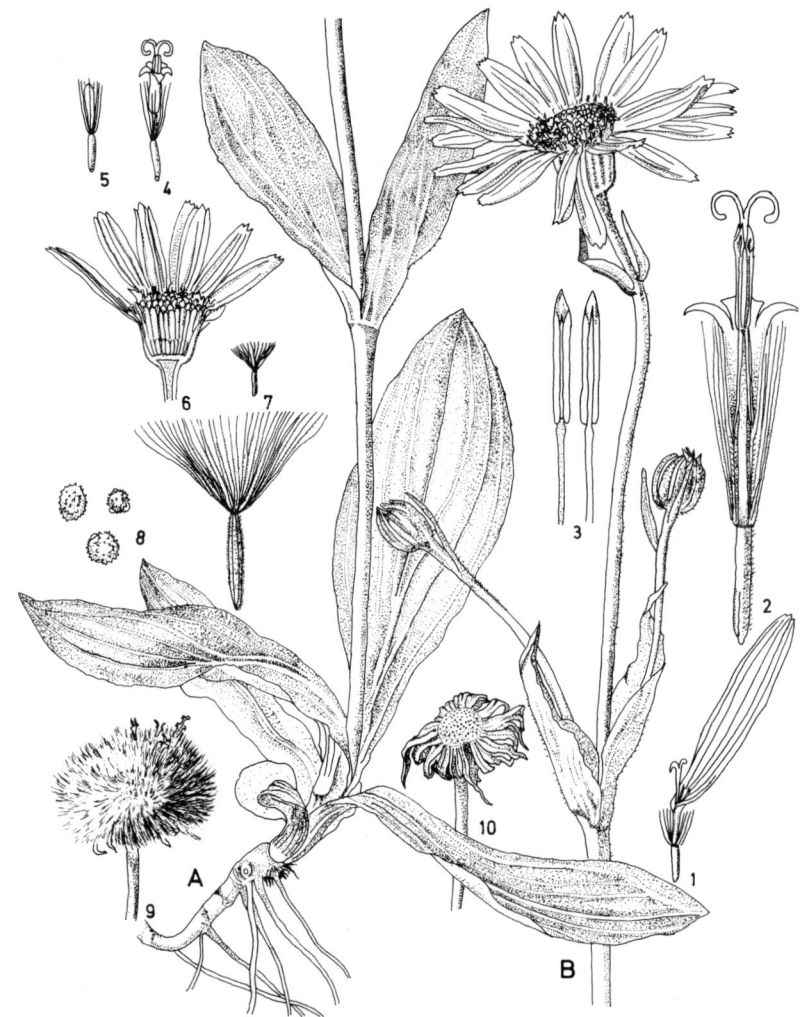

Abb. 43 *Arnica montana* L. **A/B** ganze Pflanze, 1 Zungenblüte, 2 Röhrenblüte im Längsschnitt, 3 Staubblätter, 4 Röhrenblüte, 5 Röhrenblütenknospe, 6 Blütenstandsköpfchen im Längsschnitt, 7 Achäne mit Pappus, 8 Pollen, 9 Fruchtstand, 10 Blütenboden mit Hüllkelch nach Abfallen der Achänen. Nach Köhler; URW

Herkunft: Sammlung aus Wildbeständen; Hauptlieferländer sind die nördlichen Balkanländer, Spanien, Italien und die Schweiz.

Arzneibücher: Ph.Eur.: Die ganzen oder teilweise zerfallenen, getrockneten Blütenstände

Ganzdroge

Geruch: schwach aromatisch

Geschmack: schwach bitter, etwas würzig

Morphologie

Siehe Abb. 44; **Röhrenblüten** zahlreich; Blütenkrone orange bis gelb, gelegentlich dunkel verfärbt, besonders im basalen Teil deutlich behaart, entweder stark zusammengefallen oder in Knospenform vorhanden; auffällig die langen, steifen, glänzenden Pappushaare (± so lang wie die Röhrenblüte), sowie der lange (4 bis 6 mm), schmale, dunkle, behaarte Fruchtknoten unterhalb des Pappus; **Zungenblüten** gelb, zur Basis deutlich behaart, ± stark faltig oder eingerollt, charakteristisch die deutlich bräunliche Längsnervatur; ebenfalls charakteristisch der relativ kleine (6 mm im Durchmesser), weiße, mit kurzen, steifen Haaren besetzte Blütenstandsboden; **Hüllkelchblätter** grünlich-braun, manchmal dunkelbraun, ganzrandig.

Anatomie

Hüllkelchblatt: Epidermiszellen im Querschnitt polygonal; Zellen der oberen (inneren) Epidermis in Flächenansicht ± lang gestreckt mit dünnen, leicht welligen Wänden; Epidermiszellen der Unterseite (Außenseite) ± polygonal mit wellig-buchtigen Wänden, Stomata und Haare führend; Haare: derbwandige, meist 8-zellige lange Gliederhaare (vergl. Kronblatt); Köpfchenhaare mit vielzelligem Köpfchen und langem, mehrzelligem Stiel; Mesophyll der Hüllkelchblätter aus locker angeordneten Zellen und Leitbündeln.

Kronblatt der Röhrenblüte: Innere Epidermis aus papillös gewölbten Zellen mit zarter zur Spitze der Papille laufender Cuticularstreifung; äußere Epidermis aus ± gestreckten Zellen; Mesophyllzellen rundlich; Haare: Asteraceen-Drüsenschuppen, ca. 80 μm lang; derbwandige, meist 8-zellige Gliederhaare mit zugespitzter Endzelle, bis ca. 1200 μm lang.

Kronblatt der Zungenblüte: Denen der Röhrenblüten ähnlich; äußere Epidermis mit Stomata; außer 8-zelligen auch 2- bis 10-zellige Gliederhaare.

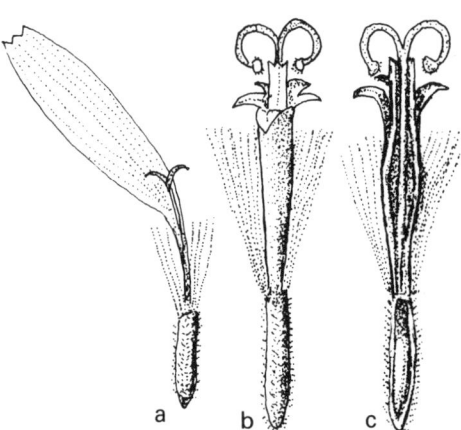

Abb. 44 *Arnica montana* L. **a** Zungenblüte, **b** Röhrenblüte, **c** Röhrenblüte im Längsschnitt. Vergr. ca. 3 x. Aus Karsten, Weber, Stahl; Berg u. Schmidt

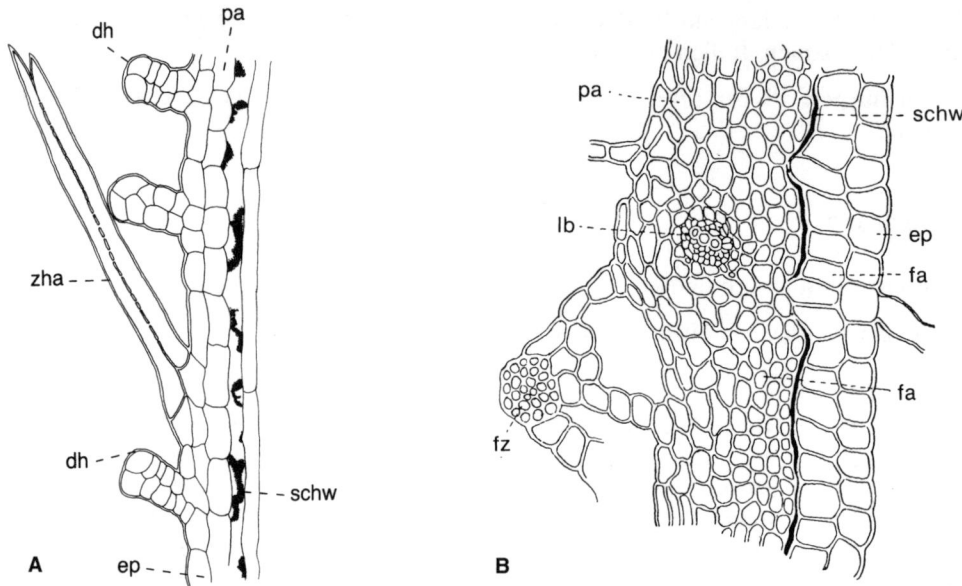

Abb. 45 *Arnica montana* L. Fruchtknotenwand. **A** Längsschnitt, **B** Querschnitt. pa Parenchym, dh Drüsenhaar, zha Zwillingshaar, ep Epidermis, lb Leitbündel, fz Führzellen, schw Phytomelanschicht, fa Sklerenchymfaserschicht. Vergr. ca. 250 x. Aus Karsten, Weber, Stahl; Tschirch u. Oesterle

Staubblatt: Zellen des Endotheciums mit bügelförmigen Wandverdickungen, Zellen des Konnektivs etwas rechteckig, derbwandig und getüpfelt; Haare spärlich, Asteraceen-Drüsenschuppen (s. o.); Pollenkörner (Abb. 46 a) goldgelb, abgerundet-dreieckig bis kugelig, grobstachelig, mit drei Keimporen.

Fruchtknoten: Siehe Abb. 45 A und 45 B; Epidermis 1-reihig, ebenso die folgende Schicht von Palisadenzellen; daran anschließend kleine Bündel schwach verdickter Fasern, sowie das innere Parenchym aus ± gestreckten Zellen; Interzellularräume zwischen den äußeren Palisaden und den Fasern gefüllt mit schwarzer Phytomelanschicht; innere Palisadenschicht mit zarten Leitbündeln und sog. „Führzellen" zur Leitung der Pollenschläuche; an der Basis des Fruchtknotens meist ein 5 Zellen hoher Kranz aus getüpfelten Steinzellen; Haare: Asteraceen-Drüsenschuppen (s. o.); charakteristische, schräg aufwärts gerichtete Zwillingshaare von 150 bis 400 μm Länge; diese nur am Fruchtknoten, aus 2 lang gestreckten, nebeneinander liegenden Zellen bestehend, gemeinsame Wand von zahlreichen Tüpfeln durchsetzt.

Narbenschenkel: An der Spitze und an der Innenseite papillös (Papillen an der Spitze um 100 μm), auf der Außenseite ± gestreckte Epidermiszellen.

Pappusborsten: Aus mehreren Reihen gestreckter Haarzellen mit abstehenden spitzen Enden (Abb. 46 c).

Blütenstandsboden: Aus „Sternparenchym", Oberfläche mit mehrzelligen Gliederhaaren besetzt.

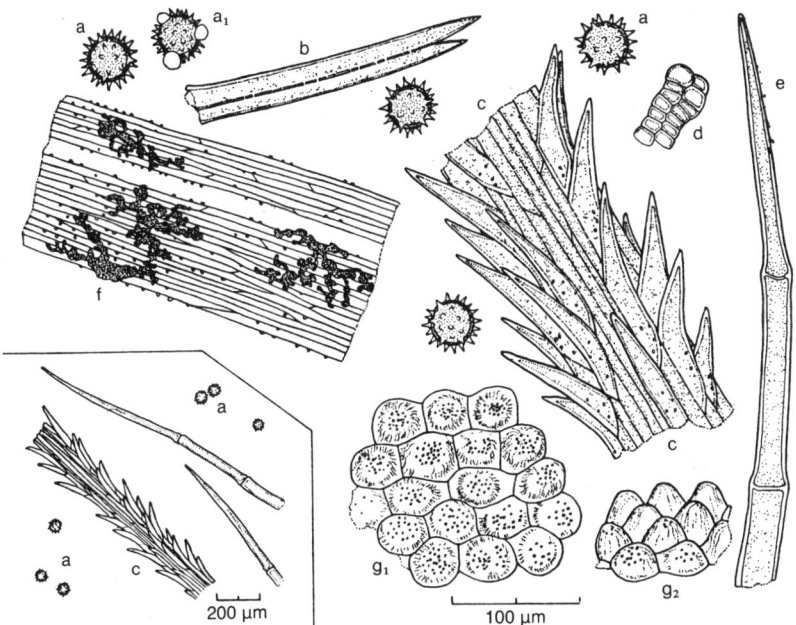

Abb. 46   Arnicae flos – Arnikablüten – Pulver. Erläuterungen siehe Text. Aus Karsten, Weber, Stahl; Weber u. Stahl

Schnittdroge

Enthält im allgemeinen hauptsächlich Röhrenblüten mit auffallend zahlreichen, borstigen Pappushaaren, daneben Zungenblüten, ebenfalls mit auffälligem Pappus, sowie Teile des Blütenstandbodens und Hüllblätter.

Pulver

Siehe Abbildung 46

a   Goldgelbe, stachelige Pollenkörner mit drei Keimporen
b   Zwillingshaare des Fruchtknotens; charakteristisch
c   Pappusborsten aus mehreren Haarzellreihen; zahlreich, charakteristisch
d   Asteraceen-Drüsenschuppen; selten
e   Lange, zugespitzte Gliederhaare; zahlreich
f   Fasern des Fruchtknotens mit Phytomelanschicht; charakteristisch
g   Papillöse Blütenblattepidermis

Anmerkungen: Außerdem Köpfchenhaare vom Hüllkelchblatt mit vielzelligem Köpfchen und langem, mehrzelligem Stiel.

Verfälschungen/Verwechslungen

Verfälschungen sind relativ häufig, da *A. montana* unter Naturschutz steht. Als häufigste Verfälschung findet man die Blütenkörbchen von *Heterotheca inuloides* Cass., der Sesquiterpenlacton-freien „Mexikanischen Arnika". Sie hat folgende Merkmale: Zungenblüten ohne Pappus, Röhrenblüten mit zweireihigem Pappus (äußerer Kreis kürzer), Narben V-förmig (Narbenschenkel nicht wie bei *Arnica montana* herabgebogen), Fruchtknoten kurz eiförmig und ohne Phytomelan, Zwillingshaare des Fruchtknotens sehr lang und sehr schmal. Ausführliche Beschreibung der Unterschiede bei Saukel, 1984; siehe Literatur. Seltene Verfälschungen sind Ringelblumenblüten von *Calendula officinalis* L. (siehe Calendulae flos) oder von *Doronicum*-Arten.

Inhaltsstoffe und Anwendung

Inhaltsstoffe: Sesquiterpenlactone vom Pseudoguaianolid-Typ (0,3 bis 1,0 %, hauptsächlich Helenalin); Flavonoide (0,4 bis 0,6 %); ätherisches Öl (0,2 bis 0,35 %); Phenolcarbonsäuren; Polyacetylene
Ph.Eur.: mindestens 0,40 % *(m/m)* Sesquiterpenlactone, berechnet als Helenalintiglat

Anwendungsgebiete: Kommission E: Zur äußerlichen Anwendung bei Verletzungs- und Unfallfolgen, z. B. bei Hämatomen, Distorsionen, Prellungen, Quetschungen, Frakturödemem, bei rheumatischen Muskel- und Gelenkbeschwerden, bei Entzündungen der Schleimhäute von Mund- und Rachenraum, bei Furunkulose und Entzündungen als Folge von Insektenstichen, bei Oberflächenphlebitis.
Volkstümlich: Früher als Abortivum.

Standardzulassung: Arnikablüten, Zul.-Nr. 8199.99.99

Arnicae radix – Arnikawurzel

Synonyme: Arnicae rhizoma, Radix Arnicae, Radix Doronici germanici

Sonstige Bezeichnungen: dt.: Bergwohlverleihwurzel, engl.: Arnica root, franz.: Racine d'arnica, ital.: Radice di arnica, span.: Raíz de árnica

Stammpflanze: *Arnica montana* L. (Arnika, Bergwohlverleih); Asteraceae
Habitus: 20 bis 60 cm hohe krautige Staude; Abb. 43

Herkunft: Balkanländer

Arzneibücher: ÖAB: Der getrocknete Wurzelstock mit den Wurzeln

Ganzdroge

Geruch: aromatisch

Geschmack: scharf, bitter

Morphologie
Wurzelstock fast stielrund, bogen- oder S-förmig gekrümmt, ca. 10 cm lang und 3 bis 5 mm dick, Oberfläche rau und feinhöckerig, rot- bis dunkelbraun, innen weißlichgelb; vom Wurzelstock nach unten abgehend zahlreiche dünne, leicht zerbrechliche, braune Wurzeln von ca. 1 mm im Durchmesser.

Anatomie
Rhizom, Querschnitt: Siehe Abb. 47; nur wenige Lagen von rotbraunem Kork; primäre Rinde aus interzellularenreichem Parenchym aus rundlich-ovalen Zellen mit in der Aufsicht siebartig getüpfelten Zellen; in den Interzellularen reichlich braune bis schwarze Massen von Phytomelan; an der inneren Grenze der primären Rinde große schizogene Ölbehälter mit orangebraunem Inhalt; sekundäre Rinde kaum entwickelt, aus kleinen parenchymatischen Zellen und Phloem bestehend; Leitbündel relativ eng stehend, durch unterschiedlich breite Markstrahlen getrennt; Leitbündel gelb, im Inneren des Xylems stark verdickte

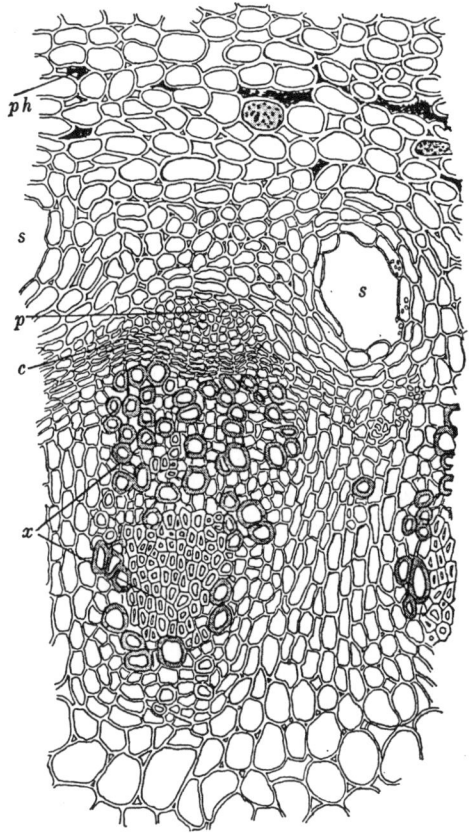

Abb. 47 *Arnica montana* L. Rhizom, Querschnitt in Kambiumnähe. c Kambium, ph Phytomelan, s Ölbehälter, p Phloem, x Xylem, im unteren Teil mit Holzfasern. Vergr. ca. 200 x. Aus Berger; nach Wasicky

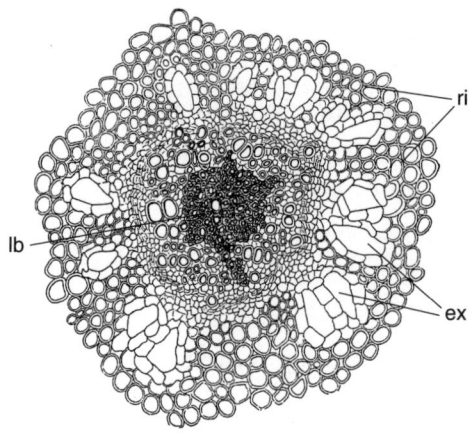

Abb. 48 *Arnica montana* L. Junge Wurzel im Querschnitt. lb zentrales Leitbündel, ri Rinde, ex Ölbehälter. Vergr. ca. 100 x. Aus Thoms, Brandt; nach Tschirch

Holzfasern von englumigen Gefäßen umgeben; auch im Mark reichlich Phytomelan-Einlagerungen.

Wurzel, Querschnitt: Siehe Abb. 48; unter dem schmalen Kork eine breite Rinde, nahe der Endodermis mit deutlich sichtbarem Casparyschem Streifen ein Kranz von Ölbehältern; Leitbündel tetrarch bis hexarch, im Zentrum Sklerenchym.

Schnittdroge

Dunkelbraune, unregelmäßige Stücke des Rhizoms, selten noch mit Nebenwurzeln, jedoch mit deutlich sichtbaren Sprossnarben; viele dünne, ca. 1 mm dicke, längsstreifige Abschnitte der Würzelchen; außerdem geringe Anteile von Spross- und Stängelrest sowie Reste der grundständigen Blattrosette.

Pulver
Siehe Abbildung 49

a Bruchstücke von schlanken Netzgefäßen in Aufsicht; zahlreich
b Bruchstücke aus dem Rindenparenchym mit hellbraunem Exkretgang durchscheinend; zahlreich
c Bruchstücke des Holzparenchyms in Längsaufsicht mit Phytomelan-Einlagerungen in den Interzellularen
d Korkfragmente im Querschnitt mit darunterliegendem, dickwandigem Rindenparenchym
e Rindenparenchym mit netzförmiger Tüpfelung
f Markparenchym mit Phytomelan in den Interzellularen; zahlreich, charakteristisch
g Rindenparenchymfragmente mit Phytomelan
h Phytomelanstücke frei liegend; zahlreich

Anmerkungen: außerdem schwarzbraune Korkfragmente in Aufsicht, nicht dargestellt; Stärke nicht vorhanden, im Parenchym der Wurzel Inulin; vereinzelt können Haare von den Blattbasen auftreten.

Verfälschungen/Verwechslungen

Durch unterirdische Organe anderer Pflanzen wie *Eupatorium cannabinum* L. (Wasserdost, Rhizome allseitig bewurzelt), *Fragaria vesca* L. (Walderdbeere), *Hieracium*

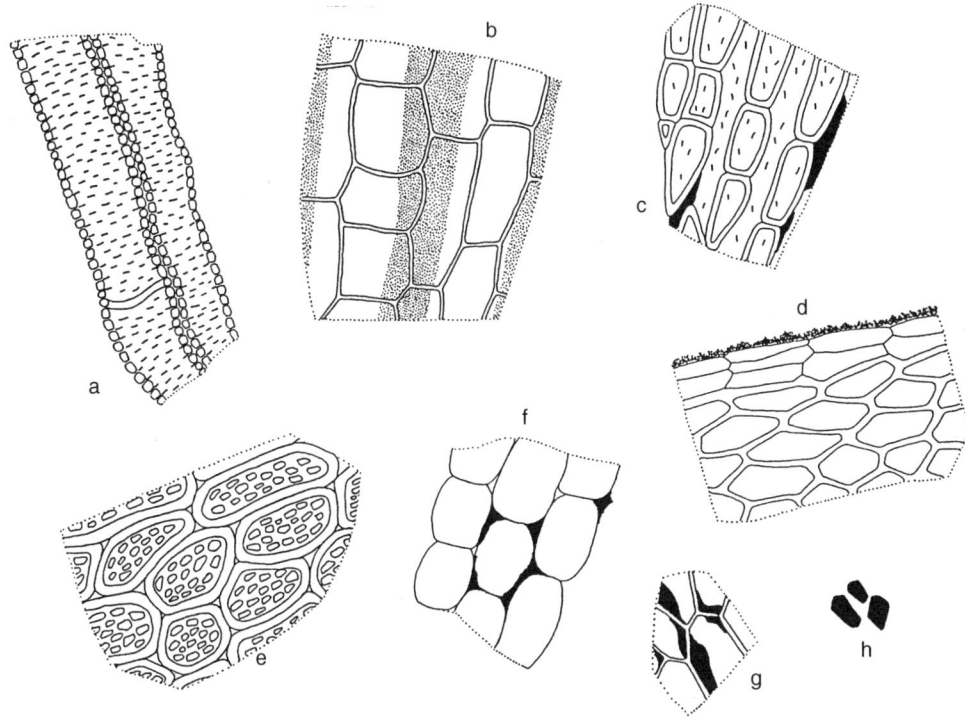

Abb. 49 Arnicae radix – Arnikawurzel – Pulver. Erläuterungen siehe Text. NH

murorum L. (Waldhabichtskraut), *Hieracium umbellatum* L. (Doldiges Habichts-kraut), *Hypochoeris maculata* L. (Geflecktes Ferkelkraut, enthält keine Exkretgänge), *Geum urbanum* L. (Nelkenwurz, Geruch nach Nelken), *Solidago virgaurea* L. (Echte Goldrute, Rhizome dicker, Wurzeln zahlreicher und dünner, kaum aromatisch).

Inhaltsstoffe und Anwendung

Inhaltsstoffe: Ätherisches Öl (Rhizome 2,7 bis 6,3 %, Wurzeln 1,7 bis 3,7 %, haupt-sächlich Thymolderivate)
ÖAB: keine Gehaltsanforderung

Anwendungsgebiete: Volkstümlich: Innerlich als Anregungsmittel für Herz und Kreislauf, bei Erschöpfungszuständen, Rheuma; äußerlich bei Anschwellungen und Blutergüssen.

Aurantii flos – Orangenblüten

Synonyme: Flores Aurantii, Flores Naphae

Sonstige Bezeichnungen: dt.: Bigaradeblüten, Neroliblüten, engl.: Orange flower, franz.: Fleur d'oranger (amer), ital.: Arancio fiori, melangolo fiori, span.: Flor de naranjo, flor de azahar

Stammpflanzen: *Citrus aurantium* L. ssp. *aurantium*, syn. ssp. *amara* (L.) ENGL., (Pomeranze, Bitterorange) und *C. sinensis* (L.) OSBECK (Orange); Rutaceae
Habitus: kleine, etwa 5 m hohe, immergrüne Bäume; Abb. 50

Herkunft: Aus Kulturen; Importe aus Spanien und Mexico

Arzneibücher: Ph.Helv.: Die getrockneten, größtenteils geschlossenen, ganzen Blüten
ÖAB: Flos Aurantii; die getrocknete Blüte

Ganzdroge

Geruch: schwach, eigenartig aromatisch

Geschmack: würzig-aromatisch und schwach bitter

Morphologie
Blüte kurz gestielt, 5-zipfelige, derbe Kelchröhre; Krone 1 bis 2 cm lang mit 5 kahlen, langen, elliptischen, bräunlich punktierten Kronblättern; diese zu einer geschlossenen, oben etwas weiteren Haube zusammengeschlagen; Staubblätter zahlreich, oben frei, an der Basis zu 4 oder 5 Bändern verwachsen; Fruchtknoten oberständig, braunschwarz, mit einem bis 1 cm langen Griffel und kopfiger Narbe.

Anatomie
Kelchblatt: In Aufsicht beidseitig Epidermis aus polygonalen Zellen, zahlreiche anomocytische Spaltöffnungen; auf der Fläche nur vereinzelt, am Blattrand mehr, 1-zellige, derbe Deckhaare, oben gerundet bis spitz; im Mesophyll lysigene Exkretbehälter (Ölbehälter); diese rundlich bis elliptisch, bis 200 µm im Durchmesser; außerdem Ca-Oxalateinzelkristalle.
Kronblatt: Im unteren Teil Epidermis beidseitig aus gestreckten, geradwandigen Zellen, im oberen Teil Epidermiszellen stark papillös vorgewölbt, z. T. mit welligen Wänden; ebenfalls lysigene Exkretbehälter; diese aber undeutlich.
Pollen kugelig, 35 bis 45 µm, mit rauer Exine und 3 Austrittsspalten.

Schnittdroge

Nicht handelsüblich

Pulver

Ohne Abbildung

- Bruchstücke der Kelchblätter mit Epidermis in Aufsicht, anomocytische Spaltöffnungen; Ölbehälter und Ca-Oxalateinzelkristalle durchscheinend
- Kronblattfragmente in Aufsicht
- Fragmente des Endotheciums in Aufsicht
- Pollenkörner

Verfälschungen/Verwechslungen

Kommen in der Praxis kaum vor.

Inhaltsstoffe und Anwendung

Inhaltsstoffe: Ätherisches Öl (0,2 bis 0,5 %, Hauptkomponente Linalool); Bitterstoffe; Flavonoide
Ph.Helv.: mindestens 0,18 % ätherisches Öl

Anwendungsgebiete: Kommission E: Die therapeutische Anwendung wird wegen des fehlenden Wirksamkeitsnachweises nicht befürwortet.
Volkstümlich: Als mild wirkendes Sedativum bei Nervosität und Schlafstörungen. Ansonsten Anwendung als Aromatikum, Geschmacks- und Geruchskorrigens. Aus rischen Orangenblüten wird durch Wasserdampfdestillation Neroliöl gewonnen, das in der Parfümerie Verwendung findet (z. B. für „Kölnisch-Wasser").

Aurantii pericarpium – Pomeranzenschale

Synonyme: Pericarpium Aurantii, Pericarpium Aurantii amari, Cortex Pomorum Aurantii

Sonstige Bezeichnungen: dt.: Bitterorangenschale, Bigaradeschale, engl.: Bitter orange peel, franz.: Écorce d'orange amère, ital.: Arancio scorze; span.: Corteza de naranja amarga

Stammpflanze: *Citrus aurantium* L. ssp. *aurantium*, syn. *C. aurantium* ssp. *amara* (L.) ENGL. (Bitterorange); Rutaceae
Habitus: kleiner, etwa 5 m hoher Baum; Abb. 50

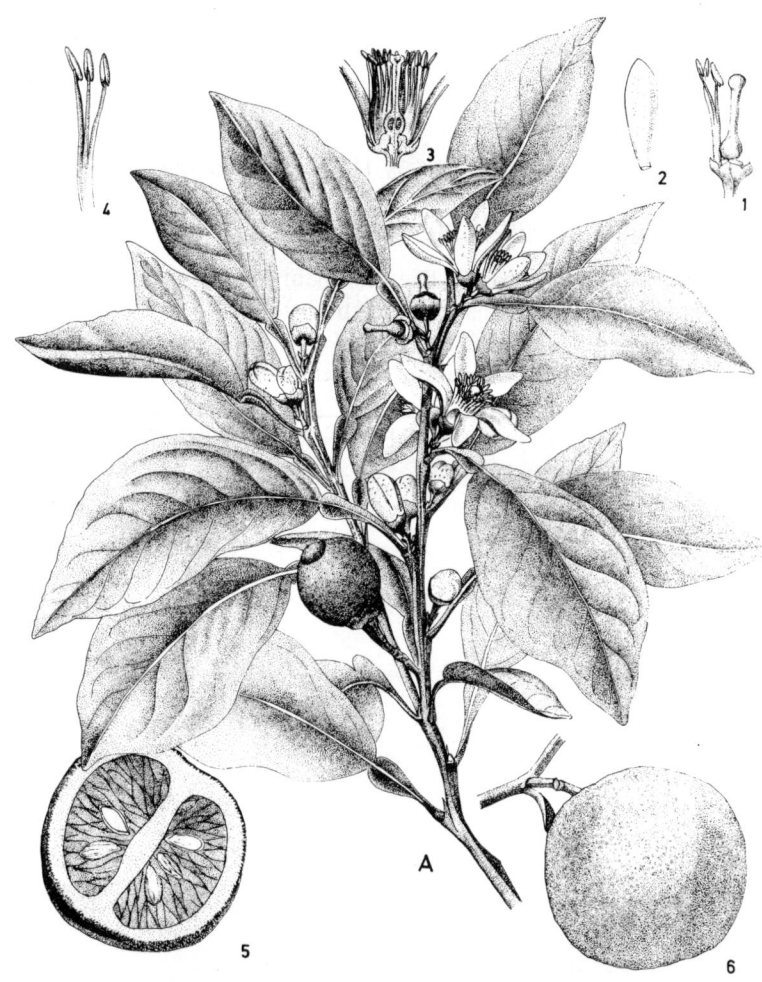

Abb. 50 *Citrus aurantium* L. **A** blühender und fruchtender Zweig, 1 Stempel mit Staubblattbündel, 2 Blütenblatt, 3 Blüte im Längsschnitt, 4 Staubblätter, 5 Frucht im Längsschnitt, 6 Frucht. Nach Köhler; ACH

Herkunft: Kultiviert in Südeuropa und anderen subtropischen Zonen. Importe aus Spanien, Portugal, Israel und Westindien

Arzneibücher: DAB/ÖAB: Die von der reifen Frucht durch Abschälen gewonnene und vom schwammigen, weißen Gewebe befreite und getrocknete äußere Schicht der Fruchtwand; Ph.Helv.: Bitterorangenschale; die von der reifen, frischen Frucht abgelöste, vom Albedo größtenteils befreite, äußere, getrocknete Schicht der Fruchtwand.

Ganzdroge

Geruch: charakteristisch würzig-aromatisch

Geschmack: würzig und bitter

Morphologie

Schalenstücke gewölbt, bis ca. 8 cm lang, bis 4 cm breit, ca. 1,5 cm dick, Außenseite gelblich-braun, grob höckerig, Innenseite weißlich, gefleckt; im Bruch makroskopisch deutlich aus zwei Schichten bestehend; außen Flavedoschicht, etwa dem Exokarp entsprechend, rötlich-gelb, zahlreiche Ölbehälter enthaltend; innen Albedoschicht, etwa dem Mesokarp entsprechend, schwammig, weiß, bitter schmeckend. Siehe auch Abb. 51.

Anatomie

Flavedoschicht, Querschnitt: Epidermis kleinzellig, mit Stomata, subepidermale Schicht ± kollenchymatisch, undeutlich getüpfelt, große rundliche bis ovale Ölbehälter (Exkretbehälter) eingestreut; diese im Durchmesser 400 bis 500 µm oder mehr, teilweise bis an die Epidermis heranreichend; außerdem Zellen mit Ca-Oxalatkristallen

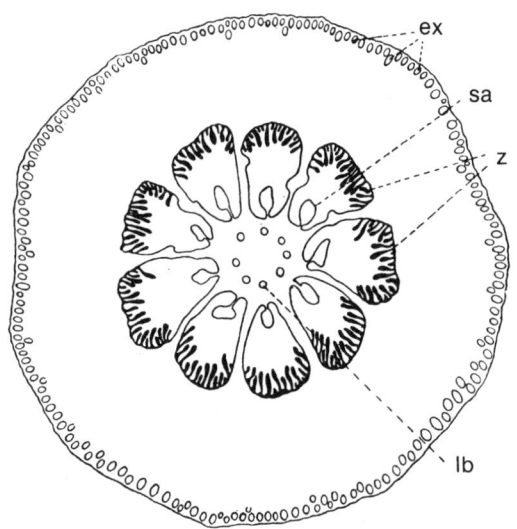

Abb. 51 *Citrus aurantium* L. Junge Frucht im Querschnitt, Lupenbild. ex Ölbehälter, sa Samenanlagen, z Zotten, lb Leitbündel. Vergr. ca. 5 x. Aus Karsten, Weber, Stahl; Oltmanns

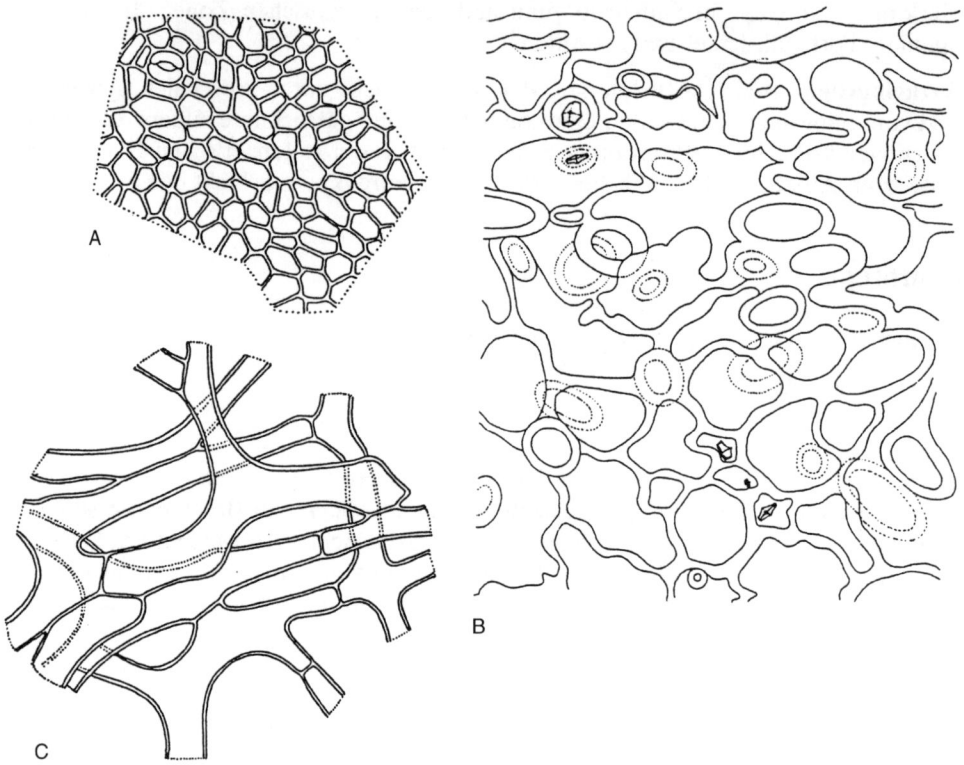

Abb. 52 *Citrus aurantium* L. **A** Exokarp in Flächenansicht, **B** Schwamm- oder Netzparenchym aus äußeren Teilen des weißen, schwammigen Mesokarps, **C** Parenchym des inneren Teils des Mesokarps. Vergr. ca. 200 x. Aus Gassner, Hohmann, Deutschmann; Gassner

von typischer monokliner Gestalt sowie eingestreuten Klumpen aus kristallinem, nadel- bis tafelförmigem Hesperidin; Gewebe nach innen zu mehr parenchymatisch, mit Leitbündeln. **Exokarp, Flächenansicht:** Siehe Abb. 52 A; kleinzelliges Abschlussgewebe mit Stomata; Epidermiszellen 10 bis 20 µm, quadratisch bis rechteckig, unregelmäßig; Stomata breit eiförmig bis rund; die großen Ölbehälter sowie Ca-Oxalateinzelkristalle aus dem subepidermalen Gewebe durchscheinend.
Albedoschicht, Querschnitt: Siehe Abb. 52 B, C; lockeres Gewebe als Schwamm- bzw. Netzparenchym ausgebildet. Ca-Oxalatkristalle von typischer monokliner Form vereinzelt eingestreut.

Schnittdroge

Viereckige Schalenstücke, wenige Millimeter dick, Außenseite rötlich-gelb mit grubigen Vertiefungen; Ölbehälter an der Schnittseite der Stücke deutlich als kugelige Hohlräume zu erkennen; Innenseite schmutzig weiß.

Pulver

Ohne Abbildung

- Bruchstücke der Flavedoschicht in Aufsicht, kleinzellige Epidermis (Exokarp) mit Stomata, Abb. 52 A
- Bruchstücke der Flavedoschicht mit großen Ölbehältern im Parenchym
- Netzparenchym (Schwammparenchym) der Albedoschicht; Abb. 52 B und C
- Zerstreut Ansammlungen von ± nadelförmigem Hesperidin
- Typische monokline Ca-Oxalatkristalle der Albedoschicht frei liegend

Verfälschungen/Verwechslungen

Kommen in der Praxis kaum vor. Fruchtschalen anderer *Citrus*-Arten mit anderen organoleptischen Eigenschaften, z. B. die Schalen der süßen Orange, *C. sinensis* (L.) Osbeck, lassen sich mikroskopisch nicht unterscheiden.

Inhaltsstoffe und Anwendung

Inhaltsstoffe: Bitter schmeckende Flavonoidglykoside; Flavonoide ohne Bitterstoff-charakter; ätherisches Öl (1 bis >2 %, hauptsächlich Limonen); Furanocumarine; Pektin
DAB: mindestens 1,0 % ätherisches Öl; Ph.Helv.: mindestens 3,0 % ätherisches Öl

Anwendungsgebiete: Kommission E: Appetitlosigkeit; dyspeptische Beschwerden. Ansonsten Verwendung als Geschmackskorrigens.

Standardzulassung: Pomeranzenschale, Zul.-Nr. 1629.99.99

Bardanae radix – Klettenwurzel

Synonyme: Radix Bardanae, Radix Arctii, Radix Lappae

Sonstige Bezeichnungen: dt.: Kleberwurz, Rossklettenwurz, engl.: Burdock root, lappa root, great burr, franz.: Bardane (grande), racine de bardane, ital.: Radice di bardana, radice di lappola, span.: Raíz de bardana

Stammpflanzen: *Arctium lappa* L., syn. *A. major* GAERTN. (Große Klette), *A. minus* (HILL) BERNH. (Kleine Klette), und *A. tomentosum* MILL. (Filzklette) sowie verwandte Arten, ihre Hybriden oder Mischungen davon; Asteraceae
Habitus: ca. 1 m hohe Stauden

Herkunft: Aus Kulturen; Importe aus mittel- und osteuropäischen Ländern

Arzneibücher: DAC: Die im Herbst des ersten oder im Frühjahr des zweiten Jahres gesammelten, getrockneten, ganzen oder geschnittenen Wurzeln

Ganzdroge

Geruch: schwach

Geschmack: zunächst süßlich, dann bitter

Morphologie

10 bis 15 (bis 30) cm lange und 5 bis 10 mm dicke Wurzelstücke, zylindrisch bis spindel-förmig, oft etwas gedreht, Außenfläche längsrunzelig, grau- bis schwärzlich-braun; am oberen Ende oft mit weißfilzigem Stängelrest („Wurzelkopf") oder grauweißliche, spaltige, schwammige Abbruchstelle; Stücke nicht selten der Länge nach gespalten. Bruch hornartig, hart und glatt, weißlich bis weißgrau. Ältere, stark verholzte Wurzeln dürfen nicht vorkommen.

Anatomie

Lupe, Querschnitt: Siehe Abb. 53; Querschnitt typisch radial gestreift, Streifung sich in die weißliche Rindenschicht hinein fortsetzend; Rindenschicht relativ dick, 1/4 bis 1/5 des gesamten Querschnitts einnehmend, durch einen dunkleren Ring der Kambium-zone vom Holzkörper abgetrennt; Holzkörper hell, durch lockere, radial angeordnete Holzbündel gestreift erscheinend; Markstrahlen ziemlich breit; Mark im Zentrum unterschiedlich groß, bei älteren Stücken auch eingerissen und lückig; in der Rinde junger Wurzeln ein Kranz braun gefärbter Exkretbehälter.
Mikroskop, Querschnitt: Querschnittsbilder je nach Alter der Wurzeln sehr unter-schiedlich; **jüngere Wurzeln** besitzen eine Epidermis als Abschlußgewebe, darunter eine relativ dicke Rindenschicht, von sehr breiten Markstahlen durchzogen; auf einer peripheren Kreislinie, im Rindenparenchym nahe an der Endodermis, braun gefärbte Exkretbehälter; die Rinde junger Stücke frei von Fasern; Rinde nach innen durch Endodermis begrenzt; Holzkörper ebenfalls von sehr breiten Markstrahlen durchzo-gen, eigentliches Holz nur aus spärlichen Strahlen von Gefäßgruppen bestehend; diese

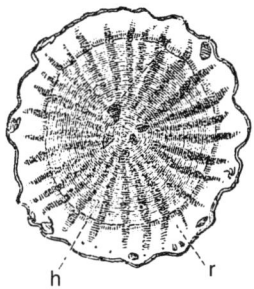

Abb. 53 *Arctium* sp. Wurzel
im Querschnitt, Lupenbild.
r Rinde, h Holzkörper. Aus
Gilg; Gilg

Holzstrahlen nur zum Teil bis ans zentrale Mark heranreichend; mit zunehmendem Alter weitere Verholzung; Gefäßstrahlen sich nach außen durch kollabierte Siebgruppen fortsetzend. Sämtliche Parenchymzellen im Alkoholpräparat mit amorphen, z. T. auch kristallinen Massen aus Inulin. **Ältere Wurzeln** mit Kork als Abschlußgewebe, Holzkörper vergleichsweise kompakt mit Gefäßen, Holzfasern und Holzparenchym; Markstrahlen schmaler; Epidermis und Teile der Rinde mit dem Ring aus Exkretbehältern abgestoßen oder ganz außen liegend; in diesem älteren Stadium in der Rinde nahe dem Kambium ein Kreis von gelblichen Bastfaserbündeln; Zentralzylinder weitgehend verholzt, zentrales Mark fehlend oder zerrissen.

Längsschnitt, Holzkörper: Bei jüngeren Wurzeln Holzteil nur aus Gefäßsträngen bestehend; diese eingebettet in lockeres Markstrahlgewebe; bei älteren Stücken weitgehende Verholzung, Netzgefäße.

Schnittdroge

Unregelmäßig geformte, graubraune, längsrunzelige Wurzelstücke, im Querschnitt weißlich und mit radialer Streifung, dunkler Kambiumring; Bruch hornartig, glatt und weißlich.

Pulver

Siehe Abbildung 54

a Fragmente des Rindenparenchyms im Längsschnitt mit Strahlgewebe quer; im nicht aufgekochten Präparat Inulinschollen in den Rindenzellen sichtbar
b Bruchstücke von Netzgefäßen in Aufsicht mit anliegenden Holzfasern; zahlreich
c Gefäßfragmente, Tüpfelgefäße
d Holzfaserbruchstücke frei liegend
e Gelbliche Sklerenchymfaserbündel oder isolierte Fasern
f Fragmente des Markstrahlparenchyms, getüpfelt
g Im Alkoholpräparat Inulinschollen
h Im Wasserpräparat vereinzelt Stärkekörner

Anmerkungen: Die Droge enthält viel parenchymatisches Gewebe aus Rinde, Markstrahlen und Mark; im Alkoholpräparat Inulinschollen sichtbar; brauner Kork, durch braune Einlagerungen Zellen kaum erkennbar, darf in größeren Mengen nicht vorkommen, ansonsten Hinweis auf alte Stücke.

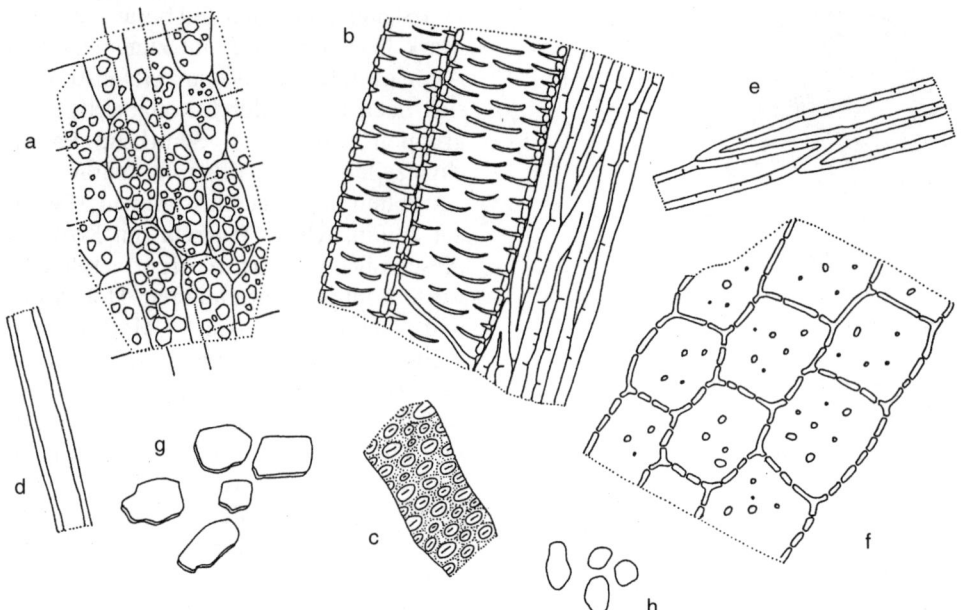

Abb. 54 Bardanae radix – Klettenwurzel – Pulver. Erläuterungen siehe Text. NH

Verfälschungen/Verwechslungen

Verwechslungen mit der Wurzel von *Atropa bella-donna* L. (Tollkirsche) sind möglich; diese enthält jedoch viel Stärke und die charakteristischen großen Kristallsandzellen und ist deshalb mikroskopisch gut zu erkennen (siehe Belladonnae radix).

Inhaltsstoffe und Anwendung

Inhaltsstoffe: Inulin (ca. 27 bis 45 %); Schleime, Xyloglucane und saure Xylane; ätherisches Öl (ca. 0,06 bis 0,18 %); Polyacetylene; Guaianolid-Bitterstoffe; Polyphenole (1,9 bis 3,65 %); Triterpene und Sterine
DAC: keine Gehaltsanforderung

Anwendungsgebiete: Kommission E: Die therapeutische Anwendung wird wegen des fehlenden Wirksamkeitsnachweises nicht befürwortet.
Traditionell verwendet u. a. bei Erkrankungen und Beschwerden im Bereich des Magen-Darm-Trakts, Gicht, Rheuma sowie als schweiß- und harntreibendes Mittel und zur „Blutreinigung"; äußerlich bei Ichthyosis, Schuppenflechte, unreiner Haut und Hauterkrankungen.

Belladonnae folium – Belladonnablätter

Synonyme: Folia Belladonnae, Belladonnae herba, Herba Belladonnae

Sonstige Bezeichnungen: dt.: Tollkirsche, Tollkraut, Waldnachtschatten, Wolfskir-schenblätter, engl.: Belladonna herb, belladonna leaf, deadly nightshade leaf, dwale, franz.: Feuille de belladone, ital.: Foglia di belladonna, span.: Hoja de belladona

Stammpflanze: *Atropa bella-donna* L. (Tollkirsche); Solanaceae
Habitus: ausdauernde, 1 bis 2 m hohe, krautige Pflanze; Abb. 55

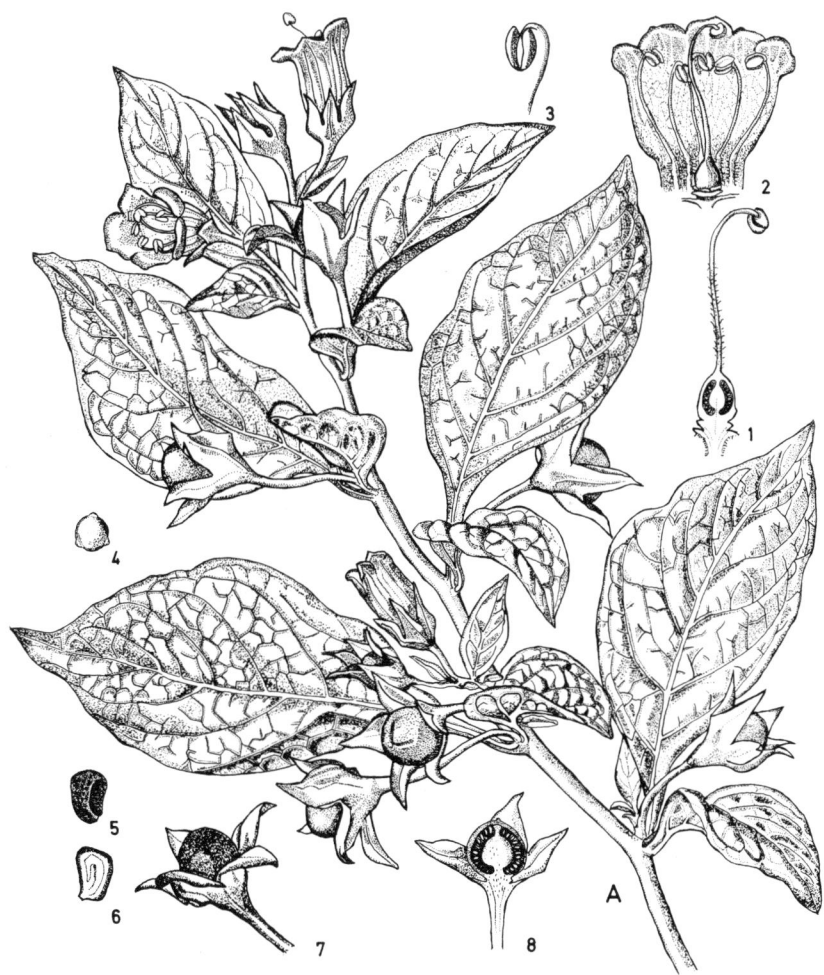

Abb. 55 *Atropa bella-donna* L. **A** blühender und fruchtender Stängel, 1 Fruchtknoten mit Griffel und Narbe, 2 aufgeschnittene und ausgebreitete Blütenkrone, 3 Staubblatt, 4 Pollen, 5 Samen, 6 Samen im Längsschnitt, 7 reife Beere, 8 reife Beere im Längsschnitt. Nach Köhler; UW

Herkunft: Sammlung aus Wildbeständen: Hauptlieferländer sind Russland und die nördlichen Balkanländer. Herkunft aus Kulturen: Anbau in England, Frankreich und USA

Arzneibücher: Ph.Eur.: Die getrockneten Blätter oder die getrockneten Blätter mit blühenden und gelegentlich Früchte tragenden Zweigspitzen; Ph.Eur.: Eingestelltes Belladonnapulver – Belladonnae pulvis normatus

Ganzdroge

Geruch: eigenartig, schwach widerlich

Geschmack: unangenehm, schwach bitter

Morphologie
Siehe Abb. 55; Blätter ziemlich brüchig, mit schwach geflügeltem Stiel, 8 bis 12 (bis über 20) cm lang, 4 bis 8 (bis fast 10) cm breit, ganzrandig, ± eiförmig, zugespitzt, netznervig; oberseits bräunlich-grün, unterseits grau-grün, im Lupenbild mit kleinen weißen Punkten, von durchscheinenden Kristallsandzellen herrührend; Hauptnerven unterseits ± behaart.

Anatomie
Flächenansicht: Dünnwandige Epidermiszellen (Abb. 56c) stark wellig mit deutlicher Cuticularstreifung, anisocytische Stomata auf beiden Blattseiten, Kristallsandzellen aus dem Mesophyll ± dunkel durchscheinend (Abb. 56b); Haare: beidseitig 2- bis 6-zellige, dünnwandige Gliederhaare; außerdem Drüsenhaare mit mehrzelligem Stiel und rundem, 1- oder 2-zelligem Köpfchen; auch Drüsenhaare mit kurzem Stiel und ± eiförmigem, mehrzelligem Köpfchen (Abb. 56d).
Querschnitt: Siehe Abb. 56a, Blattbau bifazial, Epidermiszellen ± tangential gestreckt; Stomata auf der Blattober- und Blattunterseite; Palisadenparenchym einschichtig; Schwammparenchym locker; darin eingestreut Kristallsandzellen, hauptsächlich in „Sammelzellen" zwischen Palisaden- und Schwammparenchym; Ca-Oxalatdrusen und Einzelkristalle sehr selten; Leitbündel bikollateral, Mittelrippe stark hervortretend.

Schnittdroge

Dünne, brüchige Blattstücke, häufig miteinander verknäuelt und eingerollt; Haupt- und Seitennerven auf der Unterseite deutlich hervortretend, Oberseite durch durchscheinende Kristallsandzellen im Lupenbild punktiert erscheinend; selten Teile der Blütenkrone und der Früchte mit Samen.

Pulver
Siehe Abbildung 56

a Bruchstücke des Blattes im Querschnitt mit Kristallsandzellen; zahlreich, durch die Kristallsandzellen sehr charakteristisch

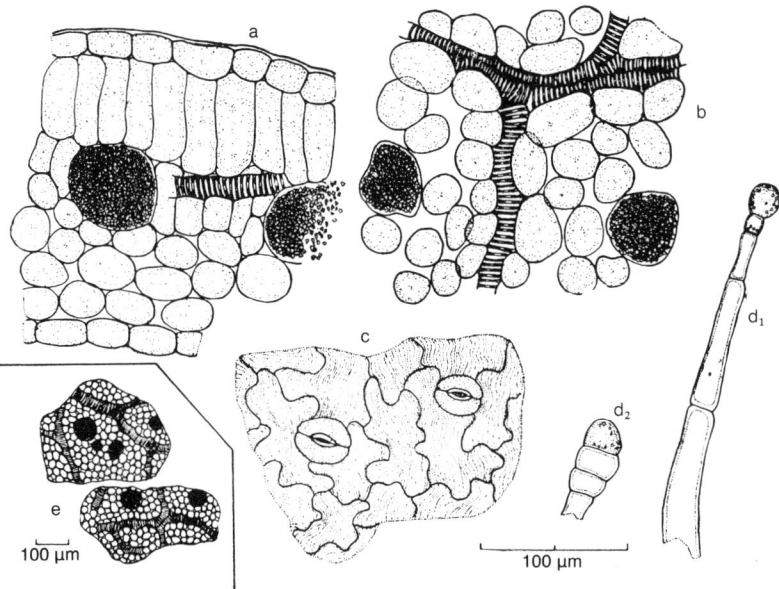

Abb. 56 Belladonnae folium – Belladonnablätter – Pulver. Erläuterungen siehe Text. Aus Karsten, Weber, Stahl; nach Weber

b Bruchstücke aus dem Mesophyll des Blattes mit Gefäßen und den großen Kristall-sandzellen in Aufsicht; zahlreich, sehr charakteristisch
c Bruchstücke der Blattepidermis in Aufsicht; anisocytische Spaltöffnungen mit 3 bis 5 Nebenzellen; zahlreich, charakteristisch
d Bruchstücke von Drüsenhaaren; selten, charakteristisch
e Lupenbild: Bruchstücke aus dem Mesophyll des Blattes in Aufsicht mit Kristall-sandzellen (vgl. b)

Anmerkung: In fein vermahlenem Pulver sind die Kristallsandzellen oft zerstört.

Verfälschungen/Verwechslungen

Verfälschungen sind möglich mit den Blättern von *Ailanthus altissimus* L. (Götter-baum), *Phytolacca americana* L. (Kermesbeere), *Scopolia carniolica* Jaqu. (Tollkraut); Blätter der genannten Arten enthalten keine Kristallsandzellen, sondern entweder Ca-Oxalatdrusen (*Ailanthus*) bzw. Raphiden (*Phytolacca*), oder Kristalle fehlen (*Scopolia carniolica*); bei letzterer besteht die Epidermis der Blattoberseite aus kleineren Zellen als bei *A. bella-donna* und ist nicht behaart.

Inhaltsstoffe und Anwendung

Inhaltsstoffe: Tropanalkaloide (0, 2 bis 2 %, hauptsächlich L-Hyoscyamin); Flavonoide, Gerbstoffe, Cumarine

Ph.Eur.: Gesamtalkaloidgehalt mindestens 0,30 % (Belladonnablätter) bzw. 0,28 bis 0,32 % (Eingestelltes Belladonnapulver), berechnet als Hyoscyamin

Anwendungsgebiete: Kommission E: Spasmen und kolikartige Schmerzen im Bereich des Gastrointestinaltraktes und der Gallenwege.
Wegen der geringen therapeutischen Breite kommen nur auf einen bestimmten Alkaloidgehalt eingestellte Zubereitungen wie Eingestelltes Belladonnapulver zur Anwendung.
Volkstümlich: Äußerlich gegen Rheuma

Hinweis: Vorsichtig lagern, Giftpflanze

Belladonnae radix – Tollkirschenwurzel

Synonyme: Radix Belladonnae

Sonstige Bezeichnungen: engl.: Belladonna root, deadly nightshade root, franz.: Racine de belladonne, ital.: Radice di belladonna, span.: Raíz de belladona

Stammpflanze: *Atropa bella-donna L.* (Tollkirsche); Solanaceae
Habitus: ausdauernde, krautige, 1 bis 2 m hohe Pflanze; Abb. 55

Herkunft: Siehe Belladonnae folium

Arzneibücher: DAC: Die bei ungefähr 50 °C getrockneten, ganzen oder geschnittenen Wurzeln und Wurzelstöcke von blühenden und fruchtenden, 3- bis 4-jährigen Pflanzen; ÖAB: Radix Belladonnae; die vor der Blütezeit oder nach dem Abblühen geerntete und bei ungefähr 50 °C getrocknete Wurzel

Ganzdroge

Geruch: geruchlos bzw. schwach wahrnehmbar

Geschmack: zunächst süßlich, dann bitter, zuletzt scharf

Morphologie
Wurzeln zylindrisch, 1 bis 2 cm dick, außen gräulichbraun, längsrunzelig, innen weißlich, Querbruch glatt bis körnig; Wurzelstock bis 5 cm dick mit Stängelbasen, sonst ähnlich der Wurzel, Querbruch außen kurzfaserig, innen glatt.

Anatomie
Wurzel, Lupe, Querschnitt: Rinde schmal, durch dünne Kambiumlinie vom Holzkörper getrennt; weder Holzkörper noch Rinde radialstreifig.
Mikroskop, Querschnitt: Siehe Abb. 57; Kork aus wenigen Lagen braunwandiger Zellen; Rinde mit dünnwandigem, tangential gestrecktem, Stärke führenden Parenchym; dieses zum Kambium hin kleinzelliger und dann ± radial angeordnet; Zellen des Siebteils und Kambiumzellen am getrockneten Material kollabiert und kaum deutlich zu erkennen. Holzkörper aus dünnwandigen isodiametrischen Stärke führenden Parenchymzellen (Abb. 58), in radialer Anordnung eingestreut Gruppen von Netz- oder Tüpfelgefäßen; gelegentlich Reste des markständigen Siebteils; Markstrahlen 1 bis 5 Zellen breit, Markstrahlzellen den parenchymatischen Zellen sehr ähnlich. Bastfasern fehlend oder nur selten vorhanden; Parenchym von Rinde und Holzkörper reichlich mit rundlichen, meist 2- bis 4fach zusammengesetzten Stärkekörnern angefüllt, bis 30 µm groß, z. T. „Kesselpaukenform", daneben zahlreiche Parenchymzellen mit Kristallsand (Abb. 58).
Wurzelstock: Vereinzelt verholzte Fasern, zentrales Mark, sonst gleich dem Bau der Wurzel.

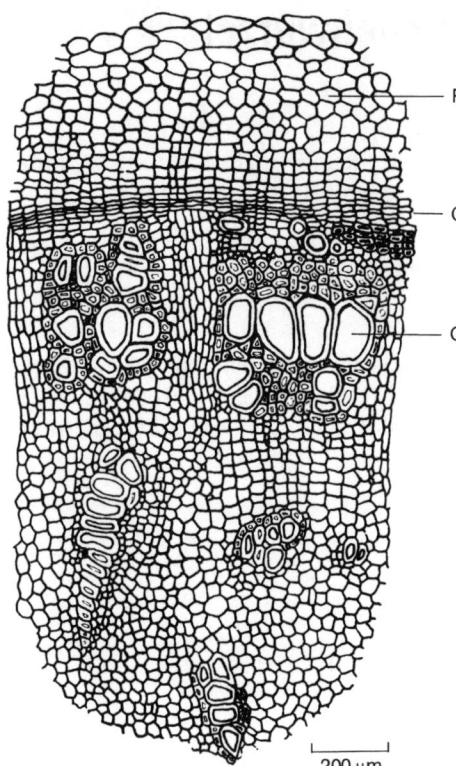

200 µm

Abb. 57 *Atropa bella-donna* L. Wurzel im Querschnitt. R Rinde, C Kambium, G Gefäß. Nach Tschirch; SH

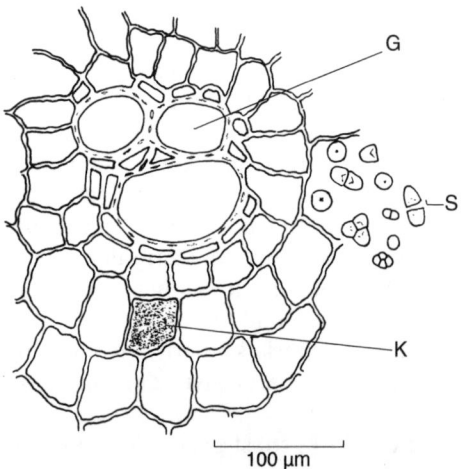

100 µm

Abb. 58 *Atropa bella-donna* L. Wurzel, Querschnitt durch den Holzkörper. G Gefäß, S Stärke, K Ca-Oxalatkristallsand. SH

Schnittdroge

Kaum handelsüblich

Pulver

Ohne Abbildung

- Bruchstücke von parenchymatischen Geweben; zahlreich
- Gefäßbruchstücke in Aufsicht
- Korkfragmente
- Im Wasserpräparat viele rundliche bis einseitig abgeplattete, einfache oder zusammengesetzte Stärkekörner, z. T. in „Kesselpaukenform"
- Kristallsandzellen im Parenchym eingebettet; charakteristisch

Anmerkungen: nur wenige Fasern.

Verfälschungen/Verwechslungen

Verfälschungen sind möglich mit den Wurzeln von *Phytolacca americana* L. (Kermesbeere), deren Leitbündel jedoch konzentrisch angeordnet sind und mit Parenchymzylindern alternieren; im Pulver sind Ca-Oxalatraphiden enthalten. Weitere Verfälschungsmöglichkeiten mit Wurzeln von *Scopolia carniolica* JACQ. (Tollkraut), deren Gefäße meist verzweigt sind.

Verwechslungen sind möglich mit der Wurzel von *Atropa acuminata* ROYLE, deren sekundäres Xylem jedoch gelb gefärbt und in 1 bis 4 konzentrischen Zylindern angeordnet ist; diese werden durch enge Parenchymzylinder mit Siebgewebe getrennt und von zahlreichen engen Markstrahlen durchschnitten; auch Verwechslungen mit Wurzeln von *Inula* sp., *Lappa* sp., *Althaea* sp. und *Malva* sp., bei denen Ca-Oxalatsandzellen fehlen.

Inhaltsstoffe und Anwendung

Inhaltsstoffe: Tropanalkaloide (0,3 bis 1,2 %)
DAC: mindestens 0,35 % Gesamtalkaloide, berechnet als Hyoscyamin

Anwendungsgebiete: Volkstümlich: Bei Schmerzen im Magen-Darm-Bereich, Asthma, Bronchitis und Muskelschmerzen und als „Bulgarische Kur" gegen Parkinsonismus.

Hinweis: Vorsichtig lagern, Giftpflanze

Betulae folium – Birkenblätter

Synonyme: Folia Betulae

Sonstige Bezeichnungen: engl.: Birch leaf, franz.: Feuille de bouleau, ital.: Foglia di betulla, span.: Hoja de abedul

Stammpflanzen: *Betula pendula* Roth, syn. *Betula verrucosa* Ehrh. (Hänge-Birke), *Betula pubescens* Ehrh. (Moor-Birke); beide Arten oder Hybride beider Arten; Betulaceae
Habitus: bis 30 m hohe Bäume; Abb. 59

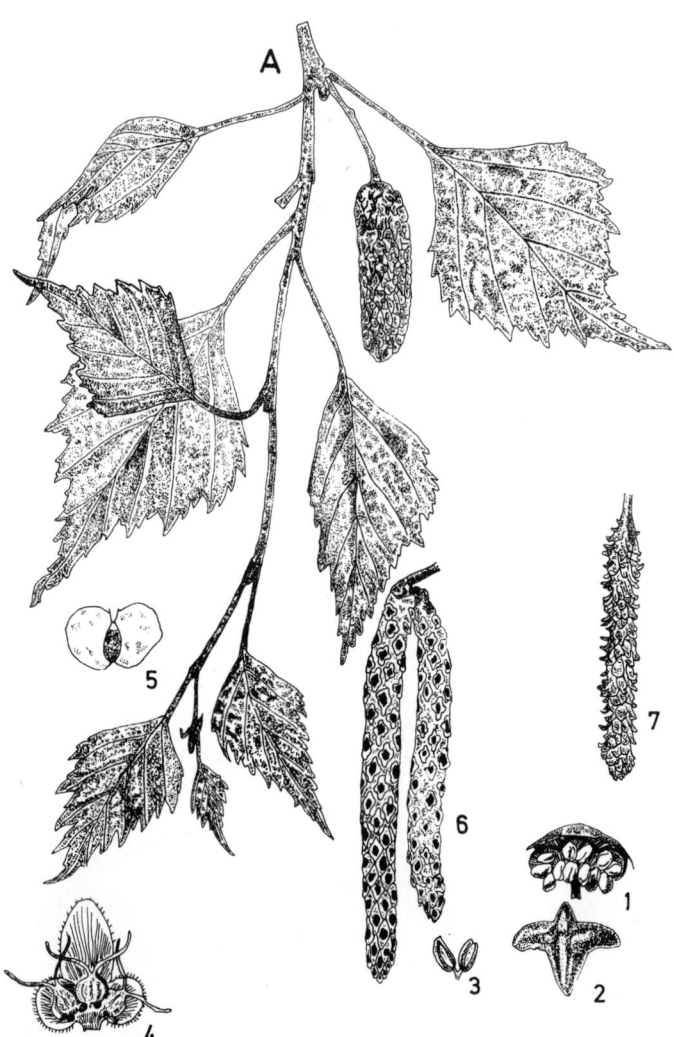

Abb. 59 *Betula pendula* Roth **A** fruchtender Zweig, 1 männlicher Teil-Blütenstand, 2 Frucht-schuppe, 3 Staubblatt, 4 weibliche Blüte, 5 Frucht, 6 männliches Kätzchen, 7 weibliches Kätzchen. Nach Hörmann; SH

Herkunft: Sammlung aus Wildvorkommen; die Droge wird vorwiegend aus China, Russland und anderen osteuropäischen Staaten importiert.

Arzneibücher: Ph.Eur.: Die ganzen oder geschnittenen, getrockneten Laubblätter

Ganzdroge

Geruch: schwach aromatisch

Geschmack: schwach bitter

Morphologie
Lang gestielte, bis 7 cm lange, oberseits dunkelgrüne, unterseits hellgrüne Blätter, entweder dreieckig-rautenförmig mit deutlich erkennbaren Ecken, scharf doppelt gesägtem Blattrand, unbehaart (*B. pendula*) oder dreieckig-eiförmig, Ecken abgerundet, mit grob gesägtem Rand und schwacher Behaarung in den Winkeln der „Nerven" (*B. pubescens*); Nervatur ästig.

Anatomie
Flächenansicht: Siehe Abb. 60 B, C, E; Zellen der oberen Epidermis nicht sehr dickwandig, polygonal bis gestreckt, Zellen der unteren Epidermis kleiner; beidseitig charakteristische Drüsenschuppen; diese ca. 140 µm im Durchmesser mit zentralem Stielchen aus verkorktem, kleinzelligem Gewebe, dünnwandige, gestreckte Zellen aufsitzend; Stielchen ± deutlich, Außenzellen eher schwach erkennbar; auf der Blattunterseite anomocytische Stomata, einzellige dickwandige Deckhaare nur bei *B. pubescens*; **Querschnitt:** Siehe Abb. 60 A, D; Blattbau bifazial, innere Wand der oberen Epidermis sich ins Palisadenparenchym wölbend, Schleim führend; Palisadenparenchym zweischichtig, innere Schicht kürzer, Zellen ± konisch; Schwammparenchym ± gespreiztarmig; untere Epidermis mit Stomata, Zellen kleiner als die der oberen Epidermis; auf beiden Epidermen Drüsenschuppen, besonders oberhalb der Nerven lokalisiert, in Seitenansicht von typischer schirmförmiger Gestalt; im Mesophyll zerstreut Ca-Oxalatdrusen; Leitbündel oftmals von Kristallkammerfasern begleitet.

Unterscheidung der Arten:
B. pubescens: auf der unteren Epidermis einzellige, dickwandige, spitze Deckhaare, Schwammgewebe deutlich gespreizt armig; *B. pendula*: Haare fehlen, Schwammparenchym weniger deutlich gespreiztarmig.

Schnittdroge

Blattfragmente mit deutlich netziger Nervatur, besonders deutlich auf der dunkleren Oberseite; Blattunterseite hellgrün; Stücke des Blattrandes mit charakteristisch gesägtem Rand; *B. pendula*: Blattrand deutlich gesägt; *B. pubescens*: Blattrand grob gesägt; im Lupenbild Drüsenschuppen als gelbliche „Körnchen" erkennbar; Punktierung bei *B. pendula* deutlich erkennbar, Blatt unbehaart, bei *B. pubescens* Punktierung schwach, Blatt in den Aderwinkeln behaart.

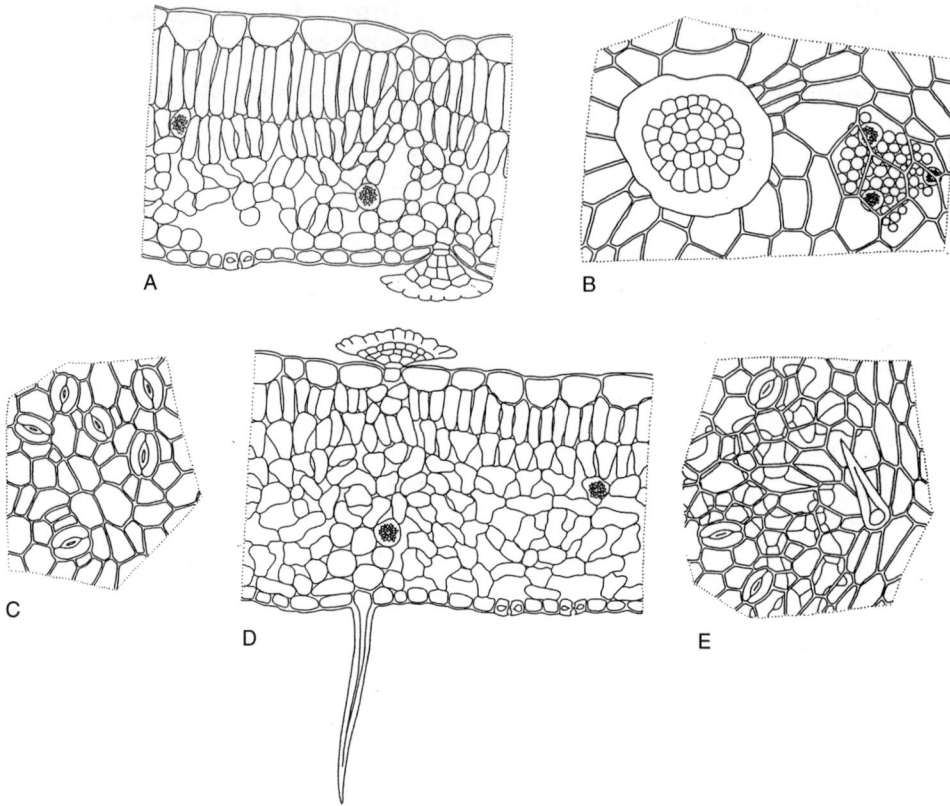

Abb. 60   A bis **C** *Betula pendula* ROTH: **A** Blattquerschnitt, **B** obere Epidermis in Aufsicht (mit Drüsenschuppe), **C** untere Epidermis in Aufsicht. **D** bis **E** *Betula pubescens* EHRH.: **D** Blattquerschnitt, **E**
untere Epidermis in Aufsicht. Vergr. ca. 200 x. Nach Brandt; NH

Pulver

Ohne Abbildung

- Blattbruchstücke mit oberer Epidermis in Aufsicht, Abb. 60 B; Epidermiszellen
  polygonal bis gestreckt; einzellige, dickwandige Deckhaare (nur bei *B. pubescens*)
- Drüsenschuppen in Aufsicht; charakteristisch, Abb. 60 B
- Blattbruchstücke mit unterer Epidermis in Aufsicht, anomocytische Spaltöffnungen,
  Abb. C, E

Verfälschungen/Verwechslungen

Berichtet wird über gelegentliche Verwechslungen mit Blättern der Espe, *Populus
tremula* L., erkennbar an den flach gedrückten Blattstielen. Vergleichende Gegen-

überstellung der charakteristischen Merkmale von Birken- und Espenblättern bei Schier und Schultze, 1994; siehe Literatur.

Inhaltsstoffe und Anwendung

Inhaltsstoffe: Flavonoide (2 bis 3 %); Triterpensaponine; Phenolcarbonsäuren; ätherisches Öl (0,05 bis 0,1 %)
Ph.Eur.: mindestens 1,5 % Flavonoide, berechnet als Hyperosid

Anwendungsgebiete: Kommission E: Zur Durchspülung bei bakteriellen und entzündlichen Erkrankungen der ableitenden Harnwege und bei Nierengrieß; zur unterstützenden Behandlung rheumatischer Beschwerden.
Volkstümlich: Bei Gicht und Rheuma, zur „Blutreinigung", bei Haarausfall und Hautausschlag u. a.

Standardzulassung: Birkenblätter, Zul.-Nr. 8399.99.99

Boldi folium – Boldoblätter

Synonyme: Boldo folium, Folia Boldo

Sonstige Bezeichnungen: dt.: Boldublätter, engl.: Boldo leaf, franz.: Boldo, feuille de boldo, ital.: Foglia di boldo, span.: Hoja de boldo

Stammpflanze: *Peumus boldus* MOL. (Boldo); Monimiaceae
Habitus: immergrüner, bis 6 m hoher Strauch; Abb. 61

Herkunft: Import aus Chile

Arzneibücher: Ph.Eur.: Die ganzen oder zerkleinerten, getrockneten Blätter

Ganzdroge

Geruch: aromatisch

Geschmack: brennend würzig, etwas bitter

Morphologie
Siehe Abb. 61; kurzgestielte, elliptische oder eiförmige, ganzrandige, graugrüne Blätter, 3 bis 6 cm lang, 2 bis 4 cm breit; Oberseite rau und hellwarzig, Unterseite glatt, dort Haupt-und Nebennerven 1. Ordnung stark hervortretend; durch Trocknung Blattrand etwas nach unten umgebogen, teilweise Blätter längs eingerollt; brüchig und ledrig.

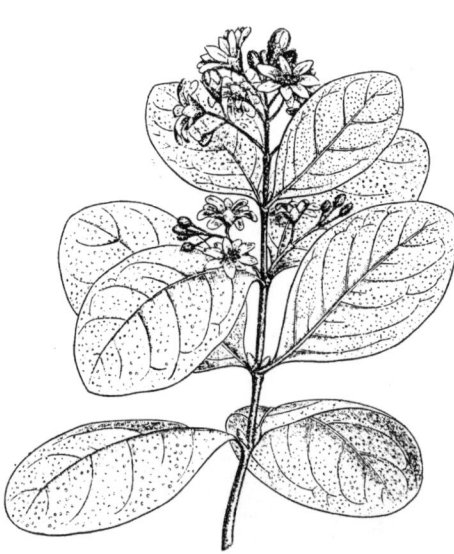

Abb. 61 *Peumus boldus* MOL. Blühender Zweig. Aus Thoms, Brandt; nach Pax

Anatomie
Flächenansicht: Siehe Abb. 62 A; Zellen der oberen Epidermis polygonal und dickwandig, durchscheinend ein einschichtiges Hypoderm aus ebenfalls dickwandigen Zellen; Zellen der unteren Epidermis nur leicht gewellt; unterseits zahlreiche Spaltöffnungen mit leicht erhabenen Schließzellen; beidseitig vielstrahlige Büschelhaare aus einzelligen, dickwandigen und stark umgebogenen Einzelhaaren; diese der Epidermis fast anliegend.
Querschnitt: Siehe Abb. 63; Blattbau bifazial, Palisadenparenchym 2-schichtig, Zellen der 2. Reihe kürzer; im gesamten Mesophyll zahlreiche große, runde Ölzellen; in den Zellen des Palisadenparenchyms und des Schwammparenchyms häufig feine, kurze Ca-Oxalatnädelchen; Büschelhaare in die an diesen Stellen

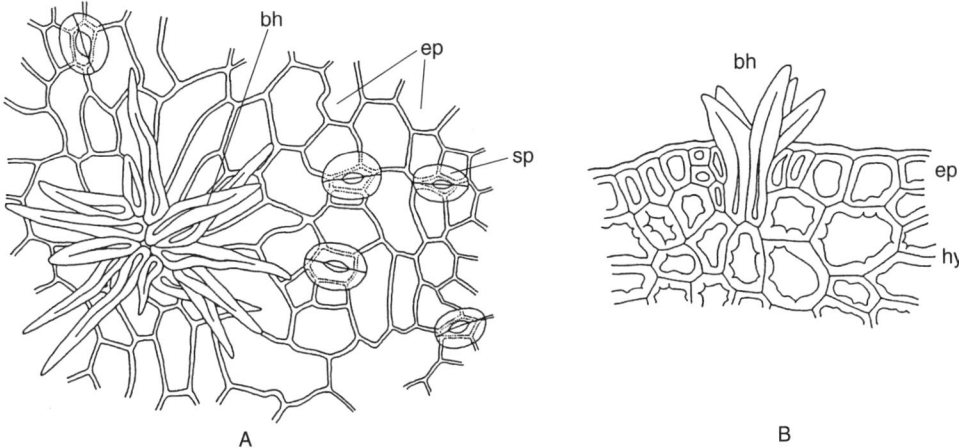

Abb. 62 *Peumus boldus* MOL. **A** Blatt: untere Epidermis in Aufsicht, **B** Blatt: Querschnitt im Bereich der oberen Epidermis. ep Epidermis, sp Spaltöffnungen, hy Hypoderm, bh Büschelhaare. Vergr. ca. 150 x. Nach Brandt; NH

mehrschichtige Hypodermis eingelassen (Abb. 62 B), dadurch auf der Oberfläche Höckerchen bildend; Sklerenchymfasern entlang der Nerven und am Blattrand.

Schnittdroge

Hellgraugrüne bis bräunlichgrüne, harte, brüchige Blattstückchen, mit zahlreichen kleinen hellen Höckern auf der Oberseite.

Pulver

Ohne Abbildung

■ Blattbruchstücke mit oberer Epidermis in Aufsicht mit Büschelhaaren, Ölzellen durchscheinend
■ Blattbruchstücke mit unterer Epidermis in Aufsicht mit Spaltöffnungen; Abb. 62 A
■ Büschelhaare, auch Bruchstücke davon

Anmerkungen: außerdem einzellige Haare.

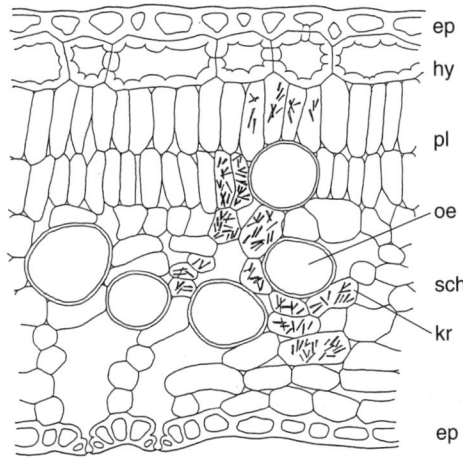

Abb. 63 *Peumus boldus* MOL. Blatt im Querschnitt. ep Epidermis, hy Hypoderm, pl Palisadenparenchym, oe Ölzellen, sch Schwammparenchym, kr Ca-Oxalatnadeln. Vergr. ca. 100 x. Nach Brandt; NH

Verfälschungen/Verwechslungen

Vor allem mit den sehr ähnlich riechenden Blättern von *Cryptocarya peumus* Nees (Lauraceae).

Inhaltsstoffe und Anwendung

Inhaltsstoffe: Aporphinalkaloide (0,25 bis 0,50 %, Hauptalkaloid Boldin); ätherisches Öl (1,5 bis 2,5 %, Hauptkomponenten: Ascaridol und 1,8-Cineol); Flavonoide
Ph.Eur.: mindestens 2,0 % ätherisches Öl (Ganzdroge); mindestens 1,5 % ätherisches Öl (Schnittdroge); mindestens 0,1 % Gesamtalkaloide, berechnet als Boldin

Anwendungsgebiete: Kommission E: Leichte krampfartige Magen-Darm-Störungen; dyspeptische Beschwerden.
Volkstümlich: Auch zur Entwässerung und zur Beruhigung.

Standardzulassung: Boldoblätter, Zul.-Nr. 2329.99.99

Brassicae nigrae semen – Schwarzer Senfsamen

Synonyme: Sinapis nigrae semen, Semen Sinapis (viridis)

Sonstige Bezeichnungen: dt.: Schwarzer (grüner) Senf, holländischer Senf, engl.: Black mustard seed, franz.: Graine de moutarde noire, ital.: Seme di senape vera, span.: Mostaza negra

Stammpflanze: *Brassica nigra* (L.) KOCH (Schwarzer Senf); Brassicaceae
Habitus: einjährige, hochwüchsige, schlankästige, bis 1 m hohe Pflanze; Abb. 64

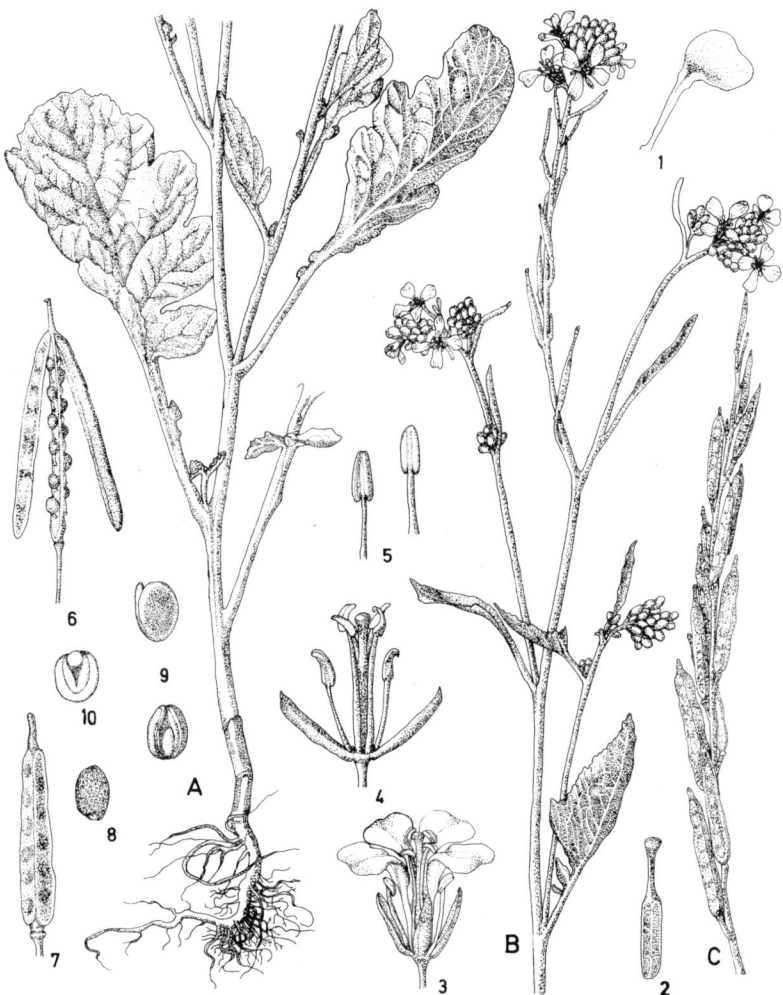

Abb. 64 *Brassica nigra* (L.) KOCH **A/B** ganze Pflanze, **C** Fruchtstand, 1 Kronblatt, 2 Stempel, 3 Blüte, 4 Blüten ohne Kronblätter, 5 Staubblätter, 6 Schote aufgesprungen, 7 Schote, 8 Samen, 9/10 Samen ohne Samenschale. Nach Köhler; DF

Herkunft: Kulturen weltweit in gemäßigten Zonen; Importe aus Osteuropa, Türkei, China, Indien und Pakistan

Arzneibücher: DAC: Die reifen, getrockneten Samen; Ph.Helv.: Schwarzer Senfsamen; die ganzen, reifen, trockenen Samen; ÖAB: Semen Sinapis; der reife, getrocknete Same

Ganzdroge

Geruch: praktisch geruchlos; vermahlen stechend scharf nach Senf

Geschmack: anfangs ölig und schwach säuerlich, dann brennend scharf

Morphologie
Kugelige bis eiförmige, schwarzbraune bis rotbraune Samen, ca. 1 bis 2 mm im Durchmesser; unter der Lupe Oberfläche netzig-grubig.

Anatomie
Lupe, Querschnitt: Siehe Abb. 65; im Inneren Embryo mit zwei sich überlappenden, nährstoffreichen Keimblättern (Kotyledonen) und basal ein gekrümmtes Keimwürzelchen (Radicula); Keimblätter ungleich groß, V-förmig ineinander gefaltet, ein größeres das kleinere umschließend; Radicula im Querschnitt fast rund; an einer Seite von den gefalteten Keimblättern umgeben, an der anderen Seite der Samenschale anliegend; Schleimepidermis der Samenschale deutlich erkennbar; Samenschale in Aufsicht deutlich grubig gefeldert.

Mikroskop, Querschnitt: Siehe Abb. 66; Epidermis der Samenschale als Schleimepidermis ausgebildet mit lang gestreckten, schwach verschleimenden Zellen; daran anschließend eine Schicht inhaltsleerer Großzellen; diese erst nach Aufquellung sichtbar und durch einige verlängerte Palisadenzellen gegeneinander begrenzt; nach innen

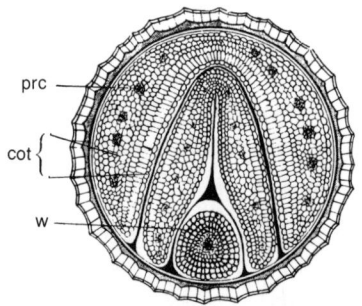

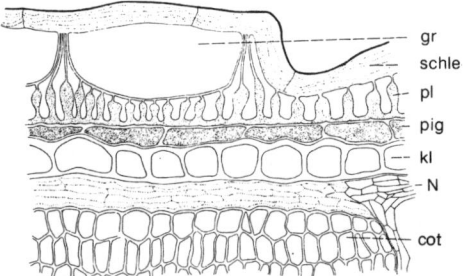

Abb. 65 *Brassica nigra* (L.) KOCH Samen im Querschnitt; Lupenbild. prc Leitbündelanlagen, cot Kotyledonen, w Wurzel. Vergr. ca. 25 x. Aus Karsten, Weber, Stahl; Tschirch u. Oesterle

Abb. 66 *Brassica nigra* (L.) KOCH Samenschale im Querschnitt. gr „Großzellen" (im trockenen Samen zusammengefallen), schle Schleimepidermis, pl Palisadenschicht, pig Farbstoffschicht, kl Aleuronzellen, N Nährschicht, cot Gewebe der Keimblätter. Vergr. ca. 200 x. Aus Karsten, Weber, Stahl; nach Tschirch u. Oesterle

angrenzend gelbliche, radial lang gestreckte Zellen, „Palisaden" bzw. „Becherzellen" oder „Steinzellen"; diese im unteren Drittel deutlich verdickt, nach außen zu unverdickt („geschwänzt"); die „Schwänze" in regelmäßigen Abständen verlängert, die grubige Felderung der Samenschale verursachend; nach innen dann eine Pigmentschicht aus tangential gestreckten Zellen mit dunkelbraunem Inhalt, den Samen die Farbe gebend, Farbstoff mit Eisen(III)-chlorid-Lösung blau anfärbbar (Gerbstoffreaktion). Nährschicht außen mit einer Zellreihe aus relativ dickwandigen, ± quadratischen Zellen, Fett und Protein enthaltend („Aleuronzellen"); anschließend mehrere kollabierte Zellschichten; Keimblattgewebe dünnwandig und kleinzellig, Fett und Protein enthaltend.

Flächenansicht: Siehe Abb. 67; Schleimepidermis in Aufsicht undeutlich; Großzellen zartwandig, Palisadenschicht mit deutlicher Felderung durchscheinend, Steinzellen der Palisadenschicht klein, mit kleinem „lochartigem" Lumen; Pigmentzellen zartwandig mit dunkelbraunem Inhalt; Aleuronzellen des Endosperms dickwandig; ± quadratisch.

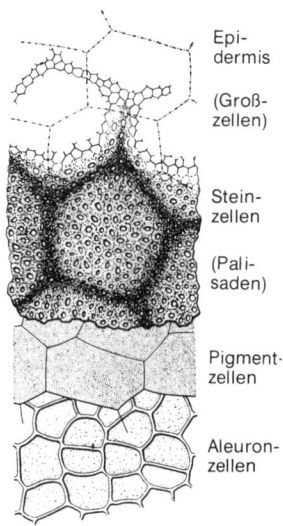

Abb. 67 *Brassica nigra* (L.) Koch Schichten der Samenschale in Flächenansicht. Vergr. 200 x. Aus Karsten, Weber, Stahl; Gassner

Schnittdroge

Nicht handelsüblich

Pulver

Siehe Abbildung 68

a Fragmente des Keimblattgewebes, zartwandig, meist mit Öltropfen
b Dunkelbraune Fragmente der Samenschale, in Aufsicht mit schattenartiger, netzförmiger Zeichnung der Großzellen; Palisadenzellen in Aufsicht mit lochförmigem Lumen
c Aleuronkörner frei liegend
d Öltropfen frei liegend

Anmerkungen: Stärke fehlt, Querschnittsbilder der Samenschale eher selten.

Verfälschungen/Verwechslungen

Gelegentlich mit den Samen anderer *Brassica*-Arten und *Sinapis*-Arten: *B. integrifolia* O.E. Schultz (Indischer Braunsenf); *B. juncea* (L.) Czern. (Sarepta-Senf), *B. cernua*

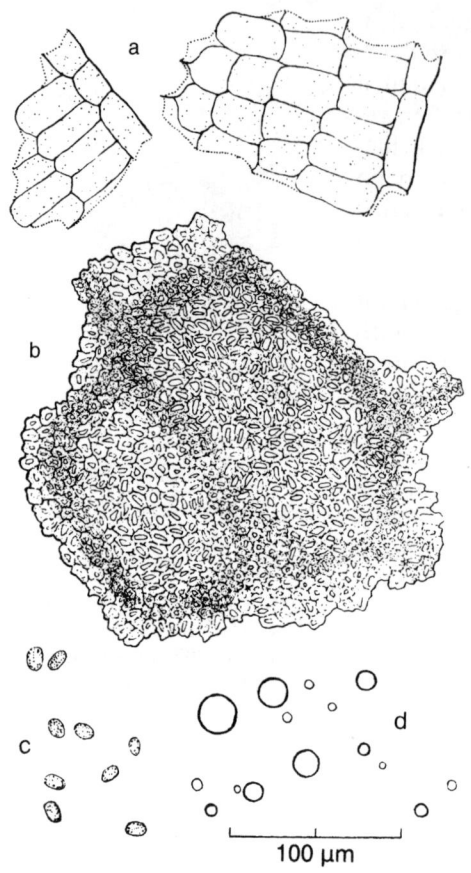

(Thunb.) F.B. Forbes et Hemsl. (Chinesischer Senf); *Sinapis alba* L. (Weißer Senf), *S. alba* L. ssp. *dissecta* (Lag.) Bonnier (Gardalsenf), *S. arvensis* L. (Ackersenf); auch werden einige Ölsaaten der Gattung *Brassica* L. beobachtet: *B. napus* L. (Raps), *B. rapa* L. (Rübsen), *B. napus* L. var. *glauca* (Roxb.) O.E. Schultz (Sarson) und andere.

Die Ölsaaten wie Raps, Rübsen und Sarson besitzen im allgemeinen Palisadenzellen mit weiteren Lumen als die Senfarten; Raps und Sarson zeigen keine, Rübsen eine schwache Maschenzeichnung; Sarson hat hellgelbe bis farblose Palisadenzellen. Hinsichtlich der Unterscheidung der Senfarten vergl. Tabelle.

100 µm

Abb. 68 Sinapis semen – Schwarzer Senf – Pulver. Erläuterungen siehe Text. Aus Karsten, Weber, Stahl; nach Weber

Zusammenstellung der Hauptmerkmale verschiedener Senfarten

	Farbe der ganzen Samen	Anatomischer Bau der Samenschale		
		Epidermis im pol. Licht aufleuchtend	Farbe der Steinzellen	Maschenzeichnung der Steinzellenschicht
Brassica nigra	rot- bis schwarzbraun	–	braun	+
Brassica integrifolia	braun (selten gelb)	–	braun	++
Brassica juncea	rötlich- bis violettbraun	+	braun	+
Brassica cernua	rötlichgelb bis hellbraun	–	gelblich	+
Sinapis alba	gelblich (selten braun)	++	farblos (bis gelbbraun)	–
Sinapis alba ssp. *dissecta*	gelb oder braun	++	gelblich bis braun	+
Sinapis arvensis	schwarz bis rotbraun	+	gelblich mit schwarzem Inhalt, der sich in Chloralhydrat-Lsg. z. T. rötlich löst	–

Inhaltsstoffe und Anwendung

Inhaltsstoffe: Fettes Öl (bis 30 %); Glucosinolate (= Senfölglucoside, bis 5 %, hauptsächlich Sinigrin); Schleim (20 %)
Ph.Helv.: mindestens 0,7 % flüchtige Substanzen nach enzymatischer Spaltung, berechnet als Allylisothiocyanat. DAC: Die Glucosinolate müssen nach enzymatischer Spaltung mindestens 0,4 % Allylisothiocyanat ergeben.

Anwendungsgebiete: Volkstümlich: Als „Senfwickel" bei Bronchitis, Rippenfell- und Lungenentzündung; außerdem bei Nervenentzündungen und bei rheumatischen Erkrankungen, gelegentlich bei Harnwegsinfektionen.
Wichtiges appetit- und verdauungsförderndes Gewürz. In gemahlener Form Grundlage des Speisesenfs oder Mostrichs.

Calami rhizoma – Kalmuswurzelstock

Synonyme: Rhizoma Calami

Sonstige Bezeichnungen: dt.: Deutscher Ingwer, Deutscher Zitwer, engl.: Sweet flag root, acorus root, sweet bedge, franz.: Rhizome d'acore vrai, rhizome de calamus, ital.: Rizoma di calamo aromatico, span.: Rizoma de cálamo arómatico

Stammpflanzen: *Acorus calamus* L. (Kalmus) in verschiedenen Ploidisierungsgraden: var. *americanus* WULFF (diploid), var. *calamus* L. (triploid), var. *angustata* ENGL. (tetraploid); Araceae;
Habitus: ausdauernde, ca. 1 m hohe Sumpfpflanzen; Abb. 69

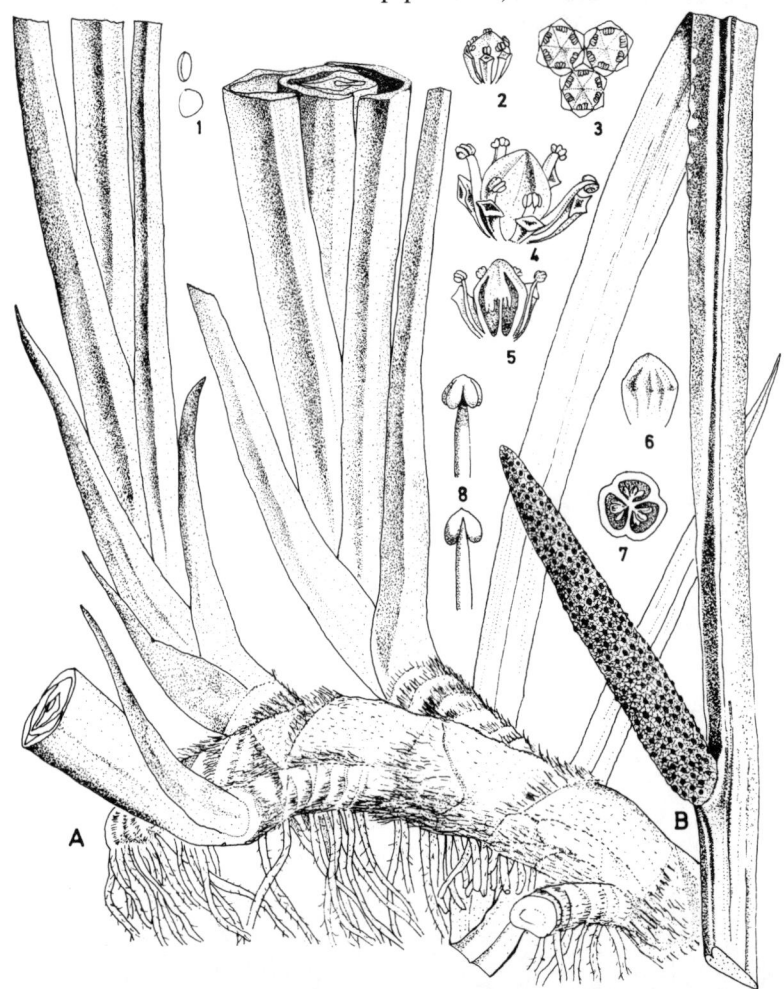

Abb. 69 *Acorus calamus* L. **A** Rhizom mit Wurzeln und oberirdischen Sprossteilen, **B** Sprossteil mit Blütenstand, 1 Pollen, 2 einzelne Blüte, 3 Teil der Kolbenoberfläche (Blüten in Aufsicht), 4 Blüte, 5 Blüte im Längsschnitt, 6 Stempel, 7 Fruchtknoten im Querschnitt, 8 Staubblätter. Nach Köhler; URW

Herkunft: Meist von wild wachsenden Pflanzen; Importe aus osteuropäischen Ländern und Indien.

Arzneibücher: Ph.Helv.: Kalmus; das von den Wurzeln und Blattresten befreite, getrocknete Rhizom; ÖAB: Radix Calami; der im Herbst gesammelte, von den Wurzeln und Blattresten befreite und getrocknete Wurzelstock

Ganzdroge

Geruch: eigentümlich, schwach aromatisch

Geschmack: würzig und bitter

Morphologie
Siehe Abb. 70; Rhizom von Wurzeln, Blattscheiden und Stängeln befreit, bis 20 cm lang und ca. 1,5 cm dick; dorsiventral gebaut, oben und an den Seiten fast umfassende, spitzdreieckige Blattnarben, auf den Seiten und unten zahlreiche, in undeutlichen Schrägreihen angeordnete, kreisförmige Wurzelnarben; Droge oft geschält und meist längs gespalten; Querschnitt dick elliptisch; außen gleichmäßig grau-weiß mit leicht rötlichem Schein; Bruch kurz und körnig.

Anatomie
Lupe, Querschnitt: Siehe Abb. 71; deutlich in Rinde und Zentralzylinder gegliedert, Leitbündel unregelmäßig ins Grundgewebe eingestreut, in der Nähe der Endodermis gehäuft; gelegentlich auch abzweigende Leitbündel; Rinde auf der Rückenseite etwas stärker entwickelt als auf der Bauchseite; Epidermis deutlich.

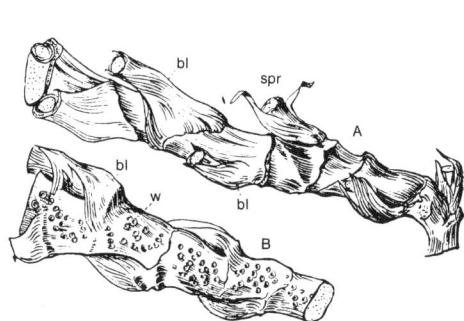

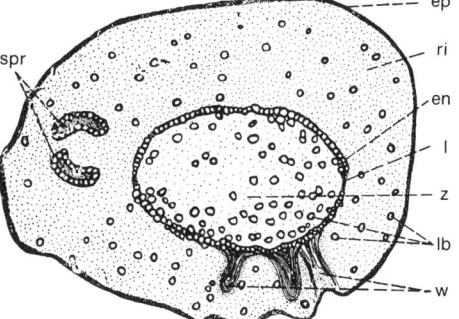

Abb. 70 *Acorus calamus* L. Rhizom. **A** von oben gesehen, **B** von unten gesehen. bl Blätter, spr Seitensprosse, w Wurzeln. Schwach verkleinert. Aus Karsten, Weber, Stahl; Oltmanns

Abb. 71 *Acorus calamus* L. Rhizom im Querschnitt; Lupenbild. ep Epidermis, ri Rinde, en Endodermis, l Lücke in der Endodermis, z Zentralzylinder, lb Leitbündel, w Wurzel, spr Leitbündel des Seitensprosses. Aus Karsten, Weber, Stahl; Oltmanns

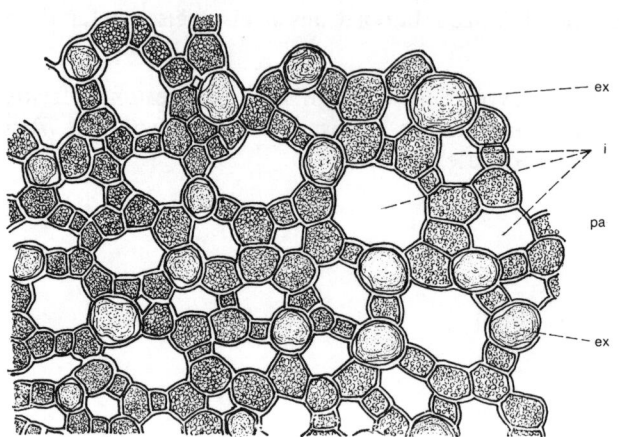

Abb. 72   *Acorus calamus*
L. Rhizom, Aerenchym im
Querschnitt. i Interzellular-
räume, ex Ölzellen, pa Paren-
chym mit Stärke. Vergr. ca. 80 x.
Aus Karsten, Weber, Stahl; nach
Karsten

Mikroskop: Epidermis in Aufsicht kleinzellig, Kork nur an Wurzel- und Blattnarben, bei der geschälten Ware fehlend; Rindenparenchym als Aerenchym ausgebildet, d. h. große, Luft führende Interzellularräume („Luftgänge") von meist einschichtigen Gewebeplatten begrenzt (Abb. 72); an mehrschichtigen Gewebestellen häufig größere, ± kugelige, helle Exkretzellen mit ätherischem Öl; Zellen des Aerenchyms an den Berührungswänden grob getüpfelt, kleinkörnige Stärke enthaltend, 1 bis 10 µm; im Aerenchym außer den großen Interzellularräumen charakteristische kleine dreieckige Interzellularen, besonders gut im Längsschnitt zu beobachten (Abb. 73 c) ; Aerenchym in Epidermisnähe etwas kleinzelliger, die äußersten Lagen aus lückenlos schließenden kollenchymatischen Zellen; Leitbündel der Rinde geschlossen kollateral und oft umgeben von dickwandigen Sklerenchymfasern, seltener von Kristallkammerfasern (Längsschnitt); Phloem mit einzelnen kleinen Exkretzellen; Endodermis aus dünn-wandigen Zellen; Leitbündel des Zentralzylinders konzentrisch, zerstreut liegend und faserfrei; Parenchym des Zentralzylinders ebenfalls als Aerenchym ausgebildet, in der Nähe der konzentrischen Leitbündel jedoch frei von Interzellularräumen; kleine Exkretzellen etwas spärlicher; neben Stärke- und Exkretzellen auch einzelne Gerbstoff führende Zellen.

Schnittdroge

Würfelige oder ziemlich unregelmäßige, sehr leichte Stücke, gelblich-braun oder röt-lich-weiß, ziemlich weich und mit dem Fingernagel leicht einzudrücken.

Pulver

Siehe Abbildung 73

a Bruchstücke von Sklerenchymfasern in Längsaufsicht, selten mit Kristallzellreihen
b Bruchstücke des Parenchyms im Längsschnitt mit großen Interzellularräumen und
   dreieckigen Interzellularen

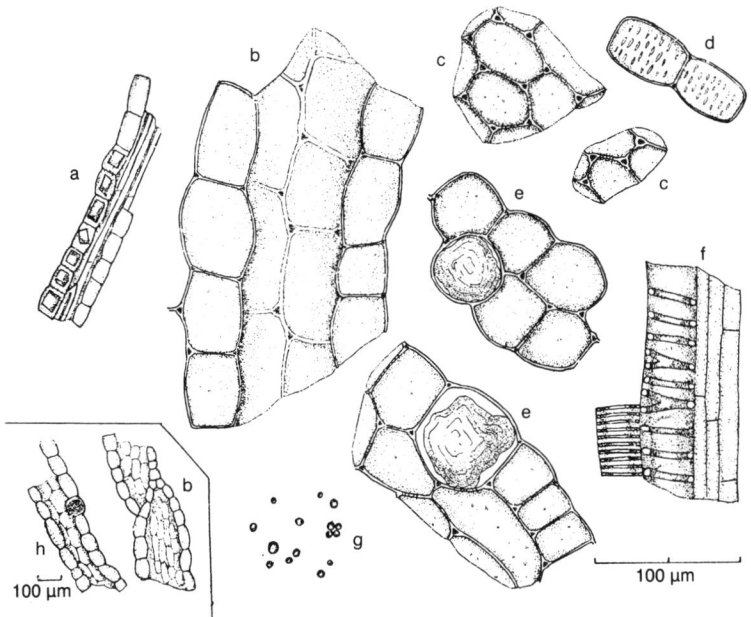

Abb. 73 Calami rhizoma – Kalmus – Pulver. Erläuterungen siehe Text. Aus Karsten, Weber, Stahl; nach Weber

c Parenchymfragmente im Querschnitt mit kleinen dreieckigen Interzellularen; charakteristisch
d Getüpfelte Parenchymzellen
e Parenchymfragmente mit Exkretzellen; charakteristisch, jedoch nicht häufig
f Leitbündelfragmente im Längsschnitt
g Im Wasserpräparat Stärke
h Bruchstücke des Parenchyms mit Interzellularräumen und Exkretzellen

Anmerkung: Exkretzellen „leuchten" im sonst matten Gewebe, wenn man ganz langsam in die Unschärfe fokussiert.

Verfälschungen/Verwechslungen

Kommen in der Praxis kaum vor.

Inhaltsstoffe und Anwendung

Inhaltsstoffe: Ätherisches Öl (2 bis 6 %, z. T. bis 9 %, hauptsächlich Mono- und Sesquiterpene); Acorin (Bitterstoffglykosid); Gerbstoffe (0,6 bis 1 %); Schleim
Ph.Helv.: mindestens 2,0 % ätherisches Öl

Anwendungsgebiete: Als Stomachikum und Karminativum (Amarum aromaticum); äußerlich als Hautreizmittel. Früher volkstümlich als „Nervinum".

Calendulae flos – Ringelblumenblüten

Synonyme: Flores Calendulae, Flores Calendulae sine calycibus, Calendulae flos sine calyce

Sonstige Bezeichnungen: dt.: Studentenblume, Totenblume, engl.: Marigold flower, gold bloom, calendula, franz.: Fleur de souci (des jardins), ital.: Calendola, fior d'ogni mese, fiorrancio dei giardine, span.: Flor de caléndula

Stammpflanze: Kultivierte, gefüllte Varietät von *Calendula officinalis* L. (Ringelblume); Asteraceae
Habitus: einjährige, selten zweijährige, 30 bis 50 cm hohe Pflanze; Abb. 74

Herkunft: Überwiegend aus Anbau; Hauptlieferland ist Ägypten neben Ungarn, Polen und den Balkanländern

Arzneibücher: Ph.Eur.: Die ganzen oder geschnittenen, völlig entfalteten, getrockneten und vom Blütenstandsboden befreiten Einzelblüten

Ganzdroge

Geruch: schwach, eigenartig

Geschmack: aromatisch und bitter

Morphologie
Weibliche **Zungenblüten** bis 2,5 cm lang und 3 bis 5, im Mittelabschnitt bis 7 mm breit, je nach Herkunft; Zunge an der Spitze in 3 kleinen Zähnen endend, auf der Fläche 4 spitzbogenförmig verlaufende Hauptnerven; am unteren Ende in eine behaarte Röhre auslaufend, Griffel mit zweiteiliger Narbe herausragend; am unteren Ende ein unscheinbarer, sichelförmig gekrümmter, leicht behaarter Fruchtknoten ohne Pappus; eher selten trichterförmige, zwittrige **Röhrenblüten** 5 mm lang mit 5-lappiger Kronröhre, im unteren Teil behaart; selten auch reife, kahnförmige Früchte und schmale Hüllkelchblätter.

Anatomie
Epidermis der Zungenblüten (Abb. 75 a) aus lang gestreckten Epidermiszellen mit vielen runden und ovalen, auch vierecki-

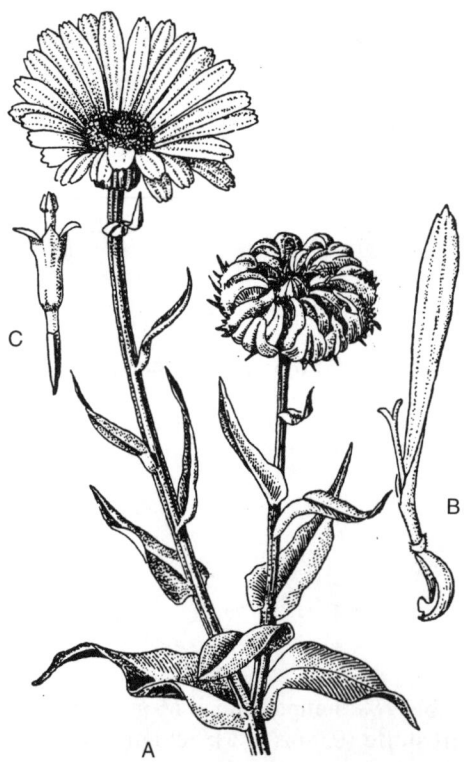

Abb. 74 *Calendula officinalis* L. **A** Pflanze mit Blüten- und Fruchtstand, **B** Zungenblüte, **C** Röhrenblüte. Aus Kaiser; Dunzinger

gen oder vieleckigen gelben Chromoplasten; Zellen der oberen Epidermis (Abb. 75 d) papillös vorgewölbt; einige Fragmente mit großen anomocytischen Spaltöffnungen; auf der Epidermis der Röhre (Abb. 75 b) zahlreiche lange 2-reihige, vielzellige, kegelförmige Deckhaare und Köpfchenhaare mit 1- oder 2-reihigem, vielzelligem Stiel und einem großen eiförmigen, 2-reihigen, vielzelligen Köpfchen; stachelige, triporate Pollenkörner (Abb. 75 c), ca. 40 µm; dieselbe Behaarung auch auf der Fruchtknotenwand und an der Kronröhre der Röhrenblüten; Endothecium mit kurzen Wandverdickungen an den Querwänden; Filamente an der Basis mit knotig verdickten Zellecken; Narbe mit kurzen knollenförmigen Papillen; Blätter des Hüllkelchs mit Spaltöffnungen und Behaarung wie die der Kronröhre.

Schnittdroge

Vorwiegend aus den orangegelben bis orangeroten Bruchstücken der Zungenblüten bestehend; auch Bruchstücke von Röhrenblüten und der kahnförmigen Früchte.

Pulver

Siehe Abbildung 75

a Bruchstücke der Zungenblüten im oberen Bereich mit gelben Chromoplasten; zahlreich
b Bruchstücke der Zungenblüten im Bereich der Röhre, mit zweireihigen Haaren und Drüsenhaaren
c Pollenkörner mit gezackter Exine; zahlreich
d Papillöse Spitze eines Kronblattzipfels der Röhrenblüten

Anmerkungen: Pulver gelb; sehr selten Bruchstücke des Fruchtknotens, des Endotheciums und der Hüllkelchblätter, eher minderwertige Ware bezeichnend.

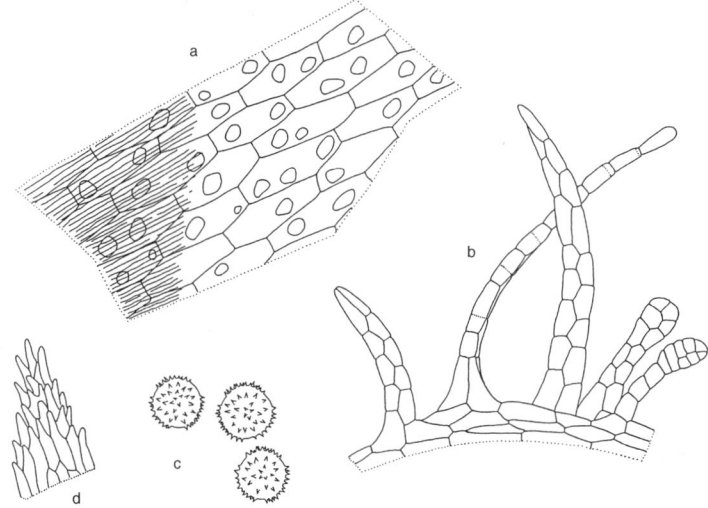

Abb. 75 Calendulae flos – Ringelblumenblüten – Pulver. Erläuterungen siehe Text. NH

Verfälschungen/Verwechslungen

Kommen in der Praxis nicht vor.

Inhaltsstoffe und Anwendung

Inhaltsstoffe: Ätherisches Öl (0,2 bis 0,3 %, hauptsächlich Sesquiterpene); Triterpen-saponine (2 bis 10 %); Triterpenalkohole; Carotinoide; Flavonoide; Phenolsäuren; Bitterstoffe; Acetylene
Ph.Eur.: mindestens 0,4 % Flavonoide, berechnet als Hyperosid

Anwendungsgebiete: Kommission E: Innere, lokale Anwendung: entzündliche Veränderungen der Mund- und Rachenschleimhaut. Äußere Anwendung: Wunden, auch mit schlechter Heilungstendenz; Ulcus cruris.
Volkstümlich: Zur Entwässerung, als schweißtreibendes und krampflösendes Mittel sowie bei Leberleiden.
Ansonsten häufig als Schmuckdroge für Teemischungen.

Standardzulassung: Ringelblumen, Zul.-Nr. 1209.99.99

Capsici fructus acer – Cayennepfeffer

Synonyme: Capsici frutescentis fructus, Fructus Capsici acer

Sonstige Bezeichnungen: dt.: Chayenne, Chillies, Spanischer Pfeffer, engl.: Chili, tabasco pepper, franz.: Poivre de cayenne, piment de cayenne, ital.: Capsico, span.: Fruto de cápsico

Stammpflanzen: *Capsicum frutescens* L. s. l. (Cayennepfeffer); ÖAB: verschiedene Arten der Gattung *Capsicum*; Solanaceae
Habitus: buschige, 0,5 bis 1 m hohe Halbsträucher; Abb. 76

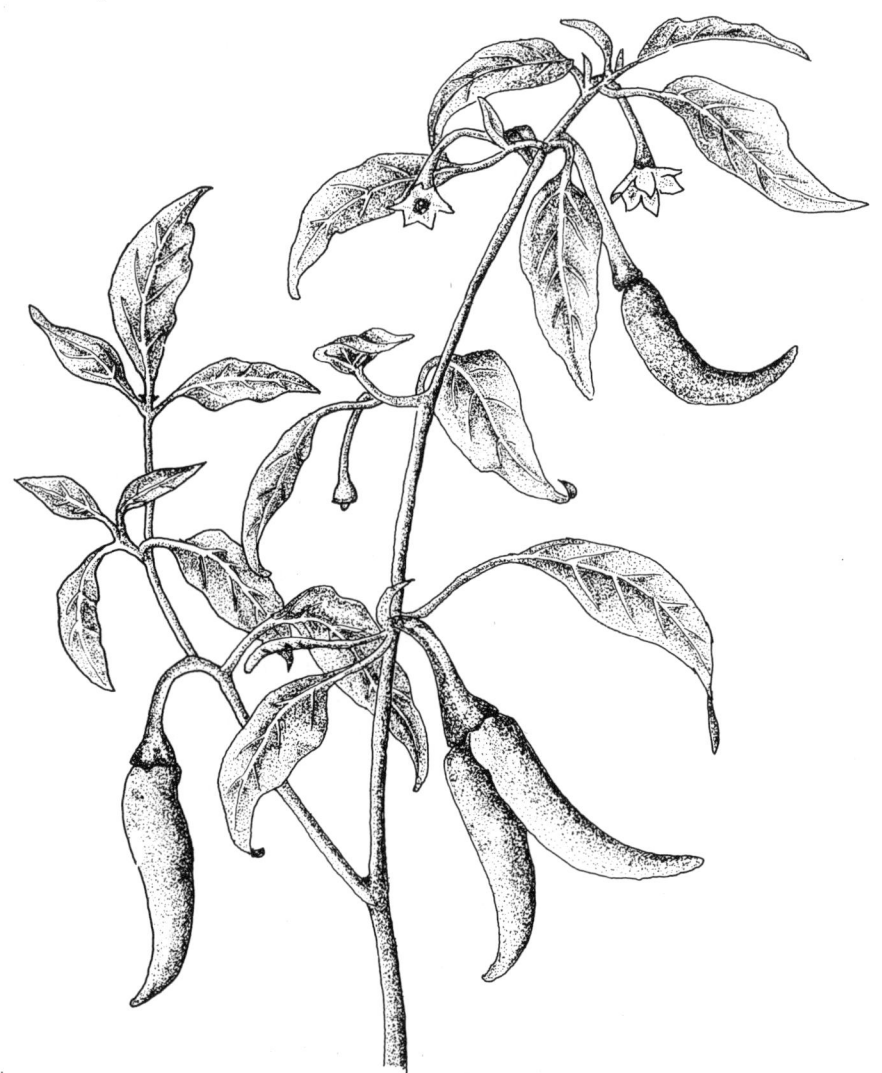

Abb. 76 *Capsicum frutescens* L. Sprossteil mit Blüten und Früchten. Nach Schmidt u. Marcus; UW

Herkunft: Vorwiegend Import aus Anbaugebieten der tropischen Länder Afrikas

Arzneibücher: DAB: Die getrockneten, reifen, meist vom Kelch befreiten Früchte; Ph.Helv.: Cayennepfeffer; die reife, getrocknete, ganze oder pulverisierte, meist vom Kelch befreite Frucht; ÖAB: Fructus Capsici (Paprika, Cayennepfeffer); die reife, getrocknete Frucht

Ganzdroge

Geruch: eigenartig, schwach würzig

Geschmack: scharf, stark brennend (Vorsicht beim Probieren!)

Morphologie

Frucht 1 bis 5 cm lang und länger mit glänzend roter bis braunroter, derb ledriger Fruchtwand, kegelförmig oder länglich zugespitzt, Kelch nur selten an der Frucht haftend; an der zentralen Plazenta und an den Scheidewänden zahlreiche Samen; diese hell gelblich bis weiß, flach, scheibenförmig, rund bis nierenförmig, am Rande verdickt, Oberfläche grubig, 2,5 bis 4 mm im Durchmesser, 0,5 bis 1 mm dick.

Anatomie

Fruchtwand, Flächenansicht: Äußere Epidermis (Exokarp, Abb. 77) aus derbwandigen, polyedrischen, fast quadratischen Zellen mit zart getüpfelten Seitenwänden, meist auffallend reihenförmig angeordnet; Endokarp parenchymatisch oder kollabiert, unterhalb der Großzellen Nester von Zellen mit verholzten knotig getüpfelten Wänden („Rosenkranzzellen", Abb. 78). **Fruchtwand, Querschnitt:** Siehe Abb. 79; Zellen des Exokarps mit stark verdickter Außenwand; darunter parenchymatische Schicht mit rotem tropfenförmigem Inhalt, eingestreut Leitbündel; zum Abschluss des Parenchyms einschichtige Lage auffallend großer Zellen („Riesenzellen" oder „Großzellen"); Endokarp kleinzellig, unterhalb der Großzellen aus verholzten, unregelmäßig verdickten Steinzellen bestehend („Rosenkranzzellen").

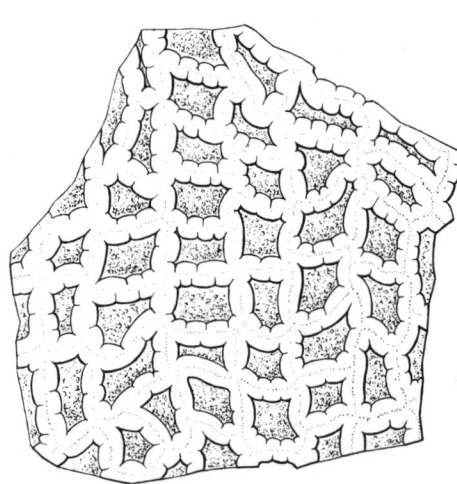

Abb. 77 *Capsicum* sp. Exokarp in Flächenansicht. Vergr. 200 x. Aus Gassner, Hohmann, Deutschmann; Gassner

Scheidewände, Querschnitt: Siehe Abb. 80; parenchymatisches Gewebe, darin eingestreut Gruppen gestreckter Drüsenzellen (Drüsenepithel), darüber Cuticula durch das ausgeschiedene ätherische Öl abgehoben.

Samen, Flächenansicht: Siehe Abb. 81; radiale Wände der Epidermiszellen stark gefaltet, mit charakteristischen, geschichteten, grünlich-gelben Verdickungen („Gekrösezellen").

Samen, Querschnitt: Siehe Abb. 82; Epidermiszellen der Samenschale auffallend

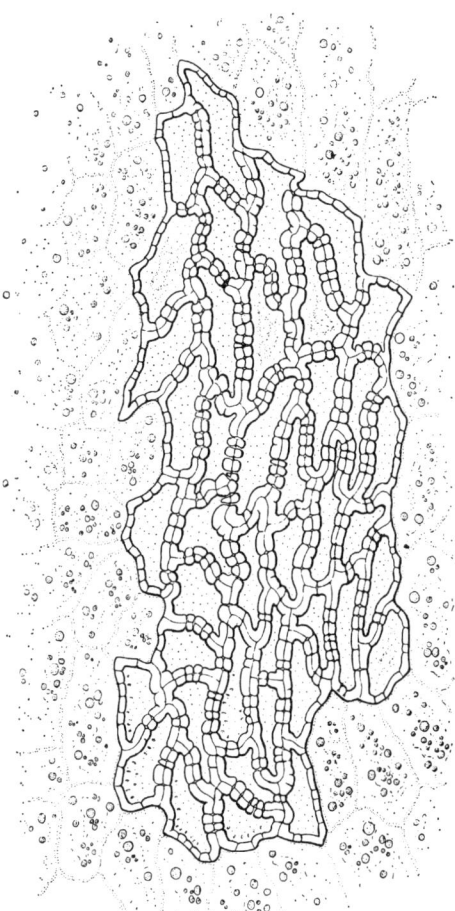

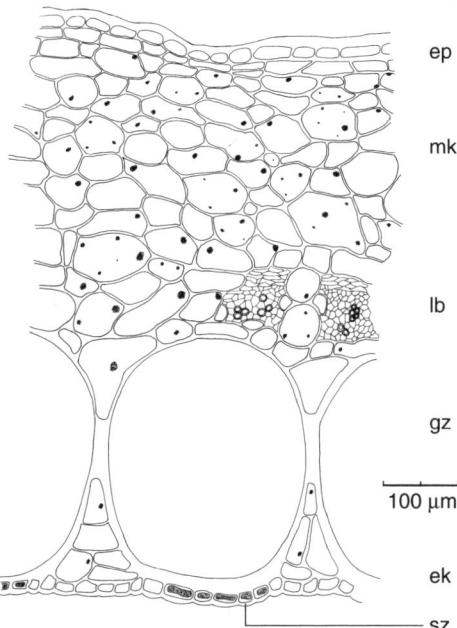

Abb. 79 *Capsicum frutescens* L. Fruchtwand im Querschnitt. ep Epidermis, mk Mesokarp, lb Leitbündel, gz Großzellen, ek Endokarp, sz Steinzellen. NIE

Abb. 78 *Capsicum* sp. Steinzellnest („Rosenkranzzellen") aus dem Endokarp in Flächenansicht. Vergr. 200 x. Aus Gassner, Hohmann, Deutschmann; Gassner

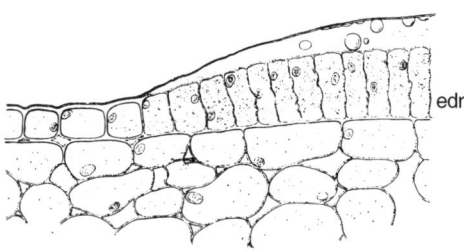

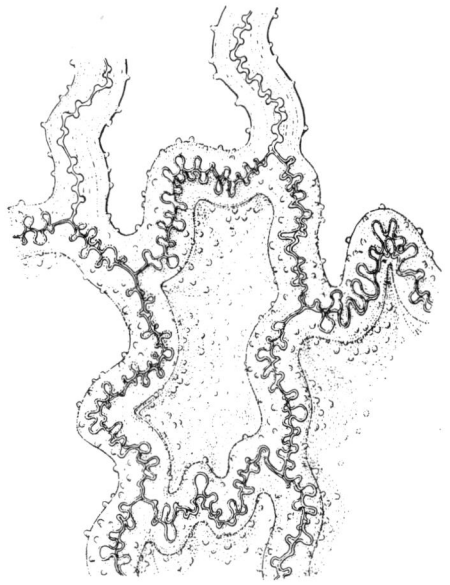

Abb. 80 *Capsicum* sp. Fruchtscheidewand im Querschnitt; Randteil. edr epidermale Capsaicin-Drüsen. Vergr. 200 x. Nach Gassner et al.

Abb. 81 *Capsicum* sp. Epidermis der Samenschale („Gekrösezellen") in Flächenansicht. Vergr. 200 x. Aus Gassner, Hohmann, Deutschmann; Gassner

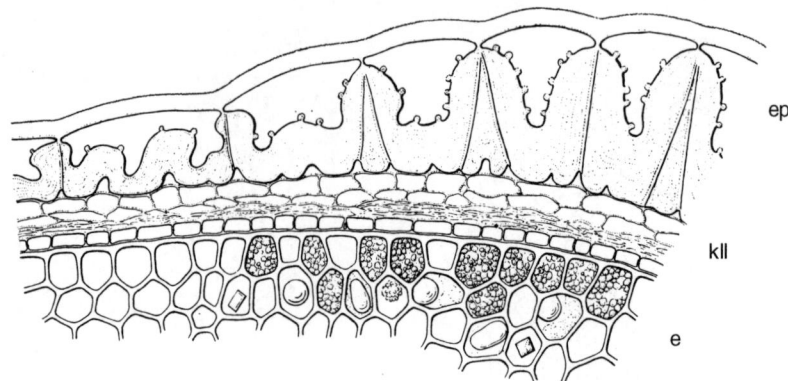

Abb. 82 *Capsicum* sp. Samen im Querschnitt; Randteil. ep Epidermis, kll kollabiertes Gewebe, e Endosperm. Vergr. 200 x. Aus Gassner, Hohmann, Deutschmann; Gassner

groß, von dünner Cuticula überzogen, Seitenwände und Innenwände stark verdickt, Verdickungsschichten gelblich-grün, geschichtet, sich unregelmäßig wölbend („Gekrösezellen"); weitere Schichten der Samenschale ± kollabiert; Endospermzellen relativ groß und derbwandig, Keimlingsgewebe zartwandig; beide Gewebe Öltröpfchen und Aleuron führend.

Schnittdroge

Unregelmäßige Bruchstücke der roten oder braunroten Fruchtwand, ganze Samen, seltener gelblich-rote Stücke der inneren Scheidewände.

Pulver
Siehe Abbildung 83

a Bruchstücke der Samenschale mit Epidermis in Aufsicht, „Gekrösezellen"; schwach grünlich; zahlreich, sehr charakteristisch
b Bruchstücke der Fruchtwand mit innerer Fruchtwandepidermis in Aufsicht, „Rosenkranzzellen"; sehr charakteristisch
c Öltropfen; sehr zahlreich, durch Rotfärbung charakteristisch
d Bruchstücke der äußeren Fruchtwand mit Epidermiszellen in Aufsicht; seltener, charakteristisch
e Bruchstücke des Endosperms (oft mit Aleuronkörnern); zahlreich, uncharakteristisch

Anmerkungen: Keine Stärkekörner; die ölreichen Gewebefetzen aus dem Endosperm und Embryo sind durch Carotinoide der Fruchtwand rötlich gefärbt; charakteristisch.

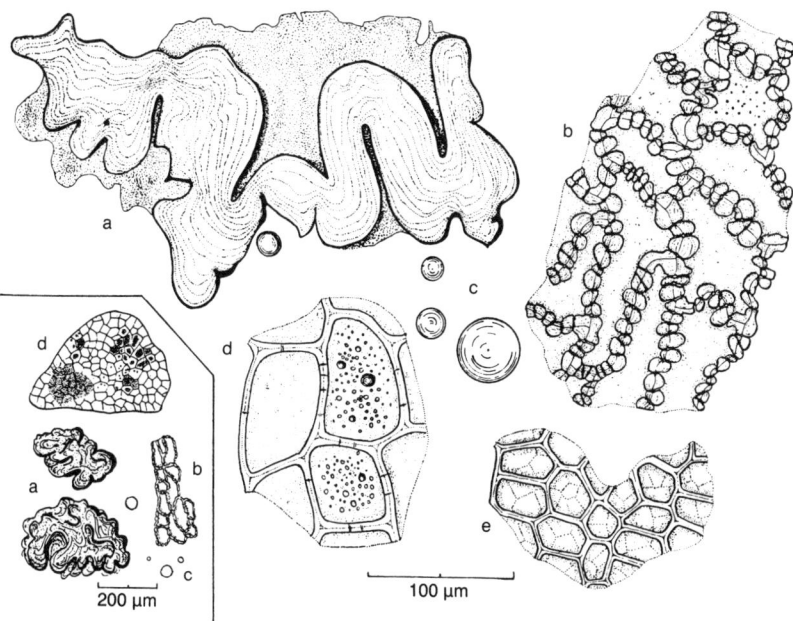

Abb. 83 Capsici fructus acer – Cayennepfeffer – Pulver. Erläuterungen siehe Text. Aus Karsten, Weber, Stahl; nach Weber

Verfälschungen/Verwechslungen

Verfälschungen mit bestimmten *Capsicum annuum*-Sorten, u. a. *C. annuum* var. *longum* (DC.) SENDTN. (Paprika, Spanischer Pfeffer).

Inhaltsstoffe und Anwendung

Inhaltsstoffe: Capsaicinoide (0,3 bis über 1 %); fettes Öl; Carotinoide; Ascorbinsäure DAB, Ph.Helv.: mindestens 0,4 % Capsaicinoide

Anwendungsgebiete: Kommission E: Äußerliche Anwendung: schmerzhafter Muskelhartspann im Schulter-Arm-Bereich sowie im Bereich der Wirbelsäule.
Volkstümlich: Auch als Pinselung bei Arthritis und Frostbeulen sowie als Gurgelwasser bei Heiserkeit und Halsentzündungen.
Ansonsten Verwendung als Gewürz.

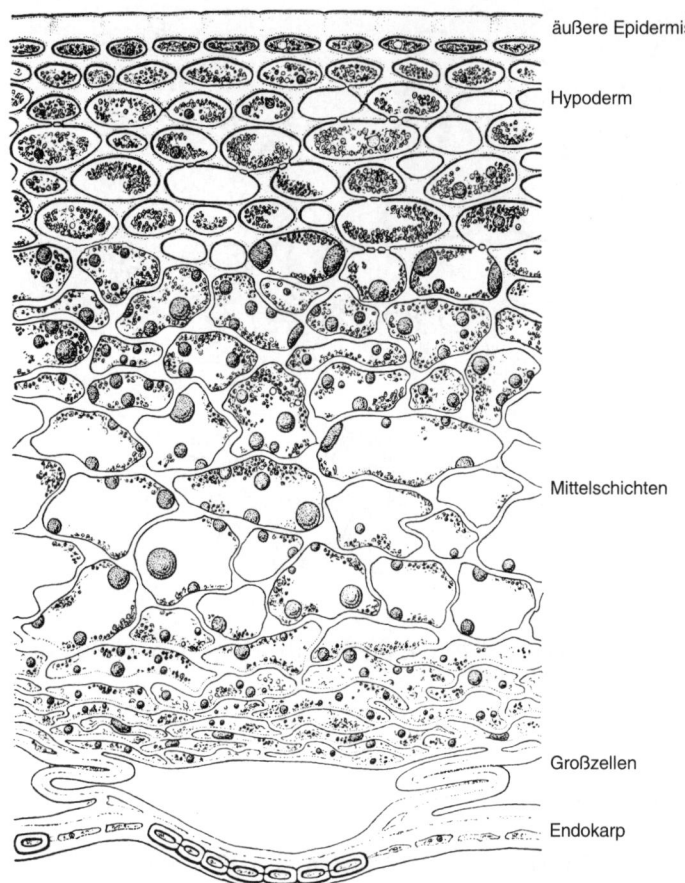

äußere Epidermis

Hypoderm

Mittelschichten

Großzellen

Endokarp

Abb. 84 *Capsicum annuum* L. Fruchtwand im Querschnitt. Vergr. 200 x. Aus Gassner, Hohmann, Deutschmann; Gassner

Capsici fructus – Paprika

Die auch „Spanischer Pfeffer" genannten Früchte stammen von *Capsicum annuum* L. var. *longum* (DC.) SENDTN.
Die Art *C. annuum* L. (Paprika) besitzt eine große Mannigfaltigkeit. Scharfe (meist rote) Formen dienen heute hauptsächlich zu Gewürzzwecken (früher auch offizinell); großfrüchtige (grüne, gelbe oder rote) Sorten ohne Schärfe werden als Gemüse verwendet.

Anatomie
Siehe Abb. 84; anatomisch unterscheiden sich die Früchte von Cayennepfeffer und Paprika nur wenig: die Zellen des Exokarps des Paprikas sind in der Flächenansicht derber, gröber getüpfelt und weniger gleichmäßig angeordnet. Unterhalb der Epidermis findet sich bei Paprika ein mehrschichtiges, kollenchymatisch verdicktes Hypoderm, das häufig durch die Epidermis durchscheint.

Cardamomi fructus – Kardamomen

Synonyme: Fructus Cardamomi

Sonstige Bezeichnungen: dt.: Malabar-Kardamom, Malabarsamen, engl.: Cardamom fruit, franz.: Cardamome, ital.: Cardamomo frutti, span.: Cardamomo, semilla de cardamomo

Stammpflanze: *Elettaria cardamomum* (L.) Maton (Malabar-Kardamom); Zingiberaceae
Habitus: 2 bis 3 m hohe Staude, Abb. 85

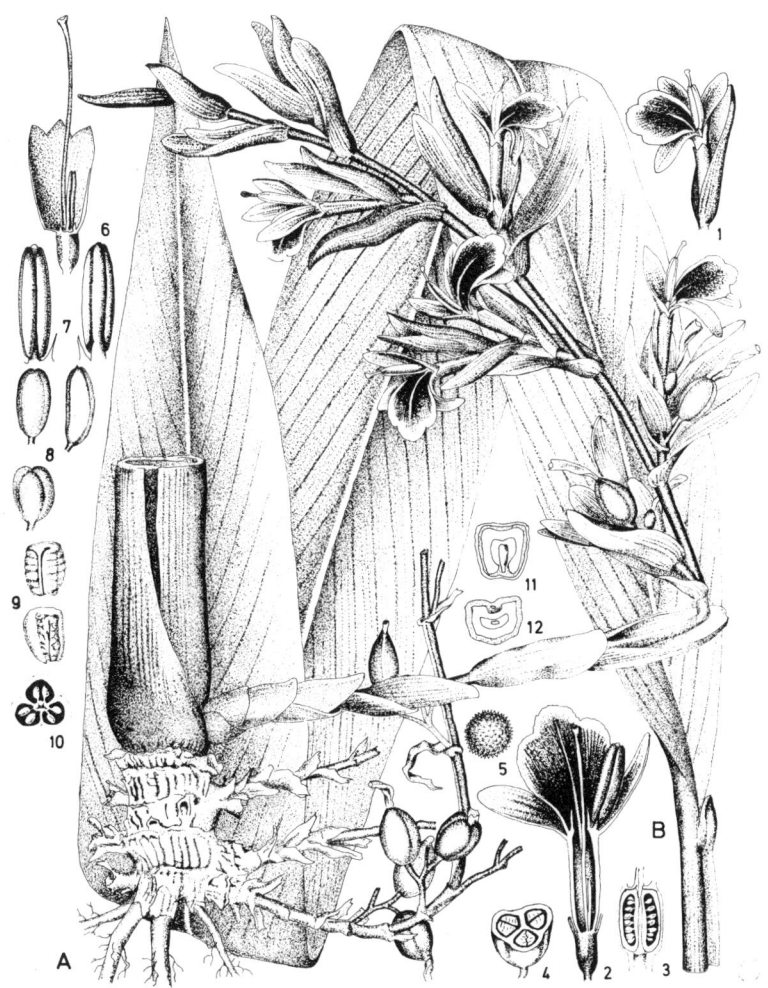

Abb. 85 *Elettaria cardamomum* (L.) Maton **A** Teil der blühenden und fruchtenden Pflanze, **B** Blatt.
1 Blüte, 2 Blüte im Längsschnitt, 3 Fruchtknoten im Längsschnitt, 4 Frucht im Querschnitt, 5 Pollen,
6 Stempel mit auseinander gebreitetem äußeren Perigon, 7 Staubblätter, 8 Fruchtkapseln verschiedener
Form, 9 Samen, 10 Fruchtknoten im Querschnitt, 11/12 Samen im Längs- und Querschnitt. Nach Köhler;
URW

Herkunft: Aus Anbaugebieten Indiens

Arzneibücher: DAC: Die kurz vor der Reife geernteten Früchte; für arzneiliche Zwecke sind nur die Samen zu verwenden

Ganzdroge

Geruch: aromatisch

Geschmack: stark würzig, etwas brennend

Morphologie
Siehe Abb. 86; kurzgestielte Kapsel, 6 bis 18 mm lang, 6 bis 10 mm dick, eiförmig bis elliptisch oder etwas länglich, hell gelblichbraun, 3-fächerig, 3-klappig aufspringend, Klappen dünn und papierartig, matt bräunlich, durch Längsnerven etwas streifig; Samen unregelmäßig kantig, querrunzelig, braungrau, 4 bis 5 mm lang, ca. 3 mm dick, Bauchfläche mit Rinne (Raphe); Samen von einem dünnhäutigen Samenmantel (Arillus) umgeben; dieser meist erst nach Aufweichen in Wasser sichtbar, Abb. 87.

Anatomie
Samen, Lupe: Siehe Abb. 88; Samenschale, Perisperm, glasig erscheinendes Endosperm und Embryo erkennbar.

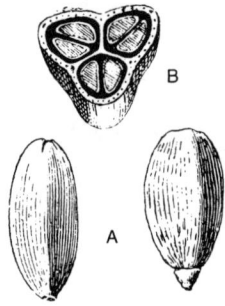

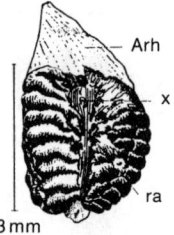

Abb. 86 *Elettaria cardamomum* (L.) MATON
A Früchte; etwa natürliche Größe; B Frucht im Querschnitt. Vergr.ca. 2 x. Aus Karsten, Weber, Stahl; Oltmanns

Abb. 87 *Elettaria cardamomum* (L.) MATON Samen mit sichtbar gemachtem Arillus. Arh Arillushäutchen, x Samendeckel, ra Raphe. Aus Karsten, Weber, Stahl; Stahl

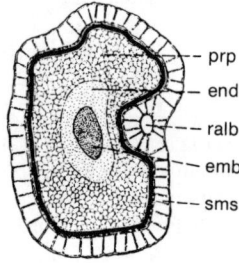

Abb. 88 *Elettaria cardamomum* (L.) MATON Samen im Querschnitt; Lupenbild schematisch. prp Perisperm, end Endosperm, ralb Leitbündel der Raphe, emb Embryo, sms Samenschale. Aus Karsten, Weber, Stahl; nach Karsten

Abb. 89 *Elettaria cardamomum* (L.) Maton Samenschale im Querschnitt. ar Arillus, ep Epidermis, ex Ölzellenschicht, st Steinzellenschicht, prp Perisperm. Vergr. 200 x. Aus Karsten, Weber, Stahl; nach Gassner

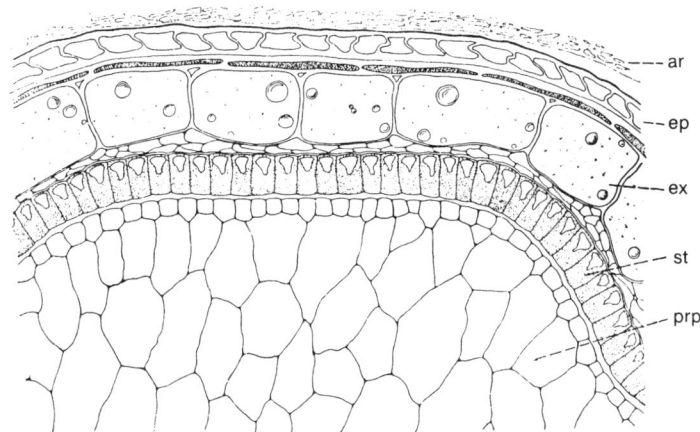

ar

ep

ex

st

prp

Samen, Mikroskop: Siehe Abb. 89 und 90; Arillus als ein farbloses Häutchen aus stark kollabierten Zellen den Samen nach außen begrenzend; Epidermis in Aufsicht aus lang gestreckten, fein getüpfelten, faserförmigen Zellen („Längszellen"), im Querschnitt annähernd quadratisch erscheinend; darunter „Querzellen" etwa rechtwinklig zu den Längszellen verlaufend; Längs- und Querzellen sehr charakteristisch (Abb. 92 b); anschließend „Ölzellenschicht" aus großen Zellen mit verstärkten Wänden, ätherisches Öl enthaltend, sodann dünne parenchymatische Schicht; Samenschale nach innen mit einer Schicht aus rotbraunen „Palisaden" oder „Steinzellen" abschließend, diese mit sehr charakteristischer Wandverdickung, Zelllumen im Querschnitt nur noch tropfenförmig erkennbar, oft mit kristallartigem Kieselkörper. Perisperm stark entwickelt, weiß, aus großen stärkereichen Zellen („Stärkepakete"); Stärkekörner ähnlich der Pfefferstärke sehr klein (1 bis 5 µm), hier jedoch in den Stärkezellen meist 1 bis 3 kleine Ca-Oxalatkristalle. Endosperm schwach ausgebildet, mit Öltröpfchen und Aleuronkörnern, Zellen weitgehend getüpfelt; ins Endosperm eingebettet ein kleiner Embryo.

Fruchtwand: Siehe Verfälschungen/Verwechslungen.

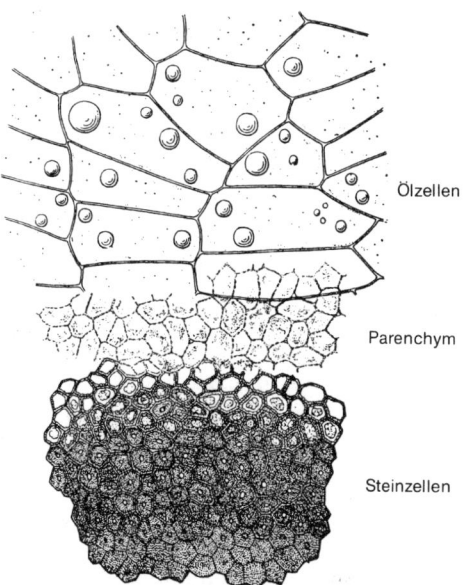

Ölzellen

Parenchym

Steinzellen

Abb. 90 *Elettaria cardamomum* (L.) Maton Mittlere und innere Schichten der Samenschale in Flächenansicht. Vergr. 200 x. Aus Gassner, Hohmann, Deutschmann; Gassner

Schnittdroge

Nicht handelsüblich

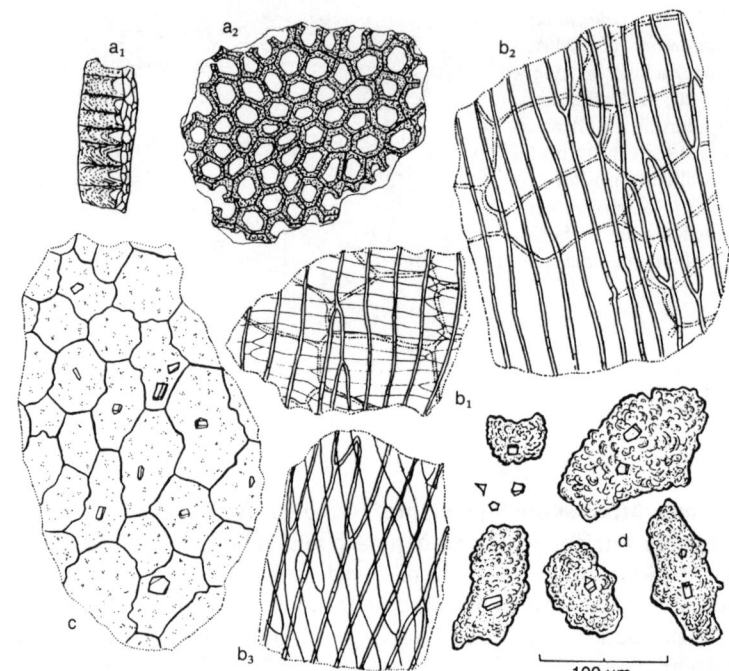

Abb. 91 Cardamomi fructus – Kardamom – Pulver. Erläuterungen siehe Text. Aus Karsten, Weber, Stahl; nach Weber

Pulver

Siehe Abbildung 91

a   Bruchstücke der Samenschale mit Steinzellschicht in Aufsicht (a_2); zahlreich, charakteristisch; Samenschale im Querschnitt (a_1); Zellwände dunkelbraun; selten, charakteristisch

b   Bruchstücke der Samenschale mit den faserförmigen Epidermiszellen in Aufsicht, darunter die dünnwandigen Zellen der Querzellschicht und die großen Zellen der Ölzellschicht in Aufsicht; zahlreich, charakteristisch

c   Bruchstücke des Endosperms mit Ca-Oxalateinzelkristallen; zahlreich, wenig charakteristisch

d   Stärkehaltige Perispermfetzen; Zellwände durch warzenartige Ausbuchtungen und Vertiefungen gekennzeichnet; Hauptbestandteil des Pulvers, charakteristisch

Verfälschungen/Verwechslungen

Gelegentlich mit Früchten von *Elettaria major* SM., syn. *E. cardamomum* (L.) MATON var. *major* (SM.) THWAITES, ferner mit Samen und Früchten einiger Arten der Gattungen *Aframomum* K. SCHUM. und *Amomum* ROXB. Häufig sind Kardamomenpulver anzutreffen, die neben den vermahlenen Samen auch vermahlene Fruchtschalen enthalten; diese Pulver fallen makroskopisch bereits durch ihre mehr gelbliche Farbe auf,

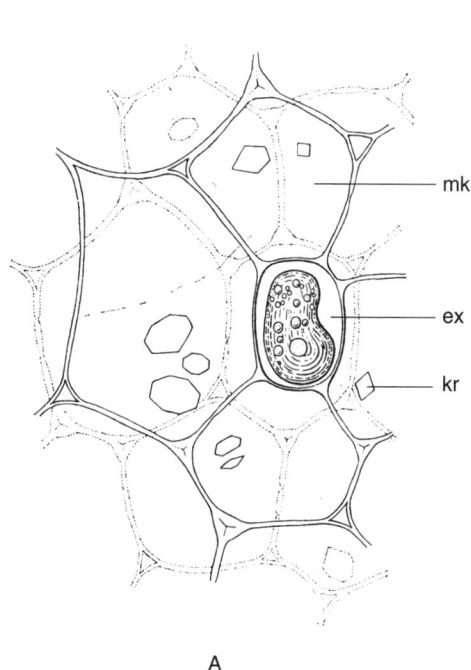
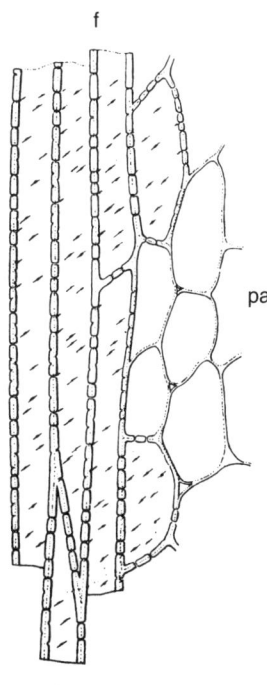

Abb. 92 *Elettaria cardamomum* (L.) MATON **A** Mesokarp; **B** Mesokarp im Längsschnitt. mk lockeres Parenchymgewebe, ex Exkretbehälter, kr Kristallbildungen, f Holzfaser aus der Nähe des Mesokarp-Gefäßbündels, pa Parenchym. Vergr. ca. 200 x. Aus Gassner, Hohmann, Deutschmann; Gassner

außerdem ist ihr Geschmack weniger würzig-aromatisch. Fruchtwandbestandteile dürfen deshalb mikroskopisch nicht nachweisbar sein. Als solche sind zu nennen: große, praktisch inhaltsleere oder tafelförmige Kristallbildungen führende parenchymatische Zellen des Mesokarps; die von kräftig gelblichen Fasern umgebenen Leitbündel des Mesokarps; einzelne gelb-braune Harzzellen; tafelförmige Ca-Oxalatkristalle (Abb. 92 A und B).

Inhaltsstoffe und Anwendung

Inhaltsstoffe: Ätherisches Öl (2 bis 8 %, hauptsächlich 1,8-Cineol und α-Terpinylacetat); fettes Öl
DAC: Samen mit mindestens 4,0 % ätherischem Öl

Anwendungsgebiete: Kommission E: Dyspeptische Beschwerden.
Ansonsten Verwendung als Gewürz bzw. Bestandteil von Gewürzmischungen.

Cardui mariae fructus – Mariendistelfrüchte

Synonyme: Fructus Silybi mariae, fälschlich auch Semen Cardui mariae

Sonstige Bezeichnungen: dt.: Marienkörner, Stechkörner, Frauendistelfrüchte, Magendistelsamen, engl.: Milk thistle fruit, St. Mary's thistle fruit, franz.: Fruit de chardon-Marie, ital.: Cardo mariano semi, span.: Fruto de cardo mariano

Stammpflanze: *Silybum marianum* (L.) GAERTN. (Mariendistel); Asteraceae
Habitus: zweijährige, distelartige, bis 1,5 m hohe Pflanze; Abb. 93

Herkunft: Aus Anbau, z. T. in Norddeutschland, hauptsächlich jedoch importiert, vor allem aus Argentinien, China, Rumänien, Ungarn und einigen Mittelmeerländern

Arzneibücher: DAB: Die reifen, vom Pappus befreiten Früchte

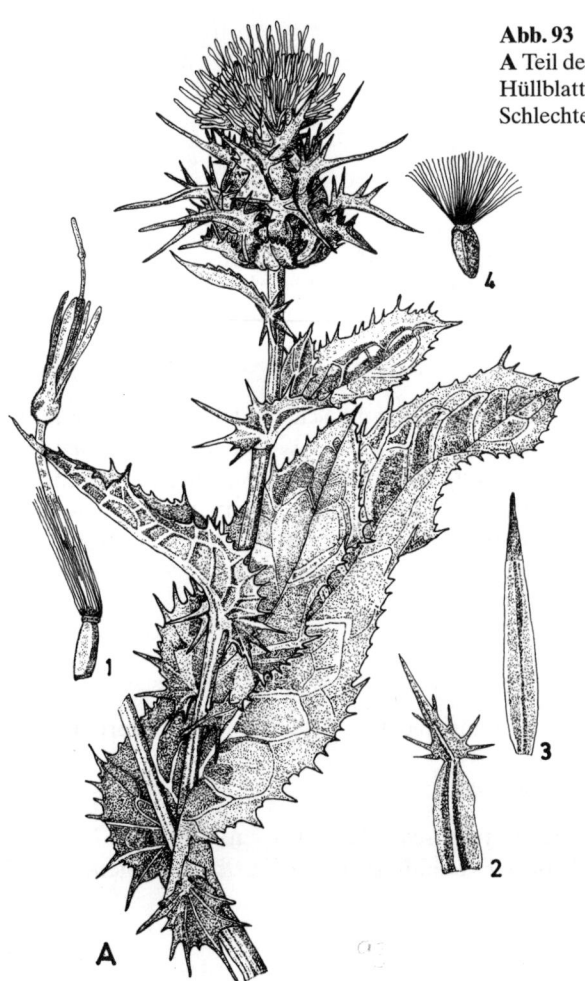

Abb. 93 *Silybum marianum* (L.) GAERTN. **A** Teil des blühenden Sprosses, 1 Blüte, 2 äußeres Hüllblatt, 3 inneres Hüllblatt, 4 Achäne. Nach Schlechtendahl; SH

Ganzdroge

Geruch: kaum wahrnehmbar

Geschmack: ölig (Samen) und bitter (Fruchtschale)

Morphologie

Glänzend braunschwarze oder graubraune, feinstreifig-gescheckte, länglich-eiförmige Früchte, Pappus entfernt, 6 bis 7 mm lang, bis 3 mm breit und ca. 1,5 mm dick; am oberen Ende mit vorspringendem, ringförmigem, gelblichem Wulst.

Anatomie

Exokarp im Querschnitt (Abb. 94 a) aus palisadenartigen Zellen, deren Wände im äußeren Drittel verdickt, bei Zugabe von Wasser stark quellend; in der Flächenansicht Exokarpzellen polygonal (Abb. 94 b), Lumen typischerweise meist nur strichförmig; unterhalb des Exokarps mehrere Zelllagen lang gestreckter, getüpfelter, faserähnlicher Zellen (Abb. 94 c), im Querschnitt ± kreisrund erscheinend; die oberste Zelllage oft mit dunklem Farbstoff; dieser sich bei Zugabe von Chloralhydrat intensiv rot-violett färbend; **Endokarp** mächtig entwickelt, stark verholzt, deutlich gelb gefärbt; im Querschnitt Zellen palisadenähnlich (Abb. 94 d); **Samenschale** mit der Fruchtschale verwachsen, Endosperm nur aus einer Aleuronzellschicht bestehend; Samenschale oft nur aus kollabierten Zellen zu mehreren Lagen bestehend, mitunter deutliche Tüpfelung der Zellen erkennbar; **Keimlingsgewebe** (Abb. 94 f) aus parenchymatischen Zellen mit fettem Öl, Aleuron und zahlreichen feinen Ca-Oxalatdrusen, keine Stärke.

Schnittdroge

Nicht handelsüblich; in Mischungen werden meist die ganzen Früchte verwendet.

Pulver

Siehe Abbildung 94

a Fragmente des Exokarps im Querschnitt, palisadenähnliche Zellen; charakteristisch
b Fragmente des Exokarps in Aufsicht, helle verschleimende Zellen mit sehr kleinem, meist strichförmigem Lumen; charakteristisch
c Faserartige Zellen unterhalb des Exokarps, oft mit dunklem Farbstoff, im Querschnitt kreisrund
d Endokarpfragmente im Querschnitt, palisadenartige Sklerenchymzellen von hellgelber Farbe; charakteristisch
e Wie d, in Aufsicht
f Bruchstücke des parenchymatischen Keimblattgewebes mit feinen Ca-Oxalatdrusen und fettem Öl

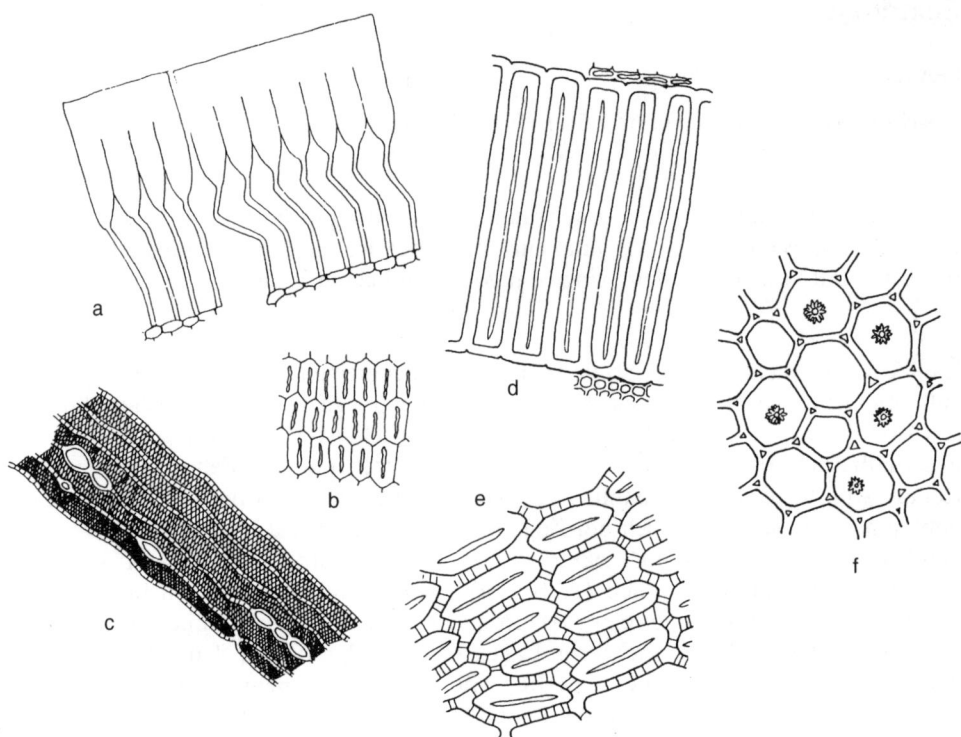

Abb. 94   Cardui mariae fructus – Mariendistelfrüchte – Pulver. Erläuterungen siehe Text. SH

Verfälschungen/Verwechslungen

Kommen in der Praxis nicht vor.

Inhaltsstoffe und Anwendung

Inhaltsstoffe: Silymarin (1,5 bis 3 %); weitere Flavonoide; fettes Öl (ca. 20 bis 30 %); Tocopherol; Sterole
Arzneibuch: mindestens 1,5 % Silymarin, berechnet als Silibinin

Anwendungsgebiete: Kommission E: Droge: dyspeptische Beschwerden; Zubereitungen: toxische Leberschäden; zur unterstützenden Behandlung bei chronisch-entzündlichen Lebererkrankungen und Leberzirrhose.

Standardzulassung: Mariendistelfrüchte, Zul.-Nr. 1589.99.99

Carvi fructus – Kümmel

Synonyme: Fructus Carvi, Semen Carvi, Semen Cumini pratensis

Sonstige Bezeichnungen: dt.: Echter Kümmel, Gewöhnlicher Kümmel, Wiesenküm-mel, engl.: Caraway (seed), franz.: Semence de carvi, carvi, ital.: Cumino dei prati, cumino tedesco, carvi semi, span.: Alcaravea, fruto de alcaravea

Stammpflanze: *Carum carvi* L. (Kümmel); Apiaceae
Habitus: mehrjährige, bis 1 m hohe krautige Pflanze; Abb. 95

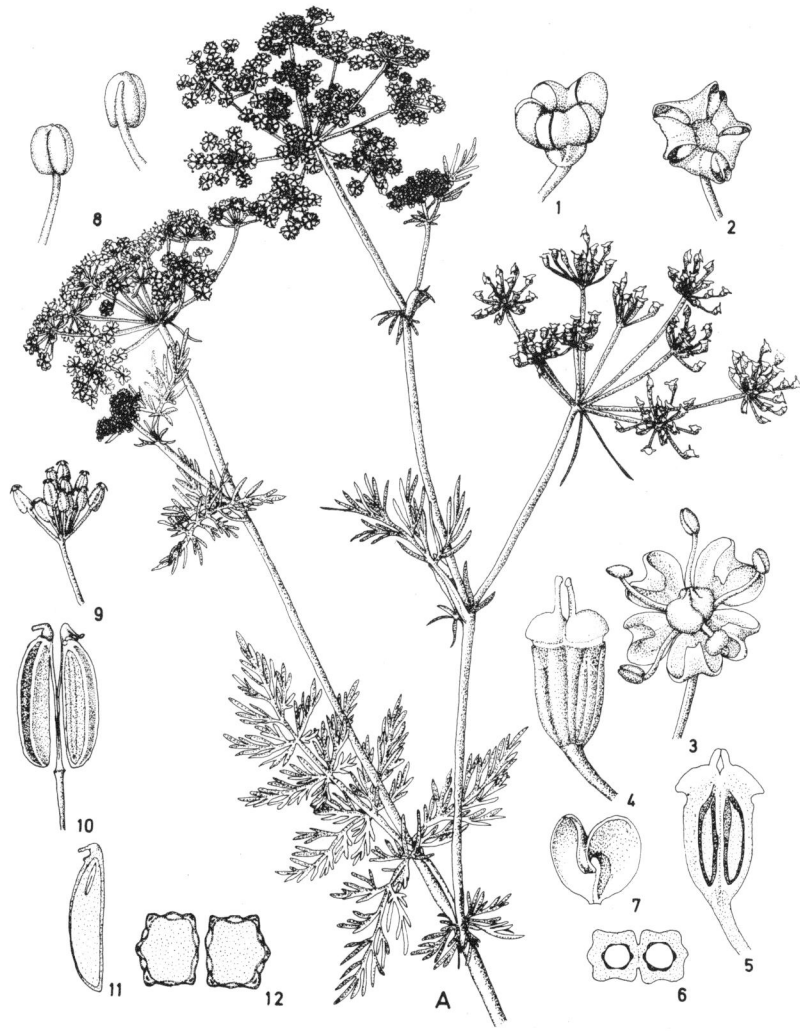

Abb. 95 *Carum carvi* L. **A** Teil des blühenden und fruchtenden Sprosses, 1/2 Blütenknospen, 3 Blüte, 4 Stempel, 5 Stempel im Längsschnitt, 6 Fruchtknoten im Querschnitt, 7 Kronblatt, 8 Staubblätter, 9 Döldchen mit Früchten, 10 reife Frucht, 11 Teilfrüchtchen im Längsschnitt, 12 Frucht im Querschnitt. Nach Köhler; DF

Herkunft: Aus Kulturen; Anbau hauptsächlich in Polen, Holland, Ostdeutschland und Ägypten

Arzneibücher: Ph.Eur.: Die ganzen, getrockneten Teilfrüchte

Ganzdroge

Geruch: aromatisch

Geschmack: würzig-aromatisch

Morphologie
Länglich-elliptische Früchte (Doppelachänen), ca. 4 mm (3 bis 6 mm) lang und etwa 2 mm breit, beidseitig verjüngt, Seiten borstig gewölbt, Teilfrüchte (Achänen) schwach sichelförmig gebogen, sich leicht vom Karpophor lösend, bräunlich mit weißlichen, kantigen Hauptrippen.

Anatomie
Lupe, Querschnitt: Siehe Abb. 96; braune, ± fünfeckige Teilfrüchte mit fünf hellfarbigen Hauptrippen; in jeder Rippe ein Leitbündel, in den Tälchen je ein mächtiger Ölgang (Exkretgang, Ölstriemen); an der Fugenfläche zwei Ölstriemen; insgesamt 6 Ölstriemen pro Teilfrucht.

Mikroskop: Siehe Abb. 97 und 98; Exokarp aus polygonalen bis leicht gestreckten Zellen mit undeutlich getüpfelten Wänden, oft deutliche Cuticularstreifung, keine Haare, keine Zotten oder Papillen (im Unterschied zu Anis, Kreuzkümmel u.a.); Mesokarp parenchymatisch, mit sehr breiten Ölgängen (70 µm bis 300 µm). Endokarp aus zartwandigen, in Flächenansicht meist deutlich gestreckten, häufig leicht gewundenen Querzellen („Parkettzellen"), Rippen mit zahlreichen Faserbündeln. Samenschale mit Nährschicht meist stark kollabiert; Endosperm wie für alle Apiaceenfrüchte typisch aus weißlichen, polyedrischen Zellen mit Aleuronkörnern, kleine Ca-Oxalatrosetten führend (Familienmerkmal); Karpophor mit Leitbündeln und Sklerenchymfasern.

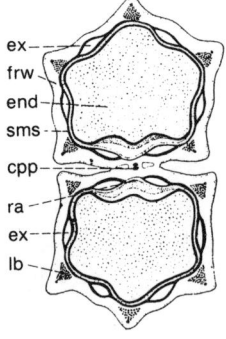

Abb. 96 *Carum carvi* L. Frucht im Querschnitt; Lupenbild. ex Ölgänge („Ölstriemen"), frw Fruchtwand, end Endosperm, sms Samenschale, cpp Karpophor, ra Raphe und Raphenbündel, lb Leitbündel. Aus Karsten, Weber, Stahl; nach Karsten u. Gassner

Schnittdroge

Nicht handelsüblich; gequetschte Früchte zeigen die Merkmale der Ganzdroge.

Abb. 97 *Carum carvi* L. Rippe der Frucht im Querschnitt. sp Spaltöffnung, i Interzellularraum, ex Ölgang, ez Epithelzellen, ep Exokarp, si Siebteil, sk Sklerenchymfasern, g Gefäße, p Parenchym, iep Endokarp. Vergr. 200 x. Aus Karsten, Weber, Stahl; nach Karsten

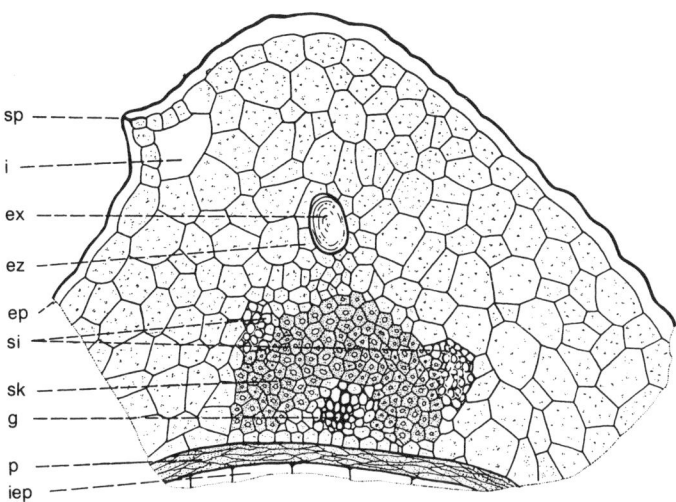

Pulver

Siehe Abbildung 99

a Bruchstücke mit den lang gestreckten Querzellen des Endokarps und Teile des sehr breiten gelbbraunen Ölstriemens quer dazu liegend

b Endospermfragmente mit winzigen Ca-Oxalatrosetten; die hellen Zellwände in Chloralhydrat sehr stark quellend; sehr zahlreich

c Bruchstücke der Querzellschicht („Parkett") in Aufsicht

d Öltropfen; zahlreich, uncharakteristisch

e Einzelne Steinzellen aus der Nähe der Gefäßbündel; sehr selten

f Bruchstücke von Sklerenchymfasern mit anhaftenden Gefäßen aus den Rippen; zahlreich, wenig charakteristisch

g Bruchstücke der Querzellschicht in Seitenansicht, z. T. mit dunklem Ölgang; selten, aber charakteristisch

Anmerkungen: außerdem polygonale, dünnwandige Epidermiszellen mit meist deutlicher Cuticularstreifung, nicht dargestellt; Stärke nicht vorhanden.

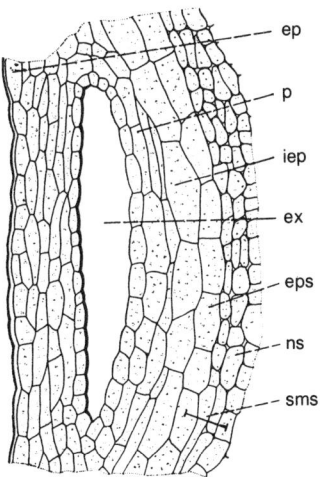

Abb. 98 *Carum carvi* L. Querschnitt durch einen Ölgang. ep Exokarp, p Parenchym, iep Endokarp, ex Ölgang, eps Epidermis der Samenschale, ns Nährschicht, sms Samenschale. Vergr. ca. 150 x. Aus Karsten, Weber, Stahl; Karsten

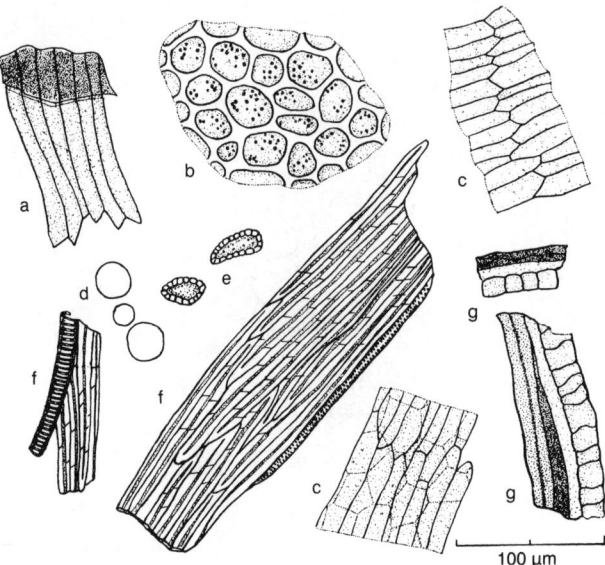

Abb. 99   Carvi fructus – Kümmel – Pulver. Erläuterungen siehe Text. Aus Karsten, Weber, Stahl; nach Weber

Verfälschungen/Verwechslungen

Verfälschungen kommen praktisch nicht vor, da die Droge ausschließlich aus Feldkulturen gewonnen wird. Verwechslungen beruhen meist auf einer sprachlichen Verwechslung mit den Früchten von *Cuminum cyminum* L., die unter der Bezeichnung Römischer Kümmel, Kreuz- oder Mutterkümmel gehandelt werden.

Inhaltsstoffe und Anwendung

Inhaltsstoffe: Ätherisches Öl (3 bis 7 %, Hauptkomponenten Carvon und Limonen); fettes Öl (10 bis 18 %); Proteine (ca. 20 %); Kohlenhydrate (15 %); Spuren von Flavonoiden
Ph.Eur.: mindestens 3,0 % ätherisches Öl

Anwendungsgebiete: Kommission E: Dyspeptische Beschwerden wie leichte, krampfartige Beschwerden im Magen-Darm-Bereich, Blähungen und Völlegefühl.
Volkstümlich: Auch als Galaktagogum.
Ansonsten Verwendung als Gewürz und Geschmackskorrigens sowie zur Likör- und Branntweinherstellung („Kümmel“).

Standardzulassung: Kümmel, Zul.-Nr. 1109.99.99

Caryophylli flos – Gewürznelken

Synonyme: Flores Caryophylli

Sonstige Bezeichnungen: dt.: Nagelblumen, Nägelein, Gewürznäglein, engl.: Cloves, franz.: Clous de girofle, ital.: Chiodo di garafano, span.: Clavo

Stammpflanze: *Syzygium aromaticum* (L.) MERR. et L.M. PERRY, syn. *Eugenia caryophyllus* (C. SPRENG.) BULL. et HARR. (Gewürznelkenbaum); Myrtaceae
Habitus: bis 20 m hoher immergrüner Baum; Abb. 100

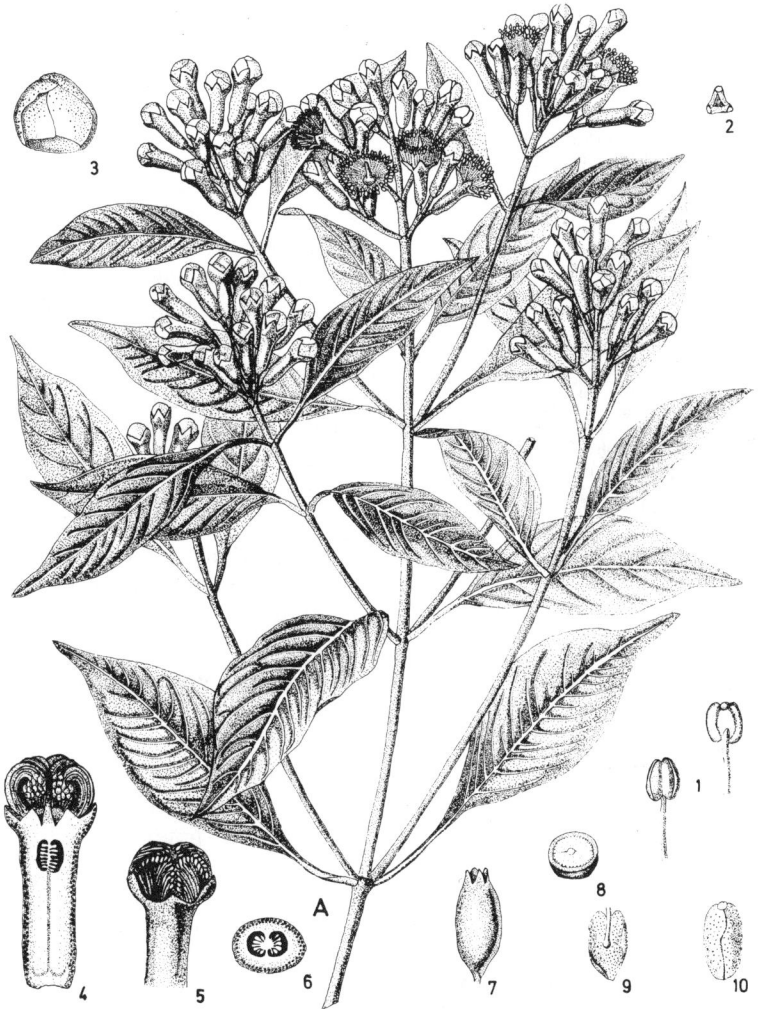

Abb. 100 *Syzygium aromaticum* (L.) MERR. et PERR. **A** blühender Zweig, 1 Staubblätter von verschiedenen Seiten, 2 Pollen, 3 abgehobene Blütenblätter der Knospe, 4 Blütenknospe im Längsschnitt, 5 Blütenknospe während des Aufblühens (Blütenblätter abgehoben), 6 Fruchtknoten im Querschnitt, 7 Frucht, 8 Frucht im Querschnitt, 9 Samenlappen mit Würzelchen, 10 Embryo. Nach Köhler; UW

Herkunft: Importe aus Madagaskar, Indonesien, Malaysia, ostafrikanischen Inseln (Sansibar, Pemba), Ceylon und Südamerika

Arzneibücher: Ph.Eur.: Die ganzen Blütenknospen, die so lange getrocknet wurden, bis sie rötlichbraun geworden sind.

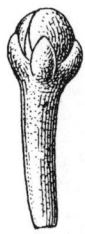

Abb. 101 *Syzygium aromaticum* (L.) Merr. et Perr. Blütenknospe („Gewürznelke"). Schwach vergr. Aus Karsten, Weber, Stahl; Oltmanns

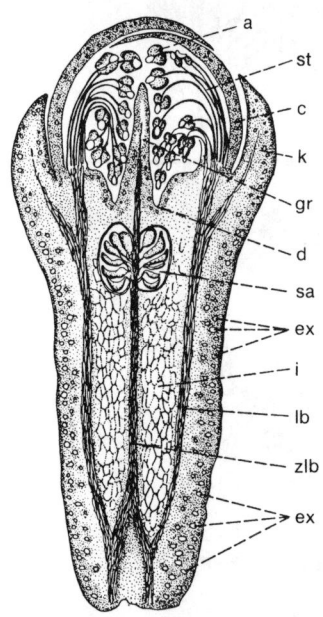

Abb. 102 *Syzygium aromaticum* (L.) Merr. et Perr. Blütenknospe im Längsschnitt; Lupenbild. a Antheren, st Staubblätter, c Kronblätter, k Kelchblatt, gr Griffel, d Diskus, sa Samenanlagen, ex Ölbehälter, i Gewebe mit Interzellularen, lb „äußeres" Leitbündel, zlb zentrales Leitbündel. Aus Karsten, Weber, Stahl; nach Oltmanns

Ganzdroge

Geruch: stark aromatisch, charakteristisch

Geschmack: brennend, würzig

Morphologie

Siehe Abb. 101 und 102; Blütenknospen rötlichbraun, 15 (12 bis 17) mm lang, der obere kopfige Teil mit 4 dickfleischigen, ± 3-eckigen, spreizenden Kelchblättern die Kronblätter umschließend; Kronblätter 4, dachziegelig übereinander liegend und zu einem kugeligen Gebilde zusammenschließend; darunter zahlreiche Staubblätter und ein priemförmiger Griffel; der untere Teil der Knospe aus einem schmaleren Schaft (Receptaculum, „Unterkelch"); dieser schwach vierkantig, feinrunzelig und sich leicht zur Basis verjüngend; im oberen Drittel des Unterkelchs Fruchtknoten aus 2 Fruchtblättern mit zahlreichen Samenanlagen.

Anatomie

Unterkelch, unterer Teil, Lupe, Querschnitt: Siehe Abb. 103; gerundet-vierkantiger Umriss; unter der ± runzligen Oberfläche bis 3 Reihen radial gestreckter Ölbehälter; weiter innen ein Ring von Leitbündeln; innerhalb des Leitbündelringes ein schwammiges Parenchym, zentral ein Parenchymstrang mit Leitbündeln (vgl. auch Abb. 102);

Mikroskop, Querschnitt: Epidermiszellen klein, ± quadratisch, mit verdickten Außenwänden, in der Aufsicht polygonal, gelegentlich Stomata (Abb. 104 d); subepidermale Parenchymzellen zartwandig, teilweise mit Ca-Oxalatdrusen, einge-

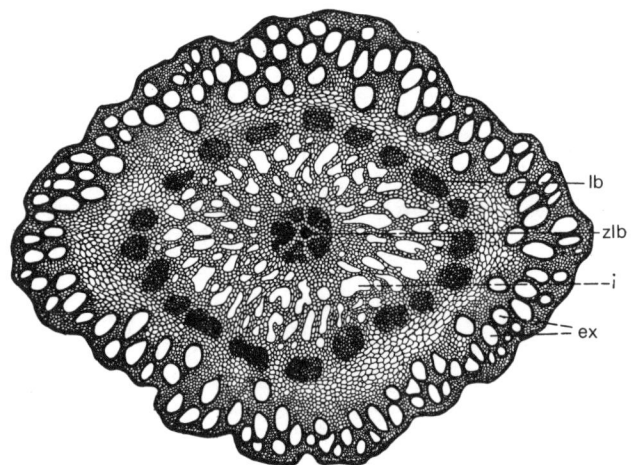

Abb. 103 *Syzygium aromaticum* (L.) MERR. et PERR. unterer Teil des Receptaculums im Querschnitt; Lupenbild. lb Leitbündel, zlb zentrales Leitbündel, i Interzellularräume, ex Ölbehälter. Aus Karsten, Weber, Stahl; nach Oltmanns

streut zahlreiche ovale Ölbehälter (Exkretbehälter) mit einem Kranz von Epithelzellen ausgekleidet (Abb. 104 b); nahe der Leitbündel Parenchym kollenchymatisch verdickt mit kleinen Interzellularen und z. T. Ca-Oxalatdrusen; Leitbündel meist bikollateral, im Siebteil vielfach charakteristische Kristallkammerfasern (Abb. 104 e); Parenchym innerhalb des Leitbündelringes mit zahlreichen sehr großen Interzellularen (Lufthöhlen); zentraler Parenchymstrang mit einzelnen Leitbündeln.

Kelchblatt: Anatomie ähnlich wie äußere Schichten des Unterkelchs; **Kronblatt:** Epidermis auf der Kronblattinnenseite schwach gebogen, keine Stomata; Mesophyll parenchymatisch mit Ölbehältern; **Antherengewebe:** zartwandige Zellen mit leistenartigen Verstärkungen; Pollen stumpf dreieckig, von der Schmalseite oval, 15 μm, 3 Keimporen.

Schnittdroge

Nicht handelsüblich

Pulver
Siehe Abbildung 104

a Endotheciumfragmente in Seitenansicht (a_1) und in Aufsicht (a_2); selten, wenig charakteristisch
b Bruchstücke des Fruchtknotenparenchyms mit Ölbehältern bzw. Teilen davon; die sezernierenden Zellen (Epithelzellen) eines Ölbehälters ± erkennbar; sehr zahlreich, charakteristisch
c Pollenkörner dreieckig, mit drei Austrittstellen; zahlreich, charakteristisch
d Bruchstücke des Unterkelchs mit Epidermis in Aufsicht, z. T. mit großen Spaltöffnungen; zahlreich, wenig charakteristisch

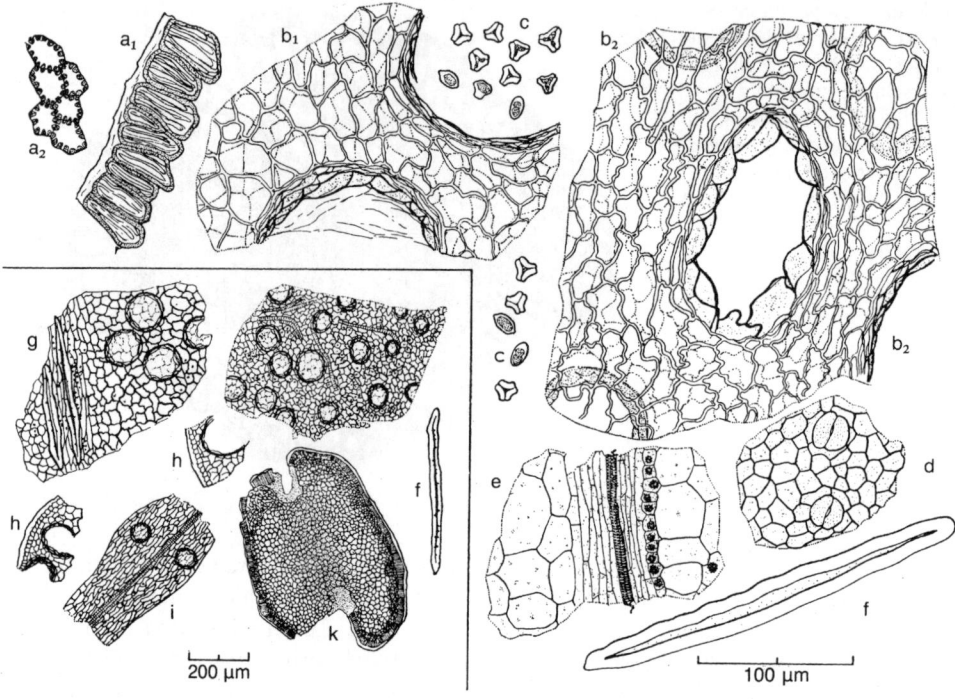

Abb. 104   Caryophylli flos – Gewürznelken – Pulver. Erläuterungen siehe Text. Aus Karsten, Weber, Stahl; Weber u. Stahl

e Bruchstücke des Unterkelchs mit Leitbündeln und benachbarten Kristallzellreihen; selten, charakteristisch
f Sklerenchymfasern aus dem Unterkelch
g Gewebebruchstücke mit Ölbehältern; charakteristisch
h Querschnittsbruchstücke mit derber Cuticula und angeschnittenen Ölbehältern
i Griffelstücke
k Antherenbruchstücke

Anmerkungen: Sämtliche Gewebebruchstücke des Pulvers sind schmutziggelb bis dunkelbraun gefärbt; ein Übermaß an sklerenchymatischen Elementen läßt auf das Vorhandensein von Nelkenstielen schließen; Öltropfen sind im Pulver zahlreich vorhanden.

Verfälschungen/Verwechslungen

Kommen heute in der Praxis kaum noch vor.

Inhaltsstoffe und Anwendung

Inhaltsstoffe: Ätherisches Öl (15 bis über 20 %, Hauptkomponente Eugenol); Flavonoide; Gerbstoffe; Phenolcarbonsäuren; fettes Öl (ca. 10 %)
Ph.Eur.: mindestens 15,0 % ätherisches Öl

Anwendungsgebiete: Kommission E: Entzündliche Veränderungen der Mund- und Rachenschleimhaut; in der Zahnheilkunde zur lokalen Schmerzstillung.
Ansonsten Verwendung als Gewürz (Name!), Aromatikum, Karminativum und Tonikum.

Centaurii herba – Tausendgüldenkraut

Synonyme: Herba Centaurii, Herba Chironiae, Herba Felis terrae

Sonstige Bezeichnungen: dt.: Bitterkraut, Erdgallenkraut, engl.: Century, feverwort, centaury tops, franz.: Petite centaurée, ital.: Erba di centaurea minore, span.: Sumidad de centaurea menor

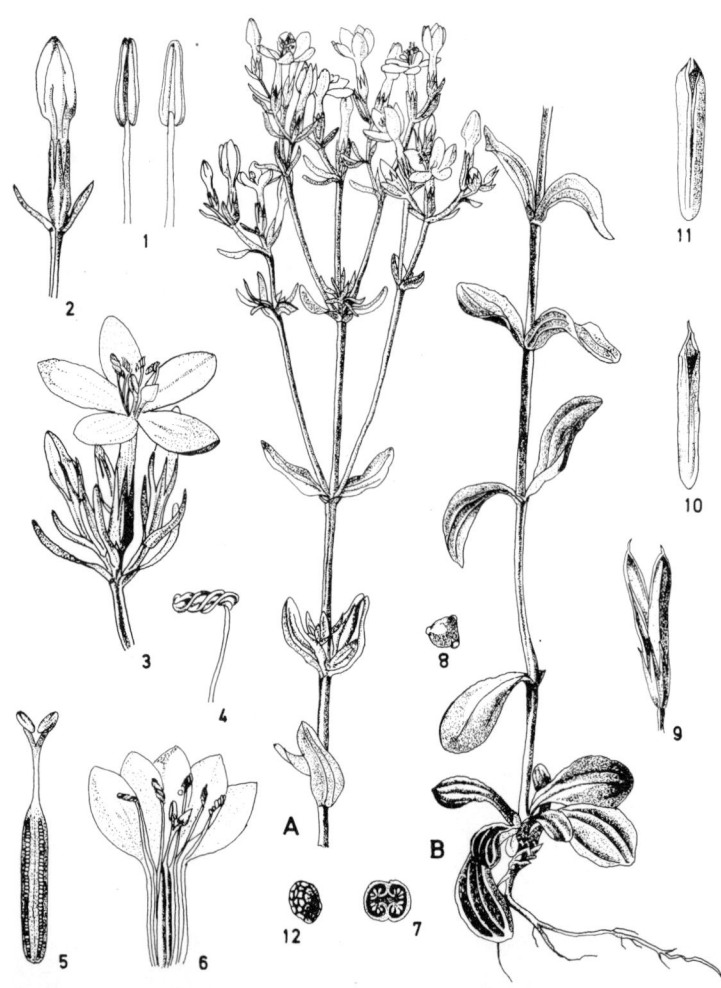

Abb. 105 *Centaurium erythraea* Rafn **A/B** ganze Pflanze, 1 Staubblätter, 2 Blütenknospe, 3 Teil des Blütenstands, 4 Staubblatt nach dem Verstäuben, 5 Stempel mit Narben, 6 auseinander gelegte Blüte, 7 Fruchtknoten im Querschnitt, 8 Pollen, 9 Kapsel mit Kelch, 10/11 geöffnete Kapsel, 12 Samen. Nach Köhler; URW

Stammpflanze: *Centaurium erythraea* Rafn, syn. *C. minus* Moench, *C. umbellatum* Gilib., *Erythraea centaurium* (L.) Pers. (Echtes Tausendgüldenkraut); Gentianaceae
Habitus: zweijährige, krautige, bis 50 cm hohe Pflanze; Abb. 105

Herkunft: Import aus Marokko, Ungarn und den nördlichen Balkanländern

Arzneibücher: Ph.Eur.: Die ganzen oder geschnittenen, getrockneten, oberirdischen Teile blühender Pflanzen

Ganzdroge

Geruch: schwach, eigenartig

Geschmack: stark bitter

Morphologie

Stängel einfach, erst oberwärts ästig, vierkantig mit dekussierter Blattstellung; unterste **Blätter** als grundständige Rosette, verkehrt eiförmig, stumpf; Stängelblätter halb stängelumfassend bis sitzend, länglich-eiförmig bis lanzettlich, spitz, glattrandig; **Blüten** endständig zu doldenrispigem Blütenstand zusammengefasst (Abb. 105, 3); Kelch röhrig mit 5 spitzen Zipfeln; Kronröhre 10 bis 15 mm lang, mit 5 flach ausgebreiteten, elliptischen Zipfeln, hellrot bis rot; 5 Staubblätter, nach Ausstäuben spiralig gedreht; Fruchtknoten oberständig; **Frucht** eine vom Kelch unterstützte Kapsel, bis 10 cm lang, an der Spitze 2-klappig aufspringend; zahlreiche, sehr kleine, braunrote, eiförmige Samen.

Anatomie

Stängel, Flächenansicht: Epidermiszellen lang gestreckt, geradwandig mit längsstreifiger Cuticula; anisocytische Spaltöffnungen; im Längsschnitt Holzelemente faserig, hauptsächlich Schraubengefäße; **Querschnitt:** Zellen der Epidermis mit verdickten Außenwänden, an den Stängelkanten kurze, breit kegelförmige Papillen; Rindenparenchym schmal, locker, Chlorophyll führend, kleine Gruppen von Siebelementen an den Holzkörper angrenzend; Holzkörper mit derbwandigen, getüpfelten Sklerenchymfasern und Gefäßen; Markstrahlen meist einreihig; Mark im oberen Stängelteil noch vorhanden, unterer Stängelteil hohl; lockeres Markparenchym aus polygonalen, z. T. getüpfelten Zellen; innerhalb des Marks, an der Grenze zum Holzkörper, kleine Gruppen von Siebelementen.
Blatt, Flächenansicht: Epidermiszellen der Ober- und Unterseite wellig-buchtig, dickwandig mit Cuticularstreifung; Stomata anisocytisch; Epidermiszellen der Oberseite hügelig erhaben mit vom Gipfel herablaufenden Cuticularleisten; **Querschnitt:** Blattbau bifazial mit meist zweischichtigem Palisadenparenchym, Schwammparenchym relativ dicht, in den Zellen des Mesophylls zahlreiche prismatische Ca-Oxalateinzelkristalle (Abb. 106 b).
Blüte: Kelchblätter in Aufsicht (Abb. 106 a) beidseitig mit wellig-buchtigen Epidermiszellen und mit zarter Cuticularstreifung; im unteren Teil papillös; Stomata besonders auf der Außenseite; prismatische Ca-Oxalateinzelkristalle im Mesophyll; Kronröhre rot gefärbt (Farbe läuft in Chloralhydrat-Lösung aus!); in Aufsicht Zellen der Epidermis beidseitig lang gestreckt, geradwandig, längs cuticulär gestreift; Epidermis-

zellen der Kronblattzipfel (Abb. 106 c, d) leicht wellig, auf der Außenseite mehr lang-gestreckt, innen mehr isodiametrisch und papillös, quer oder radiär gestreift; Endo-thecium (Abb. 106 f, g) mit netzigen Wandverdickungen; Pollen (Abb. 106 e) gelb, elliptisch bis dreieckig abgerundet, Exine fein punktiert, drei Keimporen; Fruchtblätter mit in Aufsicht gestreckten und geradwandigen Epidermiszellen, mit schwacher Cuti-cularstreifung; im Mesophyll prismatische Ca-Oxalateinzelkristalle, Narben innen schwach papillös.

Frucht: Fruchtwand mit 2 Lagen gekreuzter, unverholzter, länglicher Zellen unterhalb des Exokarps (Abb. 106 k).

Samen: Samenschale gelbbraun, Epidermiszellen ± rechteckig, dickwandig, punktiert erscheinend (Abb. 106 i).

Schnittdroge

Zahlreiche hohle vierkantige Stängelstücke; bleichgrüne, kahle, ganzrandige Blatt-fragmente, meist wenig; viele kleine rötliche Blüten, meist ganz erhalten, ± knospenar-tig; zuweilen Kapseln.

Pulver

Siehe Abbildung 106

a   Kelchblattfragmente mit Epidermis in Aufsicht
b   Blattbruchstücke mit Epidermis (nicht dargestellt) in Aufsicht, Palisadenparen-chym und Leitbündel durchscheinend, einige Zellen mit prismatischen Ca-Oxala-teinzelkristallen
c   Rot gefärbte Fragmente der Kronblätter, Farbstoff schwach auslaufend, Epidermis der Innenseite papillös
d   Rot gefärbte Kronblattfragmente mit Epidermis der Außenseite in Aufsicht mit Cuticularstreifung
e   Pollenkörner gelb, elliptisch bis dreieckig abgerundet
f, g Endothecium mit netzartiger Wandverdickung
h   Papillen der Kelchblätter in Seitenansicht
i   Gelbbraune Bruchstücke der Samenschale, punktiert erscheinend
k   Fruchtwandfragmente mit gekreuzten Zellen in Aufsicht

Anmerkung: Außerdem faserige Elemente des Stängels mit Leitelementen in Aufsicht, nicht dargestellt.

Verfälschungen/Verwechslungen

Verfälschungen gelegentlich mit anderen *Centaurium*-Arten, z. B. mit *C. pulchellum* (Sw.) Druce (Kleines Tausendgüldenkraut) mit deutlich gestielten Blüten oder mit *C. uliginosum* (Waldst. et Kit.) Beck, syn. *C. littorale* ssp. *uliginosum* (Waldst. et Kit.) Meld. (Strand-Tausendgüldenkraut), deren Blätter 3-nervig sind. Vergleichende

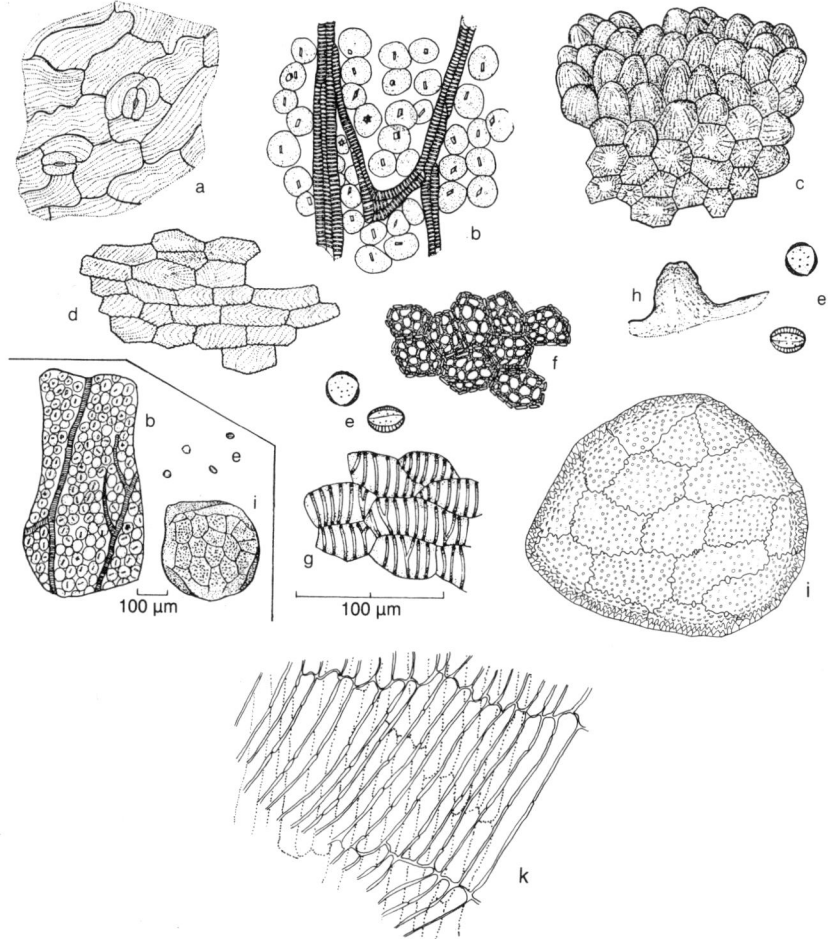

Abb. 106 Centaurii herba – Tausendgüldenkraut – Pulver. Erläuterungen siehe Text. Aus Karsten, Weber, Stahl; nach Weber

pharmakobotanische Untersuchungen verschiedener Arten der Gattung *Centaurium* bei Länger, 1990; siehe Literatur.

Inhaltsstoffe und Anwendung

Inhaltsstoffe: Bitter schmeckende Secoiridoidglykoside; Flavonoide; Xanthonderivate; Triterpene; Sterole
Ph.Eur.: Bitterwert mindestens 2000

Anwendungsgebiete: Kommission E: Appetitlosigkeit und dyspeptische Beschwerden. Volkstümlich: Auch als Roborans und Tonikum.

Standardzulassung: Tausendgüldenkraut, Zul.-Nr. 1319.99.99

Chamomillae romanae flos – Römische Kamille

Synonyme: Flores Chamomillae romanae, Flores Anthemidis, Anthemidis flos, Flores Chamomillae nobilis

Sonstige Bezeichnungen: dt.: Große Kamille, Doppelte Kamille, engl.: Roman chamomile flower, English chamomile, franz.: Fleur de camomille romaine, ital.: Camomilla romana; span.: Manzanilla romana

Stammpflanze: Die kultivierte, gefülltblütige Varietät von *Chamaemelum nobile* (L.) ALL., syn. *Anthemis nobilis* L. (Römische Hundskamille); Asteraceae
Habitus: ausdauernde, niederliegende, 20 bis 50 cm hohe Staude; Abb. 107

Herkunft: Zur Drogengewinnung wird eine fast nur Zungenblüten bildende Varietät kultiviert, vor allem in Belgien, Frankreich und England, aber auch in den USA und Argentinien. Importe vor allem aus Frankreich, Polen und Tschechien/Slowakei

Arzneibücher: Ph.Eur.: Die getrockneten Blütenköpfchen

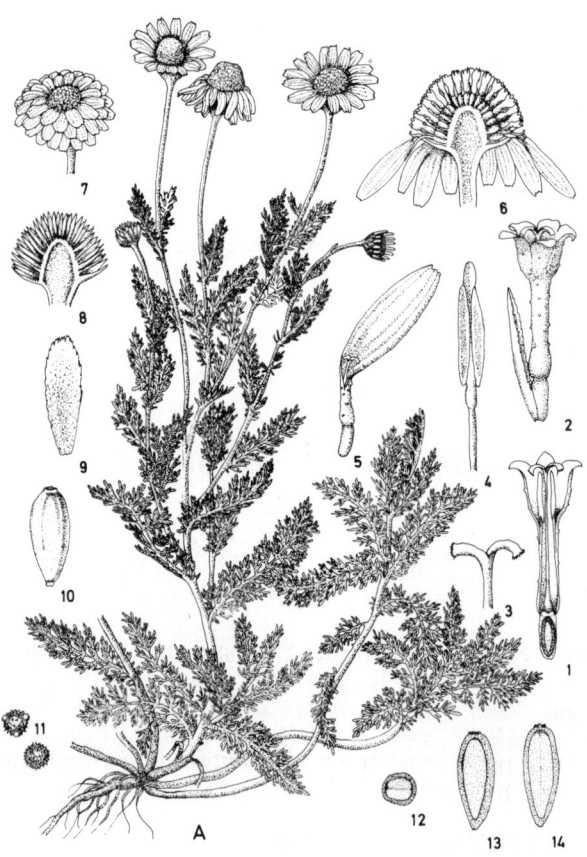

Abb. 107 *Chamaemelum nobile* (L.) ALL. **A** blühende Pflanze, 1 Zungenblüte im Längsschnitt, 2 Röhrenblüte mit Spreublättchen, 3 Narbe, 4 Staubblatt, 5 Zungenblüte, 6 Blütenköpfchen im Längsschnitt, 7 gefülltes Blütenköpfchen, 8 Blütenboden mit Spreublättern im Längsschnitt, 9 Spreublättchen, Vorderansicht, 10 Achäne, 11 Pollen, 12 Achäne im Querschnitt, 13/14 Achäne im Längsschnitt. Nach Köhler; DF

Ganzdroge

Geruch: eigenartig würzig, angenehm

Geschmack: leicht bitter, aromatisch

Morphologie

Köpfchen ca. 2 cm im Durchmesser (Abb. 107, 7); Zungenblüten weiß oder gelb-bräunlich-weiß, häufig umgeschlagen; Hüllkelch mehrreihig, dachziegelartig; Hüllblätter trockenhäutig, lanzettlich bis spatelförmig mit breitem, häutigem Rand, Rand häufig ± ausgefranst; Blütenboden gewölbt (im Gegensatz zur echten Kamille nicht hohl) mit gesägten Spreublättchen besetzt; fast ausschließlich 3-zähnige Zungenblüten (Abb. 107, 5), ca. 7 mm lang, schmal; kleine gelbliche Röhrenblüten wenig oder fehlend.

Anatomie

Obere Epidermis der Kronblätter (Abb. 108 a) aus dünnwandigen, rundlich-polygonalen, leicht wellig-buchtigen Zellen, im oberen Bereich stark papillös; Zellen der unteren Epidermis (Abb. 108 b) lang rechteckig, geradwandig oder schwach gewellt; zahlreiche Asteraceen-Drüsenschuppen (Abb. 108 d); Spreublätter beidseitig mit einer Schicht von dünnwandigen, länglichen Zellen (Abb. 108 e), dazwischen vor allem im mittleren Bereich eine Sklerenchymfaserschicht; Hüllkelchblätter den Spreublättern ähnlich, jedoch mit Spaltöffnungen; beide Blattarten unterseits mit „Peitschenhaaren" (Abb. 108 c); diese bis 500 μm lang, aus 3 bis 5 basalen Zellen und langer, gewundener Endzellen („Peitsche") bestehend; auch Asteraceen-Drüsenschuppen; Griffel mit Ca-Oxalatkristallen, Spitzen der Narben zu Papillen verlängert; auf der Fruchtknotenwand ebenfalls Asteraceen-Drüsenschuppen; Endothecium (Abb. 108 f); Pollen triporat, rundlich, 30 bis 35 μm, mit stacheliger Exine (Abb. 108 g).

Schnittdroge

Einzelne, weißliche, ca. 7 mm lange Zungenblüten mit vier ± parallelen Nerven und unregelmäßig dreizähniger Spitze; Fruchtknoten gelblich-braun und relativ kurz; weiterhin kleine schmallanzettliche, trockenhäutige, strohige Hüllblätter; daneben Bruchstücke des Blütenbodens mit kleinen Spreublättern, Röhrenblüten wenig oder fehlend.

Pulver

Siehe Abbildung 108

a Fragmente der Zungenblüten mit oberer Epidermis in Aufsicht
b Fragmente der Zungenblüten mit unterer Epidermis in Aufsicht; Asteraceen-Drüsenschuppen
c „Peitschenhaare" des Hüllkelchs und der Spreublätter, auch Bruchstücke davon
d Asteraceen-Drüsenschuppen, frei liegend
e Bruchstücke des Sklerenchyms des Spreublattes
f Endotheciumfragmente in Aufsicht
g Pollen

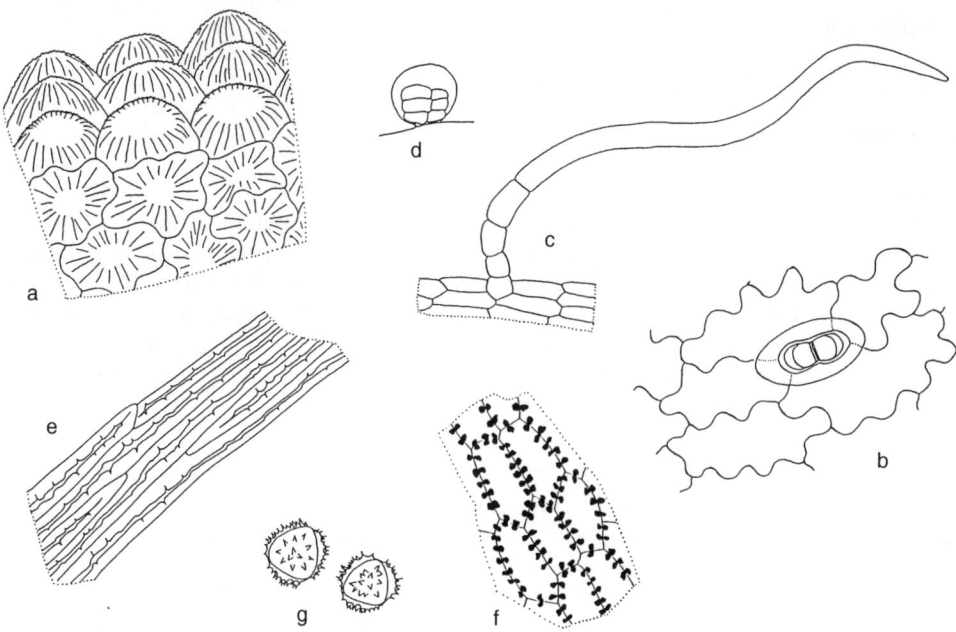

Abb. 108   Chamomillae romanae flos – Römische Kamille – Pulver. Erläuterungen siehe Text. NH

Verfälschungen/Verwechslungen

Selten; durch *Tanacetum parthenium* (L.) Schultz-Bip. (Mutterkraut) oder *Matricaria perforata* Merat (Geruchlose Kamille, Falsche Kamille).

Inhaltsstoffe und Anwendung

Inhaltsstoffe: Ätherisches Öl (0,6 bis 2,4 %, hauptsächlich Ester der Angelikasäure und andere Ester); Sesquiterpen-Bitterstoffe; Flavonoide; Polyacetylene
Ph.Eur.: mindestens 0,7 % ätherisches Öl

Anwendungsgebiete: Kommission E: Die therapeutische Anwendung wird wegen des fehlenden Wirksamkeitsnachweises nicht befürwortet.
Traditionell verwendet bei leichten krampfartigen Magen- und Darmstörungen; Entzündungen im Mund- und Rachenraum; äußerlich bei Ekzemen, Wunden und Entzündungen. Auch bei Menstruationsbeschwerden und als Emmenagogum.
Ansonsten zur Haarpflege und als Haaraufhellungsmittel; als Schmuckdroge für Teemischungen.

Standardzulassung: erloschen

Chelidonii herba – Schöllkraut

Synonyme: Herba Chelidonii, Herba Chelidonii majoris

Sonstige Bezeichnungen: dt.: Warzenkraut, Goldwurzkraut, engl.: Great(er) celandine, franz.: Chélidoine grande éclair, ital.: Celidonia, span.: Parte aérea de celidonia

Stammpflanze: *Chelidonium majus* L. (Schöllkraut); Papaveraceae
Habitus: ausdauernde, 30 bis 50 (100) cm hohe krautige Staude; Abb. 109

Herkunft: Import aus osteuropäischen Ländern

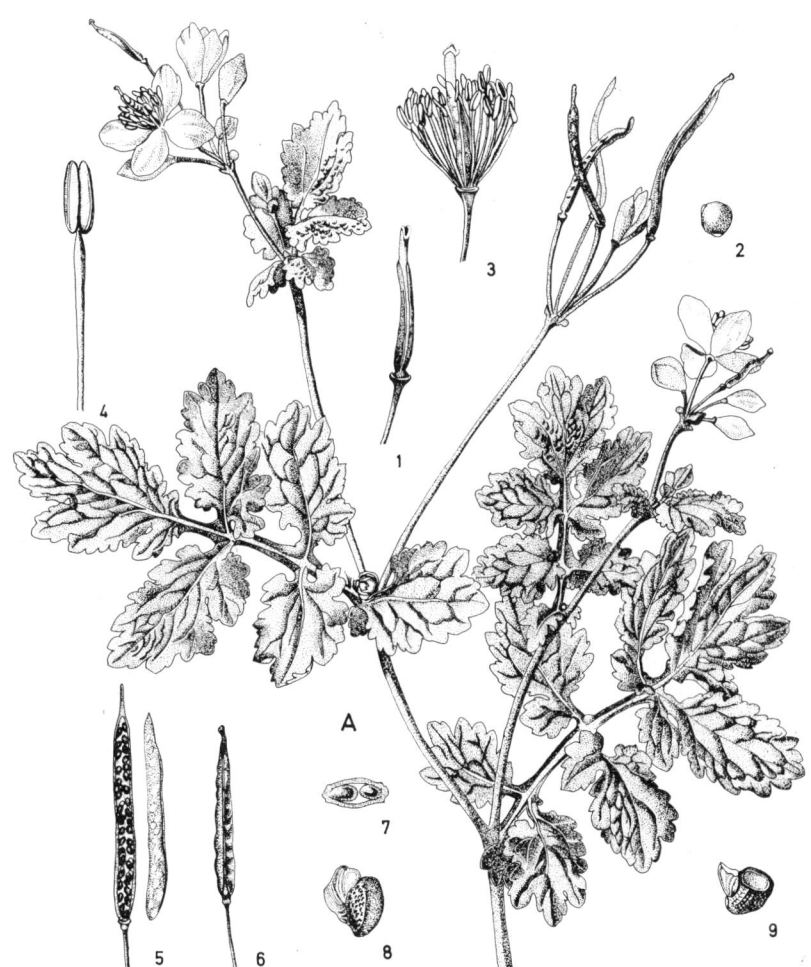

Abb. 109 *Chelidonium majus* L. **A** Teil der blühenden und fruchtenden Pflanze, 1 Stempel, 2 Pollen, 3 Blüte (Kronblätter entfernt), 4 Staubblatt, 5 geöffnete Kapsel, 6 geschlossene Kapsel, 7 Stempel im Querschnitt, 8 Samen, 9 Samen im Querschnitt. Nach Köhler; ACH

Arzneibücher: DAB: Die zur Blütezeit gesammelten, ganzen oder geschnittenen, getrockneten oberirdischen Teile

Ganzdroge

Geruch: schwach

Geschmack: bitter, etwas scharf

Morphologie

Stängel grünlich, stielrund, hohl, ± behaart; **Blätter** zart, gefiedert, ± behaart und unterseits blaugrün; Fiedern eiförmig, lappig, gekerbt; **Blüten** endständig in lockeren Dolden, radiär gebaut, bis 2 cm im Durchmesser; Kelchblätter 2, hellgelb und hinfällig; Kronblätter 4, breiteiförmig, hinfällig; zahlreiche Staubblätter, Fruchtknoten mit kurzem, dicken Griffel; **Früchte** (Abb. 109, 5 u. 6) als schotenartige Kapseln mit schwarzen, eiförmigen Samen; diese mit netzartiger Oberfläche und kammartigem Anhängsel (Abb. 109, 8 u. 9); alle Teile der Pflanze, außer der reifen Frucht, in frischem Zustand orangegelben Milchsaft führend.

Anatomie

Stängel: Epidermis in Aufsicht mit fein gewellter Cuticula überzogen, Epidermiszellen lang gestreckt, ± spitz endend; eingestreut Stomata und mit langen Gliederhaaren besetzt; im Querschnitt unter der Epidermis eine 1- oder 2-schichtige Hypodermis aus dünnwandigen Zellen; äußere Schichten der primären Rinde faserig, nach innen anschließend dünnwandiges Stärke führendes Parenchym, dazwischen gegliederte Milchröhren; Leitbündel offen kollateral; zentrales Mark aus großen dünnwandigen Zellen.

Blatt, Flächenansicht: Siehe Abb. 110 b, c; obere Epidermis aus dünnwandigen, etwas gestreckten Zellen mit schwach wellig-buchtigen Wänden, gelegentlich kleine Büschel nadeliger Kristalle führend; untere Epidermis der oberen ähnlich, stärker wellig-buchtig, gelegentlich mit langen, vielzelligen, dünnwandigen Gliederhaaren; Spaltöffnungen nur unterseits; **Querschnitt:** Siehe Abb. 110 a; Blattbau bifazial mit 1-schichtigem Palisadenparenchym; in den Gefäßbündeln Milchröhren, diese aber meist kaum sichtbar.

Blüte: Siehe Abb. 110 d; Epidermis der Kronblätter in Aufsicht beidseitig aus schwach wellig-buchtigen Zellen, zart; Endothecium (Abb. 110 f) in Aufsicht mit Verstärkungsleisten nur in den Seitenwänden, kaum ins Lumen hineinragend; Pollenkörner (Abb. 110 e) glatt, ca. 40 µm.

Frucht: Siehe Abb. 110 g; Exokarp in Aufsicht aus dünnwandigen, langgestreckten Zellen; Mesokarp parenchymatisch, dünnwandig, mit zarten Gefäßen; Endokarp aus größeren, ± weniger gestreckten Zellen mit derben, reichgetüpfelten Wänden („Rosenkranzzellen"), sehr charakteristisch.

Samen: Siehe Abb. 110 h; Epidermis der Samenschale in Aufsicht polygonal und fein punktiert; im Querschnitt stark verdickte und fein gestreifte Außenwand der Epidermiszellen erkennbar; unter der Epidermis eine Schicht bräunlicher, parenchymatischer Zellen, große Ca-Oxalat-Einzelkristalle enthaltend; übrige Schichten der Samenschale kollabiert, bräunlich, Endosperm kleinzellig, zartwandig, mit fettem Öl.

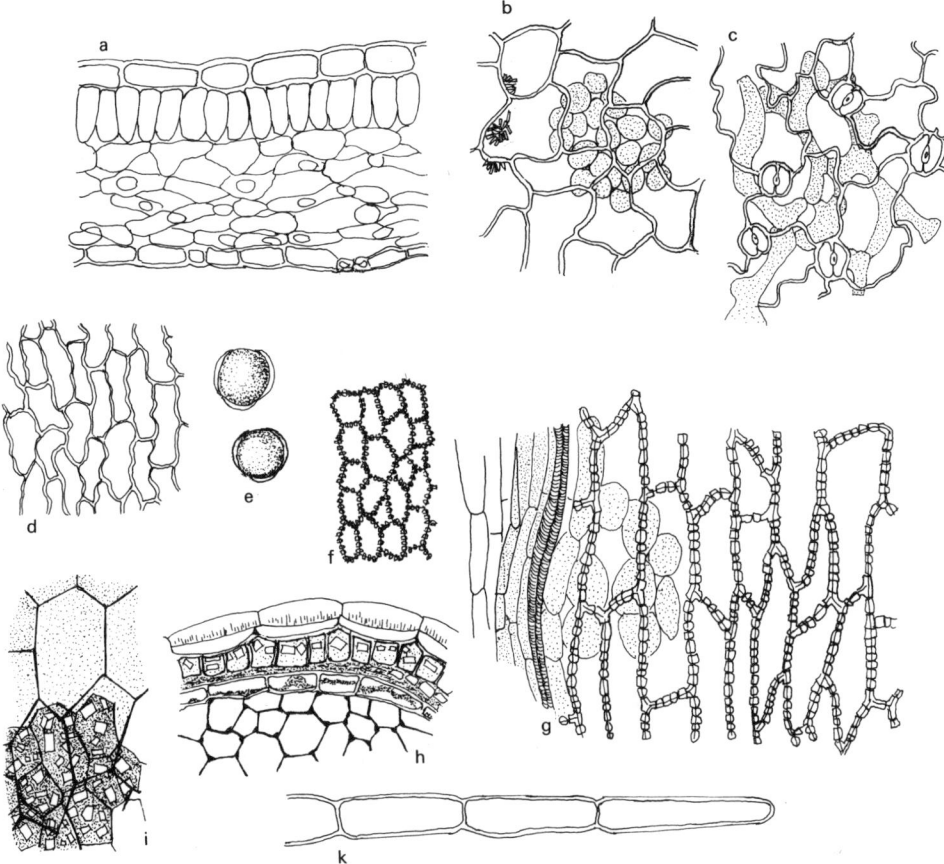

Abb. 110 Chelidonii herba – Schöllkraut – Pulver. Erläuterungen siehe Text. Nach Brandt; UW

Schnittdroge

Zahlreiche, ± breitgedrückte, hohle, gelbliche bis grünliche Stängelstücke; dünne, stark gefaltete, tiefdunkelgrüne Blattstückchen, meist behaart, Nervatur deutlich; gelbe Blütenteile, hauptsächlich Kronblätter und Staubblätter; seltener schotenförmige Kapselfrüchte.

Pulver

Siehe Abbildung 110

a Blattbruchstücke im Querschnitt; selten
b Blattfragmente mit oberer Epidermis in Aufsicht, gelegentlich kleine Büschel nadelförmiger Kristalle, Palisadenparenchym durchscheinend

c Blattfragmente mit unterer Epidermis in Aufsicht, Spaltöffnungen, Mesophyll durchscheinend

d Kronblattfragmente in Aufsicht, zart

e Pollenkörner

f Endothecium in Aufsicht

g Fragmente der Fruchtwand mit Endokarp in Aufsicht, „Rosenkranzzellen", charakteristisch, parenchymatisches Mesokarp und die länglichen Zellen des Exokarps durchscheinend

h Fragmente der Samenschale im Querschnitt; Epidermisaußenwand stark verdickt, darunter die bräunlichen Zellen mit Ca-Oxalateinzelkristallen; charakteristisch

i Fragmente der Samenschale mit Epidermis in Aufsicht, Epidermiszellen punktiert erscheinend, bräunliche Kristallzellschicht durchscheinend; charakteristisch

k Fragmente der Gliederhaare des Stängels und der Blätter

Anmerkung: Außerdem faserige Bruchstücke des Stängels mit Leitelementen in Aufsicht, nicht dargestellt.

Verfälschungen/Verwechslungen

Kommen in der Praxis kaum vor.

Inhaltsstoffe und Anwendung

Inhaltsstoffe: Alkaloide (Benzylisochinolinderivate; 0,1 bis 1 %); Chelidoninsäure und andere Pflanzensäuren; Carotinoide
DAB: mindestens 0,6 % Gesamtalkaloide, berechnet als Chelidonin

Anwendungsgebiete: Kommission E: Krampfartige Beschwerden im Bereich der Gallenwege und des Magen-Darm-Trakts.
Volkstümlich: Der frisch austretende Milchsaft wird zur Behandlung von Warzen auf die Haut aufgetupft.

Hinweis: Vorsichtig lagern

Cinchonae cortex – Chinarinde

Synonyme: Chinae cortex, Cortex Chinae, Cortex Cinchonae

Sonstige Bezeichnungen: dt.: Rote Chinarinde, Fieberrinde, engl.: (Red) cinchona bark, Peruvian bark, Jesuit's bark, franz.: Écorce de Quinquina, ital.: Corteccia di china, span.: Corteza de quina

Stammpflanzen: *Cinchona pubescens* VAHL, syn. *Cinchona succirubra* PAV. (Roter Chinarindenbaum) oder deren Varietäten sowie Hybriden; Rubiaceae
Habitus: mittelgroße, 5 bis 15 (20) m hohe Bäume; Abb. 111

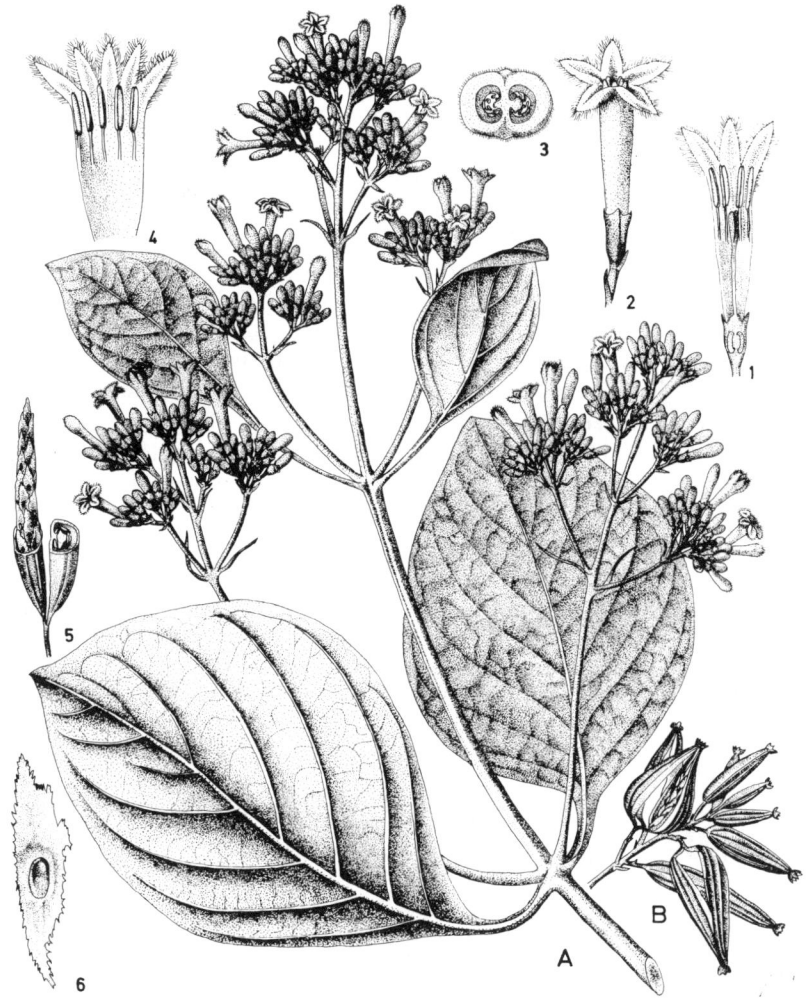

Abb. 111 *Cinchona pubescens* VAHL **A** blühender Zweig, **B** Teil des Fruchtstands, 1 Blüte im Längs-schnitt, 2 Blüte, 3 Fruchtknoten im Querschnitt, 4 aufgeschnittene Kronröhre, 5 Kapsel zerschnitten mit frei gelegten Samen, 6 Samen. Nach Köhler; ACH

Herkunft: Aus Kulturen in Südostasien, Südamerika und Südafrika

Arzneibücher: Ph.Eur.: Die getrocknete Rinde

Ganzdroge

Geruch: schwach, eigenartig

Geschmack: intensiv bitter, etwas adstringierend

Morphologie

Röhren oder Halbröhren, bis zu 50 cm lang, 2 bis 5 mm dick; Außenseite grau bis graubraun, mit langen, groben Längsrunzeln und meist feinen Querrissen; gelegentlich mit Flechten besetzt, Innenseite glatt, rotbraun, zart längsriefig; Bruch außen glatt, innen kurzfaserig.

Anatomie

Querschnitt: Siehe Abb. 112; Kork aus mehreren Lagen dünnwandiger, tafelförmiger Korkzellen mit rotbraunem Inhalt; darunter die primäre Rinde aus ± derbwandigen, getüpfelten Parenchymzellen mit gelb-bräunlichen Wänden, außen tangential gestreckt, nach innen zu ± isodiametrisch; zwischen primärer und sekundärer Rinde einzelne Exkretzellen; sekundäre Rinde von 1 oder 2 Zellreihen breiten, sich nach außen verbreiternden Markstrahlen durchzogen; Siebparenchym (besonders bei älteren Stücken) ± obliteriert (Keratenchym); zahlreiche, meist einzeln stehende, selten in Gruppen oder Radialreihen angeordnete Bastfasern mit geschichteten verholzten Wänden und zahlreichen zum Lumen hin erweiterten Tüpfelkanälen; Parenchymzellen der primären und sekundären Rinde mit rotbraunem Inhalt, wenig Stärke; Stärkekörner rundlich-länglich, 6 bis 10 (bis 20) µm; einzelne Parenchymzellen mit Ca-Oxalatkristallsand.

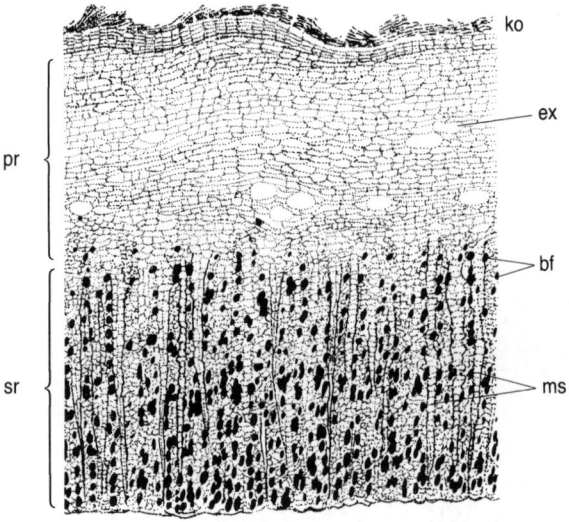

Abb. 112 *Cinchona pubescens* VAHL Rinde im Querschnitt; Lupenbild. ko Kork, pr primäre Rinde, sr sekundäre Rinde, ex Exkretgänge, bf Bastfasern, ms Markstrahlen. Nach Oltmanns in Karsten, Weber, Stahl; NIE

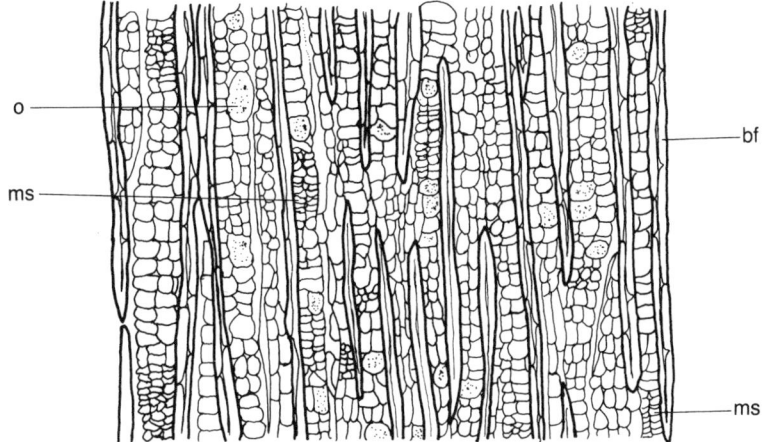

Abb. 113 *Cinchona pubescens* VAHL sekundäre Rinde: tangentialer Längsschnitt. o Zelle mit Ca-Oxalatsand, ms Markstrahlen, bf Bastfasern. Vergr. ca. 100 x. Nach Oltmanns in Karsten, Weber, Stahl; NIE

Abb. 114 *Cinchona pubescens* VAHL sekundäre Rinde: radialer Längsschnitt. o Zellen mit Ca-Oxalatsand, bf Bastfaser, ms Markstrahlen. Vergr. ca. 100 x. Nach Oltmanns in Karsten, Weber, Stahl; NIE

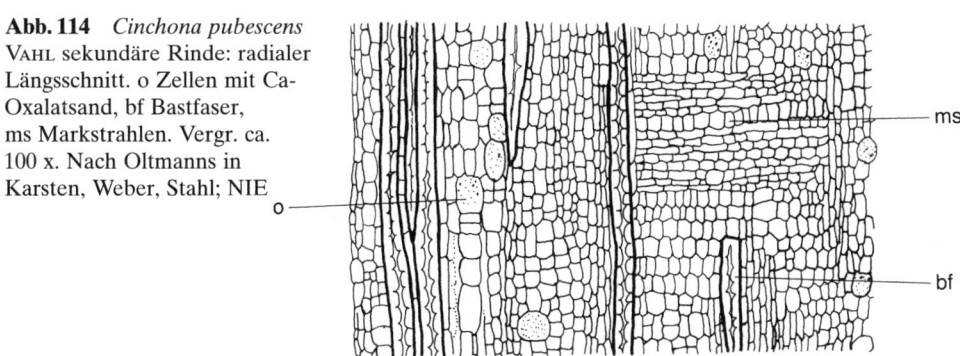

Tangentialer und radialer Längsschnitt: Siehe Abb. 113 und 114; Bastfasern 500 bis 1300 µm lang, meist 600 bis 700 µm, an beiden Enden verschmälert, deutlich geschichtet; Lumen sehr eng, Tüpfelkanäle sich zum Lumen hin erweiternd („Trompetentüpfel"); Markstrahlen von erheblicher Höhe.

Schnittdroge

Nach innen gebogene, höchstens 5 mm dicke Rindenstücke; außen runzelig, grau bis graubraun, innen glatt und rotbraun; am Längsbruch zahlreiche weiße Punkte (Lupe!) erkennbar (Ca-Oxalatkristallsand).

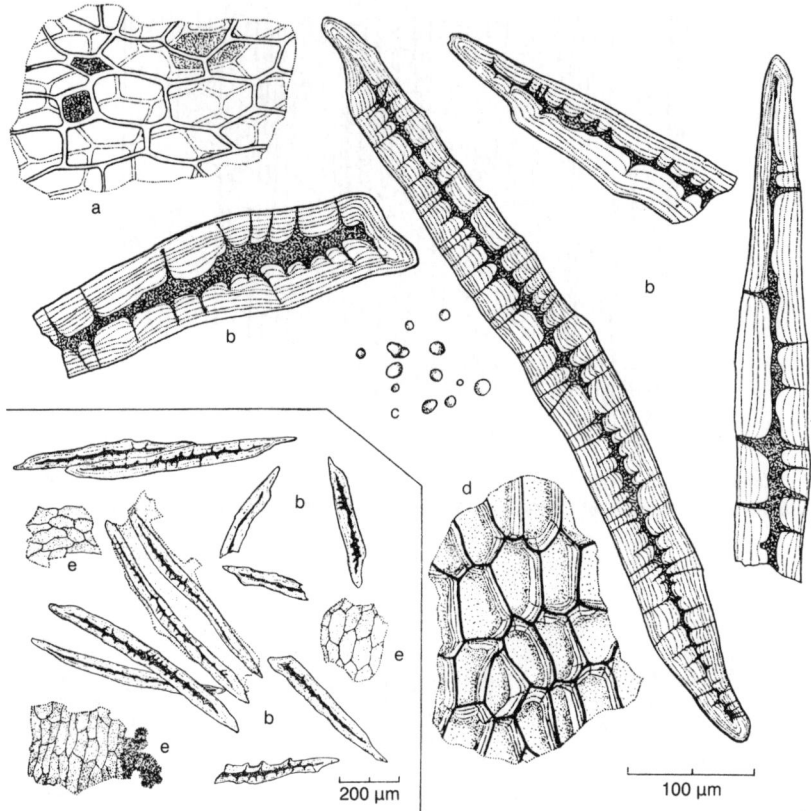

Abb. 115   Cinchonae cortex – Chinarinde – Pulver. Erläuterungen siehe Text. Aus Karsten, Weber, Stahl; nach Weber

Pulver

Siehe Abbildung 115

a   Bruchstücke der Rinde mit schwach rötlich-braunem Rindenparenchym, Kristallsandzellen aus der Innenrinde; zahlreich, charakteristisch

b   Stark getüpfelte Bastfasern und Bruchstücke davon, Zellwände deutlich geschichtet; sehr zahlreich, charakteristisch; schon im Lupenbild auffallend

c   Im Wasserpräparat wenige kleine, kugelige bis ovale Stärkekörner aus den Parenchymzellen der Rinde; kleiner als 14 µm; wenig charakteristisch

d   Bruchstücke des Korks in Schrägaufsicht; Zellwände rötlich-braun; selten, wenig charakteristisch

e   Bruchstücke des Rindenparenchyms, hell-rötlich-braun; zahlreich, schon im Lupenbild auffallend

Verfälschungen/Verwechslungen

Verwechslungen mit den Rinden anderer *Cinchona*-Arten, die der Chinin-Gewinnung dienen und einen höheren Chiningehalt wie z. B. *Cinchona calisaya* WEDD. aufweisen. Sie sind an einer gelb-braunen (nicht rötlich-braunen) Färbung der Innenseite erkennbar; außerdem sind die Bastfasern gewöhnlich kürzer und enden stumpf. In der primären Rinde sind Steinzellen enthalten.

Inhaltsstoffe und Anwendung

Inhaltsstoffe: Chinolin- und Indolalkaloide (5 bis 15 %, hauptsächlich Chinin); Catechingerbstoffe und Gerbstoffvorstufen (ca. 8 %); Triterpen-Bitterstoffe
Ph.Eur: mindestens 6,5 % Gesamtalkaloide, davon mindestens 30 % und höchstens 60 % Alkaloide vom Typ des Chinins

Anwendungsgebiete: Kommission E: Appetitlosigkeit; dyspeptische Beschwerden wie Blähungen und Völlegefühl.
Volkstümlich: Auch bei grippalen Infekten, seltener auch als Bestandteil von Cholagoga.

Standardzulassung: Chinarinde, Zul.-Nr. 1459.99.99

Cinnamomi cortex – Zimtrinde

Synonyme: Cinnamomi ceylanici cortex, Cortex Cinnamomi, Cortex Cinnamomi zeylanici

Sonstige Bezeichnungen: dt.: Ceylonzimtrinde, Echter Zimt, Echter Kanehl, engl.: Cinnamon bark, Ceylon Cinnamon, franz.: Cannelle de Ceylan, ital.: Canella, canella di Ceylan, canella regina, span.: Canela de Ceilán

Stammpflanze: *Cinnamomum zeylanicum* NEES (Ceylonischer Zimtbaum); Lauraceae
Habitus: 6 bis 12 m hoher immergrüner Baum; Abb. 116

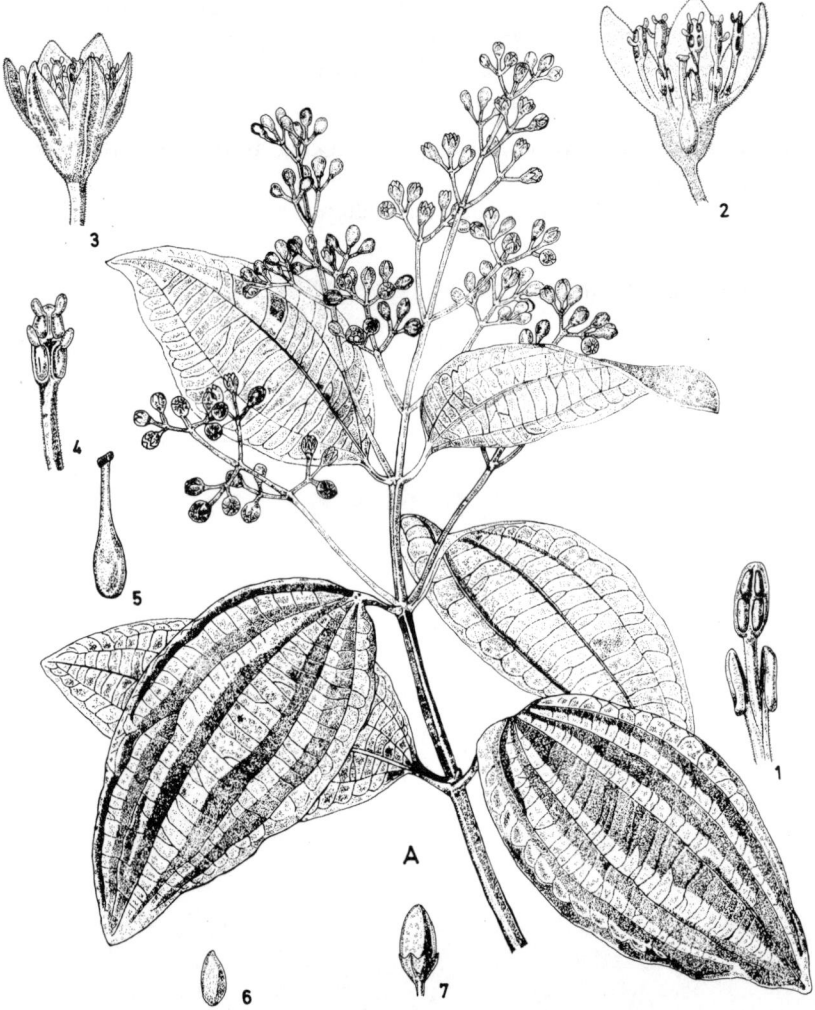

Abb. 116 *Cinnamomum zeylanicum* NEES **A** blühender Zweig, 1 Staubblatt, 2 Blüte im Längsschnitt, 3 Blüte, 4 äußerer Staubbeutel, 5 Fruchtknoten mit Griffel und Narbe, 6 Samen, 7 Frucht. Nach Köhler; SH

Herkunft: Import aus Sri Lanka, Malaysia, Madagaskar und von den Seychellen

Arzneibücher: Ph.Eur.: Die getrocknete, vom äußeren Kork und dem darunterliegenden Parenchym befreite Rinde junger, auf zurückgeschnittenen Stöcken wachsenden Schösslinge

Ganzdroge

Geruch: charakteristisch, angenehm aromatisch

Geschmack: brennend würzig, etwas süß und schleimig, nur wenig herb

Morphologie
Mehrere sehr dünne Rindenstücke (etwa 10) zu Röhren bzw. Doppelröhren ineinandergeschoben, Länge ca. 15 cm, Dicke ca. 1 cm; außen hellbraun, fein gestreift, innen dunkler und matt, Bruch kurzfaserig.

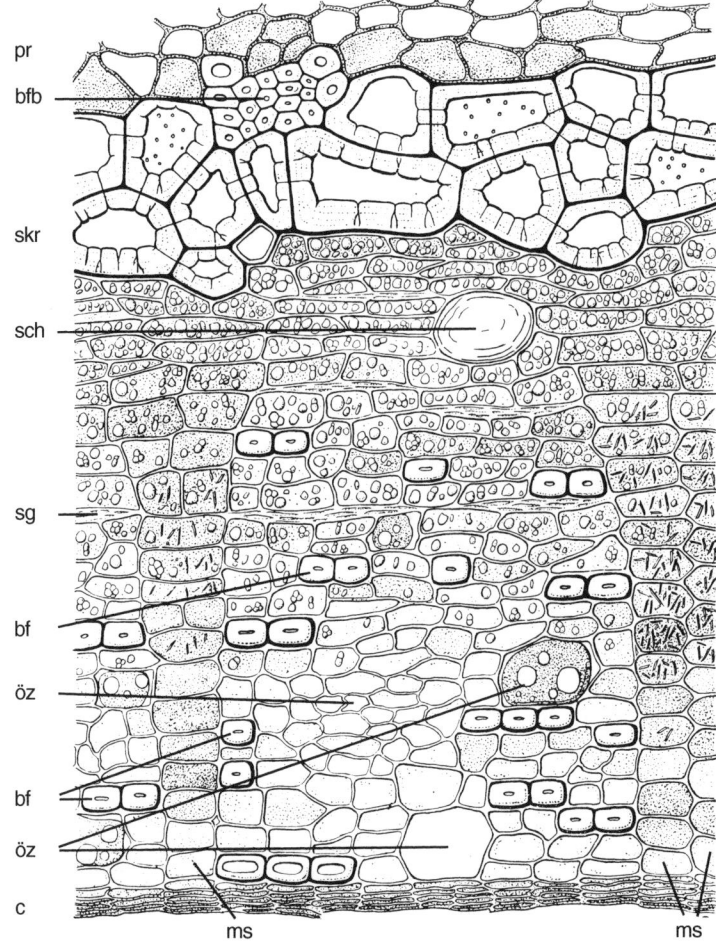

Abb. 117 *Cinnamomum zeylanicum* NEES Rinde im Querschnitt. pr Reste der primären Rinde, bfb Bastfaserbündel, skr sklerotischer Ring, sch Schleimzelle, sg Siebzellgruppe, bf Bastfasern, öz Ölzelle, c Kambium, ms Markstrahl. Vergr. 200 x. Aus Gassner, Hohmann, Deutschmann; Gassner

Anatomie

Querschnitt: Siehe Abb. 117; Kork und äußerer Teil der primären Rinde fehlen, da Droge geschält; etwa noch vorhandene, braunwandige Parenchymzellen der äußeren Rinde meist zerrissen; Droge begrenzt durch geschlossenen Ring von Steinzellen mit außen unregelmäßig anliegenden Bastfaserbündeln; Steinzellen ± tangential gestreckt, 50 μm (40 bis 150 μm) lang, ca. 35 μm breit, Wände getüpfelt, deutlich geschichtet; Bastfasern rundlich polygonal, englumig; sekundäre Rinde von meist zweireihigen Markstrahlen durchzogen, diese enthalten winzige Ca-Oxalatnädelchen (charakteristisch, Abb. 118); Siebteile stark obliteriert; Parenchym Stärke führend, braunwandig, eingestreut zahlreiche englumige Fasern, vereinzelt Steinzellen sowie Ölzellen (ätherisches Öl) und etwa 50 μm (30 bis 60 μm) weite Schleimzellen (charakteristisch). In Parenchym und Markstrahlen Stärke; Stärkekörner entweder ca. 12 μm groß, einfach, oder ca. 20 μm groß, zusammengesetzt.

Längsschnitt: Fasern beidseitig zugespitzt, bis 600 μm lang, Lumen ± bandförmig verbreitert; Markstrahlen ca. 10 bis 20 Zellen hoch, winzige Ca-Oxalatnädelchen führend (Abb. 118).

Schnittdroge

Hellbraune, fast quadratische, sehr dünne Rindenstücke mit fein längsstreifiger Oberfläche, quer zur Faser leicht brechbar.

Pulver

Siehe Abbildung 119

a Fragmente des Markstrahlgewebes mit Ca-Oxalatnädelchen in den Zellen, bräunlich; zahlreich, charakteristisch

b Bastfasern und Bastfaserbruchstücke; schwach gelblich, einzeln liegend, kaum getüpfelt; sehr zahlreich, charakteristisch, auffallend bei Lupenvergrößerung

c Steinzellen aus der primären Rinde; schwach gelblich, Zellen dickwandig, meist gleichmäßig verdickt, selten hufeisenförmig, getüpfelt; sehr zahlreich, schon bei Lupenvergrößerung auffallend

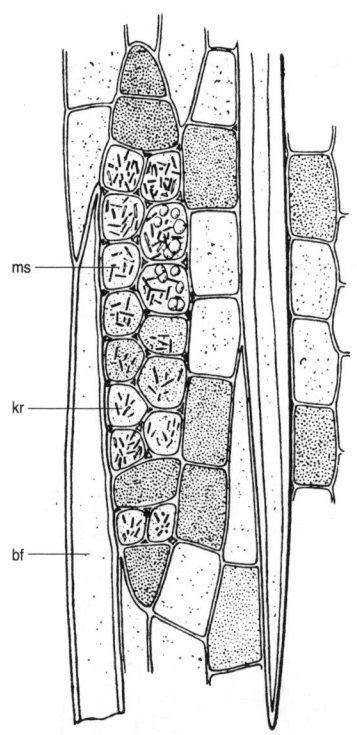

ms

kr

bf

Abb. 118 *Cinnamomum zeylanicum* NEES Markstrahl im tangentialen Längsschnitt. ms Markstrahl, bf Bastfasern, kr Ca-Oxalatnädelchen. Vergr. 200 x. Aus Gassner, Hohmann, Deutschmann; Gassner

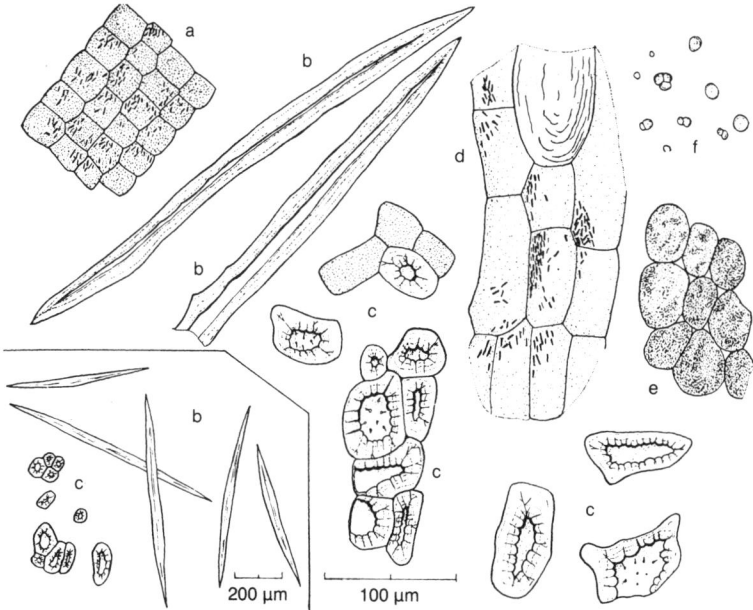

Abb. 119 Cinnamomi cortex – Zimtrinde – Pulver. Erläuterungen siehe Text. Aus Karsten, Weber, Stahl; nach Weber

d Fragmente des Rindenparenchyms mit Kristallnädelchen und Ölzellen, zartgelblich; zahlreich, charakteristisch.
e Zellgruppen aus dem Rindenparenchym, stärkehaltig; zahlreich
f Stärkekörner, einzeln und zusammengesetzt (5 bis 10 μm, selten bis 20 μm); zahlreich, wenig charakteristisch

Verfälschungen/Verwechslungen

Die Rinden anderer *Cinnamomum*-Arten wie der Chinesische Zimt (Cassia-Zimt) von *C. aromaticum* Nees, der Padang-Zimt von *C. burmanii* (Nees) Blume und der Saigon-Zimt von *C. loureirii* Nees sind im gepulverten Zustand leicht mit der offizinellen Zimtrinde zu verwechseln. Chinesischer Zimt wird nicht geschält, deshalb enthält die Droge Kork. Die Bastfasern des Chinesischen Zimts sind im Querschnitt rundlich-quadratisch, im Ceylonzimt tangential gestreckt.

Inhaltsstoffe und Anwendung

Inhaltsstoffe: Ätherisches Öl (0,5 bis 2,5 %, manchmal auch bis 4 %, Hauptkomponente ist Zimtaldehyd); Diterpene; Phenolcarbonsäuren
Ph.Eur.: mindestens 1,2 % ätherisches Öl

Anwendungsgebiete: Kommission E: Appetitlosigkeit; dyspeptische Beschwerden wie leichte, krampfartige Beschwerden im Magen-Darm-Bereich, Völlegefühl, Blähungen. Volkstümlich: Das ätherische Öl („Zimttropfen") wird als Mittel bei Dysmenorrhoe und als Hämostyptikum verwendet.
Ansonsten Verwendung als Geschmackskorrigens und Gewürz.

Standardzulassung: Zimtrinde, Zul.-Nr. 1709.99.99

Cnici benedicti herba – Benediktenkraut

Synonyme: Herba Cardui benedicti

Sonstige Bezeichnungen: dt.: Kardobenediktenkraut, Bitterdistelkraut, Spinnendistelkraut, Distelkraut, Carbenustee, engl.: Holy thistle, blessed thistle, franz.: Chardon bénit, ital.: Cardo santo, span.: Sumidad de cardo santo

Stammpflanze: *Cnicus benedictus* L. (Echtes Benediktenkraut); Asteraceae
Habitus: einjährige, bis 40 cm hohe distelartige Pflanze; Abb. 120

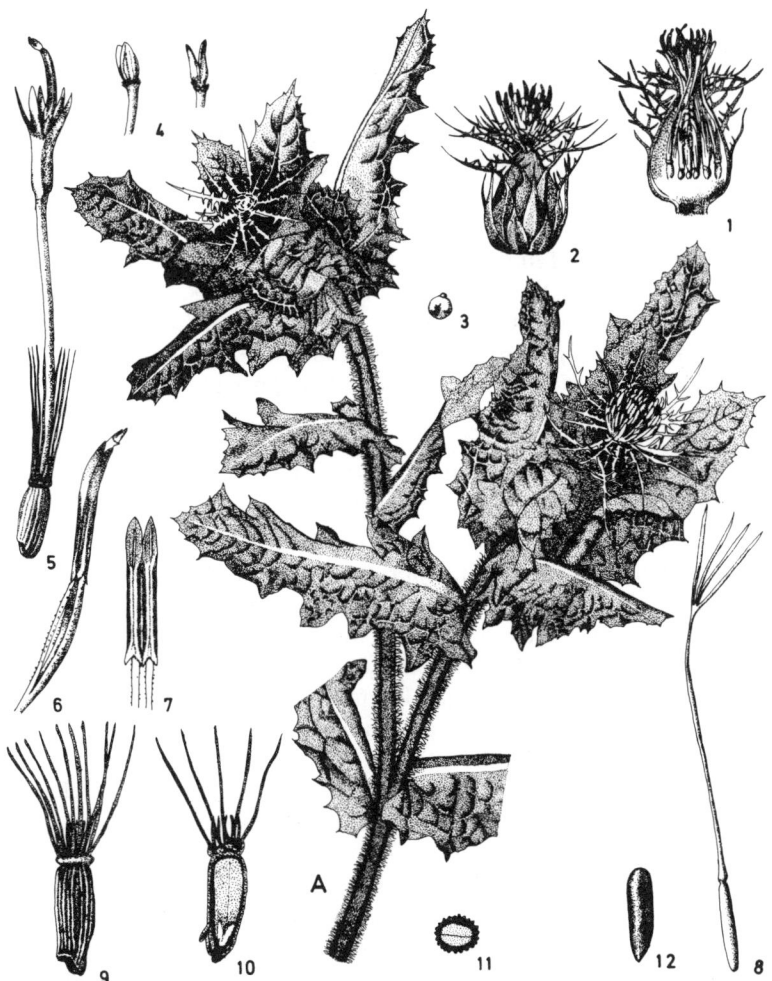

Abb. 120 *Cnicus benedictus* L. **A** Teil des blühenden Sprosses, 1 Blütenkörbchen im Längsschnitt, 2 Blütenkörbchen, 3 Pollen, 4 Narben, 5 Röhrenblüte, 6 Staubblatt mit Griffel, 7 Staubblätter, 8 Randblüte, 9 Achäne mit Pappus, 10/11 Achäne im Längs- und Querschnitt, 12 Samen, aus Achäne präpariert. Nach Köhler; DF

Herkunft: Die Sammeldroge wird aus Ost- und Südosteuropa sowie aus Italien und Spanien eingeführt.

Arzneibücher: DAC: Die zur Blütezeit gesammelten, getrockneten, ganzen oder geschnittenen oberirdischen Teile; ÖAB: Herba Cardui benedicti; die getrockneten Blätter und krautigen Zweigspitzen mit den Blütenköpfchen

Ganzdroge

Geruch: geruchlos

Geschmack: bitter

Morphologie
Stängel 5-kantig, streifig, im unteren Teil borstig, nach oben drüsig behaart; untere **Blätter** gestielt bis 30 cm lang, länglich lanzettlich, zottig behaart, schrotsägeförmig gezähnt, Zähne in eine stachelige Spitze auslaufend; mittlere und obere Blätter ungestielt; **Hüllkelch** spinnwebartig haarig, Hüllkelchblätter mehrreihig, sich dachziegelartig deckend; äußere kurz mit kurzem Stachel, innere länger mit längerem, fiedrigem, gekrümmtem Stachel (Abb. 120, 1 und 2) ; **Blütenboden** mit Spreublättern (Spreuborsten); **Blüten** röhrig, fünfzipfelig, gelb; Fruchtknoten mit doppeltem **Pappus**, außen zehn lange, innen zehn kurze Borsten; **Früchte** ca. 1 cm lange Achänen (Abb. 120, 9 und 10), rundlich-walzlich, leicht gebogen, deutlich längsstreifig-rippig, mit ± schräger Abbruchstelle an der Basis und kleinem Köpfchen am Abbruch des Pappus.

Anatomie
Blatt, **Flächenansicht:** Epidermiszellen (Abb. 121 a) beidseitig wellig-buchtig und dünnwandig, beidseitig Stomata ohne deutliche Nebenzellen, Schließzellen emporgewölbt; Haare: relativ große zarte Asteraceen-Drüsenschuppen aus mehreren Etagen zu je zwei Zellen, neben- bzw. hintereinander; Cuticula der obersten Zellen sich ± abhebend, in Aufsicht oval, aus der Ebene etwas herausragend, spaltöffnungsähnlich, wenig auffallend, aber charakteristisch; sehr großzellige Gliederhaare (Abb. 121 c) aus 10 bis 30 dünnwandigen, ± quadratischen Zellen; Köpfchenhaare auf einem Stiel von ca. 6 bis 12 zarten, fast quadratischen Zellen und köpfchenförmiger Endzelle; „Wollhaare" aus einer Reihe von mehreren zarten, ± quadratischen Zellen und sehr langer dünner, fädiger Endzelle, häufig zahlreiche „Wollfäden" knäuelig miteinander verwunden; Spitzen der Blattzähne aus derben Fasern und zarten Gefäßen. **Querschnitt:** Blattbau bifazial, Palisaden locker, 2- oder 3-reihig, Schwammparenchym weniger stark entwickelt.
Stängel, Querschnitt: Epidermiszellen mit gewellter Cuticula; Tangentialwände derb, Radialwände dünner; Hypoderm aus Kantenkollenchym, nach innen zu in Eckenkollenchym und schließlich in dünnwandiges, eckiges Parenchym übergehend; Exkretgänge mit braunem Inhalt kreisförmig über den Stängelquerschnitt verteilt; Endodermis besonders in dickeren Stängeln oftmals deutlich; offen kollaterale Leitbündel, von sklerenchymatischem Gewebe umgeben, in kreisförmiger Anordnung im Parenchym; zentrales Mark dünnwandig parenchymatisch; **Flächenansicht:** Epidermiszellen lang gestreckt, dünnwandig; Stomata und Haare eingestreut; Haare wie auf den Blättern.

Blüte: Innere Hüllkelchblätter (Abb. 121 f, g) aus dickwandigen, derben, faserigen Epidermis- und Hypodermiszellen; Mesophyll z. T. großzellig, dünnwandig; stacheliges Ende der Hüllkelchblätter faserig und mit einzelligen borstigen Haaren besetzt. Blütenboden aus rundlichen, wenig verdickten Zellen; Spreublätter mit Bändern aus mehreren Zellreihen nebeneinander, an der Basis etwa 20 Zellen breit, Zellreihen zur Spitze abnehmend, an der Spitze mit 1 oder 2 Zellen endigend; Zellen schmal, lang, faserartig, zugespitzt mit wenig verdickten Wänden. Fruchtknotengewebe auffallend durch zahlreiche, relativ große Ca-Oxalateinzelkristalle; äußere Pappusborsten (Abb. 121 e) ca. 1 cm lang, sehr schlank, ähnlich den Spreuborsten, aber stärker verdickt, außerdem zur Spitze hin die Zellenden als zugespitzte Haare herausragend; am unteren Pappusteil sehr dünne einzellige Haare; innere Pappusborsten ca. 3 mm lang, ebenfalls den Spreuborsten ähnlich, ebenfalls mit schlanken, einzelligen Haaren und mit langen, keulenförmigen Drüsenhaaren aus 30 bis 40 in 2 Längsreihen angeordneten Zellen. Epidermis der Kronblätter auf Ober- und Unterseite in Flächenansicht dünnwandig, Zellen schmal, lang gestreckt, wellig-buchtig; besonders auf dem bauchigen Teil der Kronröhre keulenförmige Drüsenhaare wie auf den inneren Pappusborsten; Narben mit kurzen kegelförmigen Papillen; Staubfäden mit großen fingerförmigen Papillen; Endotheciumzellen mit je einer Verdickungsleiste; Pollenkörner (Abb. 121 d) kugelig, dreiporig, Oberfläche warzig.

Schnittdroge

Hüllblätter gelblich-strohig, z. T. linealisch, gewölbt, auf der Innenseite seidig glänzend, Außenseite matt; gefiederte Stacheln der inneren Hüllblätter; lange Blütenbodenhaare reichlich vorhanden; außerdem gelbe Röhrenblüten und Blattstückchen; diese durch zottige Haare teilweise aneinander haftend; Blattnerven auf der Unterseite deutlich, Blattrand „schrotsägeförmig"; Stängelabschnitte; häufig auch die gerippten Früchte mit schiefer Ansatzstelle und doppeltem Pappus.

Pulver
Siehe Abbildung 121

a   Blattbruchstücke mit Epidermis in Aufsicht
b   Ca-Oxalateinzelkristalle
c   Trümmer der derben Gliederhaare
d   Pollenkörner; selten
e   Fragmente der Pappushaare
f   Sklerenchymfasern aus den Hüllkelchblättern oder den Blattzähnen
g   Fragmente der Hüllkelchblätter mit einzelligen Haaren

Anmerkungen: Fragmente der Blütenbodenhaare, Wollhaare (Gliederhaare mit peitschenförmiger Endzelle), Gliederhaare mit kugeliger Endzelle, Fruchtknotenfragmente mit großen Ca-Oxalatkristallen; nicht dargestellt. Bruchstücke der Röhrenblüten selten.

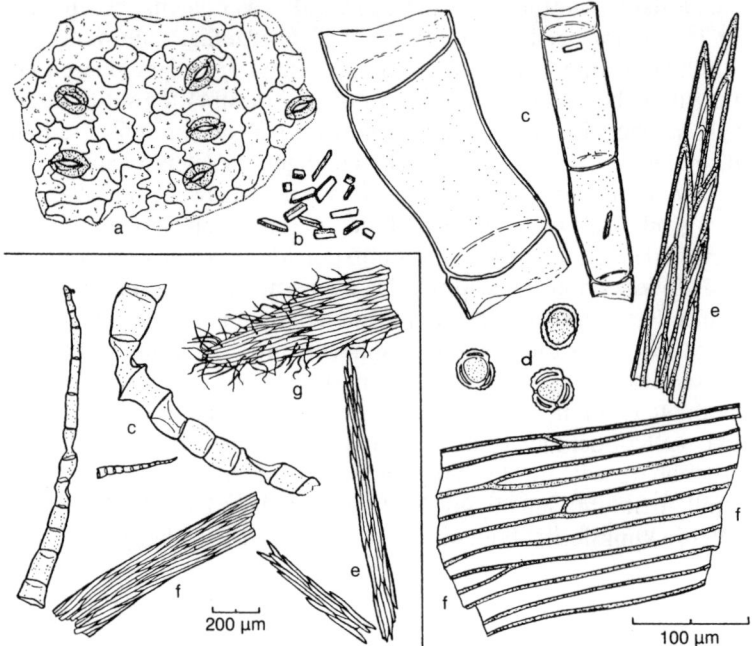

Abb. 121   Cnici benedicti herba – Benediktenkraut – Pulver. Erläuterungen siehe Text. Aus Karsten, Weber, Stahl; nach Weber

Verfälschungen/Verwechslungen

Verfälschungen sind sehr selten.

Inhaltsstoffe und Anwendung

Inhaltsstoffe: Sesquiterpenlacton-Bitterstoffe; ätherisches Öl (bis 0,3 %); Triterpene; Flavonoide
DAC: keine Gehaltsanforderung

Anwendungsgebiete: Kommission E: Appetitlosigkeit, dyspeptische Beschwerden. Volkstümlich: Auch bei Gallenbeschwerden.

Colae semen – Colasamen

Synonyme: Semen Colae, Cotyledones Colae, Nuces Sterculiae, Nux Colae

Sonstige Bezeichnungen: dt.: Bissynuss, Gurunuss, Ombenennuss, engl.: Cola nut, guru nut, franz.: Kola, noix de kola, ital.: Noce di cola, seme di cola; span.: Nuez de cola

Stammpflanzen: *Cola acuminata* SCHOTT et ENDL. und *Cola nitida* (VENT.) SCHOTT et ENDL. und andere *Cola*-Arten (Kola-Baum); Sterculiaceae
Habitus: 20 bis 25 m hohe Bäume; Abb. 122

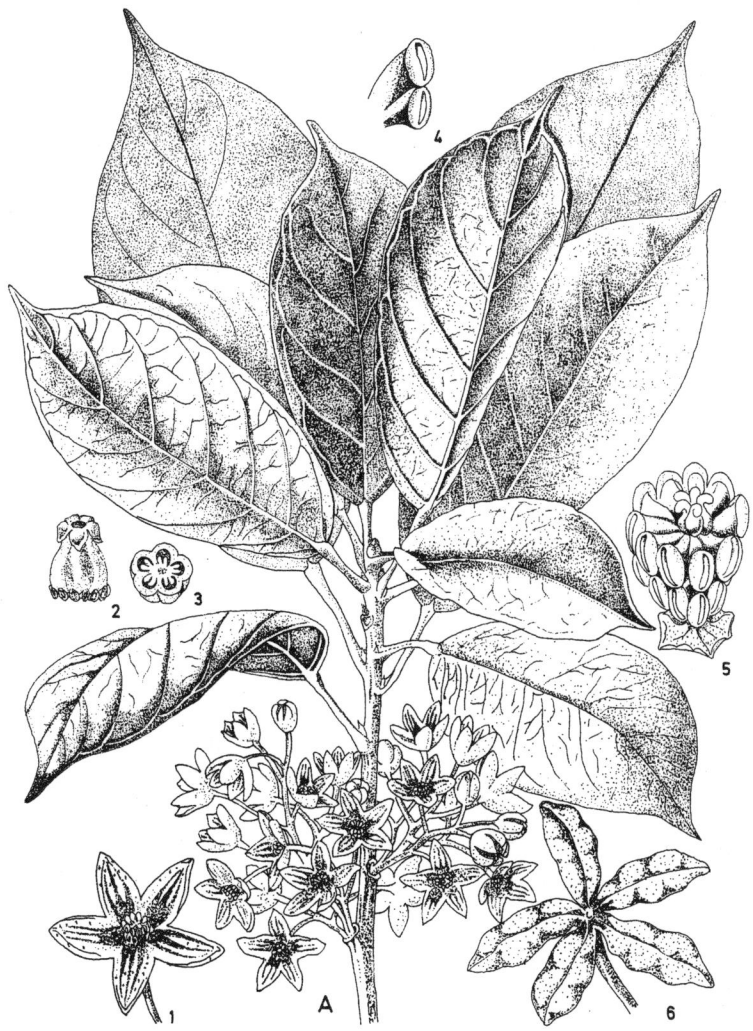

Abb. 122 *Cola nitida* (VENT.) SCHOTT et ENDL. **A** blühender Zweig, 1 männliche Blüte, 2 Stempel, 3 Fruchtknoten im Querschnitt, 4 Staubblatt von der Seite, 5 Staubblattsäule, 6 unreife Frucht. Nach Köhler; URW

Herkunft: Aus dem tropischen Westafrika, insbesondere Nigeria (weltgrößter Produzent)

Arzneibücher: Ph.Eur.: Der getrocknete, ganze, grob zerkleinerte oder pulverisierte, von der Schale befreite Samen

Ganzdroge

Geruch: geruchlos bis schwach aromatisch

Geschmack: zusammenziehend und schwach bitter

Morphologie

Dunkelbraune, harte „Kerne", oval-kegelförmig, abgeflacht, 2 bis 3, 5 cm lang, aus zwei Teilstücken (Kotyledonen) bestehend (*C. nitida*, s. Abb. 123); Kotyledonen anderer *Cola*-Arten durch tiefe Einfaltungen aus 4 bis 8 Teilstücken bestehend (*C. acuminata*), dadurch mehrere Kotyledonen vortäuschend; Trennungslinie zwischen den Teilstücken als wulstförmig berandete Rinne ausgebildet; isolierter Keimling von sehr unregelmäßiger Gestalt, meist aber wellig abgeplattet mit gewölbter Außenfläche, an der Innenseite meist mit kleiner Höhlung; Plumula und Radicula unscheinbar; im Bruch heller braun.

Anmerkung: Bei der Droge handelt es sich um die von der Samenschale befreiten Kerne, d. h. die den Embryo umschließenden Keimblätter, fälschlich auch Cola-„Nüsse" genannt.

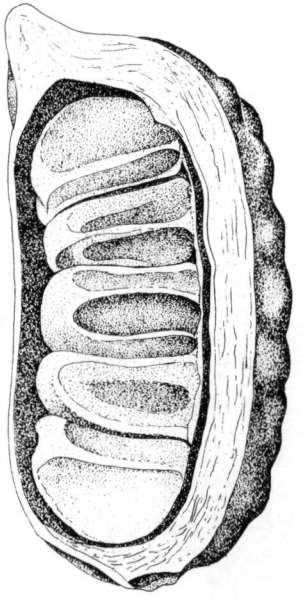

Abb. 123 *Cola nitida* (VENT.) SCHOTT et ENDL. Frucht im Längsschnitt. Ca. 2/3 der natürl. Größe. Nach Köhler; ACH

Anatomie

Epidermis der Außenflächen im Querschnitt aus radial gestreckten Zellen mit ± getüpfelten Seitenwänden; Epidermiszellen der Fugenflächen isodiametrisch und zarter; Epidermiszellen in Aufsicht klein und polygonal; das innere Gewebe der Kotyledonen (Abb. 124) aus zarten, braunwandigen, parenchymatischen Zellen, dazwischen zarte Leitbündel; in den Parenchymzellen zahlreiche einfache Stärkekörner von rundlicher oder ei- bis nierenförmiger oder keulenförmiger Gestalt mit exzentrischem Trocknungsspalt; ca. 20 (4 bis 30) µm; gelegentlich Zellen mit rotem Inhalt vorhanden.

Schnittdroge

Bruchstücke der braunen, harten „Kerne", z. T. mit gewölbter Außenseite,

z. T. mit einer die Reste des Embryos
enthaltenen Höhlung.

Pulver
Ohne Abbildung

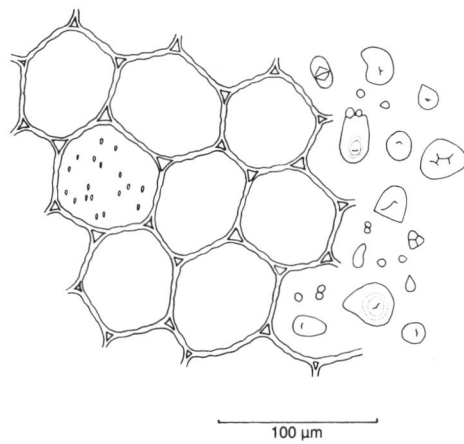

- Parenchymbruchstücke; Zellen mit
  dünnen braunen Wänden, z. T. mit rotem Inhalt; zahlreich (Abb. 124)
- Im Wasserpräparat Stärkekörner
  (Abb. 124)
- Bruchstücke der Epidermis in Aufsicht
  aus kleinen polygonalen Zellen mit
  getüpfelten Radialwänden; selten

100 μm

Abb. 124 *Cola nitida* (Vent.) Schott et Endl.
Keimblattgewebe mit Stärke. SH

Verfälschungen/Verwechslungen

Verfälschungen durch Beimengung von Samen anderer, wertloserer *Cola*-Arten, z. B.
C. anomala K. Schum., *C. astrophora* Warb., auch Verfälschungen durch Samen anderer Arten, sog. falscher Cola: *Coula edulis* Baill., *Dimorphandra mora* Schomb. u. a.
Diese zeichnen sich meist durch gravierende habituelle Unterschiede aus und sind
erkennbar an der abweichenden Form und Größe der Stärkekörner und dem Fehlen
von Coffein.

Inhaltsstoffe und Anwendung

Inhaltsstoffe: Purine (Coffein 0,6 bis 3,7 %, durchschnittlich ca. 2,5 %); Polyphenole
Ph.Eur.: mindestens 1,5 % Coffein

Anwendungsgebiete: Kommission E: Geistige und körperliche Ermüdung.
Volkstümlich: In den Ursprungsländern werden die frischen Kolasamen zur Anregung
und bei Müdigkeit, zur Dämpfung des Hunger- und Durstgefühls, aber auch zur Anregung der Magensäfte vor den Mahlzeiten gekaut; Frauen kauen Kolanüsse zur Vorbeugung von Schwangerschaftserbrechen und Migräne.
Grundlage der Cola-Getränke.

Colchici semen – Herbstzeitlosensamen

Synonyme: Semen Colchici

Sonstige Bezeichnungen: dt.: Zeitlosensamen, engl.: Colchicum seed, meadow saffron seed, naked saffron, franz.: Semence de colchique, graine de colchique, ital.: Seme di colchico, span.: Semilla de cólchico

Stammpflanze: *Colchicum autumnale* L. (Herbstzeitlose); Liliaceae
Habitus: ausdauernde Knollenpflanze; Abb. 125

Herkunft: Sammlung aus Wildbeständen; Hauptlieferländer Griechenland, Ungarn, die nördlichen Balkanländer und Russland

Arzneibücher: Nicht offizinell

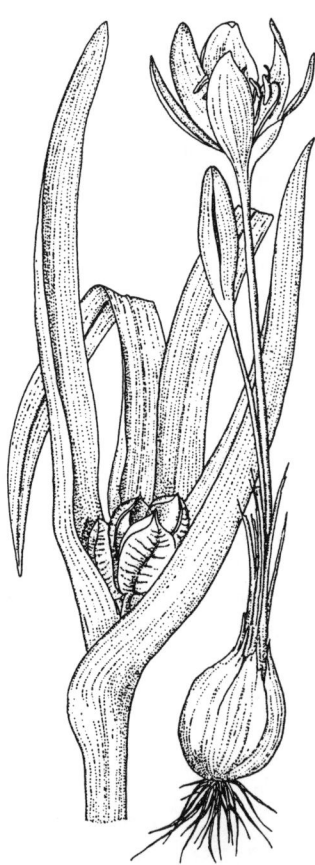

Abb. 125 *Colchicum autumnale* L., blühende und fruchtende Pflanze. Aus Frohne, Jensen; Troll

Ganzdroge

Geruch: ohne Geruch

Geschmack: bitter und scharf

Morphologie
Kugelige, schwarzbraune, harte Samen von 2 oder 3 mm im Durchmesser und feinpunktierter Oberfläche; kleiner leistenartiger Auswuchs vom ehemals wulstigen Funiculus sehr charakteristisch (Abb. 126).

Anatomie
Siehe Abb. 127; Samenschale insgesamt aus 6 bis 8 Zellschichten bestehend, z. T. kollabiert; Epidermis aus flachen, großen Zellen mit ziemlich dicker Außenwand; darunter 1 oder 2 Reihen weitlumiger, tangential gestreckter Zellen, in den weiteren 2 oder 3 Lagen diese mehr isodiametrisch; innen 1- oder 2-lagige Farbstoffschicht aus kleinen, flachen, dunkelbraunen Zellen; Endosperm als Hornendosperm ausgebildet, aus großen, hellen, dickwandigen, radial gestreckten Zellen mit zahlreichen großen und auffallenden Tüpfeln bestehend; sie enthalten Aleuron und fettes Öl.

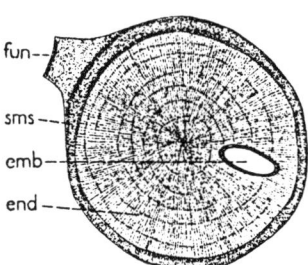

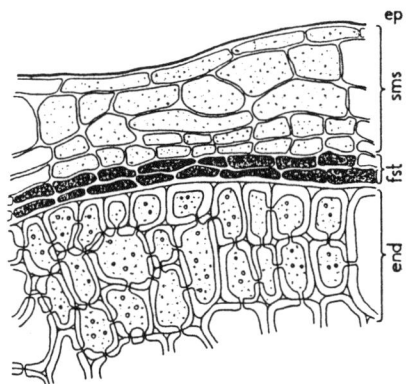

Abb. 126 *Colchicum autumnale* L. Samen im Querschnitt; Lupenbild. fun Funiculus, sms Samenschale, emb Embryo, end Endosperm. Vergr. ca. 10 x. Aus Karsten, Weber, Stahl; nach Karsten

Abb. 127 *Colchicum autumnale* L. Samen im Querschnitt. ep Epidermis, sms Samenschale, fst Farbstoffschichten, end Endosperm. Vergr. ca. 150 x. Aus Karsten, Weber, Stahl; nach Karsten

Schnittdroge

Nicht handelsüblich

Pulver

Siehe Abbildung 128

a Bruchstücke der Samenschale mit Epidermis in Aufsicht

b Bruchstücke des Endosperms, Hauptanteil des Pulvers, teilweise auch mit anhaftender Farbstoffschicht der Samenschale

c Stücke aus den mittleren Schichten der Samenschale

d Bruchstücke der Samenschale aus dem Bereich der Farbstoffschicht mit anhängendem Endosperm im Querschnitt

Bemerkung: Spuren kleinkörniger Stärke aus dem Embryogewebe, nicht dargestellt; Embryogewebe im Pulver kaum auffallend.

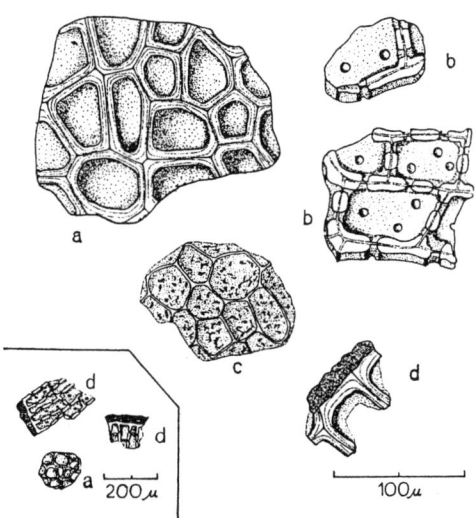

Abb. 128 Colchici semen – Herbstzeitlosensamen – Pulver. Erläuterungen siehe Text. Aus Karsten, Weber, Stahl; nach Weber

Verfälschungen/Verwechslungen

Verfälschung mit den Samen der Linsenwicke, *Vicia tetrasperma* (L.) MOENCH, Fabaceae, beschrieben. Deren Samen sind kugelig, ca. 2 mm, mit mattgrüner, glatter, samtartig glänzender, fein punktierter Oberfläche. Verwechslungen mit Senfsamen, *Sinapis semen* (siehe Tabelle bei Brassicae nigrae semen), oder Samen von kultivierten *Colchicum*-Arten möglich.

Inhaltsstoffe und Anwendung

Inhaltsstoffe: Alkaloide (0,5 bis 1,2 %, Hauptalkaloid Colchicin)

Anwendungsgebiete: Kommission E: Akuter Gichtanfall; familiäres Mittelmeerfieber.

Hinweis: Vorsichtig lagern, Giftpflanze

Condurango cortex – Condurangorinde

Synonyme: Condurangi cortex, Cortex Condurango

Sonstige Bezeichnungen: dt.: Kondurangorinde, engl.: Condurango bark, eagle-vine bark, franz.: Écorce de condurango, ital.: Corteccia di condurango, span.: Corteza de condurango

Stammpflanze: *Marsdenia cundurango* REICHB. f. (Kondorliane); Asclepiadaceae
Habitus: Kletterstrauch

Herkunft: Importe aus Peru, Kolumbien und Equador

Arzneibücher: DAC: Die getrocknete, ganze oder geschnittene Rinde der Zweige und Stämme; Ph.Helv.: Kondurangorinde; die getrocknete, geschnittene Rinde von Stämmen und Zweigen; ÖAB: Cortex Condurango; getrocknete Rinde von Zweigen und Stämmen

Ganzdroge

Geruch: schwach süßlich-aromatisch

Geschmack: bitter, schwach kratzend

Morphologie
2 bis 5 mm dicke, röhrenförmige, häufig gedrehte (Liane!) Rindenstücke mit bräunlich grauer, längs runzeliger Außenfläche; Korkgewebe zeigt bisweilen Borkenbildung; typisch sind große, quer gestreckte Lentizellen auf der Außenseite; die Innenseite der Rinde ist hellgraubraun und grob längsstreifig; Bruch hellgelblich, in den äußeren Teilen treten Fasern aus der Bruchfläche hervor.

Anatomie
Lupe: Siehe Abb. 129; auf dem Querschnitt an der Grenze der sekundären Rinde bis weit nach innen reichend sind Steinzellnester erkennbar, die von den Baststrahlen im großen Bogen umgangen werden; in der primären Rinde liegt ein schmaler Kranz von Bastfaserbündeln; Kork mehr oder weniger dick.
Mikroskop, Querschnitt: Siehe Abb. 130 und 131; regelmäßig gebauter Kork aus vielen Lagen tangential gestreckter gleichmäßiger Zellen, äußere Schichten braunrot, innere Schichten farblos; darunter ein vielschichtiges Phelloderm aus Zellen, in deren Zelllumen oft je ein Ca-Oxalateinzelkristall liegt; nach innen anschließend Kollenchym aus tangential gestreckten Zellen, allmählich in das Parenchym mit dünnwandigeren Zellen der primären Rinde übergehend; weiter innen Bündel von unverholzten, sehr dickwandigen Bastfasern; bei jungen Rinden diese an einen einschichtigen Ring aus mehr rechteckigen Zellen anschließend; bei ganz jungen Rinden Ring der Bastfaserbündel fast geschlossen, bei älteren durch Parenchym getrennt; in der sekundären Rinde, bei jungen Rinden nur an der Grenze; Bereiche von Hartbast aus großen, gelben, unregelmäßig geformten Steinzellen mit stark getüpfelten, geschichteten und

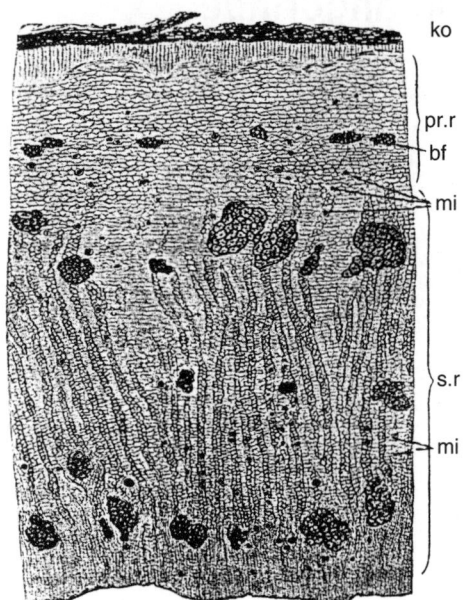

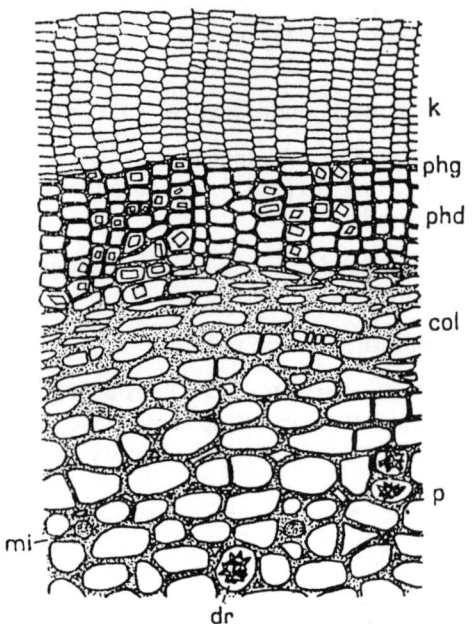

Abb. 129 *Marsdenia condurango* REICHB. f. Rinde im Querschnitt; Lupenbild halbschematisch. ko Kork, bf Bastfasern, pr.r primäre Rinde, mi Milchröhren, s.r sekundäre Rinde. Aus Karsten, Weber, Stahl; Oltmanns

Abb. 130 *Marsdenia condurango* REICHB. f. Äußerer Teil der primären Rinde im Querschnitt. k Kork, phg Phellogen, phd Phelloderm, col Kollenchym, p Rindenparenchym, dr Ca-Oxalatdrusen, mi Milchröhren. Vergr. ca 200 x. Aus Karsten, Weber, Stahl; nach Weber

verholzten Wänden; Markstrahlen 1 bis höchsten 2 Zellen breit, vom Parenchym schwer unterscheidbar. In allen Teilen der Rinde zahlreiche Ca-Oxalatdrusen (15 bis 45 µm) und Stärke; Stärke kleinkörnig, einfach oder zusammengesetzt, 5 bis 15 µm; außerdem zahlreiche Milchröhren, deutlich als runde Zellen mit graubraun gekörntem Inhalt erkennbar (Wasserpräparat!).

Längsschnitt: Bastfasern (Abb. 132 d, e) der primären Rinde sehr lang und englumig; Baststrahlen im tangentialen Längsschnitt 1 bis höchstens 2 Zellen breit und bis 15 Zellen hoch; Milchröhren (Abb. 132 c) als lange Schläuche mit graubraunem gekörntem Inhalt gut erkennbar.

Schnittdroge

Unregelmäßige, graubraune, faserige Rindenstücke, Innenseite grob gestreift; an den Bruchflächen gelborange Körnung durch die Steinzellnester

Abb. 131 *Marsdenia condurango* REICHB. f. Innerer Teil der primären Rinde im Querschnitt. per Stärkescheide, bf Bastfaserbündel, mi Milchröhren, st Steinzellen, sr sekundäre Rinde, dr Ca-Oxalatdrusen. Vergr. ca. 200 x. Aus Karsten, Weber, Stahl; Weber

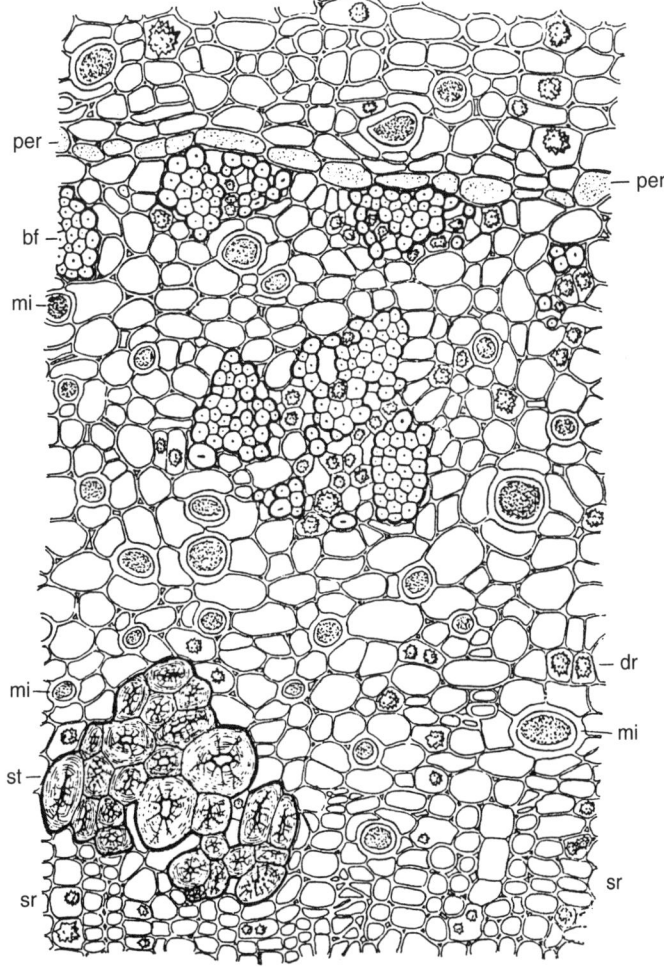

Pulver

Siehe Abbildung 132

a Bruchstücke des Korks im Querschnitt
b Bruchstücke des Korks in Schrägaufsicht
c Bruchstücke des Parenchyms mit dickwandiger Milchröhre; selten
d Bastfaserstücke mit engem Lumen, unverholzt
e Bastfaserstücke mit z. T. weitem Lumen, unverholzt
f Große Steinzellen mit verzweigten Tüpfelkanälen; charakteristisch, häufig
g Ca-Oxalatdrusen frei liegend
h Ca-Oxalatdrusen in Zellen des Parenchyms
i Stärke
k Phelloderm mit Ca-Oxalateinzelkristallen; selten

Anmerkung: Milchröhren im Pulver schwer erkennbar.

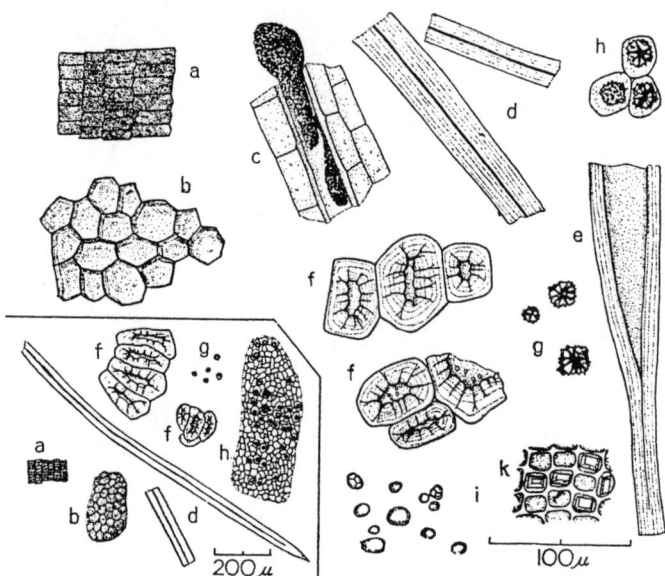

Abb. 132 Condurango cortex – Condurangorinde – Pulver. Erläuterungen siehe Text. Aus Karsten, Weber, Stahl; nach Weber

Verfälschungen/Verwechslungen

Selten, evtl. mit Rinden von *Asclepias umbellata* L. oder *Elcomarrhiza amylacea* BARB.-RODR.

Inhaltsstoffe und Anwendung

Inhaltsstoffe: 1 bis 3 % Kondurangoglykoside (= Condurangin, Bitterstoffe mit Saponincharakter); Phenolcarbonsäuren
Ph.Helv.: mindestens 1,8 % Kondurangoglykoside, berechnet als Kondurangoglykosid A

Anwendungsgebiete: Kommission E: Appetitlosigkeit

Convallariae herba – Maiglöckchenkraut

Synonyme: Herba Convallariae, Herba Liliorum convallium

Sonstige Bezeichnungen: engl.: Herb of the Lily of the valley, may lily, muguet, franz.: Muguet, ital.: Erba di convallaria, span.: Parte aérea de convalaria, parte aérea de muguet

Stammpflanzen: *Convallaria majalis L.* (Maiglöckchen) oder nahestehende Arten; Convallariaceae; Abb. 133
Habitus: ausdauernde, 15 bis 30 cm hohe krautige Pflanzen; Abb. 133

Herkunft: Aus einheimischem Anbau; Importe von Wildsammlungen aus den Balkanländern

Arzneibücher: DAB: Die während der Blütezeit (Mai bis Juni) gesammelten, ganzen oder geschnittenen, getrockneten, oberirdischen Teile; DAB: Eingestelltes Maiglöckchenpulver – Convallariae pulvis normatus; ÖAB: Herba Convallariae; die bei 60 °C getrockneten Blätter und Blütenstände

Abb. 133 *Convallaria majalis* L. **A** blühende Pflanze, 1 Stempel, 2 Staubblätter, 3 Blüte im Längsschnitt, 4 isolierte Blüte, 5 Fruchtknoten im Querschnitt, 6 Fruchtstand, 7 Frucht im Querschnitt, 8 Samen. Nach Köhler; UW

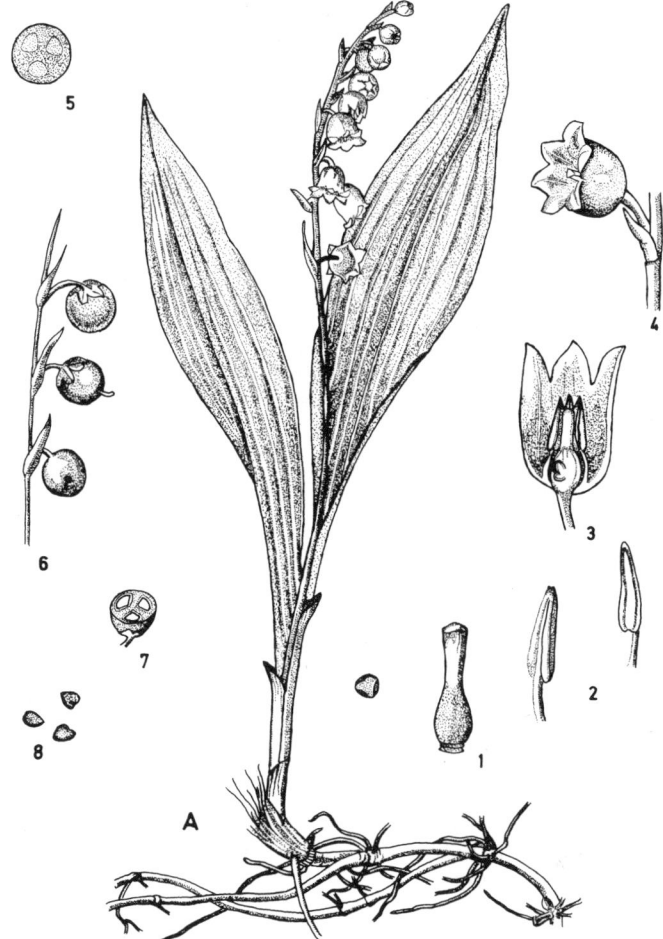

Ganzdroge

Geruch: fast geruchlos

Geschmack: süßlich, dann bitter und etwas scharf

Morphologie

Blätter 10 bis 15 cm lang, 4 bis 6 cm breit, elliptisch, zugespitzt, ganzrandig, sich in den langen Blattstiel verschmälernd; dieser die Blütenstiele im unteren Drittel scheidenartig röhrig umfassend; beidseitig, besonders oberseits, feine parallele Nervatur sichtbar; pro Pflanze 2 Blätter; **Blütenstiele** wenig länger als die anhaftenden Blätter, 3-kantig, geflügelt; aus der Achse des höchsten Niederblattes entspringend, an der Spitze mit 5 bis 8 (selten mehr) in einseitswendigen Trauben stehenden **Blüten** besetzt; jede Blüte mit kleinem, lanzettlichem Tragblatt; Perigon glockig-kugelig verwachsen, bis 9 mm lang, mit 6 kurzen, etwas abstehenden Zipfeln, weiß, 6 Staubblätter; Fruchtknoten mit kurzem Griffel.

Anatomie

Blatt, Flächenansicht: Siehe Abb. 134 a; Epidermiszellen längs gestreckt, nur schwach wellig, mit leichter Cuticularstreifung; beidseitig fast kreisrunde Spaltöffnungen; Mesophyllzellen gestreckt, quer zu den Epidermiszellen verlaufend. **Querschnitt:** Siehe Abb. 134 c; Außenwände der Epidermiszellen der Blattober- und -unterseite etwas vorgewölbt, beide Seiten mit Spaltöffnungen; Mesophyll ausschließlich aus Schwammparenchym bestehend; dieses aus tangential gestreckten Zellen, einzelne Mesophyllzellen mit einem Bündel von Ca-Oxalatraphiden unterschiedlicher Größe (Abb. 134 b).

Blüte: Äußere Epidermiszellen der Perigonblätter in Aufsicht polygonal, fein getüpfelt, Cuticula feinwellig gestreift; innere Epidermiszellen ohne Cuticularstreifung; äußere Epidermis mit Stomata, innere ohne Stomata; am Rande des Perigons kurze ± keulenförmige, derbwandige Haare mit Cuticularstreifung („Keulenhaare"); Mesophyll zartwandig, einzelne Zellen mit Bündeln von Ca-Oxalatraphiden; Pollenkörner kugelig, ca. 35 µm im Durchmesser, Exine glatt mit 3 Austrittsstellen.

Schnittdroge

Rechteckige Blattstückchen, grün-glänzend mit parallel verlaufenden Nerven; Blüten gelblich-weiß, kugelig-glockig; Teile des Blütenstängels; silbrig glänzende Blattscheiden mit paralleler Nervatur.

Pulver

Siehe Abbildung 134

a Blattbruchstücke in Aufsicht mit langgestreckten Epidermiszellen und rundlichen Stomata, durchscheinend quergestreckte Mesophyllzellen
b Mesophyllfragmente mit Bündeln von Ca-Oxalatraphiden unterschiedlicher Größe

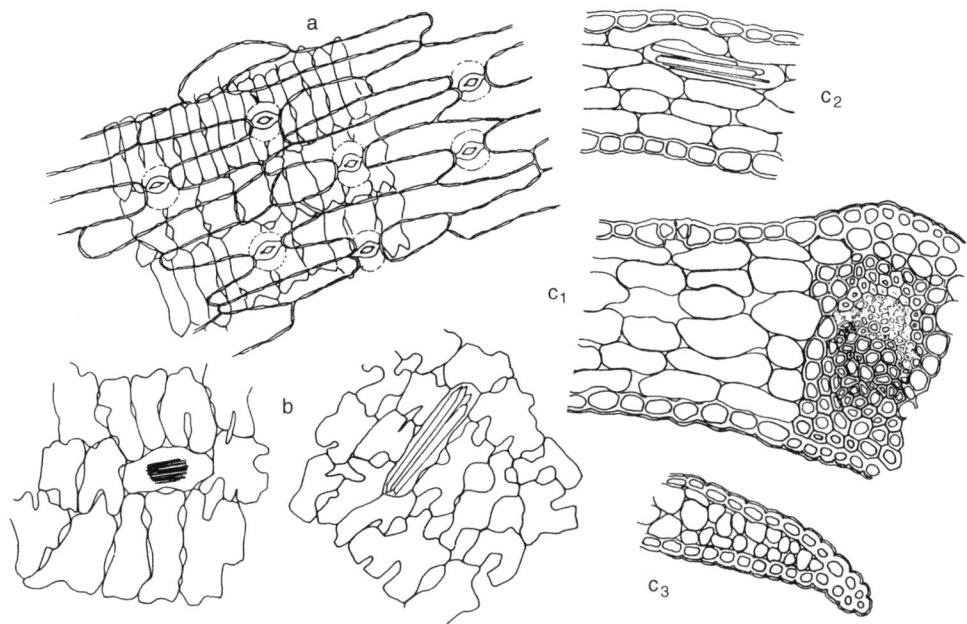

Abb. 134 Convallariae herba – Maiglöckchenkraut – Pulver. Erläuterungen siehe Text. a/b Nach Brandt, SH; c_1 bis c_3 ACH

c Blattbruchstücke im Querschnitt, Bereich der Mittelrippe (c_1), von der Mittelrippe entfernt (c_2), am Blattrand (c_3)

Anmerkung: Bruchstücke des Perigons, Epidermiszellen gestreckt, fein getüpfelt, auf der Außenseite mit Stomata, Keulenhaare des Perigonrands sowie kugelige glatte Pollenkörner mit 3 Austrittsstellen nicht dargestellt.

Verfälschungen/Verwechslungen

Verfälschungen kommen selten vor. Verwechslungen mit *Polygonatum odoratum* (MILL.) DRUCE (Salomonsiegel) sind leicht möglich. Deren Blattbruchstücke enthalten mehrere kleine Einzelkristalle verschiedener Form wie Doppelpyramiden, Würfel und Rhomboeder.

Inhaltsstoffe und Anwendung

Inhaltsstoffe: Herzwirksame Glykoside (Cardenolide, 0,1 bis 0,5 %); Flavonoide DAC: Eingestelltes Maiglöckchenpulver: Wirkwert am Meerschweinchen dem Gehalt von 0,2 % Convallatoxin entsprechend

Anwendungsgebiete: Kommission E: Leichte Belastungsinsuffizienz, Altersherz, chronisches Cor pulmonale.

Wegen der geringen therapeutischen Breite kommen nur auf einen bestimmten Herz-glykosidgehalt eingestellte Zubereitungen wie Eingestelltes Maiglöckchenpulver zur Anwendung
Volkstümlich: u. a. bei Wehenschwäche, Epilepsie, Wassersucht, Schlaganfällen

Hinweis: Vorsichtig lagern, Giftpflanze

Coriandri fructus – Koriander

Synonyme: Fructus Coriandri

Sonstige Bezeichnungen: dt.: Stinkdillsamen, Wanzendillsamen, engl.: Coriander, franz.: Fruit de coriandre, coriandre, ital.: Seme di coriandro (coriandolo), span.: Coriandro, fruto de coriandro

Stammpflanze: *Coriandrum sativum* L. (Koriander); Apiaceae
Habitus: einjähriges, ca. 60 cm hohes Kraut; Abb. 135

Herkunft: Aus Kulturen; Importe aus Marokko, Frankreich, Italien, Russland, Türkei, Japan und aus den USA.

Arzneibücher: Ph.Eur.: Die getrockneten Früchte

Abb. 135 *Coriandrum sativum* L.
A/B blühende und fruchtende
Pflanze, 1 Blüte, 2 Kronblatt,
3 Staubblätter, 4 Kronblätter der
randständigen Blüte, 5 randstän-
dige Blüte, 6 Pollen, 7 u.
10 Fruchtknoten mit Kelch, 8 u.
9 Fruchtknoten im Längs- und
Querschnitt, 11 Frucht, 12 Frucht
im Längsschnitt, 13 Teilfrüchtchen
von der Fugenseite, 14 Frucht im
Querschnitt. Nach Köhler; DF

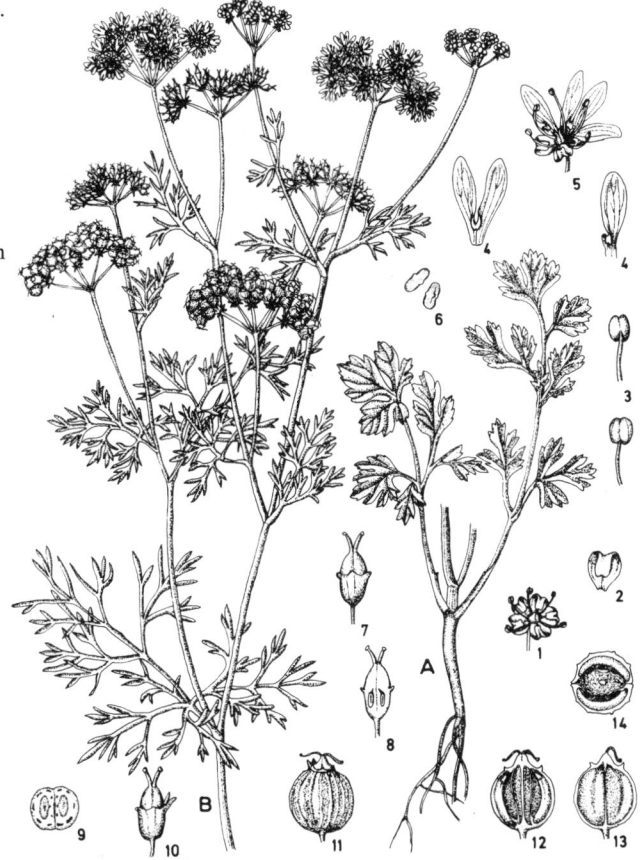

Ganzdroge

Geruch: würzig-aromatisch

Geschmack: würzig-süßlich

Morphologie

Siehe Abb. 136 A; kugelige Spaltfrüchte, die beiden Teilfrüchte fest zusammenhängend, 5 mm, kahl, gelb-bräunlich, 10 gewellte, wenig hervortretende Hauptrippen und 8 gerade, deutlicher hervortretende Nebenrippen; am Scheitel das zugespitzte Griffelpolster; innere Oberfläche der Teilfrüchte konkav.

Anatomie

Lupe, Querschnitt: Siehe Abb. 137; Umriss nahezu rund, Rippen nur schwach entwickelt, Fugenflächen konkav, einen großen Hohlraum bildend; darin zentral der Fruchtträger (Karpophor); an der Fugenfläche der Teilfrüchte 2 deutliche Ölgänge („Ölstriemen"). .

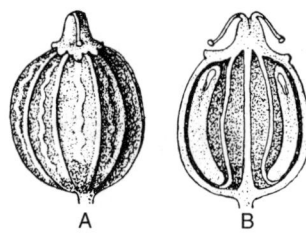

A   B

Abb. 136 *Coriandrum sativum* L. **A** Frucht, **B** Frucht im Längsschnitt. Vergr. ca 5 x. Aus Karsten, Weber, Stahl; Berg u. Schmidt

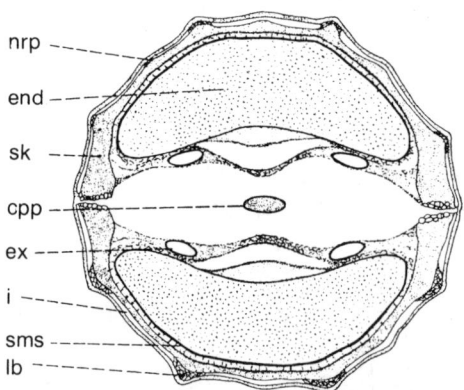

nrp
end
sk
cpp
ex
i
sms
lb

Abb. 137 *Coriandrum sativum* L. Frucht im Querschnitt; Lupenbild. nrp Nebenrippe, end Endosperm, sk Sklerenchymfasern, cpp Karpophor, ex Ölgänge, i Lücken, sms Samenschale, lb Leitbündel. Aus Gassner, Hohmann, Deutschmann; Gassner

Mikroskop: Exokarp in Aufsicht (Abb. 138a) aus polygonalen, getüpfelten, kleine Oxalatkristalle enthaltenden Zellen; Mesokarp im Querschnitt mehrschichtig, an der Peripherie kollenchymatisch verdicktes Parenchym; nach innen anschließend mehrere Lagen von Fasern, diese wellig gebogen und sich im Flächenbild kreuzweise überdeckend (Abb. 138b), charakteristisch; Mesokarp der Fugenseite ohne Fasern, jedoch mit Ölstriemen; Endokarp in Aufsicht (Abb. 138c) aus relativ langen, dünnwandigen, sehr schmalen Zellen bestehend (parallele Querzellen, „Parkettzellen"). Samenschale kaum wahrnehmbar. Endosperm als typisches „Apiaceen-Endosperm" aus kleinen dickwandigen, regelmäßigen Zellen mit kleinen Ca-Oxalatdrusen sowie mit Öltröpfchen und Aleuronkörnern.

Schnittdroge

Nicht handelsüblich

Pulver

Siehe Abbildung 138

a Fragmente des Exokarps in Aufsicht
b Faserschichten der inneren Meso-
   karpbereiche in Aufsicht, in mehreren
   sich kreuzenden Lagen
c Fragmente des Endokarps in Aufsicht,
   „Parkett"

Verfälschungen/Verwechslungen

Kommen in der Praxis nicht vor.

Inhaltsstoffe und Anwendung

Inhaltsstoffe: Ätherisches Öl (bis ca. 1 %,
hauptsächlich Linalool); fettes Öl (bis ca.
20 %); Proteine (ca. 15 %); Flavonoide;
Furanoisocumarine
Ph.Eur.: mindestens 0,3 % ätherisches Öl

Anwendungsgebiete: Kommission E:
Dyspeptische Beschwerden; Appetitlo-
sigkeit.
Volkstümlich: Auch als Bestandteil von
Einreibemitteln gegen Rheuma und Ge-
lenkschmerzen.
Ansonsten Verwendung als Gewürz und
in der Likörindustrie.

Standardzulassung: Koriander, Zul.-Nr.
1079.99.99

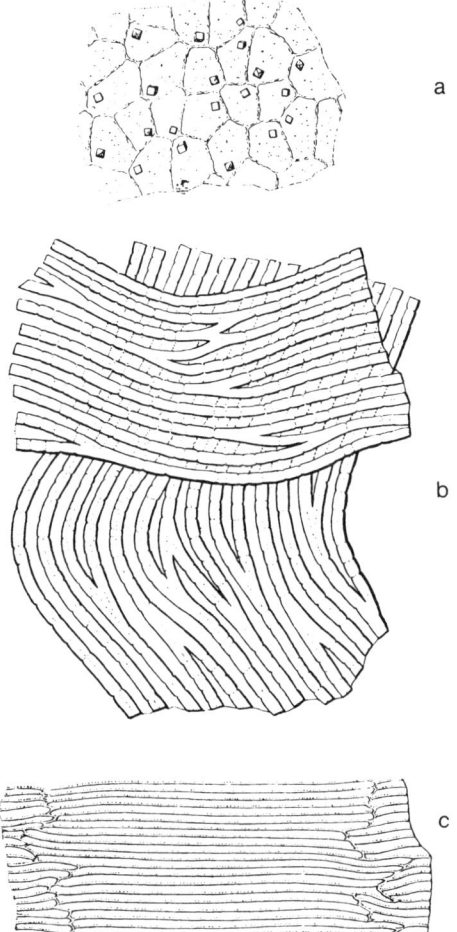

Abb. 138 Coriandri fructus – Koriander – Pulver. Erläuterungen siehe Text. Aus Gassner,
Hohmann, Deutschmann; Gassner

Crataegi folium cum flore – Weißdornblätter mit Blüten
Crataegi flos – Weißdornblüten

Synonyme: Folia Crataegi cum floribus; für Weißdornblüten auch Flores Crataegi

Sonstige Bezeichnungen: Weißdornblätter mit Blüten: engl.: Hawthorn herb, haw, whitethorn, franz.: Sommité fleurie d'aubépine, ital.: Foglie e fiore di biancospino; span.: Sumidad de espino blanco, sumidad de espino albar
Weißdornblüten: dt.: Hagedornblüten, engl.: Hawthorn flower, franz.: Fleur d'aubépine, ital.: Fiore di biancospino, span.: Flor de espino blanco, flor de espino albar

Stammpflanzen: Weißdornblätter mit Blüten; *C. monogyna* Jacq. (Eingriffeliger Weißdorn), *C. laevigata* (Poir.) DC., syn. *C. oxyacantha* L. (Zweigriffeliger Weißdorn) oder ihre Hybriden, seltener andere europäische *Crataegus*-Arten wie *C. pentagyna* Waldst. et Kit. (Fünfgriffeliger Weißdorn) und *C. nigra* Waldst. et Kit. (Dunkler Weißdorn) sowie *C. azarolus* L. (Azaroldorn); Rosaceae
Habitus: Sträucher oder Bäume mit hartem Holz und meist verdornenden Zweigen; Abb. 139

Herkunft: Import aus ost- und südosteuropäischen Ländern

Arzneibücher: Ph.Eur.: Die ganzen oder geschnittenen, getrockneten, Blüten tragenden Zweige (Weißdornblätter mit Blüten); DAC: die getrockneten Blüten (Weißdornblüten)

Ganzdroge

Geruch: schwach, eigenartig

Geschmack: etwas süß, leicht bitter und adstringierend; Weißdornblüten schwach süßlich

Morphologie
Holzige, meist 1 bis 2,5 mm dicke Stängelstücke; an diesen wechselständig die gestielten Laubblätter mit kleinen, oft abgefallenen Nebenblättern; am Ende zahlreiche weiße Blüten in Trugdolden.
Blatt: Blätter gestielt, dünn, grünlich mit dunklerer Oberseite; Form je nach *Crataegus*-Art: *C. laevigata*: rautenförmig bis rundlich, 3- (bis 5-)lappig, unregelmäßig gesägt, verkahlend; *C. monogyna*: ± eiförmig, 3- bis 7-lappig, Lappen mit wenigen Zähnen, verkahlend; *C. pentagyna*: rhombisch-eiförmig, 3- bis 7-lappig, unregelmäßig gesägt, unterseits kurz behaart; *C. nigra*: dreieckig-eiförmig; 7- bis 11-lappig, scharf gesägt, unterseits dicht behaart.
Blüte: Siehe Abb. 139, 1; Blüten in reichblütigen Trugdolden; einzelne Blüten ca. 5 bis 8 mm groß, gestielt, Achsenbecher (Kelchbecher, Fruchtbecher) am oberen Rand mit 5 dreieckigen, auf der Innenseite behaarten bis kahlen Kelchzipfeln, bräunlichgrün;

Abb. 139 *Crataegus
laevigata* (POIR.) DC.
A blühender Zweig,
B fruchtender Zweig,
1 Blüte im Längsschnitt,
2 Staubblätter. Nach
Schlechtendahl; UW

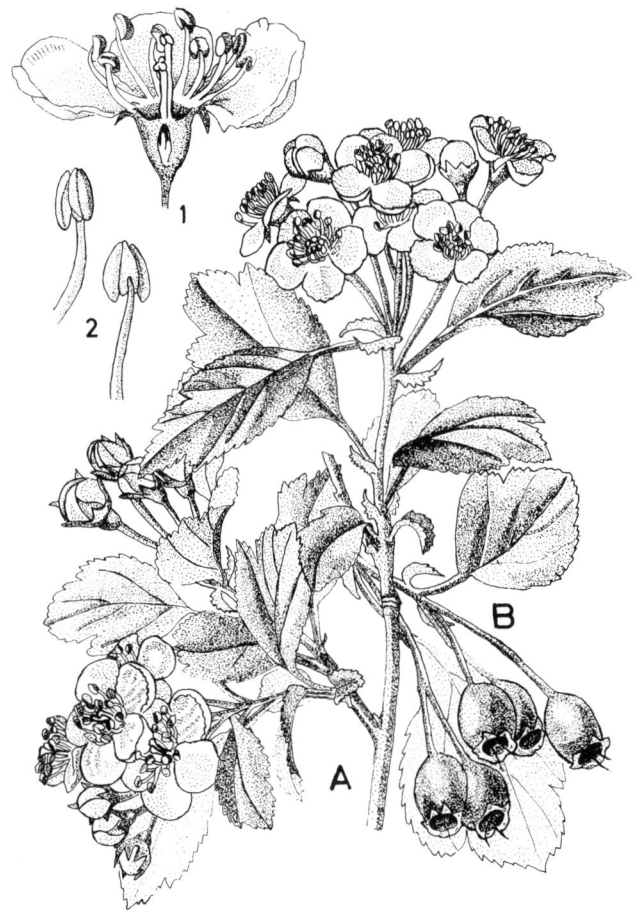

Kronblätter 5, freistehend, gelblichweiß bis bräunlich, rundlich bis breit eiförmig, kurz genagelt; ca. 20 Staubblätter; Fruchtknoten mit dem Achsenbecher ± verwachsen, darauf 2 oder 3 (bis 5, selten 1) lange Griffel, je nach *C.*-Art unterschiedlich: *C. mono-gyna*: 1; *C. laevigata*: 2 (1 bis 3); *C. azarolus*: 2 oder 3 (selten 1); *C. pentagyna*: 4 oder 5; *C. nigra* 5. Anzahl der Fruchtknotenfächer entsprechend jeweils der Anzahl der Griffel.

Anatomie

Blatt und Kelchblatt: Epidermiszellen der Blattoberseite (Abb. 140 a) unregelmäßig polygonal mit ± deutlich gestreifter Cuticula; gelegentlich einzellige, dickwandige Deckhaare (Abb. 140 c); Epidermiszellen der Blattunterseite (Abb. 140 b) rundlich polygonal bis schwach wellig, große anomocytische Spaltöffnungen, im Mesophyll Ca-Oxalatdrusen, an den Blattnerven Kristallzellreihen aus Ca-Oxalateinzelkristallen und Drusen (Abb. 140 d). Blattbau bifazial mit zwei Lagen dichter Palisaden. Epidermis der Kelchbecher und Kelchblätter (Abb. 141 i) kleinzellig, wellig bis polygonal, mit welli-ger, auf der Innenseite stärker welliger Cuticularstreifung; große anomocytische Spaltöffnungen mit 4 bis 7 Nebenzellen; auf den Blättern und auf der Kelchinnenseite, vor allem im Bereich des Kelchbechers, einzelne Deckhaare (Abb. 140 c); diese 300 µm lang, einzellig, unregelmäßig gekrümmt und dickwandig, an der Basis getüpfelt; Mesophyll aus dünnwandigen Parenchymzellen, in Leitbündelnähe 10 bis 20 µm große Ca-Oxalateinzelkristalle, auch Ca-Oxalatdrusen, enthaltend.

Kronblatt: Epidermiszellen der Außenseite (Abb. 141 e) mit leicht gewellten Wänden, leicht septiert und mit feinwelliger Cuticularstreifung; am Rand der Kronblätter einzelne anomocytische Stomata und selten einzelne, einzellige Deckhaare; Epidermiszellen der Innenseite stark papillös (Abb. 141 f), mit unregelmäßig polygonalen Wänden und einer stark wellig gestreiften Cuticula; im Querschnitt Papillen der Epidermis besser erkennbar; Mesophyll der Blütenblätter aus lockerem Parenchym, am Grunde des Kronblattes ca. 20 µm große Ca-Oxalatdrusen (Abb. 141 e), seltener Ca-Oxalateinzelkristalle enthaltend.

Staubblatt: Epidermis der Filamente aus gestreckten, schwach nach außen gewölbten Zellen mit oft quer verlaufenden Cuticularfalten; im Parenchym Ca-Oxalatdrusen; Endothecium (Abb. 141 k) mit bügelförmigen Verdickungsleisten; Endothecium in kalter Chloralhydrat-Lösung rot; Pollen (Abb. 141 l) ellipsoidisch bis dreieckig-rundlich, mit glatter Exine, triporat, ca. 35 bis 45 µm.

Griffel: Epidermis aus gestreckten Zellen mit oft quer verlaufender Cuticularstreifung, im Parenchym Ca-Oxalatdrusen und Ca-Oxalateinzelkristalle (Abb. 141 g); Narbe papillös, Griffelpolster mit Deckhaaren.

Anmerkung: Haare der gesamten Blütenregion meist 1-zellige (seltener 2-zellige) Deckhaare, bis ca. 300 µm lang, weitlumig oder derbwandig, meist gekrümmt, zugespitzt oder auch stumpfspitzig, an der Basis getüpfelt; Behaarung bei Blatt und Blüte je nach Stammpflanze unterschiedlich stark. Aus demselben Grund Zellformen und Cuticularstreifung der Kronblätter variabel.

Schnittdroge

Blätter mit Blüten: Dünne grünliche Blattfragmente, häufig mit ± gelapptem Rande oder mit nur leicht gesägtem Rand, je nach Stammpflanze kahl bis zerstreut oder filzig behaart; Netznervatur auf Unterseite deutlich, Hauptnerv hervortretend; Achsenbecher der Blüten mit den Kelchzipfeln am oberen Rand; Kronblätter meist noch anhaftend, auch frei vorliegend; außerdem zahlreiche holzige Zweigstücke, 1 bis 2,5 mm dick.

Blütendroge: Nur aus den Achsenbechern mit den anhängenden Kelchzipfeln und Kronblättern der Blüten bestehend; Kronblätter auch frei vorliegend.

Pulver
Siehe Abbildung 140, Crataegi folium

a   Blattbruchstücke mit oberer Epidermis in Aufsicht, Cuticularstreifung
b   Blattbruchstücke mit unterer Epidermis in Aufsicht; Cuticularstreifung und anomocytische Spaltöffnungen
c   Deckhaare des Blattes und Deckhaarbruchstücke
d   Aufsicht auf einen Blattnerv, unter der Epidermis in Leitbündelnähe Kristallzellreihen von Ca-Oxalateinzelkristallen, auch Drusen

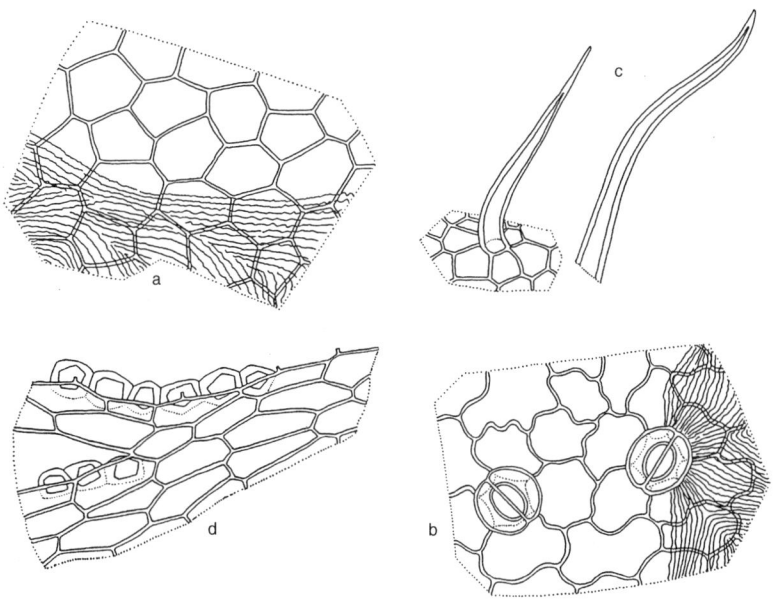

Abb. 140   Crataegi folium – Weißdornblätter – Pulver. Erläuterungen siehe Text. NH

Siehe Abbildung 141, Crataegi flos

e   Bruchstücke der Kronblätter mit unterer Epidermis in Aufsicht, Ca-Oxalatdrusen des Mesophylls durchscheinend

f   Bruchstücke der Kronblätter mit den Papillen der oberen Epidermis in seitlicher Sicht

g   Bruchstücke der Griffel in Aufsicht, Ca-Oxalatdrusen des Parenchyms durchscheinend

h   Bruchstücke der Kelchzipfel in Aufsicht, Deckhaare

i   Bruchstücke des Kelchbechers mit kleinzelliger Epidermis in Aufsicht, Ca-Oxalatdrusen des Mesophylls durchscheinend

k   Fragmente des Endotheciums in Aufsicht, in kaltem Chloralhydrat rot

l   Triporate Pollenkörner

Anmerkung: Zahlreiche faserige Bruchstücke der Stängelteile mit Leitgewebe in Aufsicht, nicht dargestellt.

Verfälschungen/Verwechslungen

Verfälschungen kommen äußerst selten vor; möglich sind Verfälschungen/Verwechslungen mit Blüten von anderen *Crataegus*-Arten oder Blüten von *Sorbus aucuparia* L. (Eberesche) oder von *Prunus spinosa* L. (Schlehdorn, früher auch Flores Acaciae). Im Unterschied zu *Crataegus* färbt sich bei den Blüten von *P. spinosa* L. das Endothecium in kaltem Chloralhydrat nicht rot.

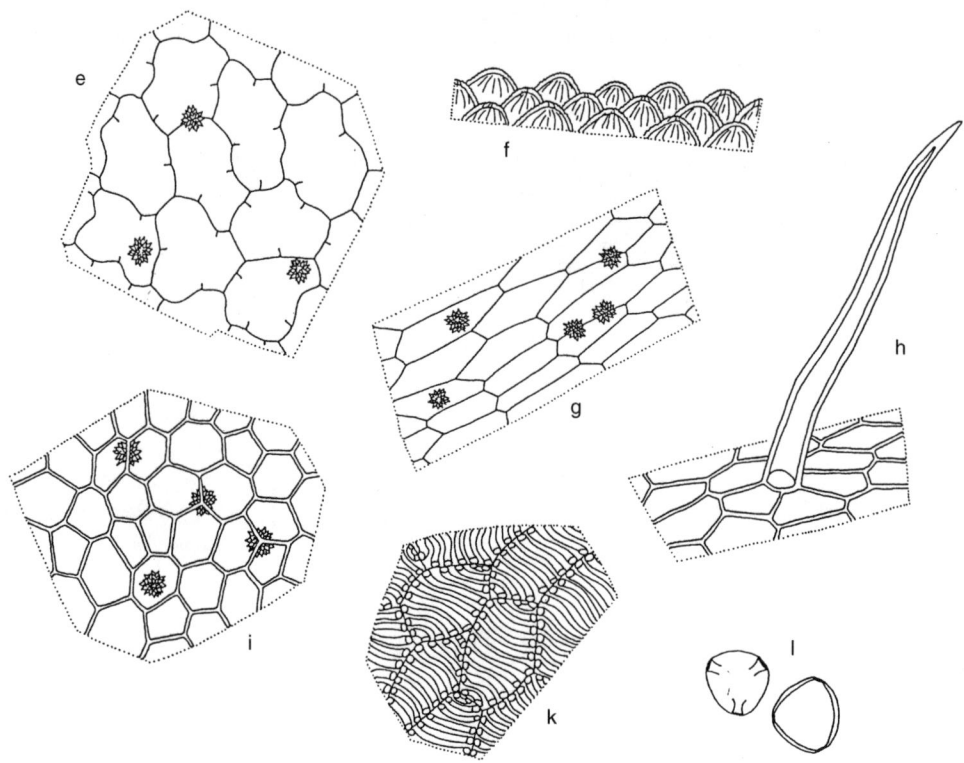

Abb. 141   Crataegi flos – Weißdornblüten – Pulver. Erläuterungen siehe Text. NH

Inhaltsstoffe und Anwendung

Inhaltsstoffe: Oligomere Procyanidine (0,4 bis 1,0 %); Flavonoide (1,0 bis 2,0 %); biogene Amine; Phenolcarbonsäuren; Triterpensäuren; Sterole
Ph.Eur.: Weißdornblätter mit Blüten: mindestens 1,5 % Flavonoide, berechnet als Hyperosid; DAC: Weißdornblüten: mindestens 1,5 % Flavonoide, berechnet als Hyperosid

Anwendungsgebiete: Kommission E: Weißdornblätter mit Blüten: nachlassende Leistungsfähigkeit des Herzens entsprechend Stadium II nach NYHA (New York Heart Association).

Standardzulassung: Weißdornblätter mit Blüten, Zul.-Nr. 1349.99.99

Crataegi fructus – Weißdornfrüchte

Synonyme: Fructus Crataegi, Fructus Oxyacanthae, Fructus Spinae albae

Sonstige Bezeichnungen: dt.: Weißdornbeeren, Hagedornbeeren, Mehlbeeren, engl.: Hawthorn berry, franz.: Fruit d'aubépine, ital.: Frutto di biancospino, span.: Fruto de espino blanco, fruto de espino albar

Stammpflanzen: *Crataegus monogyna* JACQ. (Eingriffeliger Weißdorn) oder *C. laevigata* (POIR.) DC., syn. *C. oxyacantha* L. (Zweigriffeliger Weißdorn), ihre Hybriden oder ein Gemisch; Rosaceae
Habitus: Sträucher oder Bäume mit meist verdornenden Zweigen; siehe Abb. 139

Herkunft: Import aus ost- und südosteuropäischen Ländern

Arzneibücher: Ph.Eur.: Die getrockneten Scheinfrüchte

Ganzdroge

Geruch: schwach

Geschmack: schleimig-süß

Morphologie
Scheinfrüchte (Achsenbecher) eiförmig bis kugelig, bis ca. 1 mm lang (*C. monogyna*) oder bis 1,3 cm lang (*C. laevigata*); bis ca. 0,8 mm breit; dunkel rötlich-braun, in nicht ausgereiftem Zustand gelblich-braun; Oberfläche wabig runzelig; apikales Ende mit kleiner scheibenförmigen Vertiefung, am Rande begrenzt durch die meist noch als Reste vorhandenen 5 Kelchzipfel; in der Mitte der scheibenförmigen Vertiefung kurzer Griffel-Rest; Scheitel bei *C. laevigata* dicht kurzhaarig; Gewebe des Achsenbechers („Fruchtfleisch") zimtbraun, krümelig-klebrig; im Inneren des Achsenbechers ein Steinkern, die eigentliche Frucht; bei *C. monogyna* 1 Steinkern, bei *C. laevigata* 2 oder 3 Steinkerne; Steinkerne hartschalig und rundlich (*C. monogyna*) oder abgeplattet mit je 2 länglichen Gruben (*C. laevigata*); Samen sehr klein, hellbraun, mandelförmig.

Anatomie
Achsenbecher: Epidermis aus geradlinig-polygonalen, derbwandigen Zellen, darunter eine der Epidermis gleiche Hypodermis (Abb. 142 a); „Fruchtfleisch" des Achsenbechers (Abb. 142 b) aus großzelligem, interzellularenreichem Parenchym, durchzogen von zarten Gefäßbündeln, Zellen braun gefärbt; einzelne Zellen mit Ca-Oxalatdrusen; in tieferen Schichten des Fruchtfleisches kleine Gruppen farbloser, dickwandiger, stark getüpfelter Steinzellen, in Begleitung der Leitbündel einige gestreckte Stein- und Stabzellen (Abb. 142 c) sowie einzelne Zellen mit Ca-Oxalateinzelkristallen; Haare in der Vertiefung am Scheitel 1-zellig, gebogen, spitz und dickwandig.
Steinkern: Äußere Schicht aus farblosen, dickwandigen isodiametrischen oder etwas in Längsrichtung der Furche gestreckten Steinzellen (Abb. 142 d), oft mit verzweigten Tüpfeln, verholzt, darunter 2 in gekreuzter Richtung zueinander liegende Schichten von Sklereiden; die der unteren Schicht zugespitzt und ineinander verzahnt.

Samen: Epidermis der Samenschale (Abb. 142 e) in Aufsicht geradlinig-polygonal; das große Lumen durch Membranschleim in zur Außenwand parallelen Schichten vollständig ausgefüllt, stark quellend; unter der Epidermis eine Schicht rundlicher Zellen mit je einem Ca-Oxalateinzelkristall; ansonsten Samenschale aus kollabierten Zellen bestehend, nur in der Nähe der Raphe zellulär erkennbar, dann braun und parenchymatisch; Reste des Perisperms kollabiert; Endosperm schwach entwickelt, aus wenigen Reihen farbloser, polyedrischer Zellen bestehend, Zellen des Embryogewebes ähnlich denen des Endosperms; die Zellen beider Gewebe Aleuron und fettes Öl führend.

Schnittdroge

Nicht handelsüblich

Pulver

Siehe Abbildung 142

a Bruchstücke des Achsenbechers mit äußerer Schicht in Aufsicht, Hypodermis durchscheinend
b Fragmente aus den mittleren Schichten des Achsenbechers („Fruchtfleisch") mit Gruppen von Steinzellen

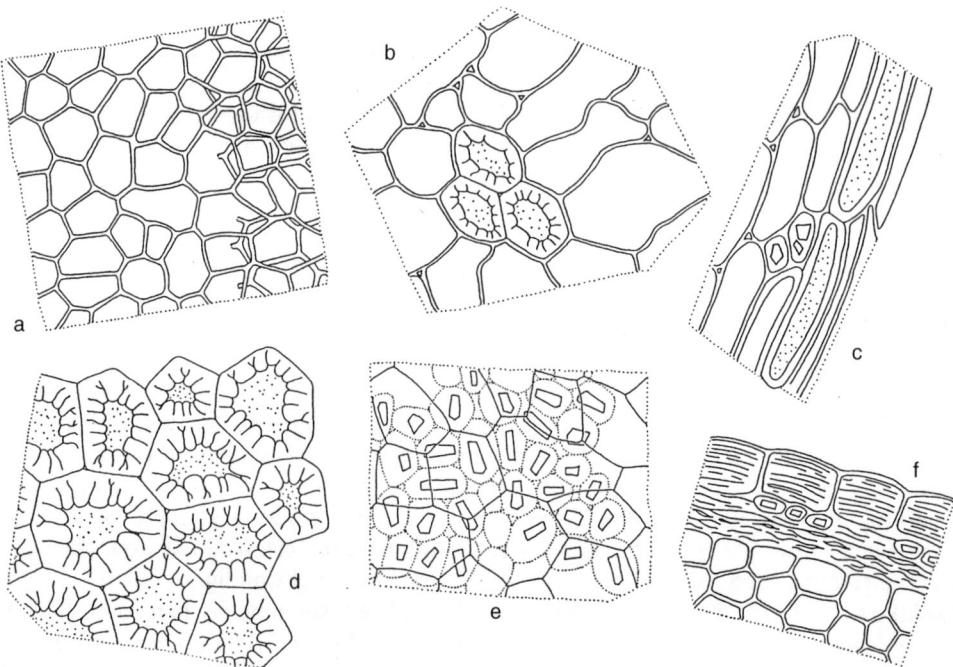

Abb. 142   Crataegi fructus – Weißdornfrüchte – Pulver. Erläuterungen siehe Text. Nach Brandt; NH

c Stabzellen und Zellen mit Ca-Oxalateinzelkristallen aus den mittleren Schichten des Achsenbechers in Leitbündelnähe

d Steinzellen der äußeren Schicht des Steinkerns

e Bruchstücke der Samenschale in Aufsicht mit Schleimepidermis und der Kristallzellschicht durchscheinend

f Bruchstücke der Samenschale im Querschnitt mit Schleimepidermis, Kristallzellschicht, kollabiertem Perisperm und anliegendem Endosperm

Anmerkungen: außerdem Fragmente der Sklereidenschichten der Steinkerne in Aufsicht und Haare des Scheitels oder Bruchstücke davon (Haare nur *C. laevigata*), nicht dargestellt.

Verfälschungen/Verwechslungen

Kommen in der Praxis sehr selten vor.

Inhaltsstoffe und Anwendung

Inhaltsstoffe: Oligomere Procyanidine (0,4 bis 2,1 %); Flavonoide (0,04 bis 0,1 %)
Ph.Eur.: mindestens 1,0 % Procyanidine, berechnet als Cyanidinchlorid

Anwendungsgebiete: Kommission E: Die therapeutische Anwendung wird wegen des fehlenden Wirksamkeitsnachweises nicht befürwortet.
Die Droge sowie Zubereitungen werden traditionell zur Stärkung und Kräftigung der Herz-Kreislauf-Funktionen eingenommen.

Croci stigma – Safran

Synonyme: Crocus, Flores Croci

Sonstige Bezeichnungen: engl.: Saffron, franz.: Safran, ital.: Zafferano, span.: Azafrán

Stammpflanze: *Crocus sativus* L. (Safran); Iridaceae
Habitus: im Herbst blühende Knollenpflanze; Abb. 143

Herkunft: Fast ausschließlich aus Südspanien und Griechenland, von Kulturen steriler Pflanzen

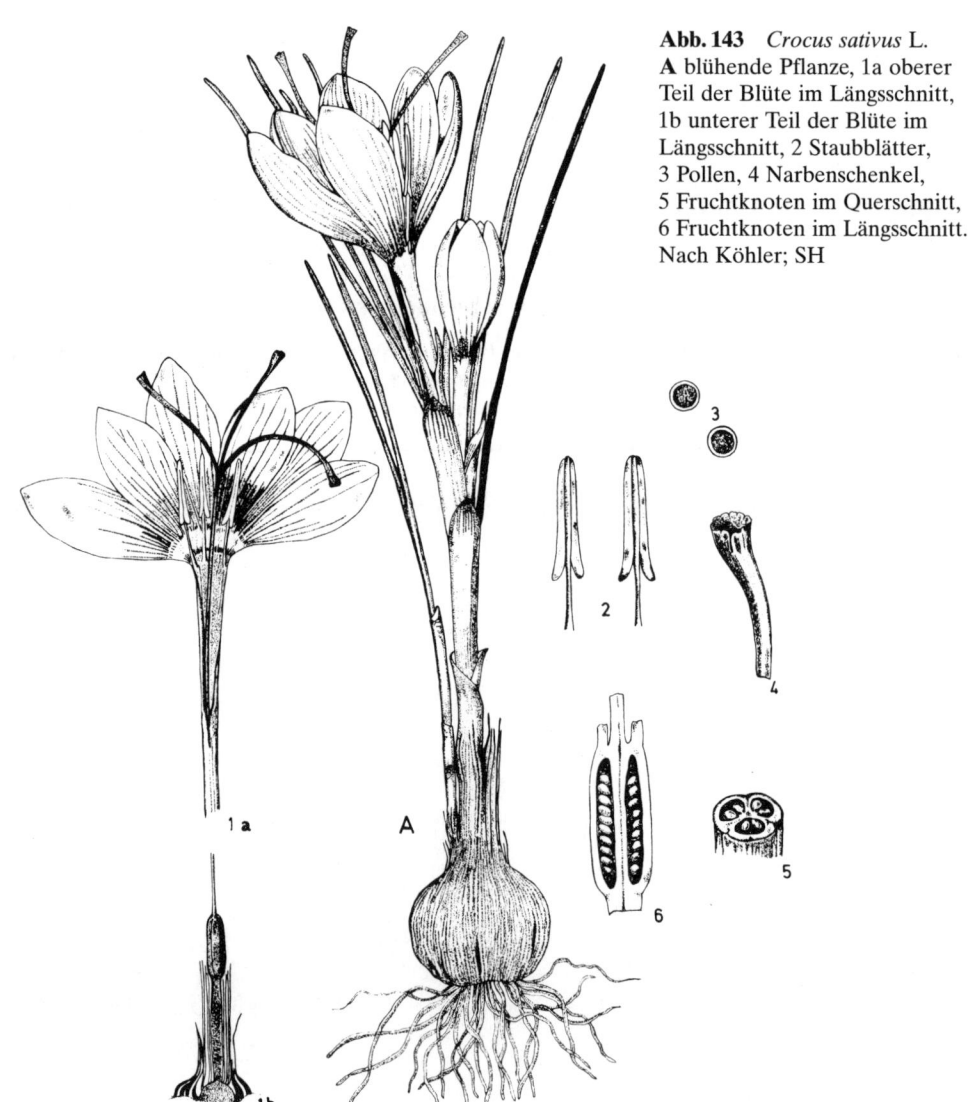

Abb. 143 *Crocus sativus* L.
A blühende Pflanze, 1a oberer Teil der Blüte im Längsschnitt, 1b unterer Teil der Blüte im Längsschnitt, 2 Staubblätter, 3 Pollen, 4 Narbenschenkel, 5 Fruchtknoten im Querschnitt, 6 Fruchtknoten im Längsschnitt. Nach Köhler; SH

Arzneibücher: DAC: Die meistens durch ein kurzes Griffelstück zusammengehaltenen, getrockneten Narben

Ganzdroge

Geruch: aromatisch, charakteristisch

Geschmack: würzig, leicht bitter und scharf, jedoch nicht süß. Safran färbt den Speichel beim Kauen orangegelb

Morphologie
Siehe Abb. 144; orangerote, sehr brüchige Fäden mit fettigem Glanz, „alte Droge" matt, z. T. bräunlich; Fäden 25 bis 35 mm lang; in Wasser die ursprüngliche „Trichterform" mit kerbigem Rande wieder annehmend, an einer Seite eingeschlitzt; dabei der rote Farbstoff austretend.

Anatomie
Siehe Abb. 145 a; Narbengewebe aus zarten, länglich gestreckten Zellen, zarte, sich gabelnde Leitbündel enthaltend; Epidermiszellen ebenfalls länglich gestreckt, typisch kurz, papillös; an der Spitze der Narbenschenkel Epidermiszellen in papillöse, etwas verschleimende Haare ausgewachsen (Abb. 145 c); alle Gewebe mit dem roten, in Wasser- und Chloralhydratpräparaten rot-gelblich austretenden Farbstoff gefüllt; Farbstoff in Öl unlöslich; in konz. Schwefelsäure sich typisch blau verfärbend, bald über violett in bräunliche Töne umschlagend; den Narben gelbe Pollenkörner (Abb. 144 b) von runder Form und körneliger Oberfläche anhaftend; bis ca. 100 µm.

Schnittdroge

Nicht handelsüblich

Pulver
Siehe Abbildung 145

a Fragmente der Narbenschenkel mit langgestreckten, rot gefärbten papillösen Epidermiszellen
b gelbe, runde Pollenkörner mit körneliger Oberfläche, auffallend groß; nicht sehr häufig, jedoch charakteristisch
c Papillöse Haare von der Spitze der Narben, verschleimend
d Fragmente der inneren Gewebe mit zarten Leitbündeln

Anmerkungen: Pulver rot, roter Farbstoff in Wasser und Chloralhydrat-Lösung

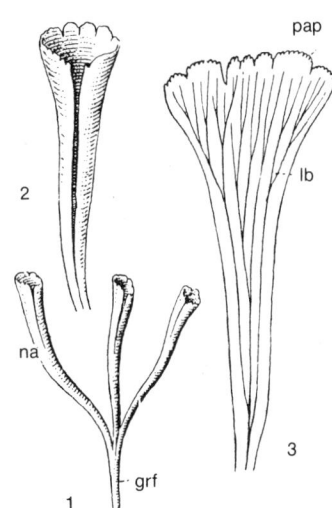

Abb. 144 *Crocus sativus* L. **1** Griffel (grf) mit Narbenschenkeln (na), **2** Narbe zusammen gerollt, **3** Narbe ausgebreitet. lb Leitbündel, pap Papillen. Vergr. Aus Karsten, Weber, Stahl; Oltmanns

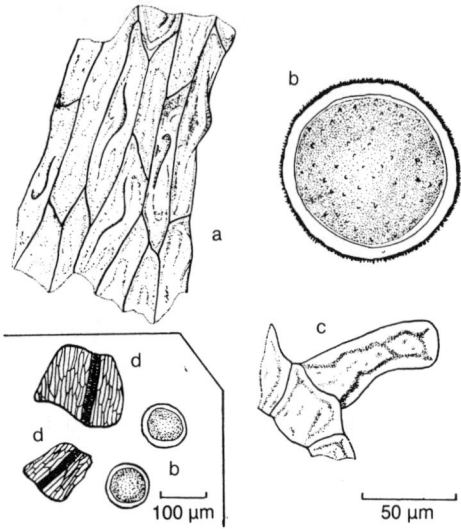

schnell austretend und intensiv färbend. Auffallend viele Pollen, u.U. mit Endotheciumfragmenten, anhaftend und evtl. rot gefärbt, deuten auf Zusatz von (gefärbten) Antheren hin.

Abb. 145 Croci stigmata – Safran – Pulver. Erläuterungen siehe Text. Aus Karsten, Weber, Stahl; nach Weber

Verfälschungen/Verwechslungen

In älterer Literatur werden sehr häufig Verfälschungen beschrieben, z. B. mit Blüten oder Blütenteilen von *Calendula officinalis* L. (Ringelblume), *Carthamus tinctorius* L. (Färbersaflor, Färberdistel) oder von *Tagetes*-Arten, mit Griffeln von *Crocus sativus* oder auch mit Paprika-Pulver, Curcuma-Pulver. Eventuell Beschwerung durch Rohrzucker, Glycerol, Ziegelmehl, Bariumsulfat usw. In neuerer Zeit wurden in den Safranproben Zusätze von rot gefärbten Antheren beobachtet.

Inhaltsstoffe und Anwendung

Inhaltsstoffe: Gelbe, wasserlösliche Farbstoffe; Bitterstoffe; ätherisches Öl (bis 1 %, Hauptkomponente Safranal); fettes Öl (bis 10 %)
DAC: keine Gehaltsanforderung

Anwendungsgebiete: Kommission E: Die therapeutische Anwendung wird wegen des fehlenden Wirksamkeitsnachweises nicht befürwortet.
Die Droge hat keine medizinische Bedeutung mehr und wird fast ausschließlich als Gewürz verwendet.

Cucurbitae semen – Kürbissamen

Synonyme: Semen Cucurbitae, Semen Peponis

Sonstige Bezeichnungen: dt.: Kürbiskerne, Herkulessamen, engl.: Pumpkin seed, franz.: Graine de courge, ital.: Seme di zucca, span.: Semilla de calabaza

Stammpflanze: *Cucurbita pepo* L. (Gemeiner Kürbis, Gartenkürbis) und/oder verschiedene Kulturvarietäten von *C. pepo* L.; Cucurbitaceae
Habitus: einjährige, monözische Pflanze

Herkunft: Aus dem Anbau; Lieferländer sind osteuropäische Länder, Österreich, Ungarn, Mexico

Arzneibücher: DAB: Die ganzen, getrockneten, reifen Samen

Ganzdroge

Geruch: nahezu geruchlos (unzerkleinerte Droge); charakteristisch beim Zerkleinern

Geschmack: schleimig-süßlich, ölig

Morphologie
Eiförmige, flache Samen mit wulstigem Rand, ca. 2,5 cm lang und etwa doppelt so lang wie breit; am zugespitzten Ende die Mikropyle, das gegenüber liegende Ende abgerundet.
Hinsichtlich der Ausbildung und Härte der Samenschale von *Cucurbita pepo* L. werden zwei Typen unterschieden: a) weichschalige Formen, Ölkürbis (von *C. pepo* L. var. *oleifera* PIETSCH.) mit dünner, weicher, grünlicher Samenschale; b) hartschalige Formen (von *C. pepo* L.) mit harter, weißlich-gelber Samenschale.
Im Handel befinden sich meist die weichschaligen Formen, *C. pepo* L. convar. *citrullinina* GREB. var. *styriaca* GREB.. oder *C. pepo* L. convar. *giromonitiina* GREB. var. *oleifera* PIETSCH.

Anatomie
Die Samenschale sowohl der hartschaligen als auch der weichschaligen Formen aus 5 Schichten bestehend.
Querschnitt, Hartschalige Kürbiskerne: Siehe Abb. 146; Epidermis der Samenschale aus 1 Reihe großer Palisadenzellen bestehend; diese z. T. über 200 µm hoch, Längswände verdickt und mit leistenförmigen Verdickungen; beim getrockneten Samen Palisaden niederliegend, die Verdickungsleisten dann herausgebrochen und fast wie Haare wirkend (Abb. 147 f) und dem Samen die samtige Oberfläche verleihend; Stärke vorhanden; unter der Palisadenschicht mehrere Lagen eines Hypoderms aus relativ kleinen, dünnwandigen Zellen; diese jedoch sehr charakteristisch netzig getüpfelt; unter dem Hypoderm eine Sklerenchymschicht aus sehr großen, im Querschnitt tonnenförmigen, dickwandigen Steinzellen; diese etwa 2 bis 4 mal so lang wie breit, Wände leicht geschichtet und stark getüpfelt; Sklerenchym zum Samenrand hin in zwei

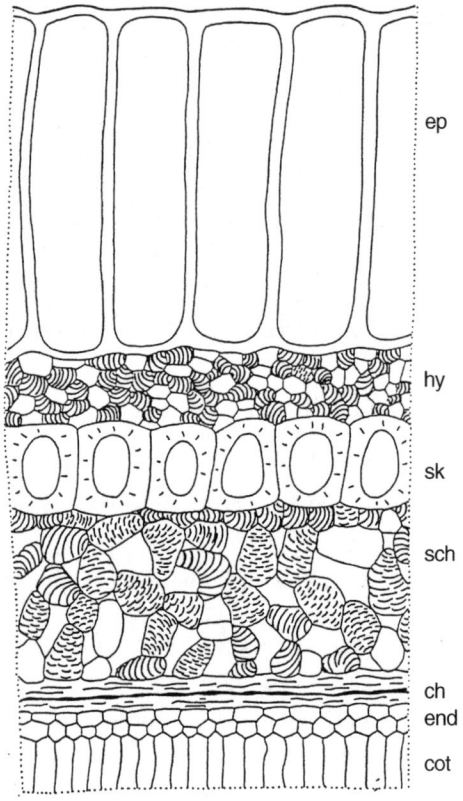

ep

hy

sk

sch

ch
end

cot

Abb. 146 *Cucurbita pepo* L. Samenschale im Querschnitt. ep Epidermis, hy Hypoderm, sk Sklerenchymschicht, sch Schwammparenchym, ch kollabierte Schichten, Protochlorophyll führend, end Endosperm, cot Kotyledonen. Vergr. ca. 100 x. NH

Schichten; daran anschließend ein lockeres Schwammparenchym aus ähnlich stark netzig getüpfelten Zellen wie die des Hypoderms; Zellen des Schwammparenchyms jedoch deutlich größer und mit großen Hohlräumen dazwischen; schließlich eine Schicht dünnwandiger, ± kollabierter Zellen, durch Protochlorophyll grün erscheinend und die grünliche Farbe der Samenschale bedingend; unterhalb der Samenschale bei beiden Formen kollabierte Zellen des Nuzellus und des nur schwach ausgebildeten Endosperms, das Gewebe der stärkeren Kotyledonen ist kleinzellig und dünnwandig, mit fettem Öl und Aleuronkörnern.

Flächenansicht: Palisaden der Epidermis (Abb. 147 e) in Aufsicht rundlich bis vieleckig, Wände mit Ausstülpungen der Verdickungsleisten; Hypoderm und Schwammparenchym gleichgestaltet wie im Querschnitt; Zellen der Sklerenchymschicht (Abb. 147 b) in Aufsicht unregelmäßig geformt, mit stark verdickten und gewellten Zellwänden; Chlorophyllschicht aus kleinen rundlichen Zellen, grün erscheinend.

Weichschalige Kürbiskerne: Die 5 Schichten weniger charakteristisch ausgebildet, insbesondere fehlt die typische Sklerenchymschicht; die Protochloroplasten führende Schicht gibt diesen Samen die olivgrüne Färbung.

Schnittdroge

Nicht handelsüblich

Pulver
Siehe Abbildung 147

a Bruchstücke des Hypoderms, Zellen mit netzig getüpfelter Zellwand
b Bruchstücke der Sklerenchymschicht, Sklerenchymzellen quer geschnitten
c Bruchstücke des großzelligen Schwammparenchyms, Zellwände netzig getüpfelt; große Interzellularen

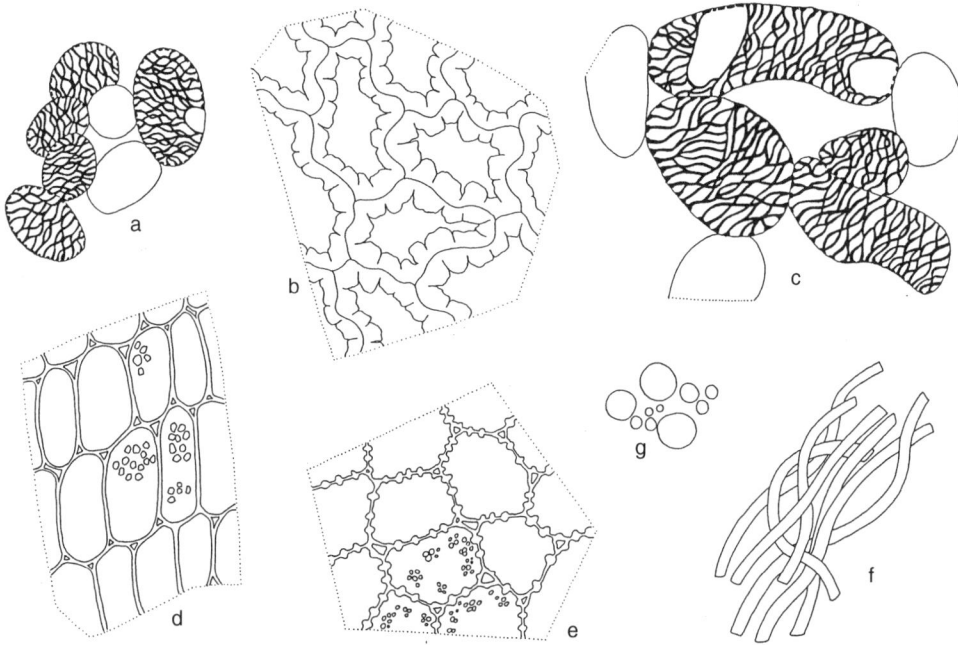

Abb. 147 Cucurbitae semen – Kürbissamen – Pulver. Erläuterungen siehe Text. NH

d Bruchstücke des Endosperms mit Aleuronkörnern
e Bruchstücke der Samenepidermis mit Palisadenschicht in Aufsicht mit Verdickungsleisten in den Wänden, Stärke führend
f Verdickungsleisten der Epidermispalisaden, herausgebrochen, im Präparat wie Haare wirkend, ineinander verschlungen
g Öltröpfchen, zahlreich in vielen Größen

Anmerkungen: Außerdem zartwandiges Gewebe des Embryo und Bruchstücke der Samenschale mit Sicht auf die Chlorophyllschicht mit grünen Protochlorophyllkörpern, nicht dargestellt.

Verfälschungen/Verwechslungen

Minderwertige Ware durch Anteile unreifer Samen oder durch Insektenbefall.

Inhaltsstoffe und Anwendung

Inhaltsstoffe: Fettes Öl (35 bis 53 %); Sterole und Sterolglykoside (ca. 1 %); Kohlenhydrate (6 bis 10 %); Proteine (25 bis 42 %); Art und Menge der Inhaltsstoffe stark sortenabhängig
DAB: keine Gehaltsanforderung

Anwendungsgebiete: Kommission E: Reizblase, Miktionsbeschwerden bei Prostata-adenom Stadium I bis II.
Volkstümlich: Früher als Wurmmittel.

Standardzulassung: Kürbissamen, Zul.-Nr. 1559.99.99

Hinweis: Die zerkleinerte Droge darf höchstens 24 h lang gelagert werden.

Curcumae longae rhizoma – Curcumawurzelstock

Synonyme: Rhizoma Curcumae (longae)

Sonstige Bezeichnungen: dt.: Gelbwurzel, Gelbwurzelstock, Gelbsuchtwurzel, engl.: Turmeric root, franz.: Rhizome de curcuma, ital.: Rizoma di curcuma longa, span.: Rizoma de cúrcuma

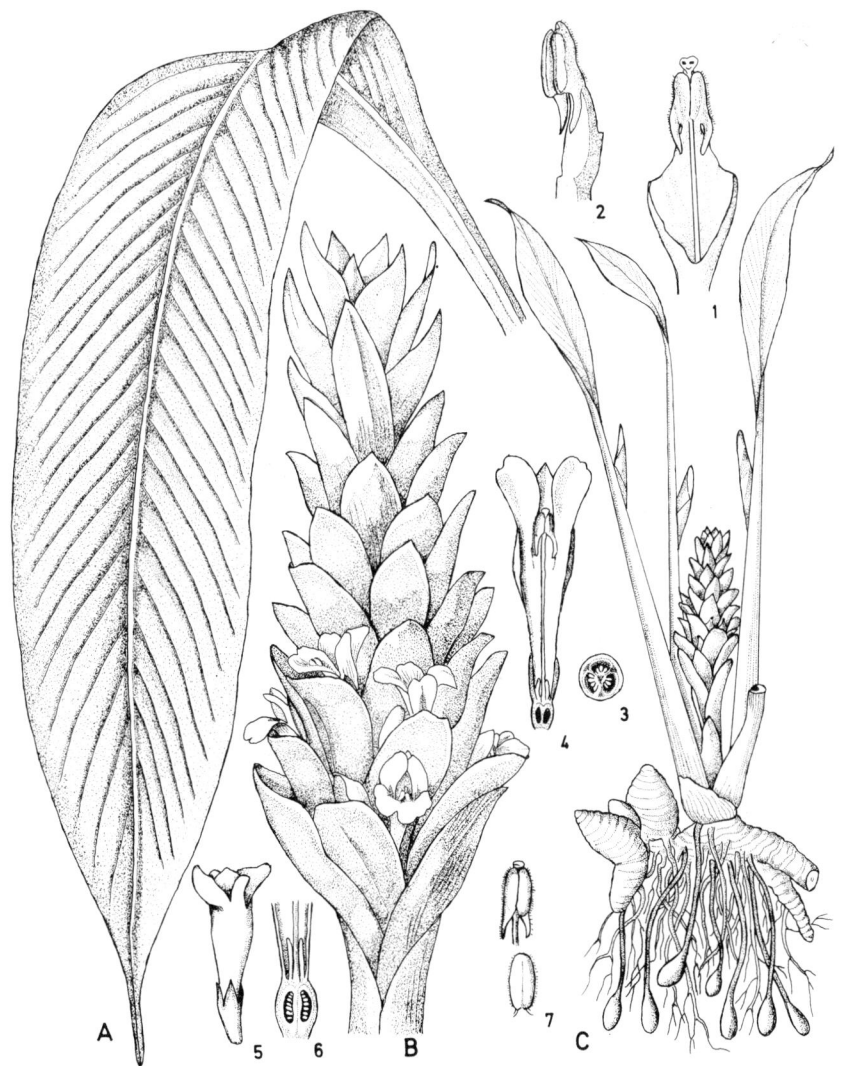

Abb. 148 *Curcuma domestica* Val. **A** Blatt, **B** Blütenstand, **C** ganze Pflanze, 1 inneres Perigon von Lappen befreit mit dem fertilen Staubblatt (von *C. aromatica*), 2 Staubblatt, 3 Fruchtknoten im Querschnitt, 4 Blüte im Längsschnitt, 5 Blüte, 6 Fruchtknoten im Längsschnitt mit den infertilen untersten Staubblättern (Staminodien), 7 Staubbeutel. Nach Köhler; UW

Stammpflanze: *Curcuma domestica* VAL., syn. *Curcuma longa* L. (Gelbwurzel); Zingiberaceae
Habitus: tropische Rhizomstaude; Abb. 148

Herkunft: Aus Kulturen; Hauptlieferland ist Indien. Indonesien, China und Haiti liefern geringere Mengen.

Arzneibücher: DAC: Die nach dem Ernten gebrühten und getrockneten Wurzelstöcke

Ganzdroge

Geruch: schwach, an Ingwer erinnernd

Geschmack: scharf und brennend bitter. Beim Kauen wird der Speichel gelb gefärbt

Morphologie
Siehe Abb. 149; **Hauptknollen** eiförmig oder nahezu kugelig, bis 5 cm lang und 3 cm dick, mit mehreren kreisförmig vertieften Bruchstellen von Verzweigungen und Narben der Wurzeln, außerdem ringsumlaufende Blattnarben; Internodium dazwischen längsrunzelig, mit den Blattnarben einen stumpfen Winkel bildend; Hauptknollen oft zerteilt vorliegend; **Nebenknollen** 3 bis 5 cm lang und 1 bis 1,5 cm dick, länglich, zylindrisch, fingerförmig gebogen mit ringsumlaufenden Linien der Blattnarben, Internodium ebenfalls längsrunzelig; beide Knollenfomen gelb bis gelbbraun, schwer und hart; Bruch körnig, orangefarben, mit breiter Rinde und nicht sehr deutlich abgegrenztem Zentralzylinder.

Anatomie
Querschnitt: Beide Knollenformen im Prinzip gleichartig gebaut. Epidermis in Aufsicht aus derbwandigen Zellen, z. T. Ca-Oxalatoktaeder enthaltend und lange, spitze, dickwandige Haare tragend; darunter Korkschicht in Aufsicht aus großen, tafelförmigen Zellen; Rindenparenchym von einigen Leitbündeln durchzogen, nach innen mit einer verkorkten, stärkefreien Endodermis abgeschlossen; Zentralzylinder mit Leitbündeln, die wie in der Rinde kollateral und faserfrei sind; dünnwandige Netz- und Spiralgefäße, in Begleitung dazu oft Exkretzellen (Ölzellen) mit dunklem Inhalt; in das Parenchym der Rinde und des Zentralzylinders eingestreut verkorkte Zellen mit orangefarbenem Öl bzw. Harz.
Anmerkung: Die Parenchymzellen sind infolge des Kochens der Knollen ausgefüllt mit Stärkekleisterballen (Abb. 150 b); diese durch den Farbstoff der Exkretzellen gelb gefärbt; trotzdem verbleiben je nach Grad der Erhitzung auch unverkleisterte Stärkekörner (Abb. 150 c) von der Gestalt wie bei *C. xanthorrhiza* Roxb. (siehe Curcumae xanthorrhizae rhizoma – Javanische Gelbwurz); diese 15 bis 30 μm lang, von eigenartiger, variierender Form, ± oval, dreieckig, auch sackförmig oder rhombisch, stets abgeflacht. Die Stärkeballen färben sich in Iodlösung vom Rande her zunächst hellblau, nach längerer Zeit völlig dunkelblau bis schwarz.

Schnittdroge

Unregelmäßige, orangegelbe, leicht bestäubte Rhizomstücke mit glatter, hornartiger Schnitt- oder Bruchfläche; Rand-
stücke außen mit schmaler dunkler Zone.

Pulver

Siehe Abbildung 150

a Bruchstücke des Korks in Schrägaufsicht (a_1) und im Querschnitt (a_2); selten, wenig charakteristisch
b Stärkekleisterballen, gelb, oft noch in
  Form der Parenchymzellen; sehr zahlreich, sehr charakteristisch
c Stärkekörner frei im Präparat, mit
  deutlicher Schichtung
d Gefäßbruchstücke; selten, wenig charakteristisch
e Parenchymfragmente mit Exkrettrop-
  fen in runden Exkretzellen

Anmerkung: Stärke infolge des Kochens
der Droge verkleistert und durch den
Farbstoff der Exkretbehälter gelb ge-

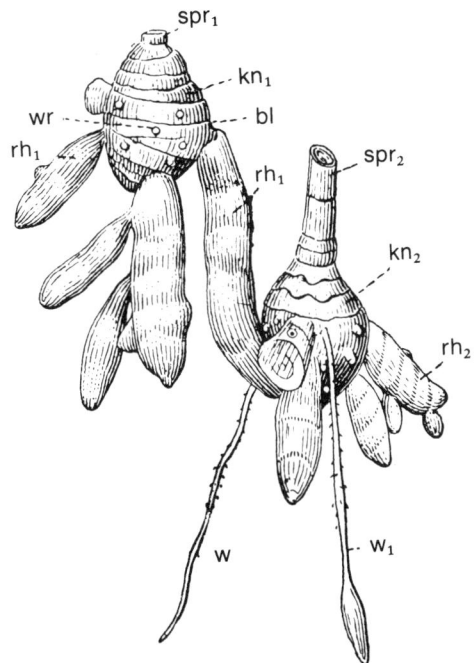

Abb. 149 *Curcuma domestica* VAL. Rhizom.
kn_1, kn_2 Knollen verschiedener Ordnung, rh_1, rh_2
Rhizomäste verschiedener Ordnung, w Wurzel,
w_1 knollig verdickte Wurzel, wr Wurzelreste,
bl Blattreste, spr_1, spr_2 Sprosse. Aus Karsten,
Weber, Stahl; A. Meyer

Abb. 150 Curcumae
longae rhizoma –
Curcumarhizom –
Pulver. Erläuterungen
im Text. Aus Karsten,
Weber, Stahl; nach
Weber

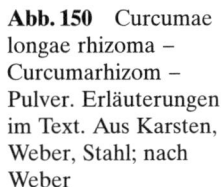

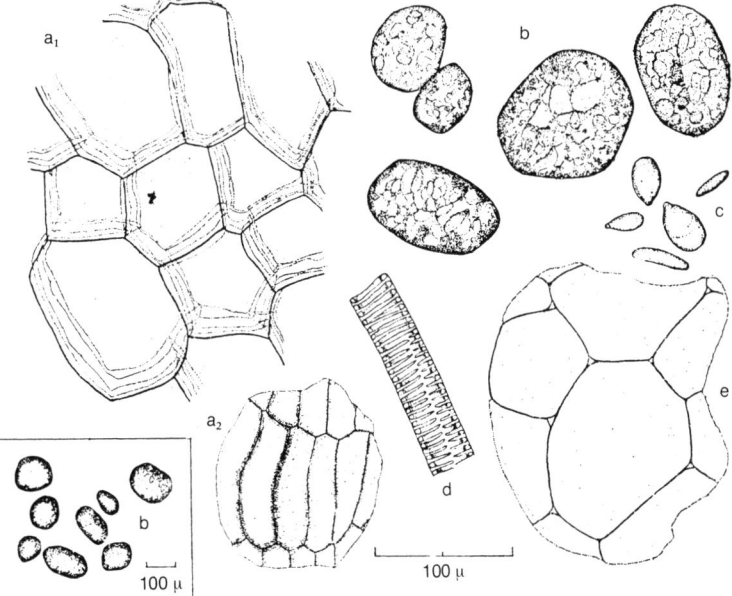

färbt; trotzdem verbleiben auch unverkleisterte Stärkekörner. Selten Spießhaare der Blattbasen oder Bruchstücke davon, nicht dargestellt.

Verfälschungen/Verwechslungen

Selten; Verwechslungen mit dem Rhizom von *Curcuma xanthorrhiza* ROXB. können vorkommen, vor allem in indonesischer und chinesischer Droge. In chinesischer Droge werden gelegentlich Verfälschungen oder Verwechslungen durch Rhizome von *C. aromatica* SALISB. (Wilde Gelbwurz) oder *C. zedoaria* ROSC. (Zittwer) beobachtet. Gepulvertes Curcumarhizom wird zuweilen durch Zusatz von synthetischen Farbstoffen, z. B. Sudanrot G, geschönt.

Inhaltsstoffe und Anwendung

Inhaltsstoffe: Ätherisches Öl (3 bis 5 %, ca. 60 % davon Sesquiterpenketone wie ar-Turmeron, α- und ß-Turmeron); Curcuminoide (3 bis 5 %); Stärke (30 bis 40 %) DAC: mindestens 2,5 % ätherisches Öl (Ganzdroge); mindestens 2,0 % ätherisches Öl (Schnittdroge); mindestens 2,5 % Dicinnamoylmethan-Derivate, berechnet als Curcumin.

Anwendungsgebiete: Kommission E: Dyspeptische Beschwerden.
Ansonsten im Haushalt als Gewürz; Hauptbestandteil des Currypulvers.

Standardzulassung: Curcumawurzelstock, Zul.-Nr. 2339.99.99

Curcumae xanthorrhizae rhizoma –
Javanische Gelbwurz

Synonyme: Rhizoma Curcumae xanthorrhizae oder javanicae, Curcumae amarae rhizoma, Temoe lawak

Sonstige Bezeichnungen: engl.: Temu lawak, Javanese turmeric, franz.: Rhizome de Temoé-Lawaq, ital.: Rizoma di curcuma xanthorrhiza, span.: Rizoma de cúrcuma de Java

Stammpflanze: *Curcuma xanthorrhiza* Roxb. (Javanische Kurkuma); Zingiberaceae
Habitus: bis 1,75 m hohe tropische Rhizomstaude; Abb. 151, 152

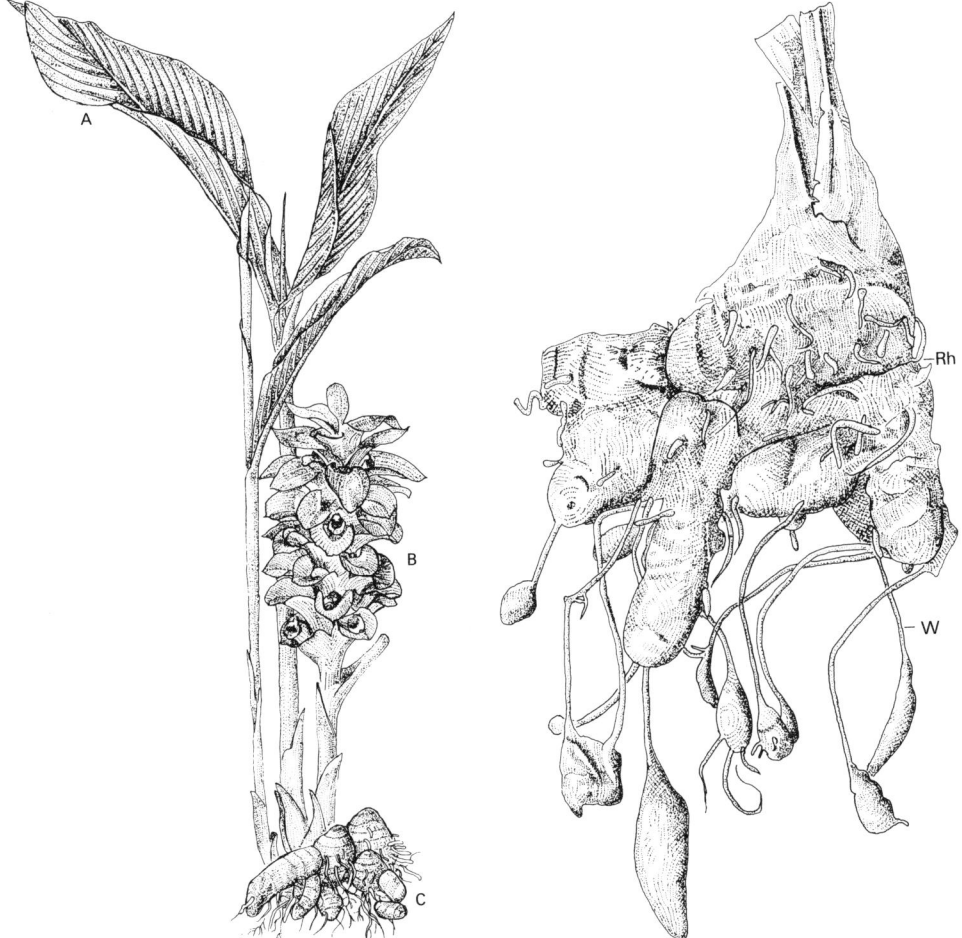

Abb. 151 *Curcuma xanthorrhiza* Roxb. Ganze Pflanze, **A** Blatt, **B** Blütenstand, **C** Rhizom. UW

Abb. 152 *Curcuma xanthorrhiza* Roxb. Rhizom mit knollig verdickten Wurzeln, Rh Rhizom, W Wurzel. UW

Herkunft: Aus Indonesien, zum kleinen Teil auch aus Indien.

Arzneibücher: Ph.Eur.: Die in Scheiben geschnittenen, getrockneten Wurzelstöcke

Ganzdroge

Geruch: aromatisch

Geschmack: leicht bitter, scharf; beim Kauen färbt die Droge den Speichel gelb

Morphologie

Graubraune oder orangegelbe bis gelbbraune, verzogene Scheiben oder Längsviertel; 15 bis 50 mm (bis 70 mm) im Durchmesser, 1,5 bis 6 mm dick; Rhizom meist geschält, jedoch stellenweise noch bräunlichgelber Kork anhaftend; im Querschnitt glatt und feinkörnig, gelb, helleres Zentrum mit dunklen Flecken.

Anatomie

Epidermales Abschlussgewebe, wenn noch vorhanden, mit kleinen Ca-Oxalatkristallen und mit vereinzelt langen, 1-zelligen, spitzen Haaren; unter der Epidermis Kork und Rinde; anschließend parenchymatisches Grundgewebe; Zellen prall gefüllt mit ± geschichteter, sattelförmiger Stärke (Abb. 153); diese 30 bis 60 µm lang und 10 bis 30 µm breit; in das Parenchym eingestreut zahlreiche orangegelbe bis gelbbraune Exkretzellen (Ölzellen); Leitbündel im Gegensatz zu anderen Zingiberaceae ohne Sklerenchymfasern.

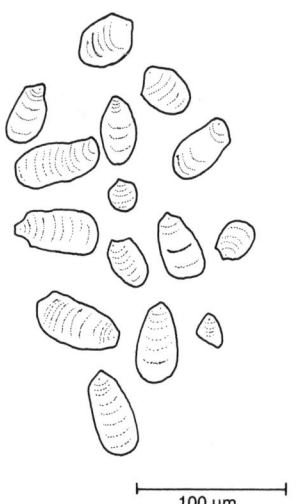

100 µm

Abb. 153 *Curcuma xanthorrhiza* Roxb. Stärkekörner. UW

Schnittdroge

Nicht handelsüblich, bei der Ganzdroge handelt es sich bereits um geschnittene Rhizome.

Pulver

Pulverbestandteile wie die von Curcumae longae rhizoma – Curcumawurzelstock (Abb. 150); Stärke bei Javanischer Gelbwurz jedoch nicht verkleistert, da Droge nicht gekocht wird. Stärke deshalb nur als Einzelkörner; diese sattelförmig, ± geschichtet, 30 bis 60 µm lang, 10 bis 30 µm breit (Abb. 153).

Verfälschungen/Verwechslungen

Verfälschungen besonders in der geschnittenen oder gepulverten Droge durch das Rhizom von *Curcuma longa* L., syn. *Curcuma domestica* VAL. Dieses Rhizom wird im Ursprungsland kurz gekocht. Dabei verkleistert die Stärke zu gelb gefärbten Ballen; ansonsten sind die beiden Drogen mikroskopisch kaum zu unterscheiden.

Inhaltsstoffe und Anwendung

Inhaltsstoffe: Ätherisches Öl (3 bis 12 %, mit den Sesquiterpenen ar-Curcumen, Xanthorrhizol, ß-Curcumen, Germacren); Curcuminoide (1 bis 2 %); Stärke (30 bis 40 %) Ph.Eur.: mindestens 5,0 % ätherisches Öl und mindestens 1,0 % Dicinnamoylmethan-Derivate, berechnet als Curcumin

Anwendungsgebiete: Kommission E: Dyspeptische Beschwerden.

Digitalis lanatae folium – Digitalis-lanata-Blätter

Synonyme: Folia Digitalis lanatae

Sonstige Bezeichnungen: dt.: Digitalisblätter, Fingerhutblätter, engl.: Austrian digitalis, Austrian foxglove, woolly foxglove leaf, franz.: Feuille de digitale laineuse, ital.: Foglia di digitale lanata, span.: Hoja de digital lanata

Stammpflanze: *Digitalis lanata* EHRH. (Wolliger Fingerhut); Scrophulariaceae
Habitus: 2- oder mehrjähriges, bis zu 2 m hohes Kraut

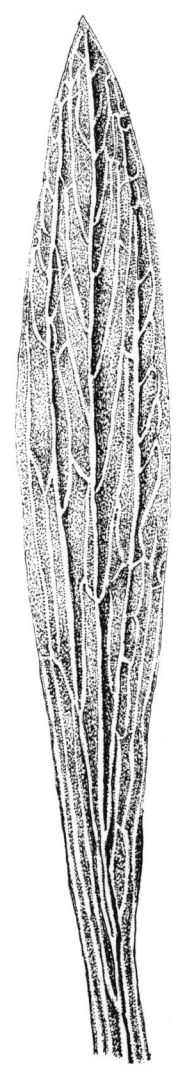

Abb. 154 *Digitalis lanata* EHRH. Blatt von der Unterseite, verkleinert 2/3. Aus Karsten, Weber, Stahl; Stahl

Herkunft: Aus dem Anbau; Import aus den Niederlanden; auch Gewinnung in Mitteldeutschland

Arzneibücher: ÖAB: Das bei höchstens 40 °C getrocknete, grundständige und stängelständige Laubblatt; ÖAB: Folium Digitalis lanatae titratum – Eingestelltes Blatt des Wolligen Fingerhutes

Ganzdroge

Geruch: geruchlos

Geschmack: stark bitter, etwas kratzend

Morphologie
Siehe Abb. 154; Blätter der Rosette bis 20 cm lang und bis 3 cm breit, länglich-lanzettlich, zugespitzt, ganzrandig, in den Blattstiel verschmälert, am Rande z. T. behaart, sonst kahl; Stängelblätter ungestielt, insgesamt kleiner, je nach Insertionshöhe jedoch unterschiedlich groß, ebenfalls schmal länglich-lanzettlich, zugespitzt, ganzrandig hinfällig behaart bis kahl; beide Blattformen unterseits mit starker Mittelrippe und stärkeren bogig aufsteigenden parallel erscheinenden Seitennerven.

Anatomie
Flächenansicht: Siehe Abb. 155; Epidermiszellen der Blattober- und Unterseite geradwandig bis leicht buchtig mit unregelmäßig knotig, rosenkranzartig ver-

dickten Wänden; Cuticula sehr fein ge-
körnt, charakteristisch; gelegentlich Cuticularstreifung vorhanden; Epidermiszellen oberhalb der Nerven mehr langgestreckt; beidseitig anomocytische Stomata, oft kreisrund, ohne typische Nebenzellen; Haare: in der Nähe der Nerven
vereinzelt Köpfchenhaare mit 1-zelligem
Stiel und meist 2-zelligen Köpfchen
(Abb. 156), die kugeligen Köpfchenzellen
mit je einer kleinen, ± deutlichen Vor-
stülpung, sehr charakteristisch; außerdem
sehr selten lange mehrzellige Gliederhaare, im Gegensatz zu Blättern des Roten Fingerhuts, *Digitalis purpurea* L.

Querschnitt: Siehe Abb. 156; Blattbau
bifazial mit 2- oder 3- (bis 4-)schichtigem
Palisadenparenchym und ziemlich kom-
paktem Schwammgewebe; Epidermis
papillös mit derber Cuticula.

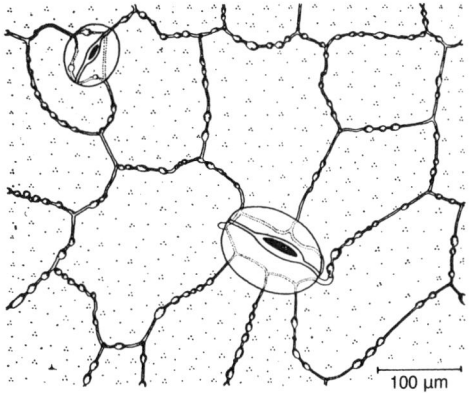

Abb. 155   *Digitalis lanata* EHRH. Blatt in Flächenansicht; knotig verdickte Epidermiszellen
und Spaltöffnung. Aus Karsten, Weber, Stahl;
Stahl

Schnittdroge

Blassgrüne, kahle, ganzrandige Blattfragmente, z. T. mit dem starken Mittelnerv oder
den deutlichen Nerven 1. Ordnung fast parallel zum Mittelnerv liegend, sonst mit
weniger deutlicher Nervatur.

Pulver

Ohne Abbildung

- Blattbruchstücke mit Epidermis in Aufsicht, z. T. mit Stomata und den charakteristischen Köpfchenhaaren, sehr selten mehrzellige Gliederhaare
- Fragmente aus dem Mesophyll, z. T. auch im Querschnittsbild

Abb. 156   *Digitalis lanata*
EHRH. Blattoberseite im
Querschnitt. ep Epidermis,
ha Köpfchenhaar, pal Palisaden. UW

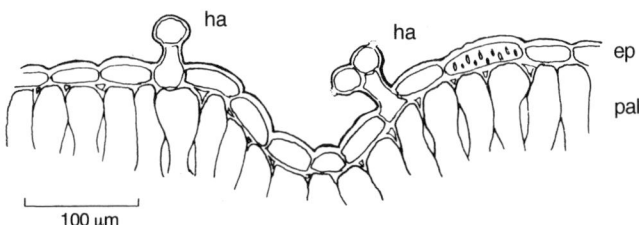

Verfälschungen/Verwechslungen

Selten, da die Droge von kultivierten Pflanzen gewonnen wird; möglich allenfalls durch Blätter des Spitzwegerichs, *Plantago lanceolata* L. (siehe Plantaginis lanceolatae herba).

Inhaltsstoffe und Anwendung

Inhaltsstoffe: Herzglykoside vom Cardenolidtyp (0,5 bis 1,5 %); Digitanolglykoside, Steroidsaponine
ÖAB: Biologischer Wirkungswert auf Standarddroge bezogen

Anwendungsgebiete: Der therapeutische Einsatz der Droge bei Herzinsuffizienz ist wegen der Beeinflussung der Wirkung der Cardenolidglykoside durch Begleitsubstanzen und wegen ungenügender Reproduzierbarkeit bei der Herstellung der Drogenauszüge heute weitgehend obsolet. Heutzutage werden ausschließlich die reinen Cardenolidglykoside angewendet.

Hinweis: Vorsichtig lagern, Giftpflanze

Digitalis purpureae folium –
Digitalis-purpurea-Blätter

Synonyme: Folia Digitalis purpureae

Sonstige Bezeichnungen: dt.: Digitalisblätter, Fingerhutblätter, engl.: Digitalis leaf, foxglove leaf, purple foxglove, franz.: Feuille de digitale pourpre, ital.: Foglia di digitalis purpurea, span.: Hoja de digital purpúrea

Stammpflanze: *Digitalis purpurea* L. (Roter Fingerhut); Scrophulariaceae
Habitus: 2-jähriges, bis zu 2 m hohes Kraut; Abb. 157

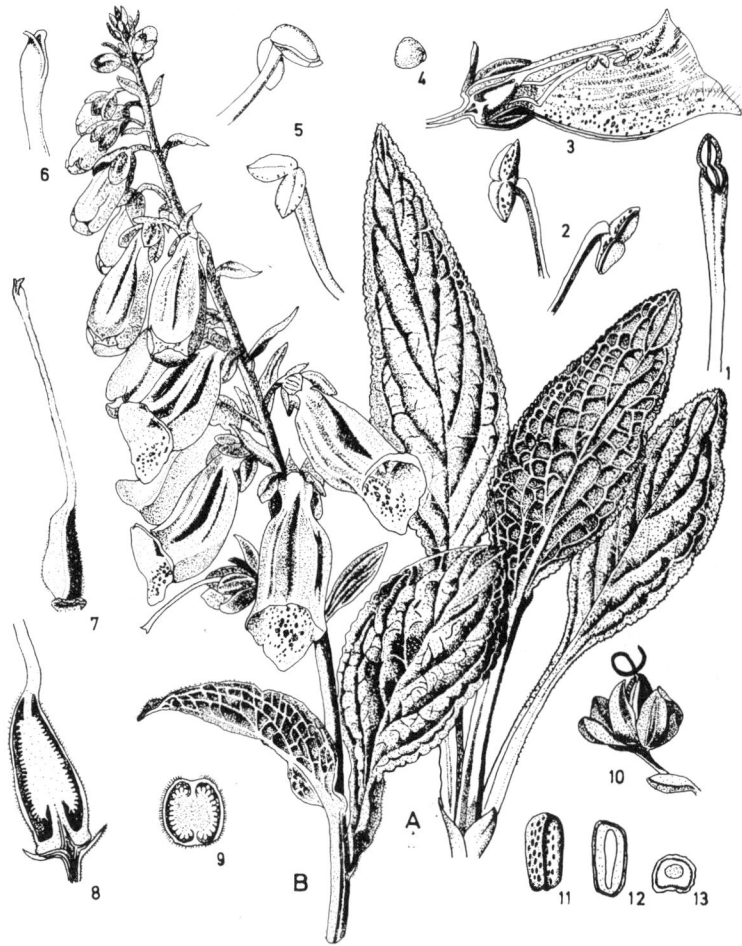

Abb. 157 *Digitalis purpurea* L. **A/B** oberirdischer Teil der Pflanze, 1 Staubblatt geöffnet, 2 Staubblätter, 3 Blüte im Längsschnitt, 4 Pollen, 5 Staubblätter, 6 Griffel mit Narbe, 7 Stempel, 8 Fruchtknoten im Längsschnitt, 9 Fruchtknoten im Querschnitt, 10 Frucht, 11 Samen, 12/13 Samen im Längs- und Querschnitt. Nach Köhler; URW

Herkunft: Aus Kulturen; Importe aus Europa und den USA

Arzneibücher: Ph.Eur.: Die getrockneten Blätter; DAB: Eingestelltes Digitalis-purpurea-Pulver – Digitalis purpureae pulvis normatus

Ganzdroge

Geruch: schwach, aber charakteristisch

Geschmack: bitter

Morphologie

Siehe Abb. 158; Blätter spröde und mehrfach gebrochen, 10 bis 40 cm lang, 4 bis 15 cm breit, oberseits grün, unterseits graugrün, filzig; Blattstiel unterschiedlich lang, dreikantig, durch die herablaufende Spreite geflügelt, Spreite ± länglich-eiförmig, Blattrand fein gekerbt; Nervatur fiedrig, Mittelrippe und Seitennerven erster, zweiter und dritter Ordnung unterseits scharf hervortretend, Nerven höherer Ordnung nur im durchscheinenden Lichte erkennbar, Nerven am Blattrand anastomisierend; Blattunterseite, besonders die Nerven, samtig behaart.

Anatomie

Flächenansicht: Epidermis der Blattoberseite (Abb. 159 a$_2$) aus unregelmäßig vieleckigen Zellen mit leicht welligen bis geraden Wänden, praktisch ohne Stomata; Epidermis der Unterseite (Abb. 159 a$_1$) aus schwach gestreckten, ± wellig-buchtigen Zellen, anomocytische Stomata; Cuticula beider Epidermen meist glatt, an den Haaransatzstellen strahlig, an den Stomata gefältelt, über den Nerven fein längsstreifig; Behaarung (Abb. 159 b, c) auf der Unterseite reichlicher als auf der Oberseite; 2- bis 6-zellige Gliederhaare, bis ca. 300 µm, mit stumpfem Ende und punktierter Cuticula, einzelne Gliederzellen oder das ganze Haar häufig kollabiert; außerdem Drüsenhaare mit einzelligem Stiel und (1- oder) 2-zelligem Köpfchen.

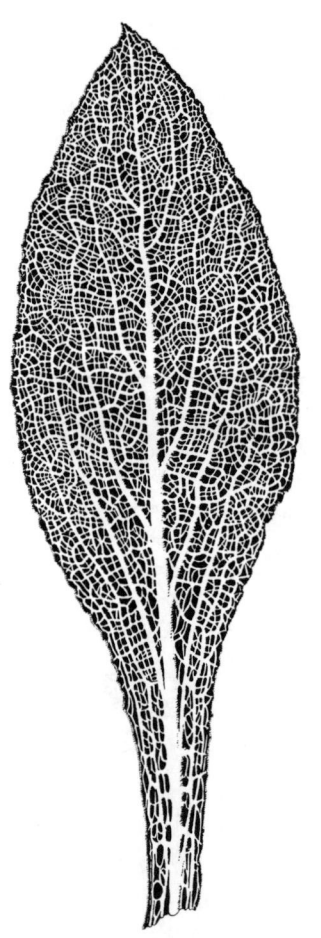

Abb. 158 *Digitalis purpurea* L. Junges, samtig behaartes Laubblatt von der Unterseite. Etwas verkleinert. Aus Karsten, Weber, Stahl; Stahl

Querschnitt: Blattbau bifazial mit 1- bis 3-schichtigem Palisadenparenchym und mehrschichtigem Schwammparenchym mit großen Interzellularräumen; Epidermiszellen fast quadratisch, Cuticula meist glatt; untere Epidermis mit Stomata; Haare siehe Flächenbild.

Schnittdroge

Nicht handelsüblich

Pulver

Siehe Abbildung 159

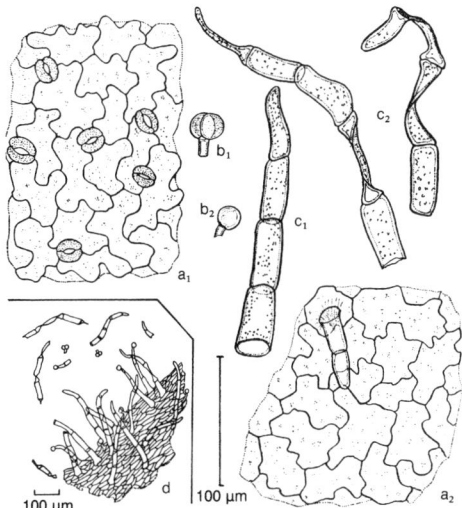

Abb. 159 Digitalis purpureae folium – Digitalis-purpurea-Blätter – Pulver. Erläuterungen siehe Text. Aus Karsten, Weber, Stahl; nach Weber

a Blattbruchstücke in Aufsicht; untere Epidermis (a_1), anomocytische Spaltöffnungen, wenig charakteristisch; obere Epidermis (a_2), Haare mit abgerundeter Endzelle; charakteristisch

b Drüsenhaare mit 2-zelligem Köpfchen (b_1), weniger zahlreich, charakteristisch; Drüsenhaare mit 1-zelligem Köpfchen (b_2); selten

c Bruchstücke von Gliederhaaren mit abgerundeter Endzelle und feinwarziger Cuticula, einzelne Glieder kollabiert; sehr zahlreich, charakteristisch

d Lupenbild: Blattbruchstücke in Aufsicht mit kleinen und großen Gliederhaaren, z. T. abgerissen; bei schwacher Vergrößerung auffallend

Anmerkung: im Wasserpräparat gelegentlich sehr kleinkörnige Stärke aus der Epidermis nachweisbar (Iodfärbung).

Verfälschungen/Verwechslungen

Kommen in der Praxis kaum vor; Unterscheidung von Digitalis-lanata-Blättern mikroskopisch leicht möglich, da diese deutlich weniger behaart sind und deren Epidermiszellen rosenkranzartig getüpfelte Zellwände aufweisen.

Inhaltsstoffe und Anwendung

Inhaltsstoffe: Herzglykoside vom Cardenolidtyp (mindestens 0,3 %), Steroidsaponine (bis zu 1 %)
Ph.Eur.: Digitalis-purpurea-Blätter: mindestens 0,3 % Cardenolidglykoside, berechnet als Digitoxin; Eingestelltes Digitalis-purpurea-Pulver: Wirkwert am Meerschweinchen einem Gehalt von 1 % Digitoxin entsprechend

Anwendungsgebiete: Wegen der geringen therapeutischen Breite kommen nur auf einen bestimmten Herzglykosidgehalt eingestellte Zubereitungen wie Eingestelltes Digitalis-purpurea-Pulver zur Anwendung. Allerdings ist der therapeutische Einsatz der Droge bei Herzinsuffizienz wegen der Beeinflussung der Wirkung der Cardenolidglykoside durch Begleitsubstanzen und wegen ungenügender Reproduzierbarkeit bei der Herstellung der Drogenauszüge heute weitgehend obsolet. Heutzutage werden ausschließlich die reinen Cardenolidglykoside angewendet.

Hinweis: Vorsichtig lagern, Giftpflanze

Eleutherococci radix – Taigawurzel

Synonyme: Radix Eleutherococci, Acanthopanacis senticosi radix

Sonstige Bezeichnungen: dt.: Eleutherococcuswurzel, Stachelpanaxwurzel, engl.: Siberian ginseng, franz.: Racine d'éleuthérocoque, ital.: Radice di eleuterococco, span.: Raíz de eleuterococo

Stammpflanze: *Eleutherococcus senticosus* (RUPR. et MAXIM.) MAXIM., syn. *Acanthopanax senticosus* (RUPR. et MAXIM.) HARMS, (Taigawurzel, Stachelpanax); Araliaceae
Habitus: mehrjähriger, 2 bis 3 m, selten bis 7 m hoher Strauch

Herkunft: Russland, China und Korea

Arzneibücher: Ph.Eur.: Die ganzen oder geschnittenen, getrockneten unterirdischen Teile

Ganzdroge

Geruch: charakteristisch, leicht beißend

Geschmack: bitter, adstringierend

Morphologie
Rhizom knotig, 15 bis 40 mm dick, unregelmäßig zylindrisch; außen graubraun oder schwarzbraun, rau mit feinen Längsrinnen; auf dem Querschnitt Kernholz hellbraun, Splintholz blassgelb; Bruch grobfaserig, besonders im inneren Bereich, Bruch der Rinde dünnfaserig. **Wurzeln** an der Unterseite des Rhizoms entspringend, 35 bis 150 mm lang, zylindrisch, knotig 3 bis 15 mm dick; außen glatter als das Rhizom und ohne Längsstreifen; Holzkörper blassgelb, daran die 0,5 mm dünne Rinde; Bruch schwach faserig.

Anatomie
Wurzel, Querschnitt: Kork aus 4 bis 8 Lagen tangential gestreckter Zellen, die äußeren Schichten des Korks braunrot, darunter primäre Rinde aus lockerem Parenchym (Abb. 160 c) mit Interzellularen und Gewebslücken; im Inneren der primären Rinde und in den daran anschließenden äußeren Schichten der sekundären Rinde, dort zwischen den Baststrahlen liegend, verholzte Bastfasern mit kleinem Lumen in tangential angeordneten Gruppen, z. T. auch einzeln; in der gesamten Rinde, vor allem in der Peripherie, zahlreiche regellos liegende große Ca-Oxalatdrusen (Abb. 160 h), 5 bis 10 µm; außerdem kleine runde bis ovale schizogene Exkretgänge, ca. 20 µm breit, mit orangegelbem Inhalt und von ca. 5 sezernierenden Zellen umgeben; der dominierende Holzkörper aus Gefäßen verschiedener Größe, oft zu zweien oder dreien zusammenliegend, dazwischen Holzfasern; Markstrahlen meist 2, höchstens 3 Zellen breit, Markstrahlzellen radial gestreckt mit verdickten, stark getüpfelten und verholzten Wänden; in der Rinde Markstrahlzellen unverdickt; kein Mark. Kleine, rundliche bis leicht kantige Stärkekörner (Abb. 160 g) hauptsächlich in den Zellen der Holzstrahlen und im Rindenparenchym, dort vor allem in den Bereichen um die Exkretgänge herum.

Wurzel, Längsschnitt: Im radialen und tangentialen Längsschnitt Gefäße als Netzgefäße mit hoftüpfelartiger Wandung („Katzenaugen-Muster", Abb. 160 e, f) erkennbar; Markstrahlen (Abb. 160 d) 5 bis 14 Zellen hoch.

Rhizom: Anatomisch der Wurzel sehr ähnlich, im Zentrum Mark vorhanden und mehr Bastfasern in der Rinde.

Schnittdroge

Nicht handelsüblich

Pulver

Siehe Abbildung 160

a   Braune Korkfragmente in Schrägaufsicht
b   Bastfasern mit anliegendem Parenchym und Ca-Oxalatdrusen
c   Fragmente des Rindenparenchyms mit Ca-Oxalatdrusen
d   Fragmente von Strahlgewebe
e   Tüpfelgefäße in Aufsicht
f   Bruchstücke aus dem Holzteil mit Holzparenchym und anliegendem Tüpfelgefäß
g   Stärkekörner
h   Ca-Oxalatdrusen frei liegend

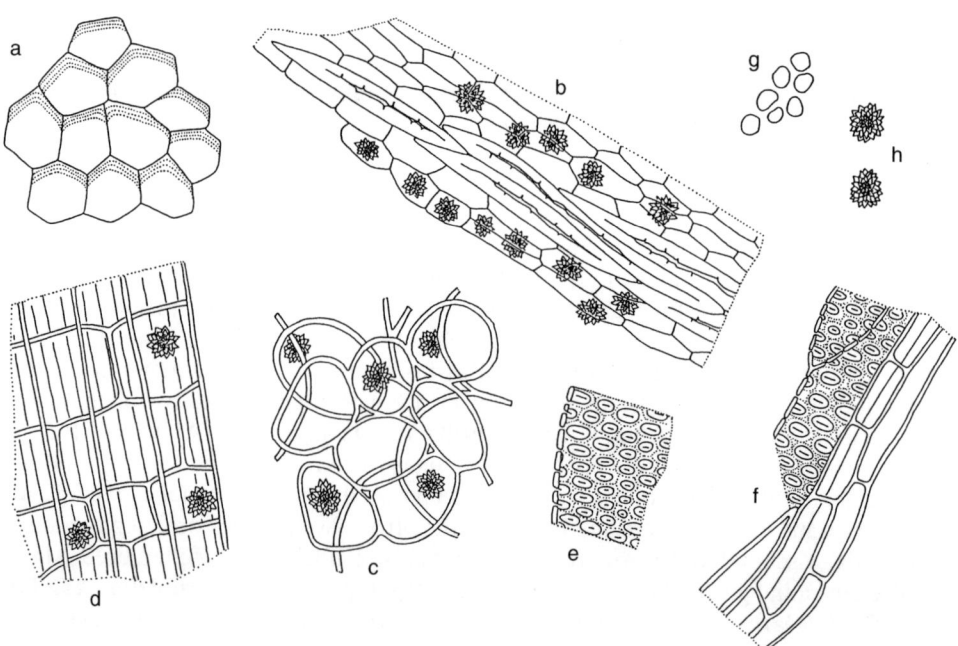

Abb. 160   Eleutherococci radix – Eleutherococcuswurzel – Pulver. Erläuterungen siehe Text. NH

Verfälschungen/Verwechslungen

Andere im Verbreitungsgebiet von *Eleutherococcus senticosus* wachsende Araliaceae, wie *Aralia elata* (Miq.) Seem, *E. sessiliflorus* (Rupr. et Maxim.) Seem., *Opopanax elatus* (Nakai) Nakai.

Inhaltsstoffe und Anwendung

Inhaltsstoffe: Lignane (versch. Eleutheroside), Phenylpropanderivate, Cumarine, Sterole, Triterpene
Ph.Eur.: Extraktgehalt mindestens 6,0 % (Extraktionsmittel Wasser-Ethanol 50 %)

Anwendungsgebiete: Kommission E: Als Tonikum zur Stärkung und Kräftigung bei Müdigkeits- und Schwächegefühl, nachlassender Leistungs- und Konzentrationsfähigkeit sowie in der Rekonvaleszenz.

Ephedrae herba – Ephedrakraut

Synonyme: Herba Ephedrae

Sonstige Bezeichnungen: dt.: Meerträubelkraut, engl.: Ephedra herb, Ma huang, franz.: Éphedra, ital.: Erba di efedra, span.: Sumidad de efedra

Stammpflanzen: *Ephedra sinica* STAPF, *Ephedra shennungiana* TANG und andere gleichwertige *Ephedra*-Arten; Ephedraceae
Habitus: etwa 30 cm hohe, wenig verzweigte Sträucher; Abb. 161

Herkunft: Überwiegend aus Ostasien; meist von Kulturen, aber auch Sammlung aus Wildbeständen

Arzneibücher: DAB: Die im Herbst gesammelten, jungen, ganzen oder geschnittenen, getrockneten Rutenzweige

Ganzdroge

Geruch: leicht aromatisch

Geschmack: etwas bitter, deutlich adstringierend

Morphologie
Grüngraue, bisweilen bräunlichgrüne oder bräunliche Rutenzweige, 1 bis 2 mm dick, rund und durch Knoten gegliedert, im Lupenbild deutlich längs gerillt, zur Mitte hin mit bräunlichem, bröseligem Mark gefüllt; Blätter am Stängel gegenständig oder wirtelig sitzend, schuppenförmig, 2 bis 4 mm lang, bis zur Mitte zu einer scheidigen Röhre verwachsen, die freien Teile dreieckige Zähnchen bildend; Blüten stark reduziert.

Anatomie
Stängel: *E. sinica*: Siehe Abb. 162 B; Epidermiszellen ± rundlich, sehr dicke Cuticula mit zahlreichen Cuticularhöckern, Schließzellen tief in das Rindenparenchym eingesenkt; Rindenparenchym aus 4 oder 5 Zellschichten, viele Zellen stäbchen- bis quaderförmige Ca-Oxalateinzelkristalle führend; unterhalb der Epidermis direkt am Phloem Bast-

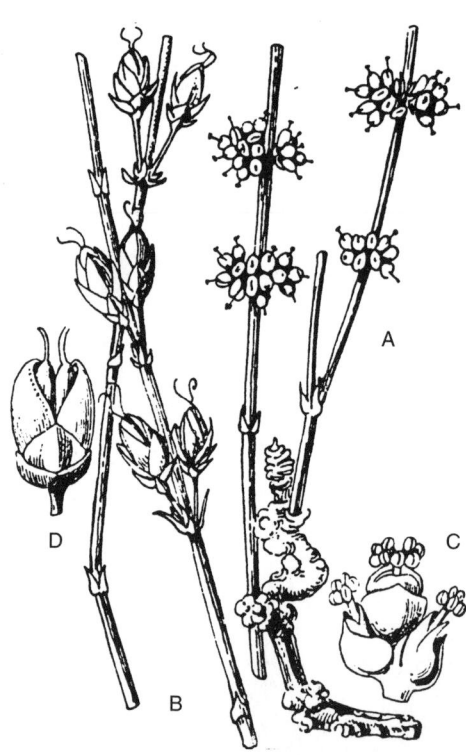

Abb. 161 *Ephedra* sp. **A** blühende Pflanze, **B** weiblicher Zweig, **C** männlicher Blütenstand, **D** weibliche Blüte. Aus Kaiser; Dunzinger

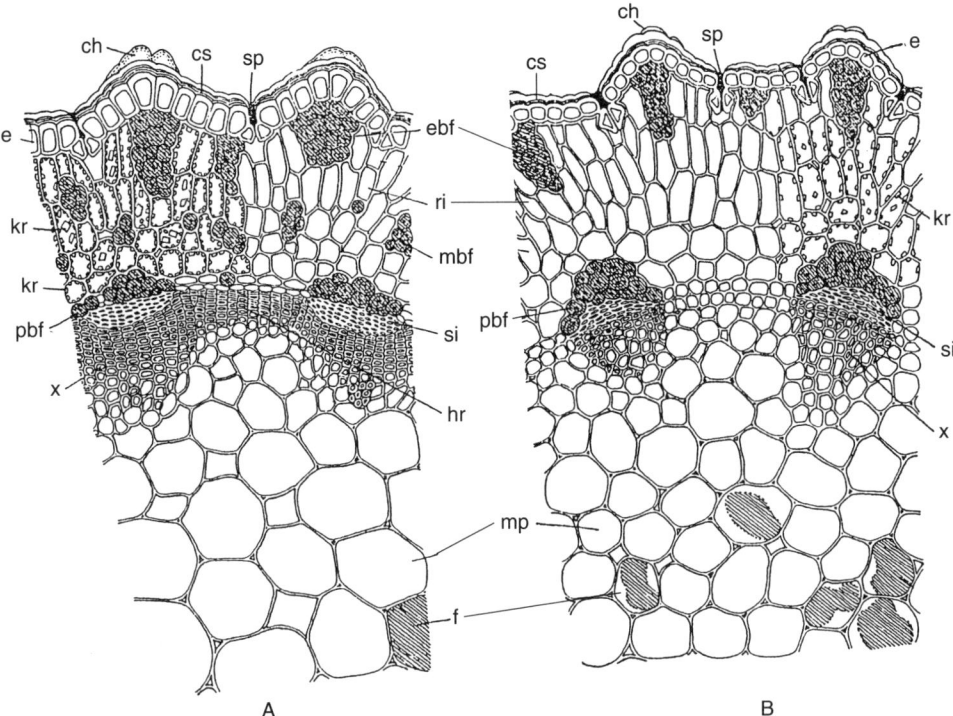

Abb. 162 *Ephedra* sp. Sprossquerschnitte **A** *E. shennungiana* Tang, **B** *E. sinica* Stapf. e Epidermis, kr Kristalle verschiedener Größe, pbf Bastfaserbündel am Perizykel, x Xylem, ch Cuticularhöcker, cs Celluloseschicht, sp Spaltöffnungen, ebf Bastfaserbündel an der Epidermis, ri Rindenparenchym, mbf mesokorticale Bastfaserbündel, si Siebteile, hr Holzring, mp Markstrahlparenchym, f Farbstoff in den Markzellen. Aus Berger; nach Gilg u. Schürhoff

faserbündel aus stark verdickten Bastfasern, diese nur bei älteren Zweigen verholzt; 8 bis 10 Leitbündel, bei jüngeren Zweigen dazwischen breite Markstrahlen, bei älteren durch seitliche Verbreiterung der Xylemteile kompletter Holzring; mächtiges Mark aus großen Zellen mit rotbraunem Inhalt. Epidermiszellen in Aufsicht längs gestreckt, Spaltöffnungen in Längsreihen angeordnet. *E. shennungiana*: Siehe Abb. 162 A; Epidermiszellen im Querschnitt ± quadratisch, Schließzellen weniger eingesenkt, Ca-Oxalateinzelkristalle im Rindenparenchym von sehr unterschiedlicher Größe; immer 8 Leitbündel, schon bei jüngeren Zweigen durch seitliche Verbreiterung der Xylemteile zu einem kompletten Holzkörper verwachsen; zusätzliche Bastfaserbündel oder einzelne Bastfasern auch unabhängig vom Phloem im Rindenparenchym.

Schnittdroge

Hauptsächlich aus den dünnen, hellgrünen, mit braunem Mark gefüllten Stängelabschnitten bestehend, einige davon mit verdickten Knoten und daran sitzend Blattreste; kaum Blattbruchstücke und Blütenteile.

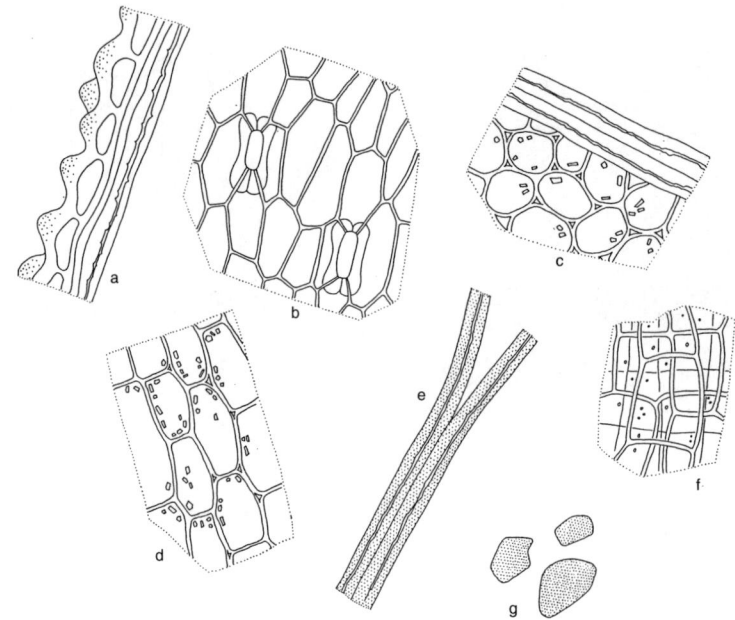

Abb. 163   Ephedrae herba – Ephedrakraut – Pulver. Erläuterungen siehe Text. NH

Pulver

Siehe Abbildung 163

a Stängelbruchstücke im Längsschnitt mit Cuticularhöckern auf der Epidermis, darunter Teile des Bastfaserbündels; zahlreich
b Stängelbruchstücke mit Epidermis in Aufsicht, Schließzellen eingesenkt, Cuticula fein gepunktet; Schließzellen in Schrägansicht auffallend hantelförmig; nicht dargestellt
c Bastfaserbruchstücke mit anliegendem Rindenparenchym, kleine Ca-Oxalateinzelkristalle vorwiegend an der Zellwand
d Bruchstücke des Rindenparenchyms längs, Ca-Oxalatkristalle
e Teile der Bastfaserbündel, Bastfasern auch einzeln
f Fragmente des Markparenchyms, Zellen teilweise orangebraun gefärbt
g Orangebraune Pigmentfragmente aus den Markparenchymzellen; frei liegend, zahlreich

Anmerkungen: zahlreiche weitere faserige Stängelbruchstücke mit Gefäßen in Aufsicht, nicht dargestellt.

Verfälschungen/Verwechslungen

Im Hinblick auf die große morphologische Ähnlichkeit der zahlreichen *Ephedra*-Arten, einschließlich ihrer Unterarten und Varietäten, sind Verfälschungen/Verwechs-

lungen besonders bei aus Wildvorkommen gesammeltem Material nicht auszuschließen.

Inhaltsstoffe und Anwendung

Inhaltsstoffe: Alkaloide (1 bis 2 %, Hauptalkaloid (–)-Ephedrin); Flavonoide; Cate-
chine; Lignanderivate; Phenolcarbonsäurederivate; Gerbstoffe(ca. 10 %); Ephedrane
DAB: mindestens 1,0 % Gesamtalkaloide, berechnet als Ephedrin

Anwendungsgebiete: Kommission E: Atemwegserkrankungen mit leichtem Bron-
chospasmus.

Equiseti herba – Schachtelhalmkraut

Synonyme: Herba Equiseti

Sonstige Bezeichnungen: dt.: Ackerschachtelhalmkraut, Zinnkraut, Zinngras, Scheuergras, Scheuerkraut, engl.: Horsetail herb, franz.: Prêle, prêle des champs, ital.: Coda cavallina, equiseto erba, span.: Equiseto, cola de caballo

Stammpflanze: *Equisetum arvense* L., Acker-Schachtelhalm, Equisetaceae
Habitus: 10 bis 40 cm hohe Pflanze; Abb. 164

Herkunft: Die Sammeldroge wird aus Ost- und Südosteuropa sowie aus China eingeführt.

Arzneibücher: DAB: Die ganzen oder geschnittenen oder gepulverten, getrockneten grünen, sterilen Sprosse; Ph.Helv.: Schachtelhalm; die geschnittenen, getrockneten grünen, sterilen Sprosse; ÖAB: Herba Equiseti; der in den Sommermonaten gesammelte und getrocknete sterile Spross

Ganzdroge

Geruch: kaum wahrnehmbar

Geschmack: geschmacklos; knirscht beim Kauen zwischen den Zähnen

Morphologie
Stängel und Äste hell grau-grün, steif-brüchig, mit rauer Oberfläche; Hauptachse feinrinnig mit 6 bis 19 Rippen; Blätter an den Nodien quirlig zu einer kurzen (5 bis 12 mm langen) röhrig-trichterigen, gezähnten Scheide verwachsen, Anzahl der dunklen Zähne der Zahl der Stängelrippen entsprechend; gerippte Seitenäste aus mehreren Internodien, unverzweigt oder mit Wirteln von Verzweigungen besetzt, erstes Internodium eines Seitenzweiges stets länger als die zugehörige Blattscheide des Hauptsprosses (Abb. 167 B).

Anatomie
Lupe, Querschnitt durch ein Internodium: Siehe Abb. 167 A; Zentraler Hohlraum (Markhöhle), nach außen zwei Kreise von Hohlräumen folgend, die Hohlräume des äußeren Kreises groß und in den Tälern zwischen den Rippen, die des inneren Kreises kleiner und gegenüber den Rippen liegend.
Mikroskop, Flächenansicht: Siehe Abb. 165; Epidermiszellen verkieselt, axial gestreckt, mit derben, etwas welligen Seitenwänden; Stomata zwischen den Rippen in 4 bis 6 Reihen angeordnet, mit axial gestrecktem Spalt und von je 2 Nebenzellen mit schwachen leistenartigen Verdickungen überwölbt, dadurch quer zum Spalt gestreift erscheinend.
Querschnitt: Siehe Abb. 166; Hauptspross: in den Rippen starke, in den Tälern weniger starke subepidermale Faserbündel, Assimilationsgewebe aus dünnwandigen, gestreckten Zellen (Palisaden), inneres Rindenparenchym aus isodiametrischen Zel-

Abb. 164 *Equisetum arvense* L.
A Erdspross, **B** fertiler Spross mit Sporophyllstand, **C** steriler Spross (natürl. Größe), 1 Sporophyll (Lupe), 2 Spore mit Elateren, 3 Spore mit abgerollten Elateren (stark vergr. ca. 50 x). Nach Schlechtendal; UW

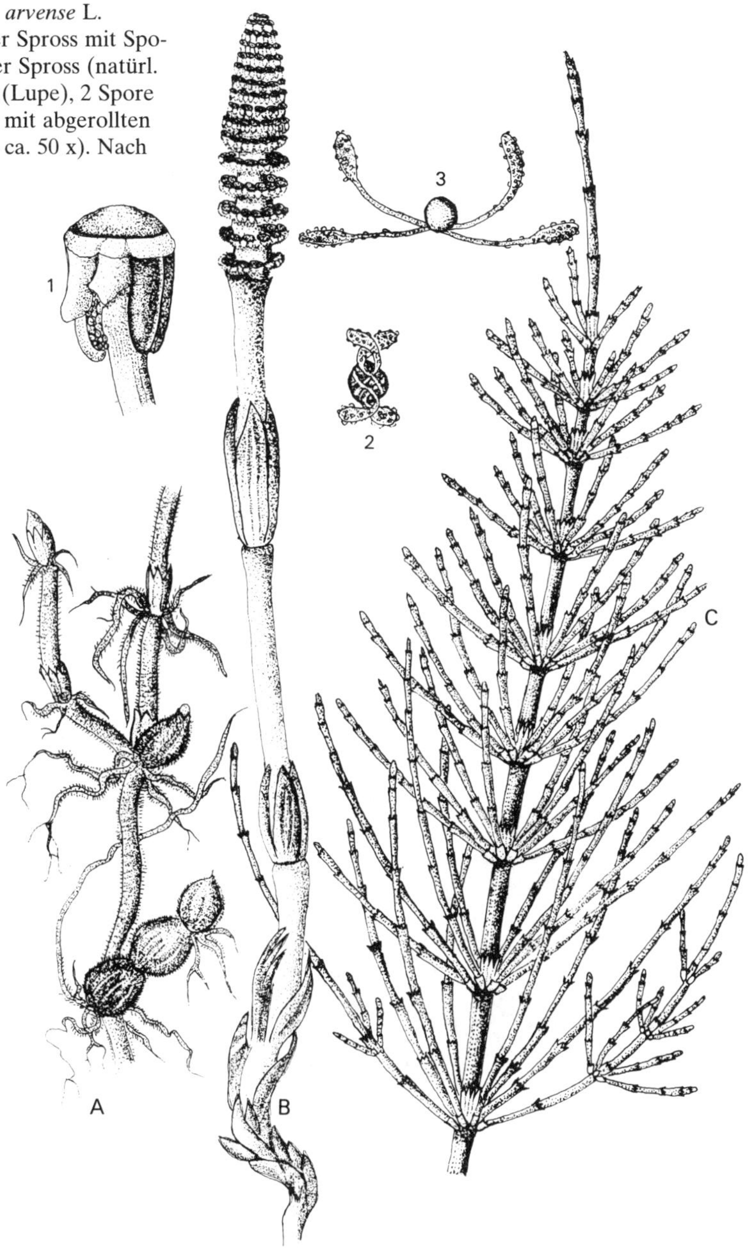

len, unterhalb der Faserbündel der Täler je ein großer Hohlraum (Vallecularhöhle), Endodermis meist deutlich; Parenchym des Zentralzylinders aus isodiametrischen Zellen; Leitbündel kreisförmig angeordnet, je ein Leitbündel einer Stängelrippe gegenüberstehend, unter den Leitbündeln je ein Hohlraum (= Carinalgang oder Carinalhöhle); im Inneren des Zentralzylinders ein großer Hohlraum (Markhöhle).

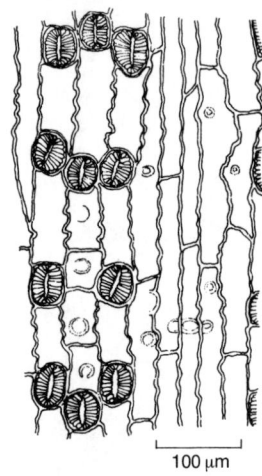

100 µm

Abb. 165 *Equisetum arvense* L. Epidermis des Hauptsprosses in einer Furche; Flächenansicht. Nach Mittlacher in Thoms, Brandt; SH

Anatomie der Seitenzweige dem Stängelaufbau ähnlich, jedoch ohne Markhöhle und Valleculargänge.

Schnittdroge

Walzenförmige, längs gerippte, graugrüne, harte, z. T. knotig gegliederte Stücke des Sprosses und der Seitentriebe, die dickeren Teile des Sprosses innen hohl.

Pulver

Ohne Abbildung
- Bruchstücke mit Epidermis in Aufsicht mit den axial gestreckten Zellen und den charakteristisch quer zum Spalt gestreift erscheinenden Stomata (Abb. 165).
- parenchymatisches Gewebe
- Leitbündelbruchstücke in Aufsicht, meist Treppentracheiden
- Bastfaserstücke

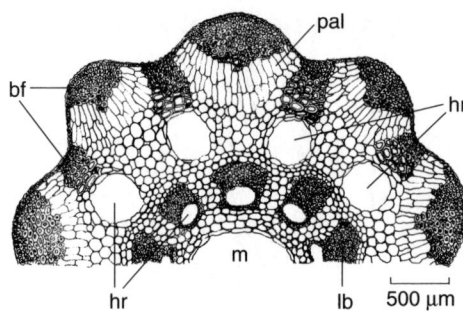

Abb. 166 *Equisetum arvense* L. Querschnitt durch die Hauptachse. m Markhöhle, hr Hohlraum, bf Faserbündel, pal Palisaden, lb Leitbündel. Nach Mitlacher in Thoms, Brandt; SH

Verfälschungen/Verwechslungen:

Kommen häufig vor, besonders mit dem toxischen *Equisetum palustre* L. (Sumpfschachtelhalm); Unterscheidungsmöglichkeit durch die Sprossquerschnitte (Abb. 167 A). Hauptsprosse von *E. arvense* mit (6 bis) 19 Rippen und Vallekularhöhlen; Seitensprosse ohne Vallekularhöhlen; Hauptsprosse von *E. palustre* mit nur 4 bis 8 Rippen, Vallekularhöhlen vorhanden; bei den Seitensprossen letztere fehlend. Bei *E. palustre* sporangientragende Triebe (kein Drogenbestandteil) und sterile Triebe gleichgestaltig. Unterstes Internodium der Seitensprosse bei *E. palustre* kürzer als die dazugehörige Blattscheide des Hauptsprosses (Abb. 167 B). Eine mikroskopische Unterscheidung verschiedener *Equisetum-*

Arten, auch im gepulverten Zustand, kann anhand der unterschiedlich gestalteten Höcker auf den Rippen erfolgen; detaillierte Angaben dazu bei W. Schier und B. Lube, 1984; Zusammenstellung morphologischer und weiterer mikroskopischer Merkmale der verschiedenen Arten bei M. Veit, 1987; s. Literatur.

Inhaltsstoffe und Anwendung

Inhaltsstoffe: Über 10 % mineralische Bestandteile, davon ca. 2/3 Kieselsäure; Flavonoide; Hydroxyzimtsäurederivate; Polyensäuren; Dicarbonsäuren
Arzneibuch: keine Gehaltsanforderung

Anwendungsgebiete: Kommission E: Innere Anwendung: posttraumatisches und statisches Ödem. Zur Durchspülung bei bakteriellen und entzündlichen Erkrankungen der ableitenden Harnwege und bei Nierengrieß. Äußere Anwendung: unterstützende Behandlung schlecht heilender Wunden.
Volkstümlich: auch als Hämostyptikum.

Standardzulassung: Schachtelhalmkraut, Zul.-Nr. 1239.99.99

A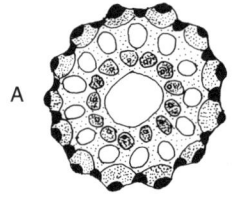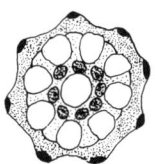

B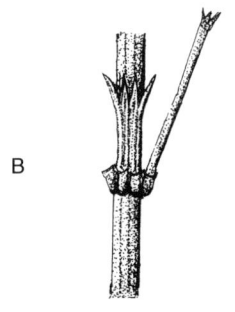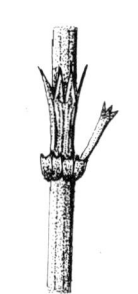

Equisetum arvense   Equisetum palustre

Abb. 167 *Equisetum sp*. **A** Querschnitte durch die Hauptsprosse; schematisch, vergr. ca. 5 x. **B** Seitentriebe. A: nach Garcke; UW

Erucae semen – Weisse Senfsamen

Synonyme: Semen Erucae, Semen Sinapis albae

Sonstige Bezeichnungen: dt.: Weisser Senf, Gelbsenf, engl.: White mustard seed, franz.: semence (graine) de moutarde blanche, ital.: Seme di senape bianca, span.: Mostaza blanca

Stammpflanze: *Sinapis alba* L. (Echter Senf); Brassicaceae
Habitus: einjähriges, 20 bis 60 cm hohes Kraut

Herkunft: Aus Anbau

Arzneibücher: DAC: Die reifen, getrockneten Samen

Ganzdroge

Geruch: geruchlos

Geschmack: beim Kauen zunächst ölig, dann brennend scharf

Morphologie

Kugelige, bis 2,5 mm große Samen, gelblich bis hell-ocker mit glatter Oberfläche, unter der Lupe sehr feine Punktierung erkennbar.

Anatomie

Lupe, Querschnitt: Vgl. Abb. 65; im Inneren Embryo mit zwei sich überlappenden, nährstoffreichen Keimblättern (Kotyledonen) und basal ein gekrümmtes Keimwürzelchen (Radicula); Keimblätter ungleich groß, V-förmig ineinander gefaltet, ein größeres das kleinere umschließend; Radicula im Querschnitt fast rund; an einer Seite von den gefalteten Keimblättern umgeben, an der anderen Seite der Samenschale anliegend; Schleimepidermis der Samenschale deutlich erkennbar; Samenschale in Aufsicht allenfalls fein grubig.

Mikroskop, Querschnitt: Siehe Abb. 168; äußere Epidermis als stark quellbare Schleimepidermis ausgebildet; der helle Schleim nach Quellung (Wasserpräparat) deutlich geschichtet; darunter eine doppelte Schicht sog. Großzellen (oder „Grubenzellen") mit Interzellularen; an die Großzellen anstoßend eine Sklerenchymschicht aus palisadenförmigen Steinzellen; diese mit farblosen bis gelblichen Wänden, Zellwände im basalen Teil deutlich verdickt, im oberen Teil sehr dünn, fast „fadenförmig"; dadurch das Lumen flaschenförmig erscheinend; Samenschale nach innen mit einer nicht strukturierten, farblosen „Pigmentzellenschicht" abschließend; nach innen Endosperm mit einer Schicht Aleuron führenden Zellen; Gewebe der Kotyledonen (Abb. 170 b) und der Radicula kleinzellig-meristematisch, dünnwandig, viel Fett und größere Aleuronkörner enthaltend; im Embryogewebe zarte Anlagen der Leitbündel.

Flächenansicht: Siehe Abb. 169; Epidermis aus großen hexagonalen Zellen, fein getüpfelt; der gequollene Schleim mit axialem Mittelpunkt und im Chloralhydratpräparat geschichtet erscheinend, im polarisierten Licht ein Quadrantenbild mit Kreuzung

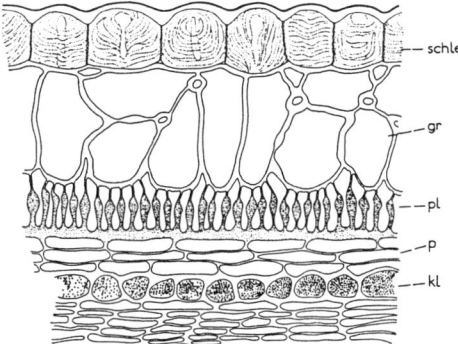

Abb. 168 *Sinapis alba* L. Samenschale im Querschnitt. schle Schleimepidermis, gr „Großzellen", pl Palisadenschicht, p Parenchym (farblose „Pigmentzellen"), kl Aleuronzellen. Vergr. ca. 200 x. Aus Karsten, Weber, Stahl; nach Tschirch u. Oesterle

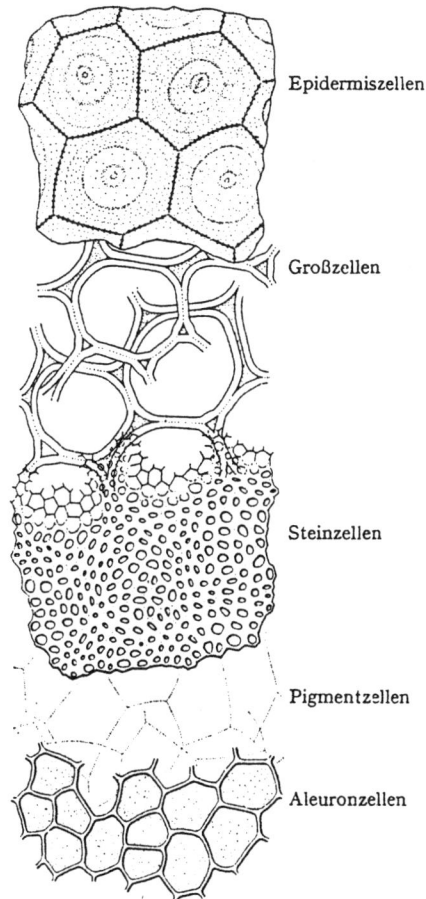

Abb. 169 *Sinapis alba* L. Schichten der Samenschale in Flächenansicht. Vergr. 250 x. Aus Gassner, Hohmann, Deutschmann; Gassner

im Mittelpunkt sichtbar, sehr charakteristisch, mit gekreuzten Polarisatoren und Kompensationsfilter Rot I.O. die Quadranten in Interferenzfarben erscheinend; Umrisse der rundlich-isodiametrischen und kollenchymatisch verdickten Großzellen sich auf der Steinzellschicht abzeichnend; Steinzellschicht in der Aufsicht als engmaschiges Netz erkennbar, darunter die regelmäßig verdickten polygonalen Aleuronzellen liegend.

Schnittdroge

Nicht handelsüblich; beim Schroten der Samen erhält man ein gelbliches, fettiges Pulver, in dem rundliche oder halbkugelige Fragmente der Samenschale enthalten sind.

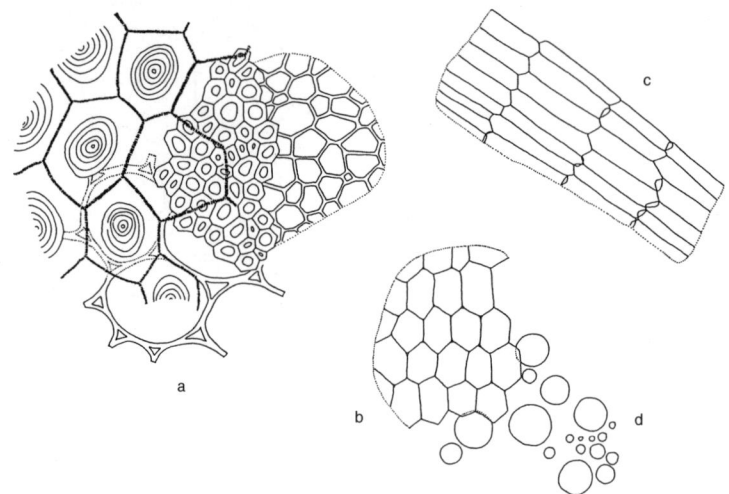

Abb. 170   Erucae semen – Weisse Senfsamen – Pulver. Erläuterungen siehe Text. NH

Pulver

Siehe Abbildung 170

a Bruchstücke der Samenschale in Aufsicht, links Schleimepidermis, gequollener Schleim deutlich geschichtet, nach rechts Steinzellschicht und Aleuronschicht; nach unten „Großzellen"-Fragmente
b Fragmente aus dem Gewebe der Kotyledonen längs; zahlreich
c Fragmente des Embryogewebes quer; zahlreich
d Öltröpfchen verschiedener Größe; sehr zahlreich

Anmerkung: Keine Stärke

Verfälschungen/Verwechslungen

Gelegentlich mit Samen anderer *Sinapis*-Arten oder *Brassica*-Arten (siehe Tabelle Brassicae nigrae semen) kommen vor. Die Zumischung künstlicher Farbstoffe wie Buttergelb oder Curcuma wird beschrieben.

Inhaltsstoffe und Anwendung

Inhaltsstoffe: Glucosinolate (= Senfölglucoside, 4,5 bis 16 %, hauptsächlich Sinalbin); Phenylpropanderivate; fettes Öl; Steroide; Schleim
DAC: keine Gehaltsanforderung
Anwendungsgebiete: Kommission E: Äußere Anwendung: zu Breiumschlägen bei Katarrhen der Luftwege sowie zur Segmenttherapie bei chronisch-degenerativen Gelenkerkrankungen und Weichteilrheumatismus.
Die Droge bildet in gemahlener Form die Grundlage von Speisesenf oder Mostrich.

Eucalypti folium - Eucalyptusblätter

Synonyme: Folia Eucalypti

Sonstige Bezeichnungen: dt.: Fieberbaumblätter, Blaugummibaumblätter, engl.: Eucalyptus, (blue) gum leaf, franz.: Feuille d'eucalyptus, ital.: Foglia di eucalipto, span.: Hoja de eucalipto.

Stammpflanze: *Eucalyptus globulus* LABILL. (Eucalyptus); Myrtaceae
Habitus: raschwüchsiger, bis 60 m hoher Baum.

Herkunft: Kulturen der Mittelmeer- und Schwarzmeerküste liefern den Großteil des Drogenbedarfs. Hauptlieferländer: Spanien, Marokko und Ukraine.

Arzneibücher: Ph.Eur.: Die ganzen oder geschnittenen, getrockneten Laubblätter älterer Zweige

Ganzdroge

Geruch: besonders beim Zerreiben stark würzig aromatisch, an Kampfer erinnernd

Geschmack: schwach bitter, leicht adstringierend

Morphologie
Siehe Abb. 171; Blätter gestielt, ledrig hart, bis 15 cm lang und 3 cm breit, schmallanzettlich, typisch sichelförmig gebogen. Blattoberseite matt graugrün; Blattunterseite blaugrün, Hauptnerv stark hervortretend, Nerven 2. Ordnung zart und parallel verlaufend, sich deutlich in einen Randnerv vereinend; Blätter beidseitig dicht punktiert.

Anatomie
Flächenansicht: Epidermis (Abb. 173 a) beidseitig aus polygonalen kleinen Zellen; obere Epidermis mit Gruppen verkorkter Zellen; auf beiden Seiten große anomocytische Spaltöffnungen, Schließzellen etwas eingesenkt, am Rand der Vertiefung feine Cuticularzähnelung.
Querschnitt: Siehe Abb. 172; obere und untere Epidermis mit ungewöhnlich dicker Cuticula; Mesophyll äquifazial mit beidseitig 3 oder 4 Schichten Palisaden-

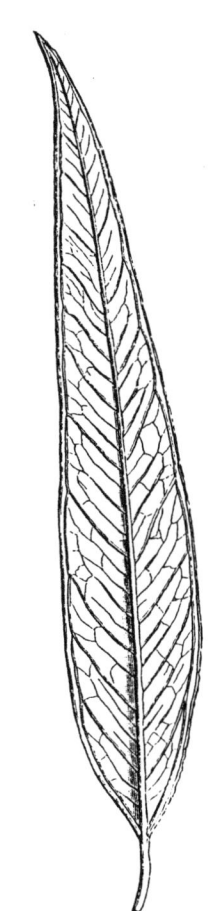

Abb. 171 *Eucalyptus globulus* LABILL. Blatt in Aufsicht. Aus Gilg; Gilg

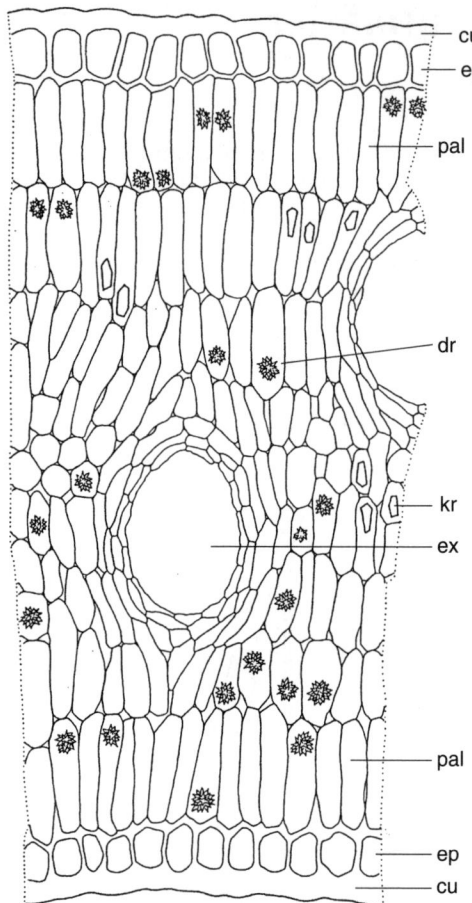

Abb. 172 *Eucalyptus globulus* Labill. Blatt im Querschnitt. cu Cuticula, ep Epidermis, pal Palisadenparenchym, ex Ölbehälter, dr Ca-Oxalatdrusen, kr Ca-Oxalateinzelkristalle. Vergr. ca. 150 x. NH

parenchym; dazwischen Schwammparenchym aus locker liegenden, rundlichen Zellen; Palisadenparenchym häufig auch in der Mitte aufeinanderstoßend; im gesamten Mesophyll zahlreiche große Ca-Oxalateinzelkristalle und Ca-Oxalatdrusen, häufig auch horizontal in Reihe liegend; außerdem große, kugelige schizogene Ölbehälter, teilweise auch der Epidermis anliegend; Leitbündel der Mittelrippe durch aufgebogenen Siebteil fast konzentrisch (hadrozentrisch), Siebteil von Sklerenchymfasern umgeben.

Schnittdroge

Steifledrige, vierkantige Blattbruchstücke mit wulstigem Rand, durch die Epidermis hindurch große Ölbehälter als bräunliche Flecken, Spaltöffnungen als weißliche Punktierung sichtbar; zarte Seitennerven parallel verlaufend, spitzwinkelig vom stark hervortretenden Hauptnerv abgehend.

Pulver

Siehe Abbildung 173

a Blattbruchstücke mit unterer Epidermis in Aufsicht, anomocytische Spaltöffnungen
b Bruchstücke der Cuticula in Seitenansicht, abgerissen
c Faserbündel in Leitbündelnähe mit aufliegenden Ca-Oxalateinzelkristallen
d Mesophyll im Querschnitt mit Ca-Oxalatdrusen
e Faser mit frei liegenden Ca-Oxalateinzelkristallen
f Ca-Oxalatdrusen frei liegend

Verfälschungen/Verwechslungen

Kommen in der Praxis kaum vor; bifazial gebaute Jugendblätter gelten als Verfälschung.

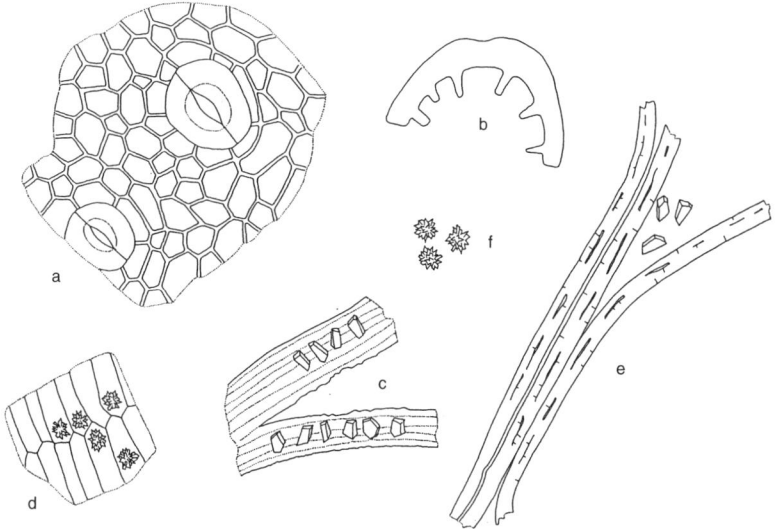

Abb. 173   Eucalypti folium – Eucalyptusblätter – Pulver. Erläuterungen siehe Text. NH

Inhaltsstoffe und Anwendung

Inhaltsstoffe: Ätherisches Öl (1,5 bis 3,5 %, hauptsächlich 1,8-Cineol); Gallotannine, Proanthocyanidine und kondensierte Gerbstoffe; Triterpene und Flavonoide; Phloro-glucin-Derivate
Ph.Eur.: mindestens 2,0 % ätherisches Öl (Ganzdroge); mindestens 1,5 % ätherisches Öl (Schnittdroge)

Anwendungsgebiete: Kommission E: Erkältungskrankheiten der Luftwege.
Volkstümlich: Auch als Magen-Darm-Mittel sowie bei Blasenerkrankungen.

Standardzulassung: Eucalyptusblätter, Zul.-Nr. 9299.99.99

Euphrasiae herba – Augentrostkraut

Synonyme: Herba Euphrasiae
Sonstige Bezeichnungen: dt.: Euphrasia, engl.: Eyebright herb, franz.: Euphraise, ital.:
Erba di eufrasia, span.: Parte aérea de eufrasia

Stammpflanzen: verschiedene *Euphrasia*-Arten, besonders die Gruppen *E. stricta* D.
WOLFF (Steifer Augentrost), *E. rostkoviana* HAYNE (Gewöhnlicher Augentrost) und
deren Hybride oder Mischungen davon; Scrophulariaceae
Habitus: 10 bis 30 cm hohe, einjährige Pflanzen; Abb. 174

Herkunft: Importe aus südosteuropäischen Ländern; Wildvorkommen

Arzneibücher: DAC: Die zur Blütezeit gesammelten, getrockneten, ganzen oder
geschnittenen oberirdischen Teile

Ganzdroge

Geruch: uncharakteristisch

Geschmack: schwach bitter, leicht würzig

Morphologie

Dünner, verzweigter, runder **Stängel**,
weich behaart; daran die kleinen Blätter
fast stängelumfassend sitzend; **Blätter** 8
bis 12 mm lang, rundlich-eiförmig.
E. stricta: Blätter kahl oder fast kahl mit
grannigen Zähnen. *E. rostkoviana*: Blätter unterseits kurzborstig behaart mit
spitzen, aber nicht grannigen Zähnen;
Blüten zu mehreren in endständigen Ähren stehend, röhrig mit deutlich 4-zähni-
gem Kelch; Corolla 2-lippig mit größerer
Unterlippe, weißlich, purpurrot gestreift
oder blassblau bis blassviolett, am
Schlunde gelbgefleckt.

Anatomie

Blatt: Epidermiszellen der Ober- und
Unterseite (Abb. 175 a, b) in Aufsicht
wellig; beidseitig undeutlich erkennbare
anomocytische Spaltöffnungen; Haare:
auf der unteren Epidermis, vorzugsweise
auf den Nerven sitzend, lange Drüsenhaare mit 2- bis 4-zelligem Stiel und großem, 1-zelligem Köpfchen (Abb. 175 d);

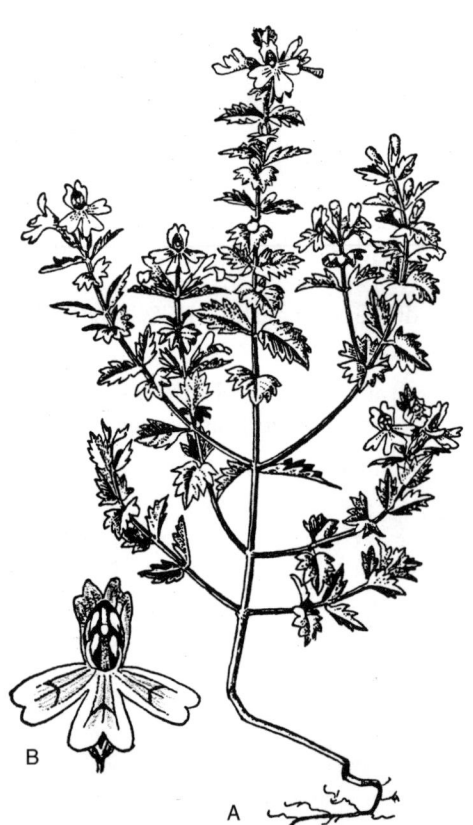

Abb. 174 *Euphrasia* sp. **A** Blühende Pflanze,
B Blüte. Aus Kaiser; Dunzinger

zahlreich auch deutlich kürzere Drüsenhaare mit 1-zelligem Stiel oder ungestielt und mit 1- oder 2-zelligem Köpfchen, häufig in Feldern dicht zusammenstehend; in Zellen über den Nerven auch Ca-Oxalatrosetten; am Blattrand auch Eckzahnhaare (Abb. 175 f) mit warziger Cuticula; Blattbau bifazial.

Kelch: Epidermis beidseitig aus wellig-buchtigen Zellen; auf den Nerven Drüsenhaare mit 3- oder 4-zelligem Stiel, auch kürzere; an den Rändern der Kelchzähne Eckzahnhaare und etwas längere Spießhaare (Abb. 175 e) mit rauer Cuticula.

Kronröhre: Epidermis auf beiden Seiten aus stark buchtigen Zellen (Abb. 175 c), am Kronblattrand papillös; auf den Adern zahlreiche Drüsenhaare mit 3- oder 4-zelligem Stiel oder auch kürzere mit 2- oder 3-zelligem Stiel; außerdem 1-zellige, lange Spießhaare, z. T. leicht gekrümmt und am Kronblattrand Eckzahnhaare mit rauer Cuticula; Pollen (Abb. 175 g) rund, triporat.

Fruchtknoten: Besonders auffallend die in Aufsicht parkettartige Faserschicht (Abb. 175 h) des Fruchtknotens.

Schnittdroge

Zahlreiche braunviolette, dünne runde Stängelstücke; die kleinen Blätter vorwiegend in Knäueln, besonders typisch mit gezähntem Blattrand; Blüten mit Corolla und Kelch, bei abgeblühten Blüten auch Kelche einzeln mit inliegender kleiner Fruchtkapsel.

Pulver

Siehe Abbildung 175

a Blattbruchstücke mit oberer Epidermis in Aufsicht; dicht beieinander stehend kurze Drüsenhaare; charakteristisch
b Blattbruchstücke mit unterer Epidermis in Aufsicht, entlang der Nerven Drüsenhaare z. T. mit gelblichem Sekret, anomocytische Spaltöffnungen
c Kronblattfragmente mit Epidermis aus stark buchtigen Zellen in Aufsicht mit Drüsenhaar; Köpfchen häufig auch abgerissen und frei im Präparat liegend
d Drüsenhaare
e Verschiedene Spießhaare, im Pulver oft auch nur Haarfragmente
f Eckzahnhaare des Blattes oder der Kronblätter
g Triporate Pollen
h Bruchstück aus der Faserschicht des Fruchtknotens, farblos

Verfälschungen/Verwechslungen

Kommen in der Praxis kaum vor.

Inhaltsstoffe und Anwendung

Inhaltsstoffe: Iridoidglykoside, Lignane, Flavonoide, Gerbstoffe, Phenolcarbonsäuren, wasserdampfflüchtige Substanzen
DAC: keine Gehaltsanforderung

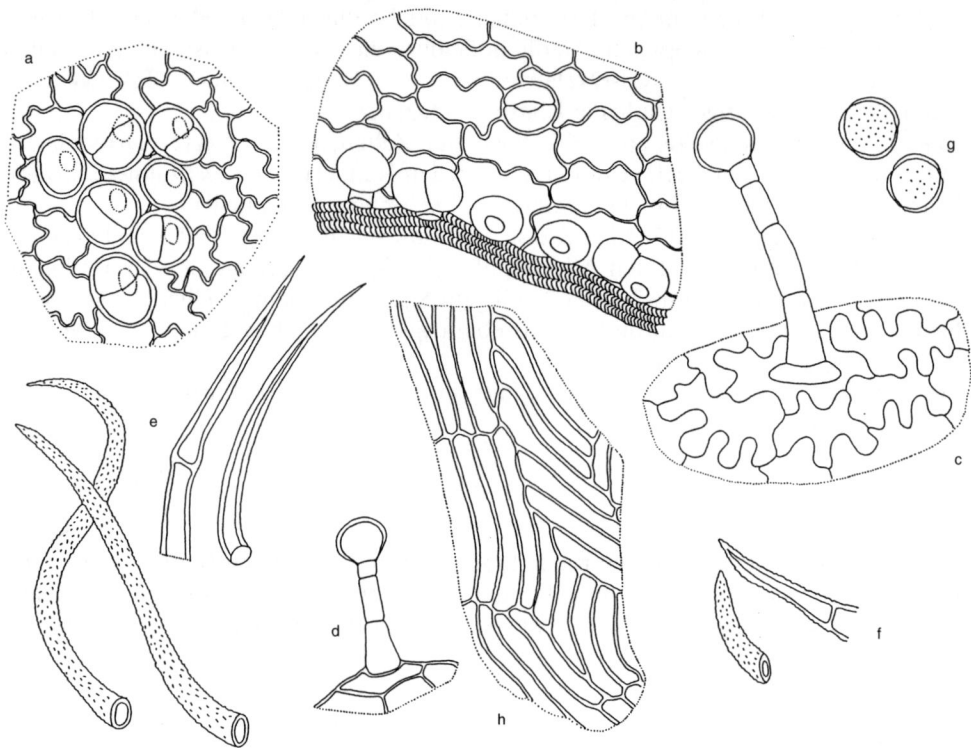

Abb. 175   Euphrasiae herba – Augentrostkraut – Pulver. Erläuterungen siehe Text. NH

Anwendungsgebiete: Kommission E: Die therapeutische Anwendung wird wegen des fehlenden Wirksamkeitsnachweises und aus hygienischen Gründen nicht befürwortet. Traditionell verwendet äußerlich zu Waschungen, Umschlägen und Augenbädern bei Augenkrankheiten.

Farfarae folium – Huflattichblätter

Synonyme: Folia Farfarae

Sonstige Bezeichnungen: dt.: Brustlattich, Pferdehuf, engl.: Coltsfoot leaf, tussilago leaf, coughwort, horsehoof, franz.: Feuille de tussilage, ital.: Foglia di farfara, span.: Hoja de tusílago

Stammpflanze: *Tussilago farfara* L. (Huflattich); Asteraceae
Habitus: mehrjähriges, bis 30 cm hohes Kraut; Abb. 176

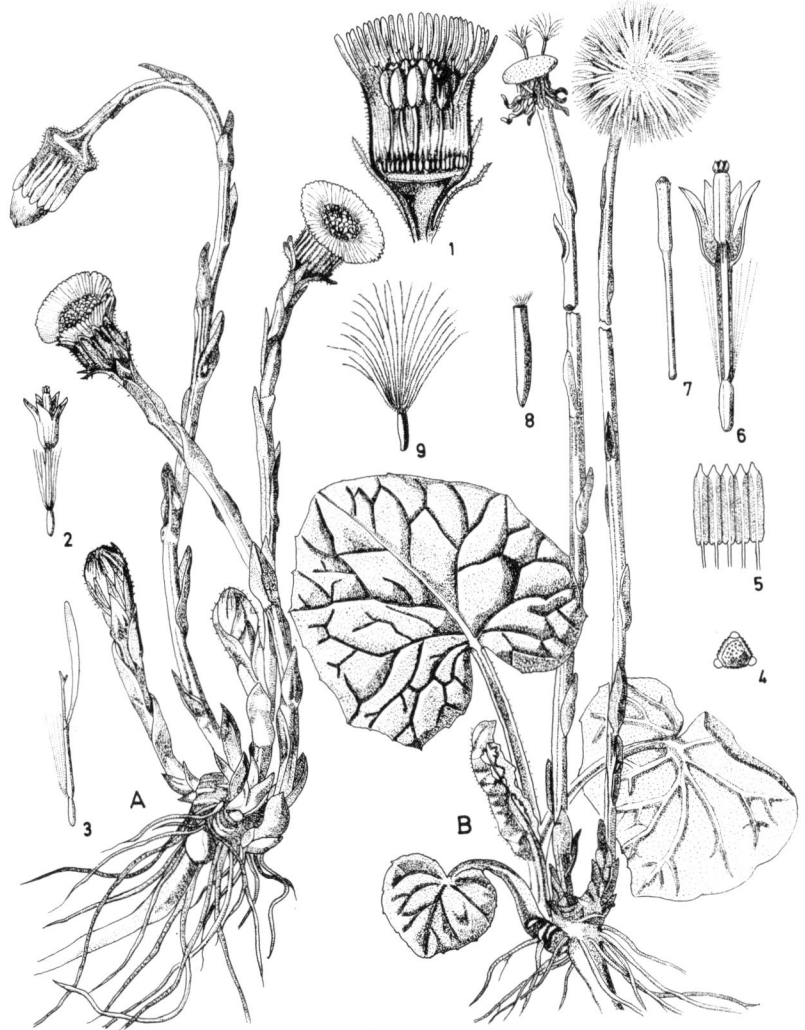

Abb. 176   *Tussilago farfara* L. **A** blühende Pflanze, **B** fruchtende Pflanze, 1 Blütenstandsköpfchen im Längsschnitt, 2 Röhrenblüte, 3 Zungenblüte, 4 Pollen, 5 Staubblattröhre aufgeklappt, 6 Röhrenblüte im Längsschnitt, 7 Griffel, 8 Achäne ohne Pappus, 9 Achäne mit Pappus. Nach Köhler; UW

Herkunft: Ausschließlich Wildsammlungen; Importe aus Italien, den Balkan- und anderen osteuropäischen Ländern

Arzneibücher: ÖAB: Das getrocknete Laubblatt

Ganzdroge

Geruch: geruchlos

Geschmack: schleimig, süßlich-bitter

Morphologie
Blätter lang gestielt, Spreite etwa handgroß bis ca. 30 cm im Durchmesser, rundlich bis herzförmig, buchtig mit entfernt stehenden Zahnspitzen, oberseits dunkelgrün, verkahlend, Blattfläche zu den etwas gewölbten Nerven eingesenkt; unterseits dicht weißfilzig behaart; Blattrand meist blau-violett überlaufen.

Anatomie
Flächenansicht: Obere Epidermis (Abb. 178 a) aus 40 bis 60 µm großen polygonalen bis schwach welligen Zellen mit dünnen Wänden und feiner Cuticularstreifung, Haarabbruchstellen und anomocytische Stomata; untere Epidermis mit etwas stärker wellig-buchtigen Zellen, anomocytische Stomata häufiger als auf der Blattoberseite, feine Cuticularstreifung; zahlreiche „Peitschenhaare" (Abb. 177, 178 b); diese bis 250 µm lang, Fuß meist 3-zellig, Endzelle lang, oft luftgefüllt, unregelmäßig gewunden und ineinander verschlungen, Cuticula der Endzelle oftmals spiralig eingerissen.
Querschnitt: Siehe Abb. 177; bifazialer Blattbau; Palisadenparenchym aus 3 oder 4 Lagen, untere Lagen locker; Schwammparenchym sehr locker, zur Blattunterseite große Luftkammern, durch einschichtige Zelllagen begrenzt; Epidermiszellen der Unterseite kleiner; im Mesophyll wasserlösliche Inulinkristalle.

Schnittdroge

Leicht zerbrechliche, meist ± quadratische, grüne Blattstücke mit unterseitigem Haarfilz, häufig „paketartig" zusammenhaftend. Oberseite kahl, gelbgrün und etwas runzelig; Blattnerven nur wenig hervortretend; gelegentlich auch Abschnitte des langen, rinnigen Blattstiels.

Pulver
Siehe Abbildung 178

a Blattbruchstücke mit Epidermis in Aufsicht, anomocytische Stomata
b Peitschenhaare der Blattunterseite mit langer peitschenförmiger Endzelle, Basis meist abgebrochen; charakteristisch
c Fragmente aus den Blattnerven mit kollenchymatischen Zellen
d Fragmente aus dem Schwammparenchym mit großen Luftkammern

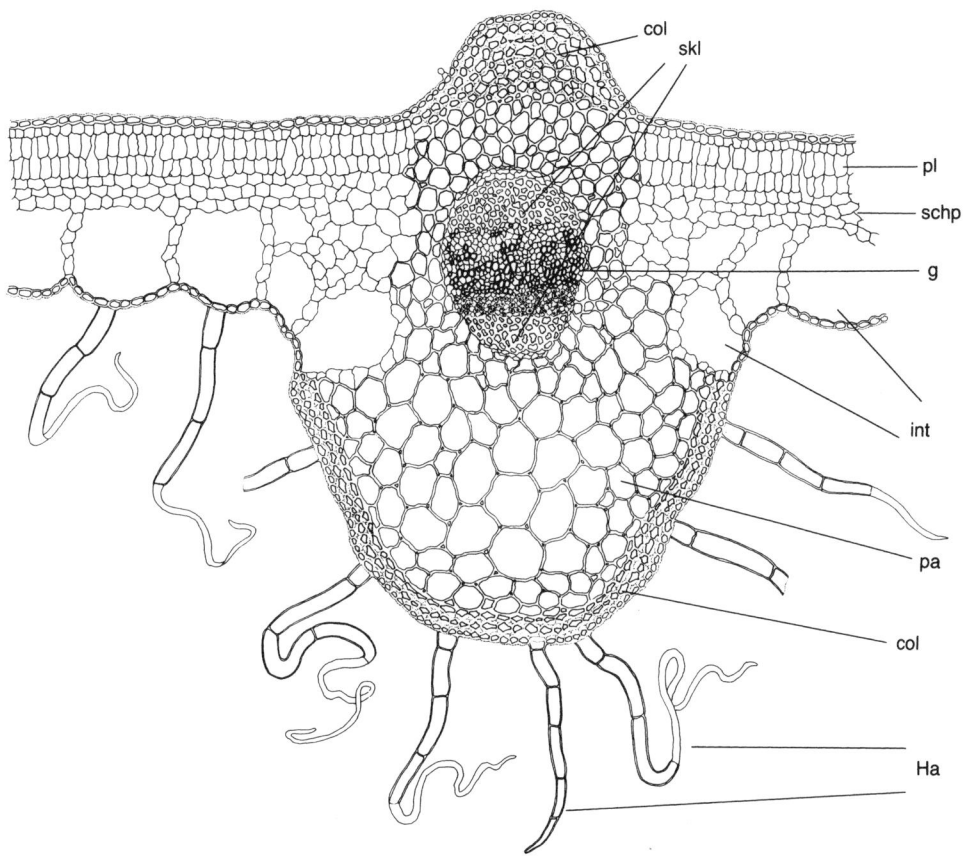

Abb. 177 *Tussilago farfara* L. Blatt, Querschnitt durch Mittelrippe und Spreite. col Kollenchym, skl Sklerenchymfasern, pl Palisadenparenchym, schp Schwammparenchym, g Gefäßteil, int Luftkammern, pa Parenchym der Blattnerven, Ha Haare. Vergr. ca. 100 x. SH

e Blattstücke mit Palisadenparenchym in Aufsicht, Inulinkristalle
f Blattfragmente im Querschnitt

Verfälschungen/Verwechslungen

Relativ häufig, vor allem durch Blätter verschiedener *Petasites*-Arten (Pestwurz). Sie sind mikroskopisch zu erkennen an den charakteristischen Gliederhaaren („Tonnenhaaren") besonders auf der oberen Blattepidermis, und der fehlenden Cuticularstreifung (ausgenommen *Petasites albus*). Morphologisch-anatomische Unterscheidung der Blätter und Blattdrogen von *Tussilago farfara* und verschiedener *Petasites*-Arten bei J. Saukel, 1991; siehe Literatur. Gelegentlich auch Verfälschungen durch die Blätter von *Arctium lappa* L. (Große Klette), die wie die Blätter der *Petasites*-Arten Tonnenhaare aufweisen, jedoch bezüglich der Cuticularstreifung den Huflattichblättern ähnlicher sind.

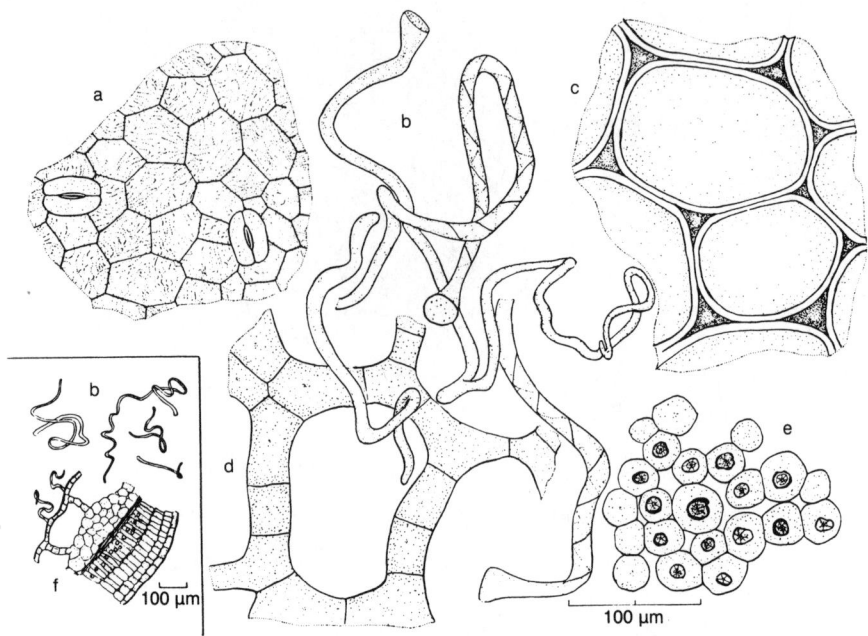

Abb. 178　Farfarae folium – Huflattichblätter – Pulver. Erläuterungen siehe Text. Aus Karsten, Weber, Stahl; nach Weber

Inhaltsstoffe und Anwendung

Inhaltsstoffe: Saure Polysaccharid-Schleimstoffe (6 bis 10 %); Inulin; Gerbstoffe (ca. 5 %); Flavonoide; Pflanzensäuren; in Spuren Pyrrolizidin-Alkaloide.

Anwendungsgebiete: Kommission E: Akute Katarrhe der Luftwege mit Husten und Heiserkeit; akute, leichte Entzündungen der Mund- und Rachenschleimhaut.
Pyrrolizidin-Alkaloide haben hepatotoxische und/oder karzinogene Wirkungen. Die Droge wird wegen der Pyrrolizidinalkaloid-Problematik zur Zeit fast nicht mehr verwendet.

Standardzulassung: Huflattichblätter, Zul.-Nr. 1039.99.99

Foeniculi amari fructus – Bitterer Fenchel
Foeniculi dulcis fructus – Süßer Fenchel

Synonyme: Fructus Foeniculi, Semen Foeniculi germanici (majoris)

Sonstige Bezeichnungen: dt.: Bitterfenchel bzw. Süß- oder Gewürzfenchel, engl.: (Sweet) fennel fruit, franz.: Fruit de fenouil amer, doux, ital.: Seme di finocchio amaro, dolce, span.: Fruto de hinojo amargo, dulce

Stammpflanzen: *Foeniculum vulgare* MILL. ssp. *vulgare* var. *vulgare* (Bitterer Fenchel); *Foeniculum vulgare* MILL. ssp. *vulgare* var. *dulce* (MILL.) THELL. (Süßer Fenchel); Apiaceae
Habitus: zwei- bis mehrjährige, bis 2 m hohe krautige Pflanzen; Abb. 179

Herkunft: Importe aus China, Ägypten, Bulgarien, Ungarn und Rumänien.

Arzneibücher: Ph.Eur.: Die getrockneten, ganzen Früchte und Teilfrüchte

Ganzdroge

Geruch: stark würzig (Bitterer Fenchel), angenehm (Süßer Fenchel)

Geschmack: würzig-scharf (Bitterer Fenchel), süßlich (Süßer Fenchel)

Morphologie
Siehe Abb. 179, 11; Teilfrucht bräunlich-graugelblich, kahl, Länge je nach Herkunft stark schwankend, 5 bis 12 mm, leicht kahnförmig gebogen, oft mit Resten von Griffel, Fruchtstiel und Karpophor; in Längsrichtung fünf stark hervortretende Rippen, Fugenseite flach.

Anatomie
Lupe: Siehe Abb. 180; Teilfrüchte halbkreisförmig, an der flachen Fugenseite aufeinander stoßend; zusammen rund bis achteckig; 5 Rippen mit je einem Leitbündel, in den 4 Tälchen je ein mächtiger Ölgang (Exkretgang, „Ölstriemen"); an den Fugenflächen zu beiden Seiten des Karpophors je ein schmaler Ölgang (d. h. jede Teilfrucht besitzt meist sechs Ölgänge).
Mikroskop: Siehe Abb. 181; Exokarp in Aufsicht kleinzellig mit hellen, derben, geraden Wänden, gelegentlich Stomata führend; Mesokarp in den Rippen um die Leitbündel aus großen Zellen mit sehr typischen, netzartig getüpfelten Wänden („Fensterzellen"), im Mesokarp der Tälchen die großen Ölgänge (bis 250 µm) liegend, von großen, braunwandigen kollenchymatischen Zellen begleitet; Endokarp aus dünnwandigen, stark gestreckten Zellen (bis 100 µm lang, ca. 5 bis 8 µm breit), in Aufsicht gruppenweise die Längsrichtung wechselnd („Parkettzellen"). Samenschale aus isodiametrischen Zellen, mit Endokarp verwachsen; Endosperm aus ± quadratischen, ungetüpfelten, hellen, derbwandigen Zellen; diese neben Aleuronkörnern und fettem Öl zahlreiche sehr kleine (bis 4 µm), rosettenförmige Ca-Oxalatkristalle (Oxalatrosetten)

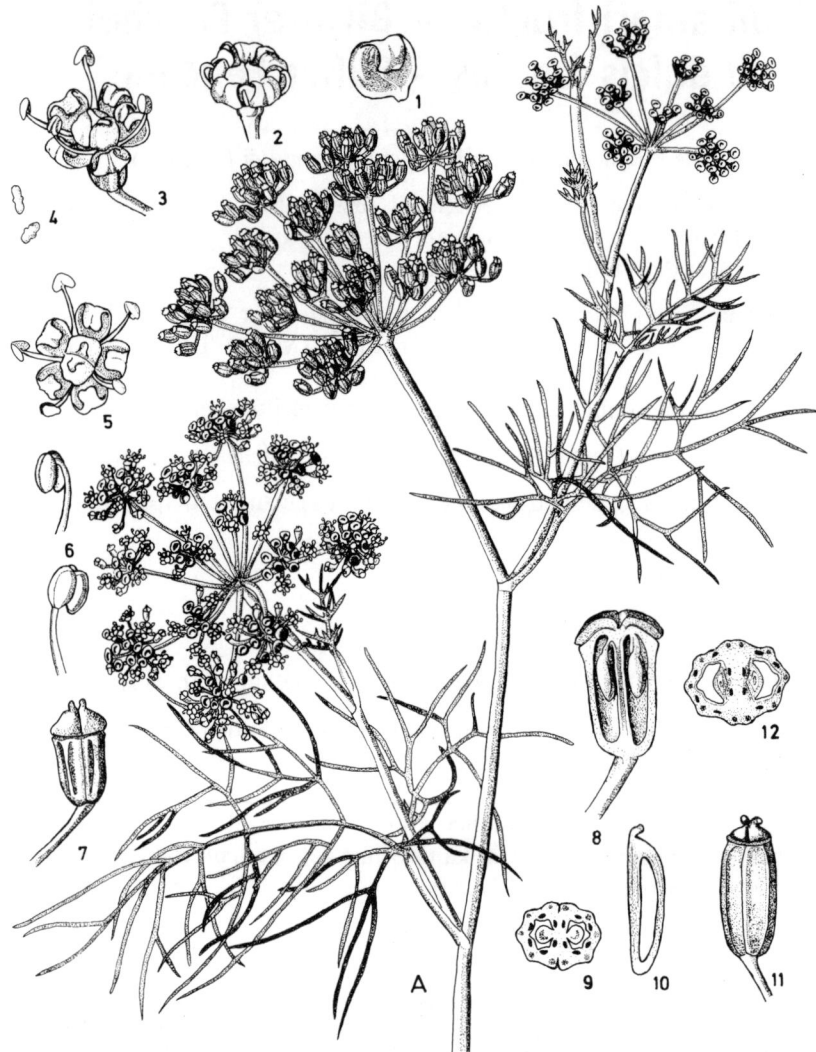

Abb. 179 *Foeniculum vulgare* Mɪʟʟ. **A** Teil der blühenden und fruchtenden Pflanze, 1 Kronblatt, 2 Blütenknospe, 3 Blüte, 4 Pollen, 5 Blüte in Aufsicht, 6 Staubblätter, 7 Stempel, 8 Fruchtknoten im Längsschnitt, 9 Fruchtknoten im Querschnitt, 10 Teilfrucht im Längsschnitt, 11 Frucht, 12 Frucht im Querschnitt. Nach Köhler; UW

enthaltend (Familienmerkmal); Embryo klein, uncharakteristisch; zwischen den Teilfrüchten das Karpophor aus Gefäßen und Sklerenchymfasern.

Schnittdroge

Nicht handelsüblich; gequetschte Früchte zeigen die Merkmale der Ganzdroge.

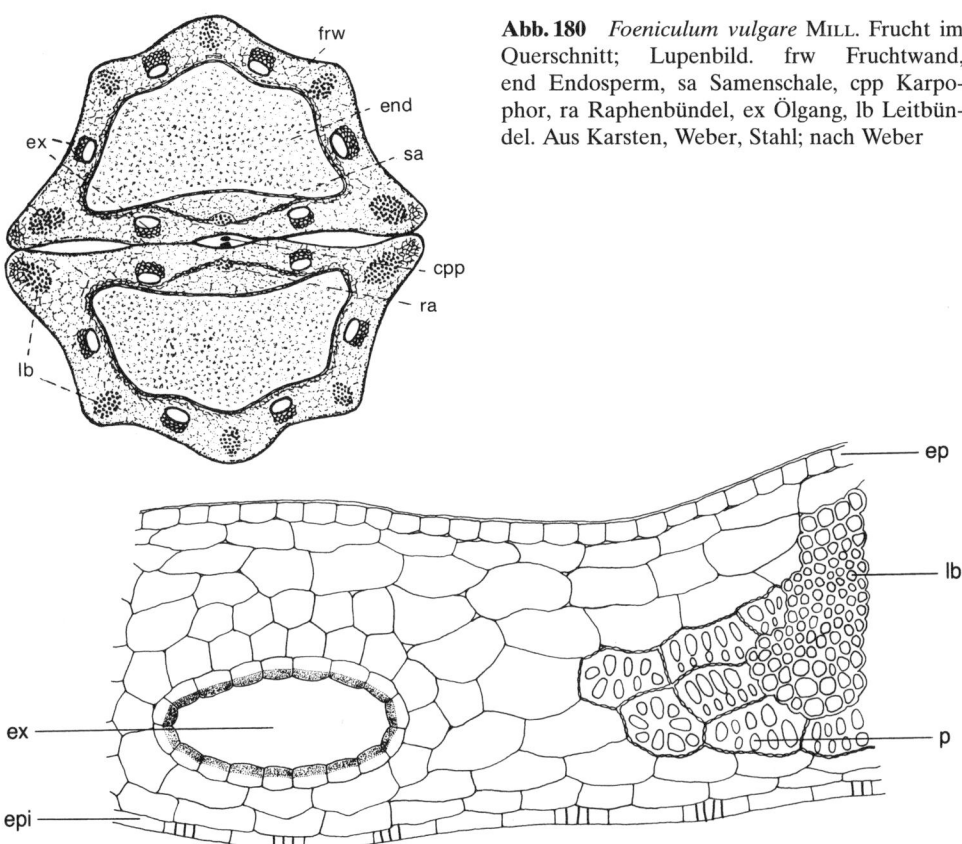

Abb. 180 *Foeniculum vulgare* MILL. Frucht im Querschnitt; Lupenbild. frw Fruchtwand, end Endosperm, sa Samenschale, cpp Karpophor, ra Raphenbündel, ex Ölgang, lb Leitbündel. Aus Karsten, Weber, Stahl; nach Weber

Abb. 181 *Foeniculum vulgare* MILL. Fruchtwand im Querschnitt. ep Exokarp, lb Leitbündel, p Tüpfelparenchym, ex Ölgang, epi Endokarp. Vergr. ca. 250 x. SH

Pulver

Siehe Abbildung 182

a Fragmente des Tüpfelparenchyms mit „Fensterzellen" des Mesokarps; charakteristisch
b Endokarpbruchstücke mit „Parkettzellen", Parenchym und Teile des quer verlaufenden Ölgangs durchscheinend; zahlreich
c Fragmente des Eckenkollenchyms in Ölgangnähe mit braunroten Zellwänden; zahlreich
d Gelbliche Öltropfen; zahlreich, nicht charakteristisch
e Endospermbruchstücke mit winzigen Ca-Oxalatrosetten; sehr zahlreich
f Bruchstücke abgebrochener Sklerenchymfasern aus dem Karpophor; selten
g Vgl. b, schon bei Lupenbetrachtung auffallend

Anmerkungen: Keine Stärke; mikroskopisch Verwechslung mit Kümmel (Carvi fructus) leicht möglich.

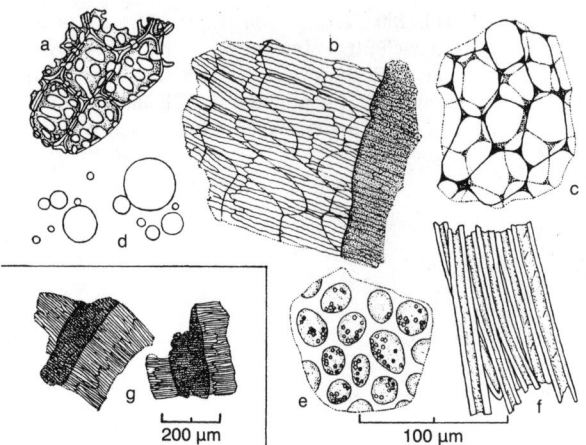

Abb. 182 Foeniculi fructus – Fenchel – Pulver. Erläuterungen siehe Text. Aus Karsten, Weber, Stahl; nach Weber

Verfälschungen/Verwechslungen

Verfälschungen und Verwechslungen von Bitter- und Süßfenchel sind naheliegend. Süßfenchel ist von hellerer Farbe, homogenerem optischem Gesamteindruck, schmeckt süßlich, ist selten in die Teilfrüchte zerfallen und oft etwas gebogen geformt. Eine mikroskopische Unterscheidung ist nicht möglich. In letzter Zeit sind Fenchel-Importe mit Verunreinigungen durch Fremdsaaten beobachtet worden wie Hirse (*Sorghum*-Arten), Weizen u. a.

Inhaltsstoffe und Anwendung

Inhaltsstoffe: Ätherisches Öl (Bitterer Fenchel: 2 bis 6 %, hauptsächlich *trans*-Anethol und Fenchon, Süßer Fenchel 1,5 bis 3 %, hauptsächlich *trans*-Anethol und sehr wenig Fenchon); fettes Öl (ca. 20 %); Proteine (ca. 20 %); Flavonoide; Phenolcarbonsäuren; Furanocumarine
Ph.Eur.: Bitterer Fenchel: mindestens 4,0 % ätherisches Öl mit mindestens 60,0 % Anethol und 15,0 % Fenchon; Süßer Fenchel: mindestens 2,0 % ätherisches Öl mit mindestens 80,0 % Anethol

Anwendungsgebiete: Kommission E: Dyspeptische Beschwerden wie leichte, krampfartige Magen-Darm-Beschwerden, Völlegefühl, Blähungen. Katarrhe der oberen Luftwege (Bitterer Fenchel).

Standardzulassung: Bitterer Fenchel, Zul.-Nr. 5199.99.99

Hinweis: Werden keine besonderen Angaben gemacht, ist immer Bitterer Fenchel zu verwenden.

Foenugraeci semen – Bockshornsamen

Synonyme: Semen Foenugraeci, Semen Foeni graeci, Semen Trigonellae

Sonstige Bezeichnungen: dt.: Hornkleesamen, Kuhhornsamen, engl.: F(o)enugreek seed, franz.: Semence de fénugrec, fénugrec, ital.: Seme di fienogreco, span.: Semilla de alholva

Stammpflanze: *Trigonella foenum-graecum* L. (Bockshornklee); Fabaceae
Habitus: einjähriges, 10 bis 50 cm hohes Kraut

Herkunft: Die Droge wird aus Marokko, der Türkei, Indien und China importiert, wo die Pflanze kultiviert wird.

Arzneibücher: Ph.Eur.: Die getrockneten, reifen Samen; Ph.Helv.: Bockshornklee-same für tierarzneiliche Zwecke; die reifen, trockenen, ganzen oder pulverisierten Samen

Ganzdroge

Geruch: schwach, eigenartig würzig

Geschmack: leicht salzig; beim Kauen etwas schleimig und schwach bitter

Morphologie

Siehe Abb. 183 A; Samen hellbraun bis braunrot, unregelmäßig gerundet, meist flach, rautenförmig oder rhombisch, hart, 3 bis 5 mm lang, 2 bis 3 mm breit und dick, mit fein punktierter Oberfläche; tiefe Furche den Samen in zwei ungleich große Abschnitte teilend, im Inneren gekennzeichnet durch tiefes Eindringen von Samenschale und Endosperm zwischen Radicula und Kotyledonen (Abb. 183 C); am Ende der Rinne Mikropyle und Hilum sichtbar; Raphe sehr kurz, als dunkler Strich bis zur Chalaza reichend.

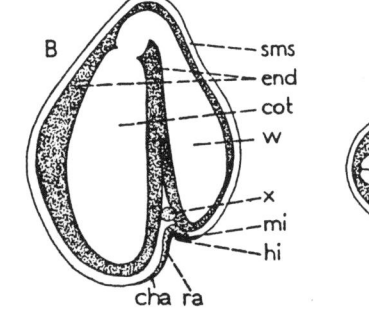
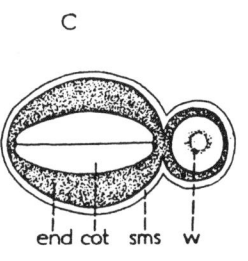

Abb. 183 *Trigonella foenum-graecum* L. **A** ganzer Samen. **B** Samen im Längsschnitt. Vergr. ca. 6,5 x. **C** Samen im Querschnitt. Vergr. ca. 6,5 x. sms Samenschale, end Endosperm, cot Kotyledonen, w Radicula, x Tracheiden, mi Mikropyle, hi Nabel, ra Raphe, cha Chalaza. Aus Karsten, Weber, Stahl; Stahl u. nach Karsten

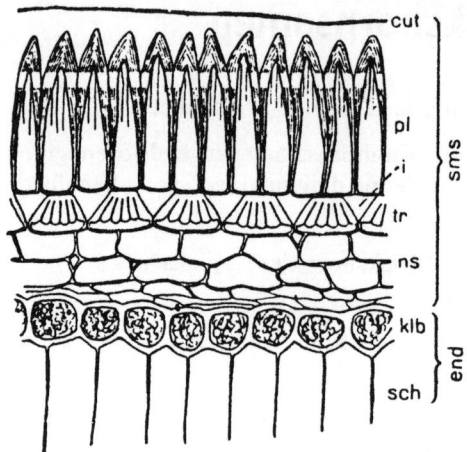

Abb. 184   *Trigonella foenum-graecum* L. Querschnitt. sms Samenschale, end Endosperm, cut Cuticula, pl Palisaden, i Interzellularen, tr „Trägerzellen", ns Nährschicht, klb Aleuronschicht, sch Schleimendosperm. Vergr. ca. 300 x. Aus Karsten, Weber, Stahl; Karsten

Anatomie

Lupe, Querschnitt: Unter der Samenschale dünnes, glasiges Schleimendosperm, davon eingehüllt in der größeren Samenhälfte die Kotyledonen, in der kleineren Samenhälfte die Radicula.

Mikroskop, Querschnitt: Siehe Abb. 184; Epidermiszellen der Samenschale als Palisaden ausgebildet mit nach oben stark verdickten Zellwänden und flaschenförmigem Lumen; Epidermis von einer dicken Cuticula überzogen, an vielen Stellen die Spitzen der Palisaden durch die Cuticula hindurch an die Oberfläche stoßend; dies die feine Punktierung der Oberfläche verursachend; unter der Epidermis eine Schicht trapezförmiger Trägerzellen, diese an der breiteren Basis unten lückenlos aneinander stoßend, nach oben fast dreieckige Interzellularen bildend; Wände durch Verdickungsleisten in Längsrichtung verstärkt; daran anschließend Nährschicht aus mindestens 2 Zellschichten, an der Falte zwischen Kotyledonen und Radicula diese erheblich dicker; nach innen eine 1-schichtige Aleuronschicht (= Kleberschicht) aus ± regelmäßigen Zellen anschließend, Fett und Aleuronkörner enthaltend; nach innen Endosperm aus großen, verdickten Schleimzellen („Schleimendosperm"), dann Embryogewebe aus kleinen Zellen mit fettem Öl, Aleuronkörnern und wenigen Stärkekörnern (ca. 5 µm).

Schnittdroge

Nicht handelsüblich

Pulver

Siehe Abbildung 185

a   Bruchstücke der Samenschale im Querschnitt (a_1) und in Aufsicht in verschiedenen Schnittebenen (a_2); zahlreich
b   Bruchstücke der Trägerzellschicht von unten in Aufsicht
c   Schleimklumpen
d   Fragmente aus dem Keimblattgewebe; zahlreich

Abb. 185 Foenugraeci semen
– Bockshornsamen – Pulver.
Erläuterungen siehe Text. Aus
Karsten, Weber, Stahl; nach
Weber

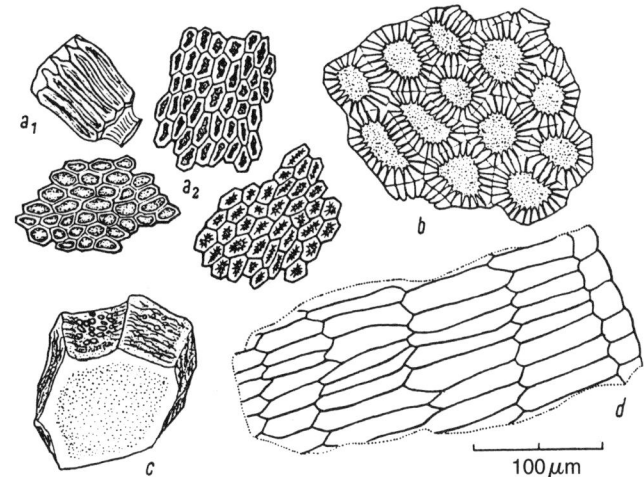

Anmerkungen: außerdem zahlreiche Bruchstücke der Samenschale mit Palisaden in Schrägaufsicht; auch Palisaden im Querschnitt mit anhaftenden Trägerzellen und deutlicher Lichtlinie sowie viele Öltröpfchen; nicht dargestellt. Stärke nicht vorhanden.

Verfälschungen/Verwechslungen

Kommen in der Praxis nicht vor.

Inhaltsstoffe und Anwendung

Inhaltsstoffe: Schleimstoffe (25 bis 45 %); Saponine (1,2 bis 1,5 %); Flavonoide; Fette; Sterole
Ph.Eur.: Quellungszahl mindestens 6

Anwendungsgebiete: Kommission E: Innere Anwendung bei Appetitlosigkeit; äußere Anwendung als Breiumschlag bei lokalen Entzündungen.
Volkstümlich: Innerlich als Mucilaginosum bei Erkältungen, zur Stärkung und als zuckersenkendes und laktationsförderndes Mittel.

Standardzulassung: Bockshornsamen, Zul.-Nr. 2319.99.99

Fragariae folium – Erdbeerblätter

Synonyme: Folia Fragariae

Sonstige Bezeichnungen: dt.: Rotbeerblätter, engl.: Strawberry leaf, franz.: Feuille de fraisier, ital.: Foglia di fragola, span.: Hoja de fresera

Stammpflanzen: *Fragaria vesca* L. (Walderdbeere), *F. moschata* WEST. (Moschus-, Zimterdbeere), *F. viridis* WEST., (Hügelerdbeere), *F.* x *ananassa* (DUCH.) GUEDES (Gartenerdbeere), deren Hybriden sowie Hybriden mit anderen *Fragaria*-Arten oder Mischungen davon; Rosaceae
Habitus: ausdauernde, krautige Pflanzen

Herkunft: Sammlung aus Wildvorkommen. Hauptlieferanten sind die Balkanländer

Arzneibücher: DAC: Die während der Blütezeit gesammelten, getrockneten, ganzen oder geschnittenen Laubblätter

Ganzdroge

Geruch: heuartig

Geschmack: schwach bitter

Morphologie
Siehe Abb. 186; Blätter lang gestielt, 3-zählig, die beiden seitlichen Blättchen asymmetrisch, das mittlere eiförmig; Blattspreite beidseitig behaart; Blattunterseite weich und seidig glänzend mit gleichmäßig parallel verlaufenden Seitennerven; Blattrand grob gesägt, in jedem Blattzahn ein Seitennerv endend; Blattstiele grün- blauviolett, abstehend weißlich behaart; an der Basis der Blattstiele schmale, spitze Nebenblätter, diese zu 2/3 ihrer Länge angewachsen; in der Droge diese eher selten.

Anatomie
Flächenansicht: Zellen der oberen und unteren Epidermis (Abb. 187 a, b) polygonal bis länglich, Zellwände mitunter leicht gewellt, auf den Nerven lang gestreckt; beidseitig durch die Epidermis Ca-Oxalatdrusen und -einzelkristalle des Mesophylls durchscheinend, in der Nähe der Blattnerven in Reihe stehend; nur auf der Blattunterseite zahlreiche anomocy-

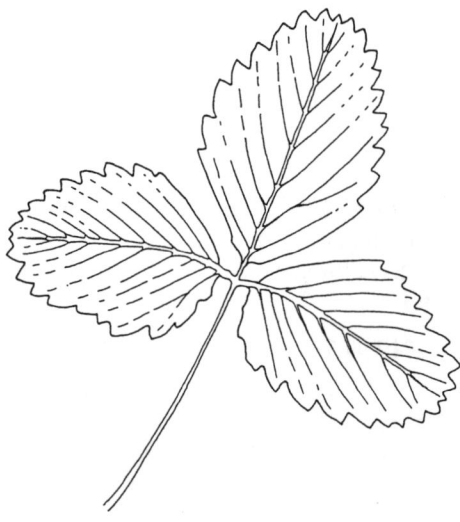

Abb. 186 *Fragaria vesca* L. Blatt. Schwach verkleinert. Nach Berger; NH

tische Spaltöffnungen, Schließzellen eingesenkt und schwer zu erkennen; Haare: beidseitig, unterseits jedoch zahlreicher, lange, schmale, dickwandige Deckhaare („Rosaceenhaare"), vorwiegend auf den Nerven sitzend; auf der Unterseite außerdem zahlreiche, meist 3-zellige Köpfchenhaare mit länglichem Köpfchen.

Querschnitt: Blattbau bifazial, Zellen des Schwammparenchyms kurzarmig, im gesamten Mesophyll, vorwiegend aber in der Nähe der Nerven, Ca-Oxalatdrusen und seltener Ca-Oxalateinzelkristalle.

Schnittdroge

Runzelige, behaarte Blattstücke; Oberseite hell- bis dunkelgrün, Unterseite graugrün;
einige Blattstücke mit grob gesägtem Blattrand; Fragmente des Blattstiels, bräunlich
bis dunkelbraun, mehr oder weniger behaart.

Pulver
Siehe Abbildung 187

a Blattbruchstücke mit oberer Epidermis in Aufsicht; Palisadenparenchym und Ca-
   Oxalatdrusen durchscheinend
b Blattbruchstücke mit unterer Epidermis in Aufsicht, anomocytische Spaltöffnungen,
   Deckhaare (Rosaceenhaare) und Köpfchenhaare

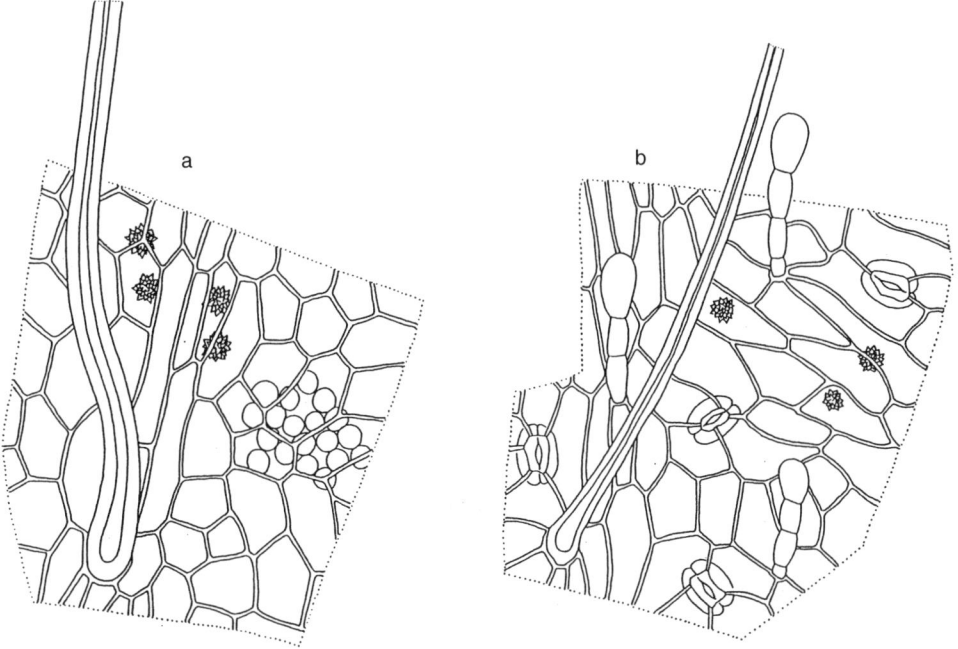

Abb. 187 Fragariae herba – Erdbeerblätter – Pulver. Erläuterungen siehe Text. Nach Brandt; NH

Anmerkungen: Zahlreiche Haarbruchstücke frei im Präparat, vereinzelt Blattquerschnitte, faserige Bruchstücke der Blattstiele mit Leitgewebe in Aufsicht; nicht dargestellt.

Verfälschungen/Verwechslungen

Kommen in der Praxis nicht vor.

Inhaltsstoffe und Anwendung

Inhaltsstoffe: Flavonoide; Gerbstoffe und Gerbstoffvorstufen; phenolische Säuren
DAC: keine Gehaltsanforderung

Anwendungsgebiete: Kommission E: Die therapeutische Anwendung wird wegen des fehlenden Wirksamkeitsnachweises nicht befürwortet.
Traditionell verwendet u. a. äußerlich bei Ausschlägen, innerlich bei Magen-Darm-Beschwerden, bei Lebererkrankungen und zur „Blutreinigung".
Ansonsten dient die Droge in Teemischungen oft als Fülldroge.

Frangulae cortex – Faulbaumrinde

Synonyme: Cortex Rhamni frangulae, Cortex Avorni, Cortex Alni nigri

Sonstige Bezeichnungen: dt.: Gelbholz-, Pulverholz-, Wegdorn-, Grindholz-, Amsel-baum-, Zweckenbaumrinde, engl.: Frangula bark, alder buckthorn bark, franz.: Écorce de bourdaine, ital.: Corteccia di frangola, span.: Corteza de frángula

Stammpflanze: *Rhamnus frangula* L., syn. *Frangula alnus* MILL. (Faulbaum); Rham-naceae
Habitus: 1 bis 3 m hoher Strauch; Abb. 188

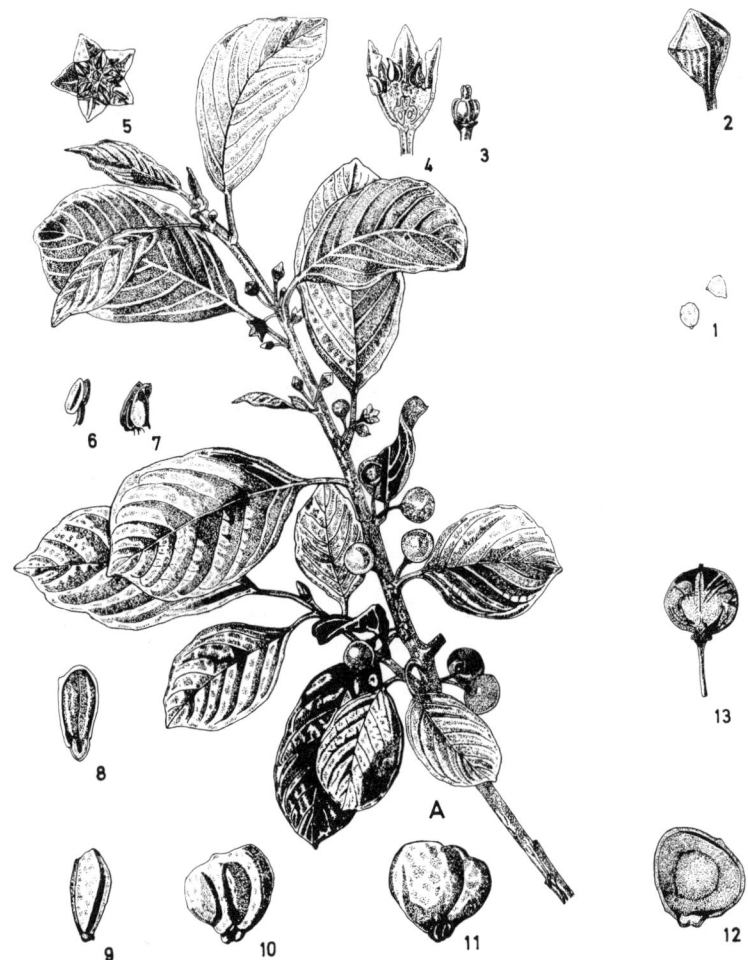

Abb. 188 *Rhamnus frangula* L. **A** blühender und fruchtender Zweig, 1 Pollen, 2 Blütenknospe, 3 Stempel, 4 Blüte im Längsschnitt, 5 Blüte in Aufsicht, 6/7 Staubblätter, 8 u. 12 Steinkern im Längs-schnitt von verschiedenen Seiten, 9 bis 11 Steinkern von verschiedenen Seiten, 13 Frucht im Längs-schnitt. Nach Köhler; SH

Herkunft: Sammlung aus Wildbeständen oder aus „halbwilden" Kulturen in Auwäldern; Hauptlieferländer sind Polen und andere osteuropäische Länder.

Arzneibücher: Ph.Eur.: Die getrocknete, ganze oder zerkleinerte Rinde der Stämme und Zweige

Ganzdroge

Geruch: schwach, eigenartig

Geschmack: schleimig-süßlich und etwas bitter, schwach zusammenziehend

Morphologie

Rindenstücke 1 bis 2,5 cm breit und unterschiedlich lang, meist röhrig eingerollt; Außenseite dunkelbraun bis graubraun mit zahlreichen hellen quergestreckten Lentizellen, ± glänzend, oft zartrissig; keine Borkenbildung; beim Abkratzen der braunen Schichten rötliches Gewebe hervortretend, Innenseite rötlichgelb, längsstreifig, bei schlecht getrockneter Droge Innenseite braun; Bruch kurzfaserig gelblich; beim Betupfen der Innenseite mit Ammoniak-Lösung (6N) oder Alkalilauge färbt sich die vorschriftsmäßig abgelagerte Droge rot (Anthrachinone).

Anatomie

Querschnitt: Siehe Abb. 189; Kork aus zahlreichen (bis ca. 30) Lagen dünnwandiger, tafelförmiger Korkzellen mit rötlichbraunem Inhalt, in Chloralhydrat-Lösung charakteristisch leuchtend rot, darunter wenigschichtiges, farbloses Phelloderm, anschließend einige Lagen heller, getüpfelter Kollenchymzellen, im Querschnitt tangential gestreckt;

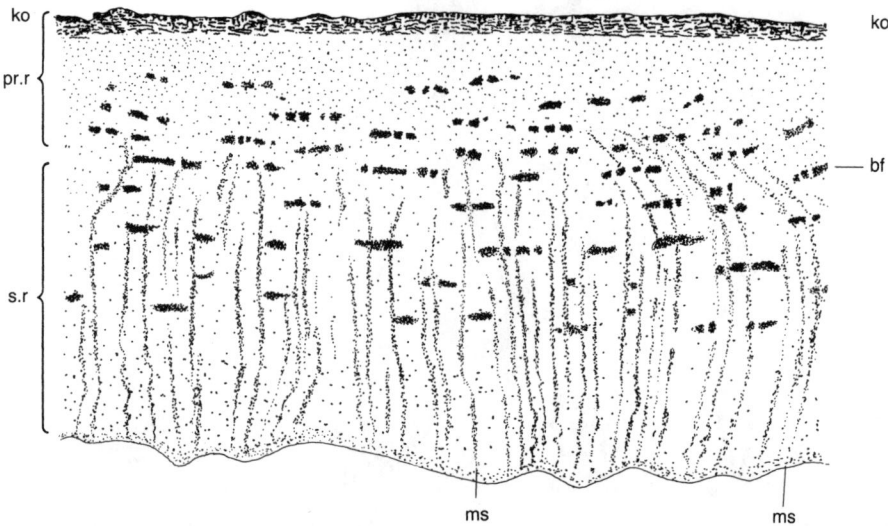

Abb. 189 *Rhamnus frangula* L. Rinde im Querschnitt; Lupenbild halbschematisch. ko Kork, pr.r primäre Rinde, s.r sekundäre Rinde, bf Bastfasern, ms Markstrahlen. Nach Oltmanns in Karsten, Weber, Stahl; NIE

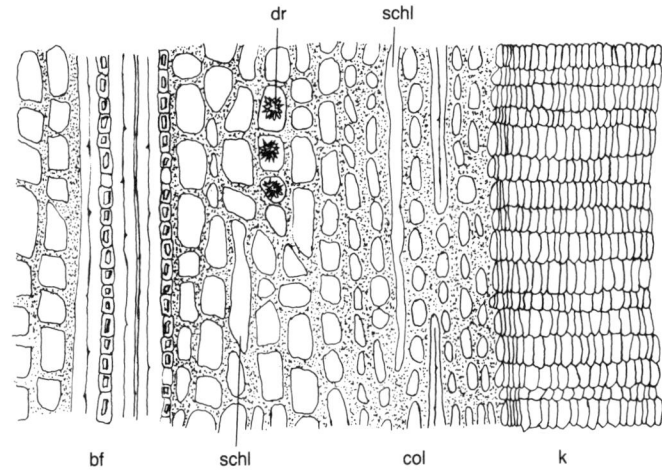

Abb. 190 *Rhamnus frangula* L. Primäre Rinde im radialen Längsschnitt. dr Ca-Oxalatdrusen, schl Schleimgänge, bf Bastfasern, col Kollenchym, k Kork. Vergr. ca. 200 x. Nach Weber in Karsten, Weber, Stahl; NIE

Rindenparenchym aus dünnwandigen, fein getüpfelten Zellen mit Ca-Oxalatdrusen, selten mit kleinkörniger Stärke, Drusen führende Zellen häufig in Reihen; primäre Rinde mit einzelnen, unverholzten Bastfasergruppen; sekundäre Rinde mit Gruppen verholzter Bastfasern, tangential in Reihen angeordnet; Bastfaserbündel von Zellreihen mit Ca-Oxalateinzelkristallen umgeben (Kristallkammerfasern); zahlreiche Markstrahlen, meist ein bis 3 Zellen breit, Markstrahlzellen radial gestreckt, Wände ± verdickt, Inhalt stark gelb gefärbt; Siebröhren mit Geleitzellen in Gruppen, meist noch erkennbar; Steinzellelemente fehlen (Unterscheidung von anderen *Rhamnus*-Arten).
Längsschnitt: Siehe Abb. 190; im radialen Längsschnitt entlang der Bastfaserbündel Kristallzellreihen, auch Drusenzellreihen; in der primären Rinde, besonders bei jüngerer Zweigrinde, bisweilen lysigene Schleimgänge sichtbar; Markstrahl ca. 10 (häufig auch mehr) Zellen hoch, nach Zusatz von Alkalien rötliche Färbung der Markstrahlen.

Schnittdroge

Kurze, nach innen gebogene oder auch flache Rindenstücke, höchstens 2 mm dick, die sich auch quer zur Faserrichtung gut brechen lassen, auf der Außenseite mit quer gestellten Lentizellen, innen fein längs gestreift; Wasser wird durch die Droge gelb gefärbt

Pulver
Siehe Abbildung 191

a   Bruchstücke von Markstrahlgewebe, benachbarte Zellreihe mit Ca-Oxalatdrusen und Rindenparenchym; zahlreich, charakteristisch
b   Bruchstücke aus dem Parenchym der primären Rinde; zahlreich, weniger charakteristisch
c   Ca-Oxalatdrusen und Einzelkristalle frei liegend; zahlreich

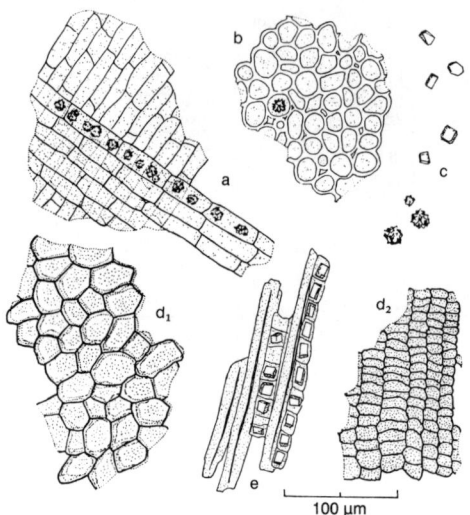

d Korkfragmente in Aufsicht (d_1) und im Querschnitt (d_2); im Chloralhydratpräparat rot gefärbt
e Bruchstücke von Bastfasern mit anliegenden Kristallzellreihen; sehr charakteristisch

Anmerkungen: Kleine rundliche Stärkekörner aus dem Rindenparenchym sind vorhanden; nicht dargestellt. Steinzellen müssen fehlen (Unterscheidung von Rhamni purshianae cortex – Amerikanische Faulbaumrinde). Chloralhydratpräparat durch Anthrachinone orange gefärbt.

100 µm

Abb. 191 Frangulae cortex – Faulbaumrinde – Pulver. Erläuterungen siehe Text. Aus Karsten, Weber, Stahl; nach Weber

Verfälschungen/Verwechslungen

Gelegentlich Rinden von *Rhamnus alpinus* L. ssp. *fallax* (BOISS.) MAIRE et PETITM. (Alpenkreuzdorn), *Rhamnus catharticus* L. (Kreuzdorn), *Rhamnus purshianus* DC. (Amerikanischer Faulbaum), sowie von *Prunus padus* L. (Traubenkirsche) und von *Alnus glutinosus* (L.) GAERTN. (Schwarzerle).
Mikroskopische Merkmale: Die Rinde des Alpenkreuzdorns enthält vereinzelt Steinzellnester, sehr viele große Drusen (15 bis 45 µm) und Einzelkristalle (ca. 15 µm) sowie lockeren Kristallsand; Zellwände des Parenchyms sehr deutlich perlschnurartig. Kreuzdornrinde hat zwischen den Faserbündeln sklerotisierte Markstrahlfasern. In der primären Rinde der Amerikanischen Faulbaumrinde sind eiförmige, oft tangential gestreckte Steinzellnester zu finden; Markstrahlen 1 bis 5 Zellen breit und tangential angeordnete Bastfaserbündel; diese und die Steinzellnester jeweils von Kristallzellreihen begleitet. Die Rinde der Traubenkirsche enthält bis 130 µm große rhomboedrische Kristalle, in der primären Rinde sehr zahlreiche Idioblasten, vereinzelt gelbe Exkretzellen, 1 bis 3 Zellen breite Markstrahlen; Steinzellen nicht vorhanden. Die Rinde der Schwarzerle läßt zwischen primärer und sekundärer Rinde einen gemischten Sklerenchymring aus Fasern und Steinzellen erkennen; in der sekundären Rinde einzelne Steinzellnester, Markstrahlen 1 oder 2 Zellen breit, Calciumoxalatdrusen in der primären Rinde 30 bis 60 µm, Zellwände des Parenchyms perlschnurartig.

Inhaltsstoffe und Anwendung

Inhaltsstoffe: Anthranoide (hauptsächlich Glucofrangulin A und B); Gerbstoffe
Ph.Eur.: mindestens 7,0 % Glucofranguline, berechnet als Glucofrangulin A
Anwendungsgebiete: Kommission E: Obstipation

Standardzulassung: Faulbaumrinde, Zul.-Nr. 9399.99.99

Hinweis: Vor der Verwendung muss die Droge „gealtert" sein; künstliche Alterung durch Hitze oder mindestens 1 Jahr Lagerung zur Oxidation der Anthronglykoside zu Anthrachinonglykosiden.

Fucus – Tang

Synonyme: Fucus vesiculosus, Fucus marinus

Sonstige Bezeichnungen: dt.: Blasentang, Höckertang, Meereiche, engl.: Bladder fucus, seawrack, franz.: Fucus, varech vésiculeux, ital.: Quercia marina tallo, span.: Fucus

Stammpflanze: *Fucus vesiculosus* L. (Blasentang), *Ascophyllum nodosum* (L.) Le Jolis (Knotentang) oder Mischungen davon; Fucaceae (Phaeophyceae)
Habitus: oft über 1 m lange Thalli; Abb. 192

Herkunft: Aus Wildvorkommen an Küstenstellen mit ausgeprägten Unterschieden in Ebbe und Flut. Hauptlieferländer sind Frankreich, Irland und die Staaten an der Ostküste der USA

Arzneibücher: Ph.Eur.: Der getrocknete, ganze oder geschnittene Thallus

Ganzdroge

Geruch: eigentümlich; besonders in Wasser erwärmt: fischähnlich

Geschmack: salzig, schleimig

Morphologie
Durch das Trocknen schwarzbraun und spröde gewordene Thalli, am Grunde ± walzenförmig, dann bandförmig verbreitert und blattartige Bänder liefernd; Thalli 1 bis 2 cm breit, viele Blasen meist paarweise, je eine links und rechts von der Mittelrippe, seltener einzeln an einer Verzweigung stehend; Rand glatt. (*F. serratus* L.: Rand gesägt); Endabschnitte keulig, die Rezeptakeln darstellend, darin die Konzeptakeln als flaschenförmige Einbuchtungen sichtbar; Rezeptakeln oft nach der Fruktifikation abfallend.

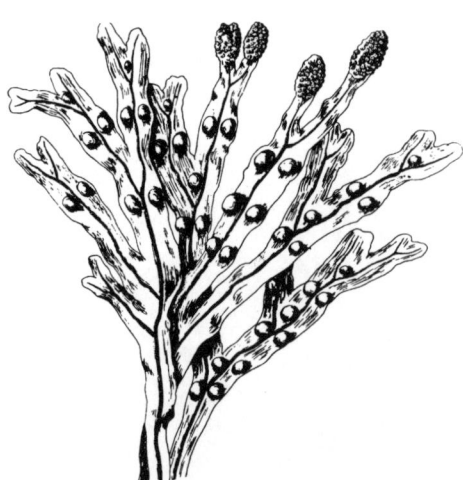

Abb. 192 *Fucus vesiculosus* L. Thallus, verkleinert ca. 1/2. Aus Karsten, Weber, Stahl; Stahl

Anatomie
Querschnitt: Siehe Abb. 193; Rindenschicht aus 6 bis 10 Lagen regelmäßig angeordneter Zellen mit braunem Zellinhalt und nicht sehr dicken, hellen, quellenden Zellwänden; äußere Rindenschicht im Querschnittsbild aus ± radial gestreckten, lückenlos schließenden Zellen. Markschicht aus lang gestreckten Zellen mit ± stark verschleimenden Wänden, Verschleimung von außen nach innen zunehmend, Lumina z. T. stark auseinanderrückend (Längsstreckung); außerdem fädige Zellen, sog. Hyphen, von kreisrundem Querschnitt; Wand der Blasen aus einigen Schichten von Rindenzellen, Mark

sich teilend und so einen Luftsack bildend, in den Luftsack einzelne Hyphen haarartig hineinragend. Konzeptakeln rundlich, innen mit Zellfäden (Paraphysen), daneben entweder reich verzweigte Antheridienstände oder kugelige Oogonien.

Schnittdroge

Harte, knorpelige, schwarzbraune Stücke; Thallusfragmente der Basis rundlich bis abgeplattet, ansonsten flach, gelegentlich mit blasigen Schwellungen, durchschnitten bilden letztere ± ringförmige Teile; gelegentlich Teile der keuligen Rezeptakeln mit warziger Oberfläche.

Pulver

Ohne Abbildung

- Bruchstücke von lockerem, stark schleimigem Gewebe des Marks aus lang gestreckten Zellen und sich „hindurchwindenden" Hyphen (Abb. 193)
- Fragmente des regelmäßig gebauten Rindengewebes aus Zellen mit braunem Inhalt und hellen Wänden (Abb. 193)
- Gelegentlich Fragmente kugeliger Konzeptakeln

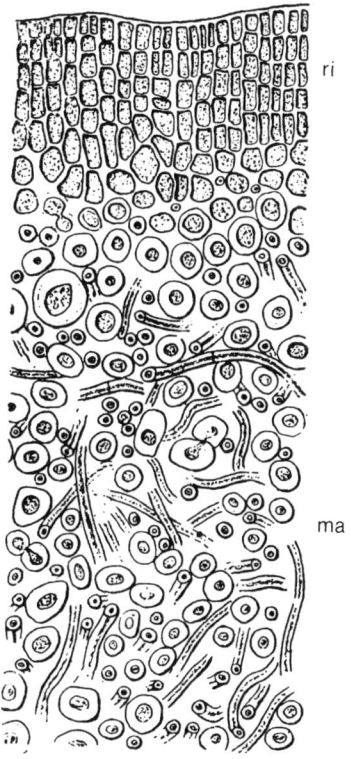

Abb. 193 *Fucus vesiculosus* L. dickerer Thallusteil im Querschnitt. ri Rinde, ma Mark. Vergr. ca. 150 x. Aus Karsten, Weber, Stahl; Weber

Verfälschungen/Verwechslungen

Kommen vor, z. B. mit *Fucus serratus* L. mit gesägtem Thallusrand oder mit der Rotalge *Polysiphonia* sp.

Inhaltsstoffe und Anwendung

Inhaltsstoffe: Iod in Form anorganischer Salze und an Proteine, z. T. auch Lipide gebunden, auch als Bestandteil von Iodaminosäuren; Schleimstoffe (z. B. Alginsäure); Polyphenole (sog. Fucole)
Ph.Eur.: mindestens 0,03 % und höchstens 0,2 % Gesamt-Iod; Quellungszahl: mindestens 6

Anwendungsgebiete: Kommission E: Die therapeutische Anwendung kann angesichts der Risiken nicht vertreten werden. Beanspruchte Anwendungsgebiete: Schildrüsenerkrankungen, Übergewicht, Verdauungsstörungen.
Volkstümlich: zur „Blutreinigung".

Fumariae herba – Erdrauchkraut

Synonyme: Herba Fumariae

Sonstige Bezeichnungen: dt.: Ackerraute, Erdraute, Rauchkraut, Grindkraut, engl.: Common fumitory herb, franz.: Fumeterre, ital.: Erba di fumaria, span.: Fumaria

Stammpflanze: *Fumaria officinalis* L. (Gemeiner Erdrauch); Fumariaceae
Habitus: 10 bis 50 cm hohes einjähriges Kraut

Herkunft: Aus Wildbeständen in Europa und Asien; Import aus Osteuropa

Arzneibücher: DAB: Die ganzen oder geschnittenen, getrockneten, während der Blütezeit gesammelten, oberirdischen Teile

Ganzdroge

Geruch: geruchlos

Geschmack: bitterlich, salzig

Morphologie
Stängel 10 bis 30 cm, dünn und ästig, kantig, kahl, mit nur wenigen fiedrigen Blättern; **Blätter** (Abb. 194) bläulich, gestielt, doppelt gefiedert; Fiedern ebenfalls gestielt, mit dreiteiligen länglich-linealischen, 2 bis 3 mm breiten, stumpfen oder spitzen Zipfeln; Blattwerk dadurch sehr zart wirkend; **Blüten** ca. 8 mm lang, monosymmetrisch, endständig in reichblütigen, lockeren Trauben stehend; Kelchblätter 2, etwa ein Drittel so lang wie die Krone, eiförmig bis lanzettlich; Blütenkrone blassrosa, 4-blättrig, das obere, breitere Blatt gespornt, mit 2 Staubblättern und einem oberständigen, einsamigen Fruchtknoten; gezähnt, eiförmig bis lanzettlich; auch kugelige, grüne **Früchte** enthaltend.

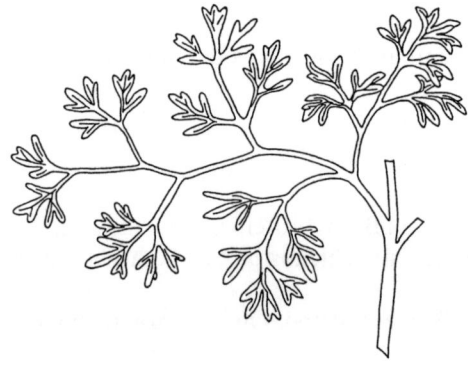

Abb. 194 *Fumaria officinalis* L. Blatt. Etwa natürliche Größe. NH

Anatomie
Blatt: Die Zellen der oberen und unteren Epidermis (Abb. 195 a, b) schwach wellig, unterseits etwas welliger; Epidermiszellen oberseits häufig mit Kristallbelag (Sphärokristalle); beidseitig anomocytische Spaltöffnungen (oberseits zahlreicher), Schließzellen breitoval, einen auffallend kurzen Spalt bildend; Blattbau bifazial; Zellen des 1-schichtigen Palisadenparenchyms um die Spaltöffnungen herum mit Abstand; Zellen des Schwammparenchyms armig; Nervatur ohne Festigungsgewebe.

Blüte: Epidermis der Kronblätter rosa und schwach gewellt; Pollenkörner kugelig und glatt (Abb. 195 e), mit 6 Poren in der feinkörnigen Exine.

Schnittdroge

Droge hellgrün, dominiert von furchig-kantigen, hohlen dünnen Stängelabschnitten; Blattanteile sehr fein, aus den fein gerunzelten schmalen Fiederabschnitten bestehend; die blassrosa Blüten stark geschrumpft; besonders auffallend die einsamigen kugeligen Schließfrüchte mit je einem braunen Samen.

Pulver
Siehe Abbildung 195

a Blattbruchstücke mit oberer Epidermis in Aufsicht, in den Epidermiszellen Sphärokristalle; selten
b Blattbruchstücke mit unterer Epidermis in Aufsicht, anomocytische Spaltöffnungen, Schwammparenchym durchscheinend; selten

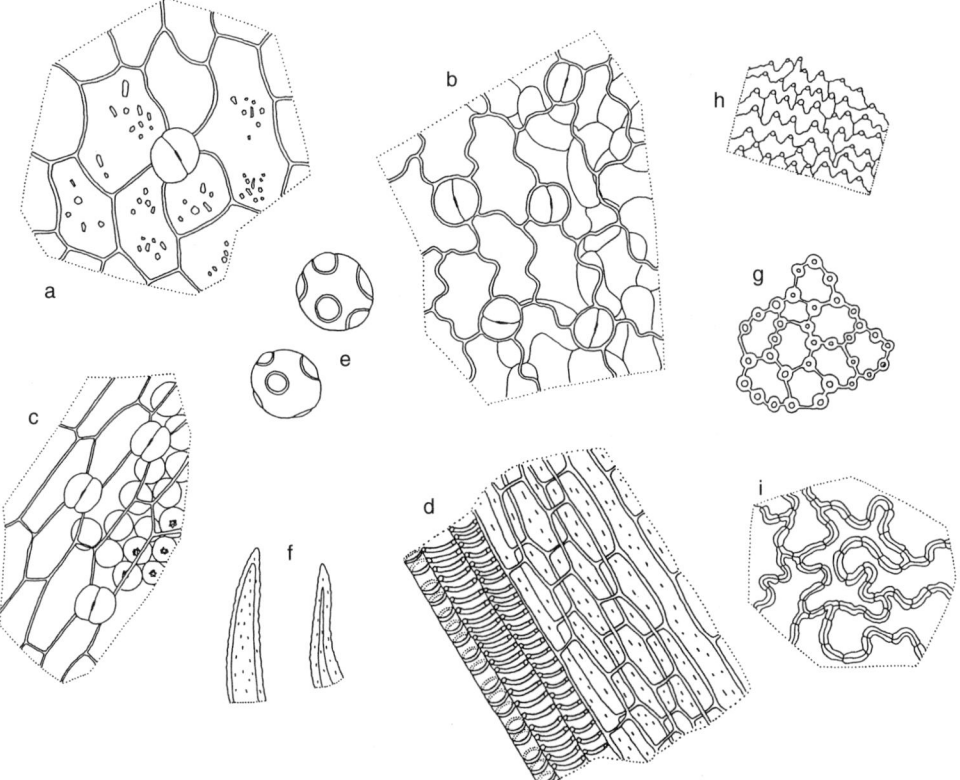

Abb. 195 Fumariae herba – Erdrauchkraut – Pulver. Erläuterungen siehe Text. NH

c Bruchstücke der Fiederzipfel, Palisadenparenchym durchscheinend, mit Kristallen; selten
d Bruchstücke des Stängels in Aufsicht mit Ring- und Schraubengefäßen, mit anliegendem Holzparenchym; zahlreich
e Pollen mit 6 Öffnungsporen, charakteristisch
f Bruchstücke von Haaren, vereinzelt; Herkunft ungewiss, evtl. von den Kelchblättern der Blütenknospen
g Bruchstücke der Fruchtwand mit Exokarp in Aufsicht; häufig
h Bruchstücke der Fruchtwand mit Exokarp in Seitenansicht mit Papillen; charakteristisch, häufig
i Bruchstücke der Fruchtwand mit Endokarp in Aufsicht; selten

Anmerkungen: Faserige Bruchstücke des Stängels in Aufsicht dominierend, auch mit Tüpfelgefäßen, nicht dargestellt; außerdem dunkle, schlecht durchleuchtete Bruchstücke der Samenschale mit verdickten Zellen, nicht dargestellt; Bruchstücke der rosa gefärbten Kronblätter mit schwach wellig-buchtigen Epidermiszellen, nicht dargestellt.

Verfälschungen/Verwechslungen

Nur selten mit dem Kraut der *Fumaria*-Arten *F. vaillantii* LOISEL. (Bleicher oder Buschiger Erdrauch) oder *F. schleicheri* SOY.-VILL. (Dunkler Erdrauch).

Inhaltsstoffe und Anwendung

Inhaltsstoffe: Alkaloide (Benzylisochinolinderivate; bis zu 1,25 % Gesamtalkaloide); Flavonoide; Pflanzensäuren (Fumarsäure, Name!)
DAB: mindestens 0,4 % Alkaloide, berechnet als Protopin

Anwendungsgebiete: Kommission E: Krampfartige Beschwerden im Bereich der Gallenblase und der Gallenwege sowie des Magen-Darm-Trakts.
Volkstümlich: Auch zum Harntreiben und als Abführmittel, äußerlich bei Hautleiden („Grindkraut").

Standardzulassung: Erdrauchkraut, Zul.-Nr. 1479.99.99

Galangae rhizoma – Galgant

Synonyme: Rhizoma Galangae

Sonstige Bezeichnungen: dt.: Fieberwurzel, engl.: Galangal root, chinese ginger, galanga, franz.: Rhizome de galanga, galanga, ital.: Rizoma di galanga, span.: Rizoma de galanga

Stammpflanze: *Alpinia officinarum* Hance (Echter Galgant); Zingiberaceae; Habitus: Rhizomstaude; Abb. 196

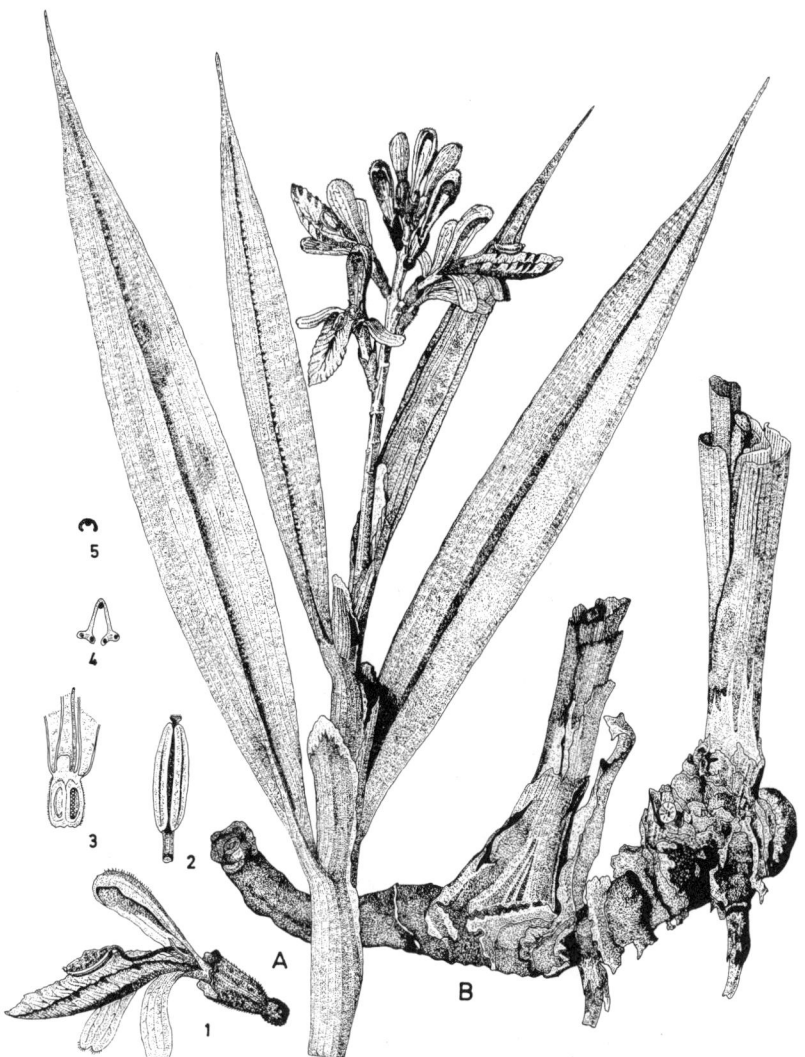

Abb. 196 *Alpinia officinarum* Hance **A** Teil der blühenden Pflanze, **B** Rhizom, 1 Blüte, 2 Staubblattröhre mit durchlaufendem Griffel, 3 Fruchtknoten im Längsschnitt, 4 Antheren und Griffel im Querschnitt, 5 Filament mit Griffel im Querschnitt. Nach Köhler; SH

Herkunft: Aus Kulturen; Importe aus Südchina, Thailand und Indien.

Arzneibücher: DAC: Das getrocknete, ganze oder zerkleinerte Rhizom; Ph.Helv.: Galgant; die getrockneten ganzen oder zerkleinerten Rhizome

Ganzdroge

Geruch: charakteristisch aromatisch

Geschmack: scharf, würzig

Morphologie
Siehe Abb. 197; harte Rhizomstücke, bis ca. 10 cm lang und ca. 2 cm dick, gebogen oder sympodial verzweigt; Oberfläche der Rhizome rotbraun, längsstreifig durch Blattnarben geringelt; Bruch glatt.

Anatomie
Lupe, Querschnitt: Siehe Abb. 198; Rinde doppelt bis dreifach größer als der Zentralzylinder, charakteristisch; Leitbündel von starken, dickwandigen Sklerenchymfasern umgeben; Rhizome dadurch sehr fest und im Gegensatz zu Ingwer-Rhizom nur sehr schwer durchzubrechen.
Mikroskop: Epidermis in Aufsicht aus kleinen polygonalen Zellen, vereinzelt mit Spaltöffnungen (Abb. 199), im Querschnitt mächtige Stärke führende Rinde aus Speicherparenchym; dieses aus meist großen Zellen mit gelbbraunen, verdickten Wänden und zahlreichen, sehr feinen Tüpfeln; im Rindenparenchym, gehäuft im Parenchym des Zentralzylinders kollaterale Leitbündel (Abb. 200) von kräftigen Faserscheiden

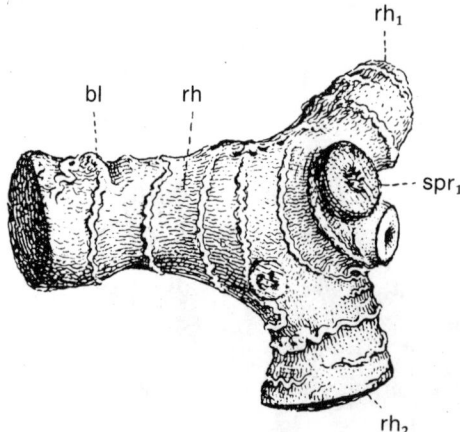

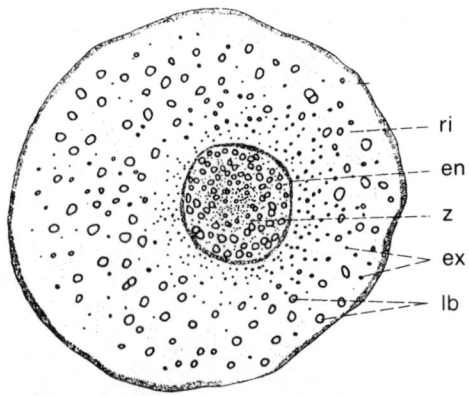

Abb. 197 *Alpinia officinarum* HANCE Rhizom. rh Hauptspross des Rhizoms, rh$_1$/rh$_2$ gabelige Seitensprosse, spr$_1$ Reste des aufgerichteten Sprosses, bl Blattreste. Etwa natürliche Größe. Aus Karsten, Weber, Stahl; Oltmanns

Abb. 198 *Alpinia officinarum* HANCE Rhizom im Querschnitt; Lupenbild. ri Rinde, en Endodermis, z Zentralzylinder, ex Ölzellen, lb Leitbündel. Aus Karsten, Weber, Stahl; nach Oltmanns

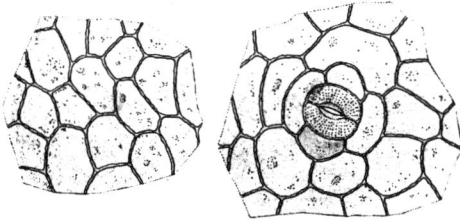

Abb. 199 *Alpinia officinarum* HANCE Epidermis des Rhizoms in Flächenansicht. Vergr. 200 x. Aus Gassner, Hohmann, Deutschmann; Gassner

Abb. 200 *Alpinia officinarum* HANCE Rhizom: ▷ kollaterales Leitbündel im Querschnitt. ex Exkretzellen, sk Sklerenchymfasern, si Siebteil, g Gefäße, p Parenchym. Vergr. ca. 200 x. Aus Karsten, Weber, Stahl; nach Karsten

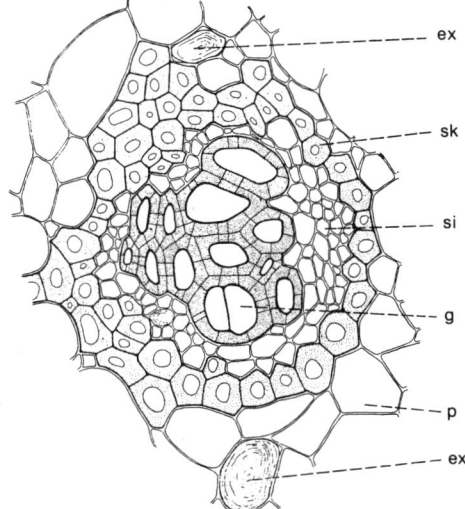

umgeben; Fasern dickwandig mit schrägen Spalttüpfeln; auf dem ganzen Querschnitt verteilt, besonders aber in Leitbündelnähe, tief rotbraun gefärbte Exkretzellen auffallend; Parenchymzellen stärkehaltig, Stärkekörner birnen- bis keulenförmig, bis 80 μm lang, nicht wie bei anderen Zingiberaceen flach, sondern walzlich, 20 bis 80 μm lang, am dickeren Ende 7 bis 30 μm breit, Kernspalt am breiten Ende, Schichtung fein; neben einfachen vereinzelt auch zusammengesetzte Stärkekörner.

Schnittdroge

Nicht handelsüblich

Pulver
Siehe Abbildung 201

a Abgebrochene Sklerenchymfasern aus der Leitbündelscheide; derbwandig, Spalttüpfel schief; zahlreich
b Braune Exkretklumpen, aus den Exkretzellen der Rinde und des Zentralzylinders herausgefallen; selten, charakteristisch
c Parenchymfragmente, dünnwandige und getüpfelte Zellen, oft noch mit Stärkekörnern; sehr zahlreich, ohne Stärkekörner wenig charakteristisch
d Im Wasserpräparat walzliche Stärkekörner; sehr zahlreich, charakteristisch
e Leitbündelfragmente mit Gefäßen und Sklerenchymfasern in Längsaufsicht; zahlreich, wenig charakteristisch
f Gefäßwandtrümmer; zahlreich, wenig charakteristisch
g Parenchymfragmente aus der Rinde bzw. aus dem Zentralzylinder, mit dunklen Exkretzellen; zahlreich, durch Exkretzelle charakteristisch

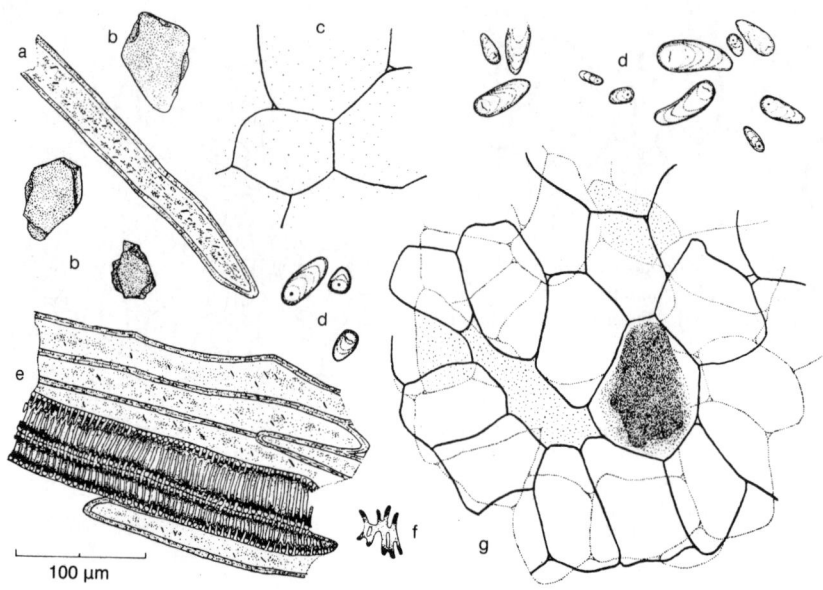

Abb. 201   Galangae rhizoma – Galgant – Pulver. Erläuterungen siehe Text. Aus Karsten, Weber, Stahl; Stahl

Verfälschungen/Verwechslungen

Verfälschungen mit Rhizomen von *Kaempferia galanga* L. (Gewürzlilie) und von einigen anderen *Alpinia*-Arten kommen vor. Diese sind erheblich dicker (bis 4 cm), weisen einen sehr hellen Zentralzylinder auf und riechen kaum aromatisch.

Inhaltsstoffe und Anwendung

Inhaltsstoffe: Ätherisches Öl (0,5 bis über 1 %, hauptsächlich Sesquiterpene); Scharfstoffe (Galangol, Gemisch verschiedener Diarylheptanoide und Phenylalkanone) DAC, Ph.Helv.: mindestens 0,5 % ätherisches Öl

Anwendungsgebiete: Kommission E: Dyspeptische Beschwerden, Appetitlosigkeit.

Galii lutei herba – Echtes Labkraut

Synonyme: Herba Galii lutei, Herba Galii veri

Sonstige Bezeichnungen: dt.: Gelbes (Käse-)Labkraut, Gliederkraut, engl.: Yellow bedstraw herb, lady's bedstraw, franz.: Caille-lait, ital.: Caglio giallo erba, span.: Sumidad de galio

Stammpflanze: *Galium verum* L. (Echtes oder Gelbes Labkraut); Rubiaceae
Habitus: 30 bis 100 cm hohe krautige Staude

Herkunft: Einfuhr aus osteuropäischen Ländern

Arzneibücher: DAC: Die zur Blütezeit gesammelten und getrockneten, ganzen oder geschnittenen oberirdischen Teile

Ganzdroge

Geruch: schwach

Geschmack: bitter, adstringierend

Morphologie
Stängel dünn, rundlich, undeutlich vierkantig und ästig, kurzflaumig oder kahl; daran zu 8 bis 12 in Quirlen schmal lanzettliche, stachelspitzige **Blätter** stehend; diese 15 bis 25 mm lang, 2 bis 5 mm breit; Blattränder etwas nach unten eingerollt, oberseits rau, unterseits dichtflaumig-filzig behaart mit deutlich hervortretendem Mittelnerv; **Blüten** 1 bis 2 mm breit, lebhaft gelb, endständig in blütenreichen knäueligen Rispen mit kleineren, aber ebenfalls lanzettlichen Tragblättern; Blüten tetramer, Kronblätter im unteren Bereich verwachsen, in Aufsicht flach und radförmig mit 4 stumpfen Zipfeln, Fruchtknoten unterständig.

Anatomie
Blatt: Obere und untere Epidermis aus schwach wellig buchtigen Zellen, untere Epidermis mit anomocytischen Spaltöffnungen; am Blattrand kurze Stachelhaare (60 µm), unterseits dichter Besatz von Borstenhaaren (100 µm) und Gliederhaaren mit längs geriffelter Cuticula (Abb. 203 a, c); Blattbau bifazial, im Mesophyll große Zellen mit Bündeln von Ca-Oxalatraphiden (100 bis 200 µm), diese in Aufsicht als große dunkle Ovale durchscheinend (Abb. 202 A).
Blüte: Blütenkronzipfel mit wellig-buchtiger Epidermis, wie im Blatt große ovale Zellen mit Raphiden; diese in Aufsicht dunkel durchscheinend (Abb. 202 B); auf den Kronblätter zahlreiche kugelige Drüsenhaare, oft in Reihe stehend (Abb. 203 b); Fruchtknoten (Abb. 202 C) mit zweiteiligem Griffel und kugeliger, puschelförmiger Narbe (Abb. 203 h), in der Fruchtknotenwand Bündel von Ca-Oxalatraphiden, auf der Fruchtknotenwand zahlreiche kugelige Drüsen; Antheren in geschlossenem Zustand braun, später hell durchscheinend, Endothecium (Abb. 203 f) in Aufsicht sternförmig; Pollenkörner (Abb. 203 g) 15 µm mit 6 Austrittsstellen.

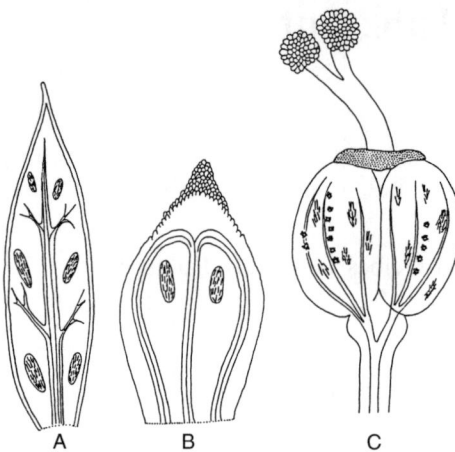

Schnittdroge

Zahlreiche stumpf vierkantige Stängelabschnitte verschiedener Dicke, z. T. verholzt; Blattanteil gering, Blätter fädig, vor allem die kleineren Tragblätter der Blüten; hoher Anteil der Blütenrispen mit sehr kleinen gelben Blüten in Knospe oder aufgeblüht.

Abb. 202 *Galium verum* L. **A** Blättchen in Aufsicht, **B** Kronblattzipfel in Aufsicht, **C** Fruchtknoten mit Narbe. Halbschematisch, stark vergr. NH

Pulver
Siehe Abbildung 203

a Blattbruchstücke mit Unterseite in Seitenansicht, dichter Haarbesatz; zahlreich, auch in Aufsicht
b Bruchstücke der Blütenkronblätter in Aufsicht mit in Reihe stehenden kugeligen Drüsenhaaren und ovalen Raphidenbündeln durchscheinend
c Verschiedene Haare bzw. Haarbruchstücke, frei liegend

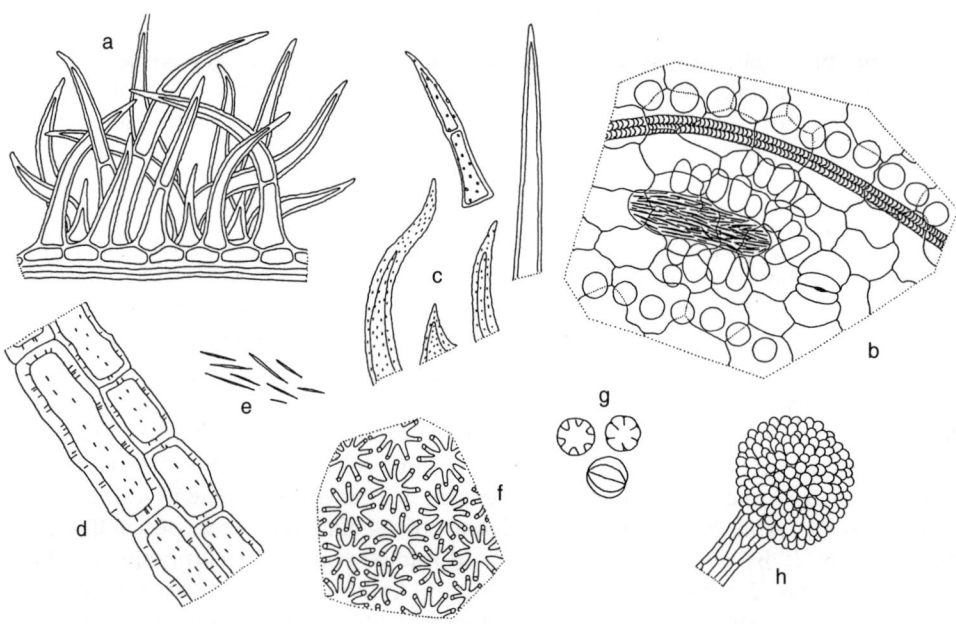

Abb. 203 Galii lutei herba – Echtes Labkraut – Pulver. Erläuterungen siehe Text. NH

d Große Sklerenchymzellen des Stängels
e Ca-Oxalatraphiden frei liegend
f Bruchstücke des Endotheciums in Aufsicht
g Pollenkörner; zahlreich
h Puschelförmige Narbe, frei liegend oder mit unterschiedlich langem Griffel am Fruchtknoten stehend

Anmerkungen: Da beim echten Labkraut die Blätter und Blüten sehr klein sind, bleiben beim Pulverisieren diese Teile typischerweise oft vollständig erhalten. Infolgedessen sind häufig ganze kleine Blättchen (Abb. 202 A) und Kronblattzipfel (Abb. 202 B) sowie Fruchtknoten mit oder ohne Narben zu erkennen (Abb. 202 C); in allen Teilen die für die Droge typischen ovalen Bündel von Ca-Oxalatraphiden.

Verfälschungen/Verwechslungen

Kommen in der Praxis nicht vor.

Inhaltsstoffe und Anwendung

Inhaltsstoffe: Flavonoide (ca. 2 %), Iridoidglykoside
DAC: keine Gehaltsanforderung

Anwendungsgebiete: Volkstümlich: Zur Vermehrung der Harnausscheidung, als schweißtreibendes und krampflösendes Mittel; äußerlich bei schlecht heilenden Wunden.
In Schottland wird die Droge auch heute noch zum Färben verwendet.

Gentianae radix – Enzianwurzel

Synonyme: Radix Gentianae

Sonstige Bezeichnungen: dt.: Bitterwurzel, Fieberwurz, engl.: (Yellow) gentian root, franz.: Racine de gentiane, ital.: Radice di genziana, span.: Raíz de genciana

Stammpflanze: *Gentiana lutea* L. (Gelber Enzian); Gentianaceae
Habitus: bis über 1 m hohe, mehrjährige, krautige Gebirgspflanze; Abb. 204

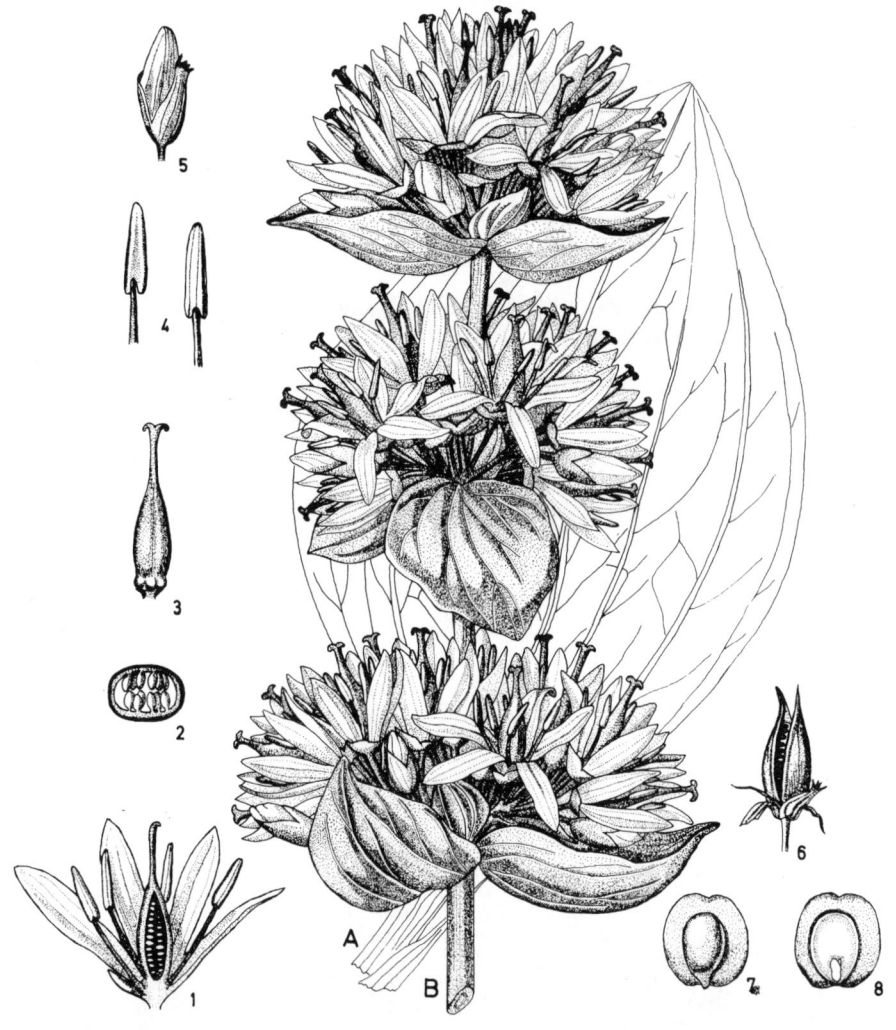

Abb. 204 *Gentiana lutea* L. **A** Basalblatt, **B** oberer Teil eines blühenden Sprosses, 1 Blüte im Längsschnitt, 2 Fruchtknoten im Querschnitt, 3 Stempel, 4 Staubblätter, 5 Blütenknospe, 6 aufgesprungene Frucht, 7 Samen, 8 Samen im Längsschnitt. Nach Köhler; UW

Herkunft: Von wildwachsenden Pflanzen aus Frankreich, Spanien und den Balkanländern

Arzneibücher: Ph.Eur.: Die getrockneten, zerbrochenen, unterirdischen Organe

Ganzdroge

Geruch: charakteristisch dumpf, etwas an Tabak erinnernd

Geschmack: anhaltend stark bitter

Morphologie
Siehe Abb. 205; bis 20 cm lange, selten längere, zylindrische, längsrunzelige Wurzelstücke, bis 4 cm dick; gelbbräunlich bis bräunlich, in Wasser quellend, Bruch glatt; Rhizomteile quer geringelt, gelegentlich mit Stängel- und Blattresten.

Anatomie
Querschnitt: Siehe Abb. 206; Kork etwa 8 Zelllagen dick aus tangential gestreckten Korkzellen; ins Rindenparenchym unregelmäßig eingestreut zahlreiche kleine Siebelemente; Parenchym der Rinde, der Markstrahlen und des Holzes in allen Bereichen gleich gestaltet; Zellwände wenig verdickt, etwas gequollen erscheinend; winzige Nädelchen, auch Täfelchen, Prismen oder Oktaeder von Ca-Oxalat häufig in der Zelle einseitig lokalisiert (Abb. 207 a); ölartige Tröpfchen von Phytosterin (Abb. 207 b); kambiale Zone meist deutlich, Gefäße in Kambiumnähe gehäuft, zum Zentrum hin zerstreut liegend, jedoch zwischen den Gefäßgruppen markstrahlähnliche Streifen erkennbar; im Holzteil zwischen den Gefäßen kleine Siebgruppen eingestreut (interxyläres oder interkambiales Phloem).

Schnittdroge

Gelbbraune zusammengetrocknete Stücke, häufig mit grobrunzeligem Kork, Kambium nicht selten als bräunliche Linie wenige mm einwärts vom Kork sichtbar.

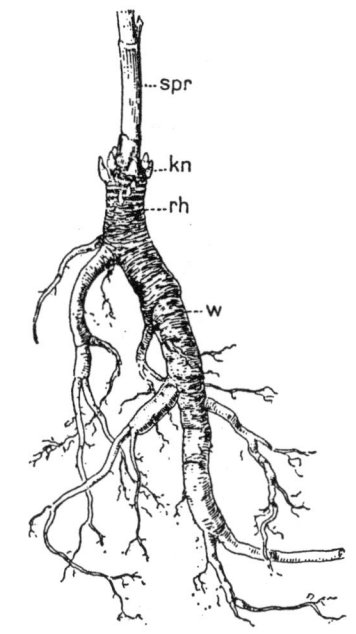

Abb. 205 *Gentiana lutea* L. Wurzel und Rhizom. spr oberirdische Sprosse, kn Knospen, rh Rhizom, w Wurzel. Aus Karsten, Weber, Stahl; nach Oltmanns

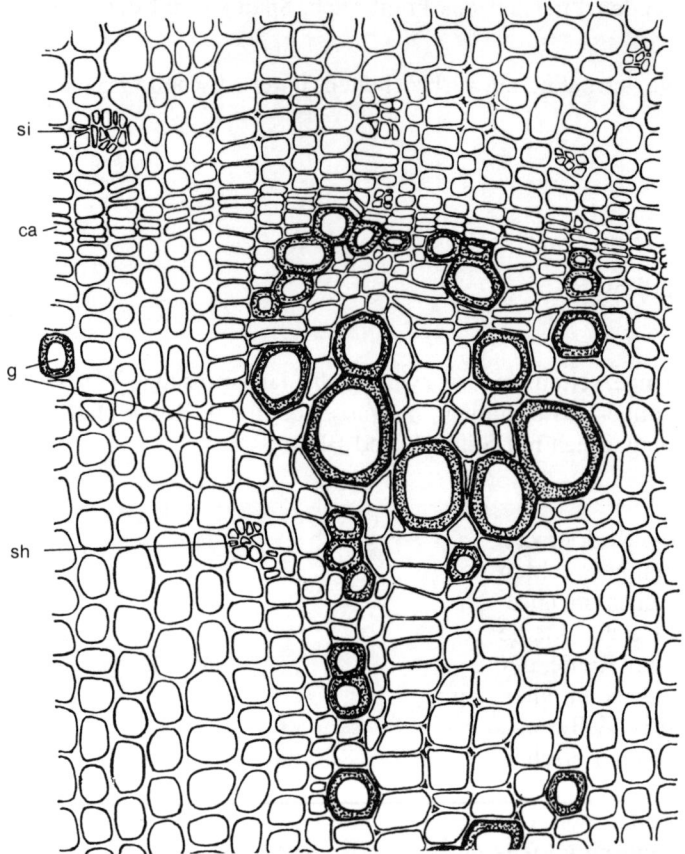

Abb. 206 *Gentiana lutea* L. Wurzel im Querschnitt, Kambium-region. si Siebteil in der Rinde, ca Kambium, g Gefäße, sh Siebteil im Holz. Vergr. ca. 150 x. Aus Karsten, Weber, Stahl; Weber

Pulver

Siehe Abbildung 207

a Parenchymfragmente in Leitbündelnähe mit winzigen Ca-Oxalatnädelchen, im Längsschnitt; sehr zahlreich, charakteristisch

b Phytosterin-Tropfen und Ca-Oxalatnädelchen frei liegend; zahlreich, charakteris-tisch

c Parenchymfragmente mit winzigen Ca-Oxalatnädelchen und Phytosterin-Tropfen, im Querschnitt, sehr zahlreich, charakteristisch

d Bruchstücke von Netzgefäßen; zahlreich, wenig charakteristisch

e Korkfragmente, links in Schrägaufsicht, rechts im Querschnitt; zahlreich, wenig charakteristisch

f Gewebebruchstücke mit typischem Verlauf der Gefäße („taumelnde Gefäße") in Längsaufsicht; schon im Lupenbild auffallend

Anmerkungen: Stärke nicht vorhanden.

Abb. 207 Gentianae radix
– Enzianwurzel – Pulver.
Erläuterungen siehe Text.
Aus Karsten, Weber, Stahl;
nach Weber

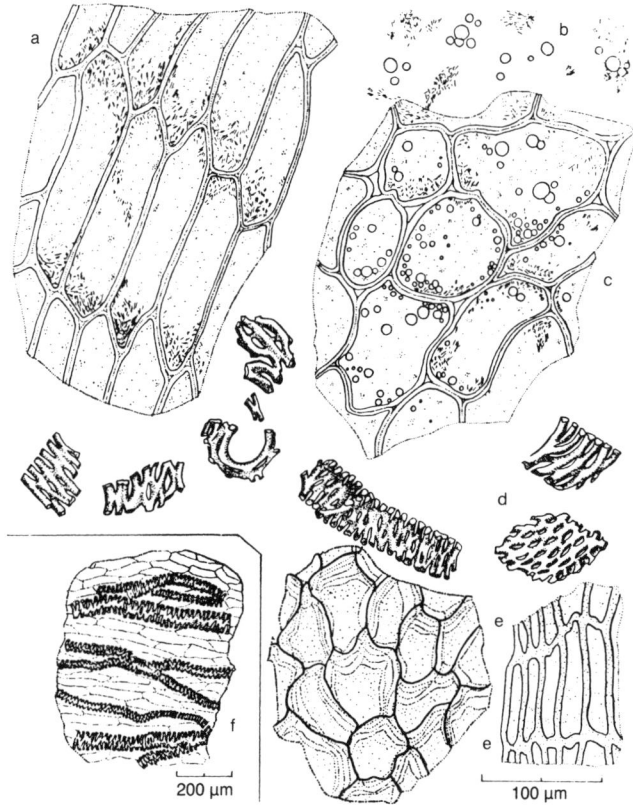

Verfälschungen/Verwechslungen

Gelegentlich Verfälschungen mit Wurzeln von *Rumex alpinus* L. (Alpenampfer) oder von anderen *Gentiana*-Arten. Führt man eine Mikrosublimation der Droge durch, so färbt sich das Sublimat von *R. alpinus* mit Kalilauge rot (Bornträger-Reaktion auf Anthraceenderivate). Im mikroskopischen Bild des Pulvers sind Steinzellen zu finden. Die anderen *Gentiana*-Arten enthalten Stärke und unterscheiden sich von der stärkefreien Enzianwurzel durch eine positive Iodreaktion.

Inhaltsstoffe und Anwendung

Inhaltsstoffe: Secoiridoid-Bitterstoffe; Xanthonderivate (ca. 1 %); Kohlenhydrate (30 bis 55 %); Pektine; Phytosterole
Ph.Eur.: keine Gehaltsanforderung

Anwendungsgebiete: Kommission E: Verdauungsbeschwerden wie Appetitlosigkeit, Völlegefühl, Blähungen.
Ansonsten zur Bereitung von Bitterlikören.

Standardzulassung: Enzianwurzel, Zul.-Nr. 9199.99.99

Ginseng radix – Ginsengwurzel

Synonyme: Radix Ginseng

Sonstige Bezeichnungen: dt.: Kraftwurzel, Samwurzel, engl.: (Chinese oder Korean) ginseng root, franz.: Ginseng, racine de ginseng, ital.: Radice di ginseng; span.: Raíz de ginseng

Stammpflanze: *Panax ginseng* C. A. MEY. (Ginseng); Araliaceae
Habitus: ausdauernde, aufrechte, 30 bis 80 cm hohe Pflanze; Abb. 208

Herkunft: Import überwiegend aus Korea und den Nachbarländern

Arzneibücher: Ph.Eur.: Die getrockneten, ganzen oder geschnittenen Wurzeln

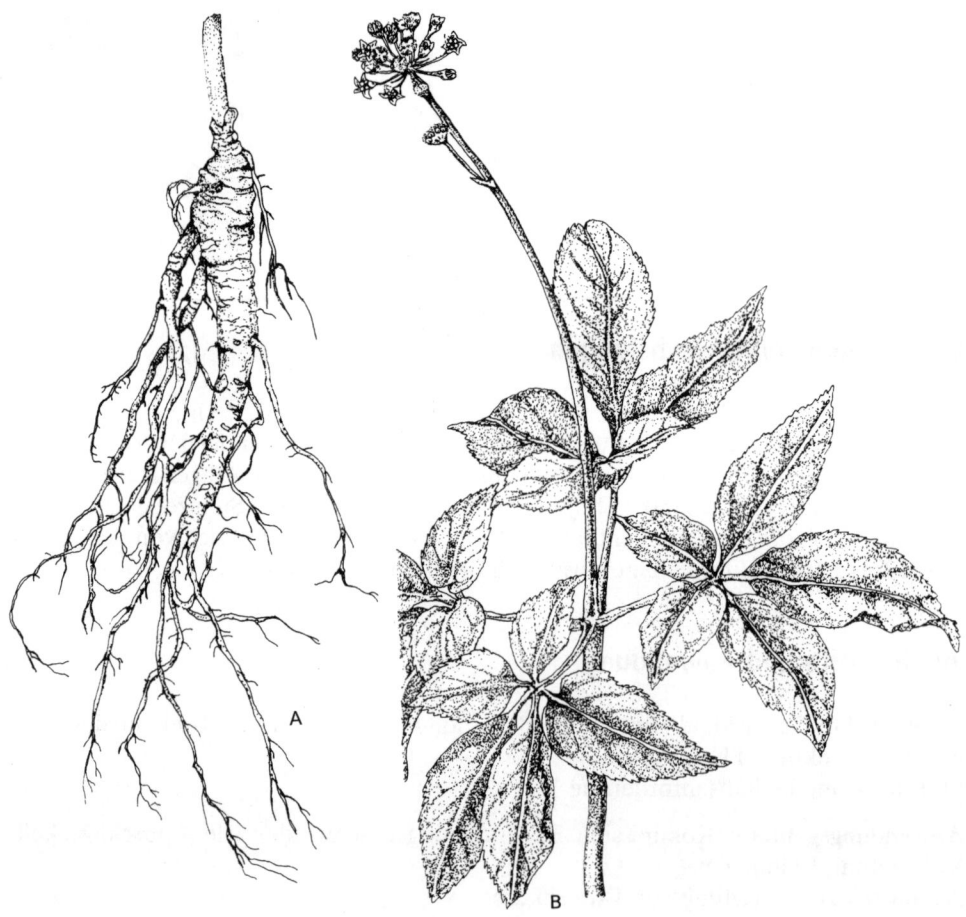

Abb. 208 *Panax ginseng* C.A. MEY. **A** Wurzel, **B** blühender Spross. Nach Engler-Prantl; BU

Ganzdroge

Geruch: schwach, eigenartig

Geschmack: schwach würzig, anfangs leicht bitter, dann süßlich und etwas schleimig

Morphologie
Etwa 0,5 bis 2,5 cm dicke und bis 15 cm lange zylinder- oder spindelförmige Wurzeln, zur Spitze hin gekrümmt, im unteren Teil zuweilen 2 oder mehrere Verzweigungen; oben mit kopfartig abgesetztem und querrunzeligem Wurzelhals; außen sonst mit deutlichen Längsrunzeln und gelblich-braun, „gebrühter Ginseng" rötlich-braun und glasig; Bruch ± glatt, weißgelblich, mit deutlichem bräunlichgelbem Kambiumring; Rinde ca. 3 mm stark.

Anatomie
Lupe, Querschnitt: Auf dem Querschnitt gelblich-bräunliche Exkretgänge in ringförmiger Anordnung sichtbar.
Mikroskop, Querschnitt: Siehe Abb. 209; Kork aus wenigen Schichten, großzellig, dünnwandig; primäre Rinde schmal, sekundäre Rinde relativ breit, aus lockerem Parenchym mit großen Hohlräumen, äußere Schichten aus verdickten Zellen mit

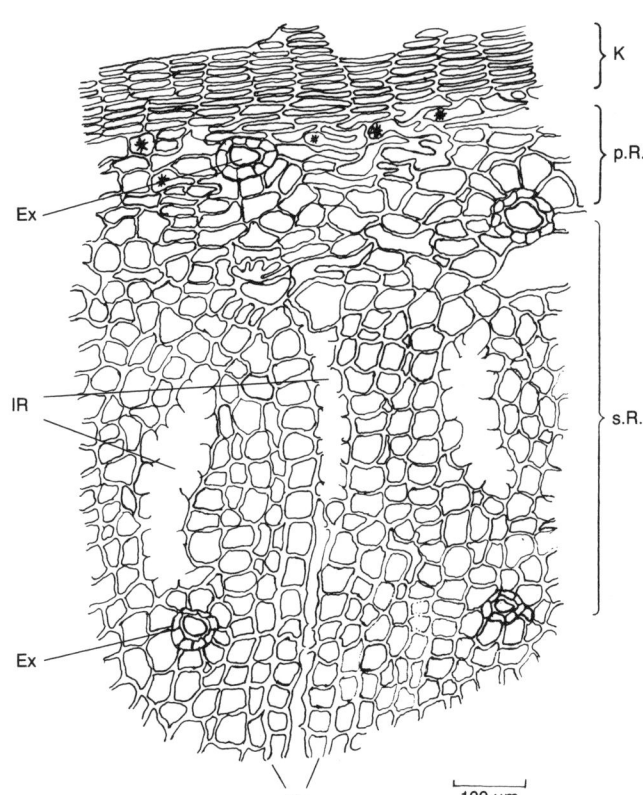

Abb. 209 *Panax ginseng* C.A. MEYER Wurzelrinde im Querschnitt. K Kork, p.R. primäre Rinde, s.R. sekundäre Rinde, Ex Exkretgänge, IR Interzellularraum, Ms Markstrahl. Nach Bröcker in Esdorn; NIE

netzartiger Tüpfelung, nach innen Parenchymzellen größer und dünnwandiger werdend; keine Festigungselemente wie Fasern oder Steinzellen; in die Rinde eingestreut zahlreiche, gelblichbraune Exkretgänge, ca. 120 µm; Siebelemente uncharakteristisch; zahlreiche mehrreihige (2- bis 4-reihig), in der Rinde geschlängelt verlaufende Markstrahlen; Holzkörper breit, Gefäße strahlig in Gruppen angeordnet, Gefäße bis 45 µm, meist jedoch kleiner; im Längsschnitt als Tüpfelgefäße mit lang gestreckten Schlitztüpfeln erkennbar; Rindenparenchym und Holzparenchym stärkereich; Stärke kleinkörnig, rundlich, vereinzelt auch zusammengesetzt, 5 bis 15 µm (Einzelkörner 2 bis 3 µm); im gesamten Parenchym der Wurzel, vornehmlich in der Außenrinde und weniger im Holz, grobstachelige Ca-Oxalatdrusen; Drusen meist nicht häufig, je nach Herkunft der Droge schwankend.

Schnittdroge

Kaum handelsüblich; gelbliche (oder rötlich-glasige) rundlich-walzliche, außen längsrunzelige Wurzelstücke mit glattem, weißlichen Bruch.

Pulver

Siehe Abbildung 210

a Bruchstücke der äußeren Bereiche der Wurzel mit Kork und Rindenparenchym im Querschnitt, Ca-Oxalatdrusen; häufig; wenig charakteristisch
b Parenchymfragmente der Rinde mit gelblichen Exkretgängen; charakteristisch
c Im Wasserpräparat kleinkörnige, zusammengesetzte Stärke

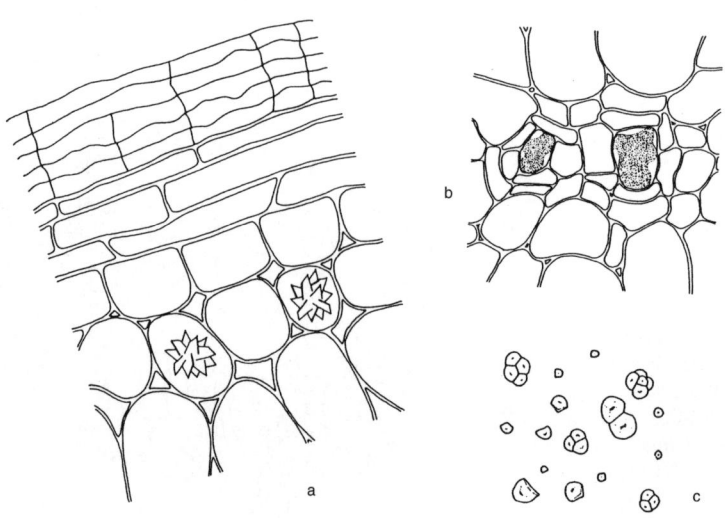

Abb. 210   Ginseng radix – Ginsengwurzel – Pulver. Erläuterungen siehe Text. BU

Verfälschungen/Verwechslungen

Verfälschungen des echten koreanischen Ginsengs kommen mit Wurzeln verwandter *Panax*-Arten oder mit Arten anderer Gattungen vor. Die aus den USA eingeführte Droge stammt von *Panax quinquefolius* L. (Amerikanischer Ginseng).

Inhaltsstoffe und Anwendung

Inhaltsstoffe: Ginsenoside (2 bis 3 %); ätherisches Öl (0,05 %); Polyacetylene; Glykane
Ph.Eur.: mindestens 0,4 % Ginsenosid Rg_1 und Rb_1

Anwendungsgebiete: Kommission E: Als Tonikum zur Stärkung und Kräftigung bei Müdigkeits- und Schwächegefühl, nachlassender Leistungs- und Konzentrationsfähigkeit sowie in der Rekonvaleszenz.
In der ostasiatischen Medizin wird die Droge seit Jahrtausenden gegen Schwächezustände aller Art verwendet.

Glechomae herba – Gundelrebenkraut

Synonyme: Herba Glechomae hederaceae, Herba Hederae terrestris

Sonstige Bezeichnungen: dt.: Erdefeukraut, Gundermannkraut, engl.: Ground ivy herb, franz.: Lierre terrestre, ital.: Edera terrestre erba, span.: Sumidad de hiedra terrestre

Stammpflanze: *Glechoma hederacea* L. (Gundelrebe); Lamiaceae
Habitus: ausdauerndes Kraut mit kriechendem Hauptstängel; Abb. 211

Herkunft: Hauptsächlich aus Südosteuropa; Sammlung aus Wildbeständen

Arzneibücher: DAC: Die zur Blütezeit gesammelten, getrockneten, ganzen oder geschnittenen oberirdischen Teile

Ganzdroge

Geruch: schwach, würzig

Geschmack: bitter, etwas kratzend, zusammenziehend

Morphologie

Stängel 2 mm dick, vierkantig, häufig blauviolett gefärbt und zerstreut zottig behaart; Blattstellung dekussiert gegenständig; **Blätter** lang gestielt, Blattstiele ebenfalls blauviolett überlaufen; Blattspreite 1,5 bis 3 cm breit und ebenso lang, nierenförmig bis breit herzförmig, am Ende abgerundet, grobrunzelig, kahl bis zerstreut behaart, je nach Unterart auch dichter behaart (ssp. *hirsuta*); Blattoberseite dunkelgrün, Unterseite heller mit hervortretenden Blattnerven; Blattrand grob und stumpf gekerbt; achselständig in Scheinquirlen je 2 oder 3 hell blauviolette gestielte **Blüten** mit kurzen Vorblättern; Kelch 3 bis 7 mm lang, engröhrig und 5-zähnig; Blütenkrone 10 bis 20 mm lang und 2-lippig, Oberlippe flach, Unterlippe dreiteilig mit größerem Mittellappen dunkelviolett gezeichnet; Schlund bärtig; Früchte als ellipsoide Nüsschen, 0,8 mm lang.

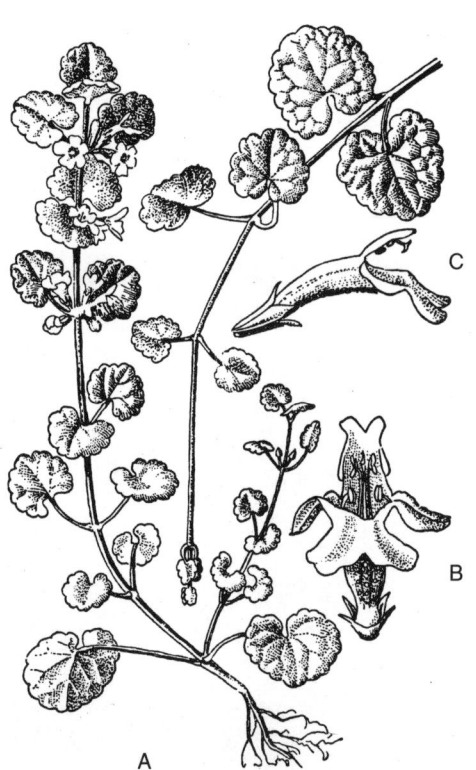

Abb. 211 *Glechoma hederacea* L. **A** blühende Pflanze, **B** Blüte von vorne, **C** Blüte von der Seite. Aus Kaiser; Dunzinger

Anatomie

Stängel: Epidermis in Aufsicht aus länglich rechteckigen Zellen; zahlreiche Eckzahnhaare vor allem auf den Rippen (Abb. 212 d), außerdem kurz gestielte Drüsenhaare, seltener auch längere Gliederhaare.

Blatt: Zellen der oberen und unteren Epidermis (Abb. 212 a, b, c) in Aufsicht wellig bis wellig-buchtig, unterseits diacytische Spaltöffnungen und eingesenkt große Lamiaceen-Drüsenschuppen mit meist 8 sezernierenden Zellen; Haare: auf beiden Blattseiten kleine birnenförmige Drüsenhaare mit 1-zelligem Stiel und 1- oder 2-zelligem Köpfchen; außerdem Gliederhaare (100 bis 200 µm) mit vergrößerter Basalzelle und einzellige Spießhaare (Abb. 212 e), oberseits und am Blattrand und an den Nerven Eckzahnhaare; Blattbau bifazial mit 1 oder 2 Reihen Palisadenparenchym, mitunter Palisadenzellen mit Ca-Oxalatkristallen verschiedener Formen.

Blüte: Kelchröhre in Aufsicht den Blättern sehr ähnlich, mit enger, parallel verlaufender Nervatur und deutlich dichter stehenden Gliederhaaren; Haare vor allem auch auf den Nerven; äußere Epidermis der Kronröhre stark papillös, innere aus stark wellig-buchtigen Zellen, viele Gliederhaare verschiedener Länge (200 bis 400 µm) mit warziger Cuticula; Pollenkörner (Abb. 212 f) ca. 25 µm mit 6 Austrittsstellen, in der Aufsicht punktiert erscheinend; Schlundhaare (Abb. 212 g) sehr lang und gekrümmt mit stark knotiger Cuticula.

Schnittdroge

Dünne leicht zerbrechliche Blattstücke, stark geschrumpft und gefaltet; oberseits dunkelgrün, unterseits etwas heller mit deutlich hervortretenden Nerven, drüsig punktiert (Lupe!); Blattrand grob gekerbt; außerdem zahlreiche blauviolett überlaufene dünne, vierkantige hohle Stängelabschnitte; nur vereinzelt Blütenteile.

Pulver

Siehe Abbildung 212

a Blattbruchstücke mit oberer Epidermis in Aufsicht, Palisadenparenchym durchscheinend; typisch birnenförmige Drüsenhaare
b Blattstücke mit oberer Epidermis in Aufsicht, Gliederhaare
c Blattbruchstücke mit unterer Epidermis in Aufsicht, diacytische Spaltöffnungen und Lamiaceen-Drüsenschuppen
d Rippe des Stängels in seitlicher Ansicht mit Eckzahnhaaren
e Gliederhaare und Spießhaare einzeln, auch Bruchstücke davon
f Pollenkörner
g Teil eines Schlundhaares der Blütenkrone; sehr selten

Anmerkungen: zahlreiche faserige Stängelbruchstücke mit Leitungselementen in Aufsicht sowie zahlreiche Blattbruchstücke im Querschnitt, nicht dargestellt; Bruchstücke der Kelchröhre und der rosafarbenen Blütenkrone sehr selten, nicht dargestellt.

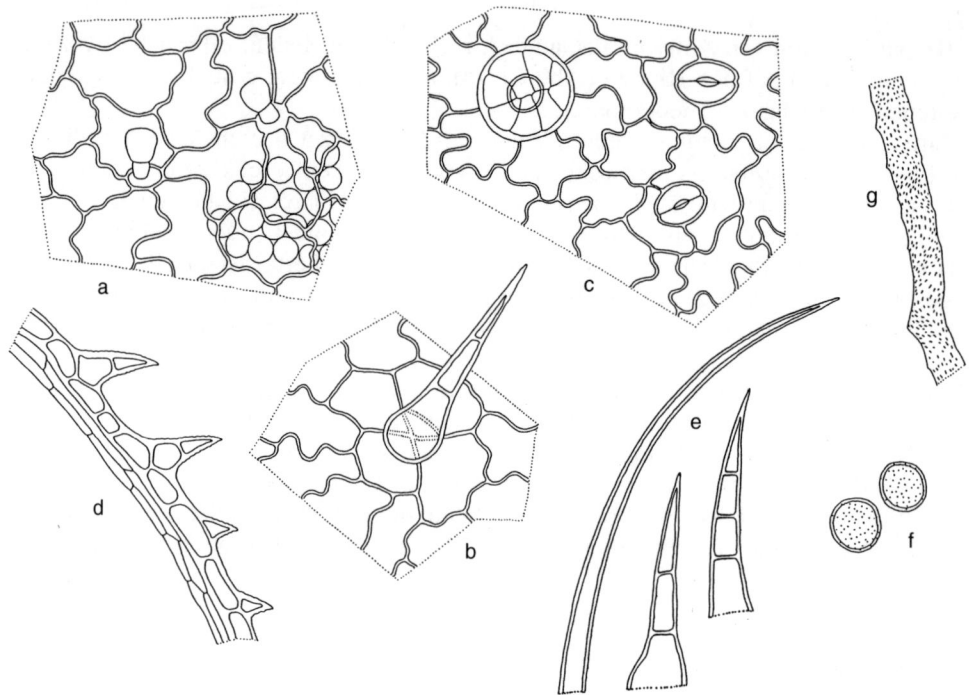

Abb. 212   Glechomae herba – Gundelrebenkraut – Pulver. Erläuterungen siehe Text. NH

Verfälschungen/Verwechslungen

Keine Angaben.

Inhaltsstoffe und Anwendung

Inhaltsstoffe: Ätherisches Öl; Sesquiterpenoide; Zimtsäurederivate (Lamiaceen-Gerbstoffe); Flavonoide; Triterpencarbonsäuren; Hydroxyfettsäuren
DAC: mindestens 0,5 % mit Hautpulver fällbare Gerbstoffe, berechnet als Pyrogallol

Anwendungsgebiete: Volkstümlich: Bei Menstruationsbeschwerden, u. a. auch bei dyspeptischen Beschwerden, bei Entzündungen der Haut und des Mund- und Rachenraumes.

Graminis rhizoma – Queckenwurzelstock

Synonyme: Agropyri repentis rhizoma, Rhizoma Graminis, Radix Agropyri, Stolones Graminis

Sonstige Bezeichnungen: dt.: Graswurzel, Fegwurzel, Laufquecke, engl.: Couch grass root, quick grass root, franz.: Rhizome de chiendent, ital.: Gramigna, span.: Rizoma de grama de las boticas

Stammpflanze: *Agropyron repens* (L.) P. Beauv., syn.: *Elymus repens* (L.) Gould. (Gemeine Quecke); Poaceae
Habitus: ausdauerndes, 0,2 bis 1,5 m hohes Süßgras mit langen, unterirdischen Ausläufern

Herkunft: Ausschließlich aus Wildvorkommen (Unkraut), Import aus verschiedenen Balkanländern

Arzneibücher: Ph. Eur.: Der ganze oder geschnittene, von Wurzeln befreite, gewaschene und getrocknete Wurzelstock

Ganzdroge

Geruch: geruchlos

Geschmack: fade, schwach süßlich

Morphologie
Lange, bis 2 bis 3 mm dicke, meist strohgelbe Rhizome mit ca. 6 cm langen, hohlen, längs furchigen, glänzenden Internodien und nicht verdickten, sehr festen Nodien; an den Nodien Reste der weißlichen oder bräunlichen, schuppenförmigen, häutigen Niederblätter sowie der dünnen Wurzeln; in den Nodien gelbes Mark.

Anatomie
Lupe, Querschnitt: Siehe Abb. 213; Internodium im Umriss vieleckig-sternförmig mit ± starken Einbuchtungen, bei in Wasser gequollenem Material diese verschwindend; unterhalb des Abschlussgewebes eine breitere Rindenschicht mit punktförmigen Leitbündeln, nach innen ein ringförmiger Zentralzylinder sowie ein zentraler Hohlraum.

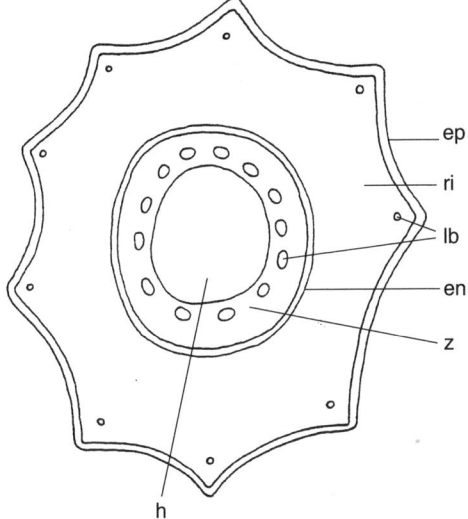

Abb. 213 *Agropyron repens* (L.) P. Beauv. Rhizom im Querschnitt; Lupenbild schematisch. ep Abschlußgewebe, ri Rinde, en Endodermis, lb kleine Leitbündel, z Zentralzylinder, h Hohlraum. NH

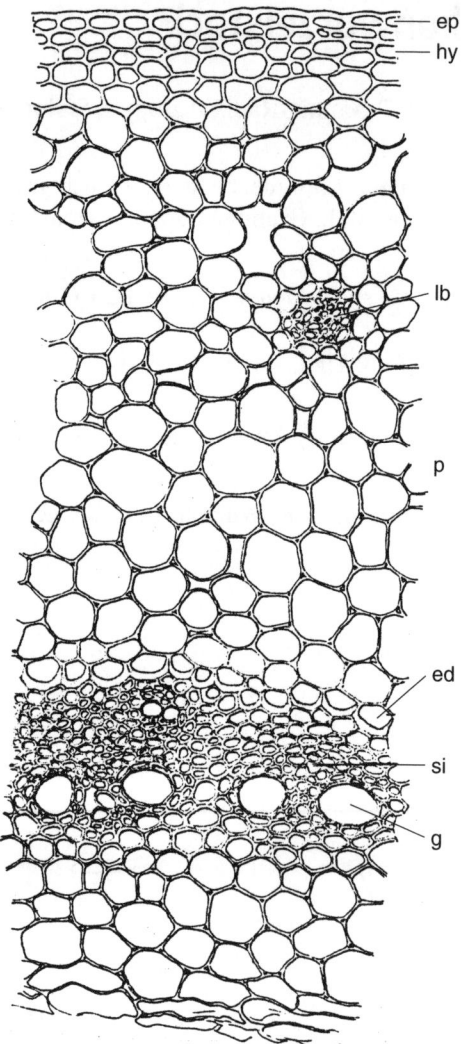

ep
hy

lb

p

ed

si

g

Abb. 214 *Agropyron repens* (L.) P. Beauv. Rhizom im Querschnitt. ep Epidermis, hy Hypodermis, lb Leitbündel, p Parenchym, ed Endodermis, si Siebteil, g Gefäße. Aus Thoms, Brandt; Brandt

Mikroskop, Querschnitt: Siehe Abb. 214; Zellen der Epidermis und der darunter liegenden Hypodermis relativ dickwandig; innerhalb davon Parenchym aus dünnwandigen Zellen, darin ringförmig kleine Leitbündel eingebettet, diese von meist nur wenigen Sklerenchymfasern begleitet; Endodermis als U-Endodermis ausgebildet mit hufeisenförmiger Wandverstärkung; Gewebe des Zentralzylinders aus relativ weitlumigen Sklerenchymfasern und darin eingebetteten Tracheen; nach innen zur Markhöhle hin wenige Lagen parenchymatischer Zellen (Rest-Mark).

Flächenansicht: Epidermis in Aufsicht (215 a) wie für Poaceae typisch aus Langzellen und Kurzzellen; Wände der axial gestreckten Langzellen relativ dick und schwach bis unregelmäßig stark gewellt; Kurzzellen rundlich, fast quadratisch, gelegentlich zu einem kurzen Haar ausgewachsen; in weiten Bereichen der Epidermis eine Langzelle mit je einer Kurzzelle, andere Bereiche mit je zwei Kurzzellen pro Langzelle; streckenweise nur Langzellen; keine Stomata; **Längsschnitt:** Siehe Abb. 215 b; unter der Epidermis derbwandige Hypodermzellen axial gestreckt ebenso wie die darauf folgenden dünnwandigen Zellen des Rindenparenchyms, bis 500 µm lang; Endodermiszellen lang, im radialen Längsschnitt die U-förmige Wandverdickung erkennbar; an die Gefäße (Abb. 215 c) derbwandige, jedoch relativ weitlumige Sklerenchymfasern angrenzend; Parenchymzellen des Rest-Marks denen der Rinde ähnlich.

Schnittdroge

1 bis 2 cm lange, 2 bis 3 mm dicke, strohgelbe, glänzende, längs gefurchte, hohle Internodienstücke des Rhizoms, z. T. mit kaum verdickten Nodien; letztere vereinzelt mit Resten der häutigen Niederblätter und der fadenförmigen Wurzelenden besetzt; Nodien mit gelblichem Mark.

Pulver

Siehe Abbildung 215

a Bruchstücke der äußeren Rhizomteile mit Epidermis in Aufsicht; Lang- und Kurzzellen, Zellen der Hypodermis durchscheinend; häufig, charakteristisch
b Rhizombruchstücke im radialen Längsschnitt mit Parenchym, der dreiseitig verdickten Endodermis und anliegenden Sklerenchymfasern
c Rhizombruchstücke im radialen Längsschnitt mit Tüpfelgefäßen, Ringgefäßen,
Sklerenchymfasern und markseitigem Parenchym

Anmerkungen: weißlich-gelbes Pulver; vereinzelt Fragmente von Niederblättern
erkennbar; Epidermen in Flächenansicht an den Spaltöffnungen vom Gramineentyp
umgebildeten Kurzzellen kenntlich, nicht dargestellt; Stärke darf nicht vorhanden sein.

Verfälschungen/Verwechslungen

Am häufigsten mit den stärkehaltigen Rhizomen von *Cynodon dactylon* (L.) Pers.
(Hundszahngras oder Bermudagras), weiterhin mit Rhizomen von *Carex*-Arten, z. B.

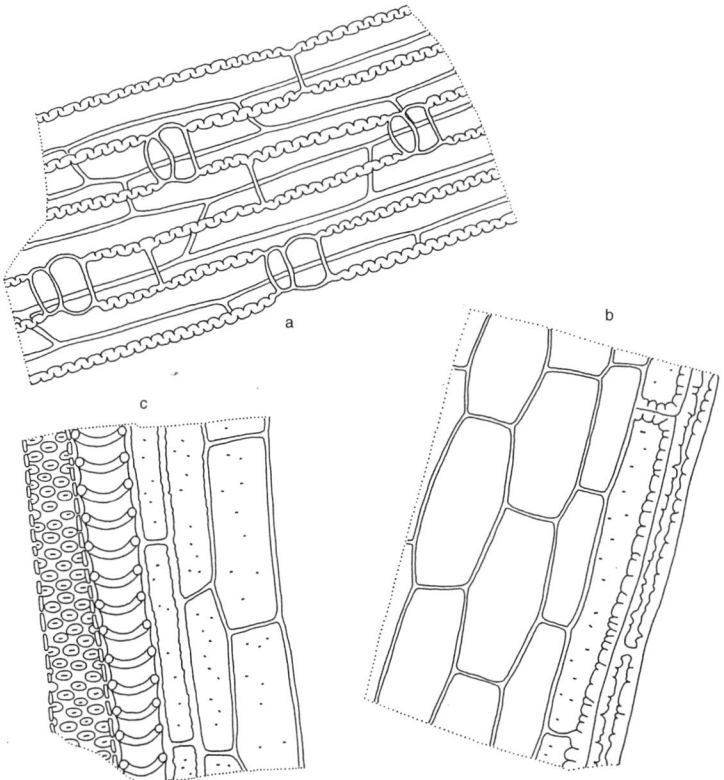

Abb. 215 Graminis rhizoma – Queckenwurzelstock – Pulver. Erläuterungen siehe Text. NH

C. arenaria L. (Sandsegge) und *C. disticha* HUDS. (Zweizeilige Segge); auch Verfälschungen mit Rhizomen von *Imperata cylindrica* (L.) RAEUSCH. (Alang-Alang-Gras). Letzteres ist an seinen 2 bis 3 cm langen, sehr fein längs gerunzelten Internodienabschnitten zu erkennen.

Inhaltsstoffe und Anwendung

Inhaltsstoffe: Triticin (Polyfructosan, 3 bis 8 %); Schleime (bis 10 %); Zuckeralkohole (2 bis 3 %); Saponine; Phenolcarbonsäuren
Ph.Eur.: keine Gehaltsanforderung

Anwendungsgebiete: Kommission E: Zur Durchspülung bei entzündlichen Erkrankungen der ableitenden Harnwege und als Vorbeugung bei Nierengrieß.
Volkstümlich: Auch als reizlinderndes Hustenmittel bei Bronchialkatarrhen, bei Gicht, rheumatischen Beschwerden und chronischen Hauterkrankungen.
Extrakte aus der Droge werden als Diätetikum für Zuckerkranke verwendet.

Standardzulassung: Queckenwurzelstock, Zul.-Nr. 1169.99.99

Hamamelidis cortex – Hamamelisrinde

Synonyme: Cortex Hamamelidis

Sonstige Bezeichnungen: dt.: Virginische Zaubernussrinde, Wünschelrutenrinde, Zauberhaselrinde, engl.: Hamamelis bark, tobacco wood, witch hazel bark, franz.: Écorce d'hamamélis, ital.: Corteccia di amamelide, span.: Corteza de hamamelis

Stammpflanze: *Hamamelis virginiana* L. (Hamamelis); Hamamelidaceae
Habitus: sommergrüner Strauch oder kleiner, gewöhnlich 2 bis 3 m, aber auch 5 bis 7 m hoher Baum

Herkunft: USA, Kanada, Anbaugebiete in Europa

Arzneibücher: DAC: Die getrocknete, zerkleinerte Rinde der Stämme und Zweige

Ganzdroge

Geruch: kaum wahrnehmbar

Geschmack: zusammenziehend, bitter

Morphologie
Rotbraune, bräunliche; unterschiedlich lange Rindenstücke, 1 bis 3 cm breit, 1 bis 2 mm dick, meist ± rinnenförmig gebogen, seltener röhrig eingerollt; auf der Außenseite meist nicht dünner, weißlicher oder graubrauner Kork mit quergestellten Lentizellen; Innenseite meist etwas heller, rötlichbraun und längs gestreift; bei minderer Drogenqualität dort Reste des Holzkörpers anhaftend; Bruch splitterig-faserig.

Anatomie
Lupe: Auf dem Querschnitt im äußeren Drittel ein sklerenchymatischer Ring als helle Linie erkennbar.
Mikroskop, Querschnitt: Siehe Abb. 216; als Abschlussgewebe mehrschichtiger Kork aus dünnwandigen Zellen; Phelloderm aus derbwandigen, isodiametrischen Zellen, nach innen mehr tangential gestreckt und kollenchymatisch verdickt; primäre Rinde aus lockerem Parenchym mit z. T. größeren Interzellularen; viele Zellen mit einem Ca-Oxalateinzelkristall, teilweise mit bräunlichem Inhalt; primäre und sekundäre Rinde getrennt durch einen fast geschlossenen Sklerenchymring; dieser aus englumigen, relativ kleinen Steinzellen, Faserbündeln und einzelnen Zellen mit einem Ca-Oxalatkristall bestehend; sekundäre Rinde relativ kleinzellig, von 1- oder 2-reihigen Markstrahlen durchzogen, Markstrahlzellen derbwandig, getüpfelt; in die sekundäre Rinde eingestreut Zellen mit Ca-Oxalateinzelkristallen und mit oft kollabierten Siebröhren; außerdem Bastfaserbündel mit anliegenden Kristallzellen (Abb. 217b) .
Junge Zweige besitzen anstelle des Korks eine Epidermis; diese häufig noch mit zahlreichen Sternhaaren besetzt; deren Form wie bei Hamamelisblättern.
Längsschnitt: Im tangentialen Längsschnitt der sklerenchymatische Ring mit lang gestreckten Bastfasern, Steinzellgruppen und einzelnen Zellen mit einem Ca-Oxa-

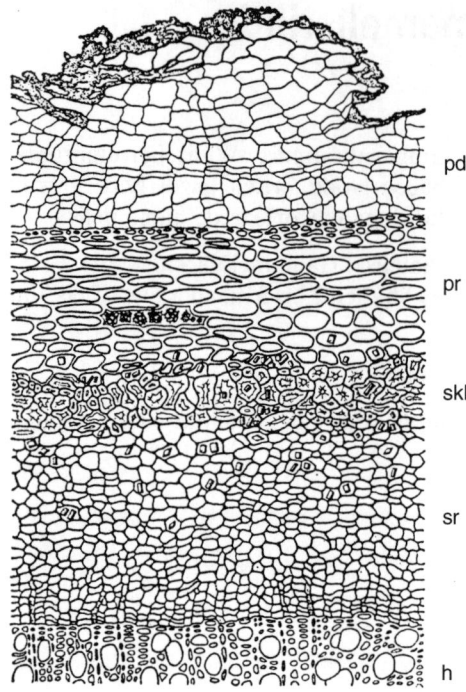

Abb. 216 *Hamamelis virginiana* L. Zweigrinde im Querschnitt. pd dünnwandiges Periderm, pr primäre Rinde, skl Sklerenchymring, sr sekundäre Rinde, h Holzkörper. Vergr. ca. 50 x. Aus Hager 4. Aufl.; Höfer

latkristall erkennbar; Bastfasern der sekundären Rinde mit anliegenden Kristallzellreihen (Kammerfasern).

Schnittdroge

Rotbraune, faserige, meist rinnige Rindenstücke, außen meist mit Kork, Innenseite heller und längsgestreift.

Pulver

Siehe Abbildung 217

a Steinzellen, in Gruppen oder frei liegend
b Bastfasern in Längsaufsicht mit aufliegenden Kristallzellreihen; zahlreich
c Fragmente des Rindenparenchyms in Markstrahlnähe, z. T. mit Ca-Oxalateinzelkristallen und bräunlichem Inhalt; zahlreich, charakteristisch
d Korkfragmente mit anhaftendem Phelloderm im Querschnitt
e Fragmente des Rindenparenchyms mit Markstrahl im tangentialen Schnitt; einzelne Zellen mit bräunlichem Inhalt

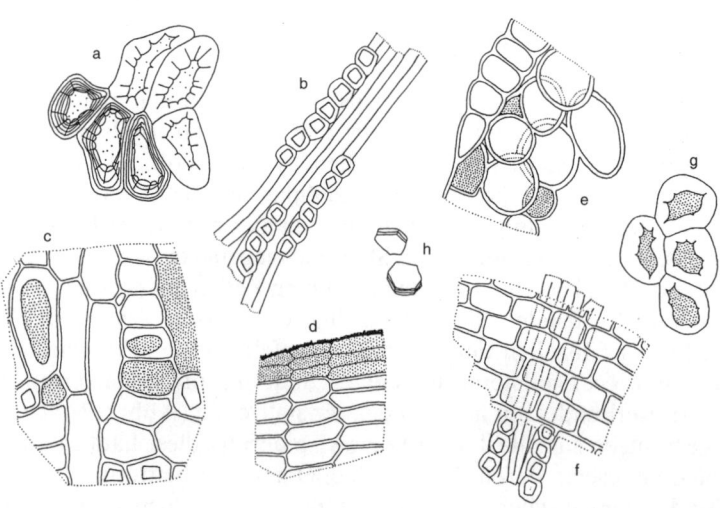

Abb. 217 Hamamelidis cortex – Hamamelisrinde – Pulver. Erläuterungen siehe Text. NH

f   Fragmente des Markstrahlgewebes radial über Bastfasern liegend
g   Kleine Steinzellen, luftgefüllt
h   Ca-Oxalateinzelkristalle frei liegend

Verfälschungen/Verwechslungen

Zeitweise durch die Rinde von *Corylus avellana* L., Haselnuss, substituiert; mikroskopische Unterscheidung schwierig: bei Hamamelisrinde sind die Zellen des Korkkambiums dünnwandiger und nicht so flach wie bei der Haselnussrinde; außerdem ist das Korkkambium mit 10 bis 12 Zellreihen dicker als bei *Corylus*; bei Haselnussrinde außerdem z. T. große Bastbündel zwischen Sklerenchym und Holzkörper.

Inhaltsstoffe und Anwendung

Inhaltsstoffe: Gerbstoffe (9 bis 12 %) und Gerbstoffbausteine; Flavonoide; ätherisches Öl (geringe Mengen)
DAC: mindestens 3,0 % mit Hautpulver fällbare Gerbstoffe, berechnet als Pyrogallol

Anwendungsgebiete: Kommission E: Leichte Hautverletzungen, lokale Entzündungen der Haut und Schleimhäute; Hämorrhoiden, Krampfaderbeschwerden.
Ansonsten in der Kosmetik als Gesichtswasser.

Standardzulassung: Hamamelisrinde, Zul.-Nr. 9799.99.99

Hamamelidis folium – Hamamelisblätter

Synonyme: Folia Hamamelidis

Sonstige Bezeichnungen: dt.: Virginische Zaubernussblätter, Wünschelrutenblätter, engl.: Hamamelis leaf, witch hazel leaf, franz.: Feuille d'hamamélis, ital.: Amamelide foglie, span.: Hoja de hamamelis

Stammpflanze: *Hamamelis virginiana* L. (Hamamelis); Hamamelidaceae
Habitus: sommergrüner Strauch oder kleiner, gewöhnlich 2 bis 3 m, aber auch 5 bis 7 m hoher Baum

Herkunft: Importe aus USA und Kanada; Anbaugebiete in Europa

Arzneibücher: Ph.Eur.: Die ganzen oder geschnittenen, getrockneten Blätter

Ganzdroge

Geruch: geruchlos

Geschmack: schwach adstringierend

Morphologie

Blätter kurz gestielt, 12 (8 bis 15) cm lang, 7 (6 bis 11) cm breit, oft etwas ledrig und brüchig, verkehrt-eiförmig bis rhombisch, leicht ungleichhälftig, Spitze stumpf bis zugespitzt, unregelmäßig grob gekerbt; Oberseite dunkelgrün, Unterseite hellbraun bis grün, Nervatur fiedrig, auf der Unterseite stark hervortretend; Nerven 1. Ordnung spitzwinkelig abgehend und in den Kerbzähnen endend, Nerven 2. Ordnung fast rechtwinkelig abgehend; nur in den Winkeln der Blattnerven, meist nur auf der Blattunterseite, rostbraune Stern- bzw. Büschelhaare; auf der Unterseite durch Idioblasten punktförmige Erhebungen.

Anatomie

Flächenansicht: Epidermiszellen (Abb. 218a, b) buchtig gewellt; Stomata nur auf der Blattunterseite, meist paracytisch, selten auch atypisch; in der Flächenansicht „Idioblasten" (Sklereiden) und, besonders auf der Blattunterseite, Leitbündel mit begleitenden Kristallkammerfasern durchscheinend; auf den Blattnerven Büschelhaare (Abb. 218d) aus 5 bis 10 bräunlichen, derbwandigen, einzelligen, gekrümmten Einzelhaaren, bis 250 µm lang.
Querschnitt: Blattbau bifazial (Abb. 218e), Palisadenparenchym in der Regel einschichtig, Zellen des Schwammparenchyms relativ klein, große Interzellularen bildend; Leitbündel von Bastfasern mit Reihen von Ca-Oxalateinzelkristallen begleitet („Kristallkammerfasern", Abb. 218c); im Mesophyll der Blattbasis auffallende, unregelmäßig verzweigte, derbwandige Sklereiden („Idioblasten"), oft quer zum Blatt über den ganzen Querschnitt verlaufend.

Schnittdroge

Dünne Blattbruchstücke, häufig zusammengepresst, auf der Blattunterseite deutlich
heller als auf der Oberseite; besonders in den Achseln der Nerven ± häufig Büschel von
Haaren, auf der Unterseite typische Nervatur hervortretend; seltener Blattbruchstücke
mit groben Kerbzähnen am Blattrand; auf der Blattunterseite zahlreiche punktförmige
Erhebungen (Lupe), verursacht durch die in die Epidermis hineinragenden Enden der
Idioblasten; Abschnitte der Blattstiele.

Pulver
Siehe Abbildung 218

a Blattbruchstücke mit oberer Epidermis in Aufsicht, typisches Muster des Palisadenparenchyms durchscheinend
b Blattbruchstücke mit unterer Epidermis in Aufsicht, Spaltöffnungen, Idioblasten
   herausschauend, Schwammparenchym mit großen, hell erscheinenden Interzellularräumen durchscheinend
c Blattnerv in Aufsicht mit Kristallzellreihen (Kristallkammerfasern), Kristalle auch
   frei im Präparat

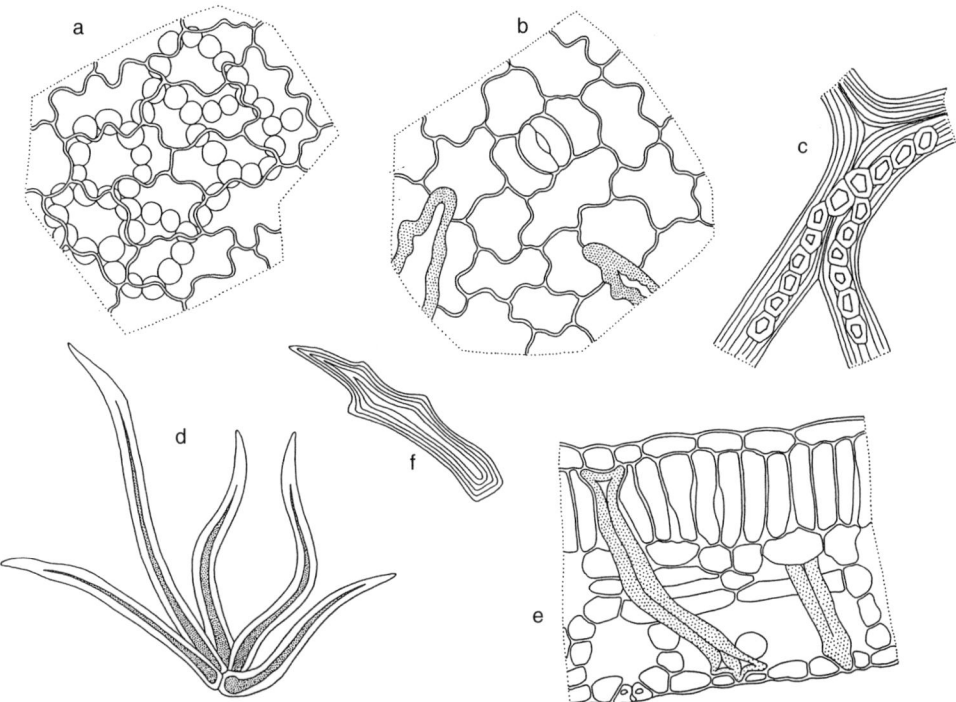

Abb. 218 Hamamelidis folium – Hamamelisblätter – Pulver. Erläuterungen siehe Text. NH

d Büschelhaare aus 5 bis 10 derbwandigen Einzelhaaren, oder deren Bruchstücke; zahlreich, charakteristisch
e Blattbruchstücke im Querschnitt mit Idioblasten
f Sklereiden isoliert, auch in Mesophyllbruchstücken; charakteristisch

Anmerkungen: Idioblasten verholzt, Wände färben sich mit Phloroglucin-HCl rot.

Verfälschungen/Verwechslungen

Selten durch Haselnussblätter von *Corylus avellana* L. Mikroskopische Merkmale: Blattspreite und Blattstiel mit 1-zelligen Haaren, auf den Blattnerven außerdem kleine, mehrzellige Drüsenhaare und auf dem Blattstiel Drüsenhaare mit mehrzelligem Stiel und Köpfchen. Im Mesophyll vereinzelte rosettenförmige Oxalatdrusen, jedoch keine Idioblasten.

Inhaltsstoffe und Anwendung

Inhaltsstoffe: Gerbstoffe und Gerbstoffbausteine ($>10\%$), vor allem oligomere Procyanidine (Catechingerbstoffe), daneben wenig Gallotannine; organische Säuren; ätherisches Öl (0,01 bis 0,5%); Flavonoide
Ph.Eur.: mindestens 3,0% Gerbstoffe, berechnet als Pyrogallol

Anwendungsgebiete: Kommission E: Leichte Hautverletzungen, lokale Entzündungen der Haut und Schleimhäute; Hämorrhoiden, Krampfaderbeschwerden.

Standardzulassung: Hamamelisblätter, Zul.-Nr. 9699.99.99

Harpagophyti radix – Teufelskrallenwurzel

Synonyme: Radix Harpagophyti, Tubera Harpagophyti

Sonstige Bezeichnungen: dt.: Afrikanische Teufelskrallenwurzel; Trampelklette, engl.: (African) devil's claw, franz.: Racine d'harpagophyton, ital.: Artiglio del diavolo radice, harpago radice, span.: Raíz de harpagofito

Stammpflanze: *Harpagophytum procumbens* DC. (Teufelskralle); Pedaliaceae
Habitus: ausdauernde, krautige Pflanze mit weit verzweigtem Wurzelsystem

Herkunft: Sammlung aus Wildvorkommen; Import aus Namibia und Südafrika

Arzneibücher: Ph.Eur.: Die geschnittenen, getrockneten, knollenförmigen, sekundären Wurzeln

Ganzdroge

Geruch: nahezu geruchlos

Geschmack: mäßig bis stark bitter und etwas süßlich

Morphologie
Als Ganzdroge kommen die bereits geschnittenen sekundären Speicherwurzeln in den Handel; entweder wird die Wurzel quer in Scheiben geschnitten oder die Scheiben werden noch in tortenähnliche Stücke geteilt.
Querscheiben hellbraun, ca. 0,5 cm dick, durch Trocknung stark wellig verbogen mit meist erhabenen Kanten; außen längsfurchig, z. T. mit Querwülsten; Schnittfläche etwas heller, nur die ziemlich weit außen liegende Kambiumzone dunkler gefärbt; auffällig strahlig gebaut mit erhabenen Strahlen, im zentralen Holzkörper ebenfalls schwach erhabene jahresringähnliche Streifen; Bruchstellen glatt, Bruchfläche hornartig, hellgrau bis weißlich; bei der tortenartig geschnittenen Droge sind die Stücke fächer- bis keilförmig mit gekrümmter Außenseite.

Anatomie
Querschnitt: Siehe Abb. 219; vielschichtiger Kork aus sehr dünnwandigen Zellen, nur in den peripheren Bereichen rotbraun; Zellen des Rindenparenchyms ebenfalls sehr dünnwandig, groß, unregelmäßig und vereinzelt mit braunem, z. T. körnigem Inhalt; ganz vereinzelt in älteren Wurzeln kleine viereckige Steinzellen mit großem Lumen; kollabierte Siebteile mit stark gefalteten Wänden; Gefäße im Holzkörper radial in Gruppen liegend, ihrerseits konzentrische Ringe bildend; dazwischen breite Markstrahlbereiche, Markstrahlparenchym und Holzparenchym wie Rindenparenchym aus großen dünnwandigen Zellen, auch dort einige Zellen mit rot-braunem Zellinhalt; im Phloroglucin-HCl-Präparat grün, Kork und Gefäße rot; mitunter Ca-Oxalatdrusen oder isodiametrische Einzelkristalle; ganz vereinzelt kleine Stärkekörner.
Längsschnitt: Die Gefäße des Holzkörpers als Tüpfelgefäße erkennbar; diese kurzgliedrig und extrem gekrümmt.

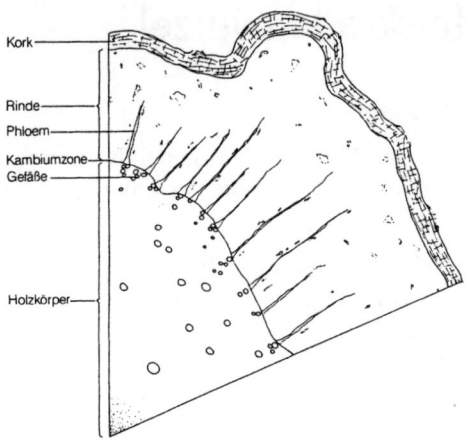

Kork
Rinde
Phloem
Kambiumzone
Gefäße
Holzkörper

Abb. 219 *Harpagophytum procumbens* DC. Wurzel im Querschnitt; Lupenbild schematisch. Aus Rohdewald, Rücker, Glombitza

Schnittdroge

siehe Ganzdroge

Pulver

Siehe Abbildung 220

a Kork im Querschnitt, nur in der Peripherie braun; zahlreich
b Kork in Schrägaufsicht
c Fragmente des Rindenparenchyms im Längsschnitt, teilweise mit braunem Exkret
d Fragmente des Rindenparenchyms im Querschnitt; zahlreich
e Netzgefäße, z. T. mit anliegendem dünnwandigem Holzparenchym; sehr zahlreich, formenreich
f Steinzellen der Rinde älterer Wurzeln; vereinzelt

Bemerkung: Stärke ganz vereinzelt in kleinen Körnern (Wasserpräparat, Iodfärbung).

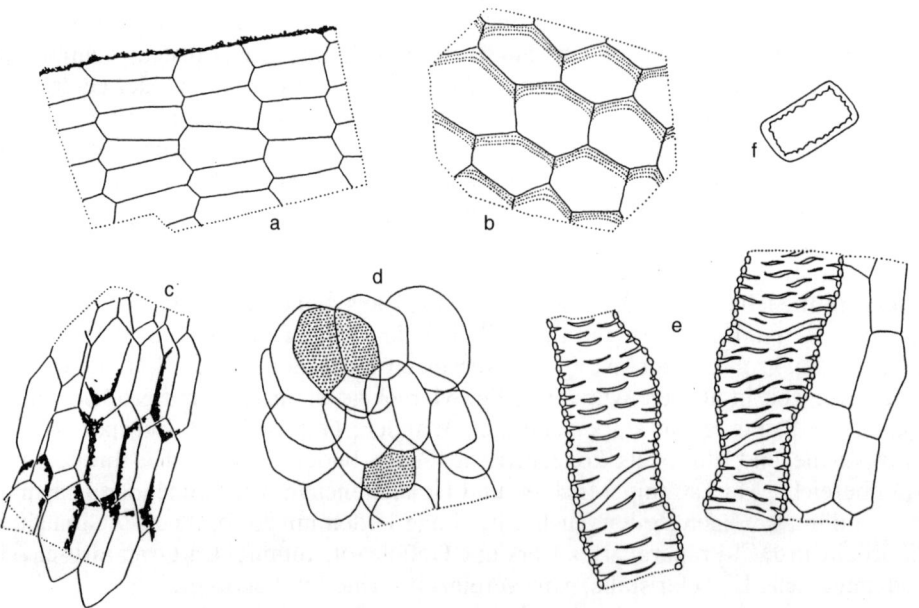

Abb. 220 Harpagophyti radix – Teufelskrallenwurzel – Pulver. Erläuterungen siehe Text. NH

Verfälschungen/Verwechslungen

Alte, primäre Speicherwurzeln von *Harpagophytum procumbens* DC., erkennbar an schwarzbraunen Verfärbungen und dem Fehlen des bitteren Geschmacks. Außerdem Verfälschungen durch stark bitter schmeckende Wurzeln anderer afrikanischer Pflanzen wie *Elephantorrhiza* sp. (Mimosaceae) und *Acanthosicyos naudianus* L. (Cucurbitaceae).

Inhaltsstoffe und Anwendung

Inhaltsstoffe: Iridoidglykoside (hauptsächlich Harpagosid mit 0,5 bis 1,6 %); Flavonoide; 2-Phenylethylderivate
Ph.Eur.: mindestens 1,2 % Harpagosid

Anwendungsgebiete: Kommission E: Appetitlosigkeit, dyspeptische Beschwerden; unterstützende Therapie degenerativer Erkrankungen des Bewegungsapparates.
Volkstümlich: u. a. auch bei Stoffwechselkrankheiten, Leber- und Gallenleiden sowie bei Nieren- und Blasenbeschwerden. In Südafrika als bitteres Tonikum, bei Bluterkrankungen, als Fieber- und Schmerzmittel und bei Schwangerschaftsbeschwerden.

Hederae helicis folium – Efeublätter

Synonyme: Folia Hederae helicis

Sonstige Bezeichnungen: dt.: Totenranke, Eppich, Adamsblätter, engl.: (Common) ivy leaf, woodbind, franz.: Lierre grimpant, lierre commun, ital.: Foglia di edera (ellera), span.: Hoja de hiedra

Stammpflanze: *Hedera helix* L. (Efeu); Araliaceae
Habitus: kriechendes oder mittels Haftwurzeln kletterndes immergrünes Holzgewächs

Herkunft: Heimisch in West-, Mittel- und Südeuropa, Mittelmeerländern; Import aus osteuropäischen Ländern

Arzneibücher: DAC: Die im Frühjahr bis Frühsommer aus dem unteren Bereich des immergrünen Holzgewächses gesammelten, drei- bis fünfeckig gelappten, getrockneten, ganzen oder geschnittenen Blätter nicht blühender Sprosse

Ganzdroge

Geruch: eigentümlich, schwach wahrnehmbar, etwas muffig

Geschmack: schleimig, schwach bitter und leicht kratzend

Morphologie
Siehe Abb. 221; Blätter gestielt mit herzförmigem Grund und typischer 3- oder 5-lappiger Blattspreite; Lappen mehr oder weniger lang und spitz; Blätter ledrig, oberseits dunkelgrün mit hervortretenden helleren Nerven, unterseits hellgrün mit wenig hervortretenden Nerven, nur junge Blätter behaart.

Anatomie
Flächenansicht: Epidermiszellen (Abb. 223 a, b) beidseitig mit derben, stark gewellten Wänden; Cuticula dick und glatt; Epidermis der Unterseite mit zahlreichen, großen und runden anomocytischen Spaltöffnungen; Ca-Oxalatdrusen des Mesophylls durch die Epidermis durchscheinend; auf den Jugendblättern vereinzelt 6- bis 8-strahlige Büschelhaare (Abb. 223 g); Epidermis des Blattstiels (Abb. 223 c) aus dickwandigen, in Reihe stehenden Zellen. **Querschnitt:** Siehe Abb. 222; Blattbau bifazial mit 2 oder 3 Schichten von Palisadenparenchym und mächtigem, großlückigem Schwammparenchym; Zellen des Palisadenparenchyms kurz und gedrungen, vor allem die

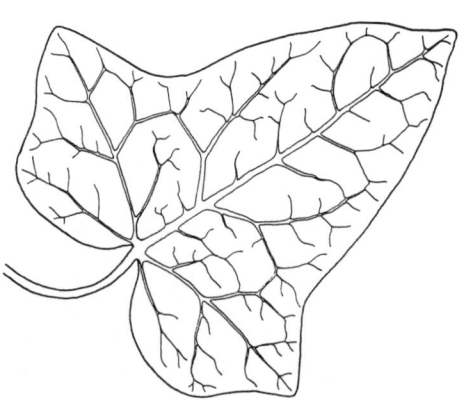

Abb. 221 *Hedera helix* L. Laubblatt. Etwa Originalgröße. NH

der 2. Reihe; in zahlreichen Zellen des Mesophylls große Ca-Oxalatdrusen (40 µm); Hauptnerv von dickwandigen Fasern umgeben; in der Peripherie der Nerven mehrere Exkretgänge liegend, z. T. mit gelblichem Harz gefüllt; im Mark des Bündels ebenfalls Fasern.

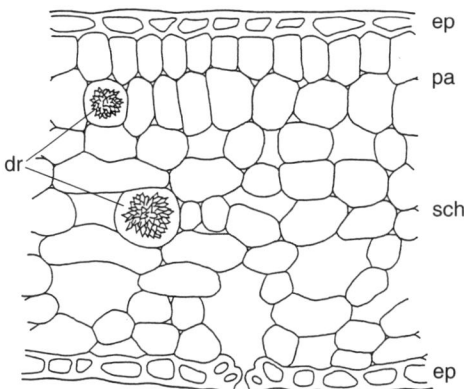

Abb. 222 *Hedera helix* L. Blatt im Querschnitt. ep Epidermis, pa Palisadenparenchym, sch Schwammparenchym, dr Ca-Oxalatdrusen. Vergr. ca. 150 x. Nach Brandt, NH

Schnittdroge

Derbe, oberseits dunkel- und unterseits hellgrüne Blattstücke, Teile der Blattstiele.

Pulver

Siehe Abbildung 223

a Blattbruchstücke mit oberer Epidermis in Aufsicht, Palisadenparenchym durchscheinend
b Blattbruchstücke mit unterer Epidermis in Aufsicht, anomocytische Spaltöffnungen, Ca-Oxalatdrusen des Mesophylls durchscheinend
c Epidermis des Blattstiels in Aufsicht, häufig mit sehr dicker Cuticula
d Reihen von Ca-Oxalatdrusen im Mesophyll in Leitbündelnähe
e Bruchstücke des Schwammparenchyms mit Ca-Oxalatdrusen
f Ca-Oxalatdrusen verschiedener Größe; zahlreich
g Bruchstücke der Büschelhaare junger Blätter; selten ganzes Büschelhaar

Anmerkungen: Häufig auch Blattbruchstücke im Querschnitt, zahlreiche faserige Bruchstücke der Blattstiele mit Leitgewebe in Aufsicht, Harzkanäle mit gelbem Harz; nicht dargestellt.

Verfälschungen/Verwechslungen

Kommen in der Praxis nicht vor.

Inhaltsstoffe und Anwendung

Inhaltsstoffe: Triterpensaponine (2,5 bis 6 %); Flavonoide; ätherisches Öl (0, 1 bis 0,3 %)
DAC: keine Gehaltsanforderung

Anwendungsgebiete: Kommission E: Katarrhe der Luftwege; symptomatische Behandlung chronisch-entzündlicher Bronchialerkrankungen.
Volkstümlich: Auch bei Gicht, Rheuma und Skrofulose, Abkochungen äußerlich gegen parasitäre Erkrankungen sowie bei Geschwüren und Brandwunden.

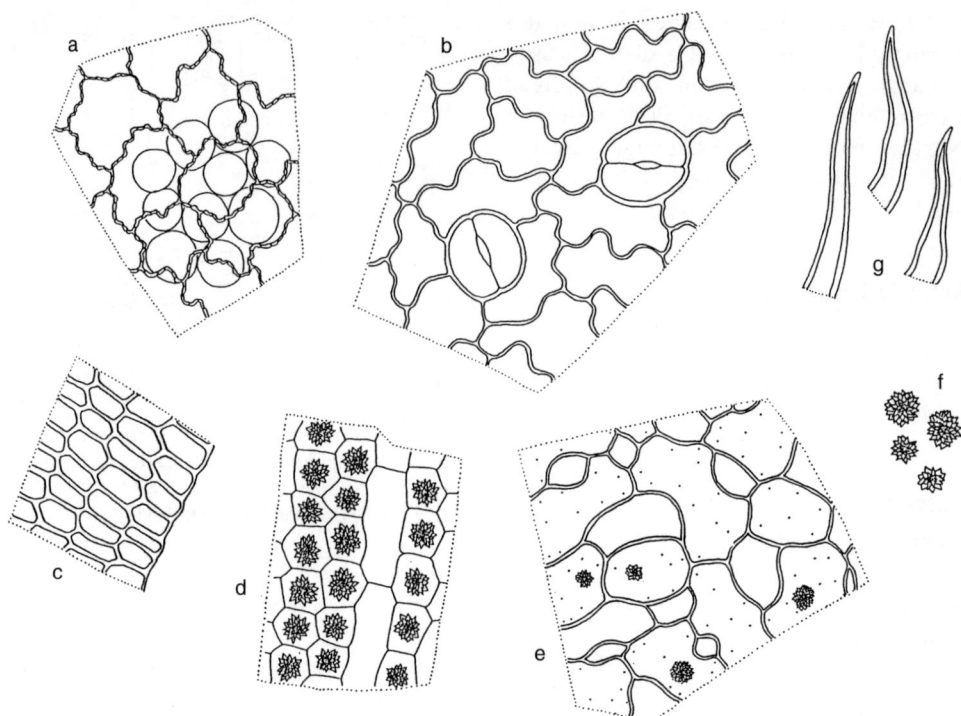

Abb. 223   Hederae helicis folium – Efeublätter – Pulver. Erläuterungen siehe Text. NH

Helichrysi flos – Gelbe Katzenpfötchenblüten

Synonyme: Flores Helichrysi, Flores Stoechados citrinae, Flores Gnaphalii arenarii

Sonstige Bezeichnungen: dt.: Ruhrkrautblüten, Harnblumen, Strohblumen, engl.: Yellow chaste weed, eternal flowers, franz.: Immortelle, fleur d'immortelle, ital.: Elicriso fiori, span.: Flor de helicriso

Stammpflanze: *Helichrysum arenarium* (L.) MOENCH (Sand-Strohblume); Asteraceae
Habitus: bis etwa 20 cm hohes Kraut; Abb. 224

Herkunft: Vorwiegend aus Wildsammlungen; Hauptlieferländer Russland, Polen, Türkei

Arzneibücher: Ph.Helv.: Die getrockneten Blütenstände

Ganzdroge

Geruch: schwach aromatisch, herb

Geschmack: schwach bitter, aromatisch

Morphologie
Gelbe 6 bis 7 mm große strohblumenartige Blütenköpfchen als Scheindolden auf einem wollig behaarten Stiel stehend; Hüllkelchblätter trockenhäutig und abstehend, dachziegelartig angeordnet, charakteristisch zitronengelb und im unteren Teil lang wollig behaart; auf dem unbehaarten Blütenboden wenige Zungenblüten; zahlreiche kleine zarte gelbe Röhrenblüten mit zitronengelbem, bis 4 mm langem Pappus; durch die Behaarung sind die Blütenköpfchen wollig miteinander verklebt.

Anatomie
Hüllkelchblatt: Siehe Abb. 225 a; Epidermis aus parkettartig angeordneten, in Längsrichtung des Blattes langgestreckten Zellen, im unteren Bereich zahlreiche „Peitschenhaare" (Abb. 225 b) mit 2 oder 3 Sockelzellen und langer, gewundener Endzelle („Peitsche"); auf der äußeren Epidermis einzelne Asteraceen-Drüsenschuppen; Mesophyll nur im Mittelteil des Kelchblattes; dieses aus faserigem Sklerenchym bestehend.

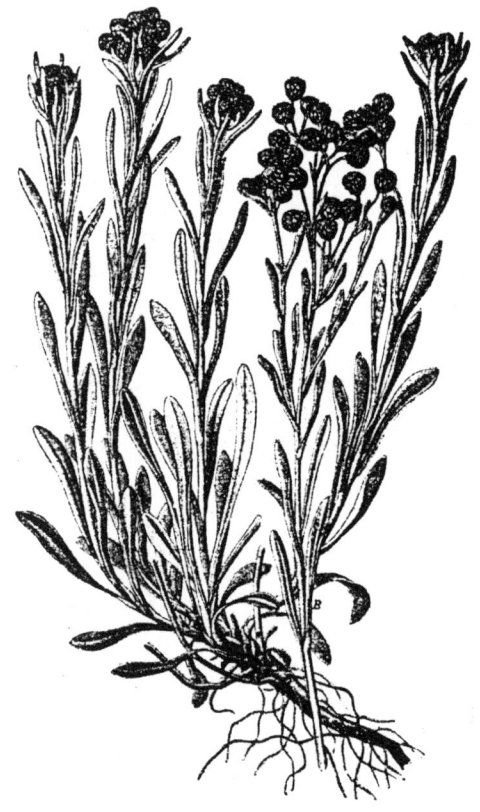

Abb. 224 *Helichrysum arenarium* (L.) MOENCH Blühende Pflanze. Aus Thoms, Brandt; nach Hallier

Blüte: Umgeben von einem Kranz sehr langer und schmaler Pappushaare (Abb. 225 d); innere Epidermis der Kronröhre papillös und in Richtung Kronblattzipfel mit zahlreichen länglichen Asteraceen-Drüsenschuppen (Abb. 225 c) besetzt; diese mit vielzelligem, 2-reihigem Stiel und länglichen sezernierenden Zellen sowie blasig abgehobener Cuticula; Antheren in der Kronröhre noch vollständig mit Pollen gefüllt; Pollen mit stacheliger Exine, 20 bis 25 μm, triporat (Abb. 225 b); Fruchtknoten dem Blütenboden mit einem Steinzellring aufsitzend, Fruchtknotenwand dicht mit kurzen, keulenförmigen „Zwillingszotten" (Abb. 225 e) besetzt; Narbe mit 2 papillösen Zipfeln; Randblüten weiblich, mit schmalerer Röhre.

Blütenstiele: Mit wolligem Filz aus langen, ineinander verknäuelten Peitschenhaaren bedeckt.

Schnittdroge

Nicht handelsüblich

Pulver

Siehe Abbildung 225

a Bruchstücke der Hüllkelchblätter in Aufsicht, parkettartige Epidermis und Teile eines Peitschenhaars des Blattgrunds aufliegend; zahlreich

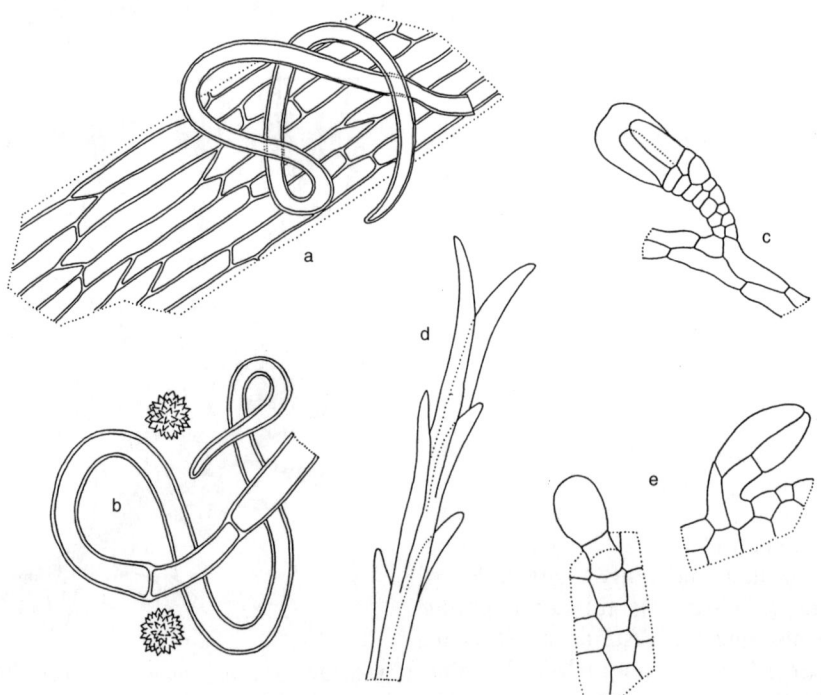

Abb. 225 Helichrysi flos – Gelbe Katzenpfötchenblüten – Pulver. Erläuterungen siehe Text. NH

b Peitschenhaare des Blütenstiels und Pollen mit stacheliger Exine; zahlreich
c Bruchstücke der Kronröhre mit gestielten Asteraceen-Drüsenschuppen; charakteristisch
d Bruchstücke der langen Pappushaare
e Fragmente des Fruchtknotens mit Epidermis in Aufsicht, keulenförmige Zwillingszotte von hinten und in seitlicher Ansicht

Verfälschungen/Verwechslungen

Verfälschungen gelegentlich mit den Blütenköpfchen anderer Strohblumenarten (Immortellen) wie denen von *Helichrysum stoechas* (L.) MOENCH, syn. *Gnaphalium stoechas* L., und *Helichrysum angustifolium* DC. Blüten dieser Arten gelbbräunlich und einen ± vollständigen Kreis von Zungenblüten aufweisend. Vorsicht: sprachliche Verwechslung mit den weißen Katzenpfötchenblüten von *Antennaria dioica* (L.) GAERTN., syn. *Gnaphalium dioicum* L. (Gemeines Katzenpfötchen); sie liefern die Droge Antennariae dioicae flos, Katzenpfötchenblüten.

Inhaltsstoffe und Anwendung

Inhaltsstoffe: Flavonoide (ca. 0,4 %, mit u. a. Isosalipurposid, die gelbe Farbe der Blüten verursachend); ätherisches Öl (0,05 %)
Ph.Eur.: keine Gehaltsanforderung

Anwendungsgebiete: Kommission E: Bei dyspeptischen Beschwerden.
Volkstümlich: Zum Harntreiben.

Standardzulassung: Ruhrkrautblüten, Zul.-Nr. 1649.99.99

Herniariae herba – Bruchkraut

Synonyme: Herba Herniariae

Sonstige Bezeichnungen: dt.: Harnkorn, Tausendkorn, engl.: Rupture wort, franz.: Herniaire, ital.: Erniaria erba, span.: Parte aérea de herniaria

Stammpflanzen: *Herniaria glabra* L. (Kahles Bruchkraut) und *Herniaria hirsuta* L., (Behaartes Bruchkraut), oder Mischungen davon; Caryophyllaceae
Habitus: zwei- bis mehrjährige, flach dem Boden anliegende Kräuter; Abb. 226

Herkunft: Aus Wildsammlungen; *Herniaria glabra*: gemäßigtes Europa und Asien; *Herniaria hirsuta:* Mittelmeergebiet, Nordafrika, Mitteleuropa.

Arzneibücher: DAC: Die zur Blütezeit gesammelten, getrockneten, ganzen oder geschnittenen oberirdischen Teile; ÖAB: Herba Herniariae; die zur Blütezeit gesammelten und getrockneten oberirdischen Teile

Ganzdroge

Geruch: cumarinartig

Geschmack: leicht kratzend

Morphologie
Kleine verästelte **Zweige** mit z. T. fädigen Stängeln und gegenständigen Blättern; wegen Verkümmerung des einen Blattes teilweise auch wechselständig erscheinend; **Blätter** klein (bis 7 mm lang), sitzend, länglich-elliptisch und ganzrandig; Nebenblätter 8 bis 10 mm, eiförmig und häutig, am Rande gefranst; 5-zählige **Blüten** 1 bis 2 mm zu 5 bis 10 geknäuelt in den Blattachseln stehend, mit je 2 den Nebenblättern ähnlichen Vorblättern (Abb. 226 B); Blüten meist zwittrig oder auch rein weiblich, z. T. schon mit weiterentwickeltem Fruchtknoten; Kelchblätter stumpf elliptisch; Kronblätter elliptisch, teilweise borstig; Fruchtknoten in den Achsenbecher eingesenkt; Sprossteile von *Herniaria glabra* kahl, von *H. hirsuta* dicht kurz behaart.

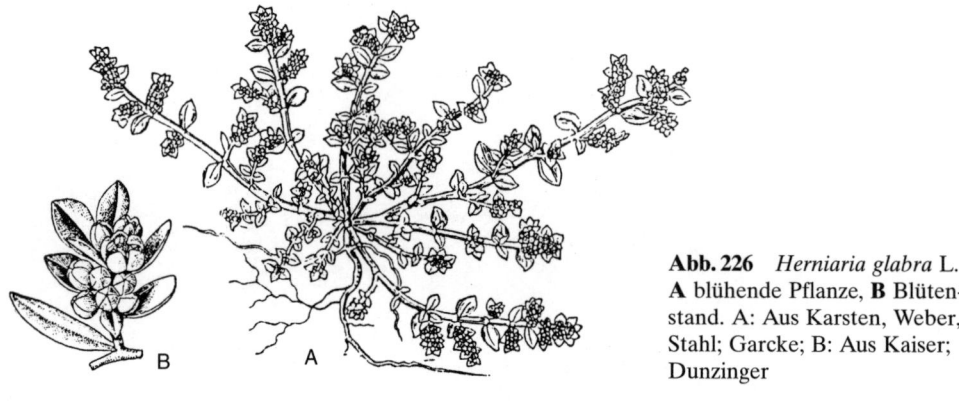

Abb. 226 *Herniaria glabra* L.
A blühende Pflanze, **B** Blüten-
stand. A: Aus Karsten, Weber,
Stahl; Garcke; B: Aus Kaiser;
Dunzinger

Anatomie

Blatt, Flächenansicht: Zellen der Epidermis (Abb. 227 a) beidseitig gewellt-polygonal mit zahlreichen anomocytischen Spaltöffnungen, gelegentlich mit kleiner Nebenzelle (anisocytisch); Haare: einzelne kegelförmige Haare (70 bis 250 µm) mit teilweiser gekörnter Cuticula; auf der Epidermis auch häufig nur deren Abbruchstelle erkennbar; am Blattrand längere, säbelförmig gekrümmte Haare; auf der unteren Epidermis engmaschiges Nervennetz und große Ca-Oxalatdrusen (30 bis 40 µm) des Mesophylls durchscheinend. **Querschnitt:** Blattbau bifazial mit mehreren Reihen kurzer, tonnenförmiger Palisadenzellen und kurzarmigen Schwammparenchymzellen, zur unteren Epidermis hin kleiner werdend, große Ca-Oxalatdrusen (Abb. 227 f) enthaltend.

Stängel: Siehe Abb. 227 b, d; Epidermiszellen in Aufsicht länglich-rechteckig, stark verdickte Holz- und Bastfasern durchscheinend.

Schnittdroge

Droge gelblich-grünlich; dominiert von kurzen, dünnen fädigen Stängelabschnitten und den winzigen Blüten (Lupe!); diese entweder dicht geknäuelt an Stängelabschnitten stehend oder häufig einzeln; kleine ungestielte, ganzrandige, einnervig erscheinende Blättchen; außerdem kleine schwarze Samen; Droge von *Herniaria hirsuta* bildet aufgrund der Behaarung sich filzig anfühlende Klumpen.

Pulver

Siehe Abbildung 227

a Blattstücke mit oberer Epidermis in Aufsicht mit anomocytischen Spaltöffnungen, häufig auch mit mehreren runden Abbruchstellen der Haare (vor allem *H. hirsuta*); Palisadenparenchym und Ca-Oxalatdrusen durchscheinend
b Bruchstücke von Bast- bzw. Holzfasern des Stängels in Aufsicht, teilweise auch dünnwandiger und einzeln; sehr zahlreich
c Blattbruchstücke der häutigen Nebenblätter mit bewimpertem Rand
d Netz-, Ring- und Schraubengefäße im Holz des Stängels in Aufsicht; zahlreich
e Verschiedene Haare mit gekörnter Cuticula
f Ca-Oxalatdrusen frei liegend
g Pollen tri- oder tetraporat

Anmerkungen: Selten auch Stücke des Endotheciums und der Fruchtwand, nicht dargestellt.

Verfälschungen/Verwechslungen

Kommen in der Praxis nicht vor.

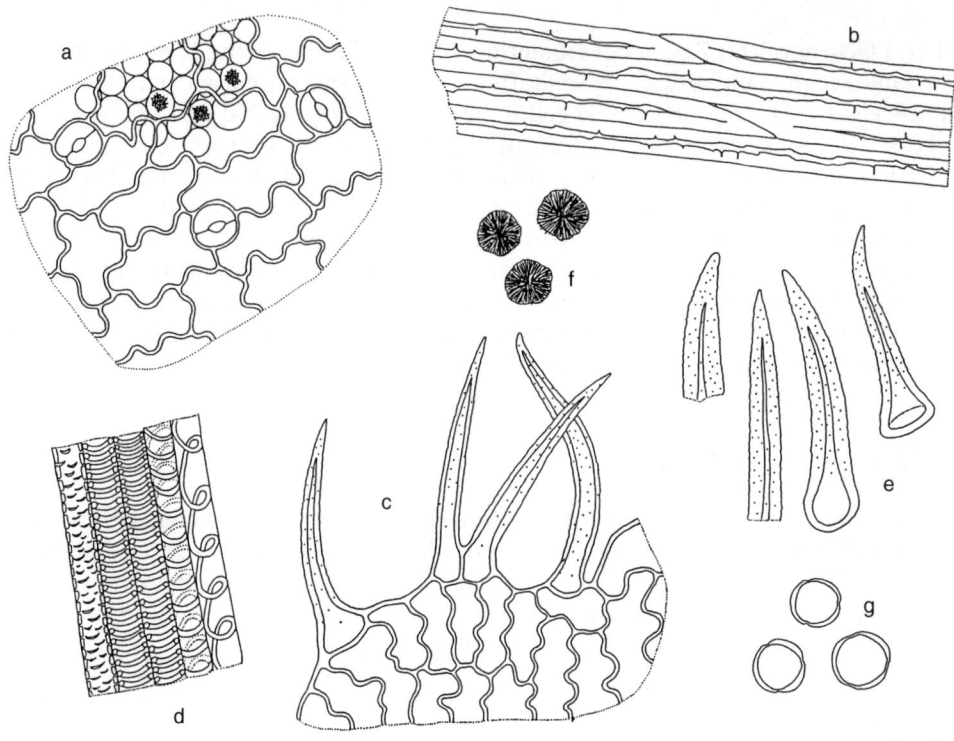

Abb. 227   Herniariae herba – Bruchkraut – Pulver. Erläuterungen siehe Text. NH

Inhaltsstoffe und Anwendung

Inhaltsstoffe: Saponine (3 bis 9 %); Flavonoide (0, 2 bis 1,2 %); Cumarine (0, 1 bis 0,4 %); Gerbstoffe
DAC: keine Gehaltsanforderung

Anwendungsgebiete: Kommission E: Die therapeutische Anwendung wird wegen des fehlenden Wirksamkeitsnachweises nicht befürwortet.
Traditionell verwendet u. a. bei Beschwerden der ableitenden Harnwege und der Nieren sowie der Atemwege. Zur „Blutreinigung".

Hibisci flos – Hibiscusblüten

Synonyme: Flores Hibisci

Sonstige Bezeichnungen: dt.: Sudantee, Malventee, engl.: Jamaica sorrel, Roselle, franz.: Karkadé, ital.: Ibisco fiori, karkadè, span.: Flor de hibisco

Stammpflanze: *Hibiscus sabdariffa* L. (Hibiscus, Sabdariffa-Eibisch); Malvaceae
Habitus: einjährige, bis 4 m hohe krautige Pflanze; Abb. 228

Herkunft: Import aus dem Sudan und Ägypten, aus Thailand, Mexiko und China

Arzneibücher: DAB: Die zur Fruchtzeit geernteten, ganzen oder geschnittenen, getrockneten Kelche und Außenkelche

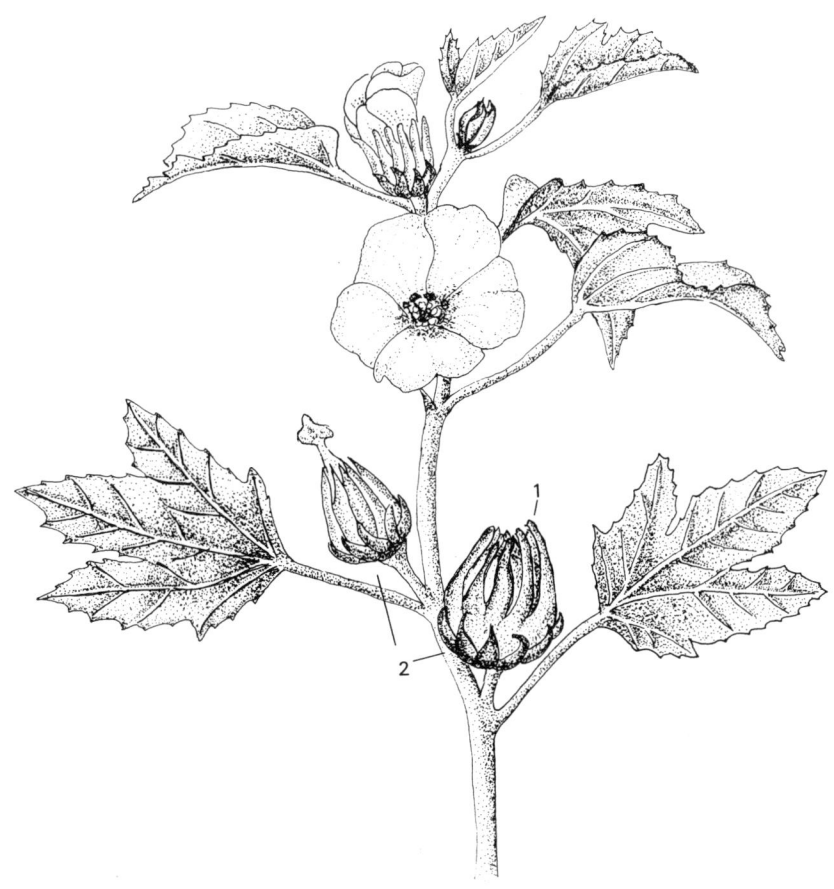

Abb. 228 *Hibiscus sabdariffa* L. Teil eines blühenden Sprosses, 1 Kelch, 2 Außenkelch. UW

Ganzdroge

Geruch: schwach, eigenartig

Geschmack: erfrischend säuerlich

Morphologie

Kelch 2,5 bis 3,5 cm lang, durch die 5 zugespitzten Zipfel tief geschlitzt erscheinend; an der Basis der Kelchinnenseite der rötliche Farbton in einen helleren blassgelblichen übergehend; Außenkelch aus 8 bis 12 schmalen, am Grunde verbreiterten, etwa 6 bis 15 cm langen tiefrötlichen Blättchen; diese fest mit der Basis verwachsen; Kelch und Außenkelch trocken und leicht brüchig.

Anatomie

Flächenansicht: Siehe Abb. 229; Epidermis von Kelch und Außenkelch aus polygonalen Zellen mit stark verdickten Außen- und Innenwänden und dünneren Seitenwänden, dazwischen eingestreut meist kleinere, dünnwandigere, isodiametrische Epidermiszellen mit Ca-Oxalatdrusen; deutlich gestreifte Cuticula; Stomata anisocytisch;

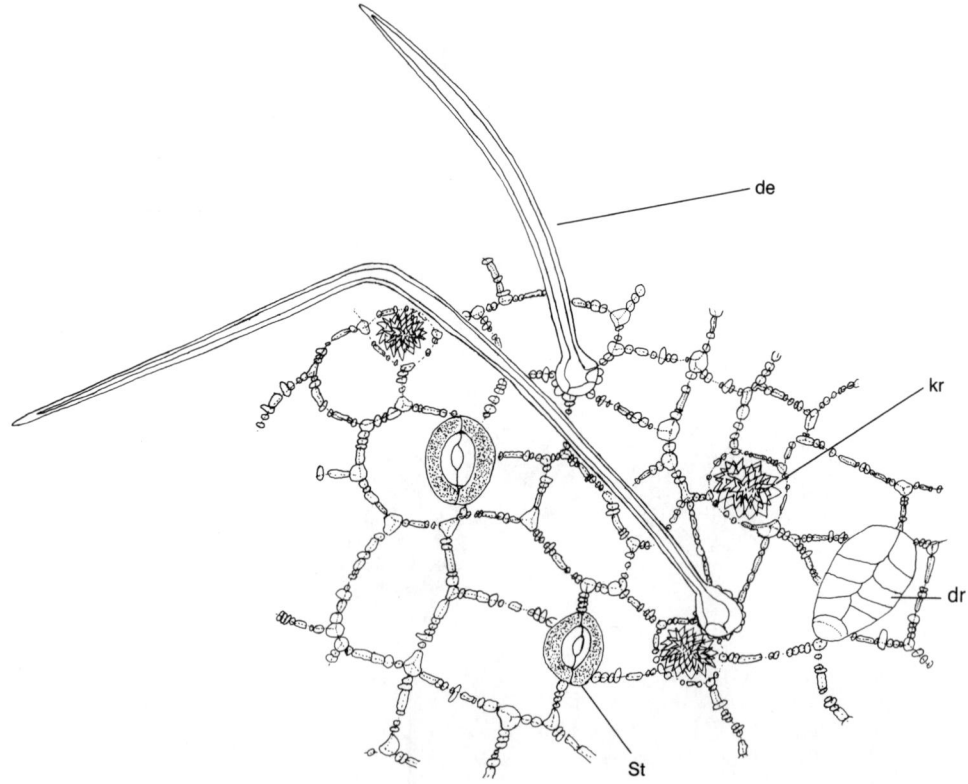

Abb. 229 *Hibiscus sabdariffa* L. Kelch: Epidermis in Aufsicht. de Deckhaar, kr Ca-Oxalatdruse, dr Drüsenhaar, St Spaltöffnung. Vergr. ca. 200 x. NIE

innere Epidermis des Kelchs aus großen Zellen mit knotig verdickten Seitenwänden; spärliche Behaarung aus 1-zelligen, derbwandigen, geraden oder gekrümmten oder gewundenen Deckhaaren; diese manchmal zu zweien oder zu dreien zusammengesetzt, meist 300 bis 650 µm lang und 10 bis 30 µm breit; außerdem einzelne sehr dickwandige Haare bis über 1000 µm lang (siehe auch Abb. 230) und 50 bis 60 µm lange Drüsenhaare mit 1- oder 2-zelligem Stiel, 40 µm weitem Köpfchen aus 3 bis 5 Stockwerken von je 2 bis 4 Zellen; Drüsenhaare seltener einreihig, 4- bis 7-zellig ohne deutlich abgesetzten Stiel; innen an der Kelchbasis kleine Gruppen häufig kollabierter Drüsenhaare, 150 µm lang und 30 µm breit, aus 8 bis 11 Stockwerken von je 1 oder 2 Zellen.

Querschnitt: Siehe Abb. 230 A; Mesophyll aus rundlich bis polygonalen Zellen mit 10 bis 35 µm großen Ca-Oxalatdrusen, besonders häufig in Epidermis- und Leitbündelnähe; im Mesophyll Schleimhöhlen; diese rundlich bis oval, häufig vertikal gestreckt, beim Kelch im Leitbündelbereich, beim Außenkelch überwiegend an der Peripherie; Leitbündel kollateral, innen und außen von kleinen Sklerenchymfaserbündeln begleitet; das Leitbündel in Nektardrüsennähe wird von Gruppen kleiner, im Längsschnitt

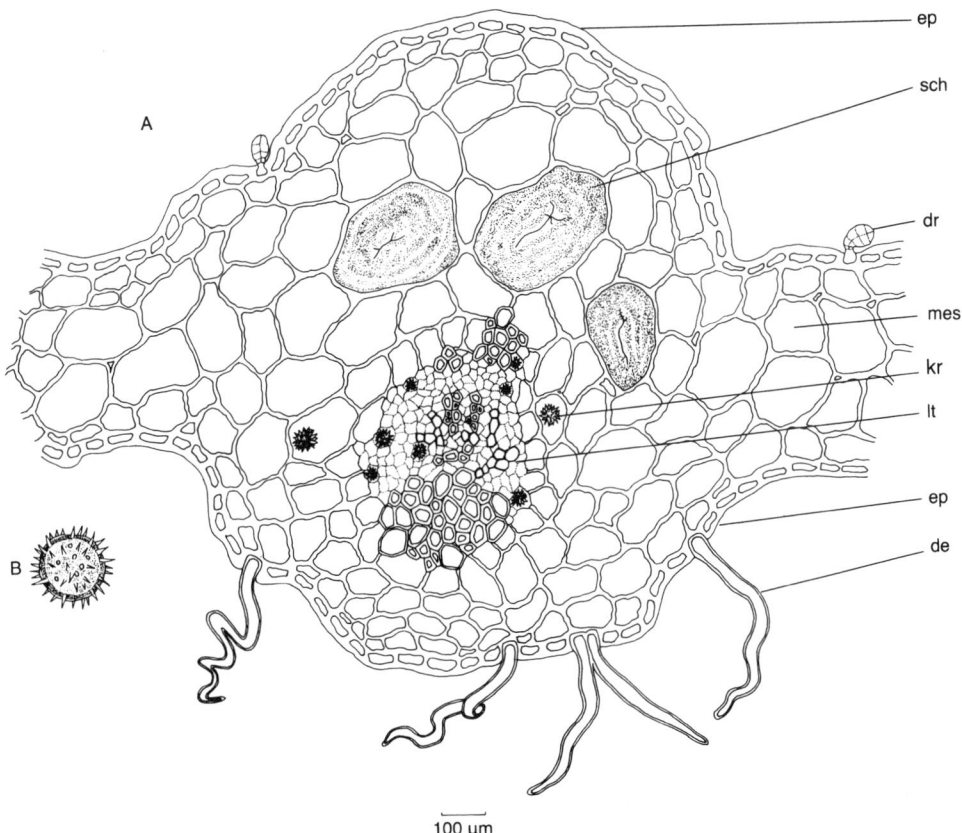

100 µm

Abb. 230 *Hibiscus sabdariffa* L. **A** Kelchblatt im Querschnitt. ep Epidermis, sch Schleimhöhle, dr Drüsenhaar, mes Mesophyll, kr Ca-Oxalatdruse, lt Leitbündel, de Deckhaar. **B** Pollen. SH

rechteckiger, regelmäßig getüpfelter, schwach verholzter Parenchymzellen begleitet; gelegentlich den Kelchblättern anhaftende Pollenkörner (Abb. 230 B) vorhanden.

Schnittdroge

Kronblattähnliche derbe, meist leicht wellig gekrümmte, längliche Bruchstücke des Kelchs oder breitere Stücke des Außenkelchs; meist dunkelrot mit schwachem, violettem Ton, oder rötlich mit tiefrotem Längsstreifen; Innenseite des Außenkelchs heller.

Pulver
Siehe Abbildung 231

a Kelchbruchstücke mit Epidermis der Außenseite in Aufsicht; einzelne Zellen mit Ca-Oxalatdrusen, charakteristisch
b Kelchbruchstücke mit Epidermis der Innenseite in Aufsicht, mit Haaren; selten
c rot gefärbte Fragmente aus dem Mesophyll mit Ca-Oxalatdrusen
d Sklerenchymatische Elemente; nicht charakteristisch
e Bruchstücke der Leitbündel in Längsaufsicht; zahlreich; nicht charakteristisch
f Einzellige Deckhaare; selten, charakteristisch
g Vereinzelt Pollenkörner

Anmerkungen: außerdem vereinzelt Schleimzellen und Drüsenhaare sowie Bruchstücke der einzelligen Deckhaare; nicht dargestellt; Pulver rot bis rotviolett.

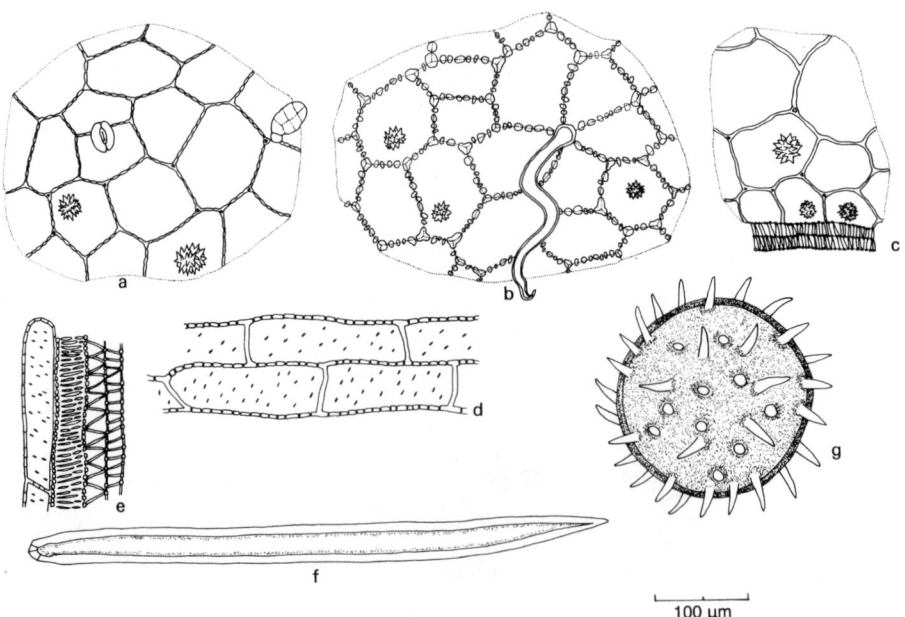

100 µm

Abb. 231 Hibisci flos – Hibiscusblüten – Pulver. Erläuterungen siehe Text. SH

Verfälschungen/Verwechslungen

Verfälschungen durch Fruchtbestandteile, deren Anteil durch das DAB auf 2 % begrenzt wird.

Inhaltsstoffe und Anwendung

Inhaltsstoffe: Pflanzensäuren (15 bis 30 %); Anthocyane (1,5 %); Flavonderivate; Phytosterole; Schleimpolysaccharide; Pektine
DAB: mindestens 13,5 % Säuren, berechnet als Citronensäure

Anwendungsgebiete: Kommission E: Die therapeutische Anwendung wird wegen des fehlenden Wirksamkeitsnachweises nicht befürwortet.
Volkstümlich: u. a. zur Appetitanregung, bei Erkältungen, zur Schleimlösung, als mildes Abführmittel, als Harn treibendes Mittel.
Verwendung der Droge vor allem als coffeinfreies Erfrischungsgetränk; Schönungsdroge; Geschmackskorrigens.

Hippocastani semen – Rosskastaniensamen

Synonyme: Semen Hippocastani, Semen Castaneae equinae

Sonstige Bezeichnungen: dt.: Kastanien, engl.: Horse chestnut seed, franz.: Marron d'Inde, ital.: Seme di ippocastano, span.: Semilla de castaño de Indias

Stammpflanze: *Aesculus hippocastanum* L. (Rosskastanie); Hippocastanaceae
Habitus: sommergrüner, bis 35 m hoher Baum; Abb. 232

Herkunft: Überwiegend Import aus den osteuropäischen Ländern

Arzneibücher: DAB: Die getrockneten Samen

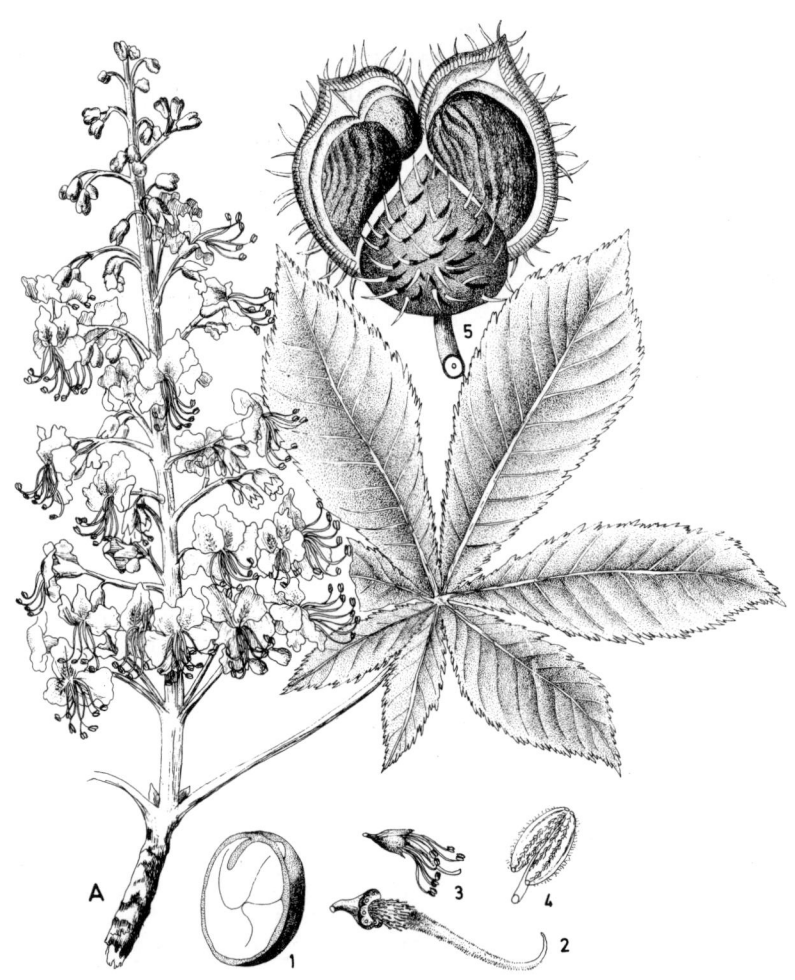

Abb. 232 *Aesculus hippocastanum* L. **A** Blütenstand und Blatt, 1 Samen im Längsschnitt, 2 Stempel, 3 männliche Blüte, 4 Vorderansicht des Staubbeutels, 5 aufgesprungene Kapsel. Nach Heyne; ACH

Ganzdroge

Geruch: geruchlos

Geschmack: anfangs süßlich mehlig, später stark bitter, kratzend; Samenschale adstringierend

Morphologie

Samen kugelig bis einseitig abgeflacht; 2 bis 4 cm im Durchmesser, mit derber, durch das Trocknen mattbrauner, etwas runzeliger Schale und auffallendem, 1,5 bis 3,5 cm großem, hell graubraunem Nabelfleck.

Anatomie

Samenschale, Flächenansicht: Siehe Abb. 233 A; Epidermiszellen relativ klein, mit braunen, geraden, stark verdickten Wänden; Epidermiszellen des Nabelflecks etwas größer, mehr polygonal und etwas dünnwandiger.

Samenschale, Querschnitt: Epidermiszellen mit starker, glatter Cuticula; Außenwände braun, stark verdickt, Seiten- und Innenwände weniger dickwandig; Epidermiszellen des Nabelflecks mit weniger starken, allseits gleich dicken Wänden; unterhalb der Epidermis zahlreiche (bis zu 40) Lagen sklerenchymatischer, besonders in den inneren Lagen stark gefalteter Zellen mit verdickten, bräunlichgelben Wänden; innerhalb der Sklerenchymschicht auch Gefäße und Fasern; unterhalb der Sklerenchymschicht mehrere (ca. 10) Lagen parenchymatischer, farbloser Zellen.

Keimblattgewebe: Siehe Abb. 233 B; polygonale, getüpfelte Zellen mit dünnen bis schwach verdickten Wänden; fettes Öl und viel Stärke enthaltend; Stärkekörner einfach, unregelmäßig rund bis tropfenförmig mit deutlichen Trockenspalten; Kleinkörner um 10 μm, Großkörner um 25 (bis 40) μm.

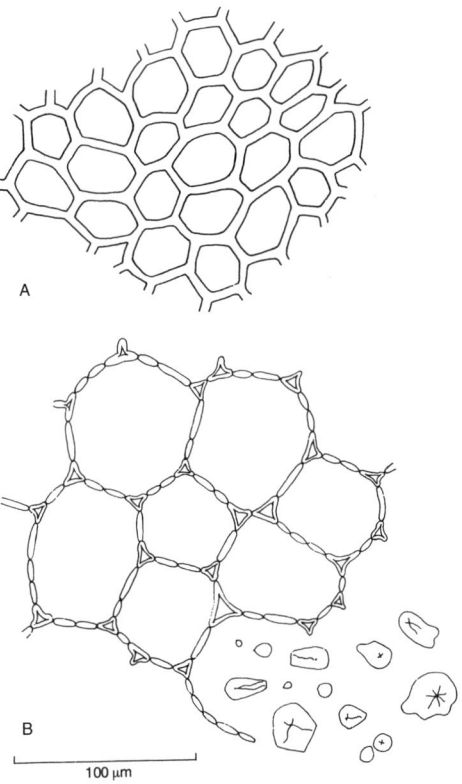

A

B

100 μm

Schnittdroge und Pulver

Nicht handelsüblich

Verfälschungen/Verwechslungen

Kommen in der Praxis nicht vor.

Abb. 233 *Aesculus hippocastanum* L. **A** Epidermis der Samenschale in Aufsicht, **B** Keimblattgewebe und Stärkekörner. SH

Inhaltsstoffe und Anwendung

Inhaltsstoffe: Saponine (3 bis 10 %, hauptsächlich Aescin); Flavonoide; fettes Öl (2 bis 3 %)
DAB: mindestens 3,0 % Triterpenglykoside, berechnet als Aescin

Anwendungsgebiete: Kommission E: Beschwerden bei Erkrankungen der Beinvenen (chronische Veneninsuffizienz), z. B. Schmerzen und Schweregefühl in den Beinen, nächtliche Wadenkrämpfe, Juckreiz und Beinschwellungen.
Ansonsten Industrie-Droge zur Aescin-Gewinnung.

Hyoscyami folium – Hyoscyamusblätter

Synonyme: Folia Hyoscyami, Herba Hyoscyami

Sonstige Bezeichnungen: dt.: Bilsenkraut, Totenblumenkraut, engl.: Henbane leaf, hyoscyamus leaf, franz.: Feuille de jusquiame, ital.: Foglia di giusquiamo, span.: Hoja de beleño

Stammpflanze: *Hyoscyamus niger* L. (Schwarzes Bilsenkraut); Solanaceae
Habitus: aufrechtes, bis zu 80 cm hohes Kraut, ein- und zweijährige Formen; Abb. 234

Herkunft: Aus Wildwuchs oder Kultur; Import aus den nördlichen Balkanländern und Russland

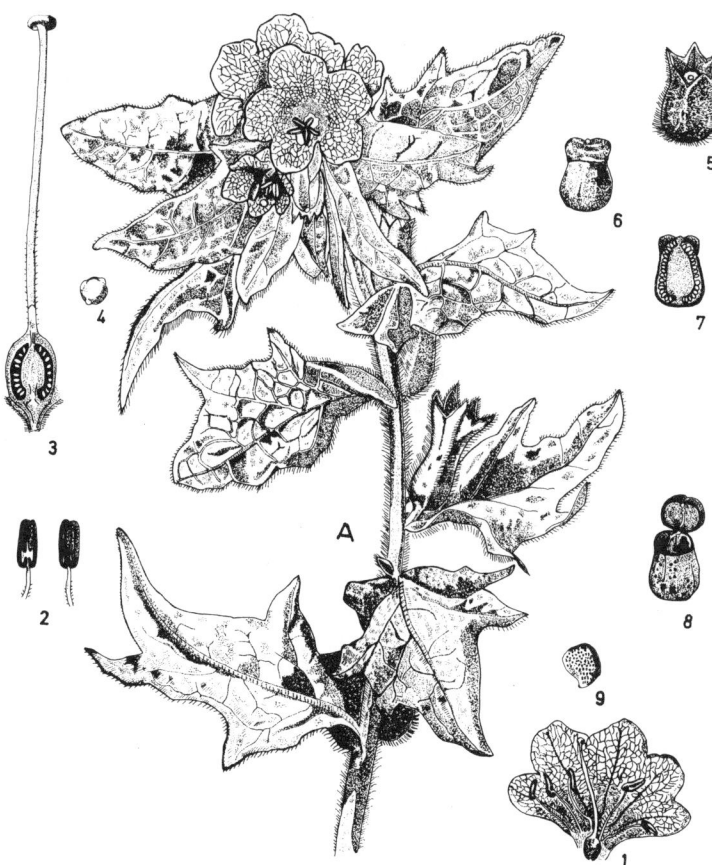

Abb. 234 *Hyoscyamus niger* L. **A** oberer Teil der blühenden Pflanze, 1 ausgebreitete Blumenkrone, 2 Staubblätter, 3 Fruchtknoten mit Griffel und Narbe, 4 Pollen, 5 Frucht mit Fruchtkelch, 6 Frucht mit geschlossenem Deckel, 7 Frucht im Längsschnitt, 8 Frucht mit geöffnetem Deckel, 9 Samen. Nach Köhler; SH

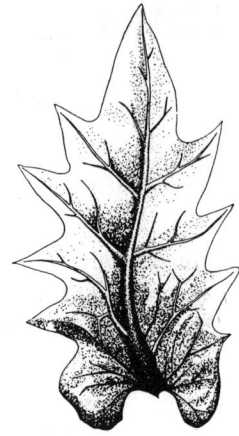

Abb. 235 *Hyoscyamus niger* L. Blatt, verkleinert 1/2. Aus Karsten, Weber, Stahl; Nach Liebisch

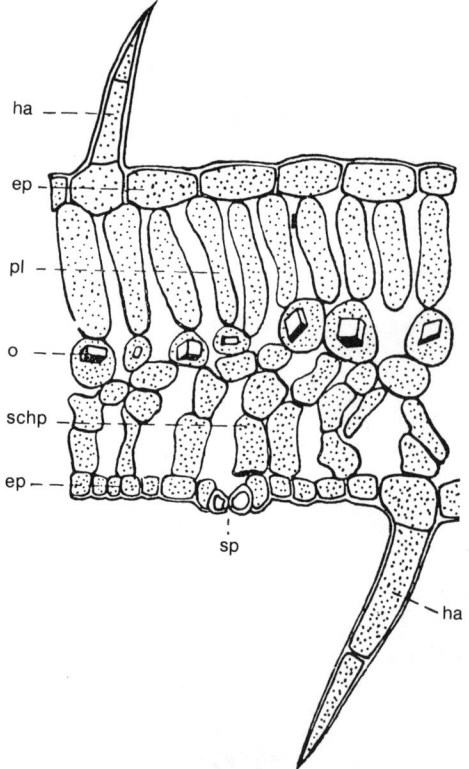

Abb. 236 *Hyoscyamus niger* L. Blatt im Querschnitt. ha Haar, ep Epidermis, pl Palisadenparenchym, o Ca-Oxalatkristalle, schp Schwammparenchym, sp Spaltöffnung. Vergr. ca. 200 x. Aus Karsten, Weber, Stahl; Karsten

Arzneibücher: Ph.Eur.: Die getrockneten Blätter oder die getrockneten Blätter mit blühenden und gelegentlich Früchte tragenden Zweigspitzen; Ph.Eur.: Eingestelltes Hyoscyamuspulver – Hyoscyami pulvis normatus

Ganzdroge

Geruch: neutral bis leicht süßlich-aromatisch

Geschmack: zunächst schal, dann salzig-bitter und etwas scharf

Morphologie

Siehe Abb. 235; Droge meist aus den oberen, halb stängelumfassenden Blättern bestehend; diese fahlgrün, bis 15 cm lang und bis 4 cm breit, Blattspreite an der Basis spitz; stark behaart, ziemlich dünn und brüchig, mit kräftiger brauner Mittelrippe; untere Stängelblätter, wenn vorhanden, mit breiten braunen, derben Blattstielen, Basis der Blattspreite dort herzförmig, behaart; beide Blattformen mit unregelmäßig gezähntem Blattrand.

Anatomie

Flächenansicht: Auf beiden Blattseiten dünnwandige und wellige Epidermiszellen, beidseitig anisocytische Stomata; scharfkantige Ca-Oxalateinzelkristalle aus dem Mesophyll ± deutlich durchscheinend; Haare: zahlreiche dünnwandige, 2- bis 4- oder mehrzellige Gliederhaare; seltener aber sehr charakteristisch langgestielte Drüsenhaare mit (1-) 2- bis 4- (oder mehr-)zelligem Stiel, Zellen ± kollabiert, Köpfchen vielzellig.

Querschnitt: Siehe Abb. 236; Blattbau bifazial, Epidermiszellen dünnwandig, meist deutlich tangential gestreckt; Palisadenparenchym 1-schichtig, Schwammparenchym locker; beidseitig Spaltöffnungen; scharfkantige Ca-Oxalateinzelkristalle hauptsächlich in den sogenannten „Sammelzellen" zwischen Palisaden- und Schwammparenchym; Leitbündel bikollateral; Mittelrippe stark hervortretend.

Schnittdroge

Nicht handelsüblich

Pulver
Siehe Abbildung 237

a Fragmente des Schwammparenchyms mit Gefäßen in Aufsicht; in vielen Zellen Ca-Oxalatkristalle, jedoch nicht in den den Gefäßen anliegenden Zellen; zahlreich, sehr charakteristisch; schon bei Lupenvergrößerung sofort auffallend
b Blattbruchstücke mit Palisadenparenchym in Aufsicht; Leitelemente durchscheinend; zahlreich; uncharakteristisch
c Blattbruchstücke im Querschnitt mit Palisaden- und Schwammparenchym, z. T. mit Gefäßen und Einzelkristallen; sehr zahlreich, charakteristisch
d Lang gestielte Drüsenhaare oder Bruchstücke davon frei liegend; selten, sehr charakteristisch
e Schmal-kegelförmige Gliederhaare oder Bruchstücke davon frei liegend; zahlreich, weniger charakteristisch

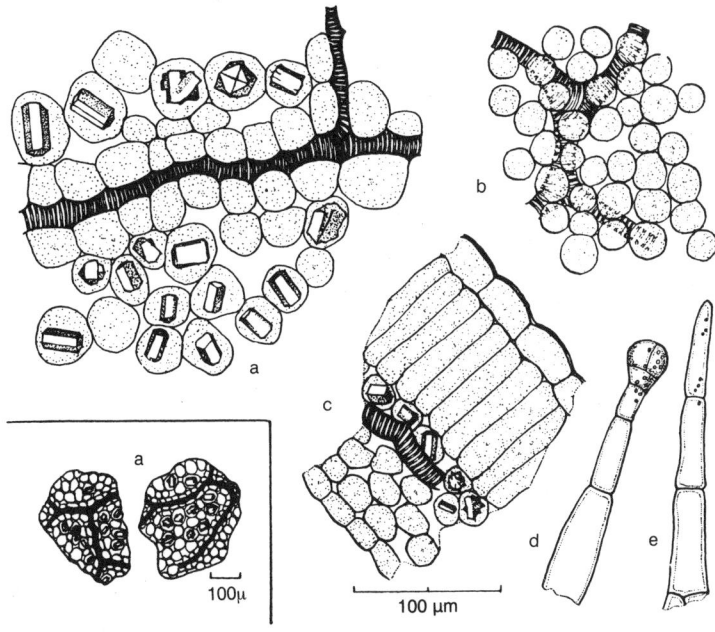

Abb. 237 Hyoscyami folium – Bilsenkrautblätter – Pulver. Erläuterungen siehe Text. Aus Karsten, Weber, Stahl; nach Weber

Anmerkungen: Da für die Droge auch die ganzen Zweigspitzen geerntet werden, können außerdem faserige Bruchstücke der Blattstiele und Stängel mit Leitgewebe in Aufsicht, kugelige, glatte Pollenkörner, Kronröhrenfragmente mit papillöser Epidermis, Samenfragmente mit gelblichbraunen wellig-dickwandigen Sklerenchymzellen der Samenschale und vereinzelt Drusen und Kristallsand aus Ca-Oxalat vorhanden sein.

Verfälschungen/Verwechslungen

Kommen vor mit den Blättern anderer *Hyoscyamus*-Arten, wie *H. reticulatus* L., *H. albus* L. (Ca-Oxalatdrusen) und *H. muticus* L. Letztere besitzen Drüsenhaare mit zahlreich verzweigtem, meist vergabeltem Stiel, am Ende jeden Astes mit einem einfachen Köpfchen; Epidermiszellen mit dicken Außenwänden, Schließzellen eingesenkt, typische Palisaden fehlen.

Inhaltsstoffe und Anwendung

Inhaltsstoffe: Tropan-Alkaloide (0,03 bis 0,28 %); Flavonoide; Cumarine
Ph.Eur.: Hyoscymusblätter: mindestens 0,05 % Gesamtalkaloide; Eingestelltes Hyoscyamuspulver: 0,05 bis 0,07 % Gesamtalkaloide, jeweils berechnet als Hyoscyamin

Anwendungsgebiete: Kommission E: Spasmen im Bereich des Gastrointestinaltraktes.
Volkstümlich: Früher als schmerz- und krampfstillendes Mittel.
Wegen der geringen therapeutischen Breite kommen nur auf einen bestimmten Alkaloidgehalt eingestellte Zubereitungen wie Eingestelltes Hyoscyamuspulver zur Anwendung.

Hinweis: Vorsichtig lagern, Giftpflanze

Hyperici herba – Johanniskraut

Synonyme: Herba Hyperici, Hypericum cum flore, Summitates Hyperici

Sonstige Bezeichnungen: dt.: Tüpfelhartheu, Johannisblut, Walpurgiskraut, engl.: St. John's wort, franz.: Millepertuis, ital.: Erba di iperico, erba di san Giovanni, span.: Sumidad de hipérico

Stammpflanze: *Hypericum perforatum* L. (Johanniskraut); Hypericaceae
Habitus: ca. 60 cm hohe krautige, ausdauernde Pflanze; Abb. 238

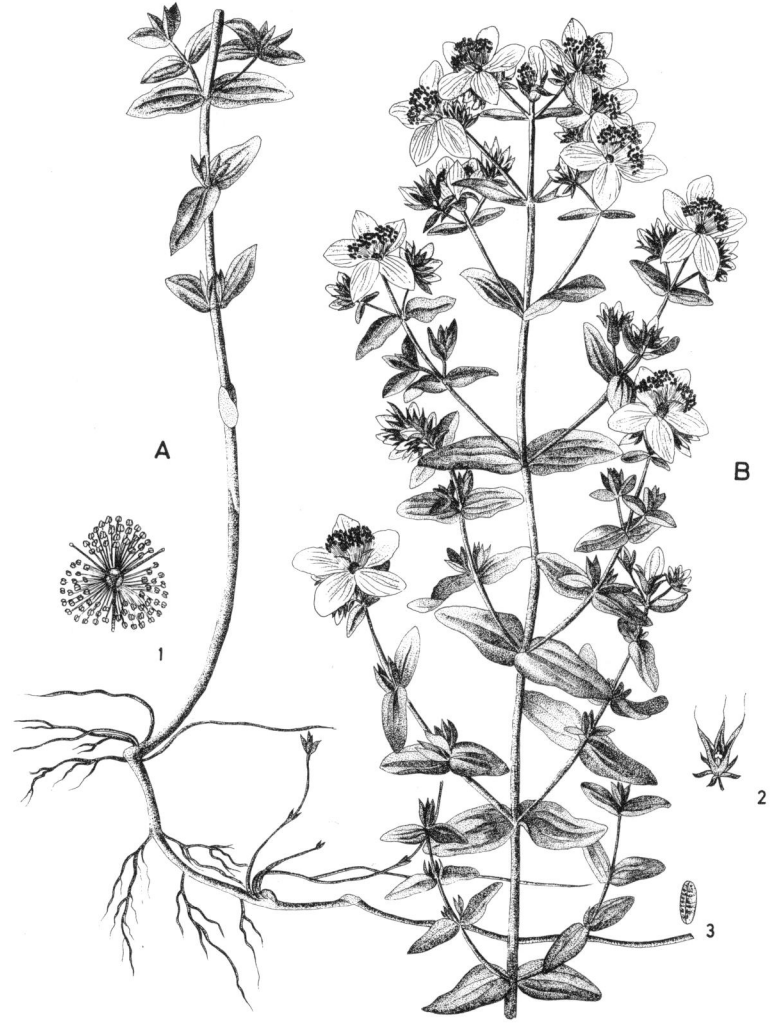

Abb. 238 *Hypericum perforatum* L. **A** Spross und Wurzel, **B** blühender Spross, 1 Blüte ohne Blütenblätter in Aufsicht, 2 reife Kapsel aufgesprungen, 3 Samen. Nach Hayne; ACH

Herkunft: Aus Wildvorkommen in Europa und aus dem westlichen Asien; Importe aus ost- und südosteuropäischen Ländern

Arzneibücher: Ph.Eur.: Zur Blütezeit geerntete, ganze oder geschnittene, getrocknete Zweigspitzen

Ganzdroge

Geruch: schwach, eigenartig würzig

Geschmack: herb-bitter, adstringierend

Morphologie
Stängel rund mit zwei Längskanten, kahl, gegen die Spitze drüsig, im oberen Teil ästig; **Blätter** gegenständig, bis 3 cm lang, elliptisch-länglich, untere Blätter am Grund abgerundet, die oberen am Grund kurz stielartig, selten stachelspitzig, ganzrandig, kahl, durchscheinend punktiert; **Blüten** und Blütenknospen gleichzeitig in trugdoldigen Rispen; Blütenstiele kahl, schwarzdrüsig; 5 Kelchblätter, diese eiförmig bis lanzettlich, zugespitzt, kahl, mit zahlreichen punktförmigen Drüsen; Kronblätter 5, goldgelb, etwa doppelt so lang wie die Kelchblätter, mit schwarzer drüsiger Punktierung und Strichen; schief-elliptisch, Rand an der einen Seite, selten beidseitig, gekerbt; zahlreiche Staubblätter; Fruchtknoten oberständig mit drei Griffeln. **Frucht:** als 3-klappige Kapsel, ca. 1 cm lang, mit zahlreichen dunklen Samen, in der Droge in unterschiedlichen Reifegraden vorhanden.

Anatomie
Stängel: Epidermis in Aufsicht aus polygonalen, dickwandigen, schwach getüpfelten Zellen, einzelne rundliche anisocytische Spaltöffnungen. Im Querschnitt in der primären Rinde einzelne stark axial gestreckte, etwa 400 bis 600 µm lange Hypericinbehälter;

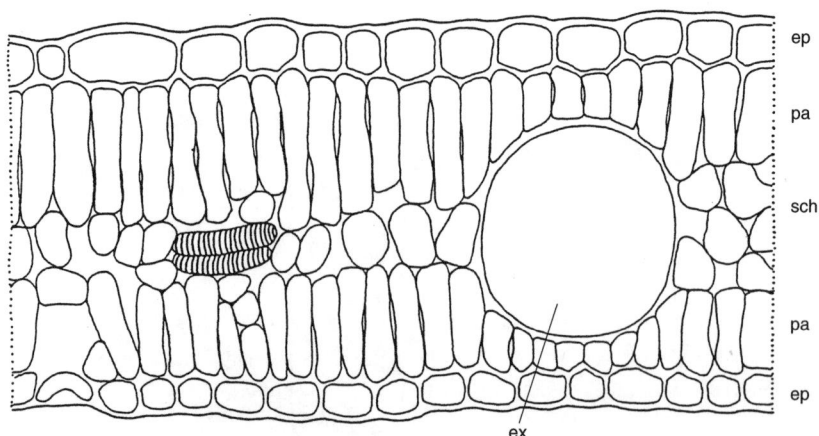

Abb. 239 *Hypericum perforatum* L. Blatt im Querschnitt. ep Epidermis, pa Palisadenparenchym, sch Schwammparenchym, ex Exkretbehälter. Vergr. ca. 200 x. NH

Holzkörper als geschlossener Ring; Mark mit eingestreuten kleinen Gruppen von rundlich-ovalen, derbwandigen, auffallend getüpfelten Zellen.

Blatt, Flächenansicht: Zellen der oberen Epidermis (Abb. 240 a) aus polygonalen bis wellig-buchtigen Zellen mit leicht knotigen Zellwänden, Zellen der unteren Epidermis (Abb. 240 b) welliger; unterseits meist anisocytische Spaltöffnungen; beidseitig die großen Exkretbehälter des Mesophylls hell durchscheinend; über diesen 4 bis 6 glattwandigere Epidermiszellen („Deckel") liegend; am Blattrand mehrere blutrote bis schwarze Hypericinbehälter, Inhalt in Chloralhydrat blutrot auslaufend. **Querschnitt:** Siehe Abb. 239, Blattbau äquifazial, im Mesophyll verstreut große lysigene Exkretbehälter, den halben bis ganzen Blattquerschnitt einnehmend; Behälter innen mit feinen sezernierenden Zellen ausgekleidet.

Blüte: Kelchblätter wie die Blätter gebaut, jedoch mit mehr Hypericinbehältern, Epidermis kleinzelliger; Kronblätter mit Epidermis aus länglichen, unregelmäßig knotig verdickten und meist septierten Zellen (Abb. 240 c) mit vielen kleinen gelben Tröpfchen und großen rundlich-ovalen und auch axial gestreckten Exkretbehältern. An der Spitze des Konnektiv der Antheren großer Hypericinbehälter, bis 170 µm; Pollenkörner (Abb. 240 e) 20 bis 28 µm, rundlich bis abgerundet 3-seitig, glatt mit 3 Austrittsporen; Epidermis des Fruchtknotens aus radial gestreckten, in der Flächenansicht polygonalen Zellen mit dicker Cuticula; ebenfalls mit Exkretbehältern in der Fruchtknotenwand;

Frucht: Derbwandiges Exokarp (Abb. 240 f), in Aufsicht aus gerundet polygonalen Zellen, den ganzen Querschnitt des Mesokarps einnehmend, Endokarp (Abb. 240 g) aus stumpfen, stark verdickten Fasern; **Samen:** Epidermis aus rundlich-polygonalen Zellen mit bräunlichen Innen- und Seitenwänden (Abb. 240 h); Nährgewebe und Embryo mit reichlich Fetttropfen.

Schnittdroge

Einzelne gelbbraune Kronblätter mit dunklen Strichen und am Rande dunklen Punkten, charakteristisch; Blütenknospen in Wasser aufgeweicht den Blütenbau zeigend; Blattbruchstücke grün, ganzrandig, durchscheinend punktiert (Lupe, charakteristisch), gelbliche Stängelstücke z. T. verholzt, hohl, stielrund oder mit zwei Längsleisten; Drüsenexkret in Chloralhydrat charakteristisch rot auslaufend; vereinzelt Früchte.

Pulver
Siehe Abbildung 240

a Blattbruchstücke mit oberer Epidermis in Aufsicht, Hypericinbehälter des Mesophylls durchscheinend; daneben ein Exkretbehälter durchscheinend, mit „Deckel"
b Blattbruchstücke mit unterer Epidermis in Aufsicht, Exkretbehälter mit „Deckel" und anisocytischen Spaltöffnungen
c Blütenblattfragmente in Aufsicht mit knotigen, oft septierten Epidermiszellen, Öltröpfchen des axial gestreckten Exkretbehälters durchscheinend
d Endothecium in Aufsicht

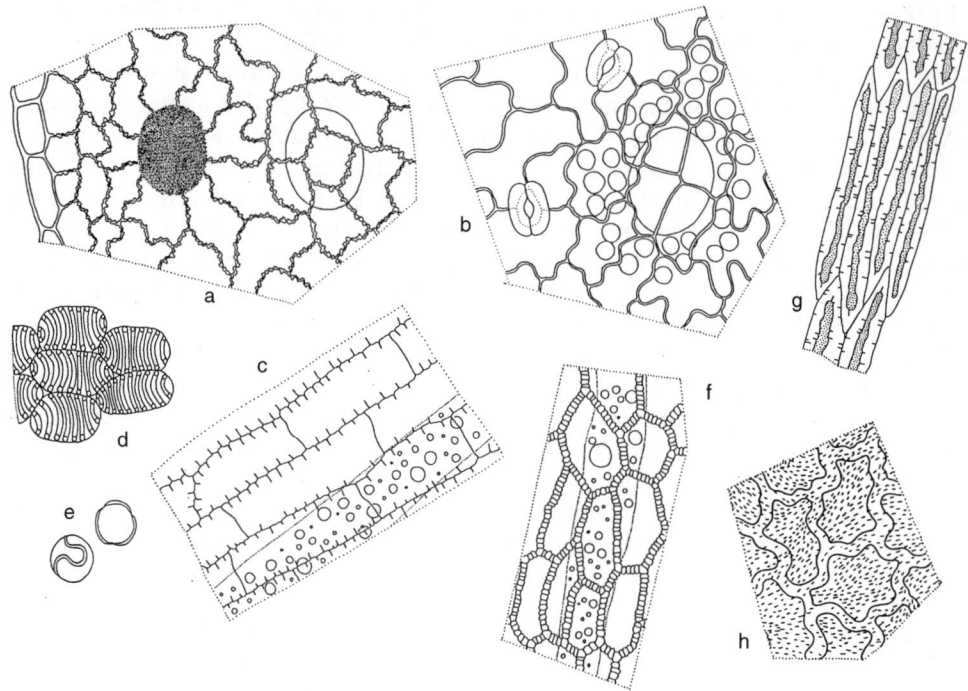

Abb. 240 Hyperici herba – Johanniskraut – Pulver. Erläuterungen siehe Text. NH

e Pollenkörner, triporat
f Exokarp mit Exkretgang durchscheinend
g Faseriges Endokarp des Fruchtknotens
h Bräunliche Bruchstücke der Samenschale in Aufsicht

Anmerkungen: keine Haare, zahlreiche faserige Stängelbruchstücke mit Leitgewebe in Aufsicht, Spiral-, Netz-, Hoftüpfelgefäße sowie Holzfasern und dickwandige Holzparenchymzellen in Aufsicht; nicht dargestellt.

Verfälschungen/Verwechslungen

Relativ häufig durch andere *Hypericum*-Arten; *H. maculatum* CRANTZ (Geflecktes Johanniskraut): viereckige, hohle Stängel und stumpfe Kelchblätter; *H. montanum* L. (Berg-Johanniskraut): runde Stängel; *H. hirsutum* L. (Behaartes Johanniskraut): Stängel ohne Längsrippen und Kelchblätter mit Drüsenhaaren; *H. barbatum* JACQ. (Bart-Johanniskraut): runde Stängel und borstig gefranste Kelch- und Deckblätter; *Hypericum tetrapterum* FRIES (Flügel-Johanniskraut): 4-flügelige Stängel.

Inhaltsstoffe und Anwendung

Inhaltsstoffe: Naphthodianthrone (Hypericin und Hypericinderivate, 0,1 bis 0,3 %); Phloroglucinderivate (Hyperforin o. ä., 2 bis 4 %); Flavonoide (2 bis 4 %); Gerbstoffe oligomere Procyanidine (6 bis 15 %); Xanthone; ätherisches Öl (0,1 bis 0,3 %).
Ph.Eur.: mindestens 0,08 % Gesamt-Hypericine, berechnet als Hypericin

Anwendungsgebiete: Kommission E: Innere Anwendung: Psychovegetative Störungen, depressive Verstimmungszustände, Angst und/oder nervöse Unruhe. Ölige Hypericum-Zubereitungen werden innerlich bei dyspeptischen Beschwerden angewendet, äußerlich zur Behandlung und Nachbehandlung von scharfen und stumpfen Verletzungen, Myalgien und Verbrennungen 1. Grades.
Volkstümlich: Auch zur Entwässerung, bei Rheumatismus und Gicht.

Standardzulassung: Johanniskraut, Zul.-Nr. 1059.99.99

Ipecacuanhae radix – Ipecacuanhawurzel

Synonyme: Radix Ipecacuanhae, Radix Uragogae ipecacuanhae

Sonstige Bezeichnungen: dt.: Brechwurzel, engl.: Ipecacuanha root, ipecac, franz.: Racine d'ipécacuanha, ital.: Radice di ipecacuana; span.: Raíz de ipecacuana

Stammpflanzen: *Cephaelis ipecacuanha* (BROT.) A. RICH., bekannt als Matto-Grosso-Ipecacuanha, oder *Cephaelis acuminata* KARSTEN, bekannt als Costa-Rica-Ipecacuanha, oder eine Mischung der beiden Arten; Rubiaceae
Habitus: *C. ipecacuanha*: bis 40 cm hohe, ausdauernde, immergrüne krautige Pflanze; *C. acuminata*: 1 bis 4 m hohe, halbstrauchige oder strauchige Pflanze mit kahlen Zweigen; Abb. 241

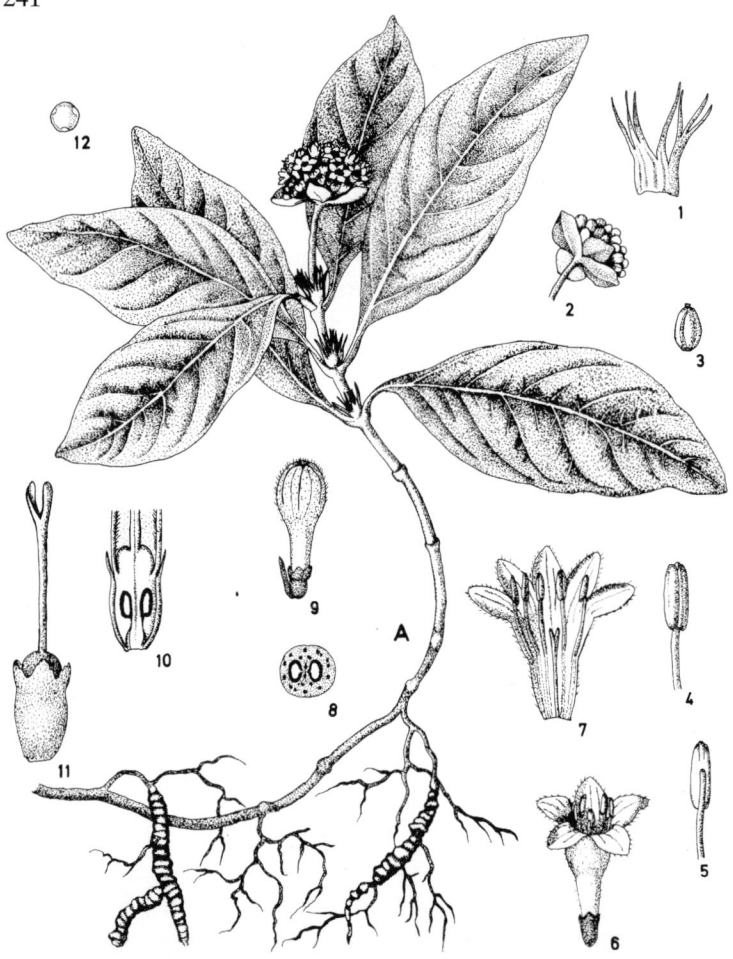

Abb. 241 *Cephaelis ipecacuanha* (BROT.) A. RICH. **A** blühende Pflanze, 1 Nebenblatt, 2 Blütenkopf, 3 Früchtchen, 4/5 Staubblätter, 6 Blüte, 7 ausgebreitete Blüte, 8 Fruchtknoten im Querschnitt, 9 Blütenknospe mit Blütendeckblättchen, 10 Fruchtknoten im Längsschnitt, 11 Stempel, 12 Pollen. Nach Köhler; DF

Herkunft: Wildsammlungen; hauptsächlich aus Brasilien, auch aus Costa Rica und Nicaragua

Arzneibücher: Ph.Eur.: Die zerkleinerten und getrockneten unterirdischen Organe; Ph.Eur.: Eingestelltes Ipecacuanhapulver – Ipecacuanhae pulvis normatus

Ganzdroge

Geruch: schwach

Geschmack: schwach bitter, eigentümlich widerlich; etwas seifig und kratzend

Morphologie
C. ipecacuanha: dünne, höchstens ca. 5 mm dicke und bis zu 15 cm lange, außen graubraune Wurzelstücke mit auffallenden, in Abständen von ca. 1 mm aufeinander folgenden Ringwülsten, die halbringförmig den Holzkörper umfassen; der gelbliche Holzkörper in den Rinnen zwischen den Wülsten ist oftmals freigelegt, da dieser sich beim Trocknen weniger stark zusammenzieht als die Rinde; Bruch in der Rinde glatt, im Holz splitternd, hornartig.
C. acuminata: mit bis ca. 8 mm dicker als *C. ipecacuanha*, Einschnürungen weniger tief und Wülste unregelmäßiger (sog. Halbringe).

Anatomie
Cephaelis ipecacuanha: **Querschnitt:** siehe Abb. 242 und 243; Rinde mit brauner Korkschicht von 5 bis 6 Zelllagen nach außen abschließend; Rinde parenchymatisch, Zellwände grob und unregelmäßig getüpfelt, Stärke führend; zahlreiche Rindenzellen, besonders die Zellen der inneren Rinde mit Bündeln von Ca-Oxalatraphiden; in der Rinde keine sklerenchymatischen Elemente; Siebröhrenstränge klein, uncharakteristisch, nach außen oft obliteriert; Holzteil im Querschnitt sehr gleichmäßig erscheinend, radiale Reihen stärkehaltiger und stärkefreier Zellen miteinander abwechselnd. **Längsschnitt:** Holz mit getüpfelten Tracheen und Tracheiden; Holzfasern und Ersatzfasern mit linksschiefen Spalttüpfeln.
Stärkekörner in der Rinde zusammengesetzt, Teilkorn 4 bis 10 (bis15) µm, Gesamtstärkekorn bis 25 µm; Stärkekörner im Holzteil 8 bis 10 µm und zusammengesetzt.
C. acuminata: Anatomie wie bei *C. ipecacuanha*; Stärkekörner etwas größer; zusammengesetzte Körner der Rinde bis ca. 35 µm, Einzelkorn bis ca. 15 µm.

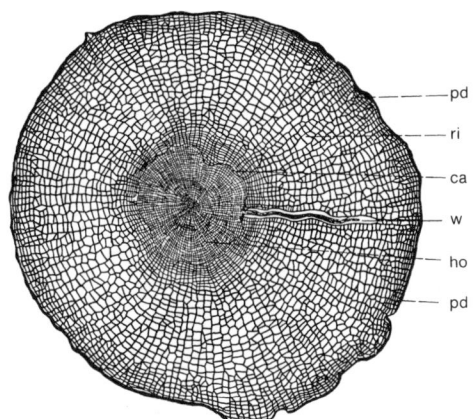

Abb. 242 *Cephaelis ipecacuanha* (Brot.) A. Rich. Wurzel im Querschnitt; Lupenbild. pd Periderm, ri Rinde, ca Kambium, w Seitenwurzel, ho Holzkörper. Aus Karsten, Weber, Stahl; nach Oltmanns

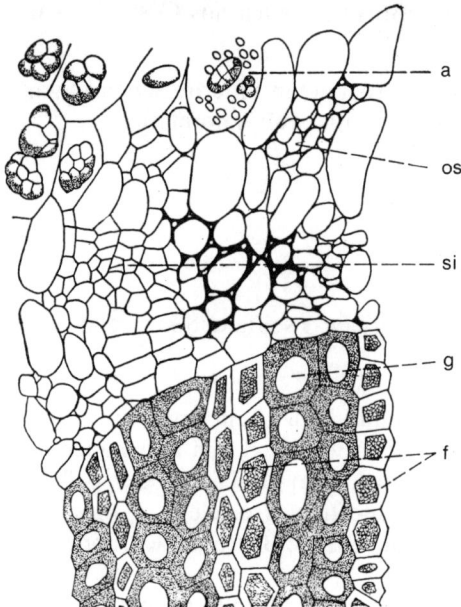

Abb. 243 *Cephaelis ipecacuanha* (Brot.) A. Rich. Wurzel im Querschnitt; Kambiumzone. a Zellen mit Stärke, os obliterierte Siebteile, si Siebteile, g Gefäße, f Markstrahlen. Vergr. ca. 200 x. Aus Karsten, Weber, Stahl; nach Karsten

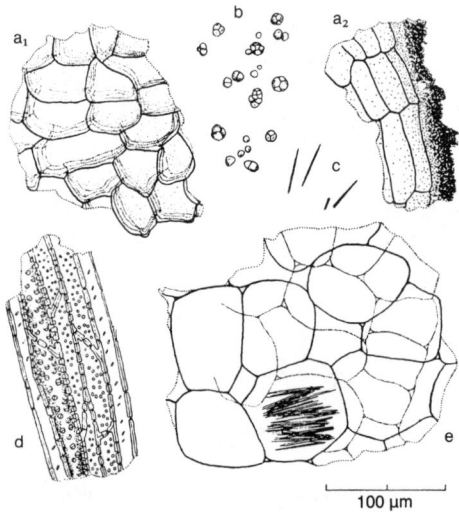

Abb. 244 Ipecacuanhae radix – Ipecacuanhawurzel – Pulver. Erläuterungen siehe Text. Aus Karsten, Weber, Stahl; Weber

Schnittdroge

Wurzelstückchen kaum über 5 mm dick, knotig geringelt, außen graubraun, fein längsstreifig; im Querschnitt breite, weißlichgraue bis bräunliche Rindenschicht; Holzkörper gelblich, ca. nur 1/3 bis 1/5 des Wurzeldurchmessers einnehmend; gelegentlich Holzteil heraus gelöst, findet sich nicht selten lose in Form gelblicher, stielrunder, zäher Stückchen in der Schnittdroge

Pulver

Siehe Abbildung 244

a Korkfragmente, schwach bräunlich bis braun, in Schrägaufsicht (a_1) und im Querschnitt (a_2); selten, wenig charakteristisch

b Im Wasserpräparat Stärke, Stärkekörner meist aus 3 bis vielen Teilkörnern zusammengesetzt; charakteristisch; Einzelkörner selten

c Feine Ca-Oxalatraphiden frei liegend; charakteristisch

d Bruchstücke aus dem Holzkörper in Längsaufsicht

e Fragmente des Rindenparenchyms; einzelne Zellen mit Raphidenbündeln; sehr zahlreich, charakteristisch

Verfälschungen/Verwechslungen

Gelegentlich durch die emetinfreie Wurzel von *Richardsonia scabra* (L.) St.-Hil. (Radix Ipecacuanhae amylaceae) mit größeren, deutlich geschichteten Stärkekörnern und im Holzkörper Markstrahlen und Gefäßen sowie Oxalatdrusen; oder durch Radix Ipecacuanhae nigrae von *Cephaelis emetica* Pers.; diese stärkefrei, nur ca. 0,03 % Alkaloide enthaltend. Ausführlicher Schlüssel in Hagers Handbuch der Pharmazeutischen Praxis, 5. Auflage.

Inhaltsstoffe und Anwendung

Inhaltsstoffe: Isochinolinalkaloide (1,8 bis 4 %); Iridoide; Isochinolinglukoside
Ph.Eur.: Ipecacuanhawurzel: mindestens 2,0 % Gesamtalkaloide; Eingestelltes Ipecacuanhapulver: 1,9 bis 2,1 %, jeweils berechnet als Emetin

Anwendungsgebiete: Expektorans mit starker sekretolytischer Wirkung. In höherer
Dosierung Anwendung bei Kindern, die man nach Verschlucken giftiger Beeren zum
Erbrechen bringen möchte.
Wegen der geringen therapeutischen Breite kommen nur auf einen bestimmten Alka-
loidgehalt eingestellte Zubereitungen wie Eingestelltes Ipecacuanhapulver zur
Anwendung.

Hinweis: Vorsichtig lagern, Giftpflanze.

Juglandis folium – Walnussblätter

Synonyme: Folia Juglandis

Sonstige Bezeichnungen: dt.: Nussblätter, engl.: Walnut leaf, franz.: Feuille de noyer, ital.: Foglia di noce comune, span.: Hoja de nogal

Stammpflanze: *Juglans regia* L. (Walnuss); Juglandaceae
Habitus: 10 bis 25 hoher Laubbaum

Herkunft: Importe aus ost- und südosteuropäischen Ländern

Arzneibücher: DAC: Die getrockneten Laubblätter

Ganzdroge

Geruch: schwach aromatisch bis würzig

Geschmack: etwas kratzend, bitter und zusammenziehend

Morphologie

Siehe Abb. 245; Laubblätter unpaarig gefiedert, Endfieder gestielt, meist 3 Seitenfiedern, diese ungestielt, nicht immer genau gegenüber stehend; Blattspindel bis 30 cm lang; Fiedern ganzrandig, ca. 10 cm lang, länglich-eiförmig, zugespitzt; Mittelrippe oberseits schwach, unterseits stark hervortretend; meist 10 bis 12 Nerven 1. Ordnung unterseits hervortretend; davon sekundäre Seitennerven typisch rechtwinklig abzweigend; auf der Blattunterseite, meist jedoch nur an jungen Blättern, in den Winkeln der hervortretenden Nerven Büschel langer, spitzer, derber Haare.

Anatomie

Flächenansicht: Epidermiszellen (Abb. 246a) der Blattober- und Blattunterseite unregelmäßig polygonal mit leicht gewellten Wänden; nur unterseits anomocytische Stomata; Haare: beidseitig kurze Drüsenhaare entweder mit 1- bis 4-zelligem Stiel und einem 2- bis 4-zelligen oder mehrzelligen Köpfchen; außerdem meist leicht eingesenkte Drüsenhaare, ähnlich

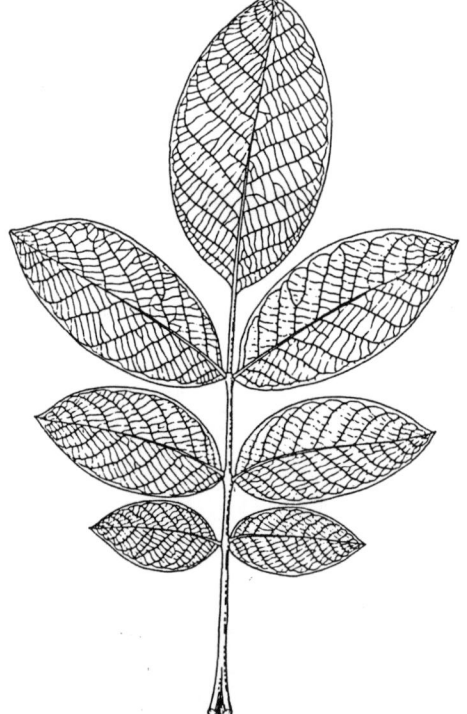

Abb. 245 *Juglans regia* L. Laubblatt, ca. 1/3 natürl. Größe. Aus Karsten, Weber, Stahl; Stahl

den Lamiaceen-Drüsenschuppen; bei jungen Blättern auf der Blattunterseite in den Winkeln der Nerven Büschel aus 1-zelligen, spitzen langen Deckhaaren, 500 µm und länger.

Querschnitt: Siehe Abb. 246 b; Blattbau bifazial mit 2- oder 3-schichtigem Palisadenparenchym und einem weitmaschigen Schwammparenchym; im Mesophyll Zellen mit Ca-Oxalatdrusen; diese in den Palisaden größer (bis über 50 µm) als im Schwammparenchym; Mittelnerv im Querschnitt unterhalb der Epidermis mit einer Lage von Kollenchymzellen; im Mesophyll aus großzelligem Parenchym ein Ring von Leitbündeln, umgeben von einer Scheide aus Sklerenchymfasern; innerhalb des Leitbündelringes ein großzelliges Mark.

Schnittdroge

Graugrüne, brüchige Bruchstücke der Blattfiedern, unbehaart, nur in den Winkeln der Nerven gelegentlich Haarbüschel; auf der Unterseite die rotbraunen Haupt- und Seitennerven stark hervortretend, Nerven 2. Ordnung von den Nerven 1. Ordnung im rechten Winkel abgehend, dann parallel verlaufend und dadurch eine charakteristische, rechteckige Felderung erzeugend; gelegentlich Abschnitte der Blattspindel.

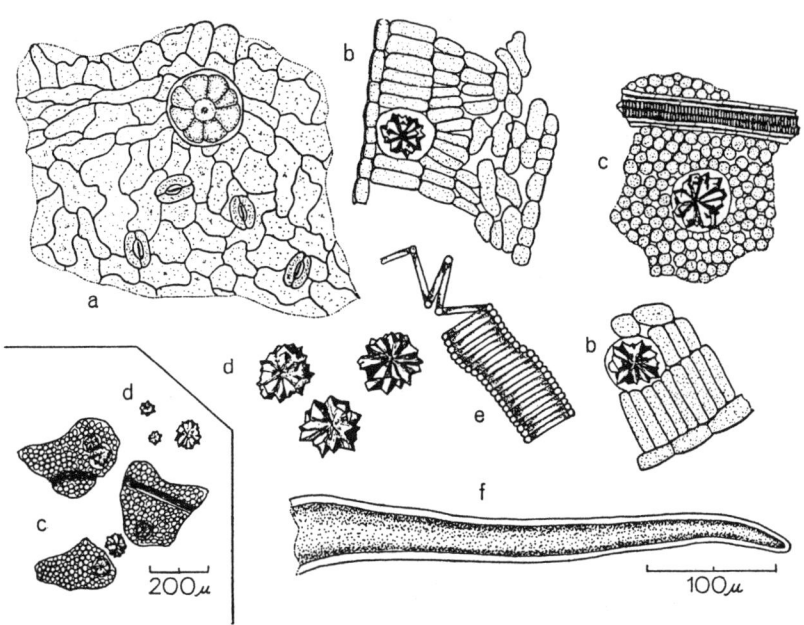

Abb. 246 Juglandis folium – Walnussblätter – Pulver. Erläuterungen siehe Text. Aus Karsten, Weber, Stahl; nach Weber

Pulver

Siehe Abbildung 246

a Blattbruchstücke mit unterer Epidermis in Aufsicht, anomocytische Spaltöffnungen und Drüsenschuppe; z. T. außerdem große einzellige Haare oder deren Basen, nicht dargestellt
b Blattbruchstücke im Querschnitt mit Ca-Oxalatdrusen im Mesophyll
c Blattbruchstücke mit Oberseite in Aufsicht, Palisadenparenchym mit Ca-Oxalatdrusen
d Große Ca-Oxalatdrusen frei liegend; zahlreich
e Bruchstücke von Schraubengefäßen
f Fragmente der großen Haare

Anmerkung: außerdem gestielte Drüsenhaare, nicht dargestellt.

Verfälschungen/Verwechslungen

Kommen in der Praxis kaum vor.

Inhaltsstoffe und Anwendung

Inhaltsstoffe: Gerbstoffe (ca. 10 %, Ellagitannine); Juglon und Hydrojuglon; Flavonoide (ca. 3,4 %); Phenolcarbonsäuren; ätherisches Öl (ca. 0,01 bis 0,03 %)
DAC: mindestens 2,0 % mit Hautpulver fällbare Gerbstoffe, berechnet als Pyrogallol

Anwendungsgebiete: Kommission E: Äußere Anwendung: leichte, oberflächliche Entzündungen der Haut, übermäßige Schweißabsonderung.
Volkstümlich: auch bei Magen-Darm-Katarrhen, als Anthelmintikum und zur „Blutreinigung".

Standardzulassung: Walnussblätter, Zul.-Nr. 2429.99.99

Juniperi fructus – Wacholderbeeren

Synonyme: Fructus Juniperi, Pseudofructus Juniperi, Baccae Juniperi

Sonstige Bezeichnungen: dt.: Kaddigbeeren, Reckholderbeeren, engl.: Juniper berry, franz.: Baie de genièvre, ital.: Coccola (bacca) di ginepro; span.: Baya de enebro

Stammpflanze: *Juniperus communis* L. (Wacholder); Cupressaceae
Habitus: Strauch oder bis 12 m hoher Baum; Abb. 247

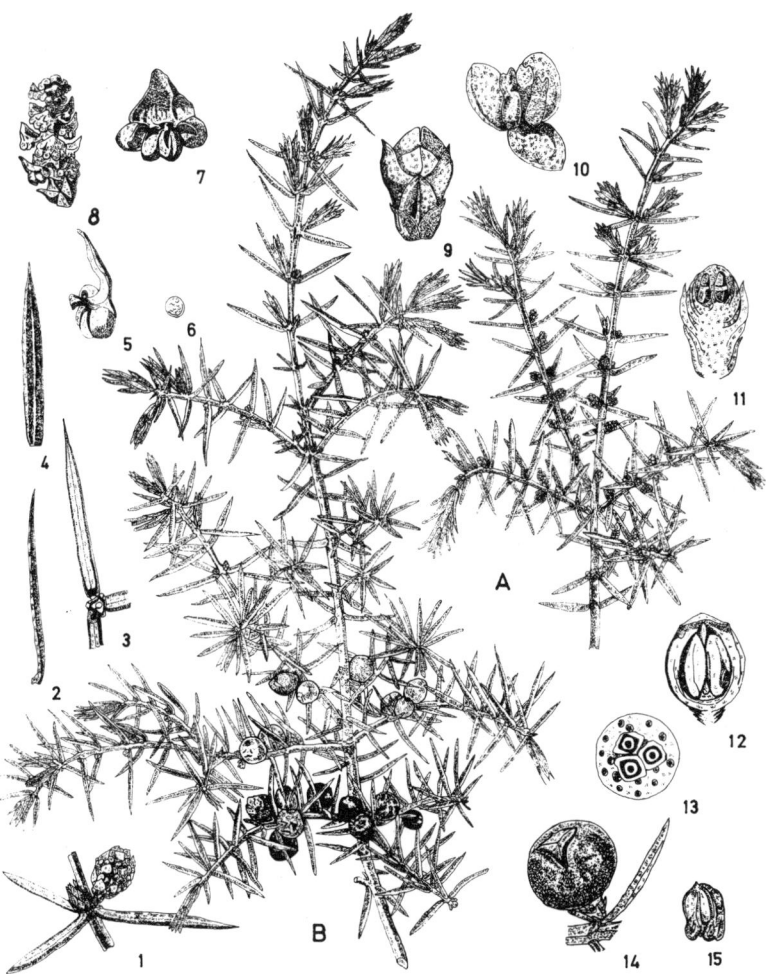

Abb. 247 *Juniperus communis* L. **A** Zweig mit männlichen Blüten, **B** fruchtender Zweig, 1 Zweigstück mit männlichen Blütenkätzchen, 2 u. 4 Nadeln von verschiedenen Seiten, 3 Querschnitt durch einen jüngeren Zweig mit Nadeln, 5 u.7 Staubblätter von verschiedenen Seiten, 6 Pollen, 8 männliche Blütenkätzchen geöffnet, 9 weibliche Blütenkätzchen, 10 Fruchtblätter mit Samenanlagen, 11 weibliche Kätzchen im Längsschnitt, 12 Beerenzapfen im Längsschnitt, 13 Beerenzapfen im Querschnitt, 14 Beerenzapfen, 15 Samen. Nach Köhler; SH

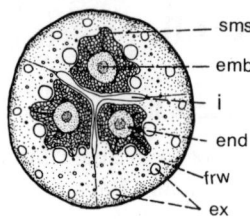

Abb. 248 *Juniperus communis* L. Querschnitt durch den Beerenzapfen; Lupenbild. sms Samenschale, emb Embryo, i Hohlraum, end Endosperm, frw Fruchtwand, ex Exkretbehälter. Aus Karsten, Weber, Stahl; nach Karsten

Herkunft: Import aus Kroatien, Italien und Albanien. Die Handelsbezeichnungen beziehen sich oft auf die Qualität, nicht auf die Herkunft: „italienische" Droge bedeutet besonders große, gleichmäßig dunkelblaue, ausgelesene Beeren, die nicht unbedingt aus Italien stammen müssen.

Arzneibücher: Ph.Eur.: Die reifen, getrockneten Beerenzapfen

Ganzdroge

Geruch: stark aromatisch, besonders beim Zerdrücken

Geschmack: süß, aromatisch-würzig

Morphologie
Siehe Abb. 247,14; sehr kurz gestielte, schwarzbraune, bläulich bereifte, infolge Trocknung ± geschrumpfte „Beeren", 5 bis 10 mm, mit drei strahlig zusammenlaufenden, deutlichen Furchen als Folge des Verwachsens der 3 Fruchtblätter; 3 deutliche Höcker oder Wülste von den Spitzen der Fruchtblätter herrührend; Fruchtfleisch bräunlich; Samen bräunlich, länglich, stumpf dreikantig; Samenschale verholzt.

Anatomie
Lupe, Querschnitt: Siehe Abb. 248; Fruchtwand dünn, Fruchtfleisch deutlich in 3 Kammern gegliedert, in jeder Kammer ein Same; Verwachsung der Fruchtblätter unvollständig, in der Mitte deshalb ein dreizipfeliger Hohlraum bleibend; Fruchtfleisch durchsetzt mit Exkretbehältern (Ölbehälter), unmittelbar an die Samen angrenzend stets einige größere Exkretbehälter; Samenschale sehr dick, einen rundlichen, in Endosperm eingebetteten Keimling enthaltend.
Mikroskop, Frucht: Siehe Abb. 249; Epidermiszellen des Exokarps im Querschnitt mit sehr dicker, farbloser Außenwand; in Aufsicht Zellen unregelmäßig polygonal und mit braunem Inhalt (Abb. 251 c); Epidermis mit starker, teils rissiger Cuticula, gelegentlich Stomata; Hypoderm aus wenigen Lagen kollenchymatischer Zellen. Fruchtfleisch (Mesokarp) aus lockerem großzelligem Parenchym mit braunem körnigem Inhalt, darin z. T. große Interzellularen; im Fruchtfleisch eingestreut Ölbehälter, Leitbündel und vereinzelt oder in Nestern sehr große, gelbliche Steinzellen mit wenigen schlitzigen Tüpfeln (Idioblasten oder „Tonnenzellen", Abb. 251 a). Endokarp nur im oberen Teil der Frucht ausgebildet, aus geradwandigen Zellen mit unregelmäßig knotig getüpfelten Wänden bestehend; im unteren Fruchtteil Frucht- und Samenschale verwachsen.
Samen: Siehe Abb. 250; Samenschale nach außen mit dickwandiger Epidermis abschließend, darunter wenige Lagen parenchymatischen Gewebes, dann eine unterschiedlich dicke Schicht von Steinzellen; diese farblos, wenig getüpfelt, in einem klei-

nen Lumen Ca-Oxalateinzelkristalle enthaltend, charakteristisch; innere Epidermis der Samenschale und Perisperm
aus Lagen von gelbbraunen, ± kollabierten Zellen; Endospermzellen in der Peripherie stark verdickt, nach innen zunehmend dünnwandig; letztere ebenso
wie die Zellen des Embryos Aleuronkörner und fettes Öl führend.

Schnittdroge

Nicht handelsüblich; in Teemischungen
werden meist die gequetschten Früchte
verwendet; diese Ware besteht aus unre-
gelmäßigen Stücken der Frucht, außen
violettbraun, innen bräunlich, und Samen
mit anhaftendem Fruchtfleisch.

Pulver

Siehe Abbildung 251

a Tonnenzellen (Idioblasten) aus dem
  Fruchtfleisch; vereinzelt oder nester-
  weise, gelblich, zahlreich; sehr charakteristisch, schon bei Lupenbetrachtung
  auffallend
b Steinzellen aus der Samenschale mit
  ein bis mehreren Ca-Oxalateinzelkristallen im Lumen, oft zu Steinzellnestern vereinigt; zahlreich, charakteristisch; schon bei Lupenbetrachtung
  auffallend
c Bruchstücke der äußeren Fruchtwand
  mit Epidermis in Aufsicht, bräunliches
  Zelllumen, z. T. mit Spaltöffnungen;
  zahlreich, charakteristisch
d Bruchstücke der Fruchtwand mit kollenchymatischen Hypodermiszellen;
  zahlreich, charakteristisch

Anmerkungen: Stärke nicht vorhanden;
die Idioblasten haben verholzte Zellwände und färben sich mit Phloroglucin-
Salzsäure rot.

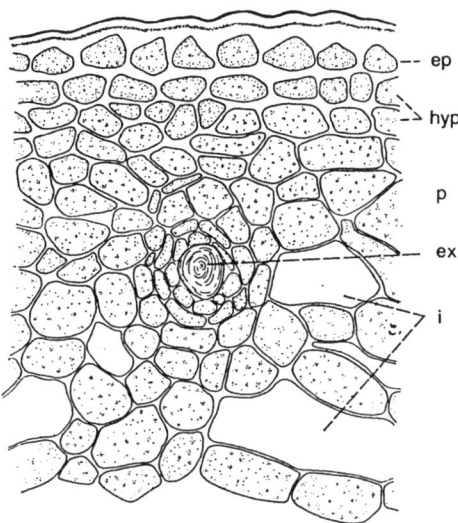

Abb. 249 *Juniperus communis* L. Äußere
Fruchtwand im Querschnitt. ep Epidermis,
hyp kollenchymatische Hypodermis, p Paren-
chym, ex Exkretbehälter, i Interzellularräume,
Vergr. ca. 200 x. Aus Karsten, Weber, Stahl; nach
Karsten

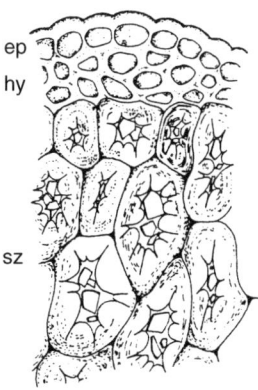

Abb. 250 *Juniperus communis* L. Samenschale
im Querschnitt. ep Epidermis, hy Hypoderm,
sz Steinzellenschicht. Vergr. 200 x. Aus Gassner,
Hohmann, Deutschmann; Gassner

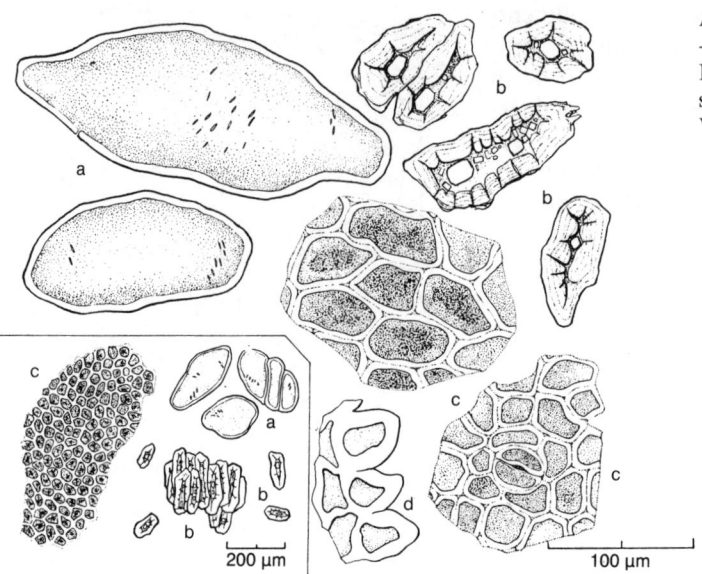

Abb. 251 Juniperi fructus – Wacholderbeeren – Pulver. Erläuterungen siehe Text. Aus Karsten, Weber, Stahl; nach Weber

Verfälschungen/Verwechslungen

Verfälschungen hin und wieder mit den Früchten anderer *Juniperus*-Arten wie *J. oxycedrus* L. (Baumwacholder, Früchte braunrot, größer als Wacholderbeeren) sowie *J. sabina* L. (Sadebaum, Früchte fast schwarz, 5 bis 8 mm). Mikroskopisch kann man diese beiden Verfälschungen auch an den verzweigten Tonnenzellen erkennen. Beobachtet wurden auch missgebildete Beeren mit 5 oder 6 Fruchtschuppen.

Inhaltsstoffe und Anwendung

Inhaltsstoffe: Ätherisches Öl (0,5 bis 2 %, Hauptkomponenten α- u. ß-Pinen, Camphen, Terpinen-4-ol); Invertzucker (ca. 30 %); Catechingerbstoffe (3 bis 5 %); Flavonoide; Leukoanthocyanidine
Ph.Eur.: mindestens 1,0 % ätherisches Öl

Anwendungsgebiete: Kommission E: Dyspeptische Beschwerden.
Volkstümlich: Auch zur Entwässerung und als Harnantiseptikum.
Ansonsten Verwendung als Gewürz sowie in der Spirituosenerzeugung (Gin, Genever) und Likörindustrie.

Standardzulassung: Wacholderbeeren, Zul.-Nr. 1369.99.99

Lamii albi herba – Taubnesselkraut

Synonyme: Herba Lamii albi, Flores Urticae mortuae

Sonstige Bezeichnungen: engl.: White deadnettle herb, archangel, franz.: Lamier blanc, ital.: Ortica bianca, span.: Sumidad de ortiga blanca

Stammpflanze: *Lamium album* L. (Weiße Taubnessel); Lamiaceae
Habitus: 50 cm hohe, behaarte krautige Staude; Abb. 252

Herkunft: Import aus osteuropäischen Ländern

Arzneibücher: DAC: Die zur Blütezeit gesammelten, rasch getrockneten, ganzen oder geschnittenen oberirdischen Teile

Ganzdroge

Geruch: geruchlos

Geschmack: schwach bitter

Morphologie
Stängel vierkantig und hohl, locker behaart, wenig verzweigt; **Blätter** gestielt, in dekussierter Stellung, Blattspreite eiförmig, 3 bis 5 cm lang und 2 bis 3 cm breit, Blattrand grob gesägt; **Blüten** (Abb. 252 B, C) in den Blattachseln in 6- bis 16-blütigen Scheinquirlen sitzend; Kelch glockig mit 5 gleichartigen, pfriemlichen Zähnen, am Rande buchtig gezähnt; Kronröhre S-förmig gekrümmt und 2-lippig, gelblichweiß, weit aus dem Kelch hervorschauend; Oberlippe deutlich helmförmig, oben deutlich behaart, Unterlippe 3-spaltig mit einem breiten gezähnelten Mittellappen, Seitenlappen zu einer zahnförmigen Spitze verkümmert; 4 Staubblätter an der Blütenkrone anhaftend und mit schwarzbraunen, behaarten Antheren.

Anatomie
Blatt, Flächenansicht: Siehe Abb. 253 a, c; Epidermiszellen der Blattoberseite schwach gewellt, Epidermis der Blattunterseite aus stark wellig-buchtigen Zellen mit zahlreichen diacytischen Spaltöff-

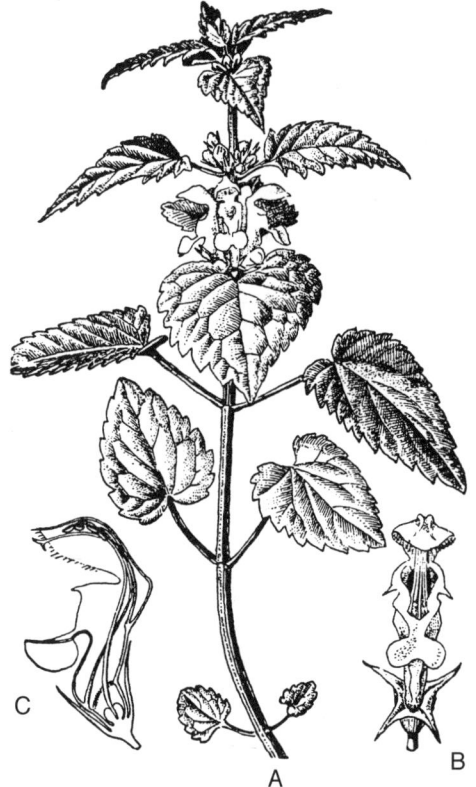

Abb. 252 *Lamium album* L. **A** blühende Pflanze, **B** Blüte von vorne, **C** Blüte im Längsschnitt. Aus Kaiser; Dunzinger

nungen; Haare: auf den Blattnerven und am Blattrand 2-zellige, dickwandige gebogene Haare mit gekörnter Cuticula, Basis der Haare als leicht erhabener Sockel aus dickwandigeren Epidermiszellen; außerdem zahlreiche kurze Drüsenhaare mit 1- oder 2-zelligem Stiel und 2- bis 4-zelligem, kugeligem Köpfchen (Abb. 253 i); auf der Blattoberseite ebenfalls beide Haartypen, aber deutlich weniger häufig. **Querschnitt:** Blattbau bifazial, Palisadenparenchym einschichtig, in den Palisaden kleine Ca-Oxalatrosetten; Zellen des Schwammparenchyms sehr kurzarmig.

Blüte: Epidermiszellen des Kelches glattwandig bis leicht gewellt und schwach länglich, wie auf den Blättern 2-zellige Gliederhaare, diese deutlich kürzer, vor allem die basale Zelle (Abb. 253 b); Haare oft auch „Kniehaar"-artig geknickt; außerdem ebenfalls zahlreiche Drüsenhaare vom Typ des Blattes (Abb. 253 i); Epidermis der Kronröhre (Abb. 253 h) außen aus wellig bis gezackten Zellen, innen schwach gewellt und papillös, ebenfalls zahlreiche 2-zellige Gliederhaare sowie 1-zellige Spießhaare; außerdem wie auf dem Blatt zahlreiche kurze Drüsenhaare mit kugeligen, 2- bis 4-zelligen Köpfchen; besonders auf der Oberlippe Gliederhaare sehr dicht stehend, formenreich (Abb. 253 d); an den Filamenten außerdem lange, bandartige, häufig gedrehte, spitz ausgezogene Haare mit feinen Cuticularwarzen („Schlauchhaare", Abb. 253 e) und lange Drüsenhaare mit 3- oder 4-zelligem Stiel und 1-zelligem Köpfchen (Abb. 253 k); Endothecium (Abb. 253 f) in Aufsicht sternförmig, mit braun pigmentierten Zellen; Pollen (Abb. 253 g) glatt und triporat.

Schnittdroge

Dominierend sind zahlreiche Stängelabschnitte und Blattstielabschnitte, verschieden lang und verschieden dick, hohl, vierkantig und flach gedrückt, hellgrün bis grünbraun; Blattanteile stark gekräuselt, oberseits dunkelgrün, unterseits etwas heller, fein behaart, eventuell gesägter Blattrand erkennbar; Blütenanteil entweder aus ganzen Blüten bestehend, mit gelbbrauner verfärbter Blumenkrone und 5-zipfeligem Kelch; Kelche und Kronröhrenteile auch einzeln; unter der Oberlippe lange Staubblätter mit braungefärbten Antheren.

Pulver
Siehe Abbildung 253

a Blattbruchstücke mit unterer Epidermis in Aufsicht, diacytische Stomata und Drüsenhaare in Aufsicht, Schwammparenchym durchscheinend
b Spießhaare des Kelchs
c Gliederhaare auf dem Blattnerv mit Sockel, häufig; auch zahlreiche Bruchstücke von Gliederhaaren frei liegend
d Bruchstücke der Oberlippe mit papillösem, behaartem Kronröhrenrand in Seitenansicht
e Schlauchhaare der Filamente, selten
f Endothecium in Aufsicht
g Pollen; zahlreich

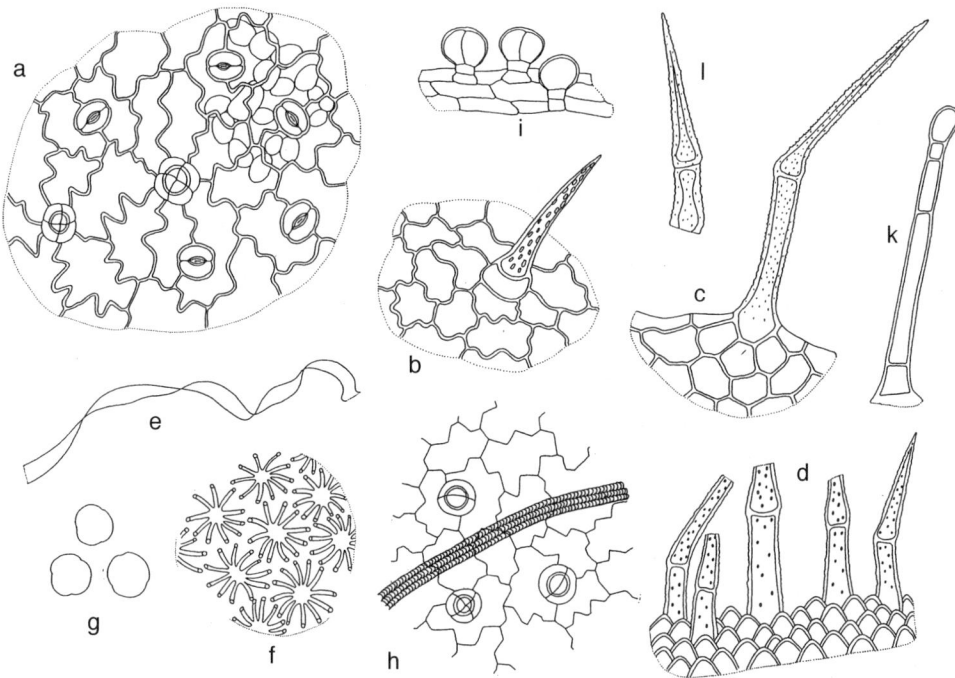

Abb. 253   Lamii albi herba – Taubnesselkraut – Pulver. Erläuterungen siehe Text. NH

h Bruchstücke der Kronröhre mit äußerer Epidermis in Aufsicht, darauf Drüsenhaare, Nervatur durchscheinend; selten
i Drüsenhaare des Kelchs in Seitenansicht
k Drüsenhaare der Filamente; selten
l Spießhaare der Blütenkrone, auch frei liegend

Anmerkungen: Zahlreiche faserige Stängelbruchstücke mit Schrauben- und Ringgefäßen, nicht dargestellt; Blütenteile in der Krautdroge eher selten.

Verfälschungen/Verwechslungen

Kommen in der Praxis kaum vor.

Inhaltsstoffe und Anwendung

Inhaltsstoffe: Iridoid- und Secoiridoidglukoside; Triterpensaponine; Phenolcarbonsäuren; Flavonoide; Schleimstoffe
DAC: keine Gehaltsanforderung

Anwendungsgebiete: Kommission E: Weiße Taubnesselblüten, innere Anwendung: Katarrhe der oberen Luftwege; lokale Behandlung leichter Entzündungen der Mund- und Rachenschleimhaut sowie von unspezifischem Fluor albus. Weiße Taubnesselblüten, äußere Anwendung: Leichte oberflächliche Entzündungen der Haut.

Taubnesselkraut: Die therapeutische Anwendung wird wegen des fehlenden Wirksamkeitsnachweises nicht befürwortet.

Traditionell verwendet bei Beschwerden im Magen-Darm-Bereich; auch als Expektorans; äußerlich in Umschlägen u. a. bei Hautschwellungen und Krampfadern.

Standardzulassung: Taubnesselkraut, Zul.-Nr. 1359.99.99

Lavandulae flos – Lavendelblüten

Synonyme: Flores Lavandulae, fälschlicherweise Flores Spicae

Sonstige Bezeichnungen: engl.: (Garden) lavender flower, franz.: Fleur de lavande, ital.: Fiore di lavanda, span.: Flor de lavanda

Stammpflanze: *Lavandula angustifolia* Mill., syn. *L. officinalis* Chaix (Lavendel); Lamiaceae
Habitus: ca. 0,5 m hohe Staude; Abb. 254

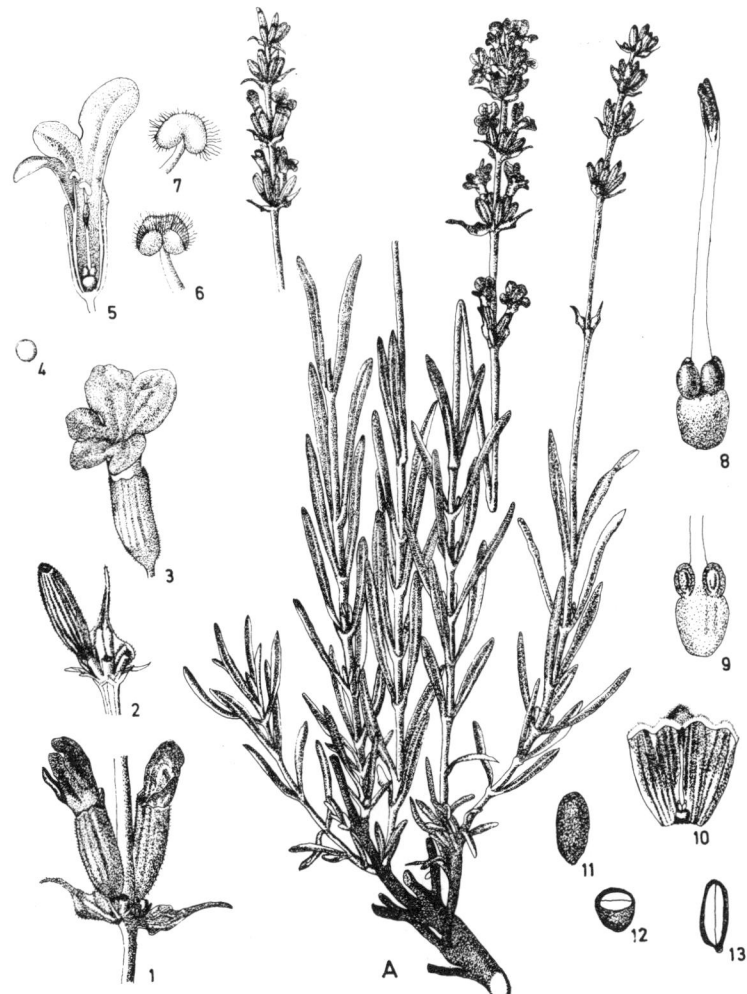

Abb. 254 *Lavandula angustifolia* Mill. **A** blühender Zweig, 1 Zweigstück mit Blüten, 2 Zweigstück mit Kelch und Hochblatt, 3 Blüte, 4 Pollen, 5 Blüte im Längsschnitt, 6 Staubblatt geöffnet, 7 Staubblatt, 8 Stempel, 9 unterer Teil des Stempels mit zerschnittenem Diskus, 10 Kelch ausgebreitet, 11 Nüsschen, 12/13 Nüsschen im Quer- und Längsschnitt. Nach Köhler; DF

Herkunft: Aus Kulturen; Importe aus Frankreich, Spanien und Südosteuropa

Arzneibücher: Ph.Eur.: Die getrockneten Blüten

Ganzdroge

Geruch: kräftig aromatisch

Geschmack: bitter

Morphologie

Siehe Abb. 255 A, B, C; **Kelch** röhrig-oval, ca. 5 mm lang, stark behaart, blau-grau, mit 12 deutlichen Rippen; 4 sehr kurze Zähne und ein etwas längerer, fast herzförmiger Zahn; **Kronröhre** ca. 1 cm lang, missfarben braun, behaart, Unterlippe aus 3 kleineren Lappen, Oberlippe aus 2 größeren, aufgerichteten Lappen; vier Staubblätter, kürzer als die Kronröhre; Fruchtknoten aus 4 Klausen; Kronröhre oft sehr eingetrocknet und schlecht zu erkennen.

Anmerkung: Die Kronröhre ist stark eingetrocknet oder häufig abgefallen, so dass die Droge hauptsächlich aus den röhren- bis walzenförmigen, rippigen, blau-grauen Kelchen besteht; daneben in geringer Menge Blatt- und Stängelteile.

Anatomie

Kelch, Querschnitt: Siehe Abb. 256 und 257; im Querschnitt durch den röhrigen Teil deutlich die starken, nach außen gewölbten Rippen zu erkennen; Zellen der äußeren Epidermis ± tangential gestreckt mit derber Cuticula; innere Epidermiszellen klein, mit stark gewundenen, verholzten Zellwänden und schmalem strichförmigem Lumen, kleine Ca-Oxalateinzelkristalle führend; Haare: auf den Rippen „Geweihhaare"; diese mehrzellig, verzweigt mit warziger Cuticula, häufig rosa oder violett gefärbt; gelegentlich auch „Etagenhaare" genannt; Haare der inneren Epidermis weniger stark ver-

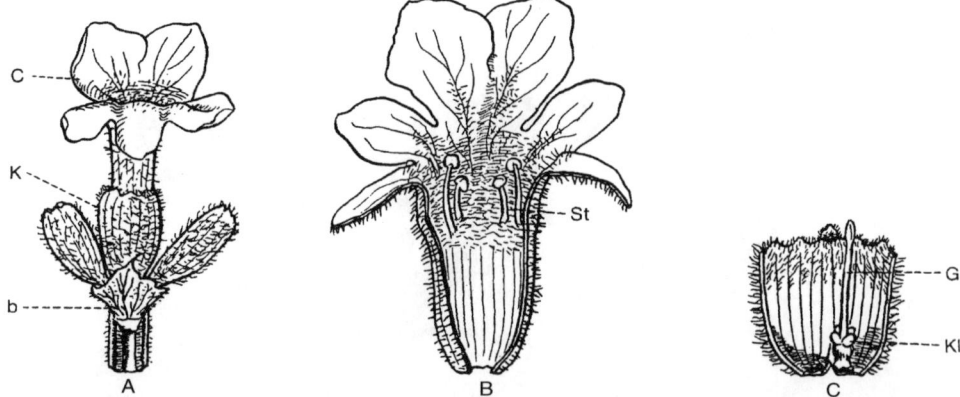

Abb. 255 *Lavandula angustifolia* Mill. **A** Blütenquirl, **B** Blumenkrone aufgeklappt, **C** Kelch aufgeschnitten und aufgeklappt. C Kronröhre, K Kelch, b Hochblatt, St Staubblattpaare, G Griffel, Kl Klausen. Vergr. Aus Karsten, Weber, Stahl; Weber u. Stahl

zweigt, z. T. auch einzellig und unverzweigt; außerdem kleine Drüsenhaare mit einzelligem Stiel und einzelligem Köpfchen und Lamiaceen-Drüsenschuppen (Abb. 258 i) besonders in den Tälern zwischen den Rippen; Mesophyll der Kelchblätter parenchymatisch, innerhalb der Rippen jeweils ein Bündel von Sklerenchymfasern und ein zartes Leitbündel.

Kelch, Flächenansicht: Äußere Epidermis in Aufsicht aus isodiametrischen Zellen mit meist geraden, teilweise getüpfelten Wänden; innere Epidermis aus schmal gestreckten Zellen mit stark welligen, verholzten Wänden, Ca-Oxalateinzelkristalle führend.

Kronröhre, Querschnitt: Siehe Abb. 256; Epidermiszellen der Außenseite stark radial gestreckt, Außenwand derb; Mesophyll locker parenchymatisch, von kleinen Leitbündeln durchzogen und vereinzelt mit kleinen Ca-Oxalatdrusen; Zellen der inneren Epidermis weniger stark tangential gestreckt, teils spitz papillös vorgewölbt, besonders auf dem lippenartigen Teil außerhalb der Kelchröhre.

Kronröhre, Flächenansicht: Epidermis der Außenseite in Aufsicht aus derben,

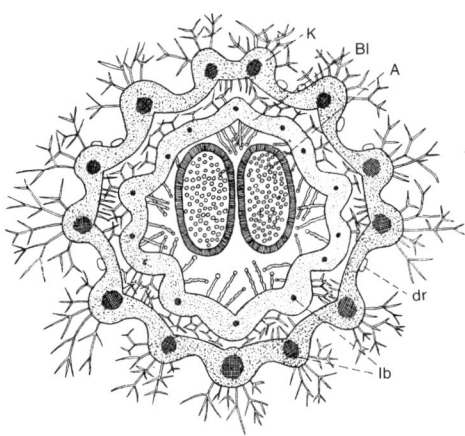

Abb. 256 *Lavandula angustifolia* MILL. Blüte im Querschnitt; schematisch. K Kelch, Bl Kronröhre, A Anthere, dr Drüsenschuppe, lb Leitbündel. Vergr. 25 x. Aus Karsten, Weber, Stahl; Weber

geradwandigen, leicht gestreckten Zellen; dicht, besonders dicht auf dem lippigen Teil der äußeren Epidermis, mit „Etagenhaaren" besetzt; diese mehrzellig, verzweigt, jedoch zarter als die Geweihhaare des Kelchs; Epidermis der Innenseite im röhrigen Teil parenchymatisch, auf den Lippen stark papillös mit leicht

Abb. 257 *Lavandula angustifolia* MILL. Kelch im Querschnitt. dh Drüsenhaar, eh Etagenhaar, sk Sklerenchymfasern, dsch Drüsenschuppe, lb Leitbündel, ep Epidermis. Vergr. ca. 120 x. Aus Karsten, Weber, Stahl; nach Karsten

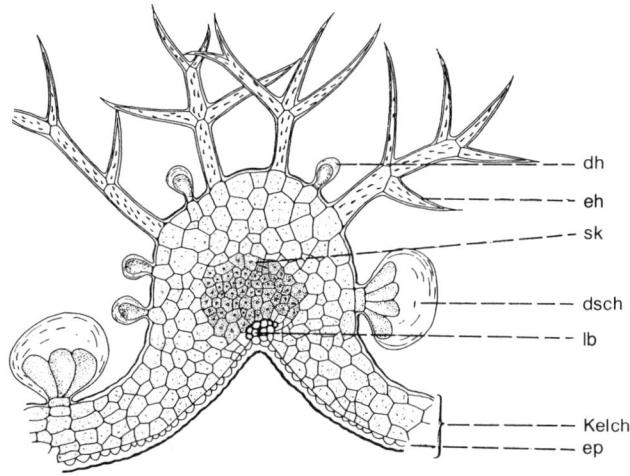

welliger Cuticula (Abb. 258 g); zahlreiche „Knotenstockhaare" (Abb. 258 c, d), lange Haare mit typisch knorrig ausgewachsener Cuticula, meist 1-zellig, oftmals mit kleinem Drüsenköpfchen an der Spitze; außerdem Drüsenhaare mit 1-zelligem Fuß und 1-zelligem Köpfchen zerstreut auf der Epidermis der Innenseite; Endothecium (Abb. 258 a, b) aus zartwandigem „Spangenparenchym"; Pollenkörner (Abb. 258 e) kugelig, mit rauer Oberfläche und sechs sehr großen, spaltenförmigen Austrittstellen.

Schnittdroge

Nicht handelsüblich

Pulver
Siehe Abbildung 258

a Endotheciumfragmente in Aufsicht, „Spangenendothecium"; nicht charakteristisch
b Endotheciumfragmente in Seitenansicht; nicht charakteristisch
c Knotenstockhaare mit Drüsenköpfchen der Innenwand der Kronröhre; charakteristisch.
d Bruchstücke der Knotenstockhaare; charakteristisch
e Pollenkörner mit sechs spaltenförmigen Austrittstellen

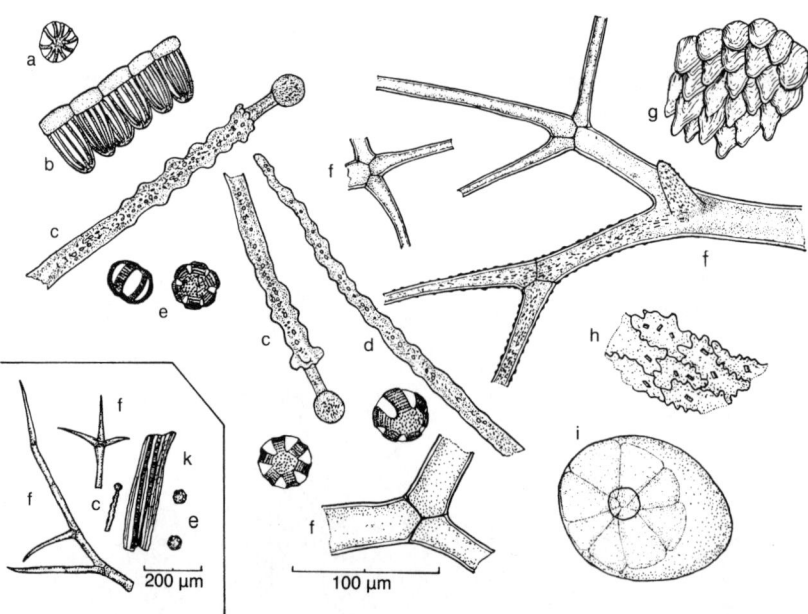

Abb. 258 Lavandulae flos – Lavendelblüten – Pulver. Erläuterungen siehe Text. Aus Karsten, Weber, Stahl; Weber u. Stahl

f   Mehrzellige, verzweigte „Etagenhaare" der Außenwand der Kronröhre und etwas
    größere „Geweihhaare" des Kelchs; jeweils auch Bruchstücke davon; zahlreich, sehr
    charakteristisch
g   Bruchstücke der Kronröhre mit innerer, papillöser Epidermis in Schrägaufsicht
h   Kelchfragmente mit innerer Epidermis in Aufsicht, Ca-Oxalateinzelkristalle; cha-
    rakteristisch
i   Lamiaceen-Drüsenschuppen frei liegend, auch auf Kelchepidermis
k   Leitbündelfragmente mit Sklerenchymfasern aus dem Kelch

Verfälschungen/Verwechslungen

Verfälschungen kommen vor mit Blüten nahe verwandter Arten, besonders von
Lavandula x *hybrida*, dem Lavandin, ein Bastard aus *L. angustifolia* MILL. und *L. lati-
folia* MEDIK. Solche Verfälschungen sind nur durch Analyse des ätherischen Öles zu
erkennen.

Inhaltsstoffe und Anwendung

Inhaltsstoffe: Ätherisches Öl (1 bis 3 %, Hauptkomponenten Linalylacetat und Linalool); Lamiaceen-Gerbstoffe (5 bis 10 %); Flavonoide; Triterpene
Ph.Eur.: mindestens 1,3 % ätherisches Öl

Anwendungsgebiete: Kommission E: Innere Anwendung: Befindensstörungen wie
Unruhezustände, Einschlafstörungen, funktionelle Oberbauchbeschwerden wie ner-
vöser Reizmagen, Roehmheld-Syndrom, Meteorismus, nervöse Darmbeschwerden.
In der Balneotherapie: Zur Behandlung von funktionellen Kreislaufstörungen.
Volkstümlich: Auch als Leber-Galle-Mittel und als harntreibendes Mittel.

Standardzulassung: Lavendelblüten, Zul.-Nr. 1119.99.99

Leonuri cardiacae herba – Herzgespannkraut

Synonyme: Herba (Leonuri) cardiacae

Sonstige Bezeichnungen: dt.: Löwenschwanzkraut, Wolfstrappkraut (fälschlicherweise; korrekt für das Kraut von Lycopus-Arten), engl.: Motherwort herb, lion's tail, franz.: Agripaume cardiaque, ital.: Cardiaca erba, span.: Sumidad de agripalma

Stammpflanze: *Leonurus cardiaca* L. (Echtes Herzgespann); Lamiaceae
Habitus: 0,5 bis 2 m hohes ausdauerndes Kraut; Abb. 259

Herkunft: Sammlung aus Wildbeständen, gelegentlich auch Anbau; Hauptlieferländer: Osteuropa

Arzneibücher: DAB: Die zur Blütezeit gesammelten, ganzen oder geschnittenen, getrockneten, oberirdischen Teile

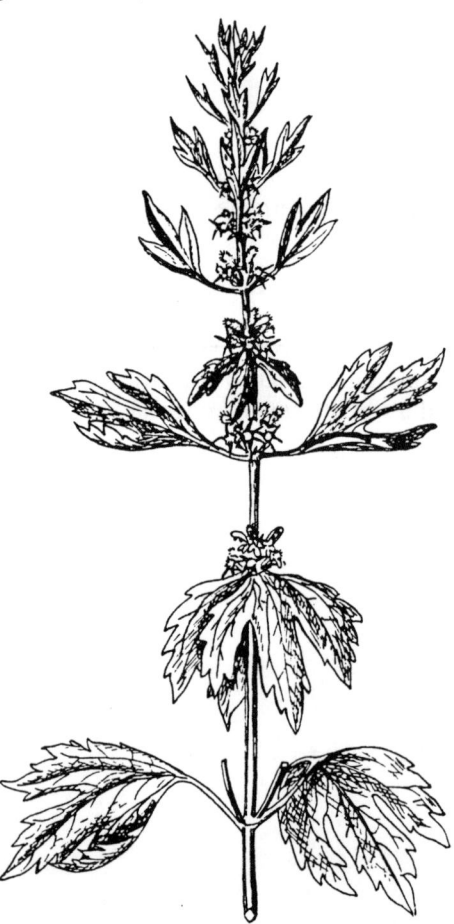

Abb. 259 *Leonurus cardiaca* L. blühende Pflanze. Aus Berger; Berger

Ganzdroge

Geruch: nahezu geruchlos

Geschmack: leicht bitter

Morphologie
Stängel 0,5 bis 1 cm dick, 4-kantig und hohl, längs gerillt, oft violett überlaufen; daran die Blätter in dekussierter Blattstellung; **Blätter** stark geschrumpft, nach unten in einen kurzen Stiel übergehend; Blätter bis über 5 cm lang, je nach Insertionshöhe meist 3-, jedoch bis 7-lappig, Einschnitt bis zur Mitte reichend, langzottig behaart, unterseits dichter; Blattrand grob gesägt; hand- oder netzförmige Nervatur auf der helleren Unterseite hervortretend; **Blüten** in reichblütigen blattachselständigen Scheinquirlen sitzend; Kelch trichterförmig mit 5 dreieckigen, 3 bis 5 mm langen, nach außen gebogenen, kurz begrannten Kelchzipfeln; 5 kräftig hervortretende Nerven; Blütenkrone nur wenig länger als der Kelch, dicht mit sehr langen Haaren besetzt, zweilippig mit wenig gewölbter Oberlippe und einer Unterlippe aus 3 fast ganzrandigen Lappen, rosa; Staubblätter zottig behaart.

Anatomie

Stängel: Stängelepidermis aus länglich glattwandigen Zellen mit Drüsenhaaren sowie Drüsenschuppen und ein- und mehrzelligen gebogenen Haaren.

Blatt: Epidermis der Blattoberseite (Abb. 260 a) stark wellig-buchtig, undeutlich; Behaarung aus leicht gekrümmten, spitzen, 2- oder 3-zelligen Gliederhaaren (Abb. 260 f) verschiedener Länge („Dolchhaare", 150–300 µm); alle Haare mit deutlicher Cuticularkörnung; durch die Epidermis durchscheinend Palisadenzellen mit vielen feinen Ca-Oxalatnadeln; Epidermis der Blattunterseite (Abb. 260 b) aus kleineren, wellig gebuchteten Zellen; zahlreiche anomocytische Spaltöffnungen; Behaarung wie die der Oberseite, jedoch deutlich dichter; außerdem große Drüsenschuppen mit 8 oder auch mehr (bis 16) sezernierenden Zellen und kurzstielige Drüsenhaare mit 4-zelligem Köpfchen; Blattbau bifazial mit einer bis zur Mitte des Blattes reichenden Schicht schmaler Palisadenzellen und lockerem Schwammparenchym; in den Mesophyllzellen zahlreiche kleine Ca-Oxalatnadeln.

Blüte: Epidermiszellen der Kelchblätter (Abb. 260 d, e, g) glattwandig länglich, zahlreiche dolchförmig gekrümmte einzellige Haare, 150 µm; in der Hypodermis kleine Ca-Oxalatdrusen, darunter Faserschicht z. T. mit aufliegenden Kristallzellreihen, vor allem deutlich in den Kelchzipfeln; Epidermis der Kronröhre in manchen Bereichen stark papillös, auch dicht behaart; neben langen, cuticulargekörnten Gliederhaaren (1500 µm) auch zahlreiche gewundene dünnwandige Schlauchhaare (Abb. 260 c); außerdem Drüsenschuppen und Drüsenhaare, in den Epidermiszellen jeweils eine kleine Ca-Oxalatrosette; Pollenkörner (Abb. 260 h) rund und glatt.

Fruchtknoten bzw. **Frucht:** Exokarp der Fruchtwand aus leicht gewellten, dickwandigeren Zellen mit je einem großen Ca-Oxalateinzelkristall (Abb. 260 i).

Schnittdroge

Kurze Abschnitte der hohlen, vierkantigen Stängel, flach gedrückt und häufig blauviolett überlaufen; geschrumpfte Blattstücke, grün oder mitunter auch braunviolett, mit auffälliger zottiger Behaarung, unterseits heller, Nervatur auf der Unterseite hervortretend; einige Blattstücke mit handförmig verzweigter Nervatur des Blattgrunds; zahlreiche Teile des Kelchs mit begrannten Kelchzipfeln, sehr typisch, ebenfalls zottig behaart, Kelche eventuell mit Nüsschen; sehr wenige wollig behaarte hellrosa Bruchstücke der Blütenkrone.

Pulver

Siehe Abbildung 260

a Blattbruchstücke mit oberer Epidermis in Aufsicht, Palisadenparenchym durchscheinend

b Blattbruchstücke mit unterer Epidermis in Aufsicht, Spaltöffnungen, Drüsenschuppen, Drüsenhaare

c Schlauchhaare der Blütenkrone selten, charakteristisch

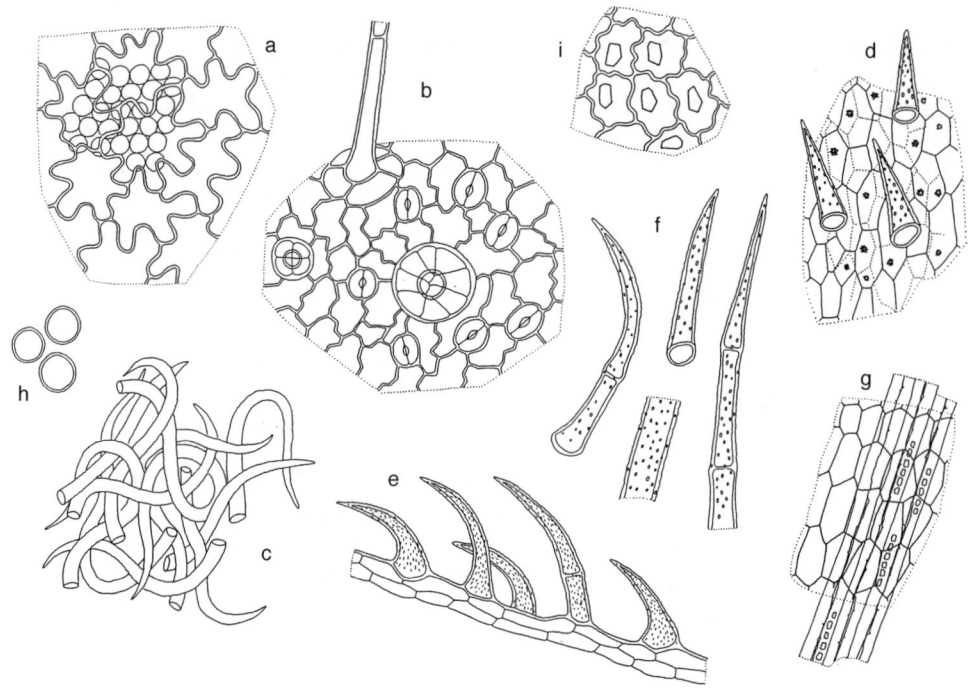

Abb. 260 Leonuri cardiacae herba – Herzgespannkraut – Pulver. Erläuterungen siehe Text. NH

d Bruchstücke der Kelchröhre mit äußerer Epidermis in Aufsicht, Dolchhaare mit starker Cuticularkörnung; häufig
e Bruchstücke des Kelchblatts mit Blick auf den Zahnrand mit Haaren; häufig, charakteristisch
f Gliederhaare, Dolchhaare und Haarfragmente; sehr zahlreich
g Bruchstücke des Kelchblattes mit Durchsicht auf Faserschicht, kleine Ca-Oxalateinzelkristalle in Zellreihen aufliegend
h Pollenkörner
i Braune oder auch helle Bruchstücke des Fruchtknotens mit Exokarp in Aufsicht, Ca-Oxalateinzelkristalle; charakteristisch

Anmerkungen: Zahlreiche faserige Stängelbruchstücke mit Epidermis in Aufsicht und mit Leitungselementen und Fasern durchscheinend, nicht dargestellt; auch zahlreiche Blattbruchstücke im Querschnitt, nicht dargestellt

Verfälschungen/Verwechslungen

Kommen in der Praxis nicht vor.

Inhaltsstoffe und Anwendung

Inhaltsstoffe: Ätherisches Öl in geringen Mengen; Iridoide; Diterpene; Triterpene; Flavonoide; Lamiaceen-Gerbstoffe
DAB: keine Gehaltsanforderung

Anwendungsgebiete: Kommission E: Nervöse Herzbeschwerden, auch im Rahmen einer Schilddrüsenüberfunktion (als Adjuvans).
Volkstümlich: Auch bei Asthma, bei klimakterischen Beschwerden, als Sedativum und bei Amenorrhoe.

Levistici radix – Liebstöckelwurzel

Synonyme: Radix Levistici

Sonstige Bezeichnungen: dt.: Maggiwurzel, engl.: Lovage root, franz.: Racine de livèche, ital.: Radice di levistico, span.: Raíz de levistico

Stammpflanze: *Levisticum officinale* KOCH (Liebstöckel); Apiaceae
Habitus: ausdauernde, bis 2 m hohe Staude; Abb. 261

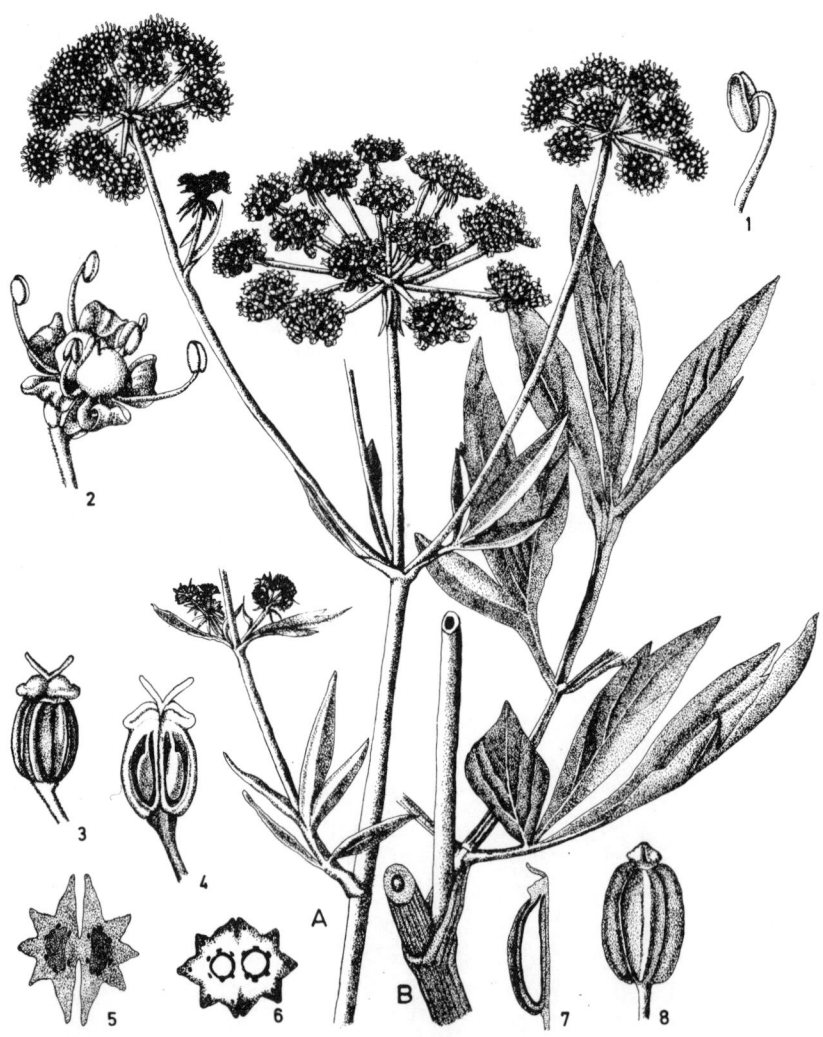

Abb. 261 *Levisticum officinale* KOCH **A/B** Teile der blühenden Pflanze, 1 Staubblatt, 2 Blüte, 3 Stempel, 4 Stempel im Längsschnitt, 5 Frucht im Querschnitt, 6 Fruchtknoten im Querschnitt, 7 Teilfrucht im Längsschnitt, 8 reife Frucht. Nach Köhler; DF

Herkunft: Ausschließlich aus Kulturen; Hauptlieferländer sind Polen, Thüringen, Holland und einige Balkanstaaten

Arzneibücher: Ph.Eur.: Der ganze oder geschnittene, getrocknete Wurzelstock und die Wurzeln

Ganzdroge

Geruch: charakteristisch aromatisch, an Suppenwürze erinnernd

Geschmack: süßlich-würzig, dann schwach bitter

Morphologie

Wurzelstock und kräftige Wurzeln meist gespalten; Wurzelstock hellbraun bis graubraun, bis ca. 5 cm dick; quer geringelt, gelegentlich noch Stängel- und Blattreste tragend; Wurzeln bis ca. 3 cm dick, längsrunzelig, braun, Kork häutig, Bruch glatt, ganze Stücke biegsam; Holzkörper zitronengelb.

Anatomie

Rhizom, Wurzel, Querschnitt: Siehe Abb. 262 A und B; Abschlußgewebe aus wenigen Schichten von dünnwandigen, gelbbraunen Korkzellen, daran anschließend wenige Lagen kollenchymatisch gestreckter Zellen; Rinde parenchymatisch, periphere Zellen tangential gestreckt, die inneren mehr isodiametrisch; Markstrahlen 1 bis 3 Zellen

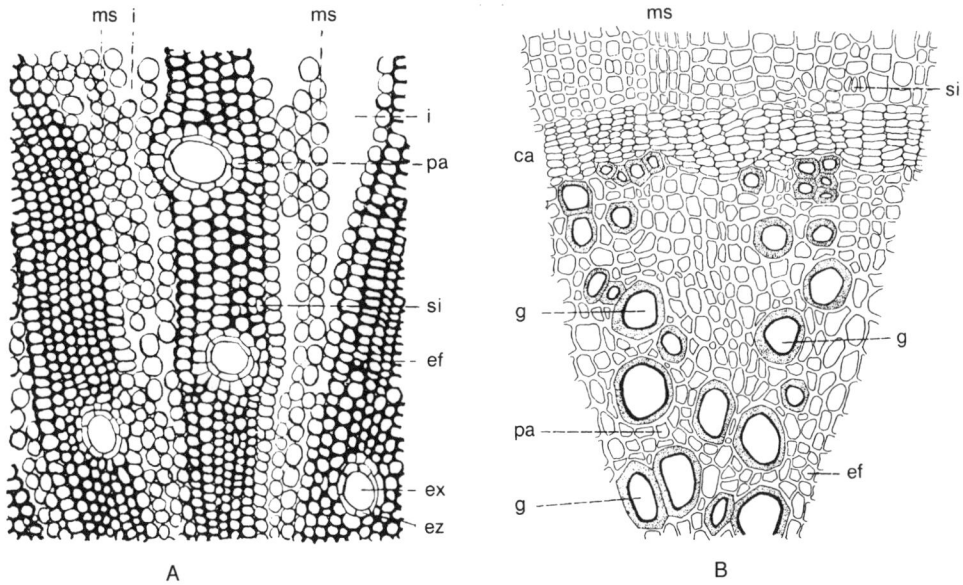

Abb. 262 *Levisticum officinale* KOCH Rhizom: **A** Rinde im Querschnitt, **B** Holz im Querschnitt. ms Markstrahlen, i Interzellularräume, ca Kambium, pa Parenchym, si Siebröhren, g Gefäße, ef Ersatzfasern, ex Exkretgang, ez Epithelzellen. Aus Karsten, Weber, Stahl; A: Aus Karsten, Weber, Stahl; Oltmanns, B: Aus Karsten, Weber, Stahl; nach Oltmanns

breit, Rindenparenchym stärkehaltig, oft entlang der Markstrahlen zerrissen; in die Rinde eingestreut zahlreiche Exkretgänge (Ölgänge) mit rötlichbraunem Inhalt, nach außen an Größe zunehmend, 50 bis 100 µm (bis 150 µm), alternierend mit den Exkretgängen Gruppen von derbwandigen unverholzten Zellen, sog. Ersatzfasern. Zentraler Holzkörper mit Gefäßen, diese 40 bis 100 µm im Durchmesser, im Längsschnitt als Netzgefäße erkennbar, umgeben von relativ dünnwandigem, Stärke führendem Parenchym und Gruppen von Ersatzfasern; Markstrahlen 1 bis 3 Zellen breit; zentrales Mark nur im Holzkörper des Rhizoms aus parenchymatischen Zellen mit Interzellularen und Exkretgängen mit braunem Inhalt. Alle Parenchymzellen mit einfacher oder zusammengesetzter Stärke; Einzelkörner rundlichoval, 6 bis 16 µm groß.

Schnittdroge

Weiche, ± würfelförmige Wurzelstücke, außen hellgraubraun, mit weißlicher, faltig getrockneter Rinde und zitronengelbem Holzkörper; Exkretbehälter mit bloßem Auge als rot-bräunliche Punkte sichtbar; mit der Lupe bernsteinfarbiges Exkret erkennbar; dieses oft tropfenförmig vorgewölbt, erstarrt.

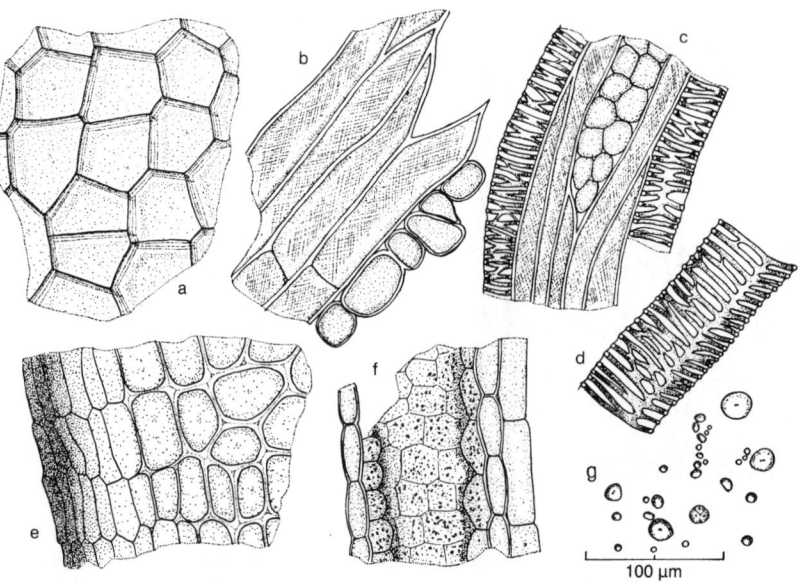

Abb. 263 Levistici radix – Liebstöckelwurzel – Pulver. Erläuterungen siehe Text. Aus Karsten, Weber, Stahl; nach Weber

Pulver

Siehe Abbildung 263

a Korkfragmente in Schrägaufsicht; zahlreich, wenig charakteristisch
b Fragmente der Ersatzfasern; Zellwände mit spiral-gekreuzter Textur; selten, sehr charakteristisch
c Bruchstücke des Holzes mit Markstrahl im tangentialen Längsschnitt, mit anliegenden Ersatzfasern (vgl. b) und Netzgefäßen; zahlreich, durch die Ersatzfasern charakteristisch
d Bruchstücke der Netzgefäße; zahlreich, wenig charakteristisch
e Korkfragmente im Querschnitt, Phellodermzellen kollenchymatisch; selten
f Rindenbruchstücke, Exkretgänge mit Epithelzellen im Längsschnitt; sehr selten, charakteristisch
g Im Wasserpräparat Stärkekörner, meist einzeln, selten zusammengesetzt

Anmerkungen: Im Pulver ist reichlich stärkehaltiges Parenchym vorhanden.

Verfälschungen/Verwechslungen

Nicht selten mit Angelicae radix von *Angelica archangelica* L. (Engelwurz) verfälscht; deren Rinde außen braungrau bis rötlich, Stärke deutlich kleinkörniger (1,2 bis 4 µm) und Holzkörper eher gelblichgrau; siehe Angelicae radix.

Inhaltsstoffe und Anwendung

Inhaltsstoffe: Ätherisches Öl (0,4 bis 1,7 %, mit hohem Anteil an Alkylphthaliden wie Ligustilid); Cumarine (0,1 %); Phenolsäuren
Ph.Eur.: mindestens 0,4 % ätherisches Öl (Ganzdroge); mindestens 0,3 % ätherisches Öl (Schnittdroge).

Anwendungsgebiete: Kommission E: Zur Durchspülung bei entzündlichen Erkrankungen der ableitenden Harnwege. Durchspülungstherapie zur Vorbeugung von Nierengrieß.
Volkstümlich: Auch bei Magen- und Verdauungsbeschwerden, als Emmenagogum und als schleimlösendes Mittel bei Katarrhen der Luftwege.
Ansonsten zur Herstellung von Gewürzextrakten, Kräuterlikören und Bitterschnäpsen.

Standardzulassung: Liebstöckelwurzel, Zul.-Nr. 1569.99.99

Hinweis: Die Droge sollte nur in dem Verbrauch angemessenen Mengen vorrätig gehalten werden, da sie leicht von Insekten befallen wird.

Lichen islandicus – Isländisches Moos/ Isländische Flechte

Synonyme: Cetrariae lichen, Fucus islandicus

Sonstige Bezeichnungen: dt.: Isländische Flechte, Hischhornflechte, Fieber-, Lungenmoos, engl.: Iceland moss, Iceland lichen, franz.: Lichen d'Islande, mousse d'Islande, ital.: Lichene d'islanda, span.: Liquen de Islandia

Stammpflanze: *Cetraria islandica* (L.) Aсн. s. l. (Isländische Flechte); Parmeliaceae (Lichenes)
Habitus: auf der Erde wachsende Flechte mit einem 2 bis 5 cm hohen Thallus; Abb. 264; durch den Zusatz s.l. wird auch *Cetraria ericetorum* Oрiz als Stammpflanze einbezogen, die früher als kleinwüchsige Varietät von *C. islandica* aufgefasst wurde.

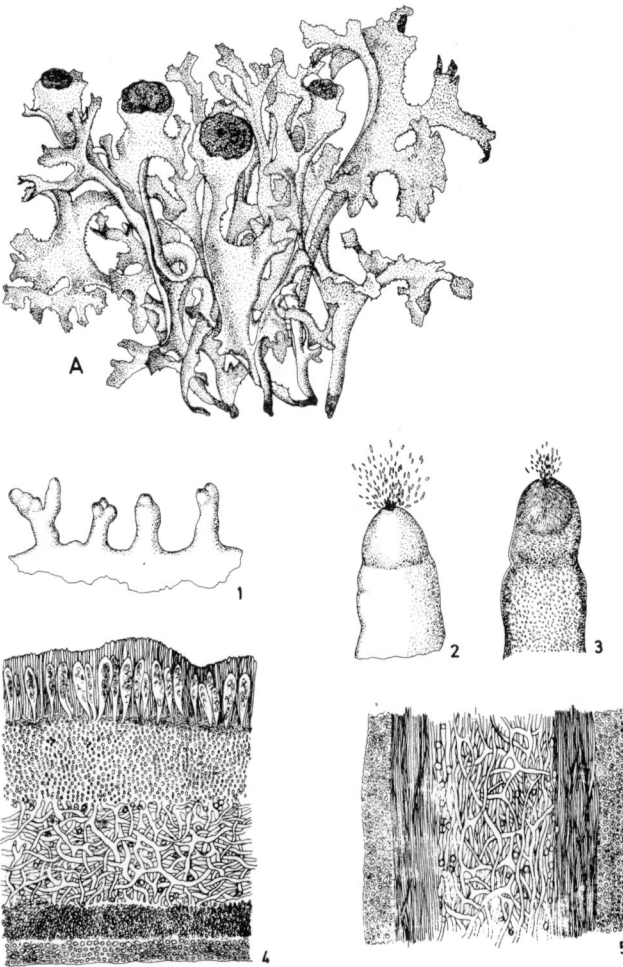

Abb. 264 *Cetraria islandica* (L.) Aсн.
A Ganze Pflanze, 1 Thallusrand mit Spermogonien tragenden Fransen, 2 einzelne Franse mit Spermatien entleerendem Spermogonium, 3 dasselbe im Längsschnitt, 4 Thalluslappen mit Apothecium im Querschnitt, 5 Schnitt durch den Thalluslappen. (1 bis 5: mikroskopisches Bild). Nach Köhler; DF

Herkunft: Aus Wildbeständen; Import aus Nord-, Mittel- und Osteuropa

Arzneibücher: Ph.Eur.: Der ganze oder geschnittene, getrocknete Thallus

Ganzdroge

Geruch: schwach

Geschmack: leicht bitter, etwas schleimig

Morphologie
Thallus brüchig, nach Anfeuchten weichlederig, dichotom, aber auch unregelmäßig verzweigt, Thalluslappen vielgestaltig, blattartig, 2 bis 6 cm lang und 0,1 bis 1 cm breit, vielfach rinnig eingerollt, auf den Flächen kahl, am Rande mit dunklen, Spermogonien enthaltenden Wimpern, einzelne Individuen verwachsen oder aneinander haftend; Oberseite grünlich-grau bis braun, Unterseite mehr weißlich bis hellbräunlich mit vertieft liegenden Atemöffnungen; selten bräunliche, schildförmige Apothecien an den Thallusenden.

Anatomie
Thallus, Querschnitt: Siehe Abb. 264, 4; auf Ober- und Unterseite eine Rindenschicht, außen braun, innen farblos; diese aus eng miteinander verflochtenen, z. T. zusammengepressten Hyphen (= Scheinparenchym); innere Schicht aus lockeren Hyphen, in diese kugelige, grüne Algen (Gonidien) eingelagert (Mark- oder Gonidienschicht); Hyphenwände der Markschicht verfärben sich mit Iod-Lösung blau. Wimpern des Thallusrandes am Ende mit kugeliger Höhlung (= Pycnidien oder Spermogonien), zahlreiche stäbchenförmige Konidien oder Spermatiden entlassend, Abb. 264, 2 und 3; Apothecien ohne Rindenschicht, mit zahlreichen Asci und Paraphysen.

Schnittdroge

Stücke des Thallus, meist verzweigt, umgebogen und eingerollt, oberseits grünlich-braun, unterseits weißlich-braun mit kleinen, hellen Flecken der Atemöffnungen; Rand oft mit schwach sichtbaren feinen Wimpern.

Pulver

Ohne Abbildung
- Zahlreiche Stücke des Scheinparenchyms mit sehr eng liegenden Hyphen; Abb. 264, 4
- Stücke des Markgewebes aus lockeren, fädigen Hyphen mit kugeligen Gonidien, mit Iod-Lösung Blaufärbung der Hyphenwände; Abb. 264, 5
- Gelegentlich Fragmente der Wimpern mit Spermogonien; Abb. 264 2,3

Verfälschungen/Verwechslungen

Kommen sehr selten vor; Verfälschungen evtl. durch *Cladonia*-Arten, die jedoch an ihrem stielrunden Thallus leicht zu erkennen sind. Beobachtet wurden auch Verfälschungen/Verwechslungen mit anderen *Cetraria*-Arten und mit *Cornicularia*-Arten sowie mit *Pseudevernia furfuracea* (L.) ZOPF (Bandflechte). Beschreibung der charakteristischen Merkmale dieser Verfälschungen/Verwechslungen bei W. Schier und W. Schultze, 1994; siehe Literatur. Zu achten ist auch auf Verunreinigungen durch Moose, Gräser oder andere fremde Bestandteile.

Inhaltsstoffe und Anwendung

Inhaltsstoffe: Polysaccharide (ca. 50 %); Flechtensäuren
Ph.Eur.: Quellungszahl mindestens 4,5

Anwendungsgebiete: Kommission E: Schleimhautreizungen im Mund- und Rachenraum und damit verbundener trockener Reizhusten; bei Appetitlosigkeit.
Volkstümlich: Außerdem bei Lungenleiden, Übelkeit, Magenbeschwerden, Gallenleiden, Nieren- und Blasenbeschwerden; äußerlich zum Auflegen auf schlecht heilende Wunden.

Standardzulassung: Isländisches Moos, Zul.-Nr. 1049.99.99

Lini semen – Leinsamen

Synonyme: Semen Lini

Sonstige Bezeichnungen: dt.: Flachslinsen, Flachssamen, Flachssaat, Haarlinsen, Leinwanzen, engl.: linseed, flaxseed, franz.: graine de lin, sémence de lin, ital.: Seme di lino; span.: semilla de lino, linaza

Stammpflanze: *Linum usitatissimum* L. (Echter Lein, Flachs); Linaceae
Habitus: 70 bis 80 cm hohes, einjähriges Kraut; Abb. 265

Herkunft: Weltweiter Anbau; wichtigste Lieferländer sind Marokko, Argentinien, Belgien, Ungarn und Indien

Arzneibücher: Ph.Eur.: Die getrockneten, reifen Samen

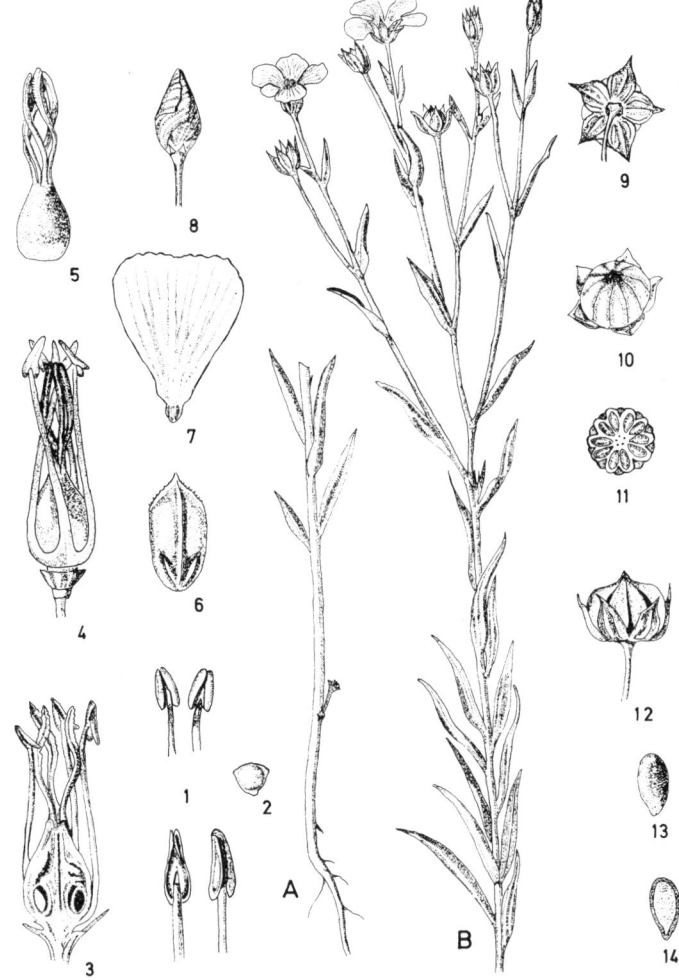

Abb. 265 *Linum usitatissimum* L. **A/B** Blühende Pflanze, 1 Staubblätter, 2 Pollen, 3 Fruchtknoten mit Staubblättern im Längsschnitt, 4 Fruchtknoten mit Staubblättern, 5 Fruchtknoten mit zusammengedrehtem Griffel, 6 Kelchblatt, 7 Kronblatt, 8 Blütenknospe ohne Kelch, 9/10 junge Frucht von verschiedenen Seiten, 11 junge Frucht im Querschnitt, 12 reife Frucht, 13 Samen, 14 Samen im Längsschnitt. Nach Köhler; UW

Ganzdroge

Geruch: geruchlos

Geschmack: mild-ölig, beim Kauen schleimig

Morphologie

Siehe Abb. 266 A; Samen lackartig glänzend, meist rötlichbraun, seltener gelblichweiß, länglich eiförmig, flachgedrückt mit schwach gewölbten Flächen; das eine Ende breit abgerundet, das andere Ende konisch zugespitzt, mitunter zu einem seitlich gebogenen Schnabel ausgezogen; Länge 4 bis 6 mm, Breite 2 bis 3 mm, Dicke bis 1,5 mm; an der konkaven Seite des „Schnabels" die Mikropyle und das Hilum sowie die zum anderen Samenende verlaufende Raphe als helle Linie erkennbar (Lupe); beim Einlegen in Wasser bildet sich eine dicke Schleimhülle.

Anatomie

Lupe, Querschnitt: Siehe Abb. 266 B; derbe rötlichbraune Samenschale, schmales weißliches Endosperm, das den relativ großen Embryo umgibt; Embryo mit zwei gut ausgebildeten großen ovalen Keimblättern; im „Schnabel" des Samens das Keimwürzelchen.

Mikroskop: Siehe Abb. 267; **Samenschale** aus fünf Schichten bestehend; nach außen mit einer Schleimepidermis aus großen Epidermiszellen (20 bis 40 μm breit) abschließend; diese bei Zugabe von Wasser stark aufquellend und deutliche Schichtungslinien zeigend (Thioninfärbung!); nach innen meist 2 Reihen ± dünnwandiger Zellen, in der Flächenansicht charakteristisch ringförmig (ca. 30 μm) erscheinend, mit Interzellularen (Ringzellenschicht); daran anliegend eine einreihige Schicht lang gestreckter skleren-

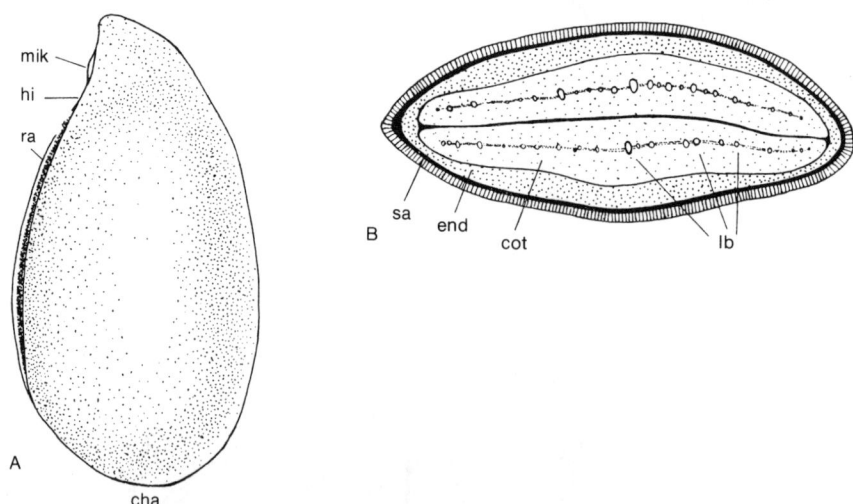

Abb. 266 *Linum usitatissum* L. **A** Samen, **B** Samen im Querschnitt; Lupenbild. mik Mikropyle, hi Hilum, ra Raphe, cha Chalaza, sa Samenschale, end Endosperm, cot Kotyledonen, lb Leitbündel. Vergr. ca. 10 x. Aus Karsten, Weber, Stahl; nach Weber

Abb. 267 *Linum usitatissum* L. Samen-schale im Querschnitt. cut Cuticula, ep Schleimepidermis, p Ringzellen-schicht, st Sklerenchymfaserschicht, ns Nährschicht, fst Farbstoffschicht, end Endosperm. Vergr. ca. 250 x. Aus Karsten, Weber, Stahl; nach Karsten

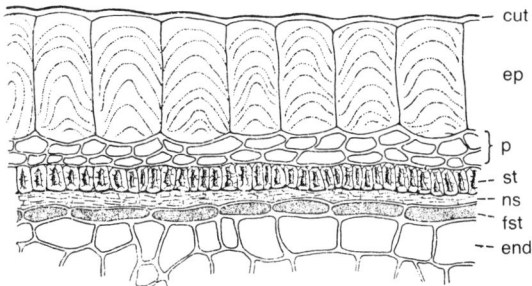

chymatischer Zellen (Faserzellschicht) mit verdickten und verholzten, stark getüpfelten Wänden, 200 µm lang, 8 bis 16 µm breit; darauf eine mehrreihige Schicht stark kollabierter Zellen quer zur Faserzellschicht verlaufend (Querzellschicht oder Nährschicht); nach innen eine Lage meist quadratischer, getüpfelter Zellen mit schwach verdickten Wänden und charakteristischem braunrotem Inhalt (Pigment- oder Farbstoffschicht); **Endosperm** aus derbwandigen polygonalen Zellen, fettes Öl und Aleuronkörner enthaltend; Gewebe der Kotyledonen parenchymatisch, zartwandig, mit Öltröpfchen sowie mit häufig als Globoide oder Kristalloide erscheinenden Aleuronkörnern.

Schnittdroge

Nicht handelsüblich; geschrotete Droge enthält Bruchstücke der glänzenden, rötlichbraunen Samenschale und des gelblichweißen, fett- und proteinhaltigen inneren Gewebes (Endosperm und Kotyledonen).

Pulver

Siehe Abbildung 268

a Gelblich bis hellbraune Bruchstücke der Samenschale mit den Zellen der Faserschicht (1) und den hierzu senkrecht verlaufenden Zellen der Querzellschicht (2); zahlreich

b Fragmente der Pigmentzellschicht in Aufsicht; Zellen mit rechteckigen Pigmentklumpen, z. T. aus den Zellen herausgefallen; sehr charakteristisch

c Fragmente der Ringzellenschicht in Aufsicht; zahlreich, charakteristisch

d Öltröpfchen

e Bruchstücke des Keimblattgewebes; zahlreich

f Bruchstücke des Keimblattgewebes im Querschnitt; zahlreich

g Bruchstücke der Schleimepidermis in Aufsicht; oft mit Schleimkugeln am Bruchstückrand und mit sich abhebenden Cuticulaplatten; zahlreich, charakteristisch

Anmerkung: Droge enthält keine Stärke.

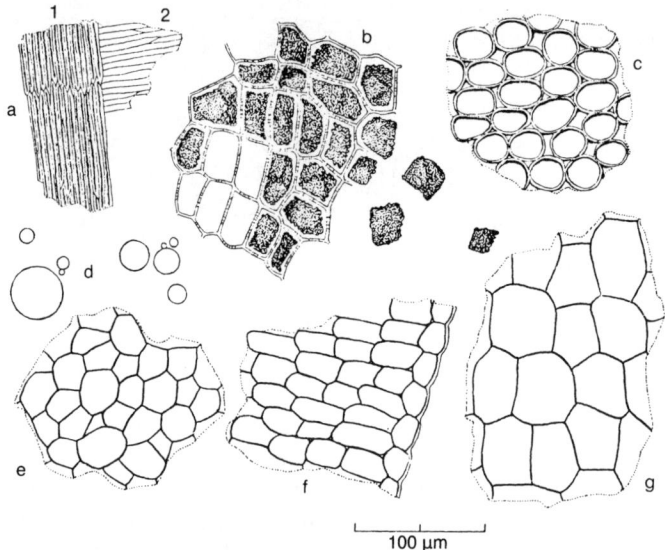

Abb. 268 Lini semen – Leinsamen – Pulver. Erläuterungen siehe Text. Aus Karsten, Weber, Stahl; nach Weber

100 µm

Verfälschungen/Verwechslungen

Kommen in der Praxis nicht vor.

Inhaltsstoffe und Anwendung

Inhaltsstoffe: Schleime (ca. 3 bis 10 %); Ballaststoffe (ca. 25 %); fettes Öl (ca. 30 bis 45 %); Sterole und Triterpene
Ph.Eur.: Quellungszahl mindestens 4 (Ganzdroge); mindestens 4,5 (gepulverte Droge)

Anwendungsgebiete: Kommission E: Innere Anwendung: habituelle Obstipation, durch Abführmittelabusus geschädigtes Kolon; Colon irritabile; Divertikulitis; als Schleimzubereitung bei Gastritis und Enteritis. Äußere Anwendung: als Kataplasma bei lokalen Entzündungen.

Standardzulassung: Leinsamen, Zul.-Nr. 1099.99.99

Liquiritiae radix – Süßholzwurzel

Synonyme: Radix Liquiritiae, Radix Glycyrrhizae (nativum); Geschälte Süßholzwurzel: Radix Liquiritiae sine cortice

Sonstige Bezeichnungen: dt.: Süßholz, Russisches oder Spanisches Süßholz, Lakritzenwurzel, engl.: Liquorice root, licorice, franz.: Réglisse, ital.: Radice di liquirizia, legno dolce, span.: Raíz de regaliz

Stammpflanze: *Glycyrrhiza glabra* L. (Süßholz); Fabaceae
Habitus: ausdauernde, bis 2 m hohe Staude; Abb. 269

Herkunft: Aus dem Anbau; Import aus der Türkei, China, Russland sowie Italien und Bulgarien

Arzneibücher: Ph.Eur.: Die getrockneten, ungeschälten oder geschälten, ganzen oder zerschnittenen Wurzeln und Ausläufer

Abb. 269 *Glycyrrhiza glabra* L. **A** Teil der blühenden Pflanze, 1 Fahne, 2 Flügel, 3 Schiffchen, 4 Schmetterlingsblüte, 5 Staubgefäße mit dem Griffel, 6 Stempel, 7 Fruchtknoten im Längsschnitt, 8 eine Klappe der Hülse mit Samen, 9 Samen im Längsschnitt, 10 Samen, 11 Samen im Querschnitt, 12 Früchte. Nach Köhler; URW

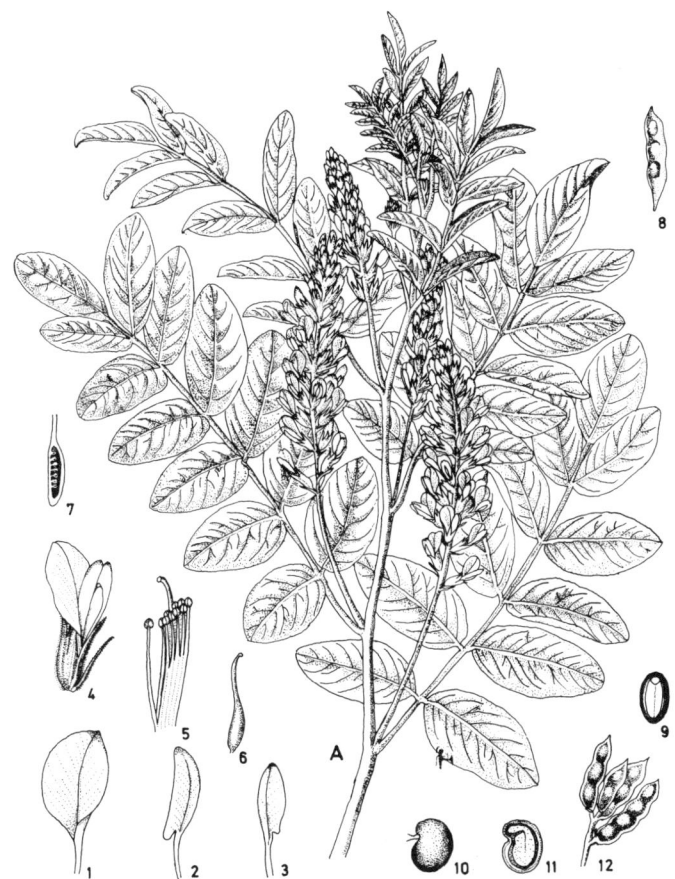

Ganzdroge

Geruch: charakteristisch, leicht aromatisch

Geschmack: stark süß, schwach zusammenziehend

Morphologie

Fingerdicke, 1 bis 4 cm dicke, bräunlichgraue bis braune Wurzelstücke; Kork graubraun, etwas runzelig und längs gestreift, dickere Stücke auch borkig; auf der Oberfläche Narben von Nebenwurzeln; Ausläufer zylindrisch, nur 1 bis 2 cm dick, den Wurzeln ähnlich, jedoch mit gelegentlich kleinen Knospen bzw. Narben von Seitensprossen. Bruch von Wurzel und Ausläufer körnig und faserig; im Querschnitt (Abb. 270) außen bräunlicher Kork, anschließend schmale blassbräunliche Rinde, eine dunkle kambiale Zone und ein strahliger, gelblicher Holzkörper; Ausläufer außerdem mit zentralem Mark.

Der geschälten Ware fehlt weitgehend Kork und Rinde, Oberfläche der Stücke dadurch gelblich und faserig-rau.

Anatomie

Querschnitt: Siehe Abb. 271; Kork aus mehreren Lagen bräunlicher, tafelförmiger, in Flächenansicht isodiametrischer Zellen; primäre Rinde fehlend; sekundäre Rinde parenchymatisch und Stärke führend; Markstrahlen 2 bis 8 Zellen breit, sich nach außen erweiternd; Markstrahlzellen dünnwandig, isodiametrisch, in Kambiumnähe ± radial gestreckt, Stärke und gelegentlich Ca-Oxalateinzelkristalle enthaltend; Siebröhrenelemente meist stark obliteriert; ins Siebparenchym eingestreut Bastfaserbündel; diese umgeben von Zellen mit Ca-Oxalateinzelkristallen (Kristallkammerfasern); kambiale Zone deutlich; Holzparenchym aus dünnwandigen und Stärke führenden Zellen; an den Gefäßgruppen aus Tüpfel- und Netzgefäßen häufig Lagen von Holzparenchymzellen mit dickeren, getüpfelten Wänden; Gefäße bis ca. 150 μm weit, mit gelblichen Wänden; im Holzteil eingestreut Holzfaserbündel; diese wie die Bastfaserbündel im Siebteil mit anliegenden Kristallzellreihen; Stärke rundlich-oval, 6 bis 30 μm (meist 10–20 μm), mit Kernspalt. Im Zentrum der Ausläufer stark entwickeltes Markgewebe.

Längsschnitt: Sklerenchymfasern in Holz und Rinde lang zugespitzt, bis ca. 15 μm breit, von Kristallzellreihen begleitet; Tüpfel- und Netzgefäße kurzgliedrig, außerdem schmale Tracheiden.

Schnittdroge

Geschälte Wurzel als ziemlich gleichmäßige, würfelförmige Stücke von gelblicher Farbe, durch Trocknung radiale Risse und dadurch in Längsrichtung leicht radial spaltbar. Ungeschälte Ware weniger deutlich würfelig und mit dunkelbraunem Kork besetzt.

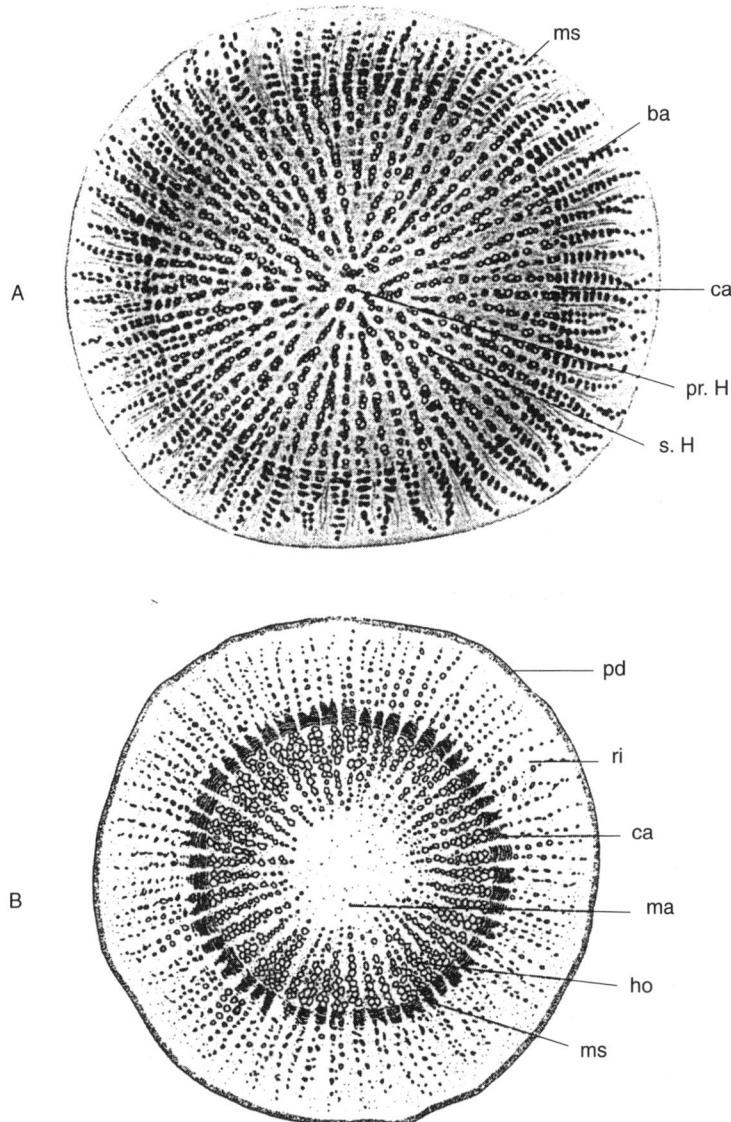

Abb. 270 *Glycyrrhiza glabra* L. **A** Wurzel im Querschnitt; Lupenbild, **B** Ausläufer im Querschnitt; Lupenbild. ms Markstrahl, ba Bastfasern, ca Kambium, pr.H primärer Holzteil, s.H sekundärer Holzteil, pd Periderm, ri Rinde, ma Mark, ho Holzteil. Vergr. ca 5 x. Aus Karsten, Weber, Stahl; Oltmanns

Pulver

Siehe Abbildung 272

a Ca-Oxalateinzelkristalle aus den Kristallzellreihen frei liegend; sehr zahlreich, charakteristisch

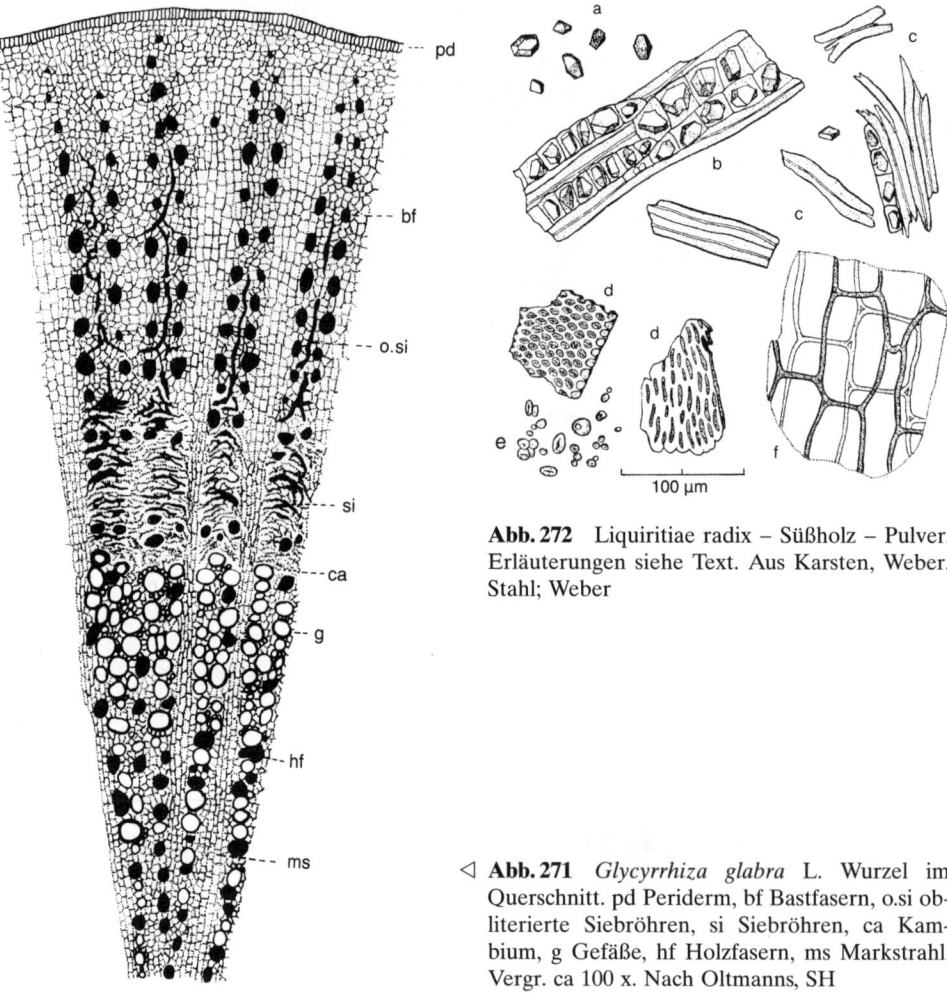

Abb. 272 Liquiritiae radix – Süßholz – Pulver. Erläuterungen siehe Text. Aus Karsten, Weber, Stahl; Weber

◁ **Abb. 271** *Glycyrrhiza glabra* L. Wurzel im Querschnitt. pd Periderm, bf Bastfasern, o.si obliterierte Siebröhren, si Siebröhren, ca Kambium, g Gefäße, hf Holzfasern, ms Markstrahl. Vergr. ca 100 x. Nach Oltmanns, SH

b Gelbliche Sklerenchymfaserbündel in Aufsicht mit aufliegenden Kristallzellreihen; sehr zahlreich, charakteristisch
c Fragmente von Sklerenchymfasern; zahlreich, weniger charakteristisch
d gelbliche Gefäßbruchstücke von Tüpfelgefäßen und Netzgefäßen; zahlreich
e im Wasserpräparat Stärkekörner aus dem Rinden- und Holzparenchym, rundlich oder spindel- bis stäbchenförmig; sehr zahlreich
f Fragmente des Rindenparenchyms, z. T. noch Stärke führend; sehr zahlreich, nicht charakteristisch

Verfälschungen/Verwechslungen

Kommen in der Praxis nicht vor.

Inhaltsstoffe und Anwendung

Inhaltsstoffe: Triterpensaponine (2 bis 15 %); Flavonoide (0,65 bis 2 %); Isoflavonoide; Polysaccharide (ca. 10 %)
Ph.Eur.: mindestens 4,0 % Glycyrrhizinsäure

Anwendungsgebiete: Kommission E: Katarrhe der oberen Luftwege sowie Ulcus ventriculi und Ulcus duodeni.
Aufgrund des intensiv süßen Geschmacks dient die Droge als Geschmackskorrigens für Arznei-, Lebens- und Genussmittel.

Standardzulassung: Süßholzwurzel, Zul.-Nr. 1309.99.99

Lupuli flos – Hopfenzapfen

Synonyme: Lupuli strobulus, Flores Humuli lupuli, Strobuli lupuli, Strobili lupuli.

Sonstige Bezeichnungen: dt.: Hopfenblüten, Hopfendolden, Hopfenkätzchen, engl.: hops, franz.: cônes de houblon, ital.: Luppolo strobili, span.: Estróbilos de lúpulo

Stammpflanze: *Humulus lupulus* L. (Hopfen); Cannabaceae
Habitus: ausdauernde, rechtswindende Pflanze, mit 6 m langen (in Kulturen 12 m) einjährigen Trieben, zweihäusig; Abb. 273

Herkunft: Die Droge stammt meist aus deutschem Anbau; auch Importe aus USA und China

Arzneibücher: Ph.Eur.: Die getrockneten, meist ganzen, weiblichen Blütenstände

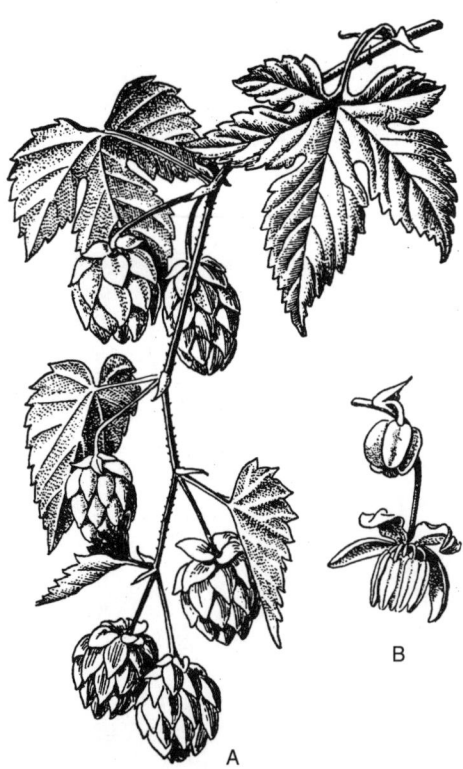

Abb. 273 *Humulus lupulus* L. **A** Zweig mit weiblicher Blüte, **B** männliche Blüten. Aus Kaiser; Dunzinger

Ganzdroge

Geruch: charakteristisch, angenehm würzig

Geschmack: würzig und bitter

Morphologie
Siehe Abb. 273 A; gestielte weibliche Blütenstände, während der Reifung zu 2 bis 4 cm langen, grünlichgelben zapfenförmigen Fruchtständen heranwachsend; an der zickzackförmigen Achse sitzend viele dachziegelartig übereinander liegende, etwa 1,5 cm lange eiförmige, zugespitzte, trockenhäutige Deckblätter (= Nebenblätter, Abb. 274 A); in deren Achseln jeweils zwei den Deckblättern sehr ähnliche Vorblätter; diese etwas kleiner mit schiefem Blattgrund und am Grunde einseitig eingerollt (Blattfalte); dort die Blüten bzw. die noch unreife runde Frucht eingeschlossen (Abb. 274 B); an der Außenseite der Deckblätter und an den Vorblättern beidseitig, vorwiegend jeweils am Blattgrund, zahlreiche charakteristische, leicht abfallende orangegelbe Drüsenhaare; reichlich Drüsenhaare auch auf der Fruchtknotenwand, auf der reifen Frucht weniger.

Anatomie

Zellen der Epidermis von Deck- und Vorblättern in der Aufsicht (Abb. 276 a) beidseitig stark wellig-buchtig, Haare: einzellige, gekrümmte Deckhaare („Dolchhaare", Abb. 276 c), diese zur Basis hin teilweise stark verbreitert („Ampullenhaare"); beidseitig auch kleine Köpfchenhaare (Abb. 276 d) mit 2-reihigem Stiel und meist 4-zelligem Köpfchen; charakteristische, große Drüsenhaare (Abb. 275) in Form von mächtigen, becherförmigen Gebilden mit einem kurzen 2-zelligen und 2-reihigen Stiel (oft fehlend), darauf halbkugelförmig angeordnet die sezernierenden Zellen; unter der Cuticula ölig-harziges Exkret, Cuticula sich dadurch haubenförmig über den Becher wölbend; Mesophyll nur aus spärlichem Schwammparenchym aus langarmigen Zellen, teilweise kleine Ca-Oxalatdrusen enthaltend; in Fruchtknotenwand bzw. Fruchtwand ebenfalls zahlreiche kleine Oxalatdrusen; Samenschale (Abb. 276 e) in der Aufsicht aus länglich gestreckten Sklereiden mit stark buchtig gewellter, dicker, stark getüpfelter Zellwand, gekröseartig verschlungen wirkend.

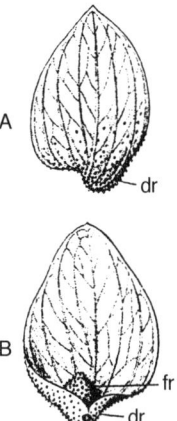

Abb. 274 *Humulus lupulus* L. **A** Deckblatt, **B** Vorblatt mit Frucht. dr Drüsen, fr Frucht. Vergr. ca. 2x. Aus Gilg; Gilg

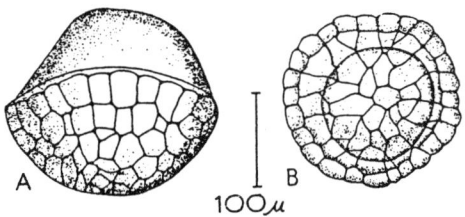

Abb. 275 *Humulus lupulus* L. Drüsenhaar: **A** Seitenansicht, mit abgehobener Cuticula, **B** Aufsicht. Aus Karsten, Weber, Stahl; nach Gilg

Schnittdroge

Vorwiegend aus den von der Blütenachse losgelösten fast durchsichtigen blassgelben Deck- und Vorblättern bestehend; beide Blattarten parallelnervig, mit 5 bis 7 netznervig verzweigten Hauptnerven; seltener Bruchstücke der zickzackförmigen Fruchtachse, die nussartigen Früchte auch einzeln vorhanden; mitunter auch Hochblattfragmente.

Pulver

Siehe Abbildung 276

a   Bruchstücke der Vorblätter, untere Epidermis mit Drüsenhaaren in Aufsicht und durchscheinendem Schwammparenchym
b   Drüsenhaare in Seitenansicht, häufig einzeln, auch auf Blattbruchstücken oder auf Bruchstücken der Fruchtknotenwand; charakteristisch
c   Dolchhaare; häufig

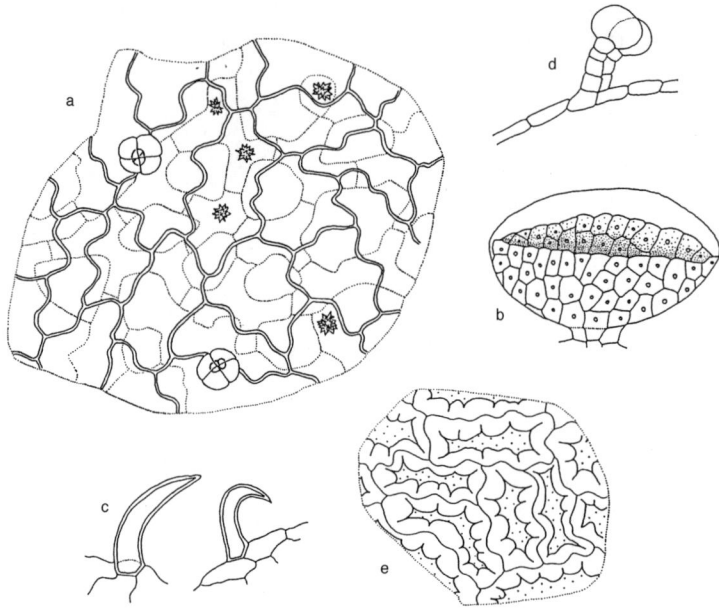

Abb. 276 Lupuli flos – Hopfenzapfen – Pulver. Erläuterungen siehe Text. NH

d Köpfchenhaare in Seitenansicht
e Bruchstücke der Samenschale in Aufsicht; selten

Anmerkungen: Bruchstücke der Fruchtknoten- und Fruchtwand; mitunter auch grüne Bruchstücke der Hochblätter mit Cystolithen auf der Oberseite und anomocytischen Spaltöffnungen auf der Unterseite; nicht dargestellt.

Verfälschungen/Verwechslungen

Kommen selten vor; gelegentlich verfälscht mit verwildertem Hopfen, der einen niedrigeren Gehalt an Hopfenbittersäuren aufweist. Reife Früchte sollen in Hopfenzapfen nicht vorhanden sein.

Inhaltsstoffe und Anwendung

Inhaltsstoffe: Hopfenbitterstoffe (Acylphloroglucide), die im sog. Harz enthalten sind; ätherisches Öl (0,3–1 %); Gerbstoffe (oligomere Procyanidine, 2 bis 4 %); Polyphenole (4 bis 14 % der Hopfentrockensubstanz); Phenolcarbonsäuren
Ph. Eur.: Extraktgehalt mindestens 25,0 % (Extraktionsmittel Ethanol 70 %)

Anwendungsgebiete: Kommission E: Befindensstörungen wie Unruhe und Angstzustände, Schlafstörungen.

Standardzulassung: Hopfenzapfen, Zul.-Nr. 1029.99.99

Lycopodium – Bärlappsporen

Synonyme: Pulvis Lycopodii, Semen Lycopodii, Farina Lycopodii

Sonstige Bezeichnungen: dt.: Bärlappsamen, engl.: Clubmoss, lycopodium spore, earth-moss seed, franz.: Lycopode, poudre de lycopode, ital.: Licopodio, polvere di licopodio, span.: Licopodio

Stammpflanzen: *Lycopodium clavatum* L. (Kolbenbärlapp) und andere *Lycopodium-*Arten; Lycopodiaceae
Habitus: 5 bis 30 cm hohe ausdauernde Pflanzen; Abb. 277

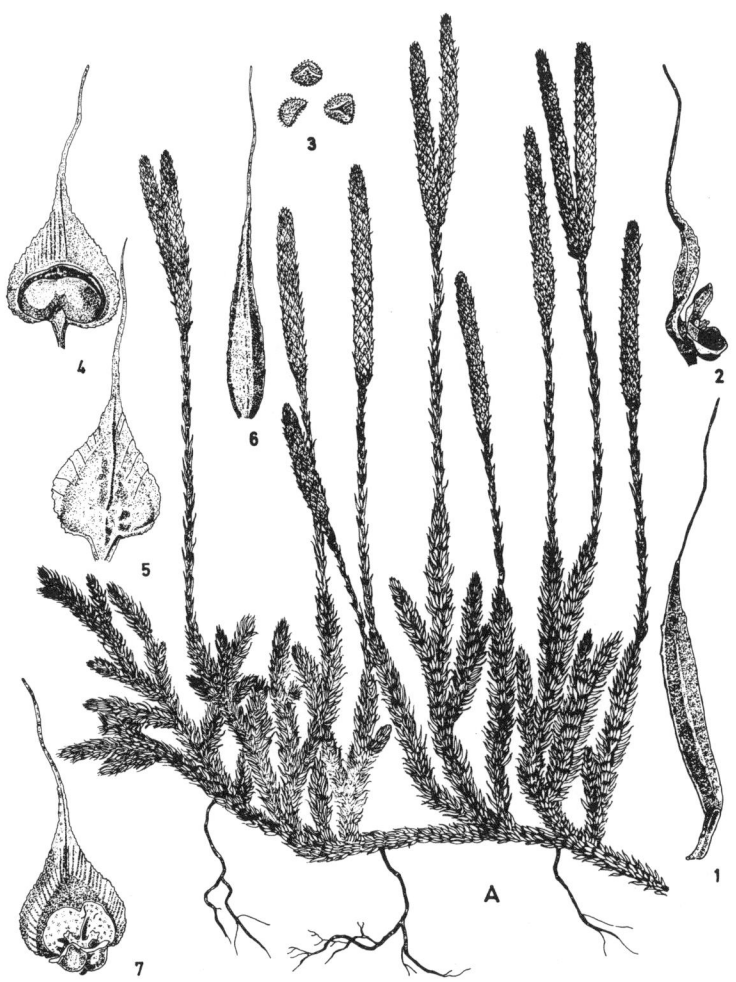

Abb. 277 *Lycopodium clavatum* L. **A** Pflanze mit Sporophyllständen, 1 Laubblatt, 2 u. 7 Sporophyll mit vollständig geöffnetem Sporangium, 3 Sporen, 4 Sporophyll von der Innenseite mit Sporangium, 5 Sporophyll von der Rückseite, 6 Blatt vom Stiel des Sporophyllstandes. Nach Köhler; SH

Herkunft: Osteuropa, China

Arzneibücher: ÖAB: Die reifen Sporen

Ganzdroge

Die ährenförmigen Sporophyllstände werden abgepflückt, getrocknet und danach die Sporen durch Ausschlagen auf einer Unterlage gewonnen; Sporenpulver gelblich-grün, leicht „fließend" und auf Wasser schwimmend.

Geruch: geruchlos

Geschmack: geschmacklos

Mikroskopisches Bild

Siehe Abb. 278; einzelne Sporen tetraederförmig, mit gewölbten Außen- und konkaven Grundflächen; Oberfläche maschig oder wabig; die Luft in den Aushöhlungen der Maschen entweicht auch nach Befeuchten nicht, daher Lycopodium schwimmfähig; an den Kanten jeweils eine häutige Leiste. Durchmesser meist 30 bis 35 µm, 20 bis 40 µm möglich.

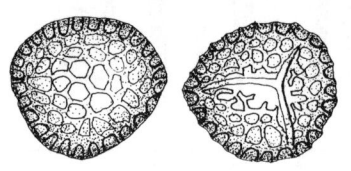

Abb. 278 *Lycopodium clavatum* L. Sporen. Vergr. ca. 450 x. Nach Brandt; UW

Inhaltsstoffe: Fettes Öl (40 bis 50 %); Polyterpene (23,8 bis 45 % Sporonin)

Anwendungsgebiete: Volkstümlich: Innerlich bei Blasen- und Nierenleiden, äußerlich als Wundstreupulver. Früher auch zur Pillenbereitung, um das Zusammenkleben zu verhindern; auch zum Größenvergleich in der Mikroskopie.

Malvae flos – Malvenblüten

Synonyme: Flores Malvae

Sonstige Bezeichnungen: dt.: Rossmalvenblüten, Käsepappelblüten, Blaue Pappel-
blumen, engl.: (Common) mallow flower, franz.: Fleur de mauve, ital.: Fiore di malva,
span.: Flor de malva

Stammpflanzen: *Malva silvestris* L. (Wilde Malve) oder auch *Malva silvestris* L. ssp.
mauritiana (L.) THELL. (Mauretanische Malve); Malvaceae
Habitus: bis zu 1 m hohe Stauden; Abb. 279

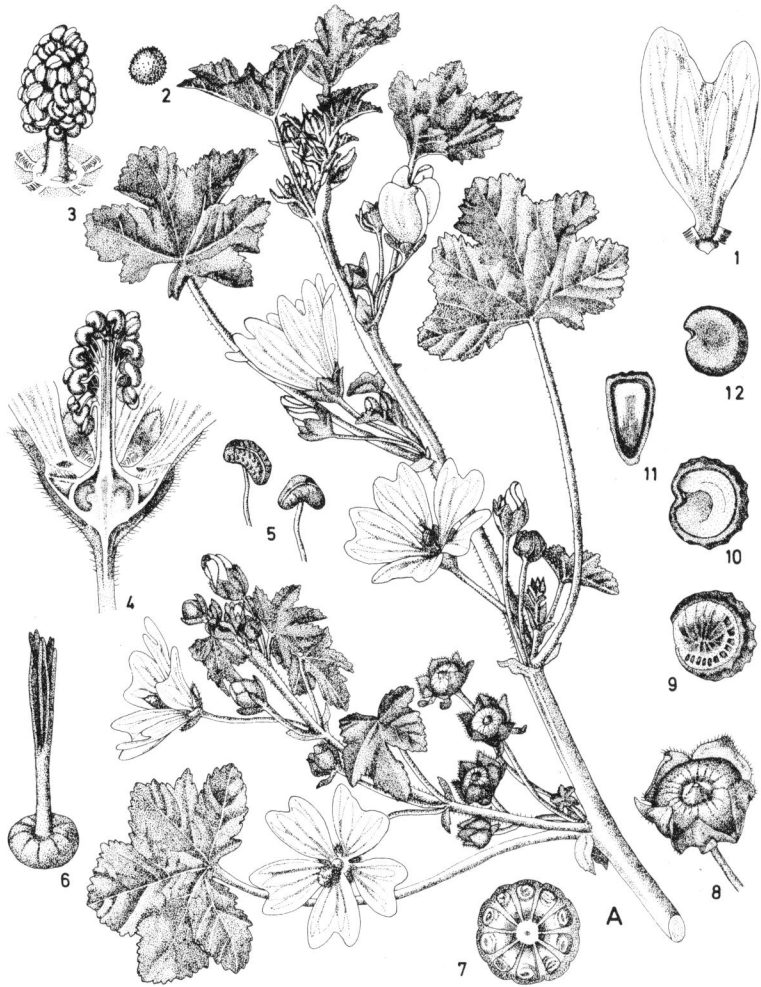

Abb. 279 *Malva silvestris* L. **A** Teil des blühenden und fruchtenden Sprosses, 1 Kronblatt, 2 Pollen,
3 Staubblattröhre (Columella), 4 Blüte im Längsschnitt, 5 Staubblätter, 6 Stempel, 7 Fruchtknoten im
Querschnitt, 8 Frucht, 9 Teilfrucht, 10/11 Teilfrucht im Schnitt, 12 Samen. Nach Köhler; DF

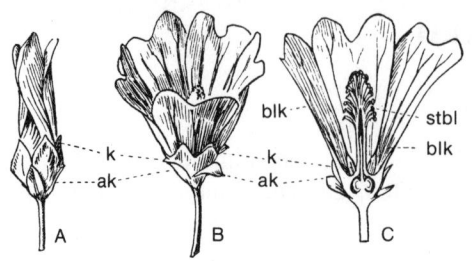

Abb. 280 *Malva silvestris* L. Blüte: **A** vor dem Aufblühen, **B** voll entwickelt, **C** im Längsschnitt. k Kelch, ak Außenkelch, blk Blumenkrone, stbl Staubblätter. Verkleinert. Aus Karsten, Weber, Stahl

Herkunft: Importe aus Ungarn und einigen Balkanländern, meist Sammelware, nur z. T. kultiviert

Arzneibücher: Ph.Eur.: Die getrockneten, ganzen oder teilweise gebrochenen Blüten

Ganzdroge

Geruch: fast geruchlos

Geschmack: schleimig

Morphologie

Malva silvestris: Siehe Abb. 280; **Blüte** rosaviolett, bis 5 cm breit, 1 bis 2,5 cm gestielt, **Hüllkelch** (Außenkelch) aus drei freien Hochblättern; diese bis ca. 5 mm lang, länglich-lanzettlich, oberseits kahl, am Rande behaart; **Kelchblätter** 5, miteinander verwachsen mit freien Zipfeln, am Rande behaart; **Kronblätter** 5, frei, 2,0 bis 2,5 cm lang, ± herz-förmig, am Grunde keilförmig, weißbärtig, an der Spitze tief ausgerandet, rosaviolett mit dunklen Streifen; Kronblätter in der Knospe typisch spiralig gedreht (Abb. 280 A); zahlreiche **Staubblätter**, Filamente zu einer violetten Röhre verwachsen; zahlreiche Griffel, die Filamentröhre durchwachsend; **Fruchtknoten** oberständig; **Frucht** (Abb. 279, 8) scheibenförmig, reif in ca. 10 Teilfrüchte zerfallend; diese am Rücken netzgrubig. *M. silvestris* ssp. *mauritiana*: Blüte intensiv violettblau, größer, bis 7 cm breit; Hüll-kelchblätter bis 1 cm lang, deutlich bewimpert; Kelchblätter mit langen Zipfeln, Kron-blätter ca. 3 cm lang, an der Spitze nur wenig ausgerandet; ansonsten gleich gebaut.

Anatomie

Malva silvestris: **Blätter des Kelchs und des Außenkelchs, Flächenansicht:** Epidermis der Außenseite in Aufsicht aus geradwandigen Zellen mit zahlreichen Stomata; Epidermis der Innenseite wellig-buchtig mit wenigen Stomata; Haare (Abb. 281): auf den Nerven und am Blattrand starre 1-zellige, lange, derbwandige Haare, mit der getüpfel-ten Basis eingesenkt in polsterartige Erhebungen der Epidermis; auf den Blattflächen kleine, 1- bis ca. 5-strahlige Deckhaare („Stern- bzw. Büschelhaare"), mit getüpfelter Basis in die Epidermis bzw. die Epidermispolster eingesenkt; besonders auf der Blatt-innenseite stark gewundene 1-zellige „Wollhaare"; außerdem verschieden große, aus mehreren Zelllagen übereinander aufgebaute, zartwandige Drüsenhaare („Etagen-drüsenhaare"). **Querschnitt:** Siehe Abb. 281; Blattbau bifazial, mit wenig deutlich aus-geprägtem Palisaden- und Schwammparenchym; unterhalb der Epidermis der Innen-seite eine sehr charakteristische Zellschicht mit zahlreichen Ca-Oxalatdrusen.

Abb. 281 *Malva silvestris* L.
Kelchblatt im Querschnitt.
u.Ep untere Epidermis (Kelch-
blattaußenseite), o.Ep obere
Epidermis, po Polster,
sch Schleimzellen, bh Büschelhaar, dh Drüsenhaar, gfb Gefäßbündel, wh Wollhaare. Aus
Karsten, Weber, Stahl; nach
Tschirch u. Oesterle

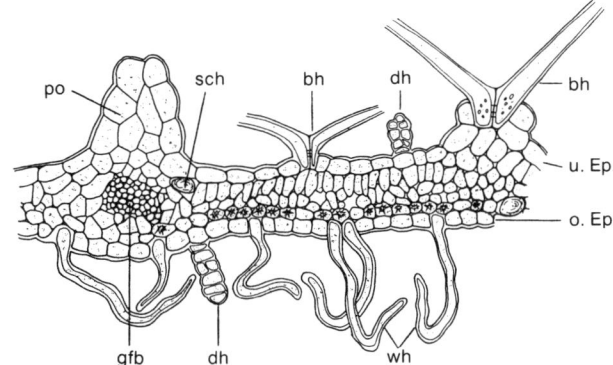

Kronblatt, Flächenansicht: Siehe Abb. 282 a; Epidermiszellen langgestreckt, ± wellig-
buchtig, ca. 200 µm lange Etagendrüsenhaare; langgestreckte Schleimzellen aus dem
Mesophyll meist durchscheinend (Abb. 282 h); nur am Kronblattgrund einzellig, bis ca.
1000 µm lange, derbe Deckhaare mit getüpfelter, in die Epidermis eingesenkter Basis.
Staubblatt: Staubblattröhre dicht besetzt mit ca. 200 µm langen Büschelhaaren, dazwi-
schen Etagendrüsenhaare; Epidermis der Antheren leicht papillös; Pollen (Abb. 282 b)
kugelig, sehr groß, 110 bis 160 µm im Durchmesser, charakteristisch, gelblich, mit grob-
stacheliger Exine. Mesophyll parenchymatisch mit Schleimzellen.
Fruchtknoten: Fruchtknotenwand mit Büschelhaaren und Etagendrüsenhaaren besetzt;
Narbenschenkel papillös.
In allen Teilen der Droge zahlreiche Schleimzellen und Ca-Oxalatdrusen.
M. silvestris ssp. *mauritania*: Stomata auf Kelch- und Außenkelch größer; Deckhaare
spärlicher und weniger stark; häufiger zweistrahlige Deckhaare, diese auch auf der
Staubblattröhre; Pollen 110 bis 160 µm.

Schnittdroge

Blauviolette Stücke der Kronblätter, grünliche Teile vom Grunde der Blüte, des
Fruchtknotens, des Außenkelches und der Kelchblätter; Teile der violettlichen Staubblattröhre.

Pulver
Siehe Abbildung 282

a Epidermisfragmente der blauvioletten Kronblätter, blauer Farbstoff schnell ins
   Präparat diffundierend
b Pollenkörner, bis 160 µm groß, gelb, bzw. deren Bruchstücke (b_1)
c Etagendrüsenhaare der Kronblätter
d derbe Haare bzw. deren Bruchstücke von Kelch und Außenkelch
e Wollhaare des Außenkelches
f Kelchblattfragmente mit Aufsicht auf die Ca-Oxalatdrusen führende Schicht
g Fragmente des Endotheciums in Queransicht
h Fragmente der Kronblätter mit durchscheinenden Schleimzellen und/oder Gefäßen

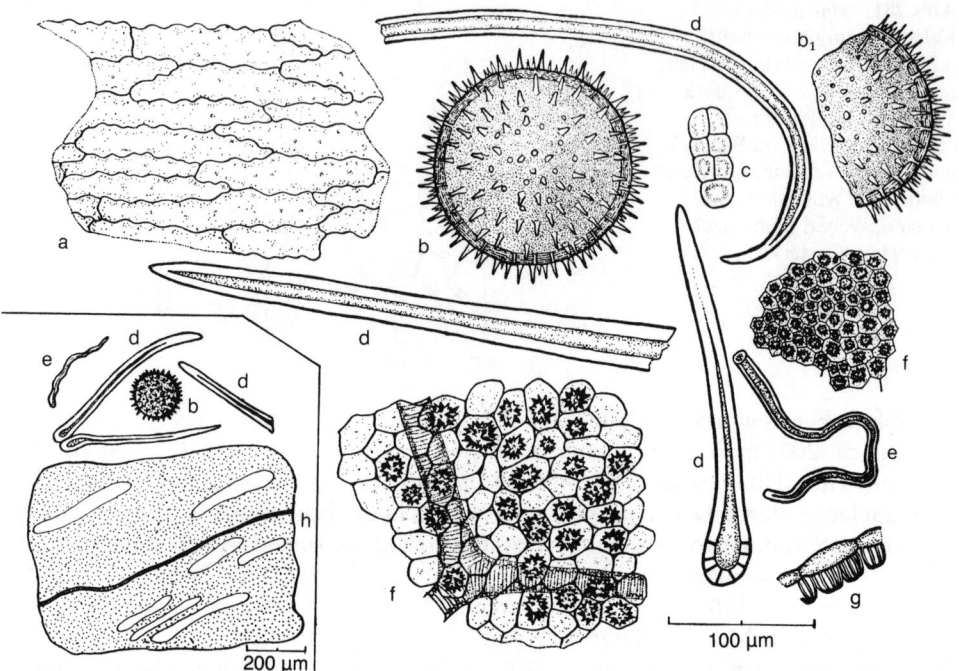

Abb. 282   Malvae flos – Malvenblüten – Pulver. Erläuterungen siehe Text. Aus Karsten, Weber, Stahl; nach Weber

Verfälschungen/Verwechslungen

Kommen praktisch nicht vor; früher waren Verfälschungen mit Blüten anderer *Malva*-Arten, z. B. mit *M. neglecta* WALLR. (Wegmalve) beobachtet worden.

Inhaltsstoffe und Anwendung

Inhaltsstoffe: Polysaccharid-Schleimstoffe (> 10 %); Anthocyane und Anthocyanidine
Ph. Eur.: Quellungszahl mindestens 15

Anwendungsgebiete: Kommission E: Schleimhautreizungen im Mund- und Rachen-raum und damit verbundener trockener Reizhusten. Auch als mildes Adstringens bei Gastroenteritis.
Volkstümlich: Innerlich bei Magen-Darm-Beschwerden, bei Blasenleiden; äußerlich zu Umschlägen in der Wundbehandlung.
Ansonsten Verwendung als Schmuckdroge in Teemischungen und zum Färben von Lebensmitteln.

Hinweis: Im Lebensmittelhandel versteht man unter Malventee meist Hibiscusblüten.

Malvae folium – Malvenblätter

Synonyme: Folia Malvae

Sonstige Bezeichnungen: dt.: Käsepappelblätter, Käsekraut, engl.: (Common) mallow leaf, franz.: Feuille de mauve, ital.: Foglia di malva, span.: Hoja de malva

Stammpflanzen: *Malva silvestris* L. (Wilde Malve) und *M. neglecta* WALLR. (Wegmalve); Malvaceae
Habitus: bis zu 1 m hohe Stauden; Abb. 279

Herkunft: Import aus Bulgarien, Albanien und Marokko; meist Wildsammlungen, z. T. Kulturen

Arzneibücher: Ph.Helv.: Die getrockneten, ganzen oder geschnittenen Laubblätter; ÖAB: Folium Malvae; das getrocknete Laubblatt

Ganzdroge

Geruch: praktisch geruchlos

Geschmack: fade, schleimig

Morphologie
Malva silvestris: Siehe Abb. 283 A; Blätter grün mit bis 10 cm langem Blattstiel, bis 12 cm lang und bis 15 cm breit; rundlich bis nierenförmig, am Grund herzförmig, meist schwach behaart, Behaarungsstärke jedoch variabel; Blattspreite 3- bis 7-teilig gelappt, Teilung zu 1/3 bis zu 1/2 des Blattes hineinreichend; Blattrand unregelmäßig gekerbt-gesägt; Nervatur auf beiden Blattseiten hervortretend; Hauptnerven vom Blattstiel handförmig ausstrahlend.
Malva neglecta: Siehe Abb. 283 B; Blätter grün mit sehr langem Blattstiel (bis 3 x 20 cm); bis 8 cm lang und bis 8 cm breit, rundlich bis nierenförmig, am Grund herzförmig, meist schwach behaart, Behaarungsstärke jedoch variabel, Unterseite meist etwas stärker behaart; Blattspreite 5- bis 7-teilig gelappt, Teilung nur bis etwa 1/5 des Blattes hineinreichend; Blattrand unregelmäßig gekerbt-gesägt, Nervatur auf beiden Blattseiten hervortretend, Hauptnerven vom Blattstiel handförmig ausstrahlend.
Anmerkung: Malvenblätter zeigen auf der Blattoberfläche oft kleine braune Flecke; dieses sind Sporenlager des auf Malvaceen schmarotzenden Rostpilzes *Puccinia malvacearum* BERT. (Malvaceen-Rost).

Anatomie
Flächenansicht: Epidermiszellen der Oberseite (Abb. 284 a) bei beiden Arten schwach wellig bis geradwandig; Epidermiszellen der Blattunterseite stärker wellig; Epidermen beider Seiten mit Schleimzellen und anisocytischen Stomata mit 3 Nebenzellen; Haare: beidseitig Sternhaare oder Büschelhaare (Abb. 284 d), zu Büscheln zusammengefasste, 1-zellige, derbwandige, zugespitzte Haare mit getüpfelter, leicht verholzter Basis, meist einem „Polster" aus größeren Epidermiszellen aufsitzend; außerdem einzeln

stehende, 1-zellige, zugespitzte, derbwandige Deckhaare und kleine Drüsenhaare („Etagendrüsenhaare") mit kurzem Stiel und 4- bis 10-zelligem Köpfchen (Abb. 284 b); Sternhaare bei *M. silvestris* vorherrschend, bei *M. neglecta* nur vereinzelt Sternhaare, mehr Einzelhaare.

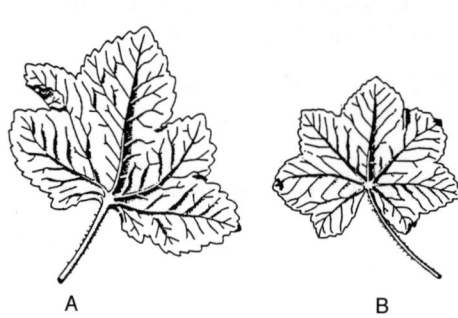

A   B

Abb. 283   *Malva* sp. Blatt in Aufsicht: **A** *Malva silvestris* L. **B** *Malva neglecta* Wallr. Stark verkleinert. Aus Karsten, Weber, Stahl; nach Liebisch

Querschnitt: Blattbau bifazial mit 1- oder 2-schichtigem Palisadenparenchym; Schwammparenchym 3- oder 4-schichtig; einzelne Epidermiszellen zum Mesophyll hin ausgebuchtet und als Schleimzellen ausgebildet, Schleimzellen auch im Mesophyll; in Leitbündelnähe Ca-Oxalatdrusen.

Anmerkungen: Befall der Blätter mit Malvaceen-Rost ist im Mikroskop durch das Vorkommen von Teleutosporen (Abb. 284 g) zu erkennen. Da die Droge zur Zeit der Blüte geerntet wird, haften an den behaarten Blättern Pollenkörner (Abb. 284 f) .

Schnittdroge

Dünne, sich etwas weich anfühlende, hellgrüne Blattfragmente, oft in Form mehrschichtig ineinander gefalteter Stücke; fast kahl bis schwach behaart, Haare insbesondere auf den hervortretenden Nerven der Blattunterseite; Blattrand ungleich gekerbt bis gesägt; mitunter außerdem typische tortenförmige Malvaceen-Spaltfrüchte („Käsepappeln") sowie Fragmente von Malvenblüten.

Pulver

Siehe Abbildung 284

a Blattbruchstücke mit oberer Epidermis in Aufsicht, Palisadenparenchym mit Ca-Oxalatdrusen durchscheinend
b Köpfchen der Drüsenhaare, frei liegend
c Blattbruchstück mit Deckhaarbasis
d Basis eines Sternhaares; Sternhaare zahlreich; charakteristisch
e Haarbruchstücke
f Malvenpollen mit stacheliger Exine können vorkommen
g Teleutosporen können vorkommen

Anmerkung: Malvaceen-Pollen sowie Teleutosporen sind gelegentlich anzutreffen; Teleutosporen gelangen durch den Malvaceen-Rost (s. o.), eine bei Malvaceen sehr verbreitete Pilzkrankheit, in die Droge.

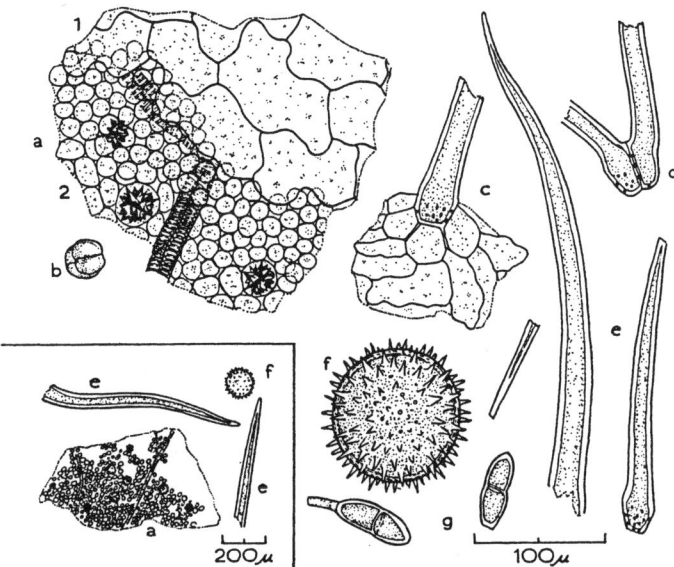

Verfälschungen/Verwechslungen

Gelegentlich Verwechslungen mit den samtig behaarten Eibischblättern (siehe Althaeae folium). Mikroskopisches Merkmal: zahlreiche Büschelhaare mit verholzter, grob getüpfelter Basis und Oxalatdrusen unter der Basis; Epidermiszellen nur unterseits wellig-buchtig.

Inhaltsstoffe und Anwendung

Inhaltsstoffe: Polysaccharid-Schleimstoffe (ca. 8 %); Flavonoide und Flavonoidsulfate; Gerbstoffe
Ph.Helv.: Quellungszahl mindestens 7

Anwendungsgebiete: Kommission E: Schleimhautreizungen im Mund- und Rachenraum und damit verbundener trockener Reizhusten.
Volkstümlich: Innerlich bei Magen-Darm-Beschwerden, bei Blasenleiden; äußerlich zu Umschlägen in der Wundbehandlung.

Standardzulassung: Malvenblätter, Zul.-Nr. 1579.99.99

Marrubii herba – Andornkraut

Synonyme: Herba Marrubii, Herba Prasii

Sonstige Bezeichnungen: dt.: Weißer Andorn, (Weißer) Dorant, Mauerkraut, engl.: (White) horehound, hoarhound, franz.: Marrube blanc, ital.: Erba di marrubio, span.: Sumidad de marrubio

Stammpflanze: *Marrubium vulgare* L. (Andorn); Lamiaceae
Habitus: 30 bis 60 cm hohe, dicht filzig behaarte Staude; Abb. 285

Herkunft: Aus Wildsammlung oder Anbau in Südosteuropa, besonders Ungarn, aus Italien, Frankreich und Marokko

Arzneibücher: DAC: Die zur Blütezeit gesammelten, getrockneten, ganzen oder geschnittenen oberirdischen Teile; ÖAB: Herba Marrubii; die zur Blütezeit gesammelten und getrockneten Teile

Ganzdroge

Geruch: schwach aromatisch

Geschmack: bitter, etwas scharf

Morphologie
Stängel vierkantig, hohl und weißwollig behaart mit gegenständiger Blattstellung; obere Blätter sitzend, die unteren unscharf kurz gestielt; **Blätter** ca. 3,5 cm lang, die unteren rundlich-eiförmig und ungleich grob gekerbt, die oberen spitzeiförmig und kerbig gezähnt, oberseits vertiefte Netznervatur, wenig behaart, unterseits grau- bis weißfilzig behaart; **Blüten** weißlich, dicht in halbkugeligen Scheinquirlen zusammengefasst in den Blattwinkeln stehend, Blütenkrone zweilippig, Unterlippe mit starkem Mittelzipfel; Kelch röhrig, drüsig punktiert, mit 10 schmalen Zipfeln (Abb. 285 B), die beim Heranreifen der Früchte zu hakig zurückgebogenen Zähnen auswachsen; **Früchte** in Form von eiförmigen Nüsschen, stumpf dreikantig, braun.

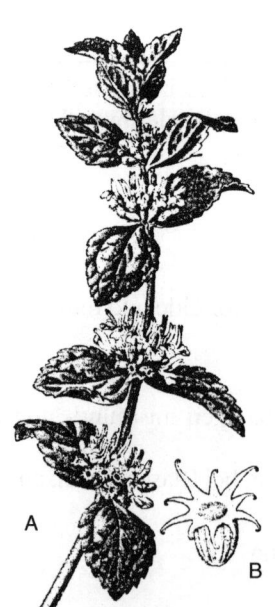

Abb. 285 *Marrubium vulgare* L. **A** Blühende Pflanze, **B** Kelch. Aus Thoms, Brandt; nach Hallier

Anatomie
Stängel: Mit vielen langen, stark gebogenen, mehrzelligen Haaren (Abb. 286 d)

(„Peitschenhaare"), diese z. T. mit kollabierten Zellen; Haare stark ineinander verknäuelt; außerdem Büschelhaare vom Typ des Blattes.

Blatt: Zellen der oberen und unteren Epidermis (Abb. 286 a) wellig-buchtig bis buchtig, beidseitig diacytische Spaltöffnungen; Haare: starke Behaarung durch Büschelhaare (Abb. 286 b) mit bis zu 15 einzelnen, ein- bis mehrzelligen, spitzigen Haaren bestehend, 100 bis 200 µm; eines dieser Haare meist deutlich länger als die übrigen und mehrzellig; außerdem frei stehend 1-zellige, kurze Haare sowie 1-zellige, lange, spitze Haare; alle Haartypen auf sockelartig emporgewölbter Epidermis sitzend; außerdem Lamiaceen-Drüsenschuppen (Abb. 286 a) mit 8 sezernierenden Zellen (selten), kurzgestielte Drüsenhaare (Abb. 286 f, g) mit größerem, 2- bis 4-zelligem sowie mit kleinerem, 1- oder 2-zelligem Köpfchen; Blattbau bifazial, im Mesophyll, besonders in den Palisadenzellen, kleine Nadeln und Büschel aus Ca-Oxalat.

Kronröhre: Epidermis in Aufsicht aus länglichen Zellen, zahlreiche Büschelhaare vom Typ des Blattes; Endothecium (Abb. 286 h) in Aufsicht sternförmig; Pollen tricolpat (Abb. 286 i).

Kelch: Ebenfalls stark behaart mit Büschelhaaren vom Typ des Blattes, zusätzlich deutlich längere, 2- oder 3-zellige spitze Haare mit langer Endzelle; auf der Außenseite außerdem zahlreiche Drüsenschuppen und Drüsenhaare; auf der Innenseite des Kelchs bis 1 mm lange, dickwandige, mehrzellige einzelne Haare mit teilweise gebogener Endzelle.

Schnittdroge

Hoher Stängelanteil aus z. T. sehr kurzen Stängelstücken, teilweise auch flach gedrückt oder längs gespalten; außen stark weich-wollig behaart; runzelige Blattstücke in weißfilzigen Knäueln zusammenhaftend; kleine weißliche Blüten mit filzig behaarten Kelchen auch in Knäueln zusammenhaftend, an den Kelchen die Kelchzähne deutlich sichtbar.

Pulver
Siehe Abbildung 286

a Blattbruchstücke mit oberer Epidermis in Aufsicht (nicht sehr deutlich); darunter das Palisadenparenchym mit sehr feinen Ca-Oxalatnadeln sehr auffallend; diacytische Spaltöffnungen und Lamiaceen-Drüsenschuppen
b Büschelhaare des Blattes, des Kelchs und des Stängels; sehr zahlreich auch Haarbruchstücke frei im Präparat
c Einzelhaare, auch als Haarbruchstücke; zahlreich
d Peitschenhaare des Stängels, auch Bruchstücke davon; zahlreich
e Basis der Büschelhaare; zahlreich
f Drüsenhaare in der Seitenansicht
g Drüsenhaare in Aufsicht
h Fragmente des Endotheciums in Aufsicht
i Tricolpate Pollenkörner

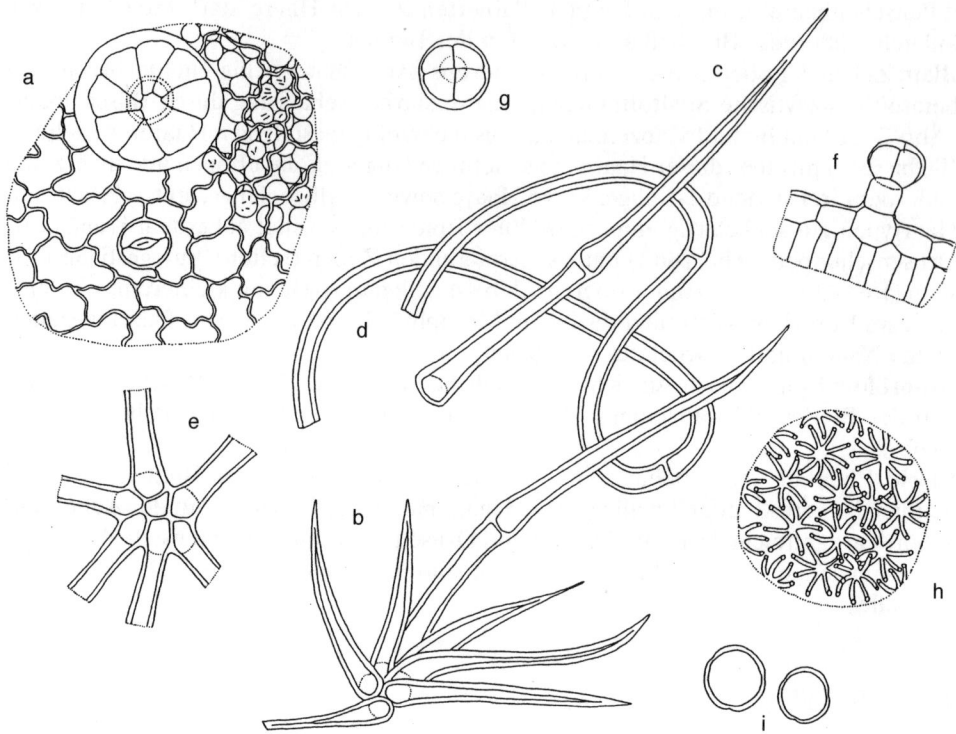

Abb. 286   Marrubii herba – Andornkraut – Pulver. Erläuterungen siehe Text. NH

Verfälschungen/Verwechslungen

Selten; allenfalls mit der mediterranen Art *Marrubium incanum* DESR. mit dicht weiß-filzig behaarten Blättern, die regional in der Volksmedizin auch als Ersatzdroge gilt. Außerdem Verfälschungen mit der bastardisierten Art *M. remotum* KIT. (*M. vulgare* x *M. peregrinum*). Von früheren Verwechslungen mit *M. anisodon* K. KOCH wird berichtet.

Inhaltsstoffe und Anwendung

Inhaltsstoffe: Diterpen-Bitterstoffe, Gerbstoffe, Flavonoide, ätherisches Öl
DAC: keine Gehaltsanforderung

Anwendungsgebiete: Kommission E: Appetitlosigkeit, dyspeptische Beschwerden wie Völlegefühl und Blähungen; Katarrhe der Luftwege.
Volkstümlich: Äußerlich bei Hautverletzungen, Geschwüren und Wunden.

Mate folium viride – Grüne Mateblätter
Mate folium tostum – Geröstete Mateblätter

Synonyme: Folia Mate; Herba Ilicis paraguayensis, Folia Mate tosta

Sonstige Bezeichnungen: Grüne Mateblätter: dt.: Mate grün, Paraguaytee, engl.: Mate, franz.: Maté vert, thé du Paraguay, ital.: Foglia di matè, span.: Hoja de mate, mate, hierba mate
Geröstete Mateblätter: dt.: Geröstete Mate, engl.: Roasted mate; franz.: Maté, thé du paraguay torrefié; ital.: Foglia di matè tostata, span.: Hoja de mate tostada, mate tostado, hierba mate tostada

Stammpflanze: *Ilex paraguariensis* ST.-HIL. (Matestrauch); Aquifoliaceae
Habitus: 15 bis 20 m hoher immergrüner Baum; Abb. 287

Herkunft: Import vorwiegend aus Brasilien, aber auch aus Argentinien und Paraguay (aus Kulturen und Wildsammlungen)

Arzneibücher: DAC: Grüne Mateblätter: die vorgerösteten und getrockneten, ganzen oder geschnittenen Blätter; Geröstete Mateblätter: die gerösteten, getrockneten, ganzen oder zerkleinerten Blätter

Ganzdroge

Geruch: schwach aromatisch, loheartig

Geschmack: herb, etwas rauchig

Morphologie
Blätter lederartig, 6 bis 12 cm lang und bis 5 cm breit, verkehrt-eiförmig bis länglich-lanzettlich, keilförmig gegen die Basis verschmälert, unbehaart, selten unterseits schwach behaart; Blattrand leicht kerbig gezähnt; auf der Blattunterseite eine kräftige Mittelrippe, bogenförmige Seitennerven; Nervatur ansonsten grobmaschig; Blattstiele kantig, bis 2 mm dick; Blätter bei vollständiger Ferment-Desaktivierung hellgrün, ansonsten hell- bis dunkelbraun.
Anmerkung: Ganzdroge kaum handelsüblich, da die frischen Blätter im Ursprungsland in künstlicher Hitze gedörrt, dadurch brüchig gemacht und anschließend zerkleinert werden. Durch das schnelle Dörren werden die schwarzfärbenden Fermente zerstört.

Anatomie
Flächenansicht: Epidermiszellen der Blattoberseite (Abb. 288a) aus mäßig verdickten, ungleichmäßig polygonalen Zellen mit grob gerunzelter Cuticula, vereinzelt als Schleimzellen ausgebildet; Epidermiszellen der Blattunterseite (Abb. 288b) kleiner; zahlreiche große, elliptische, anomocytische Spaltöffnungen nur auf der Unterseite, vereinzelt unterseits auch Wasserspalten mit kreisförmig angeordneten Epidermiszellen.
Querschnitt: Blattbau bifazial, mit meist 2-schichtigem Palisadenparenchym (Abb. 288c) und mehrschichtigem, charakteristischem, lockerem Schwammparenchym

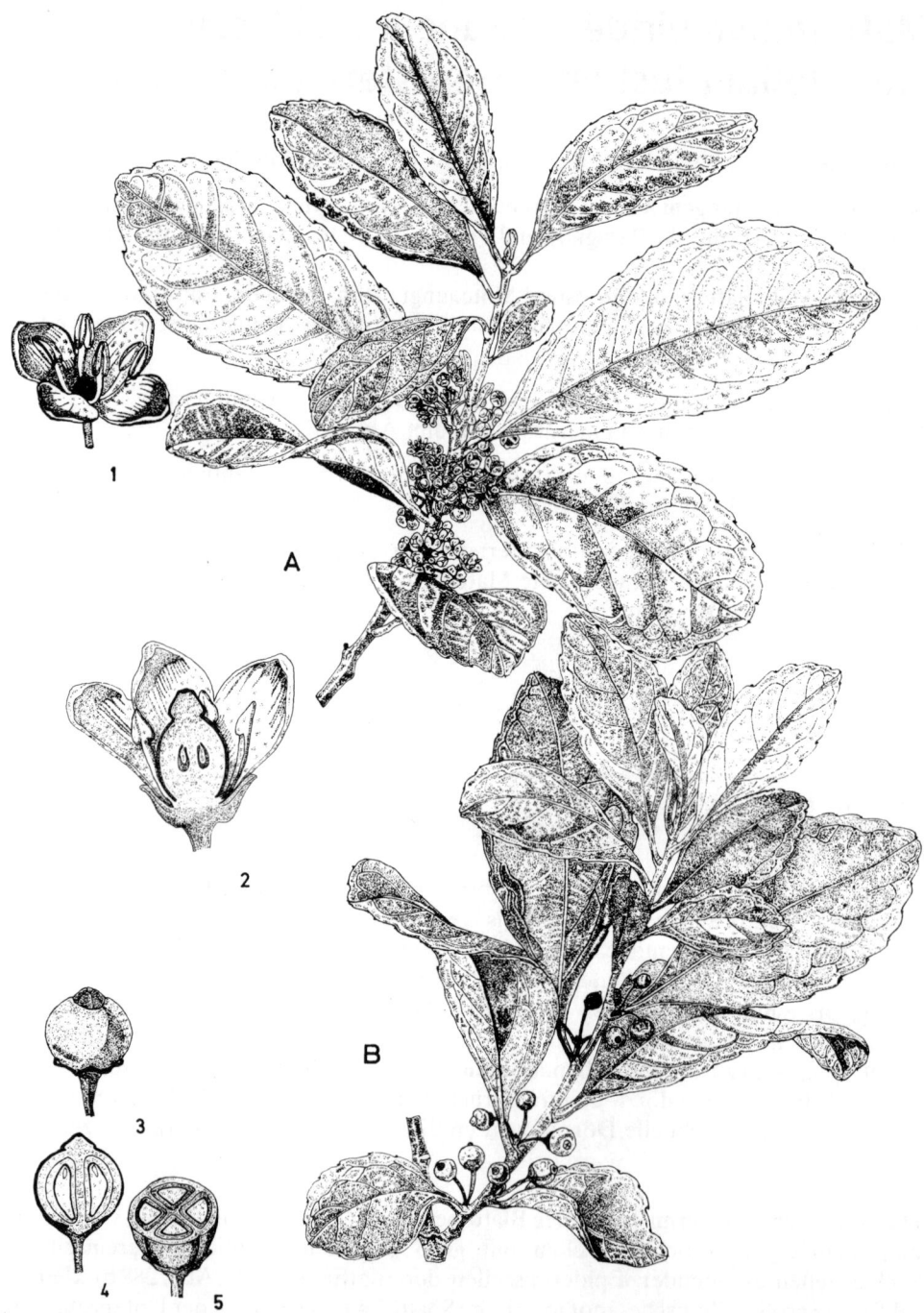

Abb. 287 *Ilex paraguariensis* Sᴛ.-Hɪʟ. **A** Zweig mit männlichen Blüten, **B** fruchtender Zweig, 1 männliche Blüte, 2 weibliche Blüte im Längsschnitt, 3 Frucht, 4/5 Frucht im Längs-und Querschnitt. Nach Köhler; SH

(Abb. 288 d); im Mesophyll Ca-Oxalatdrusen (35 μm), seltener Einzelkristalle, vereinzelt Zellen mit „Fettkörpern" in Form rundlicher Massen; Leitbündel von Sklerenchymfasern umgeben (Abb. 288 e).

Schnittdroge

Blattstücke klein, derb, flach, glatt, grün bzw. bräunlichgrün; im Bruch glatt, aber
unregelmäßig; meist unbehaart; gelegentlich stärkere Nervatur unterseits hervortretend; Blattrand gekerbt-gesägt, Blattstücke mit Blattrand jedoch eher selten; vereinzelt
Blattstücke mit schwarzen, punktförmigen Korkwarzen.

Pulver
Siehe Abbildung 288

a Blattbruchstücke mit oberer Epidermis in Aufsicht, Cuticularstreifung
b Blattbruchstücke mit unterer Epidermis in Aufsicht, Spaltöffnungen
c Fragmente des Palisadenparenchyms
d Fragmente des Schwammparenchyms
e Bruchstücke der Faserzellen der Blattnerven

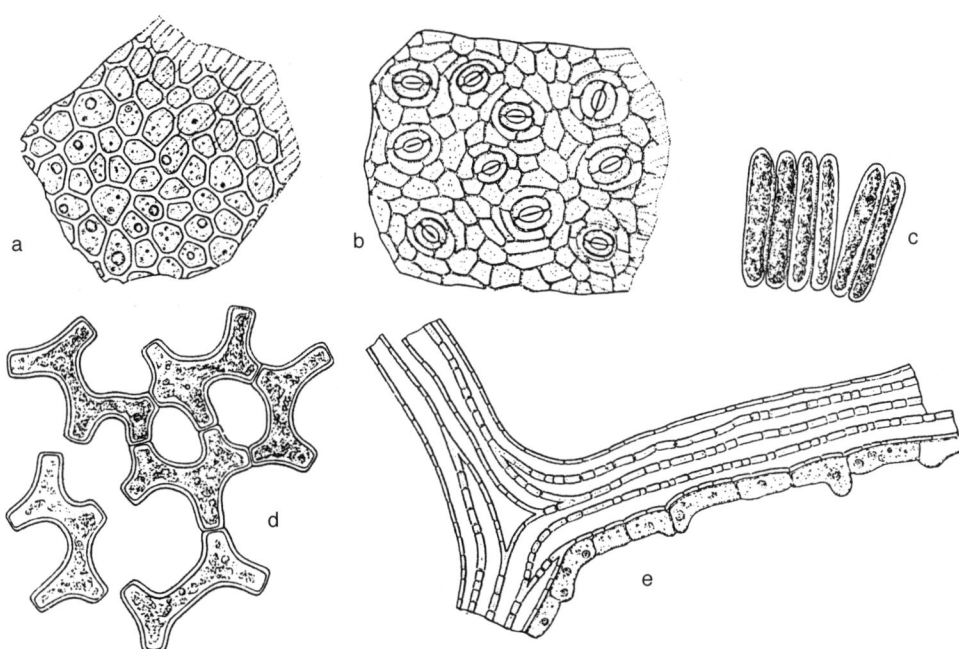

Abb. 288 Mate folium – Mateblätter – Pulver. Erläuterungen siehe Text. Aus Gassner, Hohmann,
Deutschmann; Gassner

Verfälschungen/Verwechslungen

Verwechslungen mit anderen *Ilex*-Arten bei der Wildsammlung; Verfälschungen mit *I. dumosa* REISS., *I. theezans* MART., *Manihot utilissima* POHL (Manioklaub) und *Euterpe edulis* MART. (Palmblätter).

Inhaltsstoffe und Anwendung

Inhaltsstoffe: Purine (Coffein 0,3 bis 2,4 %; Theobromin 0,1 bis 0,5 %; Theophyllin in Spuren); Caffeoylchinasäuren; Flavonoide
DAC: Grüne Mateblätter: mindestens 0,6 % Coffein; Geröstete Mateblätter: mindestens 0,4 % Coffein

Anwendungsgebiete: Kommission E: Geistige und körperliche Ermüdung. „Nationalgetränk" in Brasilien.

Matricariae flos – Kamillenblüten

Synonyme: Chamomillae flos, Flores Chamomillae

Sonstige Bezeichnungen: engl.: German chamomile flower, franz.: Fleur de camomille allemande, ital.: Camomilla commune, span.: Manzanilla común

Stammpflanze: *Matricaria recutita* L., syn. *Chamomilla recutita* (L.) RAUSCHERT (Echte Kamille); Asteraceae
Habitus: einjährige, bis ca. 80 cm hohe Ruderalpflanze; Abb. 289

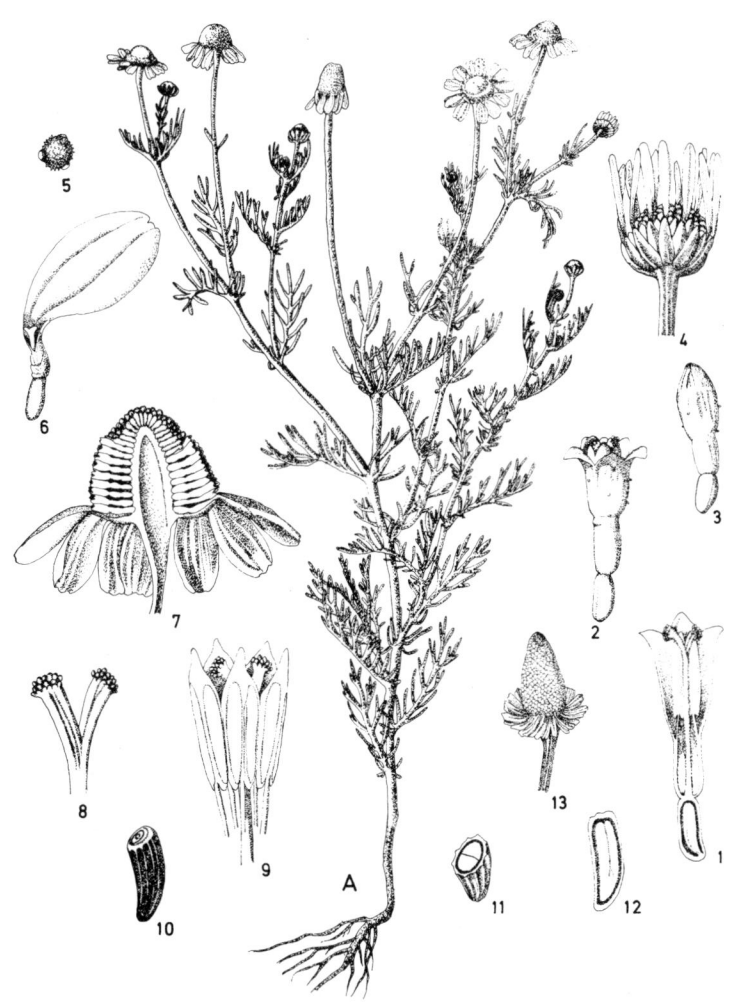

Abb. 289 *Matricaria recutita* L. **A** blühende Pflanze, 1 Röhrenblüte im Längsschnitt, 2 Röhrenblüte geöffnet, 3 Röhrenblüte geschlossen, 4 Blütenköpfchen, 5 Pollen, 6 Zungenblüte, 7 Blütenköpfchen im Längsschnitt, 8 Narben der Röhrenblüte, 9 Staubblattröhre mit Griffel und Narben, 10 Achäne, 11/12 Achäne im Quer- und Längsschnitt, 13 Blütenboden. Nach Köhler; DF

Herkunft: Überwiegend aus Kulturen, vor allem aus Argentinien, Ägypten, Spanien, Deutschland und den osteuropäischen Ländern

Arzneibücher: Ph.Eur.: Die getrockneten Blütenköpfchen

Ganzdroge

Geruch: aromatisch, angenehm, charakteristisch

Geschmack: aromatisch und schleimig

Morphologie

Siehe Abb. 290; **Blütenstandsköpfchen** bis ca. 10 mm im Durchmesser; Blütenboden (Infloreszenzachse) hochgewölbt und hohl, bei jüngeren Köpfchen ± kugelig-flach; **Hüllkelch** meist 1-reihig oder bis 3-reihig, dann dachziegelartig übereinander liegend, Hüllblätter grün, länglich, am Rande bräunlich-trockenhäutig; randständig meist 15 weißliche **Zungenblüten**, Zungen zurückgeschlagen und beim Trocknen eingerollt oder faltig geschrumpft, den Hüllkelch ± überdeckend; auf dem Blütenboden zahlreiche kleine, gelbe **Röhrenblüten** ohne Spreublätter; Röhrenblüten ca. 2 mm lang, zur Spitze 5-zipfelig; Fruchtknoten unterständig ohne Pappus.

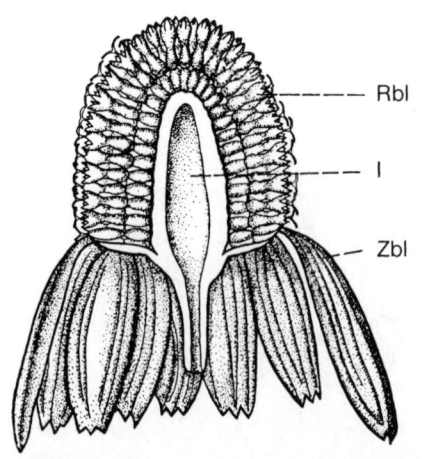

Rbl

I

Zbl

Abb. 290 *Matricaria recutita* L. Blütenstands-köpfchen im Längsschnitt. Rbl Röhrenblüten, Zbl Zungenblüten, I Infloreszenzachse. Vergrö-ßert. Aus Karsten, Weber, Stahl; nach Berg u. Schmidt

Anatomie

Hüllkelchblatt: Beidseitig Epidermis mit welliger Cuticula; trockenhäutiger, chlo-rophyllfreier Blattsaum, locker sich aus beiden Epidermen fortsetzend oder 1-schichtig; anomocytische Stomata nur im chlorophyllhaltigen Teil der äußeren Epidermis; Mesophyll parenchymatisch; Mittelnerv von einem Exkretgang be-gleitet; im Parenchym eine Schicht aus dickwandigen, getüpfelten Sklerenchym-fasern; Haare: beidseitig Asteraceen-Drüsenschuppen, seltener mehrzellige zugespitzte Gliederhaare von ca. 400 µm Länge.

Zungenblüte: Epidermis der Unterseite aus langgestreckten, stark buchtigen Zel-len mit längswelliger Cuticularstreifung; Epidermiszellen der Oberseite polygonal bis schwach wellig, stumpf papillös mit strahliger Cuticularstreifung.

Röhrenblüte: Epidermiszellen der Kron-röhre im röhrenförmigen Teil langge-streckt, geradwandig mit längsstreifiger Cuticula, die der Kronzipfel rundlich bis polygonal, auf der Innenseite schwach papillös mit strahliger Cuticularstreifung; besonders im unteren Teil der Kronblätter häufig kleine Ca-Oxalatdrusen des Mesophylls durchscheinend; Basis der Kronröhre aus derbwandigen getüpfelten Zellen; auf der Außenseite charakteristische Asteraceen-Drüsenschuppen; Endothecium der Antheren mit unregelmäßig bogigen Wandverdickungen; Filamente aus ± isodiametrischen, getüpfelten Zellen mit zentralem Gefäßbündelstrang; Pollenkörner gelb, 25 µm, abgerundet dreieckig, grobstachelig, mit 3 Keimporen. Epidermis des Fruchtknotens aus langgestreckten, dünn- und geradwandigen Zellen, daneben, besonders an den Kanten der Innenseite, lange, leiterförmige Schleimzellen (Abb. 291); in den Tälchen zwischen den Leitbündeln charakteristische Asteraceen-Drüsenschuppen; im oberen Teil des Fruchtknotens zahlreiche Zellen mit feinen Ca-Oxalatdrusen, am unteren Ende ein Steinzellring.

Blütenstandsachse: Aus rundlichen, chlorophyllhaltigen Parenchymzellen mit großen Interzellularen, Leitbündeln und Exkretgängen.

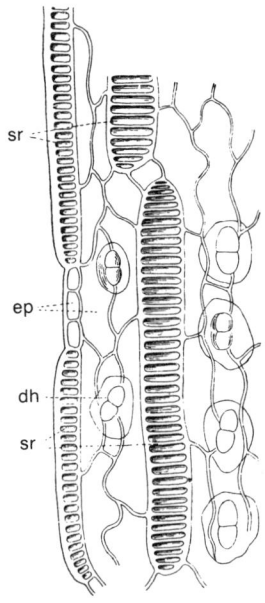

Abb. 291 *Matricaria recutita* L. Fruchtknoten in der Flächenansicht. sr Schleimrippen, ep Epidermis, dh Drüsenhaar. Vergr. ca. 200 x. Aus Karsten, Weber, Stahl; Tschirch u. Oesterle

Schnittdroge

Nicht handelsüblich; der grusige durch Sieb 710 abtrennbare Anteil darf lt. Arzneibuch höchstens 25 % betragen. In Teeaufgussbeuteln ist häufig „Kamillengrus" enthalten; dieser besteht aus den nach dem Trocknen der Blütenköpfchen leicht abfallenden Röhrenblüten, die meist durch Siebung gewonnen werden.

Pulver

Siehe Abbildung 292

a Kronblattzipfel von Röhrenblüten mit oberer Epidermis in Aufsicht; sehr zahlreich, charakteristisch, schon bei Lupenbetrachtung auffallend

b Konnektivzipfel der Antheren; zahlreich, charakteristisch, schon bei Lupenbetrachtung auffallend

c Bruchstücke mit Asteraceen-Drüsenschuppen in Aufsicht; charakteristisch

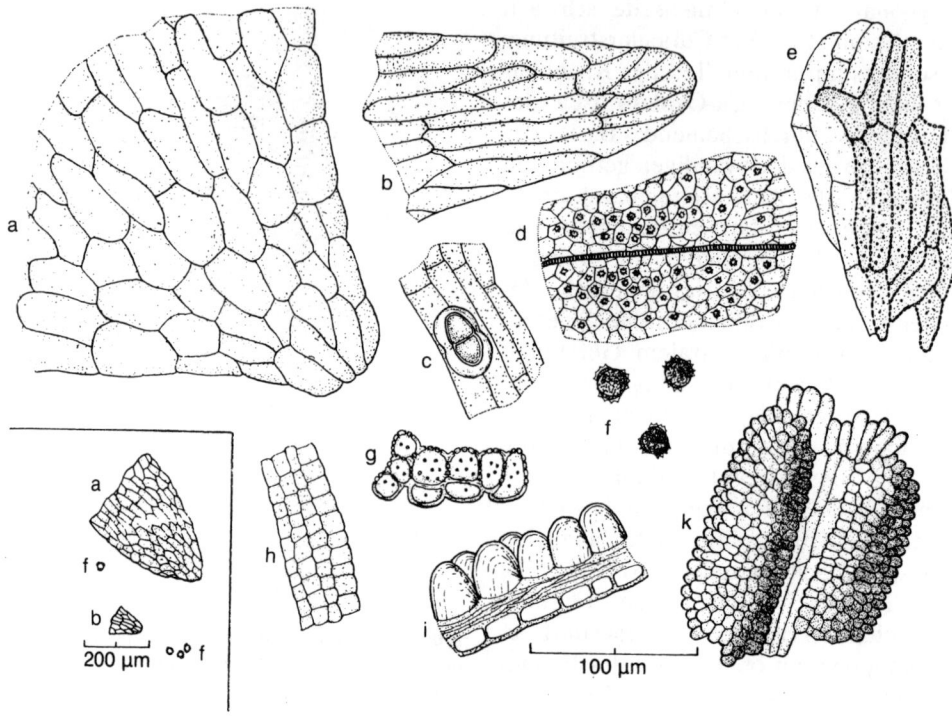

Abb. 292 Matricariae flos – Kamillenblüten – Pulver. Erläuterungen siehe Text. Aus Karsten, Weber, Stahl; nach Weber

d Kronblattfragmente in Aufsicht, kleine Ca-Oxalatrosetten des Mesophylls durchscheinend; zahlreich, wenig charakteristisch
e Grünliche Bruchstücke der Hüllkelchblätter, Zellwände z. T. sklerenchymatisch verdickt und getüpfelt; zahlreich, charakteristisch
f Pollenkörner mit körniger, kurzstacheliger Exine und drei Austrittsstellen; zahlreich
g Steinzellen aus der Fruchtknotenbasis; seltener
h Bruchstücke des Filaments mit Epidermis in Aufsicht; wenig charakteristisch
i Kronblattfragmente der Zungenblüten mit oberer, papillöser Epidermis in Seitenansicht; Cuticularstreifung erkennbar; selten, charakteristisch
k Narbenschenkel; selten, charakteristisch

Anmerkung: Außerdem scheibenförmige Griffelbasen, nicht dargestellt; Stärke nicht vorhanden, jedoch können die parenchymatischen Zellen des Blütenbodens zuweilen kleine Stärkekörner enthalten.

Verfälschungen/Verwechslungen

Selten, da die Droge aus Kulturen stammt.

Inhaltsstoffe und Anwendung

Inhaltsstoffe: Ätherisches Öl (0,3 bis 1,5 %, Hauptkomponenten: Bisabolol, Bisaboloxide, Chamazulen, En-In-Dicycloether); Cumarine; Flavonoide; Polysaccharide; Phenolsäuren
Ph.Eur.: mindestens 0,4 % ätherisches Öl

Anwendungsgebiete: Kommission E: Äußere Anwendung: Haut- und Schleimhautentzündungen sowie bakterielle Hauterkrankungen einschließlich der Mundhöhle und des Zahnfleisches; Erkrankungen im Anal- und Genitalbereich (Bäder und Spülungen); entzündliche Erkrankungen und Reizzustände der Luftwege (Inhalationen). Innere Anwendung: gastrointestinale Spasmen und entzündliche Erkrankungen des Magen-Darm-Trakts.
Volkstümlich: Auch als Schlaf- und Beruhigungsmittel.

Standardzulassung: Kamillenblüten, Zul.-Nr. 7999.99.99

Meliloti herba – Steinklee

Synonyme: Herba Meliloti

Sonstige Bezeichnungen: dt.: Honig-, Motten-, Schotenklee, Melotenkraut, engl.: (Common) melilot, king's clover, franz.: Sommité fleurie de mélilot, mélilot, ital.: Erba di meliloto, span.: Sumidad de meliloto

Stammpflanzen: *Melilotus officinalis* (L.) LAM. (Echter oder Gelber Steinklee) und *M. altissimus* THUILL. (Hoher Steinklee); Fabaceae
Habitus: ca. 80 cm hohe Kräuter; Abb. 293

Herkunft: Import von überwiegend aus dem Anbau stammender Droge aus osteuropäischen Ländern

Arzneibücher: DAC: Die getrockneten Blätter und Blütenstände

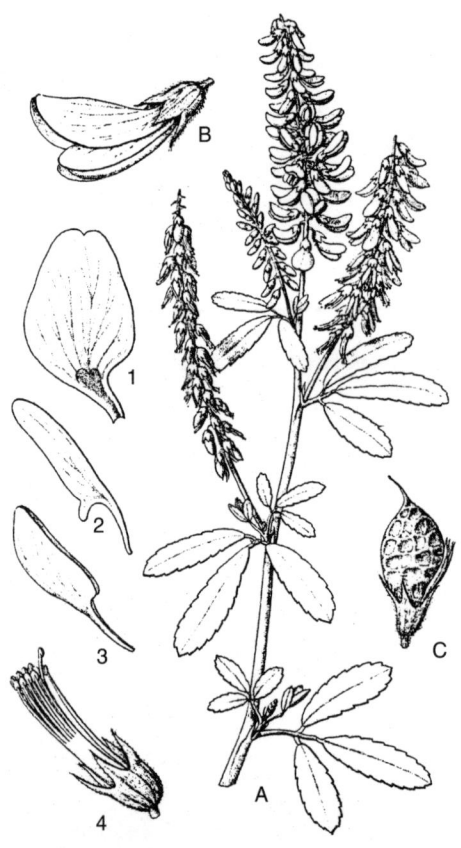

Abb. 293 *Melilotus officinalis* (L.) LAM. **A** blühende Pflanze, **B** Schmetterlingsblüte, **C** reife Frucht,1 Fahne, 2 Flügel, 3 Schiffchen, 4 Kelch mit Staubblattröhre. Aus Gilg; Gilg

Ganzdroge

Geruch: stark nach Cumarin

Geschmack: bitter und scharf; beim Kauen schleimig

Morphologie
Stängel längsrinnig, hohl; Blattstellung wechselständig; **Blätter** gestielt, dreizählig gefiedert, Fiedern 1,5 bis 2,5 cm lang, Endfieder etwas länger, länglich-lanzettlich, am Ende leicht gestutzt, kahl bzw. nur unterseits entlang der Nerven behaart; Blattrand gezähnt; Blattstiel fein behaart, an dessen Grund zwei pfriemliche ganzrandige Nebenblätter; Blüten in 5 bis 7 cm langen einseitswendigen Blütentrauben;
Blüten („Schmetterlingsblüten", Abb. 293 B) sehr klein und zierlich, meist gelblich, an seidenhaarigen Stielchen in der Achse kleiner, rötlicher, gewimperter Deckblättchen; Kelch fein behaart, 5-zähnig (Abb. 293, 4);
Früchte selten; einsamige kleine, rundliche Hülsen (Abb. 293 C), in der unteren Hälfte noch vom Kelch umgeben, an der Spitze der Hülse häufig noch die verwachsenen Staubfäden und der Griffel

vorhanden; Oberfläche der Hülse querrunzelig und kahl (*M. officinalis*) oder netzrunzelig und behaart (*M. altissimus*).

Anatomie

Stängel: Epidermis (Abb. 294 h) in Aufsicht aus länglichen, fast geradwandigen Zellen; Stomata vorhanden; in den Leitbündeln derbere Gefäße.

Blatt: Epidermiszellen der Blattoberseite in Aufsicht schwach wellig, die der Blattunterseite (Abb. 294 g) deutlich wellig; beidseitig anomocytische Stomata mit meist 4 (3 bis 6) Nebenzellen; Epidermiszellen über der Mittelrippe länglich, kaum wellig; Haare: auf den Nerven der Blattunterseite typische „Fabaceen-Haare" (Abb. 294 b) mit meist zwei kleinen, dünnwandigen Basalzellen und einer einzelligen, zugespitzten, dickwandigen Haarzelle mit unregelmäßig knotig angeschwollener Cuticula; außerdem kleine Köpfchenhaare (Abb. 294 c). Blattbau bifazial, Blattnerven mit charakteristischen Kristallkammerfasern; diese in Aufsicht als Kristallzellreihen erkennbar.

Blüte: Epidermis der Kelchblätter in Aufsicht den Blattepidermen ähnlich, beide Haartypen tragend; Kronblätter (Abb. 294 e) mit gestreckten Epidermiszellen, leicht wellig, in der Region des Schiffchens kaum wellig; Verdickungsleisten des Endotheciums (Abb. 294 f) in Aufsicht sternförmig, Pollen (Abb. 294 d) triporat.

Frucht: Fruchtwand mit deutlich ausgeprägter Kristallschicht.

Samen: Samenschale im Querschnitt typisch für Fabaceen-Samen; Epidermis aus deutlich gestreckten Palisadenzellen, Lumen nur im unteren Drittel ausgeprägt, nach außen nur als dünne Linie erkennbar; zwei Lichtlinien in den Wänden der Palisaden querziehend; unter den Palisaden eine Schicht von „Trägerzellen", sich zum Inneren des Samens verbreiternd; innere Schichten parenchymatisch; Palisaden in Flächenansicht kleinzellig, das Lumen nur bei tieferer Fokussierung erkennbar; Trägerzellen mit deutlicher Streifung.

Schnittdroge

Zahlreiche hellgrüne, leicht runzelige Fragmente oder ganze Stücke der Fiederblätter, Blattrand meist deutlich gezähnt; zahlreiche, meist gut erhaltene gelbe Schmetterlingsblüten, einzeln oder in kleinen Trauben zusammen; grünliche, längsrinnige hohle Stängelabschnitte; selten eiförmige Früchte.

Pulver

Siehe Abbildung 294

a Leitbündelfragmente mit Kristallkammerfasern in Aufsicht; charakteristisch
b Fabaceen-Haare mit knotig verdickter Cuticula; charakteristisch
c kleine Köpfchenhaare
d Pollenkörner
e Bruchstücke von Kronblättern mit Epidermis in Aufsicht
f Bruchstücke des Stern-Endotheciums
g Blattbruchstücke mit unterer Epidermis in Aufsicht, anomocytische Stomata
h Stängelfragmente mit Epidermis in Aufsicht

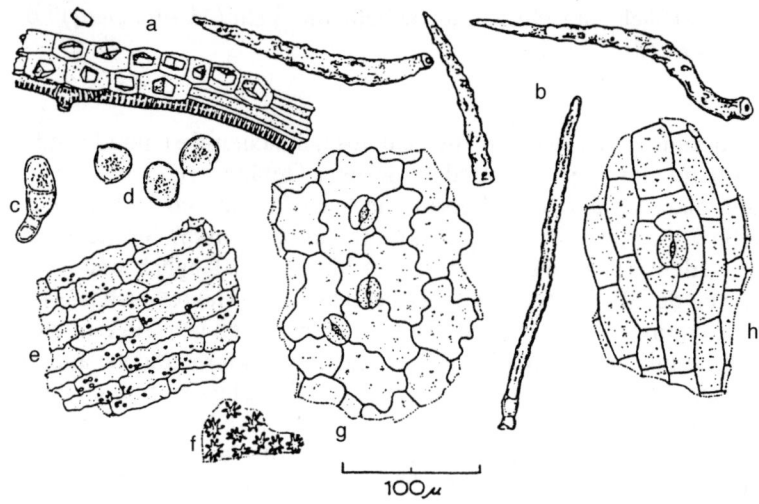

Abb. 294   Meliloti herba – Steinklee – Pulver. Erläuterungen siehe Text. Aus Karsten, Weber, Stahl; nach Weber

Anmerkungen: Vereinzelt auch Fruchtwandfragmente mit Einzelkristallen; nicht dargestellt.

Verfälschungen/Verwechslungen

Kommen in der Praxis kaum vor.

Inhaltsstoffe und Anwendung

Inhaltsstoffe: Cumarin und Cumarinderivate; Flavonoide; Saponine
DAC: mindestens 0,1 % Cumarin

Anwendungsgebiete: Kommission E: Innere Anwendung: Beschwerden bei chronisch venöser Insuffizienz wie Schmerzen und Schweregefühl in den Beinen, nächtliche Wadenkrämpfe, Juckreiz und Schwellungen. Zur unterstützenden Behandlung der Thrombophlebitis, des postthrombotischen Syndroms, von Hämorrhoiden und Lymphstauungen. Äußere Anwendung: Prellungen, Verstauchungen und oberflächliche Blutergüsse.
Volkstümlich: Zum Harntreiben.

Hinweis: Lagerung in dicht schließenden Gefäßen zum Schutz vor Cumarinverlust

Melissae folium – Melissenblätter

Synonyme: Folia Melissae (citratae), Folia Citronellae

Sonstige Bezeichnungen: dt.: Zitronenmelisse, Zitronenkraut, Frauenkraut, engl.: (Sweet) balm leaf, lemon balm, cure-all, franz.: Feuille de mélisse, ital.: Foglia di melissa, span.: Hoja de melisa

Stammpflanze: *Melissa officinalis* L. (Melisse; Zitronenmelisse); Lamiaceae
Habitus: bis 90 cm hohe wohlriechende krautige Staude; Abb. 295

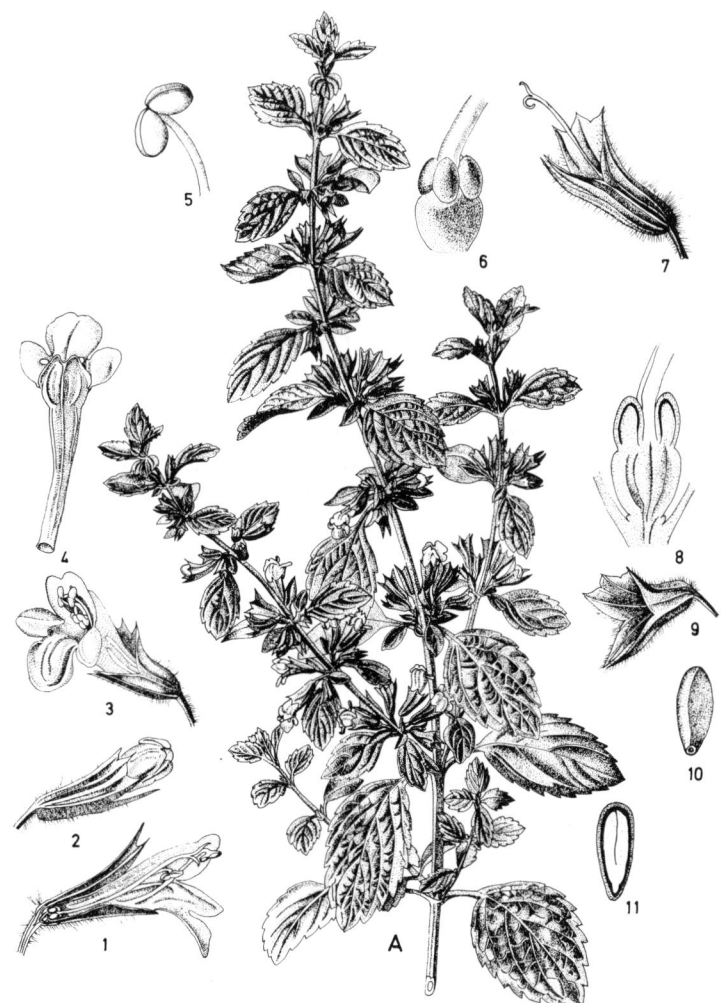

Abb. 295 *Melissa officinalis* L. **A** Teil des blühenden Sprosses, 1 Blüte im Längsschnitt, 2 geschlossene Blüte, 3 geöffnete Blüte, 4 Blütenkrone, 5 Staubblatt, 6 Fruchtknoten, 7 Kelch mit Griffel, 8 Fruchtknoten im Längsschnitt, 9 Kelch, 10 Nüsschen, 11 Nüsschen im Längsschnitt. Nach Köhler; ACH

Herkunft: Anbau in Deutschland; Importe aus Spanien, Südfrankreich und Osteuropa

Arzneibücher: Ph.Eur.: Die getrockneten Laubblätter

Ganzdroge

Geruch: aromatisch, zitronenartig

Geschmack: schwach würzig, zitronenartig

Morphologie

Blätter dünn und leicht zerknittert, oberseits dunkelgrün, unterseits heller grün; ± gestielt, Blattstiel 1,5 bis 3,5 cm; Blattspreite 2 bis 8 cm lang und 1,5 bis 5 cm breit, eiförmig bis rhombisch, am Grund abgestutzt oder oft herzförmig; Blattrand grob unregelmäßig gesägt bis gekerbt, oberseits schwach behaart, unterseits allenfalls auf den Nerven.

Anatomie

Flächenansicht: Zellen der oberen Epidermis (Abb. 297 c) wellig, mit verschiedenartigen Haaren besetzt: kurze, spitze, 1-zellige „Eckzahnhaare", am Blattrand Haare selten 2-zellig; vereinzelt Gliederhaare aus 2 bis 5 Zellen mit warziger Cuticula (Abb. 297 h); außerdem Drüsenhaare mit 1 Stielzelle und meist 2-zelligem Köpfchen (Abb. 297 e) und Drüsenhaare mit mehrzelligem Stiel; Lamiaceen-Drüsenschuppen (Labiaten-Drüsenschuppen) mit meist 8 sezernierenden Zellen (Abb. 297 d). Zellen der unteren Epidermis stark wellig-buchtig, diacytische Spaltöffnungen (Abb. 297 g), Haartypen wie auf der Blattoberseite, Eckzahnhaare unterseits weniger zahlreich.

Querschnitt: Siehe Abb. 296; Blattbau bifazial mit 1-schichtigem Palisadenparenchym und lockerem Schwammparenchym.

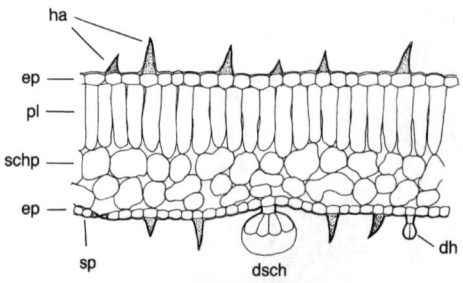

Abb. 296 *Melissa officinalis* L. Blatt im Querschnitt. ha Haare, ep Epidermis, pl Palisadenzellen, schp Schwammparenchym, sp Spaltöffnung, dsch Drüsenschuppe, dh Drüsenhaare. Vergr. ca. 200 x. SH

Schnittdroge

Dünne, meist stark gefaltete, leicht zerbrechende Blattstücke von dunkelgrüner Oberseite und heller, graugrüner Unterseite; Nerven unterseits stark hervortretend; Blattrand gesägt-gekerbt; mit der Lupe besonders auf der Blattoberseite helle längere borstige Gliederhaare, auf beiden Blattseiten Drüsenschuppen als Punkte erkennbar; außerdem Stücke der Blattstiele.

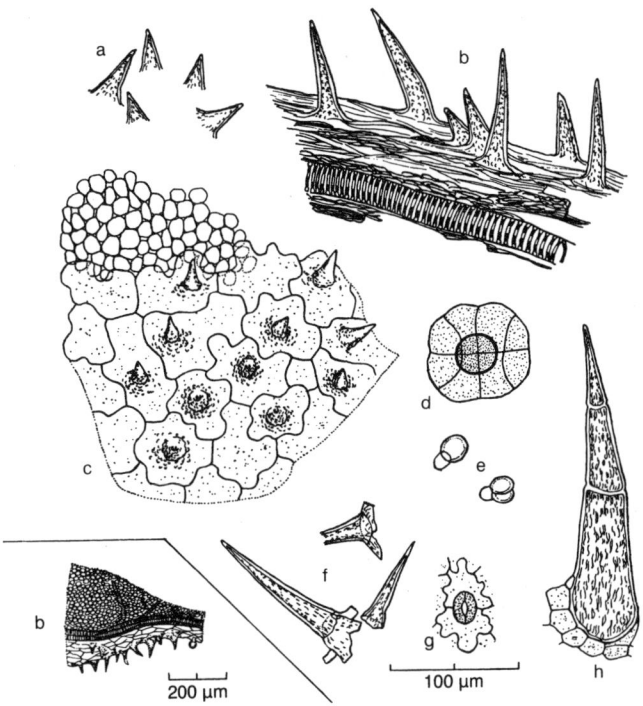

Abb. 297 Melissae folium – Melissenblätter – Pulver. Erläuterungen siehe Text. Aus Karsten, Weber, Stahl; nach Weber

Pulver

Siehe Abbildung 297

a   Kegelförmige Eckzahnhaare, meist auf der Oberseite von Blattfragmenten, selten isoliert; zahlreich, sehr charakteristisch
b   Längere Kegelhaare auf den Blattnerven
c   Blattbruchstücke mit oberer Epidermis in Aufsicht, Kegelhaare, Palisadenparenchym durchscheinend; sehr charakteristisch
d   Lamiaceen-Drüsenschuppen, meist auf Blattfragmenten, selten isoliert
e   Drüsenhaare
f   Ein- oder mehrzellige Gliederhaare oder Bruchstücke davon
g   Blattfragmente mit diacytischen Spaltöffnungen der unteren Epidermis
h   Größere mehrzellige Gliederhaare

Verfälschungen/Verwechslungen

Verwechslungen sind selten, da die Droge aus Kulturen stammt. Verfälschungen gelegentlich mit Blättern der Zitronenkatzenminze (*Nepeta cataria* L. „Citriodora"). Blätter dieser Art sind oberseits weichhaarig, unterseits filzig graugrün, intensiver als Melisse nach Zitrone riechend; ohne Eckzahnhaare, Köpfchenhaare meist mit 2-zelligen Köpfchen, Drüsenhaare mit 1-zelligem Stiel und 4-zelligem Köpfchen.

Inhaltsstoffe und Anwendung

Inhaltsstoffe: Ätherisches Öl (0,05 bis 0,30 %, Hauptkomponente Citral und Citronellal); Rosmarinsäure (ca. 4 %); Phenolsäureglykoside; Triterpene; Flavonoide
Ph.Eur.: mindestens 4,0 % Hydroxyzimtsäurederivate, berechnet als Rosmarinsäure

Anwendungsgebiete: Kommission E: Nervös bedingte Einschlafstörungen, funktionelle Magen-Darm-Beschwerden.
Volkstümlich: Auch bei Erkältungskrankheiten und bei funktioneller Kreislaufschwäche.
Zubereitungen heute auch äußerlich zur Behandlung von Lippenbläschen.

Standardzulassung: Melissenblätter, Zul.-Nr. 1149.99.99

Menthae piperitae folium – Pfefferminzblätter

Synonyme: Folia Menthae piperitae

Sonstige Bezeichnungen: dt.: Mutterkraut, Prominze, engl.: Peppermint (leaf), franz.: (Feuille de) Menthe poivrée, ital.: Foglia di menta, span.: Hoja de menta piperita

Stammpflanze: *Mentha x piperita* L. (Pfefferminze); Tripelbastard aus *Mentha longifolia* (L.) HUDS. x *M. rotundifolia* (L.) HUDS., syn. *M. spicata* L. em. HUDS., x *M. aquatica* L.; Lamiaceae
Habitus: bis 60 cm hohe krautige Staude; Abb. 298

Abb. 298 *Mentha* x *piperita* L. **A** Teil eines blühenden Sprosses, 1 Blüte, 2 Teil der Kronröhre aufgeschnitten, 3 Kelch aufgeschnitten, 4 Staubblätter, 5 Pollen, 6 Fruchtknoten, 7 Stempel. Nach Berg und Schmidt; UW

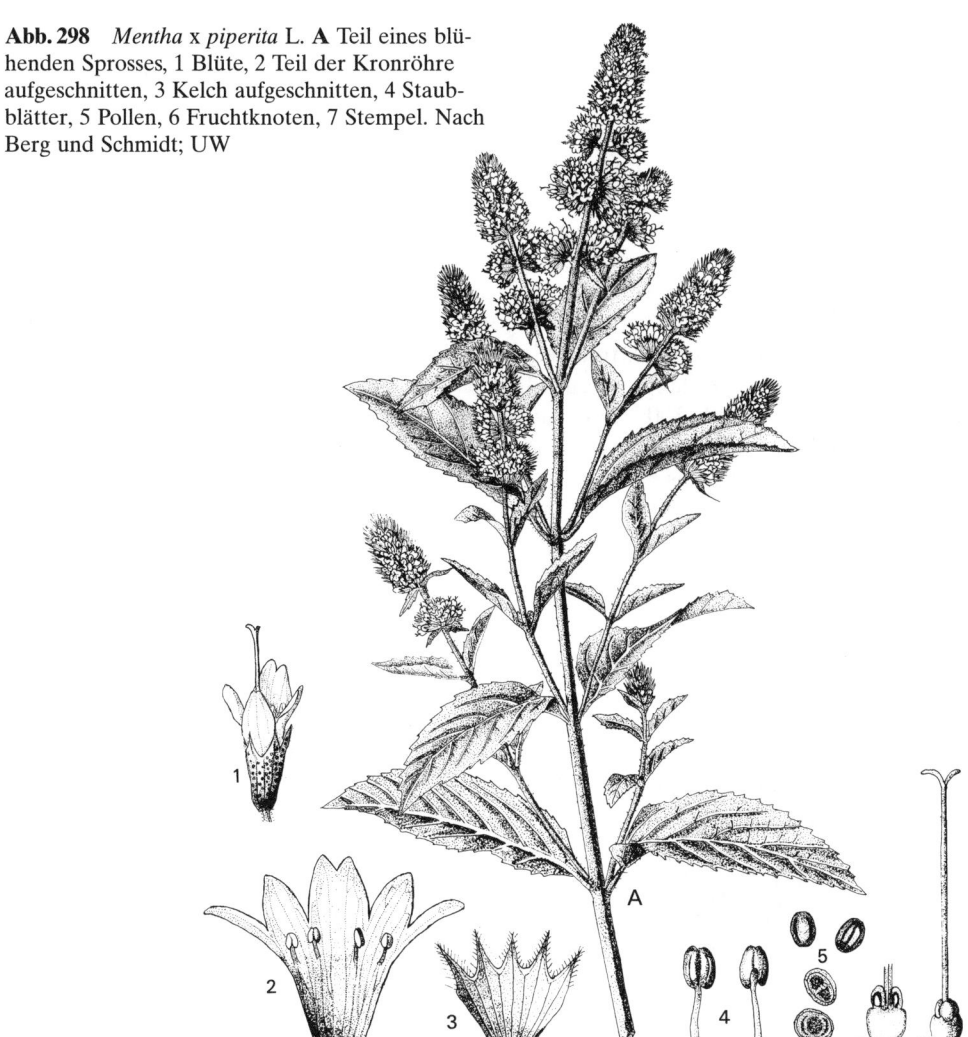

Herkunft: Ausschließlich aus Kulturen; Import aus Bulgarien, Griechenland und weiteren Balkanländern sowie aus Spanien. Erhebliche Anbaumengen auch in Deutschland

Arzneibücher: Ph.Eur.: Die getrockneten ganzen oder geschnittenen Blätter

Ganzdroge

Geruch: charakteristisch, stark aromatisch, durchdringend

Geschmack: charakteristisch, würzig

Morphologie
Siehe Abb. 299; Blätter dunkelgrün; Blattspreite eilänglich, 2 bis 7 (bis 9) cm lang und 1 bis 3 cm breit, kahl bis spärlich behaart; Nerven der Unterseite gelegentlich borstig; Blattrand gesägt-gezähnt; auf der Blattunterseite drüsig punktiert (Lupe); gewimperter Blattstiel 0,5 bis 1,5 cm lang; Mittelrippe und Blattstiel oft violett überlaufen.

Anatomie
Flächenansicht: Epidermiszellen (Abb. 301 a) beidseitig wellig-buchtig, relativ dünnwandig, schwach getüpfelt; auf der Blattunterseite, selten auf der Blattoberseite, diacytische Stomata; Haare: beidseitig zahlreiche, meist eingesenkte, große Lamiaceen-Drüsenschuppen (Abb. 301 a, c), ca. 55 bis 65 μm im Durchmesser; außerdem kurzgestielte, ca. 40 μm lange Drüsenhaare mit meist einzelligen, charakteristischen elliptischen Köpfchen (Abb. 301 b) und gelegentlich, besonders auf den Blattnerven der Blattunterseite, 6 bis 8-zellige, relativ lange Gliederhaare (Abb. 301 d) mit ± warziger Cuticula, bis ca. 600 μm lang; vereinzelt auch kurze Gliederhaare.

Querschnitt: Siehe Abb. 300; Blattbau bifazial mit meist 1-reihigem Palisadenparenchym und sehr lockerem Schwammparenchym; Stomata etwas über die Epidermis gehoben, Lamiaceen-Drüsenschuppen in die Epidermis eingesenkt; in den Drüsenschuppen gelegentlich Menthol auskristallisierend.

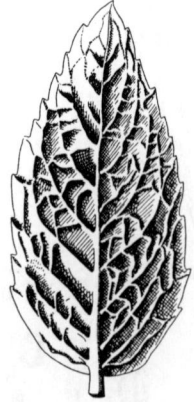

Abb. 299 *Mentha* x *piperita* L. Blatt, etwa natürl. Größe. Aus Karsten, Weber, Stahl; Stahl

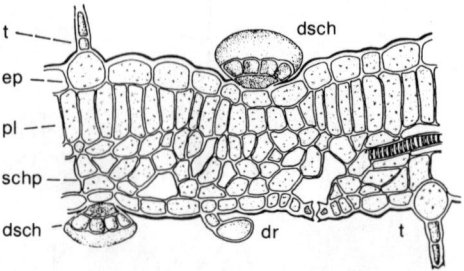

Abb. 300 *Mentha x piperita* L. Blatt im Querschnitt. t Haaransatz, dsch Drüsenschuppe, ep Epidermis, pl Palisadenparenchym, schp Schwammparenchym, dr Drüsenhaar. Aus Karsten, Weber, Stahl; nach Tschirch

Schnittdroge

Dünne, leicht zerbrechliche, dunkelgrüne Blattstückchen; unterseits mit deutlich hervortretender, häufig violett überlaufener Nervatur; Blattrand mit Sägezähnen; handelsüblich ist auch die gerebelte Ware.

Pulver

Siehe Abbildung 301

a Blattbruchstücke mit Epidermis in Aufsicht; Lamiaceen-Drüsenschuppen; meist verletzt; zahlreich, charakteristisch
b Blattbruchstücke mit elliptischem Köpfchenhaar der Epidermis; charakteristisch
c Lamiaceen-Drüsenschuppen frei liegend mit 8 sezernierenden Zellen
d Bruchstücke von mehrgliedrigen Borstenhaaren mit längsstreifig-warziger Cuticula; charakteristisch, nicht sehr häufig
e Blattfragmente im Übersichtsbild mit Gefäßen, Köpfchenhaaren und jungen Drüsenschuppen; zahlreich

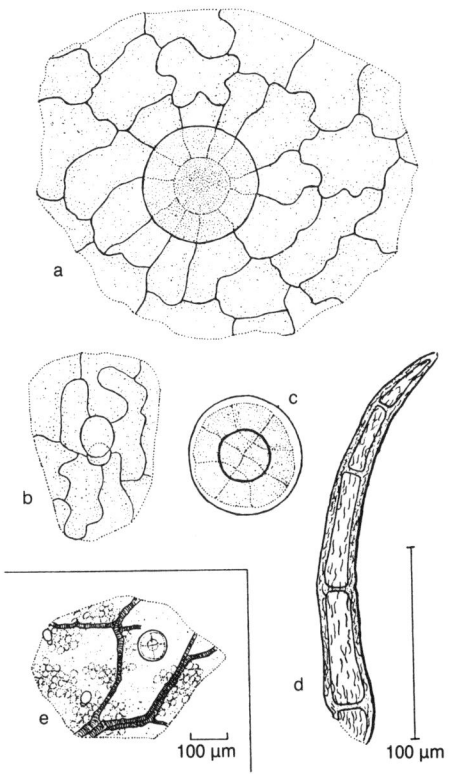

Abb. 301 Menthae piperitae folium – Pfefferminzblätter – Pulver. Erläuterungen siehe Text. Aus Karsten, Weber, Stahl; Weber

Anmerkungen: Die Palisadenzellen führen manchmal Hesperidinkristalle; Blattbruchstücke mit Mesophyll im Querschnitt sind zahlreich vorhanden, nicht dargestellt.

Verfälschungen/Verwechslungen

Selten, da aus Kulturanbau; wegen der zunehmenden Bedeutung des japanischen Pfefferminzöls wird heute mehr als früher *Mentha arvensis* var. *piperascens* L. HOLM. (Japanische Minze) kultiviert und erscheint auch als Blattdroge auf dem Markt. Sie ist der Pfefferminze morphologisch und anatomisch sehr ähnlich.

Inhaltsstoffe und Anwendung

Inhaltsstoffe: Ätherisches Öl (0,5 bis 4 %, Hauptkomponenten: Menthol, Menthon, Menthylacetat, Menthofuran); Lamiaceen-Gerbstoffe (3,5 bis 4,5 %); Flavonoide; Triterpene

Ph.Eur.: Ganzdroge mindestens 1,2 %, Schnittdroge mindestens 0,9 % ätherisches Öl.

Anwendungsgebiete: Kommission E: Krampfartige Beschwerden im Magen-Darm-Bereich sowie der Gallenblase und Gallenwege.
Volkstümlich: Auch zur Beruhigung.

Standardzulassung: Pfefferminzblätter, Zul.-Nr. 1499.99.99

Millefolii herba – Schafgarbenkraut
Millefolii flos – Schafgarbenblüten

Synonyme: Herba Millefolii, Herba Achilleae millefolii, Herba Achilleae albae

Sonstige Bezeichnungen: dt.: Achilleskraut, engl.: Yarrow, milfoil herb, nosebleed, franz.: Millefeuille, ital.: Erba di millefoglie, span.: Sumidad de aquilea, sumidad de milenrama

Stammpflanze: *Achillea millefolium* L. (Gemeine Schafgarbe); Asteraceae
Habitus: bis 70 cm hohe krautige Staude; Abb. 302

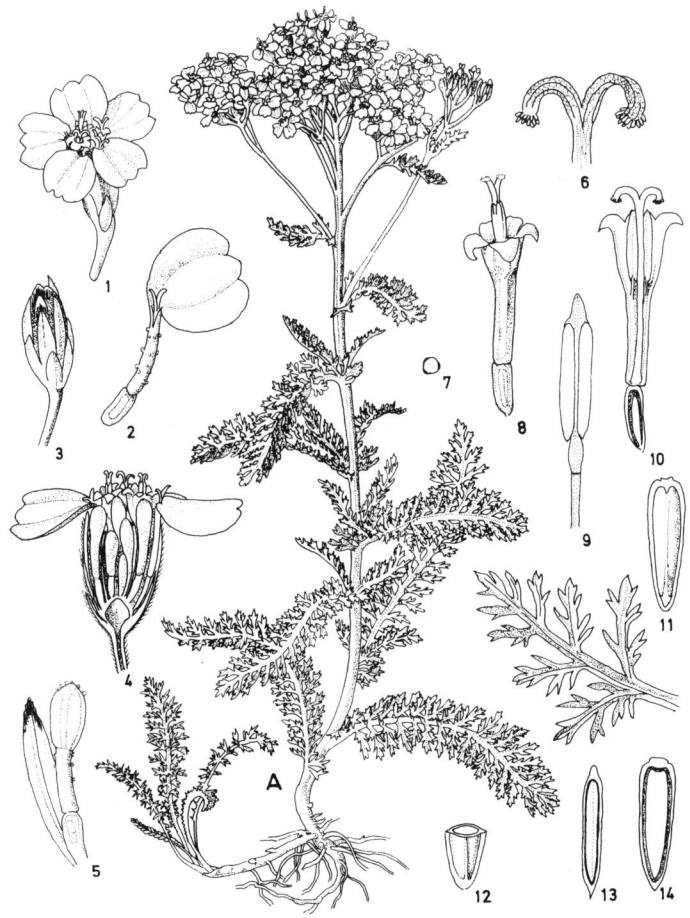

Abb. 302 *Achillea millefolium* L. **A** blühende Pflanze, 1 geöffnetes Blütenkörbchen, 2 Zungenblüte, 3 ungeöffnetes Blütenkörbchen, 4 Blütenkörbchen im Längsschnitt, 5 ungeöffnete Röhrenblüte mit Spreublättchen, 6 oberer Teil des Griffels mit den beiden Narben, 7 Pollen, 8 geöffnete Röhrenblüte, 9 einzelnes Staubblatt, 10 geöffnete Röhrenblüte im Längsschnitt, 11 Achäne, 12 Achäne im Querschnitt, 13/14 Achäne im Längsschnitt von verschiedenen Seiten. Nach Köhler; URW

Herkunft: Aus Wildbeständen und Kulturen; Hauptlieferländer sind u. a. Deutschland und die südost- und osteuropäischen Länder

Arzneibücher: Ph.Eur.: Die ganzen oder geschnittenen, getrockneten blühenden Triebspitzen; Ph.Helv.: Schafgarbe; die getrockneten Blütenstände

Ganzdroge

Geruch: schwach aromatisch

Geschmack: etwas bitter, schwach aromatisch

Morphologie

Stängel: rundlich und längs gerillt oder kantig, 1 bis 7 mm dick, kahl oder schwach bis stark behaart; häufig rötlich überlaufen; **Blätter** wechselständig, lineallanzettlich, 2- bis 3-fach gefiedert, Fiedern zahlreich, 0,5 bis 1 mm breit, eingeschnitten oder wiederum gefiedert; Rachis ungeflügelt, meist ungezähnt.

Körbchenblüten endständig in Trugdolden vereinigt, 4 bis 6 mm lang; Hüllkelch aus dachziegelartig angeordneten, schmallanzettlichen stumpfen oder spitzen, am Rande trockenhäutigen Hüllblättchen, grünlich oder am Rande braunrot; auf dem Blütenboden randständig 4 oder 5 weibliche Zungenblüten (Abb. 302, 2) mit weißer, seltener rötlicher, breiter und kurz dreizähniger Zunge; 3 bis 20 zwittrige, schmutzig-weiße Röhrenblüten ohne Pappus mit 5-zähniger Blütenkrone auf Spreublatt sitzend (Abb. 302, 8); kein Pappus, Fruchtknoten unterständig, am Rande des Fruchtknotens gezähnter Rand.

Anmerkungen: Die Art *A. millefolium* ist sehr vielgestaltig und systematisch noch nicht genügend geklärt. Es sind in Deutschland mindestens vier schwierig voneinander zu trennende oder durch Übergänge miteinander verbundene Klein- oder Unterarten bekannt. Nicht auszuschließen ist auch das Vorkommen chemischer Rassen.

Anatomie

Stängel: Epidermis in Aufsicht aus länglichen Zellen, Spaltöffnungen in Längsreihen stehend; Behaarung durch charakteristische Gliederhaare, „Peitschenhaare" (Abb. 303 d); diese mit größerer Basalzelle, 3 bis 5 fast quadratischen Zellen und mit sehr langer, gebogener bis gewundener Endzelle, 400 bis 1000 µm; Peitsche häufig abgebrochen; dieser Haartyp auch auf den Blättern und dem Hüllkelch vorhanden.

Blatt: Epidermiszellen der Blätter (Abb. 303 a, b) beidseitig in Aufsicht länglich mit sehr schwach gewellten Längswänden; beidseitig anomocytische Spaltöffnungen in Reihe stehend, oberseits vereinzelt Asteraceen-Drüsenschuppen (Compositen-Drüsenschuppen) in die Epidermis eingesenkt; beidseitig Peitschenhaare wie die des Stängels; Blattbau äquifazial, Palisadenparenchym oben 2- oder 3-reihig, unten 1- oder 2-reihig.

Hüllkelch: Epidermiszellen der Hüllkelchblätter (Abb. 303 c) beidseitig sehr lang und schmal, auf der Blattspreite in Aufsicht die darunterliegende sklerenchymatische Schicht durchscheinend, an den Blattspitzen in Verlängerung der Epidermiszellen diese in ± langen Zähnen oder auch Fransen auslaufend, unterseits Peitschenhaare wie die des Stängels.

Zungenblüte: Epidermis der Zungenblüten oberseits (303 e) isodiametrisch mit schwach welligen Wänden, stark papillös, in Aufsicht mit Cuticularsaum, unterseits (303 f) Zellen länglich und stark wellig-buchtig, Cuticularstreifung dort fein längs verlaufend; unterseits vereinzelt Asteraceen-Drüsenschuppen (Abb. 303 g), einige wenige auch auf der Außenseite des röhrigen Teils.

Röhrenblüte: Epidermis der Kronröhre im röhrigen Teil außen aus gestreckten, etwas rechteckigen Zellen, die der Kronblattzipfel außen aus gestreckten welligen bis geraden Zellen; an der Spitze der Kronblattzipfel sind die Randzellen papillös vorgewölbt; Mesophyll der Kronröhre mit kleinen Ca-Oxalatdrusen; auf der Außenseite vereinzelt Asteraceen-Drüsenschuppen; Fruchtknoten mit Steinzellring (Abb. 303 i) auf dem Blütenboden aufsitzend; Narbe mit zwei Ästen, am Ende mit langen Papillen mit vereinzelt Oxalatdrusen. Pollenkörner kugelig und stachelig, 30 μm (Abb. 303 h).

Schnittdroge

Krautdroge: Hauptsächlich aus den meist ganzen Blütenkörbchen und den fein zerteilten Blattfiedern bestehend; Blattfragmente häufig knäuelig eingeschrumpft, ± dunkelgrün, gekennzeichnet durch die feine Fiederung, Fiedern schmal, ± fiederschnittig mit schmalen spitzen Zipfeln, im Lupenbild stachelspitzig, ± behaart, unterseits mit eingesenkten Drüsenschuppen; außerdem grüne Stängelabschnitte, manchmal rötlich-violett überlaufen, relativ dick, hell markig, längsgerillt, ± behaart.

Blütendroge: Nur aus den Blütenkörbchen bestehend; außerdem Abschnitte der Stiele.

Pulver
Siehe Abbildung 303

a Blattbruchstücke mit oberer Epidermis in Aufsicht, Peitschenhaare oder nur deren Sockel, vereinzelt Asteraceen-Drüsenschuppen

b Blattbruchstücke mit unterer Epidermis in Aufsicht, Spaltöffnungen, Sockel der Peitschenhaare

c Bruchstücke der Hüllkelchblätter mit unterer Epidermis in Aufsicht, Blattspitze mit Randzähnen und Fransen, vereinzelt Peitschenhaare

d Stängelbruchstücke mit von Peitschenhaaren besetzter Kante, viele Peitschen auch frei im Präparat; sehr charakteristisch

e Bruchstücke der Zungenblüten mit oberer Epidermis in Aufsicht, Papillen durch Cuticularstreifung kenntlich

f Bruchstücke der Zungenblüten mit unterer Epidermis in Aufsicht, vereinzelt Asteraceen-Drüsenschuppen

g Asteraceen-Drüsenschuppen der Röhrenblüten in seitlicher Ansicht

h Triporate Pollenkörner mit stacheliger Exine

i Bruchstücke des Steinzellrings am unteren Rand des Fruchtknotens

Anmerkungen: außerdem Endotheciumfragmente, Gewebsfetzen der Fruchtknotenwand mit in Aufsicht länglichen, uncharakteristischen Epidermiszellen; faserige Bruchstücke der Stängel mit Leitelementen in Aufsicht; nicht dargestellt.

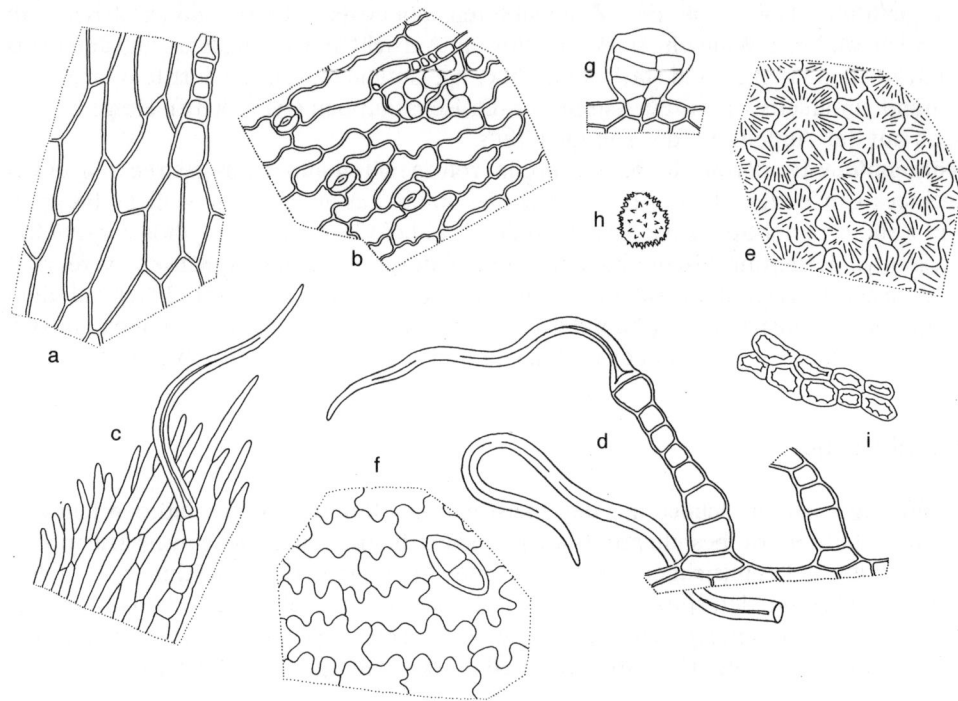

Abb. 303   Millefolii herba – Schafgarbenkraut – Pulver. Erläuterungen siehe Text. NH

Verfälschungen/Verwechslungen

Kommen in der Praxis kaum vor. Charakteristische Merkmale von Schafgarben-Drogen des Handels bei U. Kastner et al., 1993; siehe Literatur.

Inhaltsstoffe und Anwendung

Inhaltsstoffe: Ätherisches Öl (0,2 bis über 1 %; hauptsächlich Monoterpene und Sesquiterpene, Chamazulen); Sesquiterpenlactone; Flavonoide; Cumarine; Phenolcarbonsäuren; Polyacetylene
Ph.Eur.: mindestens 0,2 % ätherisches Öl und mindestens 0,02 % Proazulene, berechnet als Chamazulen; mindestens 0,20 % ätherisches Öl

Anwendungsgebiete: Kommission E: Innere Anwendung: Appetitlosigkeit; dyspeptische Beschwerden wie leichte, krampfartige Beschwerden im Magen-Darm-Bereich. In Sitzbädern: bei Pelvipathia vegetativa (schmerzhafte Krampfzustände psychovegetativen Ursprungs im kleinen Becken der Frau).
Volkstümlich: Auch als Hämostyptikum (z. B. bei Hämorrhoidenblutungen) sowie bei Menstruationsbeschwerden und gegen Schweiß (Bäder).

Standardzulassung: Schafgarbenkraut, Zul.-Nr. 1249.99.99

Myristicae semen – Muskatnuss

Synonyme: Semen Myristicae, Nuces aromaticae; Nux moschata

Sonstige Bezeichnungen: dt.: Muskat, engl.: (True) nutmeg, franz.: noix de muscade, ital.: Noce moscata, span.: Nuez moscada

Stammpflanze: *Myristica fragrans* HOUTT. (Muskatnussbaum); Myristicaceae
Habitus: bis zu 20 m hoher Baum; Abb. 304

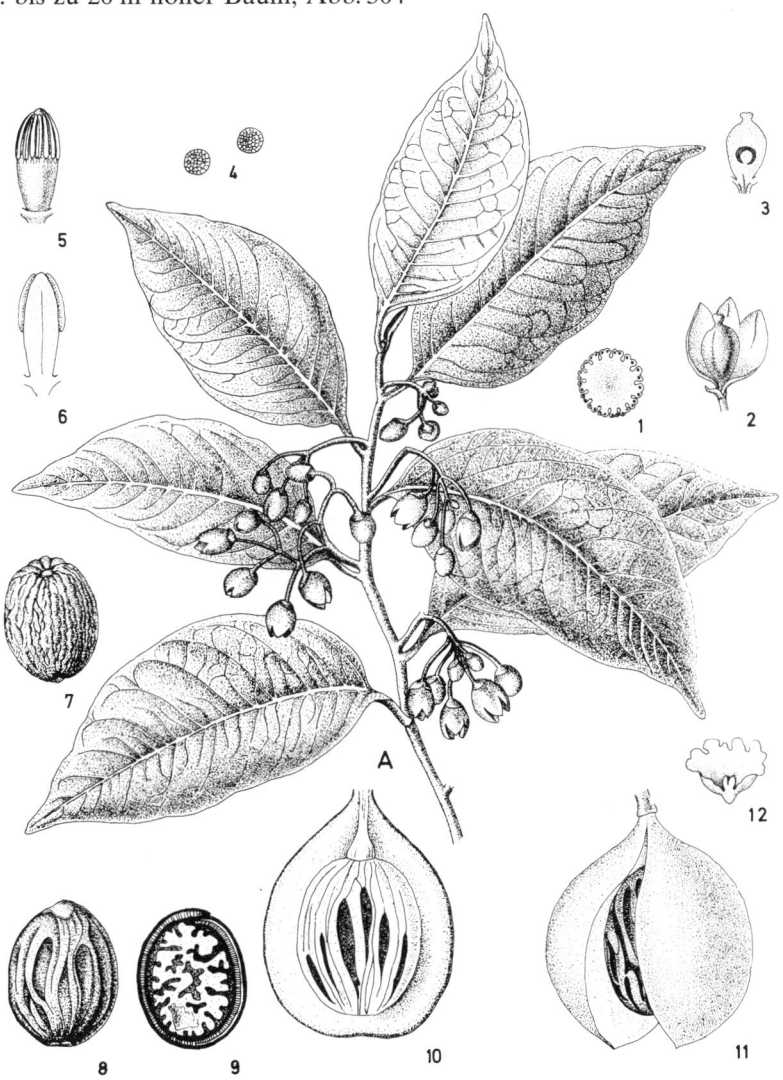

Abb. 304 *Myristica fragrans* HOUTT. **A** Zweig mit männlichen Blüten, 1 Staubblattsäule im Quer-schnitt, 2 weibliche Blüte aufgeklappt, 3 Stempel im Längsschnitt, 4 Pollen, 5 Staubblattsäule, 6 Staub-blattsäule im Längsschnitt, 7 Samen, 8 Samen mit Arillus, 9 Samen imLängsschnitt, 10 Frucht mit hal-bierter Hülle, 11 Frucht mit der aufgesprungenen fleischigen Hülle, 12 Embryo. Nach Köhler; ACH

Herkunft: Überall in den feuchten Tropen kultiviert; Hauptproduzent ist Indonesien

Arzneibücher: Nicht offizinell

Ganzdroge

Der von der harten Samenschale und dem Arillus befreite „Kern" des Samens, gelegentlich durch Einlegen in Kalkwasser abgetötet; aus Perisperm, Endosperm und Samenschale sowie dem winzigen Keimling bestehend

Geruch: charakteristisch kräftig aromatisch

Geschmack: aromatisch und schwach bitter

Morphologie

Samenkern ca. 2,0 cm lang und 1,5 cm breit; oval-eiförmig, an einem Ende mit breiter, heller Warze und dunklem Mittelpunkt, am anderen Ende mit leichter Vertiefung; beide Enden durch deutliche Fuge verbunden; Farbe grau-braun, runzelige Oberfläche, je nach Herkunft auch mit kalkigen Streifen; im Querschnitt (Abb. 305) mit bloßem Auge eine dunkelbraune schmale Außenzone, das Hüllperisperm, zu erkennen; von dort braunrote Falten oder Stränge (Ruminations-Perisperm) ins hellere Endosperm eindringend; Embryo in der Nähe des Nabels, bräunlich, mit deutlichen, becherförmigen Lappen; Embryo nicht selten geschrumpft, dann in Nabelnähe eine deutliche Höhlung.

Anatomie

Siehe Abb. 305 und 306; Hüllperisperm zweischichtig; äußere Schicht aus stark zusammengedrückten, in Aufsicht runden Zellen, teilweise rotbraune Phlobaphene führend, meist mit kleinen Kristallen, gelegentlich auch infolge des Kalkungsprozesses mit kleinen Kalkkörnchen; innere Schichten des Hüllperisperms aus weniger zusammengedrückten Zellen mit dünnen Wänden und braunem Inhalt; vereinzelt Ölzellen und zarte Leitbündel führend; vom Hüllperisperm ausgehend

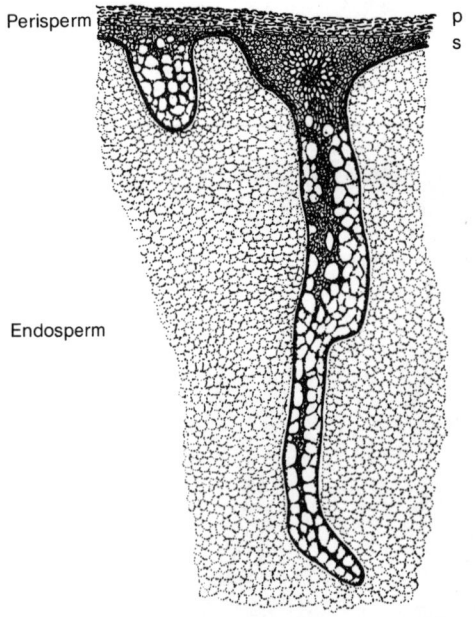

Perisperm   p
              s

Endosperm

Abb. 305 *Myristica fragrans* Houtt. Samen: Querschnitt durch den Randteil. p primäres Hüllperisperm, s sekundäres Hüllperisperm. Vergr. ca. 20 x. Aus Gassner, Hohmann, Deutschmann; Gassner

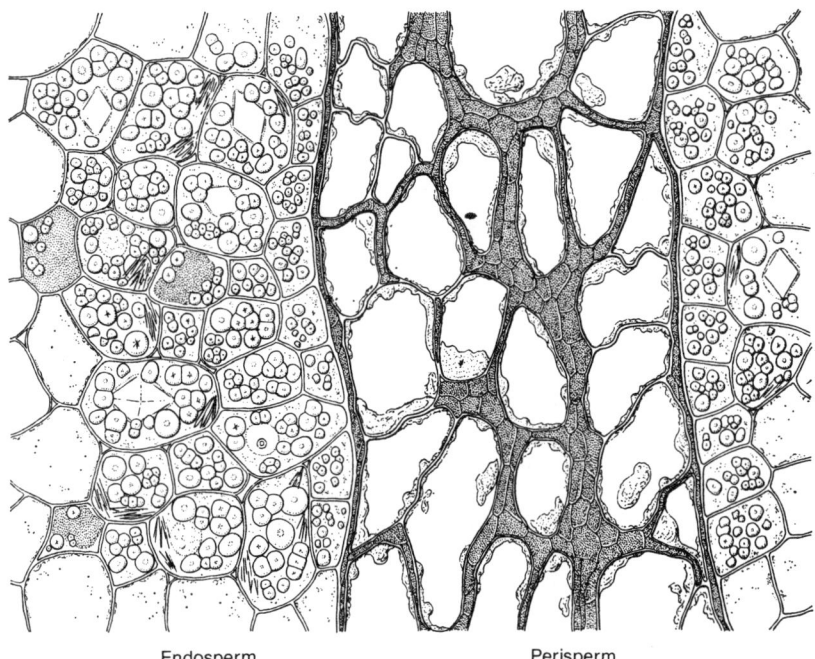

Endosperm   Perisperm

Abb. 306 *Myristica fragrans* HOUTT. Samen: Querschnitt durch das Innere; Endosperm mit dunklem Perisperm-Gang. Vergr. 200 x. Aus Gassner, Hohmann, Deutschmann; Gassner

nach innen dunkle, meist schmale Perispermgänge als Ruminations-Perisperm ins Endosperm abzweigend; Ruminations-Perisperm aus vielen größeren Ölzellen bestehend; diese verbunden durch braunes, kleinzelliges, oft stark zusammengedrücktes Parenchym (Abb. 306). Endospermgewebe aus polygonalen Zellen, mit Stärkekörnern und nicht selten auskristallisierten Nadeln von Fettsäuren; außerdem Eiweißkristalle; einzelne Endospermzellen außer Stärke braune Inhaltsstoffe führend. Stärkekörner des Endosperms teils einfach, teils zusammengesetzt, meist mit deutlicher Kernspalte; einfache Körner 10 bis 25 μm, zusammengesetzte Stärkekörner bis über 40 μm.

Schnittdroge

Bruchstücke der oval-eiförmigen Kerne, marmoriert wirkend durch braune Perispermstränge, die das helle grau-gelbe Endosperm durchziehen.

Pulver

Siehe Abbildung 307

a Dünnwandige Parenchymfragmente des Endosperms
b Bruchstücke des Ruminations-Perisperms mit großen Ölzellen und kleinen braunwandigen Parenchymzellen dazwischen; diese auch oft zusammengedrückt

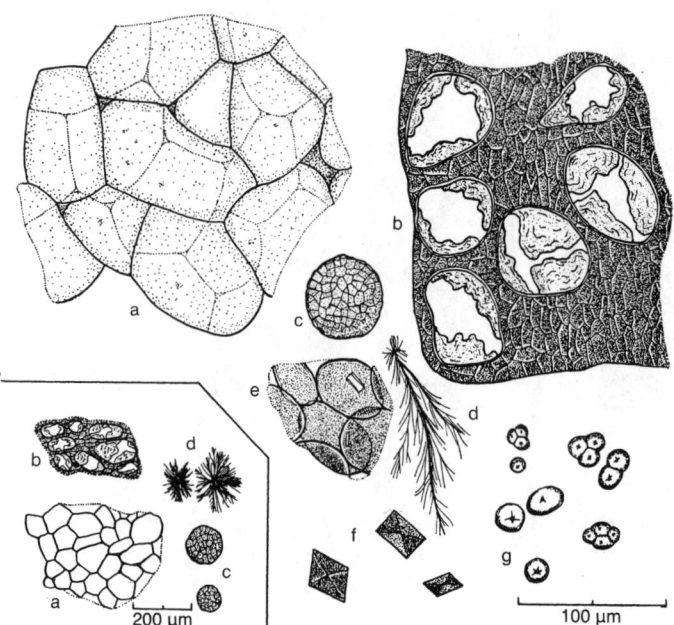

Abb. 307 Myristicae semen – Muskatnuss – Pulver. Erläuterungen siehe Text. Nach Weber

c Öltropfen
d Auskristallisierende Büschel von Nadeln aus Fettsäuren; im Chloralhydratpräparat nach Erkalten; charakteristisch
e Fragmente des Hüllperisperms mit in Aufsicht rundlichen Zellen, meist mit braunem Inhalt und kleinen Kristallen
f Eiweißkristalloide
g Stärkekörner

Verfälschungen/Verwechslungen

Verfälschungen der ganzen Muskatnuss sind selten; als Ersatzdrogen werden auch Samen von anderen Pflanzen verwendet, z. B. von *Monodora myristica* (GAERTN.) DUNAL., Annonaceae; solche Nüsse werden als Kalebassenmuskat oder Falsche Muskatnuss, auch als Macisbohnen oder als „Owere seeds" bezeichnet.

Inhaltsstoffe und Anwendung

Inhaltsstoffe: Ätherisches Öl (7 bis 16 %, Hauptkomponente Myristicin); fettes Öl

Anwendungsgebiete: Volkstümlich u. a. bei Magen-Darm-Beschwerden, Schwangerschaftsbeschwerden wie Erbrechen, früher auch als Abortivum; Verwendung als Gewürz.

Macis – Muskatblüte

Synonyme: Arillus Myristicae

Sonstige Bezeichnungen: dt.: Muskatblüte

Stammpflanze, Habitus: siehe Myristicae semen

Ganzdroge

Der Samenmantel (Arillus) der Muskatnuss ist als Macis (Muskatblüte) im Handel. In der Frucht umschließt er den Samen am Grunde becherförmig, nach oben mittels vieler flacher Arme (Abb. 304, 8). In frischem Zustand ist er rot, beim Trocknen wird er gelb und sehr leicht zerbrechlich.

Geruch: kräftig aromatisch

Geschmack: brennend und würzig

Morphologie
Leicht zerbrechliche, orangegelbe, streifenförmige Bruchstücke von hornartiger, fettiger Beschaffenheit, durchscheinend; Farbe auch orange-rötlich oder gelbbraun.

Anatomie
Siehe Abb. 308; Epidermis und Hypodermschichten aus langgestreckten Zellen mit schwach verdickten Wänden; inneres Gewebe aus zartwandigem Speicherparenchym, Fett und Kristalle aus Amylodextrin enthaltend; letztere sich mit Iod-Lösung rotbraun färbend; zwischen dem Speicherparenchym zahlreiche Ölzellen mit grünlichgelbem Inhalt.

Pulver
Siehe Abbildung 308

Zarte, lang gestreckte Epidermiszellen mit darunter liegenden, deutlich hervortretenden, gelbbraunen Ölzellen

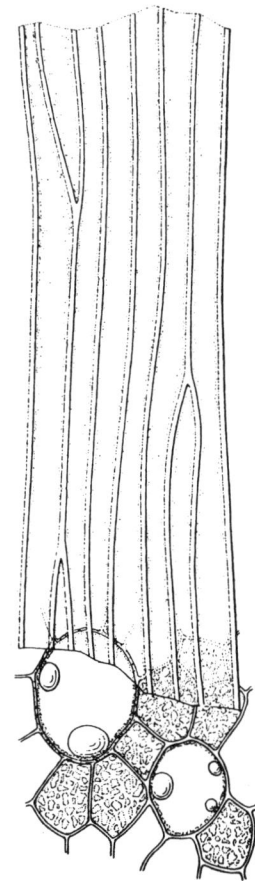

Abb. 308 *Myristica fragrans* HOUTT. Macis: Epidermis in Flächenansicht, darunter liegend inneres Gewebe. Vergr. 200 x. Aus Gassner, Hohmann, Deutschmann; Gassner

Inhaltsstoffe und Anwendung

Inhaltsstoffe: Ätherisches Öl (7 bis 16 %, Hauptkomponente Myristicin); fettes Öl

Anwendungsgebiete: Kommission E: Die therapeutische Anwendung kann angesichts der Risiken nicht vertreten werden. Beanspruchte Anwendungsgebiete: Erkrankungen und Beschwerden im Bereich des Magen-Darm-Trakts.
Früher wurde die Droge als Abortivum verwendet.
Ansonsten Verwendung als Gewürz.

Myrtilli fructus – Heidelbeeren

Synonyme: Fructus Myrtilli, Baccae Myrtilli

Sonstige Bezeichnungen: dt.: Blaubeeren, Bickbeeren, engl.: (Common) blue berry, franz.: Fruit de myrtille, myrtille, ital.: Bacca di mirtillo, span.: Fruto de mirtilo

Stammpflanze: *Vaccinium myrtillus* L. (Heidelbeere); Ericaceae
Habitus: stark verzweigter, sommergrüner, buschiger bis 50 cm hoher Strauch; Abb. 309

Herkunft: Sammlung aus Wildbeständen. Hauptlieferländer sind die ost- und südosteuropäischen Länder

Arzneibücher: DAC: Die reifen, getrockneten Früchte; Ph.Helv.: Heidelbeere; die reifen, getrockneten, ganzen Früchte; ÖAB: Fructus Myrtilli; die getrocknete, reife Scheinfrucht

Ganzdroge

Geruch: fast geruchlos

Geschmack: angenehm süßsaurer, leicht zusammenziehender Geschmack. Beim Kauen wird der Speichel rotviolett gefärbt. Heidelbeeren dürfen nicht hart sein und sollen sich leicht zerquetschen lassen.

Morphologie
Grobfaltig-runzelige, runde, harte, schwarzblaue Früchte, teilweise noch mit kurzem, flachen Stiel; am abgeflachten Scheitel der Frucht ein schmaler Kelchsaum mit verwachsenen Kelchzipfeln erkennbar, in dessen Vertiefung in der Mitte der kurze Griffel erhalten (Abb. 309 C); im dunkelrotvioletten Fruchtfleisch des Mesokarps 4 oder 5 Fruchtfächer; darin zahlreiche glänzende, abgeplattete, schiefeiförmige Samen; diese knapp ca. 1 mm lang und mit feiner Netzung auf der Außenfläche (Lupe!).

Anatomie
Exokarp (Abb. 310 a) in Aufsicht aus kleinen, polygonalen dünnwandigen Zellen mit rosarotem bis blauem Zellinhalt,

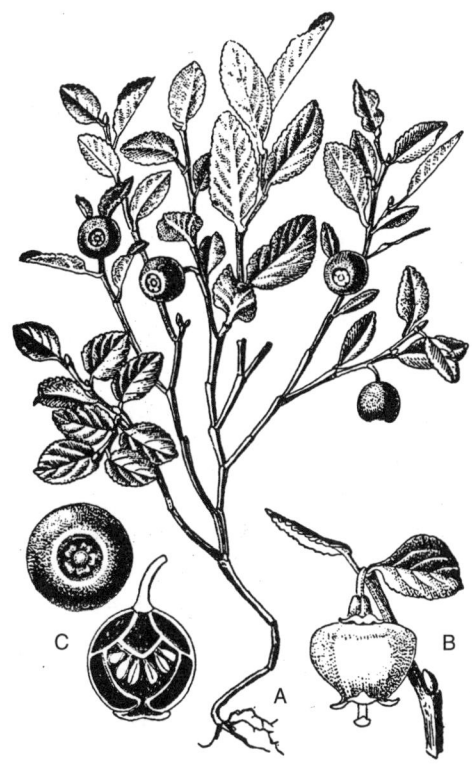

Abb. 309 *Vaccinium myrtillus* L. **A** fruchtende Pflanze, **B** Blüte, **C** Frucht von oben und im Längsschnitt. Aus Kaiser; Dunzinger

am Kelchsaum Spaltöffnungen; **Mesokarp** parenchymatisch, vielschichtig, aus z. T. sehr großen, dünnwandigen, z. T. auch kleineren Zellen; bei getrockneten Heidelbeeren Parenchymzellen kollabiert und teilweise schwer erkennbar; im Mesokarp eingestreut einzelne kleine Steinzellen, auch in Gruppen, und zarte Leitbündel führend; einzelne Zellen mit Ca-Oxalatdrusen; **Endokarp** ebenfalls aus dünnwandigen parenchymatischen Zellen bestehend, darin eingestreut lockere Gruppen von charakteristischen flachen, nur mäßig verdickten, stark getüpfelten Sklereiden, 80 bis 175 μm lang und 25 bis 75 μm breit, mit fein geschichteter Wand (Abb. 310 b); Samenschale (Abb. 310 c) aus roten, in Aufsicht derbwandigen und stark getüpfelten, rhomboiden Zellen; diese im Querschnitt hufeisenförmig verdickt erscheinend; **Endospermzellen** (Abb. 310 d) weißwandig und Öltröpfchen führend.

Schnittdroge

Nicht handelsüblich

Pulver

Siehe Abbildung 310

a   Bruchstücke der Fruchtwand mit Exokarp in Aufsicht, Zellen dünnwandig und typisch rosarot
b   Bruchstücke der Fruchtwand mit Endokarp in Aufsicht; Gruppen von Sklereiden, Ca-Oxalatdrusen im parenchymatischen Gewebe
c   Bruchstücke der Samenschale in Aufsicht, sehr typisch
d   Bruchstücke des Endosperms mit Öltröpfchen, Öltröpfchen auch frei liegend

Anmerkungen: Kleinere Steinzellen des Mesokarps nicht dargestellt; beim Kochen in Chloralhydrat Präparat intensiv violett.

Verfälschungen/Verwechslungen

Selten; evtl. mit den Früchten von *Vaccinium uliginosum* L. (Rauschbeere). Die Früchte der Rauschbeere sind größer, außen heller, blaugrau bereift und weniger runzelig und weisen anstelle des Kelchwalls freie, eng anliegende Kelchzipfel auf. Steinzellen des Endokarps in der Flächenansicht überwiegend gestreckt, bis 350 μm lang und die Wände nur 5 μm dick. Die Epidermiszellen der Samenschale nur an den Radialwänden verdickt und im Querschnitt daher nicht hufeisenförmig erscheinend.

Inhaltsstoffe und Anwendung

Inhaltsstoffe: Gerbstoffe (5 bis 12 %, hauptsächlich Catechingerbstoffe) und Gerbstoffvorstufen; Anthocyanoside (0,5 %); Flavonoide; Triterpene
DAC: keine Gehaltsanforderung; Ph.Helv.: mindestens 1,5 % Gerbstoffe

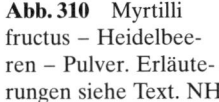

Abb. 310 Myrtilli fructus – Heidelbeeren – Pulver. Erläuterungen siehe Text. NH

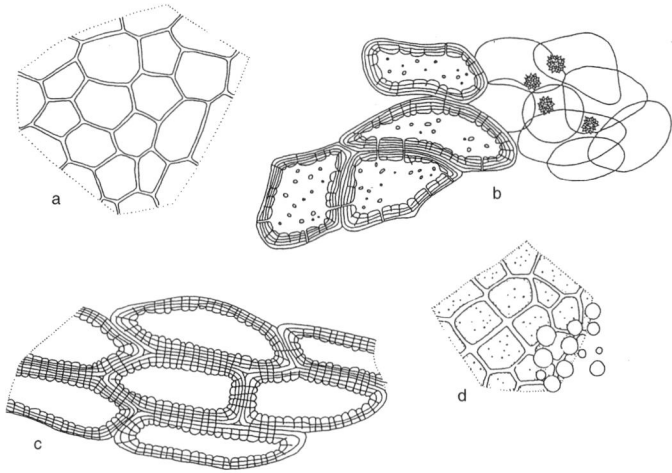

Anwendungsgebiete: Kommission E: Unspezifische, akute Durchfallerkrankungen. Lokale Therapie leichter Entzündungen der Mund- und Rachenschleimhaut.

Standardzulassung: Heidelbeeren, Zul.-Nr. 1009.99.99

Oleandri folium – Oleanderblätter

Synonyme: Folium Oleandri, Nerii folium

Sonstige Bezeichnungen: engl.: Rosebay leaf, franz.: Feuille de laurier-rose, ital.: Foglia d'oleandro, span.: Hoja de adelfa

Stammpflanze: *Nerium oleander* L. (Oleander); Apocynaceae
Habitus: kleiner, bis 5 m hoher Baum; Abb. 311

Herkunft: Mittelmeergebiet (Italien, Spanien)

Arzneibücher: Nicht offizinell

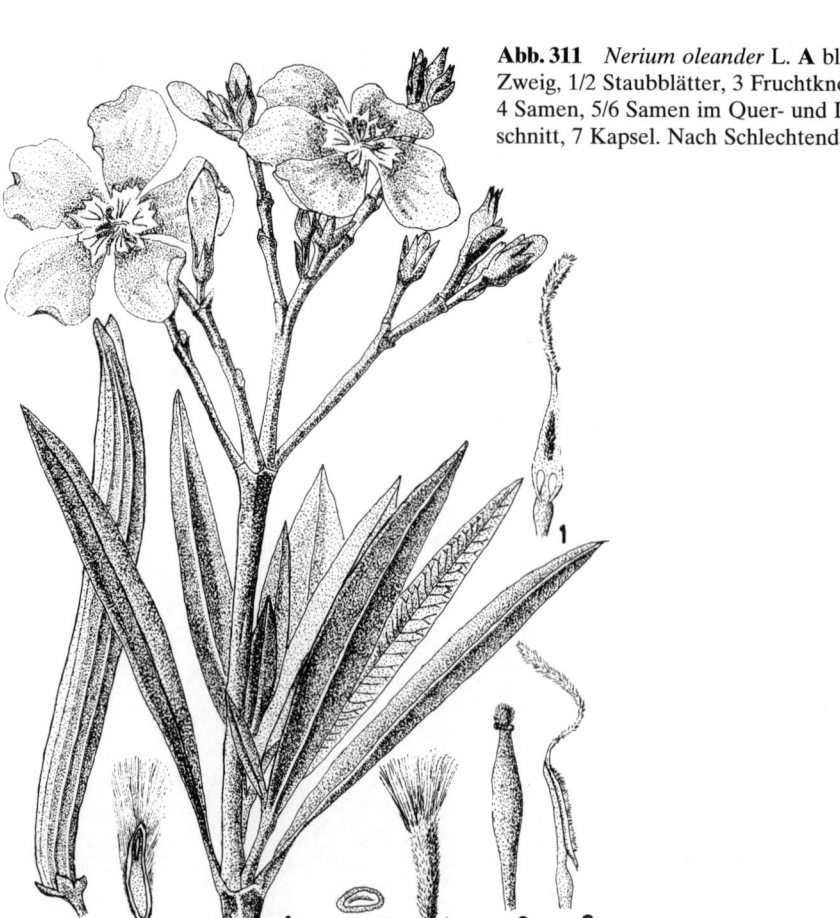

Abb. 311 *Nerium oleander* L. **A** blühender Zweig, 1/2 Staubblätter, 3 Fruchtknoten, 4 Samen, 5/6 Samen im Quer- und Längsschnitt, 7 Kapsel. Nach Schlechtendahl; UW

Ganzdroge

Geruch: geruchlos

Geschmack: unangenehm bitter

Morphologie
Kurz gestielte, lederartige grüne Blätter, lanzettlich, spitz, am Rande etwas eingerollt, oberseits glänzend; Mittelnerv stark, Seitennerven zueinander fast parallel verlaufend; Blattunterseite fein punktiert.

Anatomie
Flächenansicht: Siehe Abb. 312; Epidermis der Ober- und Unterseite aus schwach gewellten bis fast geradwandigen, derbwandigen Zellen; oberseits selten einzellige, kurze, z. T. gebogene, derbwandige, schwach cuticulär gepunktete Haare, mit sehr feinem Lumen; Cuticula besonders auf der Unterseite häufig feinrissig; auf der Blattunterseite Spaltöffnungen charakteristisch eingesenkt, sog. äußere Atemhöhlen bildend; Einsenkungen ± rund, ausgefüllt mit vielen einzelligen, schwach verdickten, ± gekrümmten, glatten bis sehr schwach cuticulär gepunkteten Haaren; Spaltöffnungen fast nur am Grunde dieser Hohlräume, durch die Haare weitgehend verdeckt; auf der Blattunterseite aus dem Mesophyll größere getüpfelte Hypodermzellen, Schwammparenchym und große Ca-Oxalatdrusen durchscheinend; dort außerdem vereinzelt Haare wie die der Oberseite; Mittelrippe von Kristallzellreihen umgeben, diese auf dem Flächenbild durchscheinend.

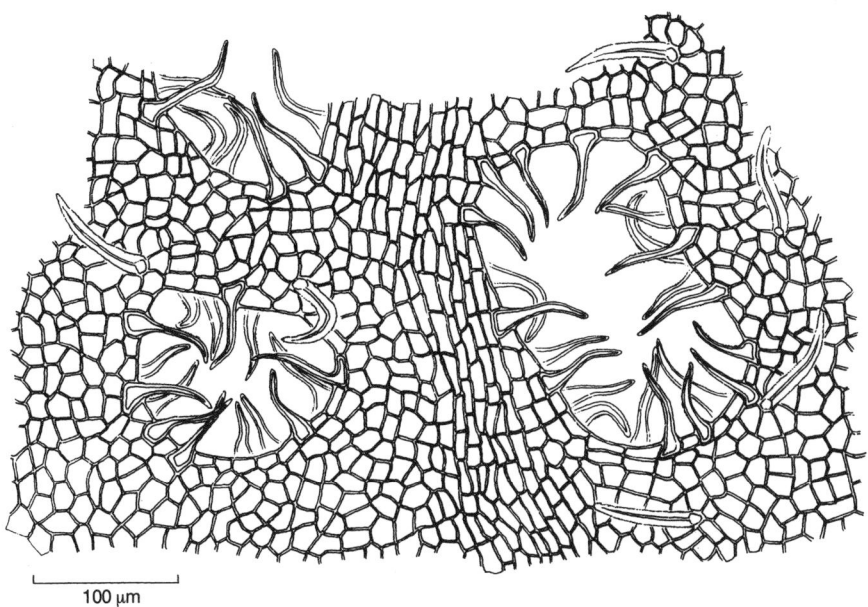

100 μm

Abb. 312 *Nerium oleander* L. Blattunterseite in Flächenansicht, typische, behaarte Einsenkungen. Vergr. ca 300 x. ACH

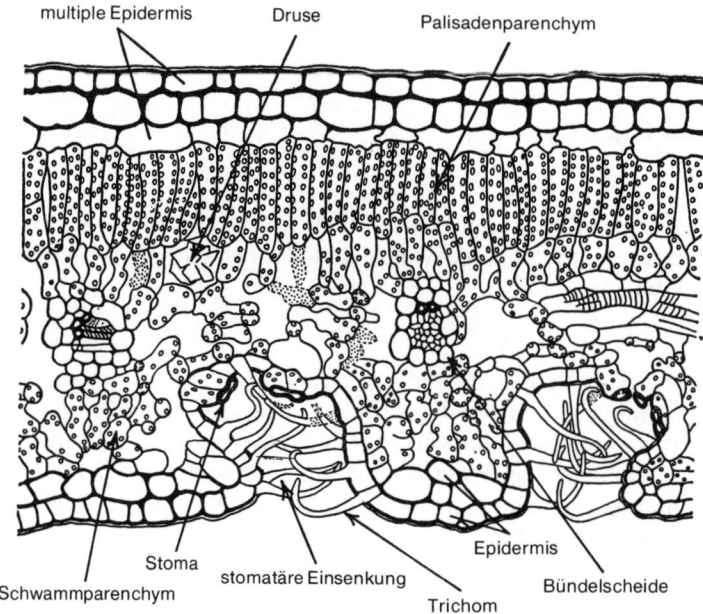

multiple Epidermis Druse Palisadenparenchym

Abb. 313 *Nerium oleander* L. Blatt im Querschnitt. Vergr. ca. 300 x. Aus Esau; Esau

Schwammparenchym Stoma stomatäre Einsenkung Trichom Epidermis Bündelscheide

Querschnitt: Siehe Abb. 313; Blattbau bifazial; Epidermiszellen der Ober- und Unterseite polygonal, derbwandig, Cuticula kräftig, auf der Blattoberseite die kurzen gebogenen Haare; auf beiden Blattseiten eine 2- oder 3-schichtige Hypodermis aus größeren derbwandigen, grob getüpfelten, polygonalen bis gestreckten Zellen, „multiple Epidermis"; unterhalb der oberen Hypodermis eine 2- oder 3-schichtige Palisadenschicht; Schwammparenchym locker, zur Blattunterseite hin auch palisadenähnlich; im Mesophyll zerstreut große, runde, mit einer bis 35 µm großen Ca-Oxalatdruse ausgefüllte Zellen, sehr selten Einzelkristalle; auf der Unterseite die charakteristisch napfförmig eingesenkten stomatären Einsenkungen mit Haaren und Stomata.

Schnittdroge

Nicht handelsüblich

Pulver

Siehe Abbildung 314

a Blattbruchstücke mit Blattunterseite in Aufsicht, zahlreiche stomatäre Einsenkungen angefüllt mit vielen einzelligen Haaren; charakteristisch
b Blattbruchstücke mit oberer Epidermis in Aufsicht; zerstreut gebogene, sehr derbe einzellige Haare; durchscheinend Fragmente der Hypodermis aus größeren, derbwandigen, grob getüpfelten Zellen
c Gefäßbruchstücke mit anliegenden Drusenzellreihen

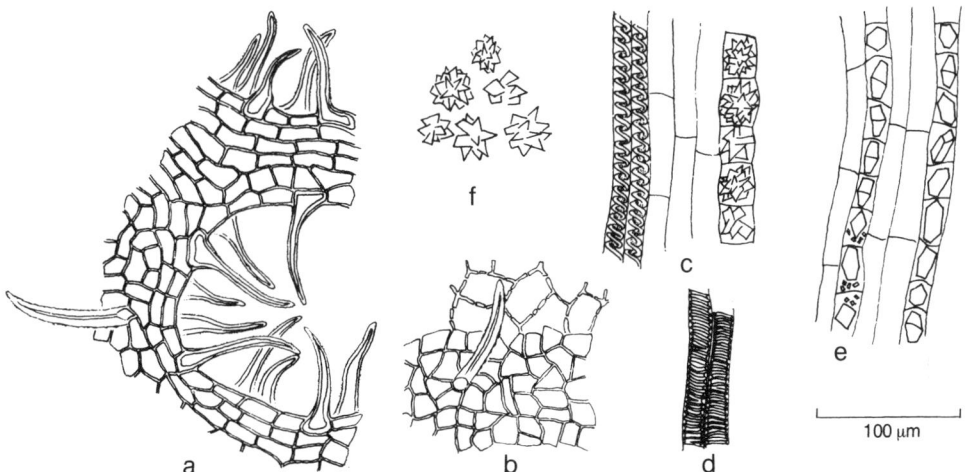

Abb. 314 Oleandri folium – Oleanderblätter – Pulver. Erläuterungen siehe Text. ACH

d Gefäßbruchstücke
e Fragmente von Kristallzellreihen aus der Mittelrippe
f Ca-Oxalatdrusen frei liegend

Verfälschungen/Verwechslungen

Nicht bekannt.

Inhaltsstoffe und Anwendung

Inhaltsstoffe: Herzwirksame Glykoside vom Cardenolidtyp

Anwendungsgebiete: Die therapeutische Anwendung bei Herzinsuffizienz kann angesichts der fehlenden Korrelation zwischen Gehalt an herzwirksamen Glykosiden und dem biologischen Wirkwert der Droge nicht vertreten werden.

Hinweis: Vorsichtig lagern, Giftpflanze

Ononidis radix – Hauhechelwurzel

Synonyme: Radix Ononidis

Sonstige Bezeichnungen: dt.: Hechelkrautwurzel, Harnkrautwurzel, engl.: Restharrow root, cammock, franz.: Racine de bugrane, ital.: Ononide radice, span.: Raíz de gatuña

Stammpflanze: *Ononis spinosa* L. (Dorniger Hauhechel); Fabaceae
Habitus: bis 80 cm hoher, bedornter Halbstrauch

Herkunft: Aus Wildsammlungen Südosteuropas

Arzneibücher: DAC: Die im Herbst geernteten, getrockneten, ganzen oder zerkleinerten Wurzeln und Wurzelstöcke; ÖAB: Radix Ononidis; die getrocknete Wurzel

Ganzdroge

Geruch: schwach, eigenartig

Geschmack: süßlich-herb, kratzend

Morphologie
Rhizom kurz mit mehreren verholzten Sprossbasen und mehreren 1,5 bis 6 mm dicken, sprossbürtigen Wurzeln; Rhizom nach unten in die bis 50 cm lange, 0,7 bis 2 cm dicke, wenig verzweigte Wurzel übergehend; Wurzel dunkel graubraun, holzig-zäh, gedreht und verbogen, meist bandförmig abgeflacht, auf der Oberfläche oft längs gefurcht; Bruch faserig; Bruchfläche fast weiß.

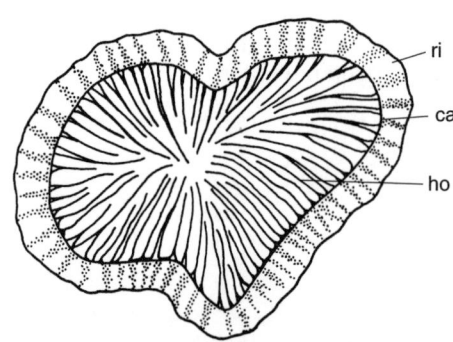

Abb. 315 *Ononis spinosa* L. Wurzel im Querschnitt; Lupenbild. ri Rinde, ca Kambium, ho Holzkörper mit Markstrahlen. Nach Thoms, NH

Anatomie
Lupe, Querschnitt: Siehe Abb. 315; Wurzel im Querschnitt unregelmäßig exzentrisch; Rinde fest anhaftend, sehr schmal, der gelbliche Holzkörper von helleren Markstrahlen unterschiedlicher Breite durchzogen, der gesamte Querschnitt dadurch ein fächerig-strahliges Bild ergebend; große Gefäße als feine Poren erkennbar.

Mikroskop, Querschnitt: Siehe Abb. 316; Wurzel nach außen durch starken Kork bzw. schwärzlichbraune Borke aus dünnwandigen Korkzellen abgeschlossen; primäre Rinde und Teile der sekundären Rinde abgestoßen; die verbleibende parenchymatische Rindenzone schmal, Phloembereiche stark obliteriert mit angrenzenden Bündeln von dickwandigen

Fasern; diese von Kristallkammern mit Ca-Oxalateinzelkristallen begleitet; Holzkörper aus Netz- und Tüpfelgefäßen, sowie Holzparenchym und zahlreichen ebenfalls von Kristallkammern begleiteten Holzfaserbündeln; Markstrahlen sich nach außen erweiternd, Markstrahlzellen mit getüpfelten Wänden; alle parenchymatischen Zellen mit kleinkörniger Stärke.

Längsschnitt: Rindenzone der Wurzel neben ± längs gestreckten bis isodiametrischen Parenchymzellen nur schmale Bastfaserbündel enthaltend; häufig in Reihe liegende Kristallkammern; Tangentialschnitte durch das Holz mit Tüpfelgefäßen, daneben Holzfasern mit anliegenden Kristallzellreihen und längs gestreckten Holzparenchymzellen.

Wurzelstock enthält zentrales Mark aus großen Parenchymzellen.

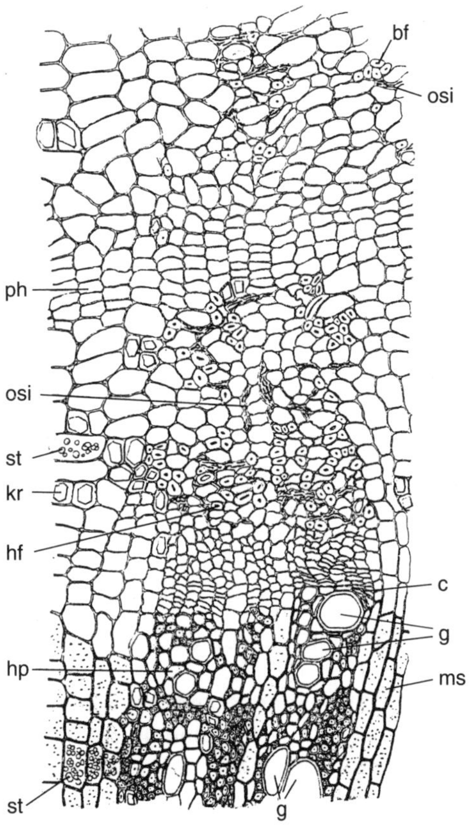

Schnittdroge

Würfelig geschnittene Wurzelstücke, 1 bis 2 cm dick, grau- oder schwarz-bräunlich, im Querschnitt weiß mit charakteristischer radialer Struktur, im Umriss unregelmäßig buchtig

Pulver

Siehe Abbildung 317

Abb. 316 *Ononis spinosa* L. Wurzel im Querschnitt. bf Fasern, osi obliterierte Siebröhren, ph jüngstes Phellogen, st Stärke, kr Ca-Oxalatkristalle, hf Holzfasern, hp Holzparenchym, c Kambium, g Gefäße, ms Markstrahl. Vergr. ca. 150 x. Aus Thoms, Brandt; Brandt

a Sklerenchymfasern bzw. Bastfasern, ausfransend, von Kristallzellreihen überlagert
b Fragmente aus dem Holz mit Tüpfel- und Netzgefäßen in Aufsicht, Markstrahlparenchym quer verlaufend
c Bruchstücke aus dem Rindenparenchym mit Bastfaserteil, Kristallzellreihen aufgelagert
d Korkfragmente in Schrägaufsicht
e Im Wasserpräparat Stärkekörner

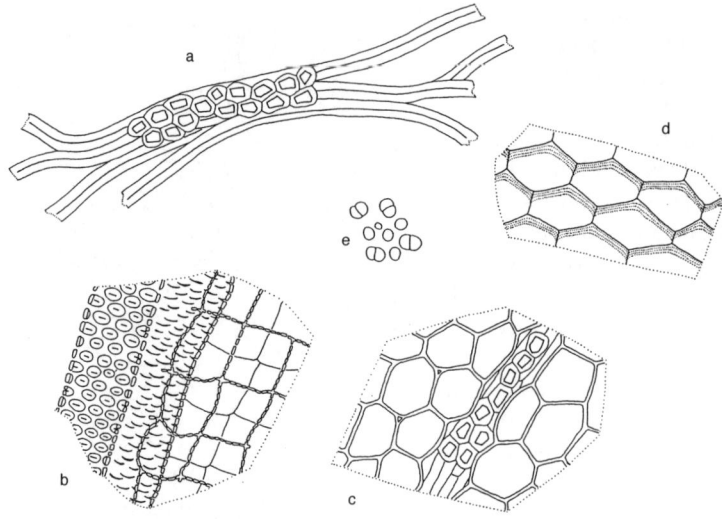

Abb. 317 Ononidis radix – Hauhechelwurzel – Pulver. Erläuterungen siehe Text. NH

Verfälschungen/Verwechslungen

Sehr selten. Wurzeln anderer *Ononis*-Arten sind am konzentrischen Bau erkennbar. Vergleichende Wurzelanatomie einiger *Ononis*-Arten bei R. Länger et al., 1995; siehe Literatur.

Inhaltsstoffe und Anwendung

Inhaltsstoffe: Ätherisches Öl (0,02 bis 0,1 %), Isoflavone; Triterpene; Sterole
DAC: keine Gehaltsanforderung

Anwendungsgebiete: Kommission E: Zur Durchspülung bei entzündlichen Erkrankungen der ableitenden Harnwege. Als Durchspülung zur Vorbeugung und Behandlung von Nierengrieß. Volkstümlich: Auch bei Gicht und rheumatischen Beschwerden.

Standardzulassung: Hauhechelwurzel, Zul.-Nr. 9899.99.99

Orthosiphonis folium – Orthosiphonblätter

Synonyme: Folia Orthosiphonis

Sonstige Bezeichnungen: dt.: Javatee, Javanischer oder Indischer Nierentee, engl.: Java tea, franz.: Thé de Java, orthosiphon, ital.: Tè di Glava, span.: Hoja de ortosifon, té de Java

Stammpflanzen: *Orthosiphon stamineus* BENTH., syn. *O. aristatus* MIQ, syn. *O. spicatus* BAK. (Orthosiphon, Katzenbart); Lamiaceae
Habitus: 40 bis 60 cm hohe krautige Pflanze; Abb. 318

Herkunft: Aus Kulturen; Import aus Indonesien

Arzneibücher: Ph.Eur.: Die zerkleinerten, getrockneten Laubblätter und Stängelspitzen

Ganzdroge

Geruch: sehr schwach aromatisch

Geschmack: etwas salzig, schwach bitter und adstringierend

Morphologie
Siehe Abb. 318,6; Blätter leicht gekräuselt, 2 bis 8 cm lang, meist relativ kurz gestielt, Stiel bis 3 cm, Blattspreite eiförmig bis oval; Blattrand grob gezähnt, Oberseite graugrün, Unterseite hellgrün mit deutlich hervortretender Nervatur; mit der Lupe drüsige Punktierung erkennbar; vereinzelt auch dünne Teile des vierkantigen, meist violett angelaufenen Stängels, selten violett gefärbte Blüten vorhanden.

Anatomie
Flächenansicht: Epidermiszellen der Blattoberseite (Abb. 319 c) mit dünnen, leicht welligen Wänden; vereinzelt diacytische Stomata; Haare: 1- oder 2-zellige, kurze, derbwandige Kegelhaare mit oft charakteristisch verdickter und in die Epidermis eingesenkter Basis; 3- bis 8-zellige derbwandige, zugespitzte Gliederhaare mit gestrichelter Cuticula; kurzstielige Köpfchenhaare mit 1- oder 2-zelligem Köpfchen; Lamiaceen-Drüsen-

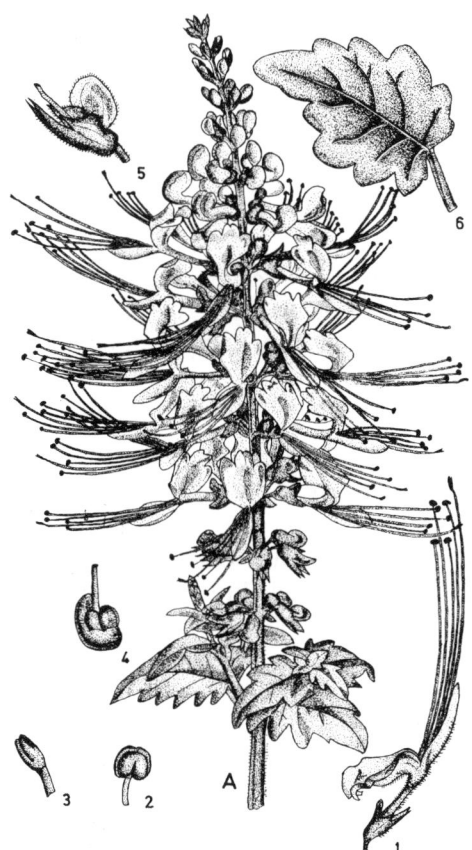

Abb. 318 *Orthosiphon stamineus* BENTH. **A** Teil des blühenden Sprosses, 1 Blüte, 2 Anthere, 3 Narbe, 4 Fruchtknoten, 5 Kelch, 6 Blatt. Nach Curtis; UW

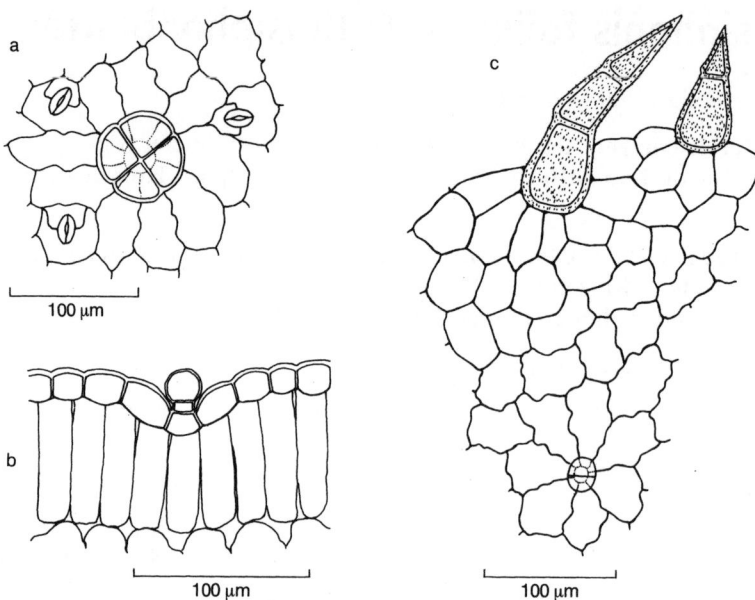

100 µm

100 µm

100 µm

Abb. 319   Orthosiphonis folium – Orthosiphonblätter – Pulver. Erläuterungen siehe Text. SH

schuppen mit 4 sezernierenden Zellen, sehr charakteristisch; Epidermiszellen der Blattunterseite (Abb. 319 a) stärker wellig-buchtig; diacytische Stomata zahlreicher als auf der Oberseite; Lamiaceen-Drüsenschuppen und andere Haartypen wie auf der Oberseite.

Querschnitt: Blattbau bifazial, mit einschichtigem Palisadenparenchym (Abb. 319 b).

Schnittdroge

Dünne, ± graugrüne Blattstücke, Blattunterseite mit derben Nerven, diese ebenso wie die Blattstielabschnitte violett überlaufen; Blattrand grob gezähnt; außerdem dünne vierkantige, meist violett überlaufene Stängelstücke, selten blauviolette Blüten.

Pulver

Siehe Abbildung 319

a Blattbruchstücke mit unterer Epidermis in Aufsicht; diacytische Spaltöffnungen, Lamiaceen-Drüsenschuppen mit 4 sezernierenden Zellen; zahlreich, charakteristisch
b Blattbruchstücke im Querschnitt, kurzstielige Drüsenhaare eingesenkt
c Blattbruchstücke mit oberer Epidermis in Aufsicht, kurze, derbe Kegelhaare und Drüsenhaare in Aufsicht

Anmerkungen: außerdem 3- bis 8-zellige, derbwandige, zugespitzte Gliederhaare mit gestrichelter Cuticula sowie faserige Fragmente des Stängels mit Leitelementen in Aufsicht, nicht dargestellt.

Verfälschungen/Verwechslungen

Gelegentlich mit Blättern anderer *Orthosiphon*-Arten; erwähnt werden auch Drogenlieferungen aus Java mit den dort heimischen *Eupatorium*-Arten (Asteraceae). Deren Blätter sind denen von *Orthosiphon stamineus* sehr ähnlich, sind aber schmäler, heller grün und schärfer gezähnt (Abb. 320). Im Lupenbild fehlt die drüsige Punktierung der Blattunterseite. Mikroskopisch sind anomocytische Spaltöffnungen und als einziger Haartyp mehrzellige, zugespitzte Gliederhaare mit gestreifter Cuticula zu beobachten; letztere haben meist blasig angeschwollene Zellen, z. T. mit rotem Zellinhalt.

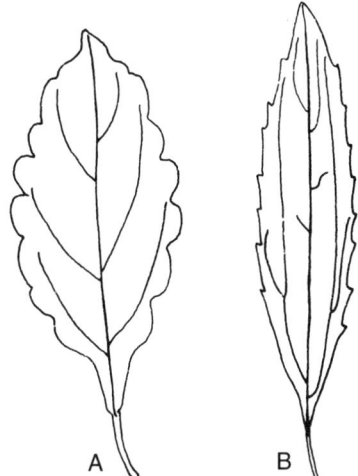

Abb. 320   A Blatt von *Orthosiphon stamineus* BENTH., **B** Blatt von *Eupatorium* sp. Etwa natürl. Größe. SH

Inhaltsstoffe und Anwendung

Inhaltsstoffe: Ätherisches Öl (0,02 bis 0,06 %); Kaffeesäurederivate (0,5 bis 1 %); Flavonoide; Diterpenester
Ph.Eur.: keine Gehaltsanforderung

Anwendungsgebiete: Kommission E: Zur Durchspülung bei bakteriellen und entzündlichen Erkrankungen der ableitenden Harnwege und bei Nierengrieß.

Standardzulassung: Orthosiphonblätter, Zul.-Nr. 1159.99.99

Paeoniae petalum – Pfingstrosenblütenblätter

Synonyme: Flores Paeoniae, Flores Rosae benedictae

Sonstige Bezeichnungen: dt.: Gichtrosenblätter, Bauernrosenblütenblätter, engl.: (Common) peony flower, franz.: Fleur de pivoine, ital.: Petalo di peonia, span.: Flor de peonia

Stammpflanzen: Gefüllte, rotblütige Gartenform verschiedener Unterarten und Sorten von *Paeonia officinalis* (L.) emend. WILLD. (Echte Pfingstrose) und *P. mascula* (L.) MILL. (Großblättrige Pfingstrose); Paeoniaceae
Habitus: kräftige, 1 m hohe Stauden mit knollenförmigem Rhizom

Herkunft: Importe aus osteuropäischen Ländern (Bulgarien, Türkei); seit alters her in Bauerngärten als Zier- und Heilpflanze kultiviert

Arzneibücher: DAC: Die getrockneten, ganzen oder geschnittenen Kronblätter

Ganzdroge

Geruch: süßlich

Geschmack: leicht adstringierend

Morphologie
Fast glatte oder schwach gerunzelte dickliche purpurrote Kronblätter, bis 5 cm lang und 4 cm breit; von zahlreichen Nerven strahlig durchzogen; umgekehrt eiförmig oder elliptisch, ganzrandig; hell- bis dunkelrot, im mittleren Teil der Basis braungelb, kahl; außerdem sehr vereinzelt Kelchblattfragmente und Staubblätter mit langen Antheren auf roten Filamenten.

Anatomie
Epidermiszellen (Abb. 321 a) der Kronblätter in Aufsicht beidseitig rechteckig bis rhombisch, mit knotig verdickten Seitenwänden; am Rande der Kronblätter eher dünnwandig; starke, feinwellige Cuticularstreifung; Zellen des Mesophylls ebenfalls länglich, fast runde, in Reihe stehende Interzellularen bildend; Nervatur aus zarten spiraligen Gefäßen; Pollenkörner (Abb. 321 b) frei oder an den Kronblättern haftend; Endothecium mit gebogenen Verdickungsleisten, zum Grund becherförmig zusammenlaufend.

Schnittdroge

Purpurrote oder bräunliche, steife und spröde, stark runzelige Kronblattfragmente verschiedener Form mit strahliger Nervatur.

Abb. 321 Paeoniae
petalum – Pfingstro-
senblütenblätter –
Pulver. Erläuterungen
siehe Text. NH

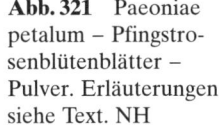

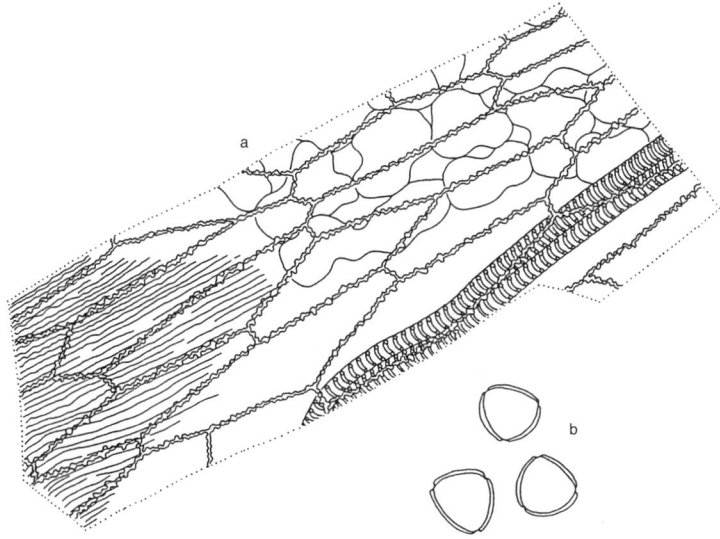

Pulver

Siehe Abbildung 321

a Bruchstücke der Kronblätter in Aufsicht, mit länglichen, knotig verdickten Epidermiszellen, von feinen Spiralgefäßen durchzogen
b Pollenkörner

Verfälschungen/Verwechslungen

Kommen in der Praxis nicht vor.

Inhaltsstoffe und Anwendung

Inhaltsstoffe: Anthocyanglykoside (hauptsächlich Paeonin); Flavonoide; Gerbstoffe
DAC: keine Gehaltsanforderung

Anwendungsgebiete: Kommission E: Die therapeutische Anwendung wird wegen fehlenden Wirksamkeitsnachweises nicht befürwortet.
Traditionell verwendet bei Haut- und Schleimhauterkrankungen, Fissuren, Rhagaden, Hämorrhoiden, Gicht, Rheuma sowie Erkrankungen und Beschwerden im Bereich der Atemwege.
Ansonsten Verwendung als Schönungsdroge in Teemischungen; zum Färben von Hustensirupen.

Hinweis: Nicht länger als 1 Jahr lagern, da die Droge relativ schnell ausbleicht und unansehnlich wird.

Passiflorae herba – Passionsblumenkraut

Synonyme: Herba Passiflorae

Sonstige Bezeichnungen: dt.: Passionskraut, engl.: Passion flower herb, maypop, franz.: Passiflore, ital.: Erba di passiflora, span.: Sumidad de pasiflora

Stammpflanze: *Passiflora incarnata* L. (Passionsblume); Passifloraceae
Habitus: ausdauernder, bis 10 m hoher Kletterstrauch

Herkunft: Drogenimporte vorwiegend aus USA und Indien, teilweise aus Südeuropa; meist aus Kulturen

Arzneibücher: Ph.Eur.: Die getrockneten, zerkleinerten oder geschnittenen oberirdische Teile; Blüten und Früchte können vorhanden sein

Ganzdroge

Geruch: unspezifisch aromatisch

Geschmack: fade

Morphologie

Stängel längs gestreift, bis ca. 5 mm (bis 8 mm) dick, hohl, jüngere Stängelabschnitte markerfüllt, grünlich oder bräunlich, fein behaart (besonders bei jüngeren Stängeln, Lupe); **Blätter** wechselständig, lang gestielt, Blattstiel oft in sich verdreht, Blattgrund mit zwei hinfälligen Nebenblättern von 2 bis 8 mm Länge; oberhalb der Nebenblätter am Blattstiel zwei extraflorale, höckerige Nektarien stehend; Blattspreite; dreilappig, 6 bis 15 cm lang und ebenso breit, Lappen eiförmig-lanzettlich, spitz zulaufend, Blattrand fein gesägt, Blattoberseite dunkelgrün, Unterseite hellgrün, besonders die Blattunterseite mit feiner Behaarung vorwiegend in Nervnähe; unterseits die Nerven stärker hervortretend als oberseits; aus den Blattachseln spiralig aufgerollte Ranken entspringend (Abb. 322 A); unterhalb der Blüten drei zugespitzte Hochblätter; **Blüten** (Abb. 322 B) lang gestielt, 5 bis 9 cm groß, mit fünf Kelchblättern, diese an der Basis

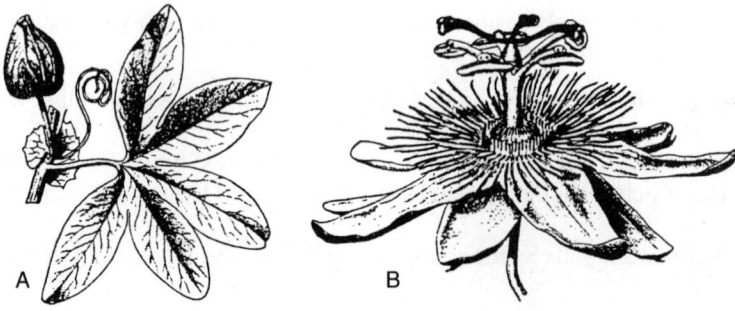

Abb. 322 *Passiflora caerulea* L. **A** Blatt, Ranke und Knospe, **B** Blüte. Aus Frohne, Jensen; nach Wettstein

röhrig verwachsen, außen grün, innen weißlich; Corolla aus fünf meist weißen (seltener hell-bläulichen) Kronblättern und vielen fädigen, weißen und purpurnen Nebenkronblättern; fünf große Staubblätter; Fruchtknoten oberständig, graugrün und behaart, Griffel dreiästig, kopfig verdickte Narben.

Früchte meist flachgedrückt, oval, grünlich; im reifen Zustand ca. 5 cm große Beeren mit zahlreichen bräunlichen, grubig punktierten, abgeflachten, 5 bis 8 mm großen Samen.

Anatomie

Stängel, Querschnitt: Epidermis aus isodiametrischen Zellen mit getüpfelten Wänden, Außenwände ausgestülpt, Außen- und Innenwände verdickt; einzelne Epidermiszellen zu 1- bis 5-zelligen (bis 10-zelligen), dünnwandigen Gliederhaaren (Abb. 323 d) umgewandelt mit oft hakig umgebogener Endzelle, einige Epidermiszellen eine Ca-Oxalatdruse enthaltend; unterhalb der Epidermis 1-reihige Hypodermis aus tangential gestreckten Zellen und daran anschließend ein Kollenchym aus 2 bis 4 Zellschichten, an wenigen Stellen von parenchymatischen Zellen durchbrochen; nach innen einige Schichten eines parenchymatischen Rindengewebes folgend, Zellen der Markstrahlen im Bereich der Rinde ebenfalls parenchymatisch; vereinzelt Ca-Oxalatdrusen; Leitbündel offen kollateral, nach außen durch ein massives Faserbündel begrenzt; Phloem- und Kambiumzellen im allgemeinen kollabiert; Xylem in Holzparenchym eingebettet, Tracheiden und weite Gefäße führend; Markstrahlen im Xylemteil bis 8 Zellreihen breit, verholzt; in Leitbündelnähe Zellen mit einer Ca-Oxalatdruse; nach innen Xylem von einer relativ breiten Schicht aus verholzten, getüpfelten Zellen abgeschlossen; im Zentrum eine Markhöhle, nur bei jüngeren Stängeln ein zentrales Mark; besonders ältere Stängel hauptsächlich in den Markstrahlzellen und im markständigen Holzparenchym Stärke führend, Stärkekörner 3 bis 8 µm groß, rund, einzeln oder zusammengesetzt. **Längsschnitt:** Epidermiszellen in Aufsicht rechteckig bis isodiametrisch, manchmal axial gestreckt, getüpfelt; zahlreiche anisocytische Stomata, mitunter vielzellige Deckhaare (vergl. Querschnitt), Haarbasen oft von ± strahlig angeordneten, leicht gestreckten Epidermiszellen umgeben; im Tangentialschnitt durch die Bastfaserbündel recht lange, zugespitzte Bastfasern erkennbar.

Blatt, Flächenansicht: Siehe Abb. 323 a, b; Epidermiszellen beider Blattseiten mit dünnwandigen, wellig-buchtigen Wänden, Einbuchtungen auf der Blattunterseite etwas welliger, Epidermiszellen auf den Blattnerven rechteckig-länglich, manchmal Wände durch Tüpfelung knotig erscheinend; unterseits zahlreiche anomocytische Stomata, oberseits nur spärlich oder fehlend, eine der Nebenzellen mitunter deutlich kleiner (anisocytisch); beidseitig, vorwiegend auf den Nerven, Deckhaare ähnlich den Haaren des Stängels, meist 1- bis 3-zellig (bis 10-zellig) und oft mit typisch gekrümmter Spitze; längs der Nerven Ca-Oxalatdrusen des Mesophylls durchscheinend, meist in Reihen angeordnet. **Querschnitt:** Siehe Abb. 323 c; Blattbau bifazial mit einschichtigem Palisadenparenchym aus schmalen Zellen; Schwammparenchym z. T. lückig, in Leitbündelnähe Zellen mit einer Ca-Oxalatdruse (siehe Flächenbild); im Palisadenparenchym Zellgruppen mit Stärke, auch Stärkescheiden in Verbindung mit den Leitbündeln; Stärkekörner einzeln oder 3-, selten 4-fach zusammengesetzt.

Blüte: Kelchblätter in Aufsicht (Abb. 323 e) beidseitig mit stark welligen Epidermiszellen, anomocytische Spaltöffnungen nur auf der Unterseite; auf der Außenseite behaart und mit zahlreichen Stomata, Zellen kleine Drusen führend; Haartyp wie beim Stängel und Blatt; Hypoderm aus regelmäßig polygonalen Zellen; Kronblattepidermis der Innenseite aus großen, unregelmäßig polygonalen Zellen, Zellwände grobknotig, viele kleine Ca-Oxalatdrusen führend; Cuticula teilweise grob gestreift; Nebenkrone mit papillöser Epidermis aus rosa-violetten Zellen (Abb. 323 f); Fruchtknoten mit dichtem Haarbesatz von meist einzelligen Peitschenhaaren; Epidermiszellen der Narben papillös; Pollenkörner (Abb. 323 g) 60 bis 100 µm groß, mit netziger Oberfläche und triporat, sich deckelartig öffnend.

Frucht: Die Fruchtwand in Flächenansicht aus großen Epidermiszellen bestehend mit Ca-Oxalateinzelkristallen; einzelne Stomata; unterhalb der Epidermis eine Schicht aus grob getüpfelten Steinzellen.

Schnittdroge

Stängelabschnitte außen rundlich und längs gestreift, bis ca. 5 mm (bis 8 mm) dick, grünlich oder bräunlich, meist hohl; feine und spärliche Behaarung (Lupe); Teile der spiraligen Ranken, charakteristisch; Blattfragmente, Ränder einfach gesägt; Fragmente der gedrehten Blattstiele, Behaarung besonders an den Blattnerven; Fragmente der Blüten hinfällig, Kelchbecher außen grün, innen weißlich; zarte Blütenblattfragmente, weißlich bis bläulich; Fruchtknoten behaart; Fragmente der grünlichen, dünnfleischigen, eingetrockneten Früchte mit zahlreichen bräunlichen, grubig punktierten, abgeflachten Samen.

Pulver

Siehe Abbildung 323

a Blattbruchstücke mit oberer Epidermis in Aufsicht, an den Blattnerven Ca-Oxalatdrusen aus dem Mesophyll durchscheinend
b Blattbruchstücke mit unterer Epidermis in Aufsicht, anomocytische Stomata, in Nervnähe Ca-Oxalatdrusen des Mesophylls durchscheinend
c Blattquerschnitte, mit querverlaufendem Nerv
d Bruchstücke des Stängels in Schrägaufsicht mit dünnwandigen Gliederhaaren, Haare oder Bruchstücke davon auch frei im Präparat
e Fragmente des Kelchblattes mit unterer Epidermis in Aufsicht; Hypodermiszellen durchscheinend
f Bruchstücke der Nebenkrone mit papillöser Epidermis in Aufsicht (rosa-violett); selten
g Pollenkörner mit typischer Netzmaserung

Anmerkungen: Bruchstücke der Blüte und Frucht sehr selten, höhere Anteile an faserigen Fragmenten der Stängel mit Gefäßen und Holzelementen, Bastfasern, isoliert oder in Bündeln, nicht dargestellt. Im Wasserpräparat kleinkörnige Stärke in Zellen der Blätter.

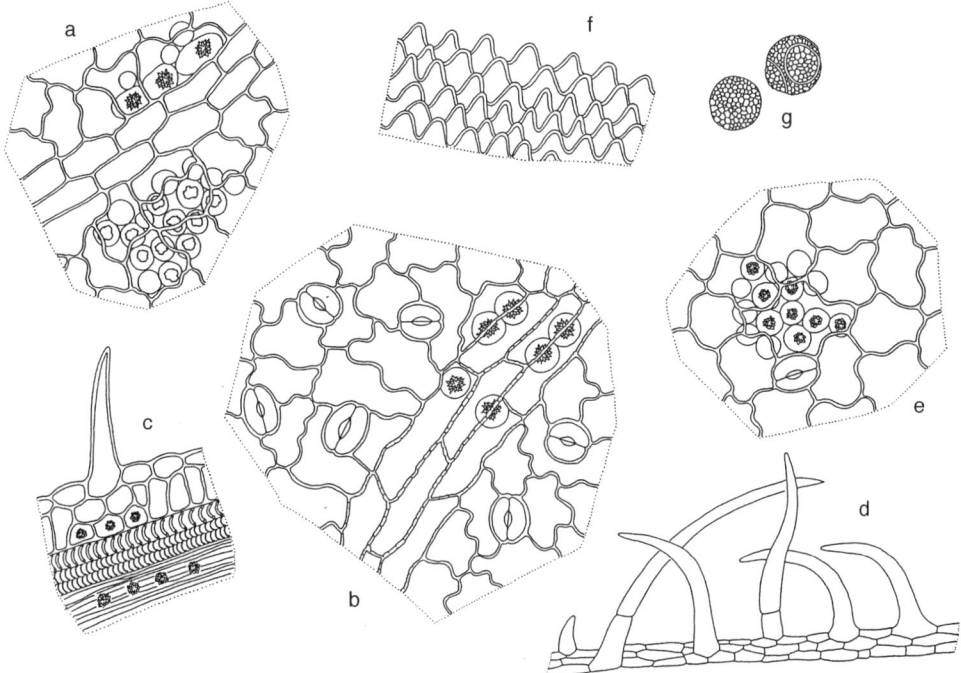

Abb. 323 Passiflorae herba – Passionsblumenkraut – Pulver. Erläuterungen siehe Text. NH

Verfälschungen/Verwechslungen

Relativ häufig mit Drogen anderer *Passiflora*-Arten, z. B. *Passiflora caerulea* L. (blaue Nebenkrone, fehlende Behaarung der Pflanzenorgane, Blatt 5-lappig; Abb. 322), *P. foetida* L. (auffallend stark behaarte Blätter) und *P. edulis* SIMS. (Blätter mit grob sägeförmigem Blattrand).

Inhaltsstoffe und Anwendung

Inhaltsstoffe: Flavonoide (bis 2,5 %); in Spuren cyanoge Glykoside; ätherisches Öl
Ph. Eur.: mindestens 1,5 % Flavonoide, berechnet als Vitexin

Anwendungsgebiete: Kommission E: Nervöse Unruhezustände.
In den Ursprungsländern werden Passionsblumen als krampflösendes und beruhigendes Mittel verwendet.

Standardzulassung: Passionsblumenkraut, Zul.-Nr. 1619.99.99

Phaseoli pericarpium – Bohnenhülsen

Synonyme: Fructus Phaseoli sine semine, Pericarpium Phaseoli

Sonstige Bezeichnungen: dt.: Bohnenschalen, engl.: Pericarp of the bean, franz.: Cosse de haricot, ital.: Pericarpio di fagiolo, span.: Vaina de judía

Stammpflanze: *Phaseolus vulgaris* L. (Gartenbohne); Fabaceae
Habitus: niedrig-buschige oder windende bis 4 m hohe einjährige Pflanze

Herkunft: Aus Kulturen verschiedener europäischer Länder

Arzneibücher: DAC: Die von den Samen befreiten und getrockneten, ganzen oder geschnittenen Hülsen

Ganzdroge

Geruch: geruchlos

Geschmack: fast ohne Geschmack. Bohnenhülsen werden beim Kauen schleimig

Morphologie
10 bis 15 cm lange und 1 bis 1,5, selten bis 2 cm breite, leere Hülsen mit trockener und harter, gelblichweißer Wand; Sitz der Samen an den aufgebauchten Stellen noch erkennbar; Karpellränder leicht eingedreht; auf der Innenseite ein weißes, seidenglänzendes, leicht sich ablösendes Häutchen; dieses im grünen Zustand der Frucht als Samenpolster den Zwischenraum zum Samen füllend, beim Reifen dünn und strohig werdend.

Anatomie
Exokarp (Abb. 324 a) aus in Aufsicht polygonalen Zellen mit stark wellig gefältelter Cuticula, zwischen den Zellen vereinzelt rundliche Spaltöffnungen und Abbruchstellen von dickwandigen Haaren erkennbar; darunter 2 oder 3 Lagen von spindelförmigen Fasern, diese nicht getüpfelt und typischerweise schräg zur Längsachse der Frucht liegend; nach innen **Mesokarp** aus interzellularenreichem Parenchym mit Leitbündeln, Zellen des Parenchyms kaum erkennbar; darunter die innere Faserschicht (Abb. 324 b) aus mehreren Lagen, darin eingestreut Zellen mit Ca-Oxalateinzelkristallen (Kristallzellreihen). Die Zellen der äußeren und der inneren Faserschicht senkrecht zueinander verlaufend („gekreuzt"): beim Trocknen führt dies zu Spannungen in der Fruchtwand und läßt schließlich die Hülse aufreißen; innere Faserschicht langsam in dünnwandiges, großzelliges Parenchym übergehend; inneres Mesokarp und **Endokarp** zum „Silberhäutchen" eingetrocknet und kaum zellulär erkennbar.

Schnittdroge

Gebräuchlichste Handelsform; ungleichmäßig geschnittene, ± rechteckige dünne Stücke der Hülsen, außen grau-gelblich, innen mit glänzender, weißer Oberfläche und eventuell mit feinem Silberhäutchen; Ränder leicht eingerollt; an Stellen, wo die Samen saßen,

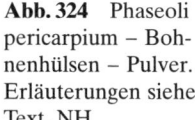

Abb. 324 Phaseoli pericarpium – Bohnenhülsen – Pulver. Erläuterungen siehe Text. NH

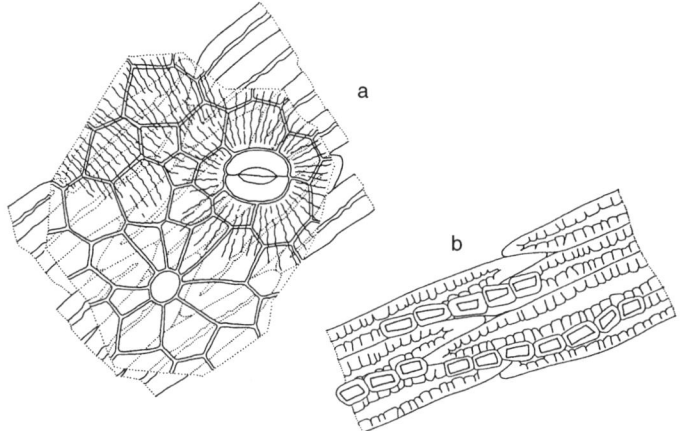

etwas ausgebaucht; an einzelnen Stücken Reste des Stiels oder der kurzschnabeligen Spitze der Hülse erhalten. Vereinzelt auch strohgelbe Bruchstücke von Stielen.

Pulver

Siehe Abbildung 324

a Bruchstücke mit Exokarp in Aufsicht, Spaltöffnungen, Haarabbruchstellen; äußere Faserschicht durchscheinend
b Bruchstücke mit innerer Faserschicht in Aufsicht mit darüber liegenden Kristallzellreihen

Anmerkungen: zahlreich weiße Massen von Parenchym mit undeutlichen Zellwänden; Ca-Oxalatkristalle auch frei liegend; im Tuschepräparat helle, rundliche, gequollene Schleimballen sichtbar. Stärke nur bei Verunreinigung mit Samen nachweisbar.

Verfälschungen/Verwechslungen

Kommen in der Praxis nicht vor.

Inhaltsstoffe und Anwendung

Inhaltsstoffe: Ubiquitär vorkommende Substanzen, u. a. Zucker, Aminosäuren, Hemicellulosen, Mineralstoffe; Chromsalze
DAC: keine Gehaltsanforderung

Anwendungsgebiete: Kommission E: Zur unterstützenden Behandlung dysurischer Beschwerden.
Volkstümlich: Gegen Zuckerkrankheit.

Standardzulassung: Samenfreie Gartenbohnenhülsen, Zul.-Nr. 8499.99.99

Piperis methystici rhizoma –
Kava-Kava-Wurzelstock

Synonyme: Rhizoma Kava-Kava, Radix Kava-Kava, Rhizoma Kavae

Sonstige Bezeichnungen: dt.: Polynesischer Pfeffer, Rauschpfeffer, Kavakavapfeffer, engl.: Kava-kava-root, kawa, narcotic pepper root, franz.: Kawa-kawa, rhizome de kawa-kawa, ital.: Rizoma di kava kava, span.: Rizoma de Kava-Kava, rizoma de Kava

Stammpflanze: *Piper methysticum* G. FORST. (Rauschpfeffer); Piperaceae
Habitus: ausdauernder, 1 bis 4 m hoher Strauch

Herkunft: Kulturformen werden auf allen Pazifik-Inseln angebaut

Arzneibücher: DAC: Der meist geschälte und geschnittene, überwiegend von den Wurzeln befreite, getrocknete Wurzelstock

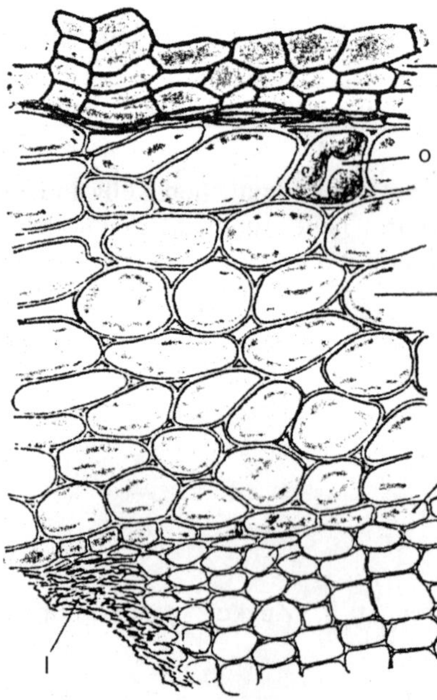

Ganzdroge

Geruch: schwach aromatisch

Geschmack: leicht bitter, pfefferartig, seifig-kratzend, zusammenziehend; die Droge erregt beim Kauen Speichelfluss und ruft eine lang andauernde Anästhesie der Zunge hervor.

Morphologie
Bis mehrere Dezimeter dicke Wurzelstöcke, ungeschält, mit sich nach unten verjüngenden, langen, grauen, längsstreifigen Wurzeln; Querschnitt in Aufsicht gelblichgrau, oft mit radialen Rissen; Bruchstelle faserig; Wurzeln auch in Form eines Zopfes zusammengebunden

Anatomie
Querschnitt: Siehe Abb. 325 und 326; Kork schmal, aus dünnwandigen ungeordneten Zellen bestehend; Rinde ebenfalls schmal, aus ovalen parenchymatischen Zellen, darin eingestreut einzelne runde Ölzellen; in der Rinde mitunter auch tangential gestreckte Bereiche von Plattenkollenchym; Holzkörper durch breite Markstrahlen (primär und sekundär) unterbrochen; den zahlreichen

Abb. 325 *Piper methysticum* G. FORST. Rhizom: Querschnitt durch Kork und primäre Rinde. k Kork, o Ölzellen, pr primäre Rinde, e Endodermis, l Siebteil. Vergr. ca. 200 x. Aus Thoms, Brandt; Brandt

schmalen, fast parallel liegenden Strahlen von Xylem liegen in der Rinde Phloembereiche gegenüber, die von Kappen verholzter Sklerenchymfasern begrenzt sind; Phloemelemente stark kollabiert; im Holz zahlreiche weitlumige Gefäße (bis 150 µm), von wenigen Holzfasern und reichlich stark getüpfeltem Holzparenchym umgeben; Gefäße in Aufsicht treppenförmig getüpfelt, mit unregelmäßig und stark in die Breite gezogenen Hoftüpfeln (Abb. 327 e); Markstrahl parenchymatisch, oft auch jahresringähnlich geschichtet aus abwechselnden Lagen Parenchyms und derbwandigeren Zellen mit verholzten Zellwänden; Markstrahlparenchym von runden, hellen Ölzellen durchsetzt; im Parenchym der Rinde und im Mark kleine Ca-Oxalateinzelkristalle sichtbar (Abb. 327 a, b), besonders gut im Längsschnitt erkennbar; in allen parenchymatischen Geweben zahlreiche runde Stärkekörnern (12 bis 20 µm, bis 30 µm) mit großem, meist mehrstrahligem Zentralspalt, auch 2- und 3-fach zusammengesetzte Körner; im Mark zerstreut isoliert liegende kollaterale Leitbündel.

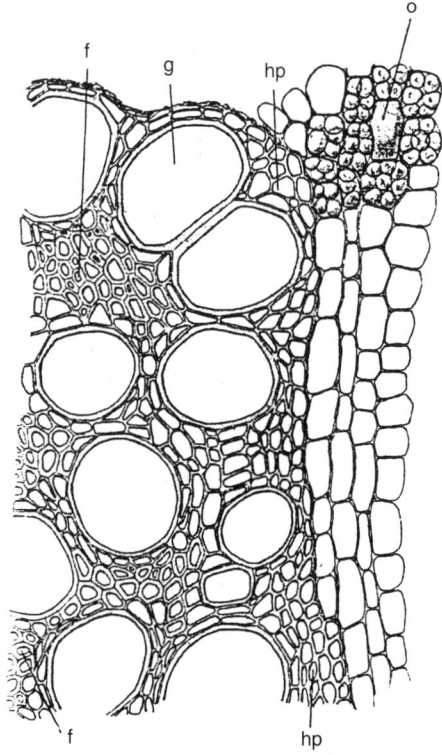

Abb. 326 *Piper methysticum* G. FORST. Rhizom: Querschnitt durch den Holzteil. f Holzfasern, g Gefäße, hp Holzparenchym, o Ölzellen, ms Markstrahl. Vergr. ca. 200 x. Aus Thoms, Brandt; Brandt

Schnittdroge

Rhizome als 1,3 bis 5 cm dicke und dickere Längs- und Querstücke verschiedener Formen, außen grau bis graubraun, längs gerieft, innen im Querschnitt gelblichgrau, radial rissig, im Bruch faserig; großes Mark umgeben von einem Strahlenkranz des Holzkörpers. Rhizoma Kava-Kava-Peelings bestehen überwiegend aus der meist streifenförmig abgeschälten, z. T. eingerollten Wurzelstockrinde; außerdem quer geschnittene Wurzelstockstückchen sowie Wurzeln.

Pulver
Siehe Abbildung 327

a Bruchstücke des Rindenparenchyms, gelegentlich mit einzelnen helleren Ölzellen, in den Zellen kleine Ca-Oxalateinzelkristalle; zahlreich
b Bruchstücke des Markparenchyms, tangential, in den Zellen kleine Ca-Oxalateinzelkristalle; zahlreich
c Holzparenchym längs tangential; charakteristisch, häufig
d Bruchstücke von Holzfasern längs

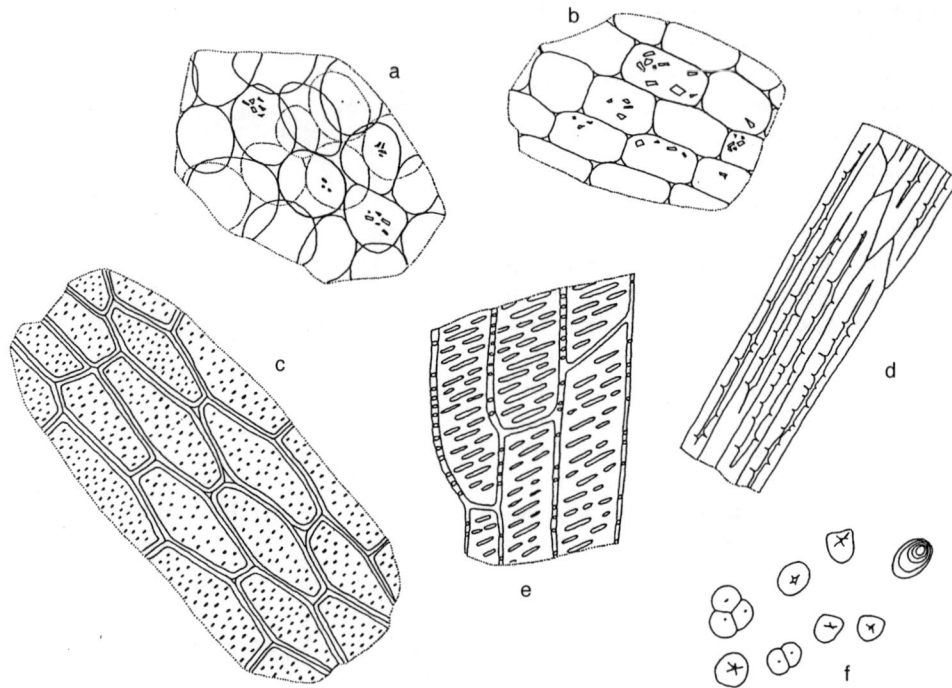

Abb. 327   Piperis methystici rhizoma – Kawa-Kawa-Wurzelstock – Pulver. Erläuterungen siehe Text. NH

e Gefäßbruchstücke
f Im Wasserpräparat Stärkekörner, einzeln oder zusammengesetzt in verschiedenen Größen, mit Trocknungsrissen, teilweise mit Schichtung; zahlreich

Anmerkungen: Die Ölzellen im Parenchym werden sichtbar, wenn das Blickfeld in die Unschärfe gedreht wird (sie leuchten hell). Holzparenchym häufig auch in Schrägansicht oder längs radial. Nicht dargestellt: Bruchstücke des rotbraunen Korks in Aufsicht, kaum strukturiert und schlecht vom Licht durchdringbar, wenig.

Verfälschungen/Verwechslungen

Keine Angaben

Inhaltsstoffe und Anwendung

Inhaltsstoffe: Kavalactone (Kavapyrone); ätherisches Öl (geringe Mengen); Flavonoide
DAC: mindestens 3,5 % Kavalactone, berechnet als Kavain

Anwendungsgebiete: Kommission E: Nervöse Angst-, Spannungs- und Unruhezustände.

Piperis nigri fructus – Schwarzer Pfeffer

Synonyme: Fructus Piperis nigri, Piper nigrum

Sonstige Bezeichnungen: engl.: Black pepper, franz.: Poivre noir, ital.: Pepe (nero), span.: Pimienta negra

Stammpflanze: *Piper nigrum* L. (Pfeffer); Piperaceae
Habitus: ausdauernder, bis 10 m hoher Kletterstrauch; Abb. 328

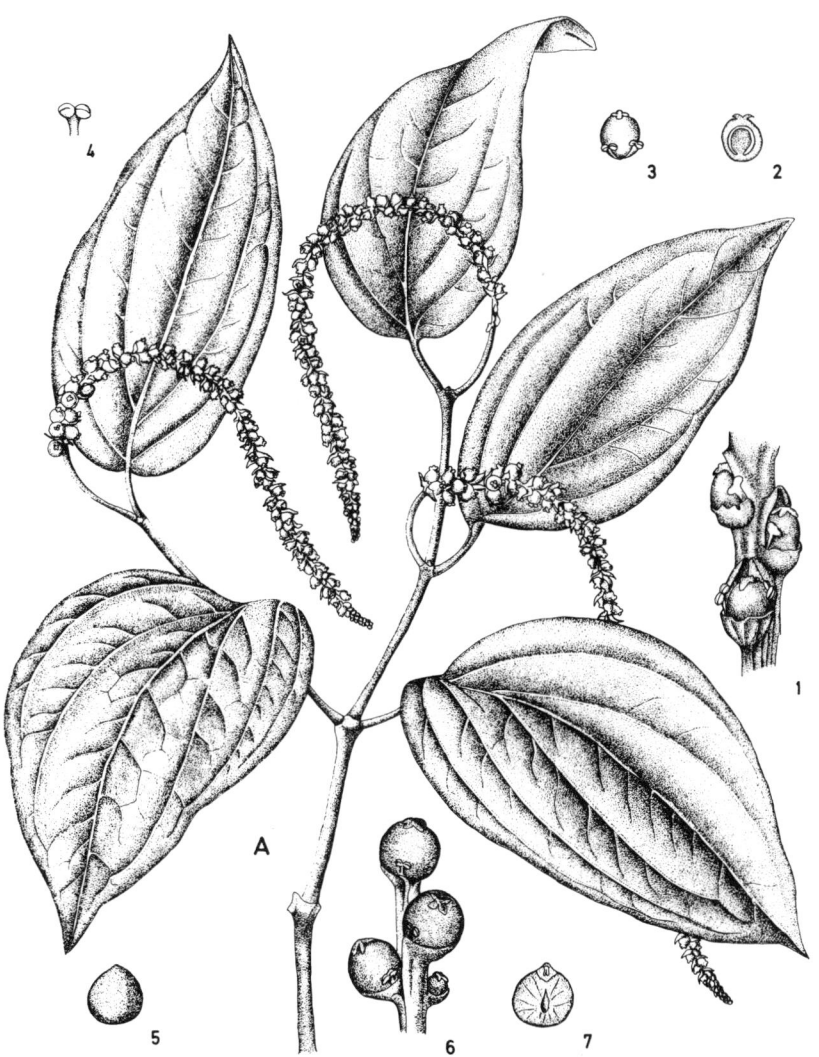

Abb. 328 *Piper nigrum* L. **A** blühender Zweig, 1 Teil der Blütenähre, 2 junge Frucht im Längsschnitt, 3 Fruchtknoten mit Staubblättern, 4 Staubblatt, 5 Frucht, 6 Teil des Fruchtstandes, 7 Frucht im Längsschnitt. Nach Köhler; ACH

Herkunft: Hauptanbauländer sind Brasilien, Indien, Indonesien und Sawarak; Lieferungen u. a. auch aus Sri Lanka, Burma, Thailand, Malaysia, Madagaskar, Sansibar

Arzneibücher: ÖAB: Fructus Piperis nigri; die vor der Reife gesammelte und getrocknete beerenartige Frucht

Ganzdroge

Geruch: eigenartig aromatisch

Geschmack: brennend scharf

Morphologie
Kugelige, ungestielte Früchte, schwarzbraun mit stark gerunzelter Oberfläche, Durchmesser ca. 5 mm; am Scheitel oft Reste der Narben, am Grunde Abbruchstelle als heller Fleck; Perikarp dünn, einen kugeligen Samen umschließend; Samenschale mit Perikarp verwachsen; Perisperm mächtig; Endosperm und Embryo klein.

Anatomie
Siehe Abb. 329 und 330 A, B; **Exokarp** aus kleinen polygonalen Zellen mit dunkelbraunem Inhalt und starker Cuticula, Epidermis in Flächenansicht ebenfalls ein kleinzelliges braunes Gewebe darstellend. Hypodermis als Steinzellschicht ausgebildet, die sog. äußere Steinzellschicht; diese im Querschnitt mehrschichtig, aus dünnwandigen Parenchymzellen mit zahlreichen Nestern quadratischer oder radial gestreckter, stark verdickter Steinzellen mit gelblichen, getüpfelten Wänden und braunem Zellinhalt bestehend; in Flächenansicht als Nester von helleren Steinzellen zwischen braunen parenchymatischen Zellen erkennbar.
Im **Mesokarp** zunächst eine Parenchymschicht aus großzelligem, parenchymatischem Gewebe mit eingestreuten Harzzellen, dann eine Leitbündelschicht aus kleinzelligen, parenchymatischen Zellen mit von Sklerenchym begleiteten Leitbündeln, anschließend eine Ölzellschicht aus großen, mit ätherischem Öl gefüllten Zellen, begleitet von kleineren, verholzten und z. T. deutlich getüpfelten Zellen.
Endokarp als Steinzellschicht ausgebildet, die sog. innere Steinzellschicht bildend, eine geschlossene Schicht aus U-förmig verdickten, verholzten Zellen, den „Becherzellen"; in Flächenansicht als geschlossene Schicht aus regelmäßig polygonalen, allseitig verdickten Zellen erscheinend. Steinzellschicht farblos, aber bräunlich durch darunterliegende innerste, zarte braune Fruchtwandschicht.
Samenschale (Abb. 329 und 330 C) aus einer Schicht brauner Pigmentzellen und einer farblosen Schicht kollabierter Zellen. **Perisperm** mächtig, aus dünnwandigen, parenchymatischen Zellen, mit von außen nach innen zunehmender Größe; äußere Schichten Aleuron und wenig Stärke enthaltend, innere Schichten ausschließlich sehr kleinkörnige Stärke führend; im Perisperm außerdem unregelmäßig verteilt gelbe Ölzellen. Stärkekörner sehr klein, nur ca. 2 μm, meist in den Zellen des Perisperms stark zusammen gepresst als kompakte punktierte Masse in „Stärkepaketen" liegend (Abb. 331 e, f).

Abb. 329 *Piper nigrum* L.
Frucht mit Samen im Quer-
schnitt. Vergr. 200 x. Aus Gassner, Hohmann, Deutschmann;
Gassner

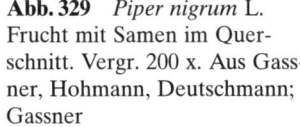

Schwarzer Pfeffer

Weißer Pfeffer

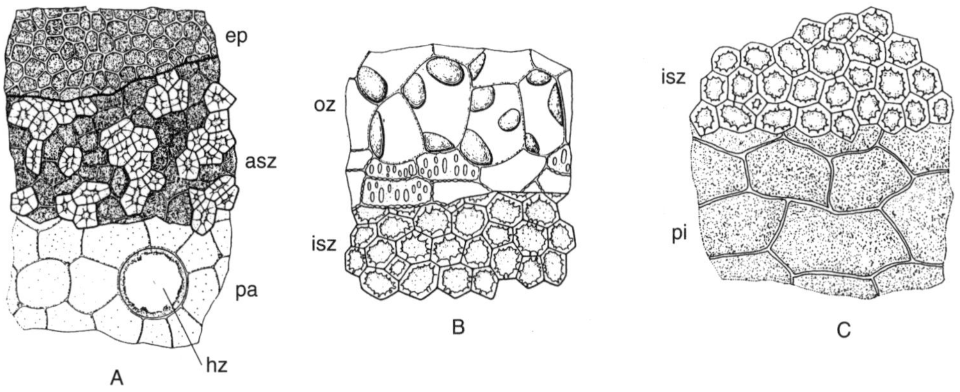

Epidermis

Äußere
Steinzellenschicht

Parenchymschicht
mit Harzzellen

Leitbündelschicht

Ölzellenschicht

Innere
Steinzellenschicht

Samenschale

Perisperm

Fruchtwand

Same

ep
asz
pa
hz
A

oz
isz
B

isz
pi
C

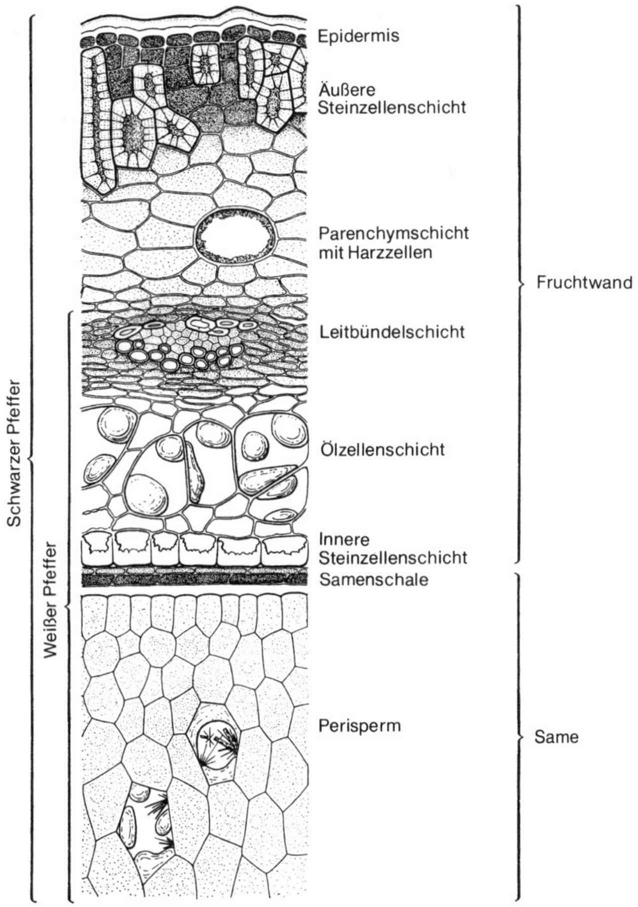

Abb. 330 *Piper nigrum* L. **A** äußere Schichten der Fruchtwand in Flächenansicht, **B** innere Schichten
der Fruchtwand in Flächenansicht, **C** Samenschale in Flächenansicht. ep Epidermis, asz äußere Steinzellenschicht, pa Parenchym, hz Harzzelle, oz Ölzellenschicht, isz innere Steinzellenschicht des Endokarps, pi Pigmentzellen der Samenschale. Vergr. 200 x. Aus Gassner, Hohmann, Deutschmann; Gassner

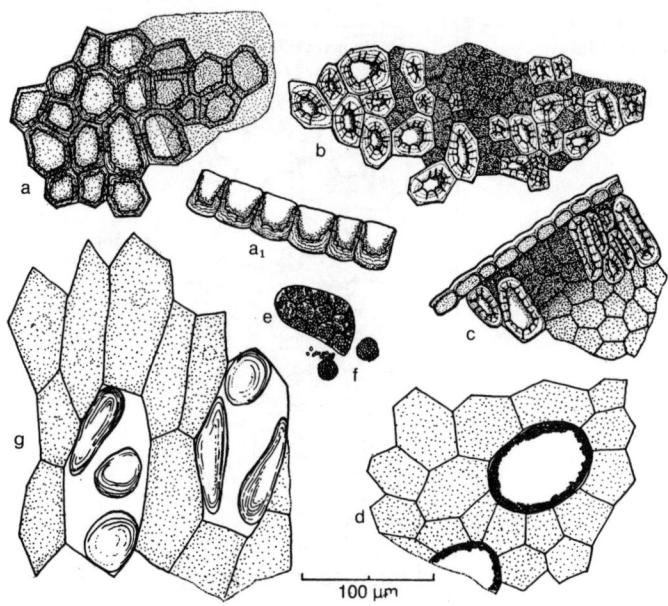

Abb. 331 Piperis nigri fructus – schwarzer Pfeffer – Pulver. Erläuterungen siehe Text. Aus Karsten, Weber, Stahl; nach Weber

Schnittdroge

Nicht handelsüblich

Pulver
Siehe Abbildung 331

a Bruchstücke aus der inneren Steinzellschicht mit „Becherzellen" in Aufsicht (a), im Querschnitt nur selten (a_1); charakteristisch
b Fragmente der äußeren Steinzellschicht in Aufsicht; charakteristisch
c Bruchstücke der äußeren Fruchtwand mit Exokarp und Hypodermschichten im Querschnitt
d Fragmente des Mesokarpgewebes mit Harzzellen
e Fragmente aus dem Perisperm mit sehr kleinen, oft stark zusammen gepressten Stärkekörnern in „Stärkepaketen"; charakteristisch
f Stärkeballen als „Stärkekugeln"; entweder in Perispermzellen oder frei liegend
g Perispermfragmente; zwischen den stärkereichen Zellen gelegentlich gelbe Ölzellen

Anmerkungen: Weißer Pfeffer stellt die reifen, geschälten, von den äußeren Teilen der Fruchtwand befreiten Früchte dar; für die Herstellung von Grünem Pfeffer werden die Früchte unreif geerntet und in Salzlake eingelegt bzw. tief gefroren.

Verfälschungen/Verwechslungen

Früchte anderer pfefferähnlicher Arten sind gelegentlich im Handel anzutreffen, wie Aschanti-Pfeffer von *Piper clusii* (CASS.) DC., Paradieskörner von *Aframomum melegueta* (ROSC.) SCHUM., Mohrenpfeffer von *Xylopia aethiopica* (DUN.) A. RICH. und andere. Bei Pulver auch Zusätze von gemahlenen Pfefferschalen aus der Gewinnung des Weißen Pfeffers oder Zusatz von gemahlenen Pfefferspindeln möglich.

Inhaltsstoffe und Anwendung

Inhaltsstoffe: Ätherisches Öl (1,2 bis 2,6 %, mit 90 % Terpenkohlenwasserstoffen); scharf schmeckende Säureamide (5 bis 10 %, hauptsächlich Piperin); Phenole und Phenolsäuren; fettes Öl (ca. 10 %)
ÖAB: keine Gehaltsanforderung

Anwendungsgebiete: Volkstümlich: Als verdauungsförderndes Mittel bei Magenbeschwerden. In der indischen Medizin als Expektorans.
Ansonsten häufig verwendetes Gewürz.

Plantaginis folium – Spitzwegerichblätter
Plantaginis lanceolatae herba – Spitzwegerichkraut

Synonyme: Herba Plantaginis lanceolatae, Herba Plantaginis angustifoliae

Sonstige Bezeichnungen: dt.: Heilwegerich, Wundwegerich, engl.: (Greater) plantain herb, franz.: Feuille de plantain lancéolé, ital.: Erba di piantaggine, span.: Parte aérea de Ilantén

Stammpflanze: *Plantago lanceolata* L. s.l. (Spitzwegerich); Plantaginaceae
Habitus: ausdauernde, 5 bis 50 cm hohe krautige Rosettenpflanze; Abb. 332

Herkunft: Import aus osteuropäischen Ländern, z. T. auch aus Holland; überwiegend aus Kulturen.

Arzneibücher: DAB: Spitzwegerichkraut; das ganze oder geschnittene, getrocknete Kraut; Ph.Helv.: Spitzwegerichblatt; das getrocknete, ganze oder geschnittene Laubblatt; ÖAB: Folium Plantaginis; das getrocknete Laubblatt

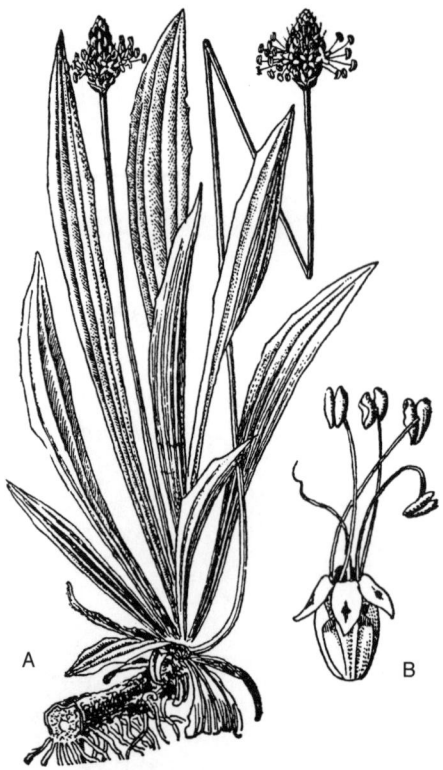

Abb. 332 *Plantago lanceolata* L. **A** blühende Pflanze, **B** Blüte. Aus Kaiser; Dunzinger

Ganzdroge

Geruch: schwach heuartig

Geschmack: leicht salzig, schwach bitter

Morphologie
Blätter grundständig, bis 25 (30) cm lang und bis ca. 2 cm breit, schmal, lang-lanzettlich, zugespitzt, in den meist kurzen Stiel verschmälert, weichhaarig-zottig bis fast kahl; Blattrand entfernt undeutlich gezähnt bis fast ganzrandig; Blattgrund auch lang zottig behaart, auf der Blattunterseite 3 bis 7 Blattnerven charakteristisch fast parallel verlaufend und sehr deutlich hervortretend.
Blüten in Blütenständen, endständig in walzlichen oder kugeligen, bräunlichen Ähren auf sehr langen Stielen stehend; Blütenstiele kahl oder behaart, mit 5 tiefen Längsfurchen; aus den oberen Blüten Narben, aus den unteren Blüten die (gelblichen) Staubblätter heraushängend.

Anatomie

Blatt, Flächenansicht: Epidermiszellen (Abb. 333 a, b) beidseitig mit leicht welligen Zellwänden, beidseitig, unterseits jedoch zahlreicher, Gliederhaare bzw. Haarabbruchstellen; beidseitig diacytische und anomocytische Spaltöffnungen; Haare: Gliederhaare in Form von „Gelenkhaaren" (Abb. 333 c, d); auf einer kugeligen Epidermiszelle eine kürzere Halszelle und eine längere Zelle folgend, darauf sitzend eine stark verdickte, zugespitzte Endzelle als „Spieß", die obere Haarzelle dabei kapuzenartig über die untere heruntergezogen, dadurch wie ein „Gelenk" erscheinend; übereinanderliegende Gelenke kreuzweise um ca. 90° versetzt; außerdem charakteristische Drüsenhaare mit meist einer Stielzelle, darauf ein vielzelliges, spitzkegeliges Köpfchen mit in mehreren Reihen angeordneten Zellen, spitz zulaufend. **Querschnitt:** Blattbau äquifazial, oberes Palisadenparenchym 2- (bis 3-)schichtig mit jeweils unterschiedlich langen Palisaden, unteres Palisadenparenchym 1- oder 2-schichtig; Schwammparenchym dem Palisadenparenchym ähnlich, mit kleinen Interzellularen.

Stängel: Epidermis in Aufsicht aus lang gestreckten Zellen mit knotig erscheinenden Zellwänden, darauf „Gelenkhaare" und mehrzellige Haare mit charakteristisch überlappend verwachsenen Einzelzellen mit zopfähnlichem Aussehen („Cilienhaare", Abb. 333 e).

Blüte: Epidermiszellen der Kelchblätter (Abb. 333 f) in Aufsicht schmal gestreckt, mit stark welligen Wänden; darauf „Cilienhaare"; Pollen (Abb. 333 g) ca. 25 µm; Griffel stark behaart mit flachen, stark gewundenen Haaren; Epidermiszellen der Fruchtwand mit geraden Wänden.

Schnittdroge

Längliche, spröde oliv- bis graugrüne Blattstücke mit unterseits hervortretenden, charakteristisch parallel verlaufenden Nerven, überwiegend kahl oder schwach behaart, Blattstücke des Blattgrunds auch violett überlaufen; grünliche, längsrinnige Stücke des Blütenstiels; gelegentlich Teile der bräunlichen, walzlichen Blütenstände, einzelne Blüten oder Kelchblätter.

Pulver

Siehe Abbildung 333

a Blattbruchstücke mit oberer Epidermis in Aufsicht, Stomata und Haarbasen der Gelenkhaare
b Blattbruchstücke mit unterer Epidermis in Aufsicht, diacytische und anomocytische Stomata, charakteristische Drüsenhaare
c Gelenkhaare mit Basis in seitlicher Ansicht; sehr charakteristisch
d Bruchstücke der „Gelenkhaare"; charakteristisch
e Cilienhaare der Blütenstängel und der Kelchblätter; sehr charakteristisch, selten
f Bruchstücke der Kelchblätter mit stark wellig-buchtigen Epidermiszellen in Aufsicht; selten
g Pollenkörner; wenig

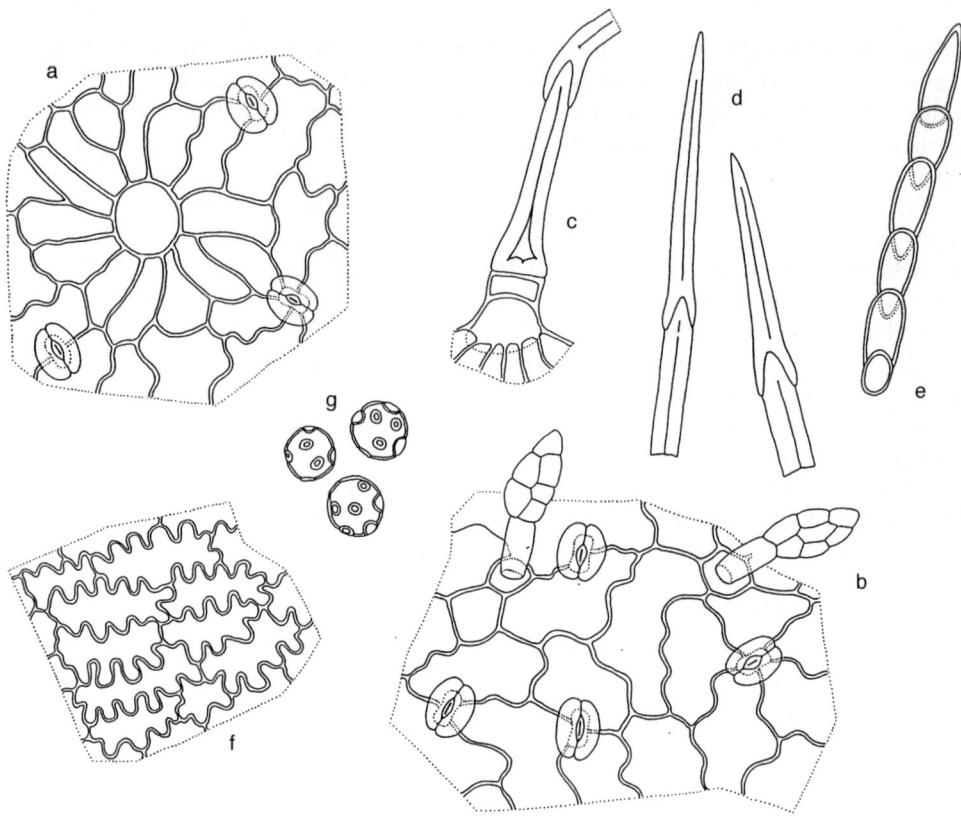

Abb. 333   Plantaginis lanceolatae herba – Spitzwegerichkraut – Pulver. Erläuterungen siehe Text. NH

Anmerkungen: Pulver kräftig grün; faserige Bruchstücke des Blütenstängels mit Tracheen und Fasern, nicht dargestellt; Blütenteile sehr selten.

Verfälschungen/Verwechslungen

Kommen praktisch nicht vor; früher gelegentliche Verwechslungen mit *Digitalis lanata*-Blättern (Blätter des Wolligen Fingerhut); beschrieben ist auch Verwechslung und/oder Verfälschung mit Blättern von *Plantago major* L. (Breitwegerich) und *P. media* L. (Mittlerer Wegerich). Zusammenstellung der die Arten unterscheidenden morphologischen und anatomischen Merkmale bei W. Schier, 1990; siehe Literatur.

Inhaltsstoffe und Anwendung

Inhaltsstoffe: Iridoidglykoside (1,9 bis 2,4 %, hauptsächlich Aucubin), Schleime, Flavonoide und Kaffeesäureglykoside, Hydroxyzimtsäuren
DAB: keine Gehaltsanforderung; Ph.Helv.: mindestens 0,8 % Aucubin

Anwendungsgebiete: Kommission E: Innere Anwendung: Katarrhe der Luftwege; entzündliche Veränderungen der Mund- und Rachenschleimhaut. Äußere Anwendung: entzündliche Veränderungen der Haut.

Volkstümlich: Innerlich u. a. bei Blasenentzündung, Magenkrämpfen und Leberleiden, äußerlich auch als Hämostyptikum.

Standardzulassung: Spitzwegerichkraut, Zul.-Nr. 1289.99.99

Plantaginis ovatae semen – Indische Flohsamen
Plantaginis ovatae seminis tegumentum – Indische Flohsamenschalen

Synonyme: Indische Flohsamen: Semen Plantaginis ovatae, Semen Ispaghulae; Indische Flohsamenschalen: Plantaginis ovatae testae

Sonstige Bezeichnungen: Indische Flohsamen: dt.: Blonder Flohsamen, Indisches Psyllium, Ispaghulasamen, engl.: Indian plantago seed, ispaghula seed, pale psyllium seed, franz.: Graine d'ispaghul, ispaghul, ital.: Seme della piantaggine indiana, span.: Semilla de ispagula
Indische Flohsamenschalen: engl.: Ispaghula husk, pale psyllium husk, franz.: Téguments des graines d'ispaghul, ital.: Tegumento del seme di ispaghul, span.: Cutícula de ispagula

Stammpflanze: *Plantago ovata* FORSSK., syn. *Plantago ispaghula* ROXB.; Plantaginaceae
Habitus: einjähriges, fast stängelloses, weich behaartes Kraut

Herkunft: Import aus Indien und Pakistan

Arzneibücher: Ph.Eur.: Die getrockneten, reifen Samen bzw. die Samenschalen (Episperm mit angrenzenden Schichten des Samens)

Ganzdroge

Geruch: fast geruchlos

Geschmack: fade, beim Kauen schleimig

Morphologie
Siehe Abb. 334; Samen breit elliptisch, oval, bootförmig, stumpf, blassrosa bis beigefarben, 1,5 bis 3,5 mm lang und 1,0 bis 1,8 mm breit; an der konvexen Rückseite ein Teil des Embryos als schmaler, verlängerter rötlichbrauner Fleck sichtbar, ca. 1/4 der Samenlänge ausmachend; die konkave Bauchseite mit einer Aushöhlung; darin das Hilum, bedeckt mit einer weißlichen Haut, sichtbar; schleimhaltige Epidermis.

Anatomie
Epidermiszellen (Abb. 335 a) der Samenschale in Aufsicht aus länglichen, zugespitzten Zellen mit dicken Schichten von Membranschleim an den Außen- und Seitenwänden, in Wasser stark quellend; Epidermis je nach Lage 25 bis 100 µm dick; darunter eine farblose Schicht obliterierter Zellen; diese 6-eckig; Ablösung der Samenschale (Episperm) vom übrigen Samen an dieser Schicht (Droge: Flohsamenschalen); im Bereich der Samenfurche diese Elemente fehlend; innerste Schicht der Samenschale aus einer kräftig hellbraun gefärbten, häufig obliterierten Zellschicht, dem Endosperm (Abb. 335 b) dicht aufliegend; Zellen des Endosperms 15 bis 45 µm, gelbbraun, mit 10 µm dicken und getüpfelten Wänden; Embryogewebe (Abb. 335 c) aus zartwandigen,

vieleckigen Zellen; mit fettem Öl und
Aleuron; Stärke in der Epidermis nur an
den Samenrändern, Stärkekörner einzeln, auch 2- bis 4fach zusammengesetzt,
3 bis 25 µm groß.

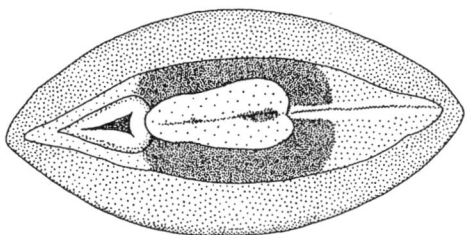

Schnittdroge

Nicht handelsüblich

Abb. 334 *Plantago ovata* Forsk. Samen. Vergr.
ca. 20 x. Nach Berger, NH

Pulver

Siehe Abbildung 335

a Bruchstücke der Schleimepidermis in Aufsicht
b Fragmente aus dem Endosperm in Aufsicht
c Fragmente aus dem Embryogewebe mit Fetttröpfchen

Anmerkungen: Wenig Stärke; bei Flohsamenschalen nur Bruchstücke der Schleimepidermis.

Verfälschungen/Verwechslungen

Gelegentlich durch Samen anderer *Plantago*-Arten, z. B. *P. major* L. (Breitwegerich)
und *P. media* L. (Mittlerer Wegerich); außerdem durch Samen von *Salvia aegyptica* L.

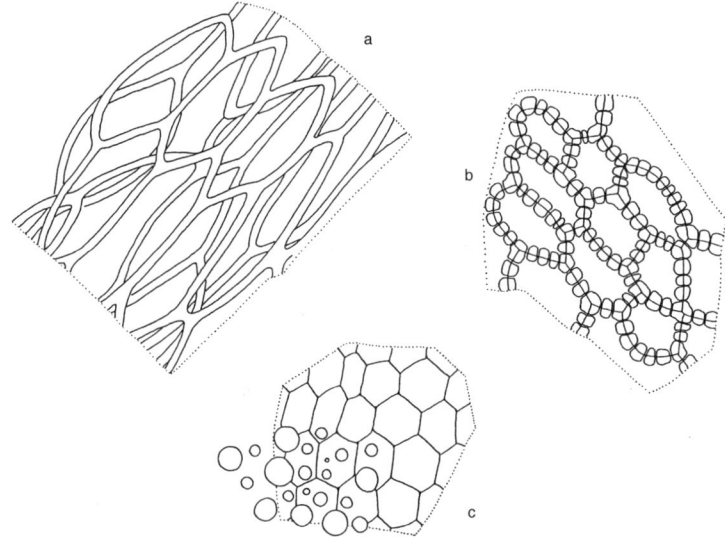

Abb. 335 Plantaginis ovatae semen – Indische Flohsamen – Pulver. Erläuterungen siehe Text. NH

Inhaltsstoffe und Anwendung

Inhaltsstoffe: Indische Flohsamen: Schleim (20 bis 30 %); fettes Öl (ca. 5 %); kleine Mengen an Iridoiden
Indische Flohsamenschalen: Da der Schleim der Indischen Flohsamen fast ausschließlich in der Samenschale lokalisiert ist, ist der Schleimgehalt dieser Droge deutlich höher.
Ph.Eur.: Quellungszahl mindestens 9 (Flohsamen); mindestens 40 (Flohsamenschalen)

Anwendungsgebiete: Kommission E: Habituelle Obstipation; unterstützende Therapie bei Durchfällen unterschiedlicher Genese sowie bei Reizdarm.

Standardzulassung: Indische Flohsamen, Zul.-Nr. 1549.99.99

Podophylli rhizoma – Podophyllwurzelstock

Synonyme: Rhizoma Podophylli

Sonstige Bezeichnungen: dt.: Maiapfelwurzel, engl.: May apple, devil's apple, American mandrake, podophyllum, franz.: Rhizome de podophylle, ital.: Rizoma di podofillo, span.: Rizoma de podofilo

Stammpflanze: *Podophyllum peltatum* L. (Maiapfel, Fußblatt); Berberidaceae
Habitus: ausdauernde, niedrige, krautige Pflanze; Abb. 336

Herkunft: Östliche USA, Kanada

Arzneibücher: DAC: Das getrocknete Rhizom mit den daran hängenden Wurzeln

Ganzdroge

Geruch: geruchlos bis schwach eigenartig

Geschmack: zuerst süßlich, später scharf, bitter, ekelhaft

Morphologie
Rhizom bis ca. 1 m lang, meist als rundliche, hin- und her gebogene Stücke von ca. 5 bis 10 cm Länge vorliegend; ca. 6 cm (bis 10 cm) dick, Außenschicht aus rot-braunem, meist feinrunzeligem Kork, im Inneren gelblich-weiß; an manchen Stücken 1 bis 2 cm breite, etwa 1,5 cm dicke, knotige Anschwellungen mit einer Abbruchnarbe; diese am ganzen Rhizom etwa in Abständen von 6 bis 15 cm auftretend, entsprechend den Ansatzstellen der Blütensprosse; auf der Unterseite dieser Knoten faserige, in der Droge häufiger abgebrochene Wurzeln entspringend; Bruch hornartig.

Anatomie
Rhizom, Querschnitt, Lupe: Siehe Abb. 337; dünnes, rotbraunes Abschlussgewebe, meist Kork; im hellen Rinden- und Markgewebe kreisförmig angeordnet die Leitbündel, durch die Markstrahlen voneinander getrennt.
Rhizom, Querschnitt, Mikroskop: Abschlussgewebe aus dünnem, 1- bis 3-schichtigem Kork, außen oft noch mit Resten der Epidermis; Rindengewebe in der Peripherie aus kollenchymatisch verdickten, ansonsten aus relativ dickwandigen, parenchymatischen, Stärke führenden Zellen; Stärkekörner 12 bis 15 µm groß, einfach oder aus mehreren zusammengesetzt; vereinzelt in der Rinde

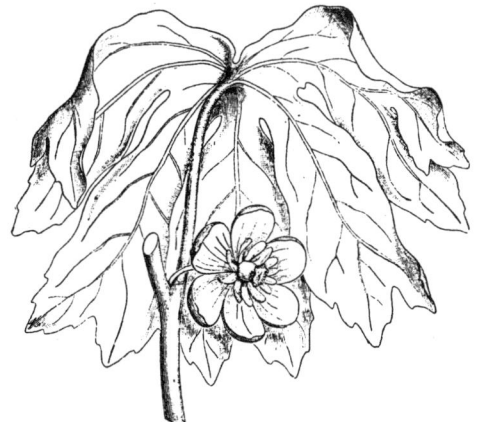

Abb. 336 *Podophyllum peltatum* L. blühende Pflanze (Teilansicht). Aus Thoms, Brandt; nach Prantl

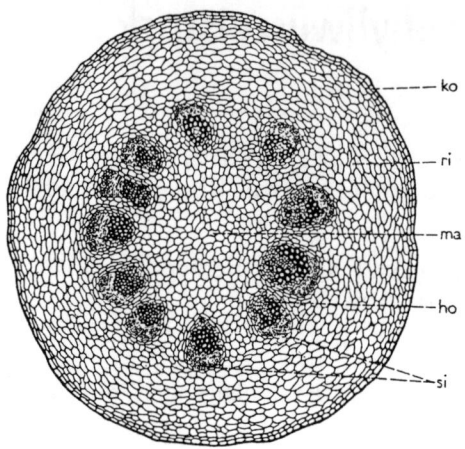

Abb. 337 *Podophyllum peltatum* L. Rhizom im Querschnitt; Lupenbild. ko Kork, ri Rinde, ma Mark, ho Holzteil, si Siebteil. Aus Karsten, Weber, Stahl; Oltmanns

kleine Gefäßbündel (Blattspurstränge); Siebteile meist ± kollabiert, nach außen häufig von Bastfaserbündeln abgeschlossen; interfaszikuläres Kambium fehlend oder nur undeutlich; Holzteil im Wesentlichen aus Gefäßen bestehend; die Zellen der Markstrahlen und des zentralen Marks parenchymatisch; in Rinde und Mark einzelne 60 bis 100 µm große Ca-Oxalatdrusen oder kleine Haufen von Kristallen.

Wurzel, Querschnitt, Mikroskop: Rhizodermis aus hufeisenförmig verdickten Zellen, darunter ein derbwandiges Hypoderm; breite Rindenzone aus verdickten Zellen mit Stärke und Ca-Oxalatdrusen; innerhalb einer dünnwandigen Endodermis ein radiales, meist tetrarches Leitbündel mit einem zentralen Bündel aus getüpfelten Fasern.

Schnittdroge

Rundliche, leicht gebogene Rhizomstücke, außen rot-braun, meist feinrunzelig, innen gelblich-weiß; an einzelnen Stücken knotige Anschwellungen mit einer Abbruchnarbe, auf der Unterseite dieser Knoten faserige Wurzeln oder deren Abbruchstellen.

Pulver

Ohne Abbildung

- Fragmente des Rindenparenchyms mit Stärke und einzelnen Ca-Oxalatdrusen oder Kristallhaufen
- Fragmente des Markparenchyms, z. T. mit Ca-Oxalatkristallen
- Korkfragmente des Rhizoms in Schrägaufsicht oder im Querschnitt
- Hufeisenförmig verdickte Epidermiszellen der Wurzeln
- Verschiedene Gefäßbruchstücke in Aufsicht
- Bruchstücke von Sklerenchymfasern
- Im Wasserpräparat Stärkekörner, 12 bis 15 µm, einzeln oder zusammengesetzt
- Ca-Oxalatdrusen frei liegend

Verfälschungen/Verwechslungen

Nicht bekannt.

Inhaltsstoffe und Anwendung

Inhaltsstoffe: Harz (= Podophyllin mit Lignanen, hauptsächlich α-Peltatin, β-Peltatin und Podophyllotoxin)
DAC: mindestens 3,5 % Podophyllin

Anwendungsgebiete: Kommission E: Das Harz der Droge zur Entfernung von spitzen Kondylomen.
Früher Verwendung als drastisch wirkendes Laxans.

Hinweis: Vorsichtig lagern

Polygoni avicularis herba – Vogelknöterichkraut

Synonyme: Herba Polygoni, Herba Polygoni avicularis

Sonstige Bezeichnungen: dt.:, Russischer Knöterich, Blutkraut, engl.: Herb of black knotweed, franz.: Renouée des oiseaux, ital.: Erba di poligono, span.: Parte aérea de centinodia

Stammpflanze: *Polygonum aviculare* L. (Vogelknöterich); Polygonaceae
Habitus: einjähriges, niederliegendes Kraut, sehr formenreiche Art; Abb. 338

Herkunft: Die Droge wird aus osteuropäischen Ländern wie Russland, Albanien, Ungarn, Polen und den nördlichen Balkanländern importiert.

Arzneibücher: DAC: Die zur Blütezeit gesammelten, getrockneten, ganzen oder geschnittenen oberirdischen Teile; ÖAB: Herba Polygoni; das zur Blütezeit mit den Wurzeln gesammelte und getrocknete Kraut

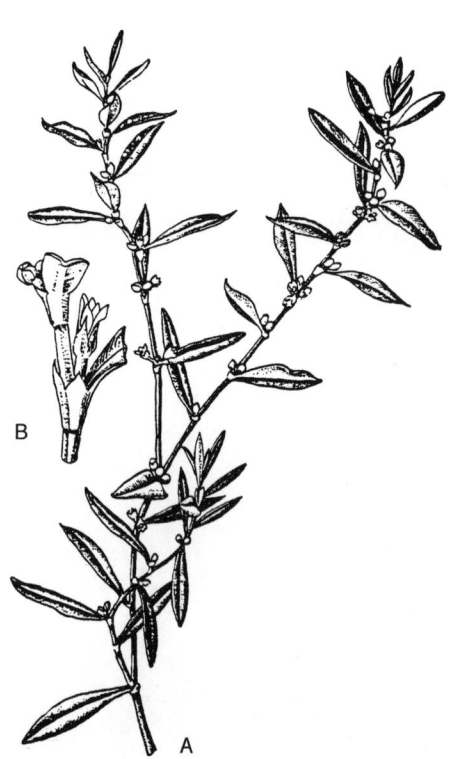

Abb. 338 *Polygonum aviculare* L. **A** blühende Pflanze, **B** Blüten. Aus Kaiser; Dunzinger

Ganzdroge

Geruch: fast geruchlos

Geschmack: schwach zusammenziehend

Morphologie
Stängel ästig, bis 50 cm lang, schwach kantig und fein längsstreifig, bis zur Spitze mit wechselständigen Blättern besetzt, an den Blattansätzen knotig verdickt (Nodien), an den Nodien mit häutiger Nebenblattscheide (Ochrea); **Blätter** sitzend oder mitunter deutlich gestielt, 1 bis 2 cm lang, elliptisch bis länglich-lanzettlich und ± zugespitzt; ganzrandig und unbehaart oder allenfalls am Rand zart bewimpert; Hauptnerv unterseits hervortretend, Seitennerven davon spitzwinklig abzweigend; blattwinkelständig wenigblütige Trugdolden (2 bis 5); **Blüten** 2 bis 3 mm lang, wenig auffallend, mit 5 am Grunde verwachsenen Perigonblättern, grünlichweiß, an den Zipfeln oft rosa; (5 bis) 8 Staubblätter; Fruchtknoten mit 3 knopfartigen Narben. **Früchte** braun-schwarz, glatt, 2 bis 4 mm lang. Gelegentlich kleine braune Wurzelstückchen.

Anatomie

Blatt, Flächenansicht: Siehe Abb. 339 a; Epidemiszellen der Blattober- und Blattunterseite mit fast geraden, allenfalls wenig welligen Wänden; beidseitig anisocytische Stomata mit drei Nebenzellen; große Ca-Oxalatdrusen des Mesophylls durchscheinend.

Querschnitt: Blattbau äquifazial; mit je einer Schicht Palisadenparenchym, Zellen jedoch oft auch quer geteilt, Palisaden der Unterseite kürzer als die oberen; im Schwammparenchym eingestreut kleine und große Ca-Oxalatdrusen.

Ochrea: Siehe Abb. 339 b; zartwandiges Gewebe aus länglich gestreckten Zellen, von schwachen Leitbündeln durchzogen.

Stängel: Epidermiszellen der Kanten längs gestreckt, darunter stark verdickte, jedoch kaum verholzte Fasern (Hypodermfasern, die Längsstreifung des Stängels bewirkend, Abb 339 d); Epidermis zwischen den Kanten den Blattepidermen sehr ähnlich, mit Stomata; im Rindenparenchym große Oxalatdrusen, in Aufsicht durch die Epidermis durchscheinend.

Blüte: Perigon aus feinwandigen und feinwelligen Epidermiszellen mit zarter Cuticularstreifung; Pollenkörner (Abb. 339 g) rundlich-oval mit 3 Austrittstellen, ca 30 μm.

Frucht: Zellen des Exokarps (Abb. 339 e, f) mit dunklen, stark welligen, dickwandigen Zellwänden, nach außen etwas dünnwandiger werdend; Samenschale aus zartwandigen Zellen; äußere Schicht des Endosperms als Aleuronzellen ausgebildet, die übrigen Endospermzellen kleinkörnige Stärke enthaltend.

Schnittdroge

Zahlreiche graugrüne Stängelfragmente, stielrund, fein längs gestreift, an den Nodien oftmals noch Reste der häutigen Ochrea (charakteristisch); die 1 bis 2 cm langen, länglich-lanzettlichen Blätter meist ganz erhalten oder wenig zerbrochen, Hauptnerv auf der Blattunterseite hell hervortretend, die Seitennerven spitzwinklig abzweigend, Blattrand häufig leicht gewellt; zahlreiche kleine grüne, rot gerändete Blüten, auch dreikantige, oftmals noch von Kronblättern umgebene, 2 bis 4 mm glatte, braunschwarze Früchte; gelegentlich feine bräunliche Wurzelteile. Vogelknöterichkraut im Sinne des ÖAB enthält höhere Wurzelanteile.

Pulver

Siehe Abbildung 339

a   Blattfragmente mit Epidermis in Aufsicht, ober- und unterseits gleichartig, mit Spaltöffnungen; Palisadenparenchym und Ca-Oxalatdrusen des Mesophylls durchscheinend

b   Gewebebruchstücke der Ochrea; charakteristisch

c   Große Oxalatdrusen des Mesophylls und des Stängels, frei im Präparat; zahlreich

d   Hypodermfasern des Stängels oder der Blattnerven, oft auch als isolierte Fasern, haarartig wirkend

e, f   Fruchtwandbruchstücke in verschiedenen Ebenen in Aufsicht, braunrot, häufig

g   Pollenkörner, verschiedene Aufsichten

Anmerkungen: Zahlreiche weitere faserige Bruchstücke des Stängels mit Tracheen und Fasern, nicht dargestellt; zartwandiges Gewebe der Blumenkrone, nicht dargestellt.

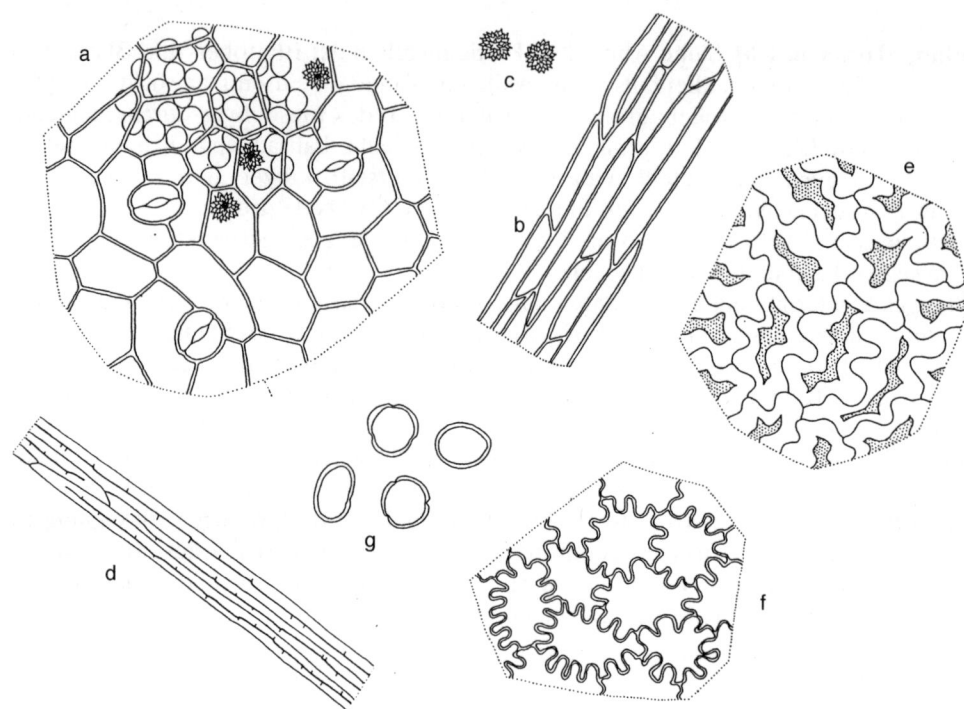

Abb. 339   Polygoni avicularis herba – Vogelknöterichkraut – Pulver. Erläuterungen siehe Text. NH

Farbreaktionen: Inhalt der Blatt- und Stängelepidermis beim Erwärmen mit Kalilauge tiefblau. Vogelknöterichkraut im Sinne des ÖAB enthält außerdem noch die Pulvermerkmale der Wurzel, nicht dargestellt.

Verfälschungen/Verwechslungen

Kommen in der Praxis nicht vor.

Inhaltsstoffe und Anwendung

Inhaltsstoffe: Flavonolglykoside (0,2 bis 1 %, Hauptflavonoid Avicularin); Gallotannin- und Catechingerbstoffe (ca. 3,6 %); Phenolcarbonsäuren; Cumarine (Umbelliferon und Scopoletin); Schleimstoffe; Kieselsäure (ca. 1 %).
DAC: keine Gehaltsanforderung

Anwendungsgebiete: Kommission E: Leichte Katarrhe der Luftwege; entzündliche Veränderungen der Mund-und Rachenschleimhaut.
Volkstümlich: Als Adjuvans bei Lungenkrankheiten, als harntreibendes und blutstillendes Mittel.

Primulae radix – Primelwurzel

Synonyme: Radix Primulae, Rhizoma Primulae, Rhizoma Primulae cum radices

Sonstige Bezeichnungen: dt.: Schlüsselblumenwurzel, engl.: Cowslip root, primula root, franz.: Racine de primevère, ital.: Radice di primula, span.: Raíz de prímula

Stammpflanzen: *Primula veris* L. (Frühlingsschlüsselblume) und/oder *Primula elatior* (L.) Hill. (Hohe Schlüsselblume); Primulaceae
Habitus: ausdauernde Kräuter mit Grundrosette; *P. elatior* wird etwas höher als *P. veris*; Abb. 340

Abb. 340 *Primula veris* L. **A** blühende Pflanze, 1 Blüte im Längsschnitt. Nach Caspari in Kräusel; UW

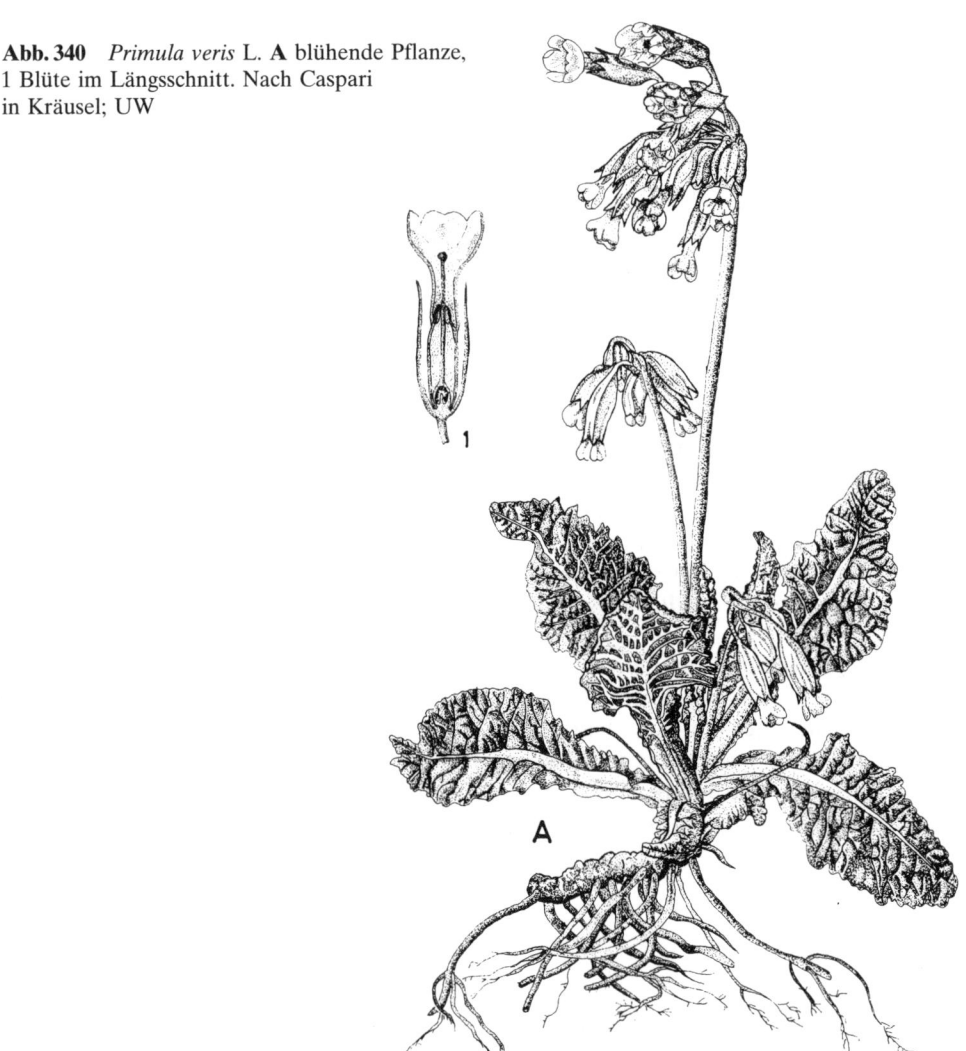

Herkunft: Import aus den nördlichen Balkanländern und der Türkei

Arzneibücher: Ph.Eur.: Die ganzen oder geschnittenen, getrockneten Rhizome und Wurzeln

Ganzdroge

Geruch: schwach, eigentümlich, an Salicylsäuremethylester (*P. elatior*) oder an Anis (*P. veris*) erinnernd

Geschmack: stark kratzend

Morphologie

Rhizom kurz und dünn, höchstens 5 cm lang, ca. 0,5 cm dick, unregelmäßig gebogen, außen höckerig, dunkelbraun, Querschnitt unregelmäßig, Rinde und Mark hell, Leitbündelring sich dunkler abzeichnend; Wurzeln bis ca. 10 cm lang und sehr dünn (ca. 1 bis 2 mm), brüchig, längsfaltig, weißlich-hell (*P. veris*) oder bräunlich (*P. elatior*), Bruch glatt, auf der Bruchfläche in der hellen Rinde ein schmaler, dunkler Zentralzylinder erkennbar.

Anatomie

Wurzel, Querschnitt: *Primula veris*, siehe Abb. 341; dünnwandige, gelblich-braune Epidermiszellen, teilweise zu Wurzelhaaren ausgestülpt; Hypodermis aus isodiametrischen Zellen; daran anschließend wenige Lagen kollenchymatisch verdickter Zellen; Rindenparenchym aus derbwandigen, ± isodiametrischen Zellen mit Interzellularlücken; im Längsschnitt Zellen langgestreckt (Abb. 342 A); Rindenparenchym Stärke führend; Endodermis dünnwandiger; Perizykel einschichtig; zentrales Leitbündel, pentarch bis polyarch; Gefäße bis ca. 30 μm weit, im Längsschnitt als Schrauben- (Abb. 342 B), Ring-oder Netzgefäße erkennbar; im jungen Stadium kleines Mark vorhanden; Markzellen rechteckig, später ± verholzend. In der Rinde viel Stärke; Stärkekörner rundlich bis keulig, einzeln oder zusammengesetzt, 5–15 μm (bis 30 μm).

Rhizom, Querschnitt: Im Bau ähnlich der Wurzel, als Abschlussgewebe Epidermis oder dünner bräunlicher Kork; Rindenparenchymzellen ± getüpfelt; Zentralzylinder mit kollateralen Leitbündeln; Markstrahlen sich nach innen erweiternd; Markzellen dickwandig und grob getüpfelt; Mark und Rinde mit Stärke.

Primula elatior: Bau praktisch gleich dem von *P. veris*; im Mark, gelegentlich in der Rinde größere Gruppen von Steinzellen mit dicker grünlicher, geschichteter und getüpfelter Wand.

Schnittdroge

Spröde Bruchstücke dünner, längs gefurchter Wurzeln, außen hell bis bräunlich, im Querschnitt weiß; daneben unregelmäßige Stücke des Rhizoms mit dunkelbrauner, höckeriger Außenseite.

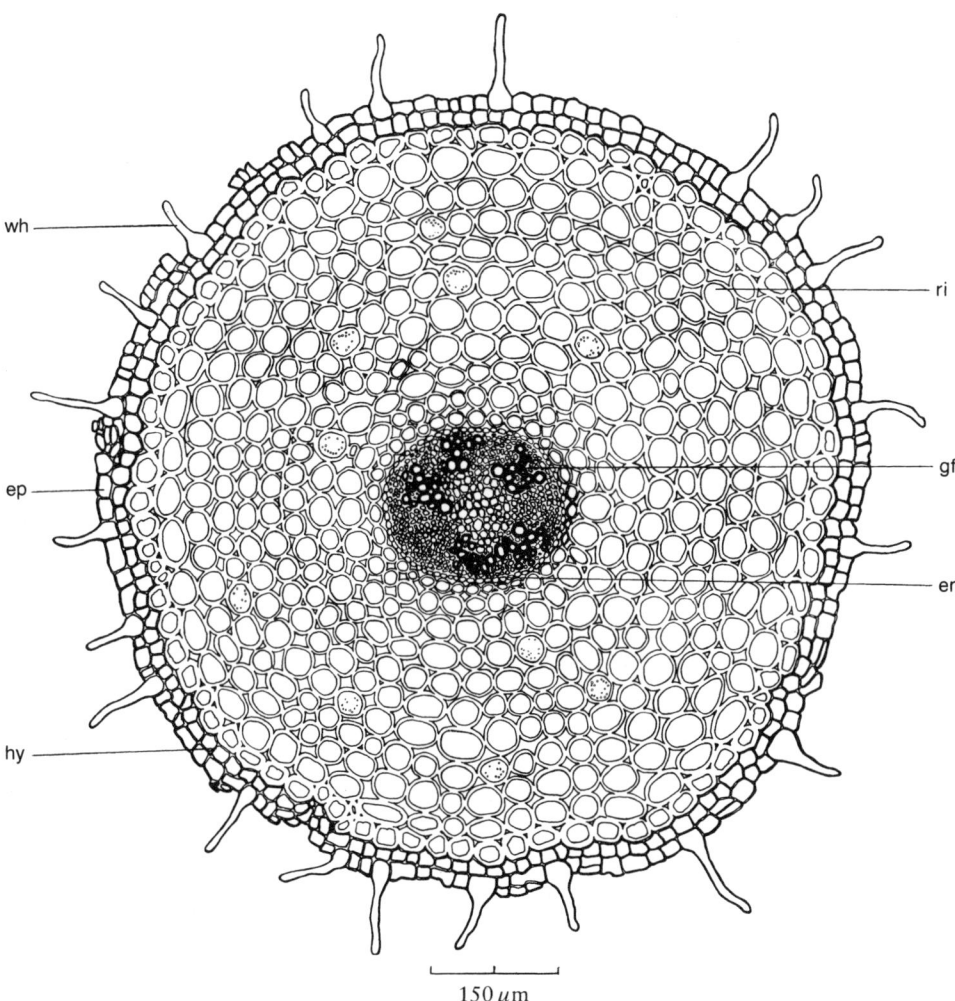

wh

ri

ep

gf

en

hy

150 µm

Abb. 341 *Primula veris* L. junge Wurzel im Querschnitt. wh Wurzelhaare, ep Epidermis, hy Hypodermis, ri Rindenparenchym, gf Gefäße, en Endodermis. SH

Pulver
Siehe Abbildung 343

a Gefäßbruchstücke; zahlreich, wenig charakteristisch
b Fragmente aus der Randzone der Rinde, Parenchym aus meist dickwandigen, derb getüpfelten Zellen; sehr zahlreich, charakteristisch
c Im Wasserpräparat Stärkekörner, einzeln oder zusammengesetzt, oft noch in den Zellen liegend; zahlreich, wenig charakteristisch
d Steinzellnester aus dem Mark bzw. der Rinde; nur bei *Primula elatior*; selten, jedoch charakteristisch
e Rindenfragmente im Querschnitt mit Wurzelhaaren; selten

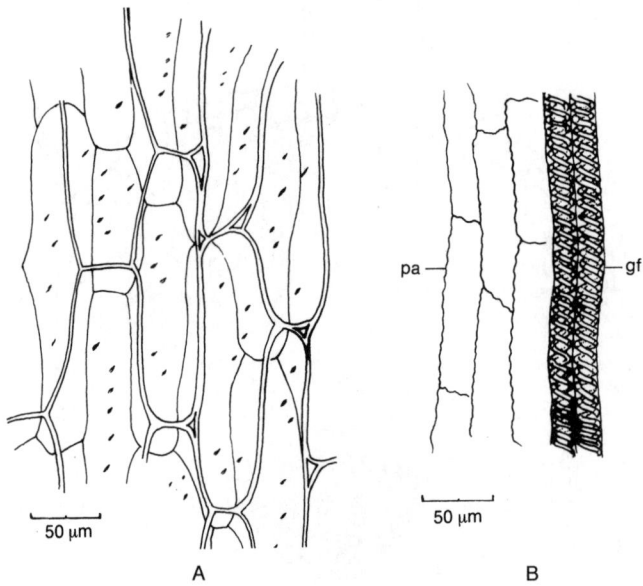

Abb. 342   *Primula veris* L. Wurzel: **A** Rindenparenchym im Längsschnitt, **B** Längsschnitt im Bereich des zentralen Leitbündels. gf Gefäße, pa feinwellige Parenchymzellen. ACH

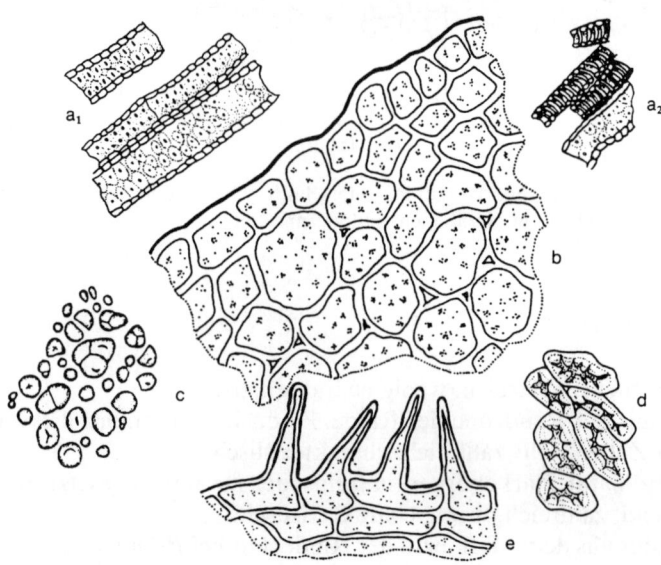

Abb. 343   Primulae radix – Primelwurzel – Pulver. Erläuterungen siehe Text. ACH

Anmerkungen: Die Parenchymzellen des Marks sind denen der Rinde ähnlich, jedoch etwas dickwandiger. Im Rinden- und Markparenchym befinden sich Zellen mit dunkelbraunem Inhalt (Inklusen), die sich mit Vanillin-Salzsäure rot färben. Das Drogenpulver reizt beim Verstäuben stark zum Niesen.

Verfälschungen/Verwechslungen

Als Verfälschungen wurden die Wurzeln und Rhizome von *Vincetoxicum hirundinaria* MEDIC. (Weiße Schwalbenwurz) beobachtet; die Droge enthält toxische Steroidglykoside und ist mikroskopisch zu erkennen an einem sehr breiten Holzkörper mit diarchem Leitbündel, an den zahlreichen Oxalatdrusen im Rindenparenchym und an der Rhizodermis ohne Wurzelhaare. Auch wird über Verfälschungen/Verwechslungen mit den Wurzeln von *Veratrum album* L., dem Germer, berichtet, im mikroskopischen Pulverbild an den auffälligen Raphiden zu erkennen.

Inhaltsstoffe und Anwendung

Inhaltsstoffe: Triterpensaponine (3 bis 12 %); Phenolglykoside; Gerbstoffe (nur in *P. veris*)
Ph.Eur.: keine Gehaltsanforderung

Anwendungsgebiete: Kommission E: Katarrhe der Luftwege.
Volkstümlich: Auch bei Keuchhusten, Asthma, Gicht und neuralgischen Beschwerden.

Standardzulassung: Primelwurzel, Zul.-Nr. 2389.99.99

Pruni spinosae flos – Schlehdornblüten

Synonyme: Flores Pruni spinosae, Flores Acaciae

Sonstige Bezeichnungen: dt.: Schwarzdornblüten, Heckdornblüten, engl.: Blackthorn flower, franz.: Fleur d'épine noire, fleur de prunellier, ital.: Fiore di pruno selvatico, span.: Flor de endrino

Stammpflanze: *Prunus spinosa* L. (Schlehdorn); Rosaceae
Habitus: bis 4 m hoher dorniger Strauch; Abb. 344

Herkunft: Importe von Wildsammlungen aus Ost- und Südosteuropa

Arzneibücher: DAC: Die voll entfalteten und getrockneten Blüten

Ganzdroge

Geruch: geruchlos

Geschmack: schwach bitter

Morphologie
Siehe Abb. 344 C; kurzgestielte, kreisel-förmige bräunlich-grüne Blütenachse, am oberen Rand 5-blättriger Kelch mit ganzrandigen Kelchblättern; die 5 weiß-lich-gelblichen Kronblätter meist abge-fallen; zahlreiche Staubblätter um den Fruchtknoten; dieser in die becherförmig vertiefte Blütenachse (Fruchtbecher) eingesenkt; Griffel mit kopfiger Narbe aus der Blüte herausschauend; am unte-ren Ende des Blütenstiels häufig Knos-penschuppen.

Anatomie
Epidermiszellen der Kronblätter (Abb. 345 a, b) in Aufsicht schwach wellig, schwach septiert und stark papillös, am Kronblattgrund länglich mit kleinen Ca-Oxalatdrusen des Mesophylls durch-scheinend; untere Epidermis weniger wellig; äußere Epidermis des Fruchtbe-chers zur Basis hin kleinzellig, zum obe-ren Rand hin größerzellig, jeweils mit Cuticularstreifung und Spaltöffnungen; Schließzellen im oberen Teil typischer-weise von 7 bis 10 kleinen, derbwandigen

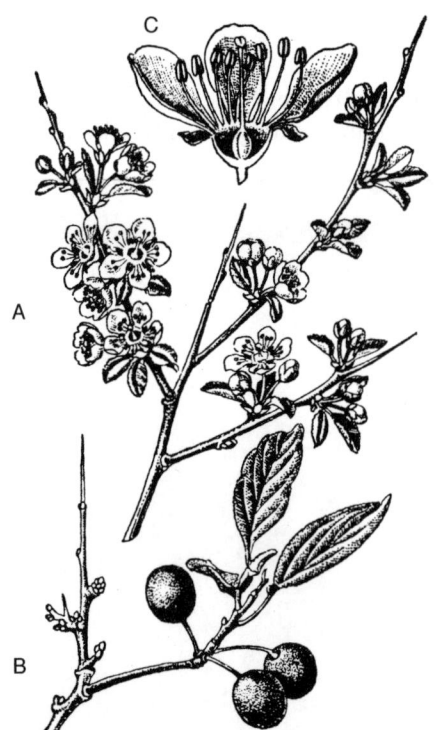

Abb. 344 *Prunus spinosa* L. **A** blühender Zweig, **B** fruchtender Zweig, **C** Blüte im Längs-schnitt. Aus Kaiser; Dunzinger

Zellen umgeben; Epidermiszellen der Innenseite wegen der starken Cuticularstreifung nur schwer zu erkennen; Außenseite des Fruchtbechers und des Kelchs (Abb. 345 c) mit Spaltöffnungen und einzelligen gebogenen, dickwandigen Haaren besetzt, in der darunterliegenden Schicht zahlreiche große Ca-Oxalatdrusen; Epidermiszellen der Kelchblattinnenseite (Oberseite) auffällig getüpfelt; Endothecium mit spangenförmigen, gewundenen Verdickungsleisten (Abb. 345 d); Pollen triporat, kugelig und glatt (Abb. 345 e).

Schnittdroge

Nicht handelsüblich

Pulver

Siehe Abbildung 345

a   Bruchstücke der Kronblätter in Aufsicht, teilweise Cuticularstreifung sichtbar; zahlreich
b   Bruchstücke der Kronblätter mit papillöser Epidermis in Seitenansicht
c   Kelchblattfragmente mit Epidermis in Aufsicht, auffallende Cuticularstreifung nicht dargestellt, Haare und Spaltöffnungen
d   Endotheciumfragmente in Aufsicht
e   Triporate Pollenkörner

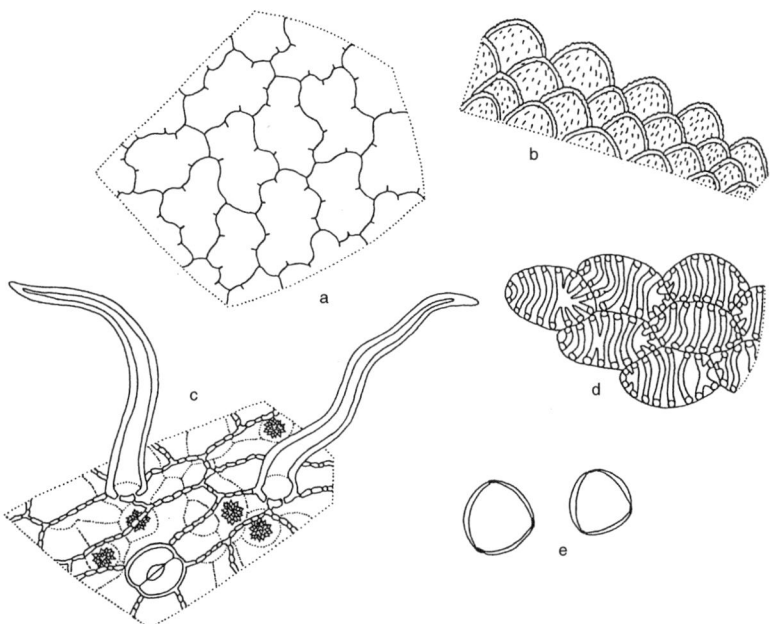

Abb. 345 Pruni spinosae flos – Schlehdornblüten – Pulver. Erläuterungen siehe Text. NH

Verfälschungen/Verwechslungen

Zu achten ist auf Beimengungen von Stängelteilen, Dornen und Blattresten, die nur vereinzelt vorkommen dürfen. Auch Verwechslungen mit Blüten von *Prunus padus* L. (Traubenkirsche) sind möglich; deren Blüten sind größer, die Kelchblätter sind zurückgeschlagen; außerdem haben sie weniger Staubblätter, des Weiteren Schlauchhaare an der inneren Epidermis der Blütenachse sowie an den Zähnen der Kelchblätter große Drüsenzotten.

Inhaltsstoffe und Anwendung

Inhaltsstoffe: Flavonoide (Quercetin- und Kämpferolglykoside), Blausäureglykoside
DAC: mindestens 2,5 % Flavonoide, berechnet als Hyperosid

Anwendungsgebiete: Kommission E: Die therapeutische Anwendung wird wegen des fehlenden Wirksamkeitsnachweises nicht befürwortet.
Traditionell verwendet als Schweiß treibendes Mittel bei Erkältungskrankheiten, bei Magen-und Darmbeschwerden, als Harn treibendes Mittel, zur „Blutreinigung".
Ansonsten Verwendung als Schmuckdroge in Teemischungen.

Hinweis: Aufbewahrung nach Möglichkeit nicht länger als 1 Jahr, da die Droge sonst dunkelbraun und unansehnlich wird.

Psyllii semen – Flohsamen

Synonyme: Semen Psyllii, Semen Pulicariae, Psyllium

Sonstige Bezeichnungen: dt.: Heusamen, engl.: Dark psyllium seed, franz.: Psyllium, graines des psyllium, ital.: Seme di psillio, span.: Semilla de zaragatona

Stammpflanzen: *Plantago afra* L., syn. *P. psyllium* L. (Flohsamen-Wegerich) und *P. indica* L., syn. *P. arenaria* WALDST. et KIT. (Sandwegerich); Plantaginaceae
Habitus: einjährige, niedrige Kräuter mit Grundrosette

Herkunft: Die Droge wird aus Frankreich und Spanien importiert

Arzneibücher: Ph.Eur.: Die reifen, ganzen und trockenen Samen

Ganzdroge

Geruch: geruchlos

Geschmack: süßlich

Morphologie
Plantago afra: Sehr kleine, glatte und glänzende, hellbraune bis schwarzbraune länglich-elliptische Samen von schiffchenförmiger Gestalt; ca. 2,5 mm (2 bis 3 mm) lang und ca. 1 mm (0,8 bis 1 mm) breit; Rückseite konvex mit einem schwach vortretenden Längskiel, an den Enden gerundet; Bauchseite konkav mit langgestreckter Furche und in der Mitte die graue, kreisförmige Anheftungsstelle des weißlichen Nabels, Embryo durchscheinend.
Plantago indica: Im Aussehen ganz ähnlich, etwas weniger glänzend; etwas breiter (ca. 1,5 mm).

Anatomie
Plantago afra: Querschnitt nierenförmig, große farblose Epidermiszellen mit obliterierten Wänden, reichlich Schleim besitzend (Abb. 346 a); dieser bei Zusatz von Wasser quellend; hyaline Mittelschicht nur in der Rinne; darunter Pigmentschicht, Zellen im Querschnitt flach, mit braunem amorphen Inhalt, in Aufsicht glattwandig, vielgestaltig (Abb. 346 b); Endosperm (Abb. 346 c) aus unregelmäßig geformten, dickwandigen Zellen mit in Aufsicht rundlichem Lumen; im Querschnitt erste Schicht palisadenartig, 18 bis 48 µm hoch, mit Aleuronkörnern und fettem Öl, im Zentrum des Endosperms Embryo mit zwei plankonvexen Keimblättern und einem Hypokotyl; Embryozellen (Abb. 346 d) dünnwandig und farblos, ebenfalls mit Aleuronkörnern; diese 2 bis 8 µm, rund bis oval oder unregelmäßig; jeder Samenlappen mit 3 Gefäßbündeln; Stärke in der Epidermis, jedoch nur an den Samenrändern.

Schnittdroge

Nicht handelsüblich

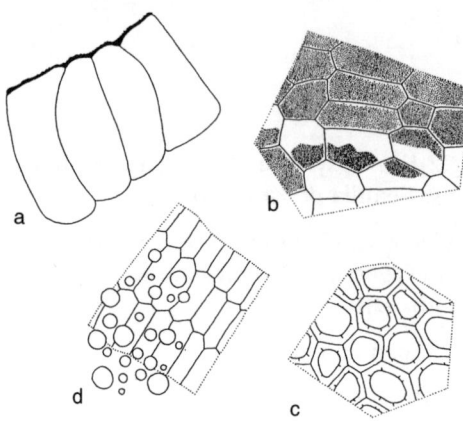

Abb. 346 Psyllii semen – Flohsamen – Pulver.
Erläuterungen siehe Text. NH

Pulver

Siehe Abbildung 346

a Große Zellen der Schleimepidermis im Querschnitt mit anhaftender Pigmentschicht

b Bruchstücke der Samenschale mit Pigmentschicht in Aufsicht, Pigment teilweise herausgebrochen

c Endospermgewebe in Aufsicht, Aleuron enthaltend

d Embryogewebe mit Fetttröpfchen

Anmerkungen: Stärkekörner 3 bis 25 µm einzeln oder in Gruppen, 2- oder 4fach zusammengesetzt.

Verfälschungen/Verwechslungen

Verfälschungen mit Samen von *Plantago lanceolata* L. (Spitzwegerich) und anderen *Plantago*-Arten mit geringerem Quellungsvermögen sind selten. Diese Samen sind tiefschwarzbraun (*P. media* L., Mittlerer Wegerich) oder hellrotbraun (*P. lanceolata* L., Spitzwegerich; *P. major* L., Breitwegerich) oder hellgrüngelb bis graubraun (*P. sempervirens* CRANTZ, *P. ovata* FORSSK.) und quellen in Wasser nur wenig.

Inhaltsstoffe und Anwendung

Inhaltsstoffe: Schleimstoffe (10 bis 12 %)
Ph.Eur.: Quellungszahl mindestens 10,0

Anwendungsgebiete: Kommission E: Habituelle Obstipation, Colon irritabile.

Standardzulassung: Flohsamen, Zul.-Nr. 1509.99.99

Pulmonariae herba – Lungenkraut

Synonyme: Herba Pulmonariae

Sonstige Bezeichnungen: dt.: Fleckenkraut, Frauenmilchkraut, engl.: Lungwort leaf, franz.: Pulmonaire officinale, ital.: Erba di polmonaria, span.: Parte aérea de pulmonaria

Stammpflanze: *Pulmonaria officinalis* L. (Lungenkraut); Boraginaceae
Habitus: ca. 20 cm hohes ausdauerndes Kraut; Abb. 347

Herkunft: Sammlung aus Wildbeständen; Hauptlieferländer sind Tschechien/Slowakei, Ungarn und die nördlichen Balkanländer

Arzneibücher: DAB: Das ganze oder geschnittene, getrocknete Kraut

Ganzdroge

Geruch: nicht charakteristisch

Geschmack: etwas schleimig

Morphologie

Stängel 10 bis 15 cm lang, kantig, borstig oder weich behaart; grundständig daran lang gestielte Blätter; Blattstiel leicht gerollt in den Stängel übergehend; **Blätter** 6 bis 10 cm lang, 3 bis 5 cm breit, zugespitzt, am Rand etwas wellig, ganzrandig oder kleinzähnig; Mittelnerv auf der Unterseite deutlich hervortretend, Sekundärnerven schlingläufig; die höher am Stängel sitzenden Blätter stärker geschrumpft, ebenfalls länglich, jedoch deutlich kleiner als die Grundblätter, etwas herablaufend; alle Blätter durch Haare rau, oberseits dunkelgrün, manchmal weißlich oder hellgrün gefleckt, unterseits blassgrün; Stängel am oberen Ende meist zweigeteilt, endständig daran doldenartig die rosafarbenen oder hellviolettblauen **Blüten** sitzend; Kelch röhrig-glockig mit 5-lappigem Rand, borstig behaart; Corolla röhrig-trichterförmig, den Kelch überragend, 5-lappig, im Schlund 5 Haarbüschel; Stamina 5. Häufig enthält die Droge keine Blüten.

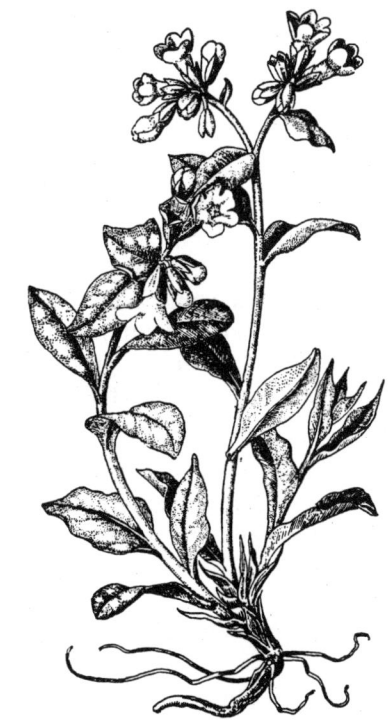

Abb. 347 *Pulmonaria officinalis* L. blühende Pflanze. Aus Kaiser; Dunzinger

Anatomie

Blatt, Flächenansicht: Epidermiszellen (Abb. 348 a, b) der Blattober- und Unterseite wellig-buchtig, Zellen der Oberseite auch mit knotigen Zellwänden; Haare: beidseitig einzellige spitzkegelförmige Haare („Kegelhaare", Abb. 348 c, d) 100 bis 200 µm, einzelne davon mit cystolithenartigen Kalkkörpern in der Basis; ebenfalls beidseitig große (1 bis 2 mm) 1-zellige, zugespitzte, dickwandige, sich nach unten erweiternde Borstenhaare (Abb. 348 e), teilweise ebenfalls mit Cystolithen in der Basis; die Basis der Borstenhaare ist sockelartig erweitert; außerdem vereinzelt lange 3- oder 4-zellige Köpfchenhaare mit kugeliger oder keulenförmiger Endzelle; Stomata nur auf der Unterseite, anomocytische Spaltöffnungen mit wechselnder Zahl von Nebenzellen, mitunter eine der Nebenzellen deutlich kleiner (anisocytisch); durch die untere Epidermis lakunares Schwammparenchym durchscheinend. **Querschnitt:** Blattbau bifazial, Palisadenparenchym 1-schichtig, Mesophyll breit, Interzellularen sehr groß.

Schnittdroge

Hauptsächlich aus den borstig-rauen Blattstücken bestehend; diese häufig quadratisch geschnitten, mitunter übereinander liegend und gefaltet, auch knäuelig eingerollte Blattstücke; Mittelnerv auf der helleren Unterseite deutlich hervortretend, stark geschrumpft, Seitennerven mit bloßem Auge kaum erkennbar; Stängelanteil gering; Stängel mit anhaftenden Blattbasen, schwarzbraun; Blattstiele stark geschrumpft. Kelche und Blütenkrone eher selten.

Pulver

Siehe Abbildung 348

a   Blattbruchstücke mit oberer Epidermis in Aufsicht, mit runden Haarbasen der Kegelhaare und der Borstenhaare mit anliegenden Sockelzellen; Palisadenparenchym durchscheinend; zahlreich
b   Blattbruchstücke mit unterer Epidermis in Aufsicht, Spaltöffnungen, Kegelhaare, Schwammparenchym mit großen Interzellularen durchscheinend; zahlreich
c   Kegelhaare einzeln, verschieden lang, charakteristisch, zahlreich
d   Kurze Kegelhaare in Seitenansicht
e   Fragmente von Borstenhaaren, teilweise mit braunem Inhalt

Anmerkungen: Drüsenhaare, faserige Bruchstücke des Stängels und Pollen nicht dargestellt; Blütenteile sehr selten.

Verfälschungen/Verwechslungen

Verfälschungen gelegentlich durch andere *Pulmonaria*-Arten, vor allem durch *P. mollis* Wulf. (Weiches Lungenkraut). Mikroskopische Unterscheidung: Bei *P. mollis* fehlen die kleinen einzelligen, spitzkegeligen Borstenhaare; vor allem auf den Rosettenblättern sitzen viele 3- oder 4-zellige Drüsenhaare mit kugeliger oder keulenförmiger Endzelle.

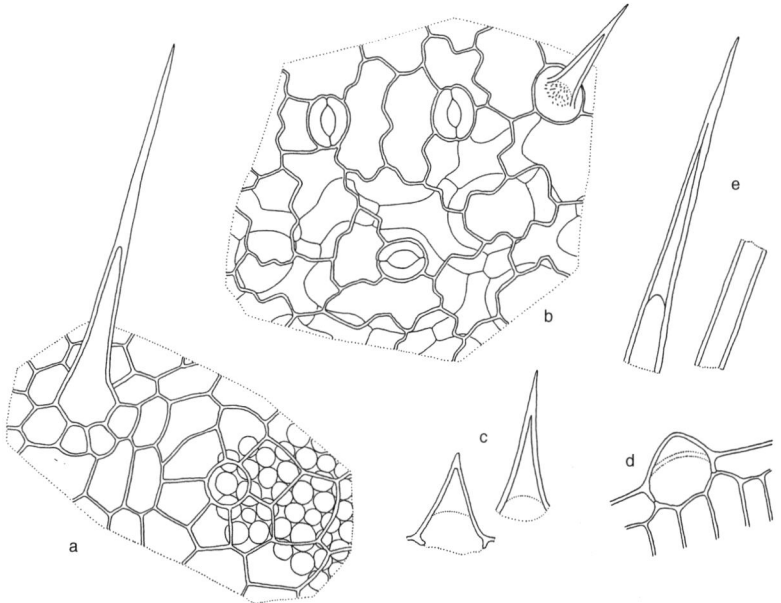

Abb. 348 Pulmonariae herba – Lungenkraut – Pulver. Erläuterungen siehe Text. NH

Inhaltsstoffe und Anwendung

Inhaltsstoffe: Schleime und geringere Mengen Fructane; Mineralsubstanzen (bis 15 %); Flavonoide; Gerbstoffe
DAB: keine Gehaltsanforderung

Anwendungsgebiete: Kommission E: Die therapeutische Anwendung wird wegen des fehlenden Wirksamkeitsnachweises nicht befürwortet.
Traditionell verwendet bei Erkrankungen und Beschwerden der Atemwege, des Magen-Darm-Traktes sowie der Niere und ableitenden Harnwege; ferner zur Wundbehandlung.

Pyrethri flos – Insektenblüten

Synonyme: Flores Pyrethri, Flores Chrysanthemi

Sonstige Bezeichnungen: dt.: Dalmatinische oder kaukasische Insektenblüten, Pyrethrumblüten, engl.: Pyrethrum flower, (Dalmatian) insect flower, franz.: Fleur de pyrèthre, pyrèthre de Dalmatie, ital.: Fiore di piretro, span.: Flor de pelitre

Stammpflanze: *Chrysanthemum cinerariifolium* (Trev.) Vis., syn. *Pyrethrum cinerariaefolium* Trev., syn. *Tanacetum cinerariaefolium* (Trev.) Schulz-Bip. (Dalmatische Insektenblume); Asteraceae
Habitus: 30 bis 70 cm hohe Staude; Abb. 349

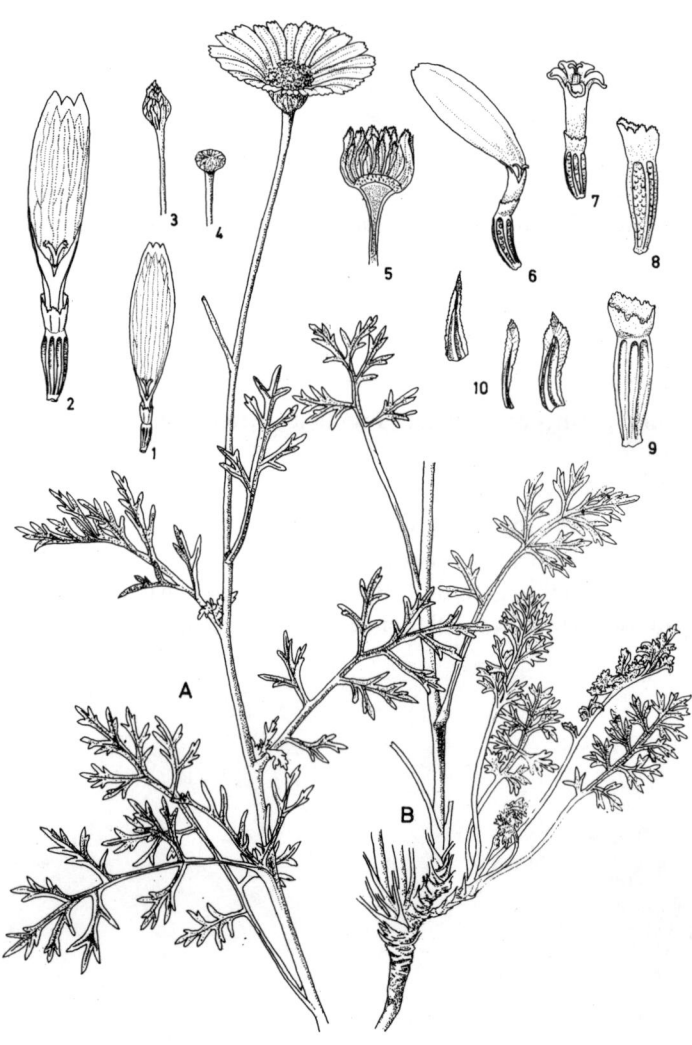

Abb. 349 *Chrysanthemum cinerariifolium* (Trev.) Vis. **A/B** blühende Pflanze, 1 Nervatur der Zungenblüte von *C. leucanthemum* L., 2 Nervatur der Zungenblüte von *C. cinerariifolium,* 3/4 Knospe (verkl.), 5 Hüllkelch und Blütenboden, 6 Zungenblüte, 7 Röhrenblüte, 8 Fruchtknoten der Zungenblüte, 9 Frucht der Röhrenblüte, 10 Hüllkelchblätter. Nach Köhler; URW

Gebräuchlich sind auch die in den Arzneibüchern nicht aufgeführten und weniger Wirkstoffe enthaltenden Arten: *C. coccineum* WILLD., syn. *C. roseum* WEB. et MOHR, *Pyrethrum carneum* M. B. (Kaukasische Insektenblume) und *C. marschallii* ASCHERS., die teilweise auch als eine Art aufgefasst werden.

Herkunft: Nördliche Balkanländer, Norditalien, Griechenland; aus dem Anbau aus Japan, Afrika, Amerika, China, Indien

Arzneibücher: ÖAB: Das getrocknete, höchstens halb geöffnete Blütenkörbchen

Ganzdroge

Geruch: schwach aromatisch

Geschmack: etwas bitter und kratzend

Morphologie

Blütenstandsknospen ca. 8 bis 10 mm hoch und ca. 6 mm breit; Hüllkelch aus 4 Reihen grüner bis gelber Blättchen; diese 5 bis 6 mm lang, ± spitz bis spatelig auslaufend, meist mit dunkler Spitze; mit weißem Hautsaum und gekieltem Rücken; Innenseite kahl und glänzend, Außenseite drüsig-filzig; Blütenboden ca. 4 mm breit, abgeflacht, ohne Spreublätter; bei kultivierten Pflanzen gelegentlich wenige Spreublätter; ca. 20 weibliche, missfarbene Zungenblüten und zahlreiche Röhrenblüten.

Anatomie

Hüllkelchblatt, Flächenansicht: Siehe Abb. 350; Epidermis der Außenseite (Unterseite) aus ± gestreckten Zellen mit deutlich welliger Cuticula; Spaltöffnungen führend; Haare: „T-Haare" mit meist 1 oder 2 kurzen Stielzellen mit quer darüber liegender langer, beidseitig zugespitzter Endzelle; „Peitschenhaare" mit langer, gewundener Endzelle; Asteraceen-Drüsenschuppen mit 2- bis 6-zelligem Köpfchen und darüber blasig aufgewölbter Cuticula. Epidermis der Innenseite aus gestreckten Zellen ohne Cuticularstreifung, weder Spaltöffnungen noch Haare; im mittleren Teil des Blattes sklerenchymatisch-faserige Struktur des Mesophylls durchscheinend, am Rande dünner Hautsaum.

Hüllkelchblatt, Querschnitt: Epidermis der Außenseite (Unterseite) mit gefälteter Cuticula, mit Spaltöffnungen sowie T- Haaren und Peitschenhaaren; außerdem Asteraceen-Drüsenschuppen; Epidermiszellen der Innenseite dünnwandig; die Mittelrippe mit Leitbündel, begleitet von meist drei kleinen Exkretbehältern; Mesophyll als eine vom Leitbündel ausgehende sklerenchymatische Platte ausgebildet, sowohl Fasern als auch derbe parenchymatische Zellen enthaltend, äußerer Rand des Hüllkelchblattes faserfrei.

Zungenblüte: Epidermiszellen (Abb. 351 h) der Innenseite (Oberseite) in Aufsicht ± papillös, teilweise halbkugelig vorgewölbt mit feiner Cuticularstreifung; Epidermiszellen der Außenseite gestreckt mit gewellten Wänden und ebenfalls deutlicher Cuticularstreifung; auf der Außenseite zerstreut Asteraceen-Drüsenschuppen (Abb. 351 d); Mesophyll der Kronblätter mit zarten Leitbündeln und zarten Exkretschläuchen; Pappuskrönchen aus prosenchymatischen, dünnwandigen Zellen; Gewebe des Griffels

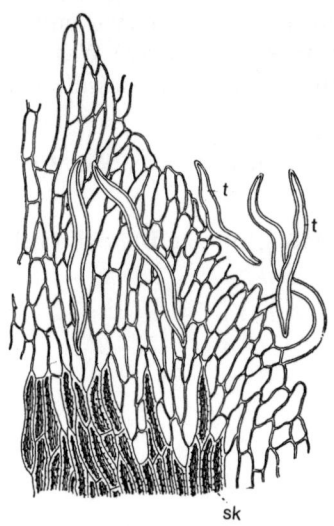

Abb. 350 *Chrysanthemum cinerariifolium*
(TREV.) VIS. Hüllkelchblatt: Rand in Aufsicht.
sk Sklerenchymfasern, t T-Haare. Vergr. ca. 75 x.
Aus Karsten, Weber, Stahl

besonders an den Narbenschenkeln papillös. Epidermis der Fruchtknotenwand aus polygonalen, z. T. schwach axial gestreckten Zellen, relativ dicht besetzt mit Asteraceen-Drüsenschuppen; im Fruchtknotengewebe zahlreiche kleine Ca-Oxalateinzelkristalle und Ca-Oxalatdrusen.

Röhrenblüte: Epidermiszellen (Abb. 351 a) in Aufsicht geradwandig, ± gestreckt mit meist deutlicher Cuticularstreifung, vielfach angefüllt mit kleinen Ca-Oxalatkristall-Plättchen, -Nädelchen oder -Drusen; auf der Außenseite zahlreiche Asteraceen-Drüsenschuppen; auch T-Haare; Antheren mit zahlreichen Pollen gefüllt; Konnektiv nach oben verlängert, aus zarten, gestreckten Zellen bestehend, Randzellen mit stärkerer Cuticula; Zellen des Filaments (Abb. 351 f) isodiametrisch; Mesophyll, Pappuskrönchen und Fruchtknoten wie bei den Zungenblüten. Pollenkörner kugelig, 30 bis 40 µm Durchmesser, gelbbraun, grobstachelig mit drei Keimporen (Abb. 351 e).

Blütenboden: Aus dünnwandigem, getüpfeltem, lockerem Parenchym bestehend.

Schnittdroge

Matte, gelblich-blasse, um 5 mm lange, schmale Hüllkelchblättchen mit spatelförmigem bis spitzem Ende und häutigem Saum; bis 15 mm lange, schmale missfarbene Zungenblüten; schmutzig-gelbliche, schmale Röhrenblüten; Teile des punktierten, grauen Blütenbodens; kurze Blütenstiele.

Pulver

Siehe Abbildung 351

a   Kronblattfragmente in Aufsicht mit papillöser Epidermis
b   Fragmente des Konnektivzipfels
c   T-Haare und Bruchstücke davon; charakteristisch
d   Asteraceen-Drüsenschuppen in Aufsicht; frei oder auf Kronblatt- oder Hüllkelchepidermis liegend
e   Gelbbraune Pollenkörner

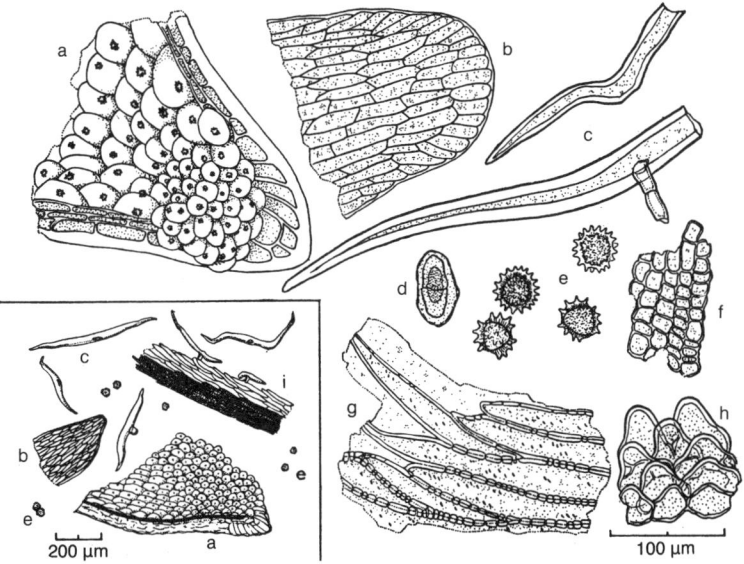

Abb. 351 Pyrethri flos – Insektenblüten – Pulver. Erläuterungen siehe Text. Aus Karsten, Weber, Stahl; Stahl

f Bruchstücke der Filamente
g Sklerenchymatische Elemente aus den Hüllkelchblättern; charakteristisch
h Bruchstücke der Zungenblüten mit papillöser Epidermis in Aufsicht
i Fragmente der Hüllkelchblätter mit T-Haaren

Verfälschungen/Verwechslungen

Mit anderen *Chrysanthemum*-Arten wie *C. leucanthemum* L. (Wiesenmargarite) oder *Tanacetum vulgare* L. (Rainfarn) sowie *Calendula* sp., *Anthemis* sp. Auch treten gefärbte Drogenpulver auf.

Inhaltsstoffe und Anwendung

Inhaltsstoffe: Pyrethrine (0,4 bis 2 %) und Cinerine

Anwendungsgebiete: Pyrethrum-Extrakte werden als Kontaktinsektizide eingesetzt.

Quebracho cortex – Quebrachorinde

Synonyme: Cortex Quebracho

Sonstige Bezeichnungen: dt.: weiße Quebracho, engl.: Quebracho bark, white Quebracho, franz.: Écorce de Quebracho, ital.: Corteccia del quebraco; span.: Corteza de quebracho

Stammpflanze: *Aspidosperma quebracho-blanco* SCHLECHTEND. (Weißer Quebracho); Apocynaceae
Habitus: 5 bis 20 m hoher Laubbaum

Herkunft: Importe aus Höhenlagen der Länder Brasilien, Argentinien, Bolivien und Chile

Arzneibücher: DAC: Die getrocknete Stammrinde

Ganzdroge

Geruch: sehr schwach

Geschmack: stark bitter

Morphologie
Flache, seltener schwach gewölbte, schwere, harte Stücke, 2 bis 3 cm breit; Außenrinde graubraun, durch tiefe Längsfurchen und Querrisse zerklüftet und öfters mit Flechten besetzt; Innenseite gelblichgrau, rötlichgrau oder gelbbraun und deutlich längsstreifig; im Bruch kurzsplittrig.

Anatomie
Lupe, Querschnitt: Borke etwa zwei Drittel des Querschnitts einnehmend, gelblichrot bis ziegelrot, von zahlreichen helleren Bändern, den Korkstreifen, durchzogen; Innenrinde im Querschnitt hellbraun; Borke und innere Rinde gelblichweiß gesprenkelt erscheinend.
Mikroskop, Querschnitt: Siehe Abb. 352; Borke von zahlreichen Korklamellen aus dünnwandigen, farblosen, unverholzten Zellen durchzogen; keine primäre Rinde; sekundäre Rinde von meist 3-reihigen Markstrahlen durchzogen; an diese anliegend Sklerenchym in Form von isoliert liegenden, in Längsaufsicht „knorrig" erscheinenden, dickwandigen Sklerenchymfasern und Steinzellen in Nestern; beide Sklerenchymformen von Kristallzellreihen mit Ca-Oxalateinzelkristallen völlig umhüllt; Markstrahlparenchym in der Nähe der Steinzellen sklerotisiert; Rindenparenchym ansonsten dünnwandig, in den inneren Rindenschichten meist kollabierte Siebröhren mit leiterssposenartig versteiften Siebplatten; im Parenchym Stärkekörner (Abb. 354 g), oft einfache oder 2- bis 4fach zusammengesetzt, manchmal mit exzentrischem Spalt; Stärke wenig. **Längsschnitt:** Siehe Abb. 353; Sklerenchymfasern mit aufgelagerten Kristallzellreihen besonders auffallend; knorrig erscheinend.

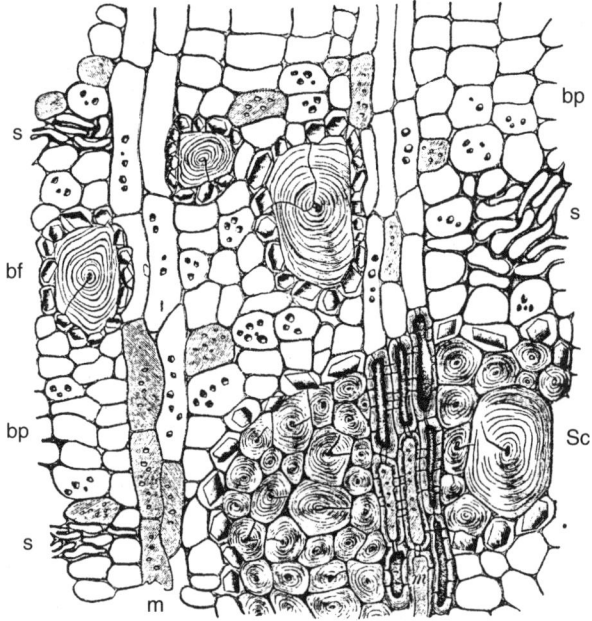

Abb. 352 *Aspidosperma quebracho-blanco* SCHLECHT. Rinde im Querschnitt. s Siebröhren, bf Bastfasern, bp Parenchym, Sc Sklerenchym, m Markstrahl. Vergr. ca. 150 x. Aus Thoms, Brandt; nach Möller

Schnittdroge

Unregelmäßige, harte und schwere Rindenstücke mit graubrauner, tief längs gefurchter Außenseite und gelblichgrauer oder rötlichgrauer, deutlich längsstreifiger Innenseite; alle Stücke deutlich punktiert.

Pulver

Siehe Abbildung 354

a Kristallzellreihen aus Ca-Oxalateinzelkristallen; Kristalle auch frei liegend; zahlreich, charakteristisch
b Rötliche Korkfragmente in Schrägaufsicht; zahlreich
c Steinzellen frei liegend; charakteristisch
d Dickwandige, knorrige Sklerenchymfasern im Längsschnitt mit anliegenden Resten von Kristallzellreihen; sehr zahlreich, charakteristisch

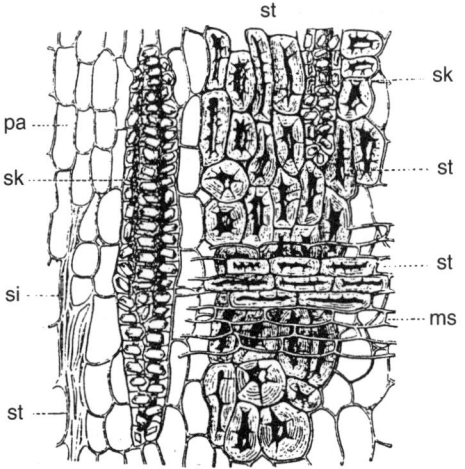

Abb. 353 *Aspidosperma quebracho-blanco* SCHLECHT. Rinde im radialen Längsschnitt. st Steinzellen, pa Parenchym, sk Sklerenchymfasern, si Siebröhren, ms Markstrahl. Vergr. ca. 150 x. Aus Karsten, Weber, Stahl; Möller

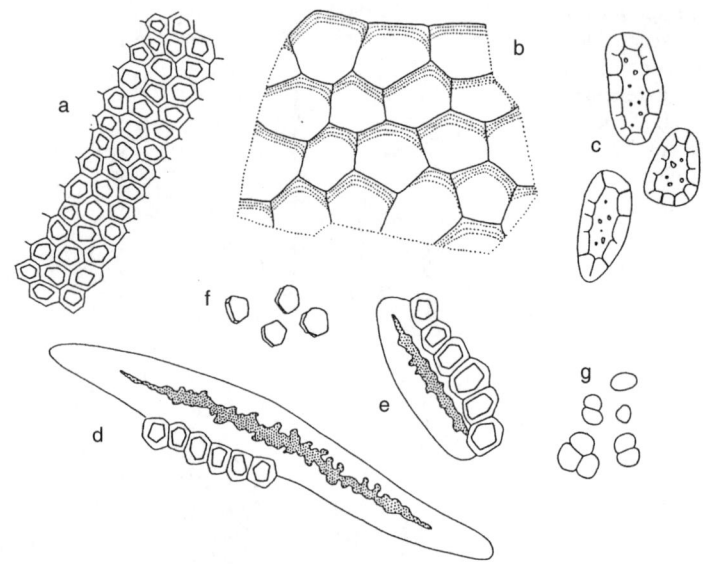

Abb. 354   Quebracho cortex – Quebrachorinde – Pulver. Erläuterungen siehe Text. NH

e   Steinzellen mit anliegender Kristallzellreihe
f   Ca-Oxalateinzelkristalle frei liegend; zahlreich
g   Im Wasserpräparat Stärkekörner, einfach oder zusammengesetzt; wenig

Verfälschungen/Verwechslungen

Gelegentlich durch Rinden anderer *Aspidosperma*-Arten, die ein abweichendes mikroskopisches Bild zeigen und meistens Milchsaftschläuche aufweisen.

Inhaltsstoffe und Anwendung

Inhaltsstoffe: Indolalkaloide (0,5 bis 3 %) mit den Hauptalkaloiden Aspidospermin und Yohimbin (syn. Quebrachin).
DAC: mindestens 1,0 % Gesamtalkaloide, berechnet als Yohimbin

Anwendungsgebiete: Volkstümlich: Als Atemanaleptikum bei Asthma, Bronchitis und Affektionen der Atmungsorgane.

Hinweis: Vorsichtig lagern

Quercus cortex – Eichenrinde

Synonyme: Cortex Quercus, Quercus e cortice

Sonstige Bezeichnungen: dt.: Eichenlohe (Quercus cortex pulv. grossis), engl.: Oak bark, franz.: Écorce de chêne, ital.: Corteccia di quercia, span.: Corteza de roble

Stammpflanzen: *Quercus robur* L., syn. *Q. pedunculata* EHRH. (Stiel-Eiche, Sommer-Eiche), und *Q. petraea* (MATT.) LIEBL., syn. *Q. sessiliflora* SAL. (Trauben-Eiche, Winter-Eiche) oder Mischungen davon; Ph.Helv. erlaubt außerdem noch *Q. pubescens* WILLD.; Fagaceae
Habitus: hohe Laubbäume; Abb. 355

Herkunft: Aus Wildvorkommen, früher von sog. Eichen-Schälwäldern. Hauptliefer-länder sind die ost- und südosteuropäischen Länder

Arzneibücher: DAC: Die getrocknete, ganze oder geschnittene Rinde jüngerer Stämme und Zweige; Ph.Helv.: Eichenrinde; die getrocknete und geschnittene Rinde von Stockausschlägen, jungen Ästen und Zweigen; weitere Monographie: Eichenrinde für tierarzneiliche Zwecke; ÖAB: Cortex Quercus; die getrocknete Rinde der jungen Zweige und Stockausschläge

Ganzdroge

Geruch: nahezu geruchlos

Geschmack: adstringierend und schwach bitter

Morphologie
Eingerollte Rindenstücke, 1 bis 2 mm dick, mit glatter, silberglänzender, grau-brauner Oberfläche (Spiegelrinde!), von quergestellten, ovalen Lentizellen ge-zeichnet; Innenseite hellbraun bis braun-rot, darauf längs verlaufend die „Schutz-leisten" sichtbar, hervortretende Längs-leisten aus besonders hartem Gewebe; Bruch splitterig-faserig. Ältere Rinden bis zu 4 mm dick, nach außen zuweilen durch eine Borke abgeschlossen (min-derwertigere Ware).

Anatomie
Querschnitt: Siehe Abb. 356, 357 und 358; roter Kork aus regelmäßigen, dünnwan-digen, tangential gestreckten Zellen; da-

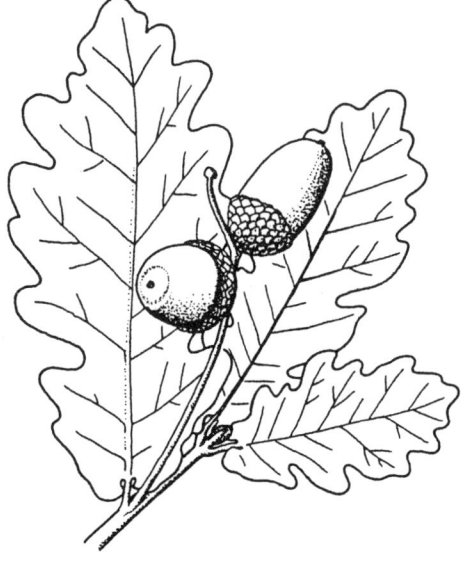

Abb. 355 *Quercus robur* L. Blätter und Früchte. Aus Frohne, Jensen

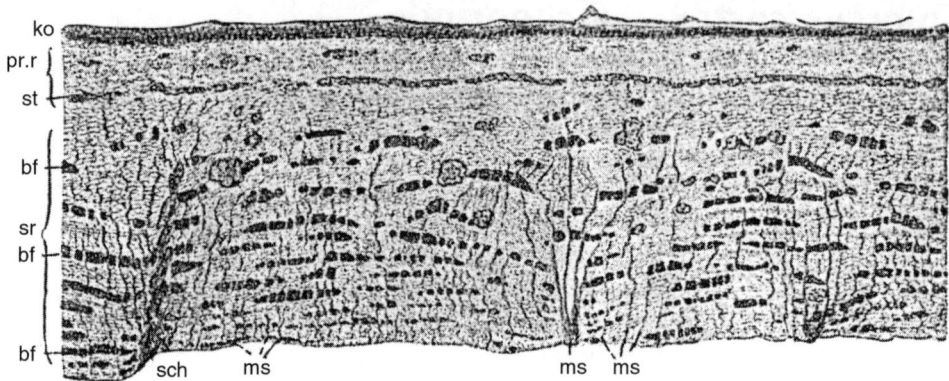

Abb. 356 *Quercus* sp. Rinde im Querschnitt; Lupenbild halbschematisch. ko Kork, pr.r primäre Rinde, s.r sekundäre Rinde, st Steinzellen, bf Bastfasern, sch „Schutzleisten", ms Markstrahl. Aus Karsten, Weber, Stahl; Oltmanns

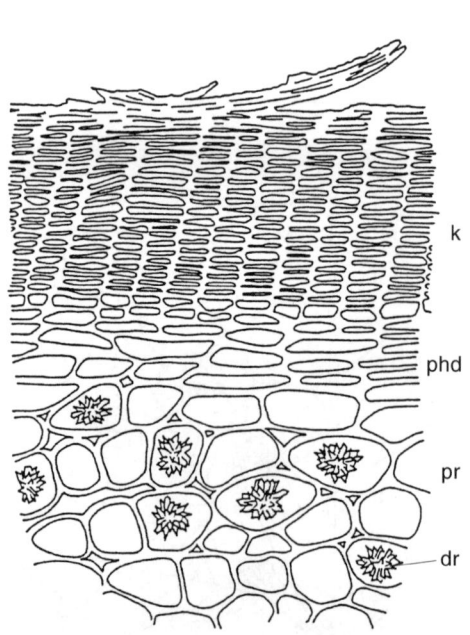

Abb. 357 *Quercus* sp. Kork und Rinde im Querschnitt. k Kork, phd Phelloderm, pr primäre Rinde, dr Ca-Oxalatdrusen. Vergr. ca. 200 x. Nach Brandt; NH

ran anschließend kollenchymatisches Phelloderm, allmählich in Parenchym übergehend; im Rindenparenchym verstreut Steinzellgruppen und einzelne gelbbraune Gerbstoffzellen (mit Eisen(III)-chloridlösung Schwarzfärbung!); in vielen Zellen des Parenchyms Ca-Oxalatdrusen; an der Grenze zur sekundären Rinde ein durchgehender „mechanischer" Ring von Bastfaser- und Steinzellgruppen; in ganz jungen Rinden ein durchgehender Bastfaserring, der dann bei der Umfangserweiterung von Parenchym durchsetzt wird, dessen Zellen sich zu Steinzellen differenzieren. Markstrahlen nur 1 Zellreihe breit und geschlängelt; dazwischen sich Streifen von Parenchym mit Siebelementen (Weichbast) und Gruppen aus stark verdickten Bastfasern (Hartbast) abwechselnd; Bastfaserbündel von Zellen aus Ca-Oxalateinzelkristallen umgeben; diese im Längsschnitt als Kristallzellreihen besser erkennbar; in der gesamten Rinde Zellen mit Ca-Oxalatdrusen und Gerbstoffzellen sowie vereinzelt Steinzellen oder Steinzellnester. Steinzellen deutlich geschichtet und getüpfelt.

Schnittdroge

Dunkelbraune würfelige Bruchstücke, bis zu 4 mm dick, zuweilen mit brauner Borke; jüngere Rindenstücke bis 2 mm mit glänzender Oberfläche (Spiegelrinde!); auch bei der Schnittdroge auf der Innenseite die „Schutzleisten" erkennbar, die im Querschnitt als besonders breite Markstrahlen zu erkennen sind, bei denen die inneren Partien zu besonders großen, radial gestreckten Steinzellnestern geworden sind; beim Trocknen eine Zerrung benachbarter Gewebe bedingend; auf der Bruchfläche die Steinzellnester hell und wachsartig glänzend.

Pulver

Siehe Abbildung 359

a Grünliche Steinzellen, meist in Gruppen, Lumen häufig auch mit Luft gefüllt und dann schwarz erscheinend, stark verzweigt getüpfelt; zahlreich
b Parenchymfragmente mit Ca-Oxalatdrusen, Drusen auch frei liegend

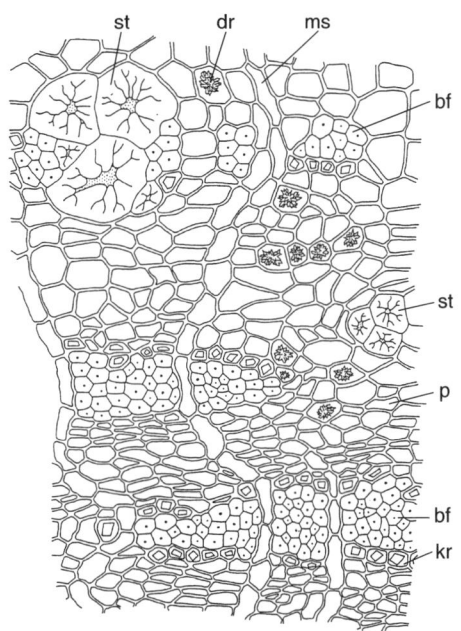

Abb. 358 *Quercus* sp., sekundäre Rinde im Querschnitt. st Steinzellen, dr Ca-Oxalatdrusen, ms Markstrahl, bf Bastfaserbündel, p Parenchym, kr Ca-Oxalateinzelkristalle. Vergr. ca. 100 x. Nach Brandt; NH

Abb. 359 Quercus cortex – Eichenrinde – Pulver. Erläuterungen siehe Text. Aus Karsten, Weber, Stahl; nach Weber

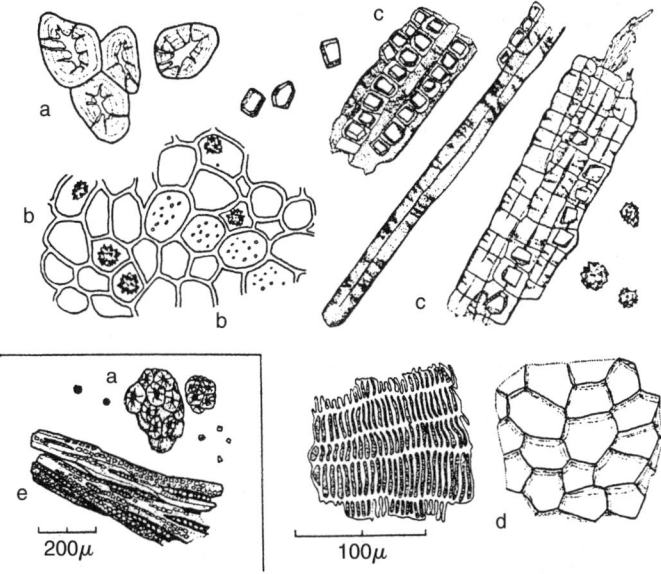

c Bruchstücke der Bastfaserbündel mit aufliegenden Kristallzellreihen, Ca-Oxalateinzelkristalle auch frei liegend; zahlreich, charakteristisch
d Korkfragmente im Querschnitt und in Schrägaufsicht
e Rindenbruchstück im Tangentialschnitt mit Markstrahlen und Kristallzellreihen

Anmerkungen: Allenfalls sehr wenig kleinkörnige Stärke. Gerbstoffnachweis mit
Eisen(III)-chloridlösung.

Verfälschungen/Verwechslungen

Häufig sind als Droge geschnittene dünne Zweige im Handel; z. T. auch Verschnitt mit
der Borke älterer Stämme.

Inhaltsstoffe und Anwendung

Inhaltsstoffe: Gerbstoffe (bis zu 16 %, überwiegend kondensierte Gerbstoffe, aber
auch Ellagitannine); Triterpene
DAC: mindestens 2,0 % mit Hautpulver fällbare Gerbstoffe, berechnet als Pyrogallol;
Ph.Helv.: mindestens 12,0 %; mit Hautpulver fällbare Gerbstoffe

Anwendungsgebiete: Kommission E: Äußere Anwendung: entzündliche Hauterkrankungen. Innere Anwendung: unspezifische, akute Durchfallerkrankungen. Lokale
Behandlung leichter Entzündungen im Mund- und Rachenbereich sowie im Genital-
und Analbereich.

Standardzulassung: Eichenrinde, Zul.-Nr. 9099.99.99

Quillaiae cortex – Seifenrinde

Synonyme: Cortex Quillaiae, Cortex Saponariae

Sonstige Bezeichnungen: dt.: Panamarinde, Waschrinde, -späne, -holz, engl.: Quillaia bark, soap bark, Panama bark, franz.: Panama, bois de Panama, ital.: Corteccia di quillaia saponaria; span.: Corteza de quilaya

Stammpflanze: *Quillaja saponaria* MOLINA; Rosaceae
Habitus: ca. 15 m hoher, immergrüner Baum

Herkunft: Import aus Chile

Arzneibücher: DAC: Die von Kork und Außenrinde weitgehend befreite, getrocknete Rinde der Stämme und Äste; Ph.Helv.: Seifenrinde; die getrocknete, ganze oder geschnittene, von Kork und Außenrinde weitgehend befreite Rinde von Stämmen und Ästen; ÖAB: Cortex Quillaiae; die getrocknete, von der Borke befreite Stammrinde

Ganzdroge

Geruch: geruchlos

Geschmack: zunächst schleimig-süßlich, dann kratzend; der Staub reizt zum Niesen.

Morphologie
Hell gelblich-weiße, schwere, flache Platten, bis 1 m lang, ca. 10 cm breit und bis 8 (10) mm dick; auf der Außenseite längs gestreift, oft braun gefleckt, auf der Innenseite ziemlich glatt; auf der Oberfläche sind beidseitig bereits mit bloßem Auge zahlreiche glitzernde Kristalle erkennbar; der Bruch ist außen faserig-splitterig, innen eben, die Stücke sind tangential leicht in Platten spaltbar; beim Zerbrechen stäubend und Niesen erregend.

Anatomie
Lupe, Querschnitt: Außenschichten wie Kork und Borke sind entfernt, nur stellenweise Korkreste erkennbar; primäre Rinde fehlend, sekundäre Rinde mit deutlichen Reihen von Parenchymstreifen, sich mit Markstrahlen abwechselnd; in den Parenchymstreifen der älteren, peripheren Rindenschichten Bastfaserbündel in ± regelmäßigen Abständen; in den jüngeren, inneren Rindenschichten diese fehlend.
Mikroskop, Querschnitt: Siehe Abb. 360; Kork, soweit vorhanden, aus radial angeordneten, tangential gestreckten Zellen; Zellen des Rindenparenchyms isodiametrisch; diese entweder auffallend derbe, 4-kantige Ca-Oxalatkristalle oder Stärke führend; Stärkekörner einfach, selten zusammengesetzt, 5 bis 10 µm groß; periphere Rindenschichten durchsetzt mit Bündeln von Sklerenchymfasern, nach innen zu weniger werdend bis fehlend; dort jedoch ± deutlich erkennbare Siebelemente; Markstrahlen 2 bis 6 Zellen breit, Markstrahlparenchym im Querschnitt aus radial getreckten Zellen.
Längsschnitt: Siehe Abb. 361 A und B; im tangentialen Längsschnitt Ca-Oxalatprismen von beträchtlicher Länge (120 µm, bis zu 200 µm, „Bleistiftkristalle"); Markstrahl

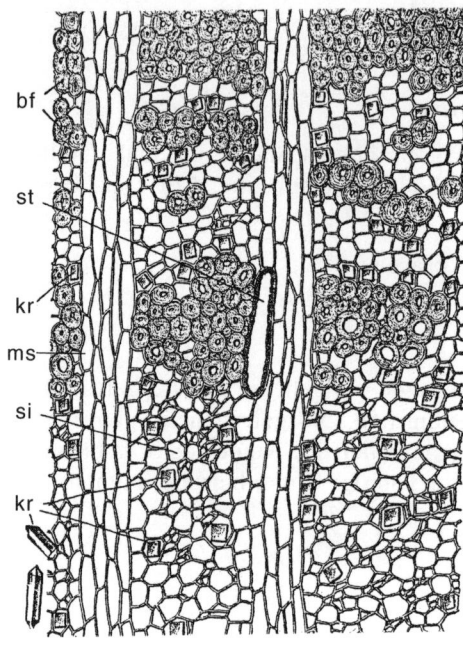

spindelförmig, 2 bis 6 Zellen breit und bis über 20 Zellen hoch; Sklerenchymfasern der älteren Rindenschichten knorrig, sehr dickwandig, ungeordnet und ineinander verkeilt um die Markstrahlspindeln gelagert; an der Grenze zwischen Markstrahlen und Faserbündeln, gelegentlich auch isoliert, einzelne Steinzellen; besonders in der jüngeren Rinde Siebplatten des Phloems erkennbar.

Abb. 360 *Quillaja saponaria* MOLINA Rinde im Querschnitt. bf Bastfasern, st Steinzelle, kr Ca-Oxalatprismen, ms Markstrahl, si Siebröhren. Vergr. ca. 150 x. Aus Gilg; Gilg

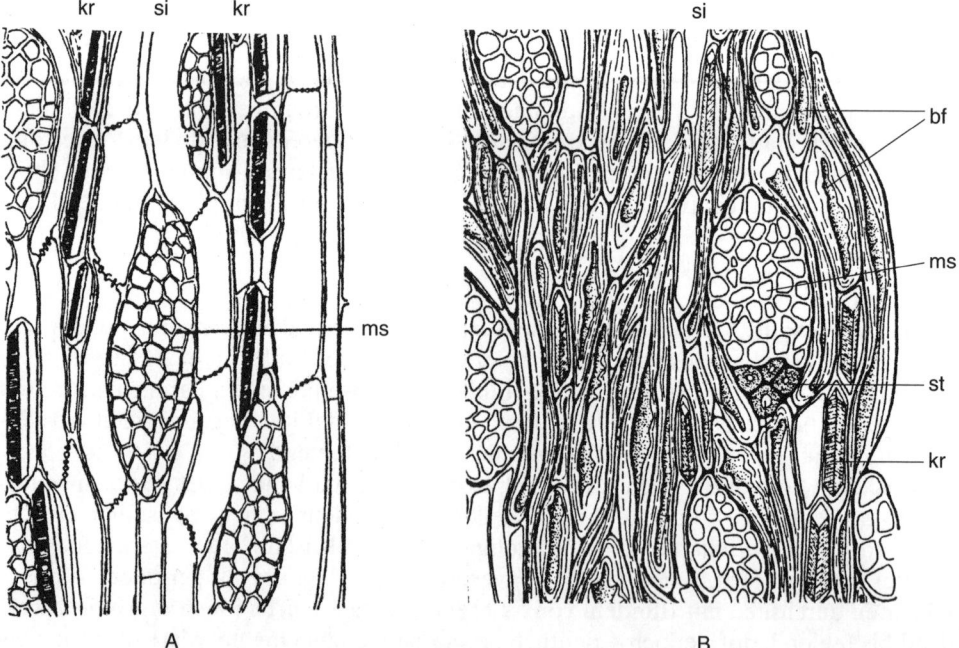

A

B

Abb. 361 *Quillaja saponaria* MOLINA **A** jüngere Rinde im tangentialen Längsschnitt, **B** ältere Rinde im tangentialen Längsschnitt. kr Ca-Oxalatprismen, si Siebröhren, bf Bastfasern, ms Markstrahl, st Steinzellen. Vergr. ca 120 x. Aus Karsten, Weber, Stahl; A: Karsten, B: nach Karsten

Schnittdroge

Kleinere, meist rechteckige bis quadratische helle Rindenstücke; auf der Außenseite weißlich bis hellbraun, grob längs gestreift, auf der Innenseite glatt; Bruch zäh, splitterfaserig. Beim Zerbrechen erzeugt der austretende Staub Niesreiz.

Pulver

Siehe Abbildung 362

a Steinzellen
b Knorrige, gekrümmte, stark verdickte Sklerenchymfasern der älteren Rinde; zahlreich
c Zahlreiche längliche Ca-Oxalatprismen um 120 µm lang („Bleistiftkristalle") oder deren Bruchstücke; charakteristisch
d Korkfragmente in Schrägaufsicht; wenig
e Im Wasserpräparat kleinkörnige Stärke
f Fragmente des Rindenparenchyms

Anmerkung: gelblich-weißes bis rötlich-gelbes Pulver, reizt zum Niesen.

Abb. 362 Quillaiae cortex – Seifenrinde – Pulver. Erläuterungen siehe Text. Aus Karsten, Weber, Stahl; nach Weber

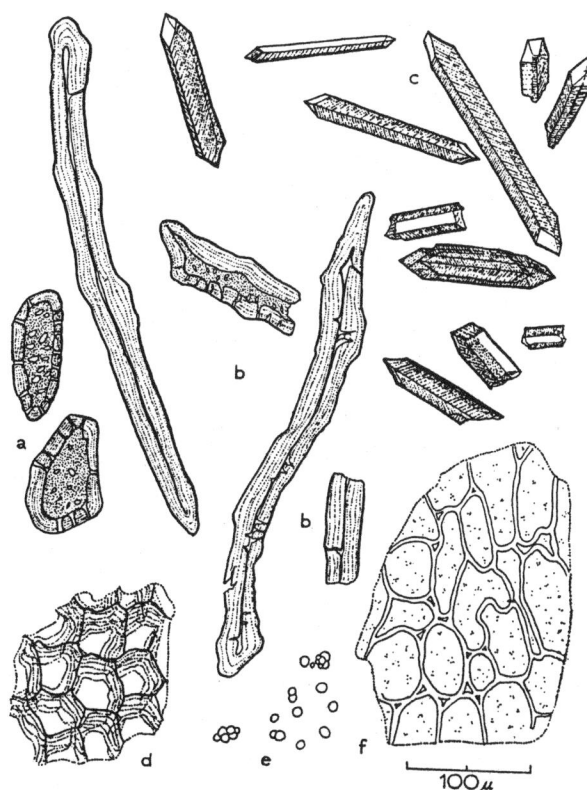

Verfälschungen/Verwechslungen

Kommen in der Praxis kaum vor.

Inhaltsstoffe und Anwendung

Inhaltsstoffe: Saponine (ca. 10 %); Gerbstoffe (10 bis 15 %); Calciumoxalat
Ph.Helv.: hämolytische Wirksamkeit von mindestens 8 Ph.Helv.-Einheiten je Gramm;
DAC: keine Gehaltsanforderung

Anwendungsgebiete: Innerlich als Expektorans bei Erkrankungen der Atmungsorgane. Darüber hinaus Bedeutung als Schaumbildner in der Lebensmitteltechnologie, zur Herstellung von Haarwaschmitteln, Kopfwässern, Zahnputzpulvern und Mundwässern.

Ratanhiae radix – Ratanhiawurzel

Synonyme: Radix Ratanhiae, Radix Krameriae

Sonstige Bezeichnungen: dt.: Rote Ratanhia, Payta-Ratanhia, engl.: Rhatany root, Peruvian rhatany, franz.: Racine de ratanhia, ital.: radice di ratania, span.: Raíz de ratania

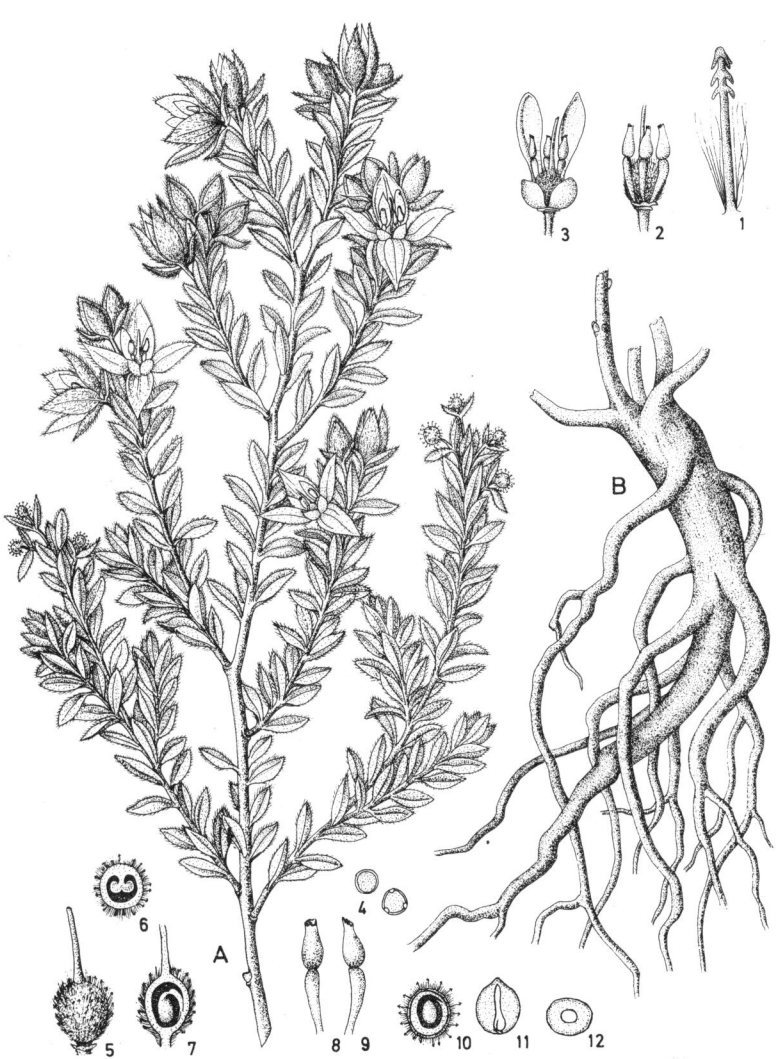

Abb. 363 *Krameria triandra* RUIZ et PAV.. **A** Teil des blühenden Sprosses, **B** Wurzel, 1 Stachel der Frucht mit Widerhaken und Haaren, 2 Staubblätter und Fruchtknoten, 3 Blüte aufgeschnitten, 4 Pollen, 5 Stempel, 6 Fruchtknoten im Querschnitt, 7 Fruchtknoten im Längsschnitt, 8/9 Staubblätter, 10 Frucht im Längsschnitt, 11/12 Samen im Längs- und Querschnitt. Nach Köhler; ACH

Stammpflanze: *Krameria triandra* Ruiz et Pav. (Peru-Ratanhia); Krameriaceae
Habitus: bis 1 m hoher Strauch; Abb. 363

Herkunft: Import aus Peru und Equador

Arzneibücher: Ph.Eur.: Die getrockneten, meist zerbrochenen, unterirdischen Organe

Ganzdroge

Geruch: geruchlos

Geschmack: nur die Wurzelrinde adstringierend, schwach bitter

Morphologie

Wurzeln 1 cm bis 3 cm dick, sehr hart, mit rotbrauner, schuppiger, längs- und querrissiger korkiger Oberfläche, mit der sich auf Papier ein brauner Strich ziehen lässt; Wurzelquerschnitt undeutlich strahlig, Holzkörper bräunlich, ca. 2/3 bis 3/4 der Fläche einnehmend; Rinde leicht ablösbar, Bruch der Rinde wenig faserig, der des Holzkörpers kurz, unregelmäßig, splitterig.

Anatomie

Lupe, Querschnitt: Siehe Abb. 364; Wurzel nach außen durch derbe rotbraune Korkmassen abschließend; Rinde dunkel, ca. 1,5 mm dick; Splintholz hell bräunlichgelb; Kernholz dunkler braun; Markstrahlen zahlreich und schmal.

Mikroskop, Querschnitt: Siehe Abb. 365; zahlreiche Lagen dünnwandiger, tafelförmiger, ± zusammengedrückter Korkzellen mit rotbraunem Inhalt; Rindenparenchym etwas derbwandig; Zellen unterhalb des Korkes deutlich kleiner als nach innen zu; zwischen den sich nach außen wenig verbreiternden Markstrahlen obliterierte Siebelemente und Bündel unverholzter, mäßig verdickter Fasern; diese von Kristall führenden Zellreihen begleitet; auch in vielen Rindenzellen außerordentlich verschieden geformte und unterschiedlich große Ca-Oxalateinzelkristalle. Kambium meist deutlich; Holzkörper aus meist einzeln stehenden, etwa gleich großen, ca. 50 μm weiten Gefäßen, umgeben von zahlreichen ca. 15 μm dicken, verholzten Fasern sowie einzelnen, lebenden Ersatzfasern; Markstrahlen 1-reihig aus dünnwandigen, radial gestreckten Zellen; Holzparenchym Stärke führend und mit rotbräunlichem Inhalt; innerhalb der Holzfasern gelegentlich „Binden" (Streifen) von lebenden Zellen, von einem Markstrahl zum anderen verlaufend. Stärke der Rinde und des Holz-

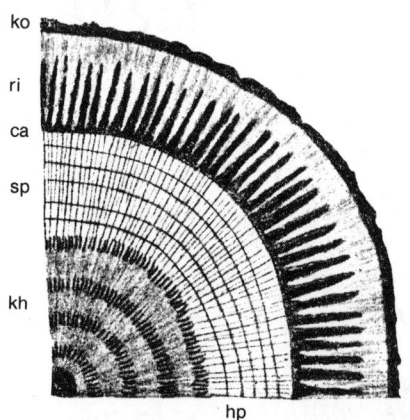

Abb. 364 *Krameria triandra* Ruiz et Pav. Wurzel im Querschnitt; Lupenbild. ko Kork, ri Rinde, ca Kambium, sp Splintholz, kh Kernholz, hp falsche Jahresringe. Aus Karsten, Weber, Stahl; Weber

körpers als einfache, rundlich-ovale, z. T. stark unregelmäßig geformte Einzelkörner mit Kernspalt, 4 bis 20 µm (bis ca. 40 µm); daneben 2- bis 3fach zusammengesetzte, bis ca. 50 µm große Körner; Kork, Markstrahl- und Holzelemente mit braunem Inhalt (Ratanhia-Rot), sich mit Eisen(III)-chlorid grün färbend.

Schnittdroge

Braunrote Rindenstücke, auf Papier einen braunen Strich erzeugend; Stücke des Holzkörpers mit braun-gelblichem Splintholz und rötlich-bräunlichem Kernholz.

Pulver

Siehe Abbildung 366

a Bruchstücke mit Gefäßen und dazwischenliegenden Holzfasern in Längsaufsicht (a_1), Tüpfelung der Gefäße und Fasern auffallend; kleinere Gefäß- und Faserbruchstücke (a_2); zahlreich
b Im Wasserpräparat rundliche Stärkekörner, meist mit deutlichem Kernspalt, auch zusammengesetzte Stärke
c Bruchstücke gelber Bastfasern und Ca-Oxalateinzelkristalle; zahlreich, charakteristisch
d Rotbraune Korkfragmente in Schrägaufsicht (d_1) und im Querschnitt (d_2); zahlreich, wenig charakteristisch
e Bruchstücke des Rindenparenchyms; Zellen oft mit Stärkekörnern; sehr zahlreich, wenig charakteristisch

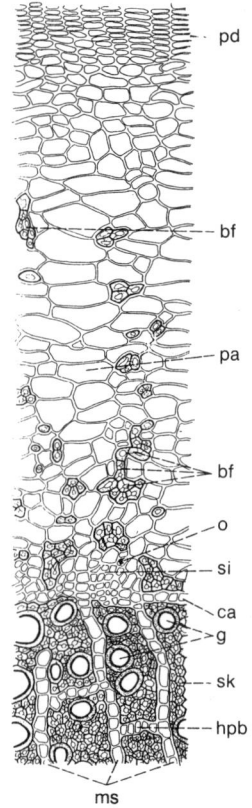

Abb. 365 *Krameria triandra* Ruiz et Pav. Wurzel: Bast und Holz im Querschnitt. pd Periderm, bf Bastfasern, pa Parenchym, o Ca-Oxalatkristall, si Siebröhren, ca Kambium, g Tracheen, sk Sklerenchymfasern, hpb Holzparenchymbinden, ms Markstrahlen. Aus Karsten, Weber, Stahl; nach A. Meyer

Verfälschungen/Verwechslungen

Kommen vor, besonders mit den Wurzeln anderer *Krameria*-Arten. Da eine Beschaffung einwandfreier Droge offensichtlich schwierig ist, sollte der Austausch der Droge z. B. gegen Tormentillwurzelstock erwogen werden.

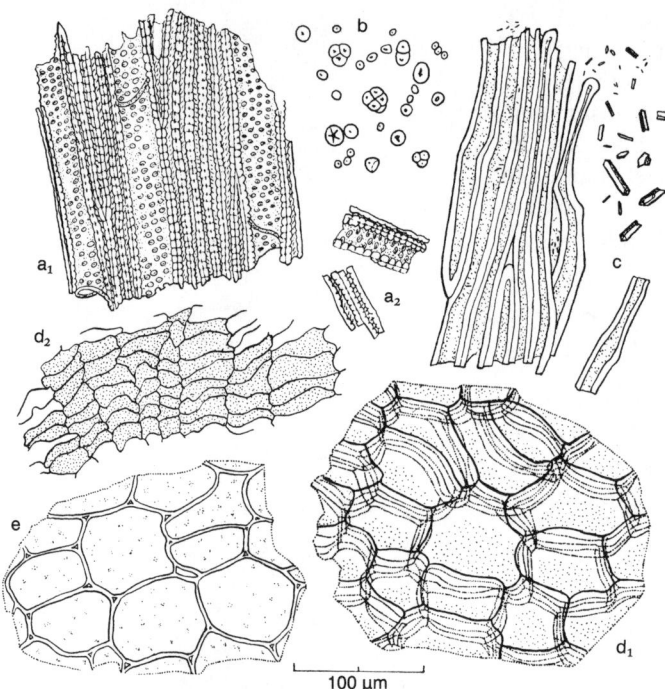

Abb. 366 Ratanhiae radix – Ratanhiawurzel – Pulver. Erläuterungen siehe Text. Aus Karsten, Weber, Stahl; nach Weber

100 µm

Inhaltsstoffe und Anwendung

Inhaltsstoffe: Catechingerbstoffe (bis 15 %, oligomere Proanthocyanidine); Phlobaphene; Neolignane
Ph.Eur.: mindestens 5,0 % Gerbstoffe, berechnet als Pyrogallol

Anwendungsgebiete: Kommission E: Lokale Behandlung leichter Entzündungen der Mund- und Rachenschleimhaut.
Volkstümlich: Auch gegen Durchfall; außerdem äußerlich bei Frostbeulen, Verbrennungen und Hautgeschwüren.

Standardzulassung: Ratanhiawurzel, Zul.-Nr. 1179.99.99

Rauwolfiae radix – Rauwolfiawurzel

Synonyme: Radix Rauwolfiae

Sonstige Bezeichnungen: dt.: Indische Schlangenwurzel, engl.: Rauwolfia root, franz.: Racine de rauwolfia, ital.: Rauwolfia radice, span.: Raíz de rauwolfia

Stammpflanze: *Rauvolfia serpentina* (L.) BENTH. (Rauwolfia); Apocynaceae
Habitus: immergrüner, 0,5 bis 1 m hoher Halbstrauch; Abb. 367

Herkunft: Import aus Indien, Pakistan, Birma, Thailand und Java; z. T. aus plantagenmäßigem Anbau, z. T. aus Wildvorkommen stammend.

Arzneibücher: DAB: Die ganzen oder geschnittenen, getrockneten Wurzeln

Abb. 367 *Rauvolfia serpentina* (L.) BENTH. **A** blühende Pflanze, 1 Blüte, 2 Blüte im Längsschnitt, 3 Stempel, 4 Staubblätter, 5 Frucht im Querschnitt, 6 Frucht, 7 Samen. Nach A. Sathyanarana Rao in Woodson et al.; UW

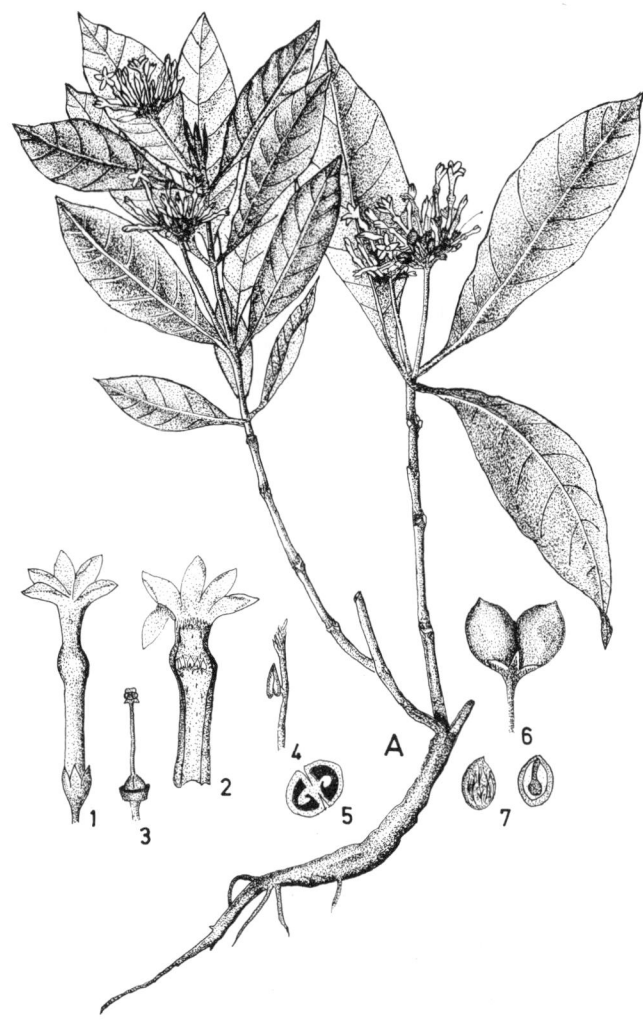

Ganzdroge

Geruch: geruchlos

Geschmack: bitter

Morphologie

Handelsware bis 10 (12) cm lang, ca. 15 (bis 22) mm dick; ± zylindrisch, spitz zulaufend, häufig gewunden oder gebogen, kaum verzweigt; selten Würzelchen, gelegentlich deren Abbruchnarben erkennbar; Wurzel im Gegensatz zu Wurzeln anderer *Rauvolfia*-Arten leicht brechbar, Bruch glatt; Außenschichten etwas längsfurchig, graubraun, Korkschicht weich, leicht abzuschaben; Rinde unter dem abgeschabten Kork etwas dunkler braun bis rötlichbraun, Rinde etwa 1/5 des gesamten Wurzelquerschnittes einnehmend, ältere Wurzelstücke oft mit abblätternder Rinde; Holzkörper am frischen Querschnitt weißlich-gelb.

Anatomie

Querschnitt: Kork mehrschichtig (Abb. 368 b), gebändert, d. h. alternierend Lagen aus schmaleren Zellen (3 bis 7 Zellreihen) und breiteren Zellen (1 bis 3 Zellreihen); Rindenparenchym dünnwandig, Zellen tangential gestreckt (Abb. 368 d); Phloem kollabiert und kaum erkennbar, Markstrahlen der sekundären Rinde mehrreihig, sich kaum vom Rindenparenchym abhebend; Rindengewebe Stärke führend; vereinzelte Zellen mit Ca-Oxalateinzelkristallen. Holzkörper (Abb. 368 a) aus verhältnismäßig kleinen, kurzgliedrigen Gefäßen, großzelligem und stark getüpfeltem Holzparenchym, Holzfasern und Markstrahlen, Gefäße sich wenig vom übrigen Holzgewebe abhebend, charakteristisch; Markstrahlen mehrreihig, meist 2- bis 4- (1- bis 5-)reihig; Markstrahlen und Holzparenchym Stärke führend. Stärkekörner der Rinde (Abb. 368 c) rundlich, z. T. zusammengesetzt, teilweise mit deutlichem Spalt, ca. 8 bis 12 µm (4 bis 40 µm); Stärkekörner des Holzes etwas größer.

Schnittdroge

Nicht handelsüblich

Pulver

Siehe Abbildung 368

a Holzfragmente im Querschnitt mit Gefäßen, Holzparenchym und Holzfasern
b Korkfragmente im Querschnitt, auch in Schrägaufsicht (nicht dargestellt)
c Im Wasserpräparat rundliche Stärke, teilweise mit Spalt; zahlreich, wenig charakteristisch
d Fragmente des zartwandigen Rindenparenchyms, vereinzelt mit großen Ca-Oxalateinzelkristallen

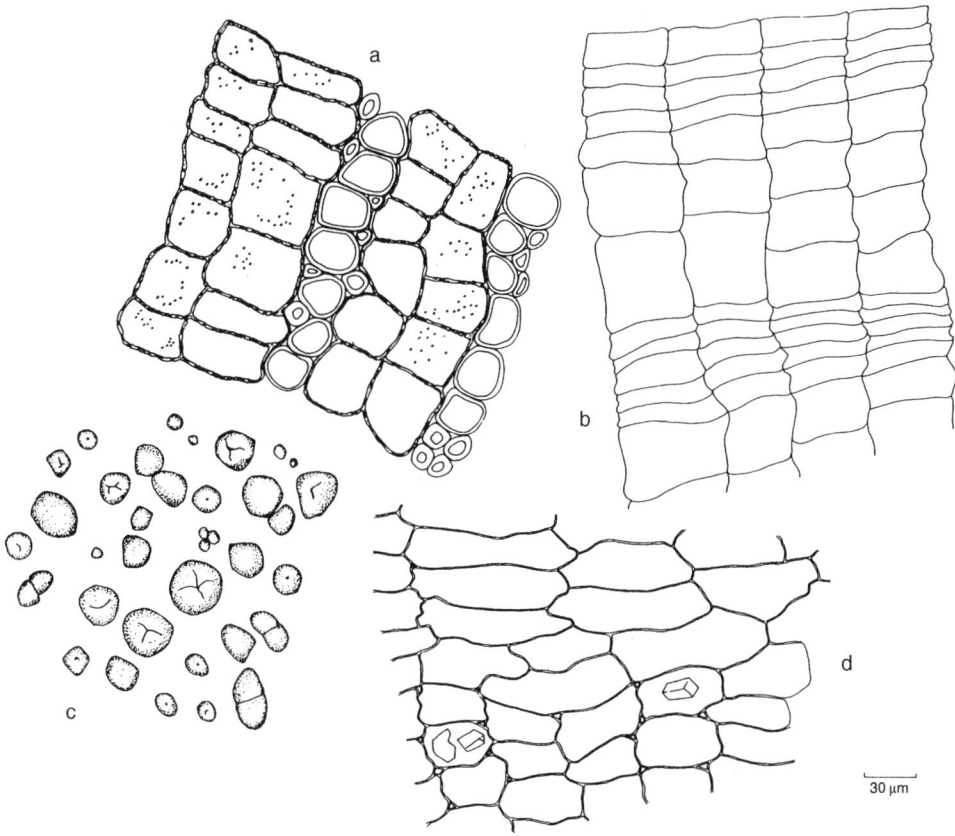

Abb. 368   Rauwolfiae radix – Rauwolfiawurzel – Pulver. Erläuterungen siehe Text. ACH

Verfälschungen/Verwechslungen

Rauwolfiawurzel indischer Herkunft soll gelegentlich durch Wurzeln von *Withania somnifera* DUN. (Solanaceae) verunreinigt sein. Mikroskopische Unterscheidung: Korkschicht der Withaniawurzel aus nur 2 bis 6 Zelllagen bestehend, Kristalle fehlend; parenchymatisches Gewebe mit dunklen Einschlüssen (Kristallsandzellen); Holzteil von *R. serpentina* deutlich durch ein Kambium von der Rinde getrennt und strahlig gebaut, bei Withaniawurzel die Gefäße im parenchymatischen Gewebe verstreut liegend.

Inhaltsstoffe und Anwendung

Inhaltsstoffe: Alkaloide (1 bis 2 % Gesamtalkaloide, vor allem Indolalkaloide wie Reserpin, Rescinnamin, Ajmalin, Yohimbin, Serpentin u. a.)
DAB: mindestens 1,0 % Alkaloide, berechnet als Reserpin

Anwendungsgebiete: Kommission E: Leichte, essentielle Hypertonie (Grenzwert-
hypertonie), besonders bei erhöhtem Sympatikotonus mit z. B. Sinustachykardie,
Angst und Spannungszuständen und psychomotorischer Unruhe, sofern diätetische
Maßnahmen allein nicht ausreichen.

Hinweis: Vorsichtig lagern

Anhang

Wurzeln anderer *Rauvolfia*-Arten, die ebenfalls medizinisch verwendet werden, sind
z. B. solche von *R. canescens* L., syn. *R. tetraphylla* L., einem 4 m hohen Strauch aus
Mittel- und Südamerika oder von *R. vomitoria* AFZEL., einem Baum aus dem tropischen Afrika. Unterscheidung nach folgendem Bestimmungsschlüssel (Esdorn und
Schmitz 1956):

	Rauvolfia serpentina	Rauvolfia canescens	Rauvolfia vomitoria
Makroskopisch Form	Zylindrisch oder schwach spitz zulaufend, häufig gewunden	Zylindrisch, nur selten spitz zulaufend, nur teilweise schwach gewunden	Zylindrisch, z. T. schwach gebogen, mitunter verzweigt
Durchschn. Länge	4 bis 10 (12) cm	Bis 6 cm	Bis 14 cm und mehr
Durchschn. Durchmesser	2 bis 17 (22) mm	1 bis 36 mm	1 bis 37 mm
Farbe	Graubraun, Holz: frische Schnittfläche weißlich-gelb, später alle Bruchflächen graubraun	Dunkelgraubraun bis braun, Holz: weißlich-gelb mit Stich ins Ockerfarbene, im ganzen heller als *R. serpentina*	Graubraun, Holz: frische Schnittfläche weißlich-gelb, später an Bruchflächen häufig graubraun
Kork	Weich	Härter als *R. serpentina* und *R. vomitoria*	Weich
Rinde	Im Durchschnitt 1/5 des Querschnitts	Im Durchschnitt häufig nur 1/10 des Querschnitts	Im Durchschnitt häufig nur 1/10 des Querschnitts
Holz	Schwach konzentrisch geschichtet, z. T. strahlig	Konzentrisch geschichtet, z. T. strahlig	Konzentrisch geschichtet, z. T. mit deutlichen Poren
Bruch	Gut brechbar, glatt	Kaum brechbar	Dickere Stücke kaum brechbar
Beschaffenheit	Sich samtartig anfühlend, stäubt	Sich nicht samtartig anfühlend, stäubt kaum	Sich samtartig anfühlend, stäubt

	Rauvolfia serpentina	Rauvolfia canescens	Rauvolfia vomitoria
Mikroskopisch			
Kork	Geschichtet; 1 bis 5 Lagen schmaler Zellen abwechselnd mit 1 bis 2 Reihen größerer Zellen	Nicht geschichtet; bis 45 Reihen tangentialer Zellen, unterbrochen von radialen Reihen isodiametrischer Zellen	Geschichtet; bis 6 Bänder von 5 bis 50 Reihen großer Korkzellen, abwechselnd mit 4 (6) Reihen kleiner Zellen
Rinde:			
Stärke	+	+	+
Kristalle	+	+ (reichlich)	+
Milchröhren	(+)	+	+
Sklereiden	Nicht vorhanden	Steinzellen und Fasern bis 759 (800) µm nebst Zwischenformen	Steinzellen und Fasern nebst Zwischenformen
Holz:			
Tracheen	Klein und zahlreich, Durchmesser bis 48 (57) µm	Zahlreich, rundlich bis oval, 52 bis 75 bis 100 µm x 44 bis 65 bis 92 µm	Sehr groß, rundlich bis oval 36 bis 83 bis 130 µm x 44 bis 90 bis 132 µm
Holzparenchym	Selten	In einreihigen Radialreihen	Reichlich
Holzfasern	Reichlich, bis 774 µm	Bis 1500 µm	Bis 900 µm
Markstrahlen	2- bis 4- (1- bis 5-)reihig, heterogen, bis 0,75 mm (im Mittel 0,47 mm) hoch u. 2 oder 3 (4) Zellen breit	2- oder 3- (1- bis 5-)reihig, heterogen, mit deutlichen Scheidenzellen, sehr hoch, bis 1,25 mm (im Mittel 0,86 mm) hoch und 4 bis 7 Zellen breit	2- oder 3- (1- bis 4-)reihig, heterogen, bis 0,68 mm (im Mittel 0,43 mm) hoch und 2 bis 4 Zellen breit
Stärke	Einfach und zusammengesetzt, 4 bis 6 µm groß, z. T. mit deutlichem Spalt, zahlreicher als bei *R. canescens* und *R. vomitoria*	Einfach und zusammengesetzt,(4) 6 bis 9 bis 14 (26) µm, z. T. mit deutlichem Spalt	Meist einfach, 8 bis 20 bis 26 (38) µm, z. T. mit deutlichem Spalt, nicht sehr zahlreich
Kristalle	Einzelkristalle von wechselnder Größe und Form, teilweise in Gruppen zusammen liegend, relativ nicht sehr häufig	Einzelkristalle von wechselnder Größe und Form, z. T. in Reihen liegend, Größe bis 50 µm im ∅ sehr zahlreich	Einzelkristalle von wechselnder Größe und Form, z. T. in Reihen liegend, Größe bis 40 µm im ∅ zahlreich

Rhamni cathartici fructus – Kreuzdornbeeren

Synonyme: Fructus Rhamni catharticae

Sonstige Bezeichnungen: dt.: Purgierbeeren, Wegdornbeeren, Amselbeeren, engl.: (Common) buckthorn fruit, buckthorn berry, franz.: Fruit de nerprun purgatif, nerprun, ital.: Frutto di spincervino, spino quercino frutto, span.: Fruto de espino cerval

Stammpflanze: *Rhamnus catharticus* L. (Kreuzdorn); Rhamnaceae
Habitus: bis 3 m hoher Baum

Herkunft: Sammlung aus Wildbeständen; Hauptlieferländer sind Russland und Polen

Arzneibücher: DAB: Die ganzen, reifen, getrockneten Früchte

Ganzdroge

Geruch: geruchlos

Geschmack: zuerst süßlich, dann bitter und etwas scharf; beim Kauen färbt sich der Speichel gelb

Morphologie

Kugelige, glänzend schwarze Steinfrüchte mit runzeliger Oberfläche, 5 bis 8 mm im Durchmesser, Basis schwach zusammengezogen, Scheitel leicht abgeflacht, zuweilen am Grunde mit Kelchrest und kurzem Stiel; nur bei noch unreifen Früchten sind die 4 Fruchtfächer durch zwei sich am Scheitel rechtwinkelig kreuzende Furchen kenntlich (Name!); pro Frucht ein bis vier Steinkerne, pro Fruchtfach je ein Steinkern, jedoch teilweise unvollkommen entwickelt; Samen hartschalig, schwarzbraun, kantig, auf der Rückenseite gefurcht, ca. 5 mm lang.

Anatomie

Lupe, Querschnitt: Siehe Abb. 369; unter einer derben Außenhülle eine fleischige Schicht, die vier Fruchtfächer einschließend; Fruchtfächer selbst nach außen durch eine Steinschale (Hartschicht) begrenzt, je einen ausgebildeten oder reduzierten Samen enthaltend.

Mikroskop: Siehe Abb. 370; **Perikarp** mit dickwandiger Epidermis und einer mehrschichtigen Lage von Kollenchymzellen, von denen einige Ca-Oxalatdrusen enthalten; in der Aufsicht Epidermis mit Spaltöffnungen; diese oft zu zweit beieinander liegend; Zellen des fleischigen **Mesokarps** zartwandig, ebenfalls vereinzelt mit Ca-Oxalatdrusen; im Mesokarp Leitbündel und unterschiedlich große rundliche oder sackförmige Exkretzellen, teilweise in Gruppen angeordnet; ihr brauner Inhalt färbt sich mit Eisen(III)-chlorid-Lösung schwarzbraun; **Endokarp** hart (Hartschicht), äußerste Schicht aus kleinen Zellen mit je einem Ca-Oxalateinzelkristall, darauf folgend 1 bis 3 Lagen von Steinzellen und mehrere Lagen tangential gestreckter, spitz zulaufender Sklerenchymfasern; innere Schicht des Perikarps aus großen Zellen mit gelbbraunem bis violettbraunem Inhalt (Anthracenderivate, mit Ammoniakdampf rot). Äußere Epidermis der **Samenschale** aus stark gekrümmten Steinzellen, innerhalb der Samen-

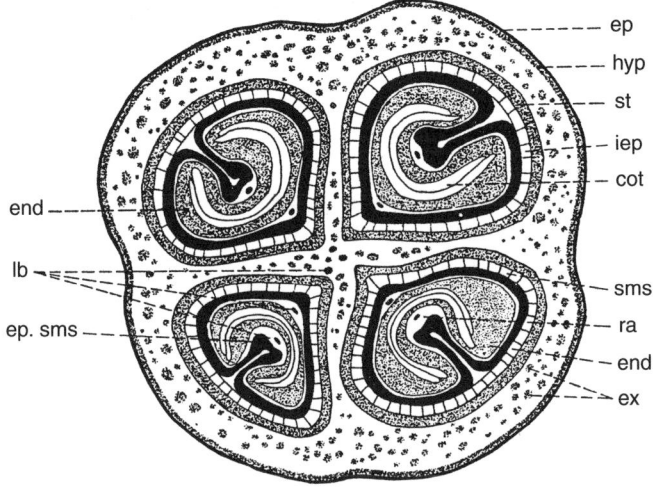

ep
hyp
st
iep
cot

end

lb

ep. sms

sms
ra
end
ex

Abb. 369 *Rhamnus catharticus* L. Frucht im Querschnitt; Lupenbild schematisch. ep Epidermis, hyp Hypoderm, st Steinzellschicht, iep Endokarp, cot Kotyledonen, sms Samenschale, ra Raphe, end Endosperm, ex Exkretzellen, lb Leitbündel. Vergr. ca. 10 x. Aus Karsten, Weber, Stahl

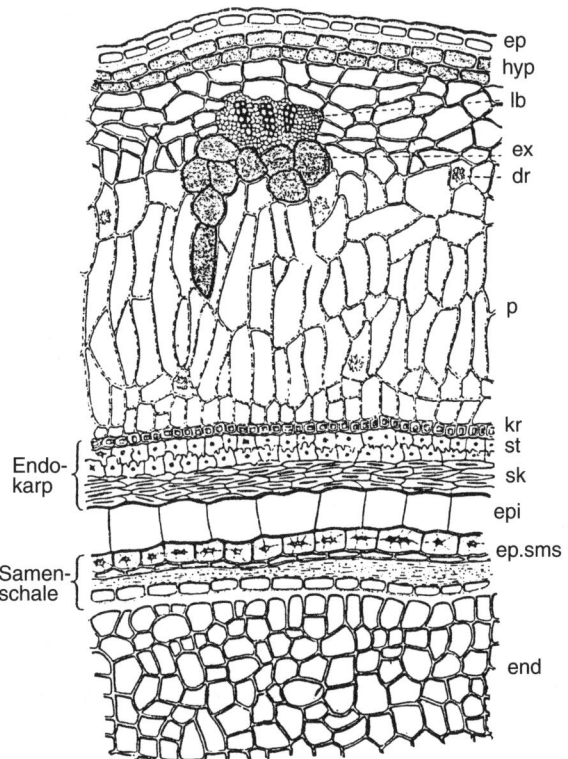

ep
hyp
lb

ex
dr

p

kr
st
sk

epi

ep.sms

end

Endokarp

Samenschale

Abb. 370 *Rhamnus catharticus* L. Frucht im Querschnitt. ep Epidermis, hyp Hypoderm, lb Leitbündel, ex Exkretzellen, dr Ca-Oxalatdrusen, p Parenchym, kr Zellschicht mit Ca-Oxalatkristallen, sk Sklerenchymfaserschicht, st Steinzellen, epi Endokarp, ep.sms Epidermis der Samenschale, end Endosperm. Vergr. ca 150 x. Aus Karsten, Weber, Stahl; Esdorn

furche mehrschichtig; darunter einige Lagen kollabierter Zellen; innere Epidermis aus länglichen, deutlich getüpfelten gelblichen Zellen; **Endosperm** aus polygonalen, relativ dickwandigen Zellen mit Öltröpfchen und Aleuronkörnern.

Schnittdroge

Schwarze Fruchtfleischstückchen, mit daran anhaftenden z. T. schwarzbraunen, harten, kantigen Samen; kaum handelsüblich.

Pulver
Siehe Abbildung 371

a Bruchstücke des Perikarps, Kollenchym der Hypodermis in Aufsicht
b Bruchstücke des fleischigen Mesokarps mit aufgelagertem Leitbündel und Ca-Oxa-latdrusen
c Endokarpfragmente mit Kristallzellschicht in Aufsicht, Sklerenchymfaserschicht durchscheinend
d Bruchstücke der Sklerenchymfaserschicht in Aufsicht; zahlreich
e Bruchstücke der Samenschale, Steinzellschicht in Aufsicht, sehr formenreich; zahl-reich

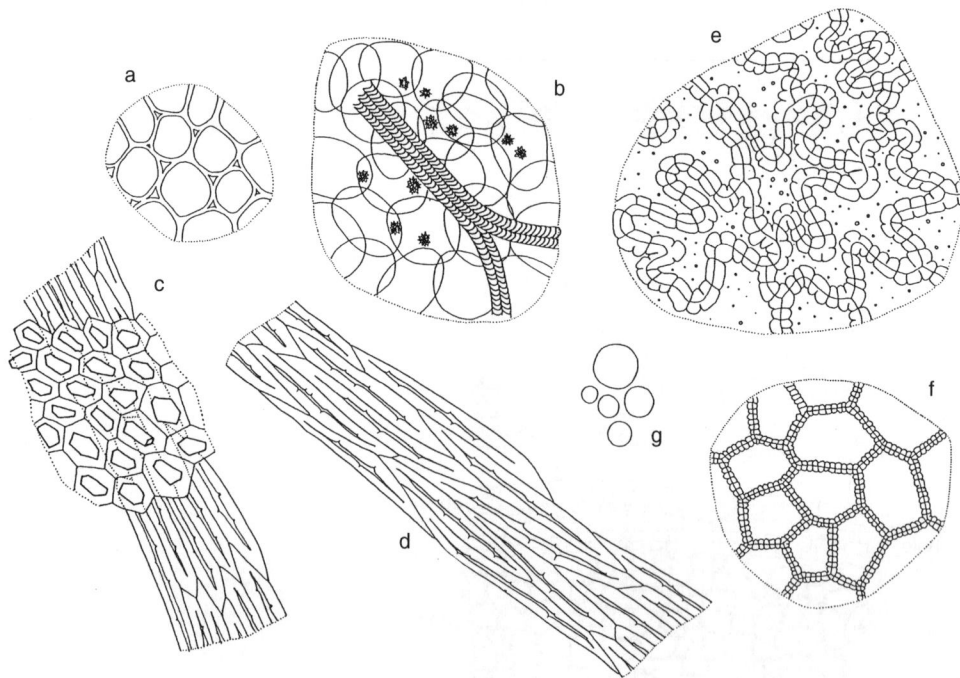

Abb. 371 Rhamni cathartici fructus – Kreuzdornbeeren – Pulver. Erläuterungen siehe Text. NH

f Bruchstücke der Samenschale, innere Epidermis in Aufsicht

g Öltröpfchen des Endosperms, frei liegend

Anmerkungen: Zahlreiche rotbraune Stücke des Exokarps schlecht durchleuchtet; vereinzelt Stärkekörner; nicht dargestellt.

Verfälschungen/Verwechslungen

Mit den Früchten des Faulbaums, *Rhamnus frangula* L. (ohne Exkretzellen, jedoch mit einzelnen, runden, großlumigen Exkretbehälter) und den Früchten *von Ligustrum vulgare* L. (Gemeiner Liguster).

Inhaltsstoffe und Anwendung

Inhaltsstoffe: Anthranoide (4 bis 7 %); Gerbstoffe (3 bis 4 %); Flavonoide (1 bis 1,8 %) DAB: mindestens 4,0 % Hydroxyanthracen-Derivate, berechnet als Glucofrangulin

Anwendungsgebiete: Kommission E: Obstipation.

Standardzulassung: Kreuzdornbeeren, Zul.-Nr. 1089.99.99

Rhamni purshianae cortex – Cascararinde

Synonyme: Cortex Rhamni purshiani, Cortex Cascarae sagradae, Cortex Rhamni americanae

Sonstige Bezeichnungen: dt.: Amerikanische Faulbaumrinde, Amerikanische Kreuzdornrinde, Sagradarinde, engl.: Sacred bark, cascara sagrada, chittem bark, franz.: Écorce de cascara, ital.: Corteccia di cascara, span.: Cáscara sagrada

Stammpflanze: *Rhamnus purshianus* DC., syn. *Frangula purshiana* (DC.) A. GRAY, (Amerikanischer Faulbaum); Rhamnaceae
Habitus: bis 18 m hoher Strauch oder Baum; Abb. 372

Herkunft: Aus Kulturen; Import aus den USA und Westkanada

Arzneibücher: Ph.Eur.: Die getrocknete ganze oder zerkleinerte Rinde

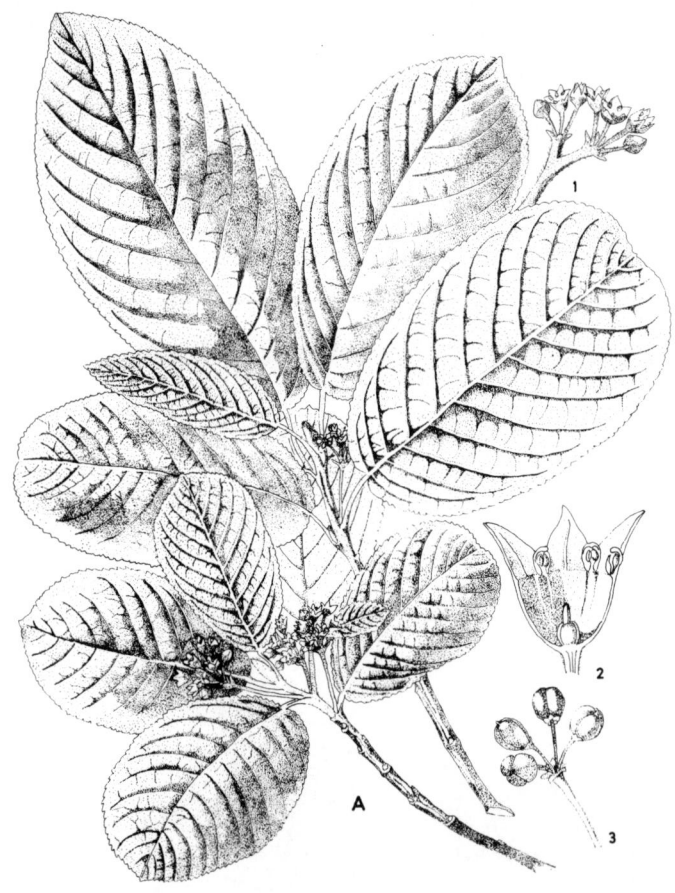

Abb. 372 *Rhamnus purshianus* DC. **A** blühender Zweig, 1 Blütenstand, 2 Blüte im Längsschnitt, 3 Fruchtstand. Nach Köhler; URW

Ganzdroge

Geruch: charakteristisch, aber wenig ausgeprägt

Geschmack: bitter, Brechreiz erregend. Beim Kauen wird der Speichel gelb gefärbt

Morphologie
Rinnen- bis röhrenförmige, bis 20 cm lange Rindenstücke, 1 bis 5 mm dick, außen grau bis graubraun, schwach glänzend, Lentizellen spärlicher als bei Faulbaumrinde (Frangulae cortex), nicht selten mit Flechten oder auch Moosen besetzt, Innenseite zart längsgestreift, gelbbraun bis dunkelbraun; Querbruch gelb, kurzfaserig. Bei abgelagerter Ware erhält man beim Betupfen der Innenseite mit Ammoniak-Lösung bzw. mit Alkali-Lauge Rotfärbung.

Anatomie
Querschnitt: Siehe Abb. 373; Aufbau im Wesentlichen dem von Faulbaumrinde (Frangulae cortex) ähnlich. Kork bräunlich, in dicken Lagen; darunter die primäre Rinde aus parenchymatischen Zellen, einzelne Zellen mit Ca-Oxalatdrusen; außerdem einge-

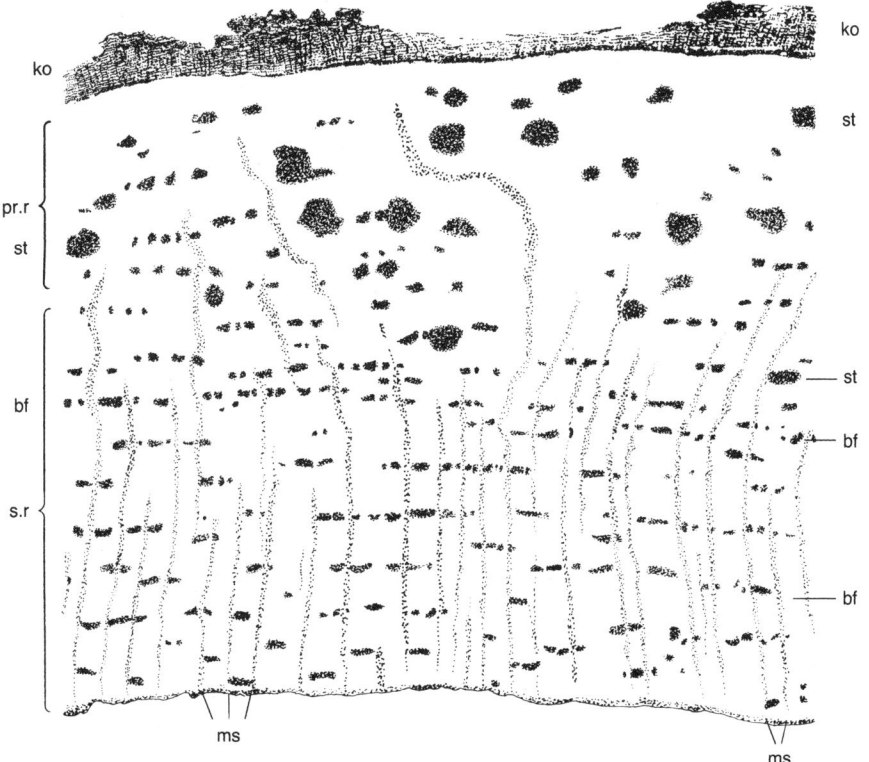

Abb. 373 *Rhamnus purshianus* DC. Rinde im Querschnitt; Lupenbild halbschematisch. ko Kork, pr.r primäre Rinde, st Steinzellnester, bf Bastfasern, s.r sekundäre Rinde, ms Markstrahlen. Schwach vergr. Nach Oltmanns in Karsten, Weber, Stahl; NIE

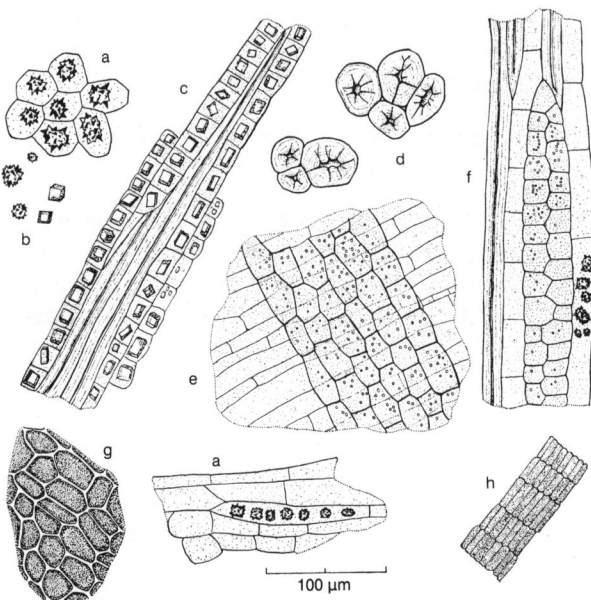

Abb. 374 Rhamni purshianae cortex – Amerikanische Faulbaumrinde – Pulver. Erläuterungen siehe Text. Aus Karsten, Weber, Stahl; nach Weber

streut Bündel von Bastfasern und unterschiedlich große Gruppen von Steinzellen („Steinzellnester", bei Faulbaumrinde fehlend), Steinzellen z. T. von Zellen mit Ca-Oxalateinzelkristallen begleitet; Stärke spärlich; in der sekundären Rinde Bastfaserbündel mit anliegenden Kristallkammerfasern, Markstrahlen häufig 3 bis 5 Zellen breit (bei Faulbaumrinde nur 1 oder 2 Zellen breit), Siebröhrengruppen mit Geleitzellen häufig deutlich hervortretend, Ca-Oxalatdrusen seltener als bei Faulbaumrinde; Exkretzellen mit bräunlichem Inhalt (bei Faulbaumrinde Schleimgänge).

Schnittdroge

Grau bis graubraune, gebogene Rindenstücke; mit 1 bis 5 mm dick und damit dicker als Faulbaumrinde, Lentizellen selten zu erkennen, dafür häufig Flechtenbesatz; innen hell- bis dunkelbraun, manchmal schwärzlich-rotbraun mit feinen Längsstreifen.

Pulver
Siehe Abbildung 374

a Parenchymfragmente mit Ca-Oxalatdrusen; zahlreich, wenig charakteristisch
b Ca-Oxalatdrusen und Ca-Oxalateinzelkristalle frei liegend, sehr zahlreich, wenig charakteristisch
c Bastfaserbündel in Aufsicht, Kristallzellreihen mit Ca-Oxalateinzelkristallen anliegend; sehr zahlreich, sehr charakteristisch
d Steinzellnester der primären Rinde, gelblich; zahlreich, charakteristisch

e Bruchstücke des Markstrahlgewebes im radialen Längsschnitt; sehr zahlreich, wenig charakteristisch

f Bruchstücke des Markstrahlgewebes im tangentialen Längsschnitt; zahlreich, wenig charakteristisch

g Rötliche Korkfragmente in Aufsicht; zahlreich

h Rötliche Korkfragmente im Querschnitt; zahlreich

Anmerkungen: Pulver dem von Faulbaumrinde recht ähnlich (siehe Frangulae cortex); Steinzellen und Steinzellnester für Cascararinde typisch. Im Wasserpräparat sind zuweilen Stärkekörner (bis 8 μm) aus dem Rindenparenchym zu finden; Pulverpräparat in Chloralhydrat-Lösung auffallend gelb.

Verfälschungen/Verwechslungen

Gelegentlich mit Rinden anderer *Rhamnus*-Arten, z. B. *R. alpinus* L. ssp. *fallax* (Alpenkreuzdorn) und *R. catharticus* L. (Kreuzdorn). Zusammenstellung der morphologischen und anatomischen Merkmale verschiedener *Rhamnus*-Arten und anderer als Verfälschung in Betracht kommenden Rinden bei W. Schier, 1979; siehe Literatur.

Inhaltsstoffe und Anwendung

Inhaltsstoffe: Anthranoide, davon 60 bis 70 % Cascaroside
Ph.Eur.: mindestens 8,0 % Hydroxyanthracen-Glykoside, von denen mindestens 60 % Cascaroside sind, jeweils berechnet als Cascarosid A

Anwendungsgebiete: Kommission E: Obstipation

Hinweis: Vor der Verwendung muss die Droge „gealtert" sein; künstliche Alterung durch Hitze oder mindestens 1 Jahr Lagerung zur Oxidation der Anthronglykoside zu Anthrachinonglykosiden.

Standardzulassung: Cascararinde, Zul.-Nr. 8699.99.99

Rhei radix – Rhabarberwurzel

Synonyme: Radix Rhei, Radix chinensis, Radix sinensis, Rhizoma Rhei

Sonstige Bezeichnungen: dt.: Barbarawurzel, engl.: Rhubarb root, franz.: Racine de rhubarbe, ital.: Radice di rabarbaro, span.: Raíz de ruibarbo

Stammpflanzen: *Rheum palmatum* L. (Medizinalrhabarber), *Rheum officinale* BAILL. (Südchinesischer Rhabarber), Hybriden der beiden Arten oder deren Mischung; Polygonaceae
Habitus: ausdauernde, bis 3 m hohe Stauden; Abb. 375

Abb. 375 *Rheum palmatum* L. **A** Pflanze (vor der vollen Entwicklung des Blütenstands), **B** fruchtender Spross, 1 Blüte im Längsschnitt, 2 Blüte, 3 Staubblatt, 4 Frucht im Längsschnitt, 5 Frucht. Nach Berg u. Schmidt; ACH

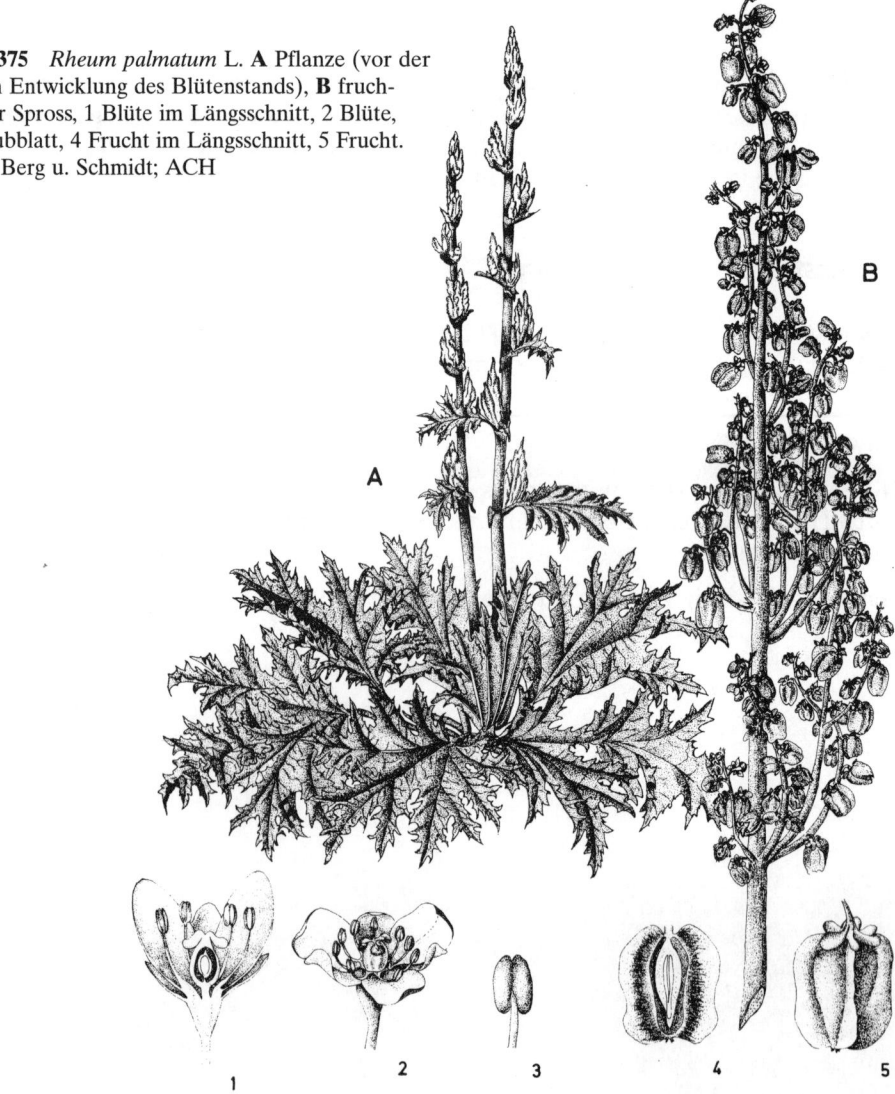

Herkunft: Import aus China, Indien und Pakistan

Arzneibücher: Ph.Eur.: Die getrockneten, ganzen oder geschnittenen, unterirdischen Teile; unterirdische Teile häufig geteilt; Droge vom Stängel und weitgehend von der Außenrinde mit den Wurzelfasern befreit

Ganzdroge

Geruch: charakteristisch aromatisch

Geschmack: etwas bitter und herb, den Speichel gelb färbend

Morphologie

Die kopfgroßen unterirdischen Organe, große Rüben mit dicken Nebenwurzeln, werden vor dem Trocknen in Stücke gespalten. Je nach Schnittrichtung kommen demnach ± zylindrische oder plankonvexe Drogenstücke in den Handel. Die von der Rübe stammenden Stücke gelblich, z. T. faustgroß, bis übers Kambium hinaus geschält, meist quer oder längs gespalten; beim Anschneiden oder Befeuchten orangerote Marmorierung charakteristischerweise deutlich hervortretend; Stücke der Haupt- und Seitenwurzeln etwa finger- bis daumendick, körnig bröckelnd, im Querschnitt orangerote Markstrahlen zeigend.

Anatomie

Lupe, Querschnitt: Siehe Abb. 376; Rübe mit bräunlichem Kork und schmaler parenchymatischer Rinde; ringförmige Zone mit Siebteil (außen), Kambium (Mitte) und Holzteil (innen), durchbrochen von radial angeordneten Markstrahlen; Mark mächtig (charakteristisch), von zahlreichen „markständigen" Leitbündeln durchzogen.

Mikroskop, Querschnitt: Rinde durch Schälung ± entfernt; vom Kambium nach innen liegend große Gefäße, Netz- bzw. Treppengefäße, mit unverholzten Wänden in radialer Anordnung; Gefäße von dünnwandigem Parenchym umgeben; zahlreiche Markstrahlen zwischen den Gefäßgruppen; Mark aus ± dünnwandigen, parenchymatischen Zellen, Stärke und sehr große Ca-Oxalatdrusen, 60 bis 200 μm, enthaltend; Stärke einfach oder aus 2 bis 4 Teilkörnern zusammengesetzt, Einzelkorn rundlich mit Kernspalte, meist 10 bis 20 μm, auch bis 35 μm groß. Sehr charakteristisch die markständigen

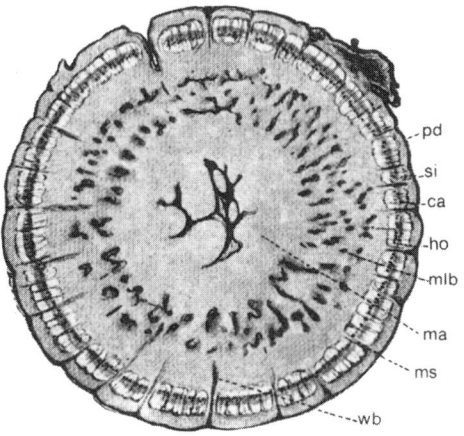

Abb. 376 *Rheum palmatum* L. jüngere Rübe im Querschnitt; Lupenbild. pd Periderm, si Siebteil, ca Kambium, ho Holzteil, mlb markständige Leitbündel, ma Mark, ms Markstrahlen, wb Wurzelbündel. Aus Karsten, Weber, Stahl; Oltmanns

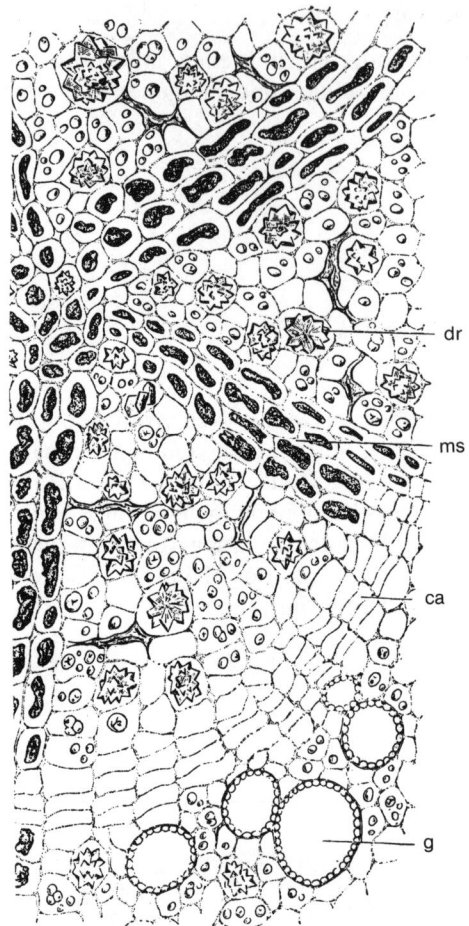

Abb. 377 *Rheum palmatum* L. Älteres markständiges Leitbündel der Rübe im Querschnitt, Ausschnitt. dr Ca-Oxalatdrusen, ms Markstrahlen (mit Farbstoff), ca Kambium, g Tracheen; außerdem zahlreiche stärkehaltige Zellen. Vergr. ca. 100 x. Aus Karsten, Weber, Stahl; Möller

Leitbündel („Masern"; Abb. 377); diese mit je einem Kambiumring, innerhalb des Kambiumringes Siebröhren sowie sternförmig verlaufende Markstrahlen; Parenchym mit Stärke und großen Drusen; der Gefäßteil mit sehr weitlumigen Gefäßen außerhalb des Kambiums liegend. Anatomischer Bau der Wurzel dem der Rübe ähnlich, großes Mark mit markständigen Leitbündeln jedoch fehlend.

Schnittdroge

Unregelmäßig würfelige, hell bis dunkelgelbliche, pulverig bestäubte, weiche Stücke mit typischer rötlicher Maserung auf hellem Grunde; Maserung besonders beim frischen Bruch auffallend.

Pulver
Siehe Abbildung 378

a Sehr große Ca-Oxalatdrusen und deren Bruchstücke; sehr zahlreich, sehr charakteristisch
b Im Wasserpräparat Stärke, einfach und zusammengesetzt, mit Kernspalte; zahlreich, wenig charakteristisch
c Bruchstücke sehr weitlumiger Netzgefäße, nicht verholzt (mit Phloroglucin-Salzsäure keine Rotfärbung!); zahlreich, charakteristisch
d Bruchstücke aus dem Parenchym, häufig mit Stärke

Anmerkungen: Das Chloralhydratpräparat ist durch die Anthrachinone gelborange gefärbt.

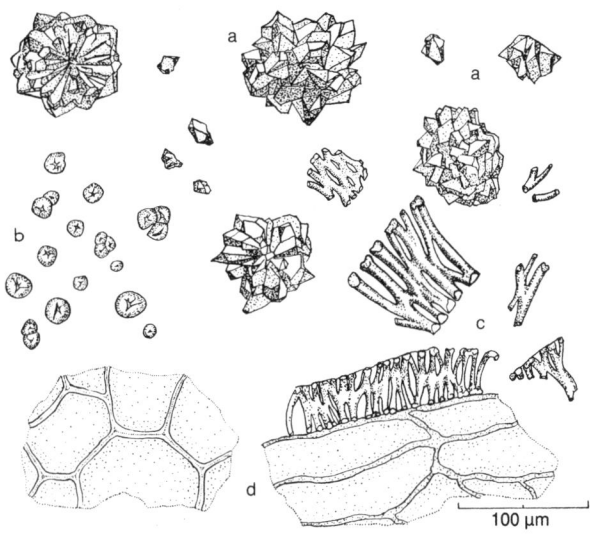

Abb. 378 Rhei radix – Rhabarber
– Pulver. Erläuterungen siehe Text.
Aus Karsten, Weber, Stahl; nach
Weber

Verfälschungen/Verwechslungen

Gelegentlich mit *Rheum rhabarbarum* L. (Gemüse-Rhabarber) und anderen *Rheum*-Arten. *R. rhaponticum* L. (Rhapontik-Rhabarber) erzeugt beim Ziehen über Filtrierpapier eine im UV-Licht 365 nm hellblau fluoreszierende Spur von Rhaponticin.

Inhaltsstoffe und Anwendung

Inhaltsstoffe: Anthranoide (3 bis 12 %); Gallotanningerbstoffe; Flavonoide (2 bis 3 %); Naphtholglykoside
Ph.Eur.: mindestens 2,2 % Hydroxyanthracen-Derivate, berechnet als Rhein

Anwendungsgebiete: Kommission E: Obstipation
Darüber hinaus werden alkoholische Auszüge als Stomachikum und bei Entzündungen des Zahnfleisches und der Mundschleimhaut verwendet.
Volkstümlich: Früher auch bei Leber- und Gallenerkrankungen.

Standardzulassung: Rhabarberwurzel, Zul.-Nr. 1189.99.99

Rhoeados flos – Klatschmohnblütenblätter

Synonyme: Flores Rhoeados, Flores Papaveris rhoeados

Sonstige Bezeichnungen: dt.: Feldmohn-, Feldrosenblütenblätter, engl.: Red poppy flower, corn poppy flower, franz.: Fleur de coquelicot, coquelicot, ital.: Rosolaccio fiori, papavero rosso fiori, span.: Pétalo de amapola

Stammpflanze: *Papaver rhoeas* L. (Klatschmohn); Papaveraceae
Habitus: einjährige, bis 80 cm hohe krautige Pflanze

Herkunft: Aus Wildvorkommen; Importe hauptsächlich aus Ost- und Südosteuropa, auch aus Marokko

Arzneibücher: DAC: Die zur Zeit der vollen Blüte gesammelten, getrockneten, ganzen oder geschnittenen Kronblätter

Ganzdroge

Geruch: geruchlos

Geschmack: schwach bitter, etwas schleimig

Morphologie
Schmutzig rot-violette, meist knäuelig zusammengefaltete Kronblätter, sich weich oder samtartig-filzig anfühlend, bis 6 cm lang, 4 bis 6 cm breit, breitoval, ganzrandig, feinhäutig und am Grund verschmälert und schwarzfleckig; Nervatur strahlenförmig von der Basis ausgehend das Kronblatt durchziehend, mit einem Bogen in stets gleichem Abstand vom Blattrand oben endend.

Anatomie
Siehe Abb. 379 a; Epidermis der Kronblätter im oberen Teil aus lang gestreckten welligen Zellen, im basalen Bereich kaum zellulär erkennbar, zarte Gefäße durchscheinend, zahlreiche anhaftende triporate Pollenkörner, 30 μm.

Schnittdroge

Schmutzig violette, stark geknitterte Kronblattbruchstücke, häufig übereinanderliegend und knäuelig eingerollt.

Pulver
Siehe Abbildung 379

a Bruchstücke der Kronblätter mit Epidermis in Aufsicht, anhaftende Pollenkörner
b Pollenkörner frei liegend

Verfälschungen/Verwechslungen

Kommen in der Praxis kaum vor; evtl. Verwechslungen mit Kronblättern von *Papaver dubium* L. (Saatmohn); diese etwas kleiner, 2,5 bis 3,5 cm breit, oder auch von *Papaver argemone* L. (Sandmohn), Kronblätter 1 bis 1,5 cm breit.

Inhaltsstoffe und Anwendung

Inhaltsstoffe: Anthocyanglykoside; Isochinolinalkaloide (bis 0,12 %); Schleimstoffe
DAC: keine Gehaltsanforderung

Anwendungsgebiete: Kommission E: Die therapeutische Anwendung wird wegen des fehlenden Wirksamkeitsnachweises nicht befürwortet.
Traditionell verwendet bei Erkrankungen und Beschwerden im Bereich der Atemwege, Schlafstörungen sowie als beruhigendes und schmerzstillendes Mittel.
Ansonsten Verwendung als Schönungsdroge in Teemischungen.

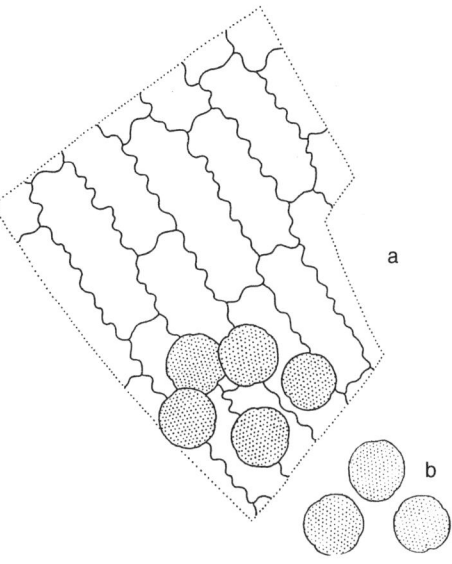

Abb. 379 Rhoeados flos – Klatschmohnblütenblätter – Pulver. Erläuterungen siehe Text. NH

Rosae pseudofructus – Hagebuttenschalen

Synonyme: Hagebuttenschalen: Pseudofructus Rosae, Fructus Cynosbati sine semine
Hagebutten: Fructus Cynosbati cum semine

Sonstige Bezeichnungen: Hagebutten: dt.: Hainbutten, Rosenbeeren, engl.: Rose hips, dog rose fruit, franz.: Cynorrhodon, ital.: Frutto della rosa canina, span.: Cinorrodon, escaramujo, pseudofruto de rosa. Hagebuttenschalen: engl.: rose hip peel, franz.: Cynorrhodon sans semences, ital.: Rosa canina coccole, cinorodo di Rosa canina, span.: cinorrodon sin núculas, escaramujo sin núculas, pseudofruto de rosa sin núculas

Stammpflanzen: Verschiedene Arten der Gattung *Rosa* L., insbesondere *R. canina* L. (Hundsrose) und *R. pendulina* L. (Alpenrose); Rosaceae
Habitus: bis 3 m hoher Strauch (*R. canina*), bis 2 m (*R. pendulina*); Abb. 380

Herkunft: Import aus Chile, Russland, Polen, Bulgarien, Rumänien, China, Ungarn und den Balkanländern.

Arzneibücher: Ph.Eur.: Die reifen, geöffneten, von Früchten und auf dem Blütenboden aufsitzenden Haaren weitgehend befreiten, ganzen oder geschnittenen, getrockneten Achsenbecher der Scheinfrucht; DAC: Hagebutten; die reifen oder getrockneten, ganzen oder zerkleinerten, aus Achsenbechern und Früchten bestehenden Scheinfrüchte

Ganzdroge

Geruch: schwach, fruchtig

Geschmack: süßlich-sauer

Morphologie
Hagebutten: Siehe Abb. 380 D; ca. 2 cm lange, 1,5 cm breite, kugelig bis ovale, hell- bis dunkelrötlich glänzende, fleischige Scheinfrüchte mit krugförmiger Öffnung und mit eingefallener runzliger Oberfläche; an der Basis gelegentlich Reste des Stieles, an der Öffnung Reste der Kelch- und Staubblätter; Innenseite stark behaart; im Inneren zahlreiche helle Nüsschen; diese 3 bis 6 mm lang und ca. 3 mm breit, 2- bis 5-kantig, spitzeiförmig, oben meist zugespitzt und an 2 oder mehren Seiten abgeplattet; außerdem zahlreiche Haare.

Anatomie
Achsenbecher, Querschnitt: Siehe Abb. 381; äußere Epidermis sehr derbwandig, in der Flächenansicht „gefenstert", d. h. durch dünne Wände „fensterartig" unterteilt; Außenschichten unter der Epidermis im Querschnitt dickwandig mit porzellanweißen Wänden. Hypodermis 1- bis 3-lagig aus schwach tangential gestreckten, derbwandigen Zellen, weiter nach innen in lockeres, derbwandiges Parenchym übergehend; Innenschichten aus relativ starkwandigem Parenchym; Zellen des Parenchyms ± deutliche, rötliche, stäbchenförmige Chromoplasten („Carotinkristalle") enthaltend; vereinzelte

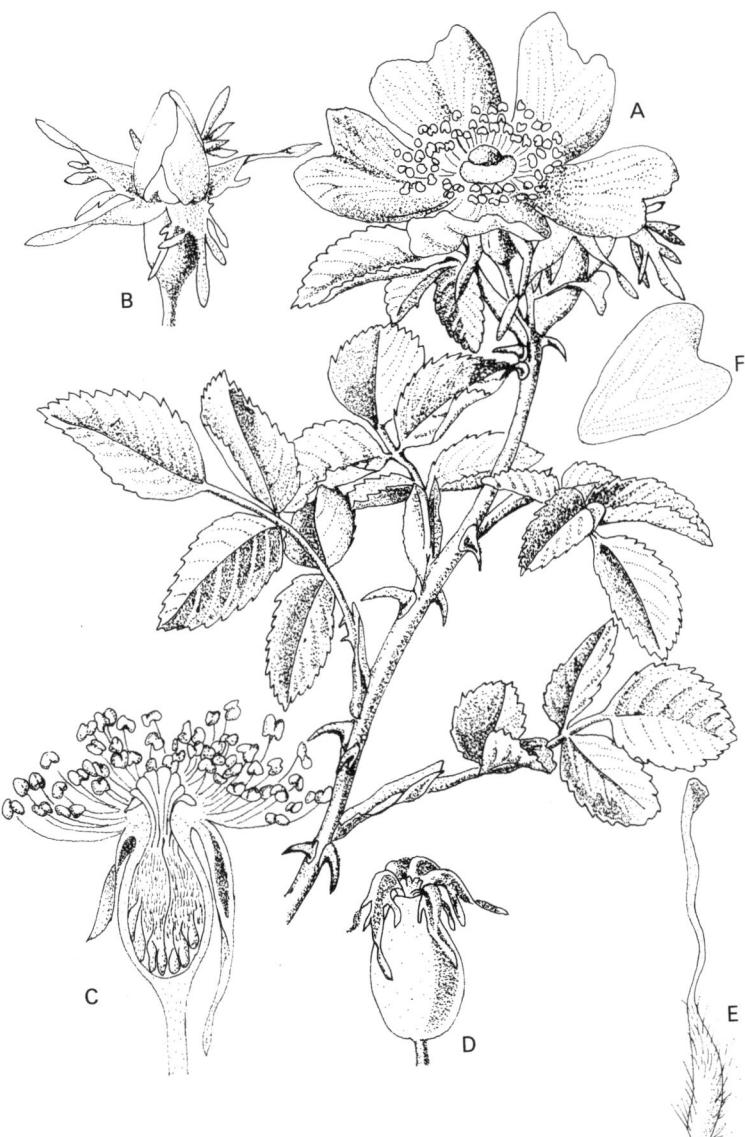

Abb. 380 *Rosa canina* L. **A** Sprossteil mit Blüte, **B** Knospe, **C** Achsenbecher ohne Kronblätter im Längsschnitt, **D** reifender Achsenbecher (Scheinfrucht), **E** reifendes Nüsschen mit Griffel und Narbe, **F** Kronblatt. Nach Schlechtendahl; BU

Zellen mit Ca-Oxalatdrusen oder auch mit Einzelkristallen; Leitbündel vorhanden; innere Epidermis derbwandig; Haarbasen steinzellartig getüpfelt; Haare 1 bis 3 mm lang, 1-zellig, sehr dickwandig, sich zur Basis und zur Spitze verjüngend, z. T. mit Trockenrissen (Abb. 383 c).

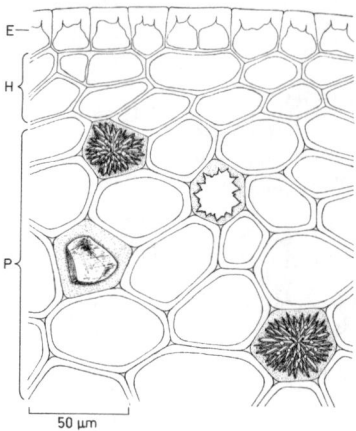

Abb. 381 *Rosa canina* L. Scheinfrucht: Querschnitt durch die äußeren Schichten. E Epidermis, H Hypoderm, P Parenchym mit Ca-Oxalatdrusen und Ca-Oxalateinzelkristallen. Sylla

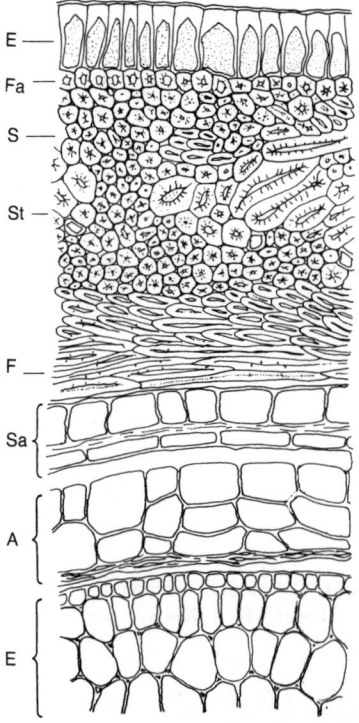

Abb. 382 *Rosa canina* L. Nüsschen im Querschnitt. E Epidermis, F u. Fa Faserschichten, S Stabzellen, St Steinzellen, Sa Samenschale, A Endosperm, E Embryo. Vergr. 200 x. Nach Brandt; BU

Nüsschen, Querschnitt: Siehe Abb. 382; Epidermis der **Fruchtwand** im Querschnitt aus radial gestreckten Zellen mit derber Außenwand; daran anschließend zunächst eine Schicht aus Fasern, sodann eine breite Schicht aus gestreckten, getüpfelten Steinzellen („Stabzellen"), meist in Längsrichtung der Frucht verlaufend; in dieses Sklerenchym eingelagert Nester von rundlichen, getüpfelten Steinzellen sowie einzelne dünnwandige Zellen mit Ca-Oxalatkristallen; Abschluss der Fruchtwand nach innen durch mehrere Lagen quer zur Längsrichtung der Frucht verlaufender Sklerenchymfasern; äußere Schicht der **Samenschale** aus großen polygonalen Zellen, darunter kollabierte braune Zellen; anschließend eine Schicht ausgeprägt langgestreckter, dünnwandiger Zellen; **Endosperm** aus wenigen Lagen von Zellen mit porzellanweißen Wänden, Protein enthaltend; Embryogewebe aus zarten, fettreichen Zellen; auf den Nüsschen wie auf der Innenseite des Achsenbechers zahlreiche lange, zugespitzte, derbwandige Haare (Abb. 383 c).

Schnittdroge

Hagebutten: Fragmente der hell- bis dunkelrötlich-braunen, glänzenden, fleischigen Achsenbecher infolge Trocknung leicht eingerollt; äußere Oberfläche runzelig oder grubig, innere Oberfläche z. T. behaart. Gelegentlich Fragmente mit anhängenden Resten der Kelchblätter oder des Stiels; außerdem harte, spitz-eiförmige, helle, behaarte „Kerne" (Nüsschen); Haare und Kerne müssen bei Ware gemäß Ph.Eur. weitgehend fehlen. Zum Entfernen der Haare und Kerne müssen die frischen Hagebutten aufgeschnitten oder in trockenem Zustand aufgebrochen werden. Insofern liegt diese Ware praktisch bereits als geschnittene Droge vor.

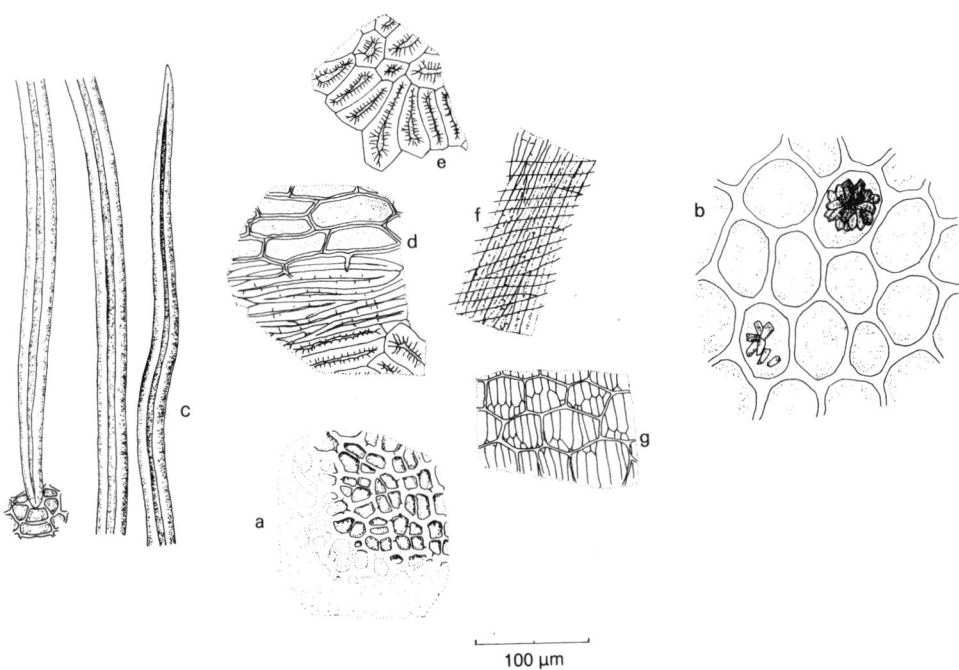

100 µm

Abb. 383   Rosae pseudofructus – Hagebutten – Pulver. Erläuterungen siehe Text. BU

Pulver

Siehe Abbildung 383

Hagebuttenschalen:
a Epidermis des Achsenbechers in Aufsicht mit z. T. „gefensterten" Zellen; charakteristisch
b Fragmente des derbwandigen Parenchyms des Achsenbechers mit Ca-Oxalatdrusen und Chromoplasten, vereinzelt auch Ca-Oxalateinzelkristalle; häufig
c Haare und Haarbruchstücke, zur Basis und Spitze sich verjüngend; je nach Drogenaufbereitung häufig oder weniger häufig; charakteristisch

Hagebutten:
a–c Siehe Hagebuttenschalen
d–f Sklerenchymatische Elemente der Fruchtwand in Aufsicht
g   Fragmente der Samenschale in Aufsicht; selten

Verfälschungen/Verwechslungen

Nicht bekannt.

Inhaltsstoffe und Anwendung

Inhaltsstoffe: L-Ascorbinsäure (*R. canina* 0,2 bis 1,2 %, *R. pendulina* 0,5 bis 2,0 %); Pektine; Zucker; Fruchtsäuren; Flavonoide; Anthocyane; Carotinoide.
Ph.Eur.: mindestens 0,3 % Ascorbinsäure; DAC: keine Gehaltsanforderung bei Hagebutten.

Anwendungsgebiete: Kommission E: Die therapeutische Anwendung wird wegen des fehlenden Wirksamkeitsnachweises nicht befürwortet.
Traditionell verwendet u. a. zur Vorbeugung und Behandlung von Erkältungskrankheiten und grippalen Infekten, zur Vorbeugung und Behandlung von Vitamin-C Mangelerkrankungen, zur Steigerung der Abwehrkräfte, bei Magensäuremangel.
Die Droge ist dem Lebensmittelbereich zuzuordnen und wird dort zur Herstellung von Marmeladen, als Geschmackskorrigens in Teemischungen und als Vitamin C -haltiges Nahrungsergänzungsmittel verwendet.

Rosmarini folium – Rosmarinblätter

Synonyme: Folia Rosmarini, Folia Anthos

Sonstige Bezeichnungen: dt.: Krankrautblätter, Kranzenkrautblätter, engl.: Rosemary leaf, franz.: Feuille de romarin, ital.: Foglia di rosmarino, ramerino; span.: Hoja de romero

Stammpflanze: *Rosmarinus officinalis* L. (Rosmarin); Lamiaceae
Habitus: immergrüner, duftender, bis zu 2 m hoher Kleinstrauch; Abb. 384

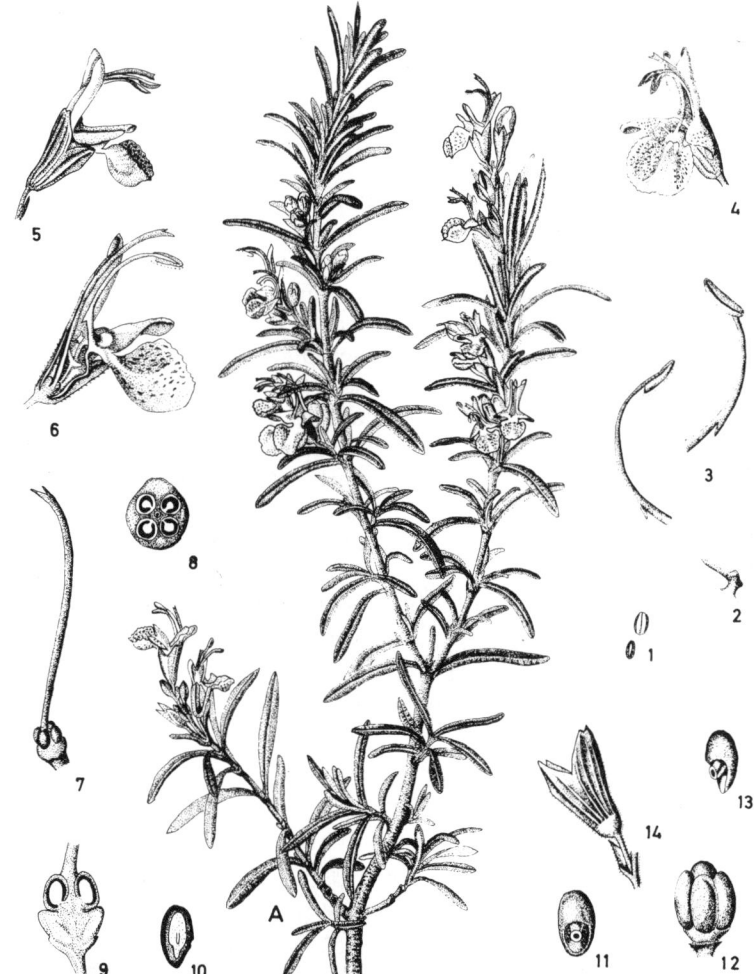

Abb. 384 *Rosmarinus officinalis* L. **A** blühender Zweig, 1 Pollen, 2 infertiles Staubblatt (Stamino-dium), 3 fertile Staubblätter, 4/5 Blüten, 6 Blüte im Längsschnitt, 7 Stempel, 8 Fruchtknoten im Quer-schnitt, 9 Fruchtknoten im Längsschnitt, 10 Nüsschen im Längsschnitt, 11 u. 13 Nüsschen, 12 Frucht-stand (Klausen), 14 Kelch. Nach Köhler; UW

Herkunft: Aus dem Anbau; Importe aus Spanien, Marokko, Tunesien und Südosteuropa

Arzneibücher: Ph.Eur.: Die getrockneten, ganzen oder geschnittenen Blätter

Ganzdroge

Geruch: schwach campherartig, würzig

Geschmack: bitter-aromatisch

Morphologie
Siehe Abb. 385; kurzgestielte, fast nadelförmige Blätter, bis 3,5 cm lang und ca 3 mm breit, Blattrand ganzrandig und umgerollt; Oberseite leicht gewölbt, glatt und graugrün, nur vereinzelt mit Haaren; Unterseite mit dichtem grauen Haarfilz; dieser durch den umgerollten Blattrand jedoch kaum sichtbar.

Anatomie
Querschnitt: Siehe Abb. 386; obere Epidermis der Blätter derbwandig mit starker Cuticula, ohne Spaltöffnungen und nur selten mit Haaren; unterhalb der Epidermis eine chlorophyllfreie Hypodermis (Wassergewebe); diese 1- oder 2-schichtig, durch tiefer ins Mesophyll reichende Gewebestreifen mit den Leitbündeln verbunden; Zellwände kollenchymatisch verdickt, grob getüpfelt. Palisadenschicht faltig, 1- bis 3-schichtig; Schwammparenchym locker; untere Epidermis kleinzellig mit leicht welligen Seitenwänden, Spaltöffnungen vorhanden. Blattunterseite dicht mit Haaren besetzt; hauptsächlich mehrzellige, verzweigte Haare („Etagenhaare") mit dünnen verholzten Wänden, außerdem kleine Drüsenhaare mit 1 oder 2 kurzen Stielzellen und kugeligem 1-zelligem Köpfchen und Lamiaceen-Drüsenschuppen.

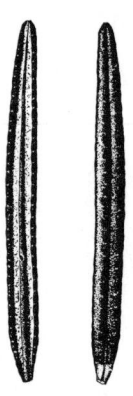

Abb. 385 *Rosmarinus officinalis* L. Blätter: links Blattunterseite, rechts Blattoberseite. Vergr. ca 2,5 x. Aus Karsten, Weber, Stahl; Stahl

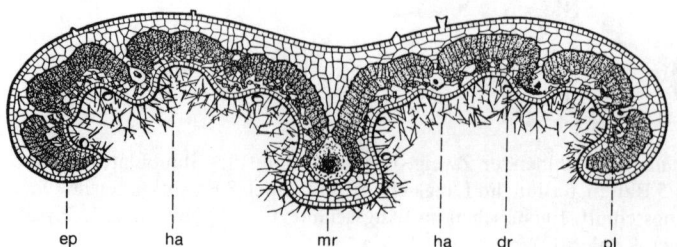

ep   ha   mr   ha   dr   pl

Abb. 386 *Rosmarinus officinalis* L. Blatt im Querschnitt. ep Epidermis, ha Haare, mr Mittelrippe, dr Drüsenschuppe, pl Palisadenparenchym. Vergr. ca 20 x. Aus Karsten, Weber, Stahl; nach Liebisch

Schnittdroge

Graugrüne Stücke der fast nadelförmigen, starren, brüchigen Blätter ohne Stiele; grauer Haarfilz der Blattunterseite durch den umgerollten Blattrand verdeckt.

Pulver

Siehe Abbildung 387

a Blattbruchstücke im Querschnitt mit „Wassergewebe" unterhalb der Epidermis
b Etagenhaare der Blattunterseite und deren Bruchstücke; charakteristisch
c Kleine Drüsenhaare, frei liegend oder auf Blattgewebe
d Lamiaceen-Drüsenschuppen frei liegend oder auf Blattgewebe

Verfälschungen/Verwechslungen

Kommen in der Praxis kaum vor.

Inhaltsstoffe und Anwendung

Inhaltsstoffe: Ätherisches Öl (1,0 bis 2,5 %, Hauptkomponenten 1,8-Cineol, Campher, α-Pinen); bittere Diterpenphenole; Lamiaceen-Gerbstoffe; Flavonoide; Triterpene
Ph.Eur.: mindestens 1,2 % ätherisches Öl

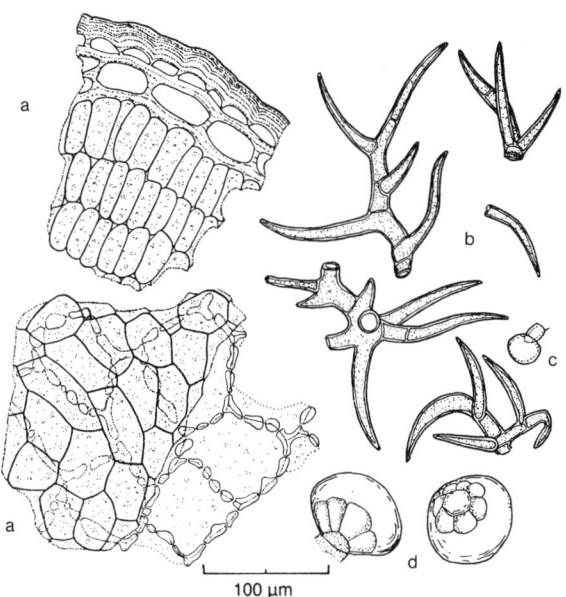

Abb. 387 Rosmarini folium – Rosmarin – Pulver. Erläuterungen siehe Text. Aus Karsten, Weber, Stahl; nach Weber

100 µm

Anwendungsgebiete: Kommission E: Innere Anwendung: dyspeptische Beschwerden; Äußere Anwendung: zur unterstützenden Therapie rheumatischer Erkrankungen; Kreislaufbeschwerden.

Volkstümlich: Auch zu Umschlägen bei schlecht heilenden Wunden, bei Ekzemen und als Insektenvertilgungsmittel.

Beliebtes Gewürz (besonders in Italien und Frankreich); Ingredienz der Likörindustrie.

Standardzulassung: Rosmarinblätter, Zul.-Nr. 1219.99.99

Rubi fruticosi folium – Brombeerblätter

Synonyme: Folia Rubi fruticosi

Sonstige Bezeichnungen: dt.: Kratzbeerlaub, engl.: Blackberry leaf, franz.: Feuille de ronce, ital.: Foglia di rovo, span.: Hoja de zarzamora

Stammpflanze: *Rubus fruticosus* L. s. l. (Brombeere); Rosaceae
Habitus: bis 3 m hoher Strauch mit wuchernden, stacheligen Sprossen; Abb. 388

Herkunft: Sammeldroge in Europa; Importe aus ost- und südosteuropäischen Ländern

Arzneibücher: DAC: Die während der Blütezeit gesammelten, getrockneten, ganzen oder geschnittenen Laubblätter

Ganzdroge

Geruch: schwach, leicht cumarinartig

Geschmack: leicht herb bis scharf zusammenziehend

Morphologie
3- bis 7-zählige, handförmig zusammengesetzte Blätter, Endblättchen länger gestielt als Seitenblätter, Blattabschnitte eiförmig bis 7 cm lang, gesägt, oberseits spärlich behaart, unterseits hellgrün bis filzig weißlich behaart; Stiele und Mittelnerv der Blattabschnitte unterseits mit zurückgebogenen Stacheln besetzt; Blattstiele bis 2 mm dick; Nebenblätter eiförmig bis lanzettlich oder fadenförmig; Form und Behaarung der Blätter stark variabel.

Anatomie
Flächenansicht: Obere Epidermis (Abb. 389 a) aus polygonalen Zellen mit schwach gewellten Seitenwänden, oberseits ohne Spaltöffnungen; vereinzelt, vor allem in der Nähe der Nerven, 1-zellige, sehr dickwandige Spießhaare mit grob getüpfelter Basis (bis zu 1100 µm) und mit schraubiger, sich kreuzender Streifung auf der Wand („Rosaceen-Haare"); durch die Epidermis große Ca-Oxalat-drusen des Palisadenparenchyms sicht-

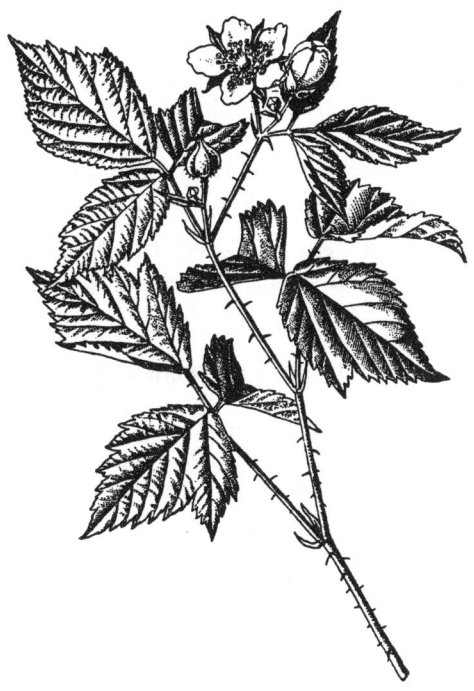

Abb. 388 *Rubus fruticosus* L. blühender Zweig. Aus Kaiser; Dunzinger

bar; untere Epidermis (Abb. 389 b) dicht behaart; unter der Behaarung die erhabenen Schließzellen der anomocytischen Spaltöffnungen nur schwer erkennbar; Haare: auf den Nerven wie auf der Oberseite gestaltete 1-zellige Büschelhaare; außerdem sowohl auf den Nerven als auch auf der Blattspreite 2- bis 7-strahlige Haarbüschel aus 1-zelligen, verschieden langen, dicken, meist unregelmäßig gebogenen Haaren (bis zu 390 µm, Abb. 389 c); auf den Nerven auch Drüsenhaare (70 µm) mit mehrzelligem Stiel und Köpfchen (Abb. 389 d). Stacheln aus derbwandigen, faser- oder stabzellartigen Zellen. **Querschnitt:** Blattbau bifazial mit einfacher, oft auch doppelreihiger Palisadenschicht aus schmalen Palisadenzellen, Schwammparenchym kleinzellig; im Palisadenparenchym große Ca-Oxalatdrusen (30 µm), ausgebildet als Oktaeder oder rosettenartige Drusen; diese auch in der Leitbündelscheide.

Schnittdroge

Dünne, faltige, unregelmäßige Blattstücke, auf der Oberseite dunkelgrün, auf der Unterseite etwas heller und behaart; dort Nervatur deutlich hervorspringend; Stücke des Blattrands ungleichmäßig gesägt; auf den Blattnerven und Stielen typische Stacheln.

Pulver

Siehe Abbildung 389

a Blattbruchstücke mit oberer Epidermis in Aufsicht, Ca-Oxalatdrusen des Palisadenparenchyms durchscheinend
b Blattbruchstücke mit unterer Epidermis in Aufsicht, Haare entfernt; anomocytische Spaltöffnungen und Haarbasen der Büschelhaare
c Büschelhaare der Blattunterseite; zahlreich
d Drüsenhaare; selten, charakteristisch

Anmerkungen: Außerdem Bruchstücke der Borstenhaare und faserige Bruchstücke aus den Blattstielen mit Festigungsgewebe in Aufsicht; nicht dargestellt.

Verfälschungen/Verwechslungen

Mit Blättern der Himbeere (*Rubus idaeus* L.); diese sind unterseits silbergrau-filzig behaart (peitschenförmig gewundene Haare); gelegentlich tauchen im Handel Chargen von Brombeerblättern auf, die von stachellosen Sorten („Amerikanische Brombeere") stammen.

Inhaltsstoffe und Anwendung

Inhaltsstoffe: Gerbstoffe (ca. 8 bis 14 %, überwiegend Gallotannine); Flavonoide; Pflanzensäuren; Triterpene
DAC: keine Gehaltsanforderung

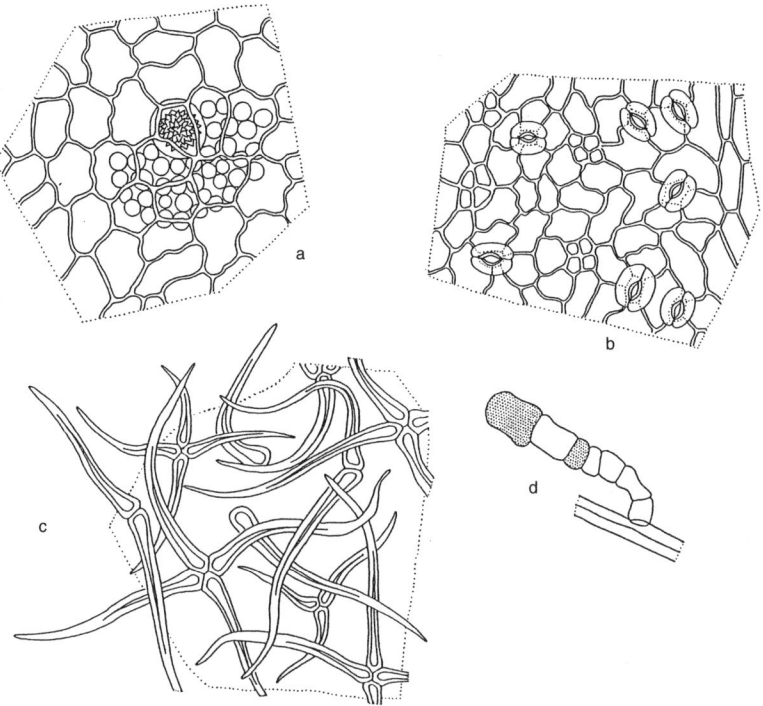

Abb. 389   Rubi fruticosi folium – Brombeerblätter – Pulver. Erläuterungen siehe Text. Nach Brandt; NH

Anwendungsgebiete: Kommission E: Unspezifische, akute Durchfallerkrankungen; leichte Entzündungen im Bereich der Mund- und Rachenschleimhaut.

Standardzulassung: Brombeerblätter, Zul.-Nr. 1449.99.99

Rubi idaei folium – Himbeerblätter

Synonyme: Folia oder Herba Rubi idaei

Sonstige Bezeichnungen: engl.: Raspberry leaf, franz.: Feuille de framboisier, ital.: Foglia di lampone, span.: Hoja de frambueso

Stammpflanze: *Rubus idaeus* L. (Himbeere); Rosaceae
Habitus: 1 bis 2 m hoher Strauch

Herkunft: Aus Wildvorkommen und Anbau in Mittel- und Osteuropa

Arzneibücher: DAC: Die im Frühjahr und Frühsommer gesammelten, getrockneten, ganzen oder geschnittenen Laubblätter

Ganzdroge

Geruch: geruchlos

Geschmack: etwas herb und leicht bitter, schwach adstringierend

Morphologie
Blätter 3- (bis 5-)zählig gefiedert, Mittelfieder gestielt, Seitenfiedern fast sitzend, Blattstiel und Mittelrippe unterseits stachelig, Blattgrund mit Nebenblättern; Fiedern breit eiförmig bis herzförmig, bis 5 cm lang, zugespitzt, am Rand gesägt, Blattoberseite schwach behaart, Blattunterseite weißfilzig; Nervatur unterseits deutlich; Blattstiele grün oder rötlich überlaufen.

Anatomie
Flächenansicht: Epidermiszellen der Blattoberseite (Abb. 390 a) derbwandig, fast geradwandig bis gewellt; vereinzelt, hauptsächlich auf den Nerven der Blattoberseite, 1-zellige, kurze und lang zugespitzte, dickwandige Deckhaare (Abb. 390 c) mit getüpfelter Basis, bis 500 μm, über der Basis häufig gekrümmt; Ca-Oxalatdrusen des Palisadenparenchyms durchscheinend; Blattunterseite von dichtem Filz aus „Peitschenhaaren" besetzt (Abb. 390 b); diese einzellig, zugespitzt, stark gewunden und ineinander verschlungen; erst nach Abschaben dieses Filzes Epidermis sichtbar; diese aus Zellen mit stark gewellten Wänden, zahlreiche anomocytische Stomata; unterseits ebenfalls einzelne Deckhaare, außerdem beidseitig selten Drüsenhaare (Abb. 390 d) mit 2-reihigem Stiel und mehrzelligem, großem Köpfchen.
Querschnitt: Blattbau bifazial mit 1- oder 2-schichtigem Palisadenparenchym, darin in Epidermisnähe rundliche Zellen mit Ca-Oxalatdrusen; Schwammparenchym mehrschichtig aus rundlichen oder kurzarmigen Zellen.

Schnittdroge

Dünne Blattstücke mit grau-grüner, fast unbehaarter Oberseite und weißfilzig behaarter Unterseite; Blattstücke mit ungleich gesägtem Blattrand; durch den dichten Filz Blattstücke klumpig aneinanderhaftend; auf den Blattnerven und Stielen kleine Stacheln (Lupe!).

Abb. 390   Rubi idaei
folium – Himbeer-
blätter – Pulver.
Erläuterungen siehe
Text. NH

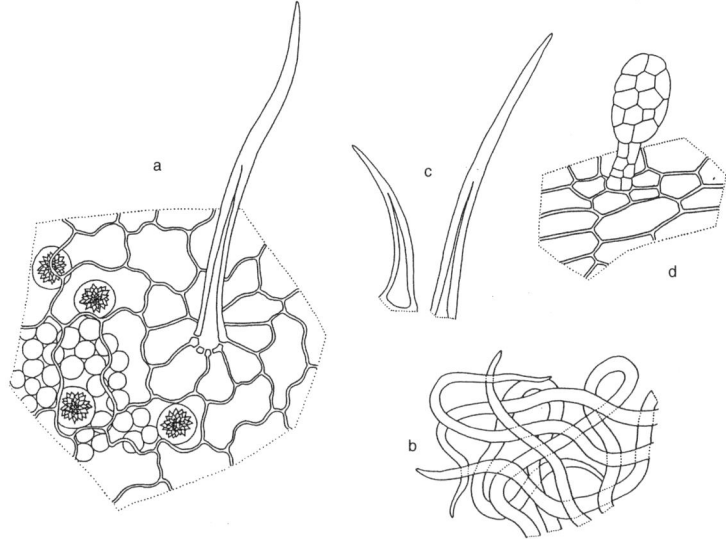

Pulver

Siehe Abbildung 390

a   Blattbruchstücke mit oberer Epidermis in Aufsicht; ohne Stomata, mit derbwandi-
    gen Deckhaaren verschiedener Länge und Ca-Oxalatdrusen durchscheinend
b   Blattbruchstücke mit Haarfilz von Peitschenhaaren der Blattunterseite in Aufsicht,
    Epidermis mit Stomata nicht sichtbar
c   Haarbruchstücke frei liegend
d   Drüsenhaare der Blattoberseite in Nervnähe

Anmerkungen: Außerdem viele isolierte Peitschenhaare verschlungen im Präparat;
eventuell Blattquerschnitte und faserige Fragmente der Blattstiele mit Leitgewebe in
Aufsicht; nicht dargestellt.

Verfälschungen/Verwechslungen

Gelegentlich Verwechslungen mit Brombeerblättern von *Rubus fruticosus* L., deren
Blattunterseite nicht weißfilzig behaart ist.

Inhaltsstoffe und Anwendung

Inhaltsstoffe: Gerbstoffe vom Gallus- und Ellagsäuretyp; Flavonoide; etwas Vitamin C
DAC: keine Gehaltsanforderung

Anwendungsgebiete: Kommission E: Die therapeutische Anwendung wird wegen des
fehlenden Wirksamkeitsnachweises nicht befürwortet.
Traditionell verwendet bei Erkrankungen und Beschwerden im Bereich des Magen-
Darm-Trakts, des Mund- und Rachenbereichs, ferner äußerlich bei Hautausschlägen
und Hautentzündungen. Auch zur „Blutreinigung".

Rutae herba – Rautenkraut

Synonyme: Herba Rutae

Sonstige Bezeichnungen: dt.: Gartenrautenkraut, Weinrautenkraut, engl.: Rue, herb of grace, franz.: Rue, ital.: Erba di ruta, span.: Sumidad de ruda

Stammpflanze: *Ruta graveolens* L. (Weinraute); Rutaceae
Habitus: kräftige, fast halbstrauchige Staude; Abb. 391

Herkunft: Weinraute wird in Frankreich und Spanien, in geringerem Maße auch in Italien und den nördlichen Balkanländern kultiviert. Anbau auch in Mitteldeutschland; Import aus Tschechien/Slowakei, aus Österreich, Italien und den Balkanländern.

Arzneibücher: DAC 1998: Die während der Blüte gesammelten krautigen Teile

Ganzdroge

Geruch: aromatisch, eigentümlich

Geschmack: ungenehm bitter

Morphologie

Stängel rund, 2 bis 4 mm dick, fein längsrinnig, hellgrün bis graugrün, mit feindrüsiger Punktierung (Lupe!), im Blütenbereich und am Grund Stängel verzweigt; Blattstellung wechselständig; **Blätter** unpaarig doppelt bis dreifach fiederteilig, 4 bis 11 (mitunter bis 15) cm lang, 3 bis 6 cm breit; Fiedern klein, bis ca. 1,2 cm lang, spatelförmig bis verkehrt-eiförmig, ganzrandig bis unregelmäßig schwach gekerbt, unbehaart, Blattoberseite satt (blau-)grün und runzelig, Unterseite heller grau-grün mit hervortretendem Mittelnerv, im durchfallenden Licht Blätter drüsig punktiert; Blattmaterial ist in getrocknetem Zustand meist stark geschrumpft; **Blüten** endständig in großen trugdoldenartigen Blütenständen; Endblüten 5-zählig, Seitenblüten 4-zählig, Kelchblätter sehr klein, eiförmig-lanzettlich, drüsig punktiert; Kronblätter goldgelb, 6 bis 7 mm lang, löffelförmig ausgehöhlt, am Rand ± gezähnelt, drüsig punktiert; Staubblätter in zwei Kreisen,

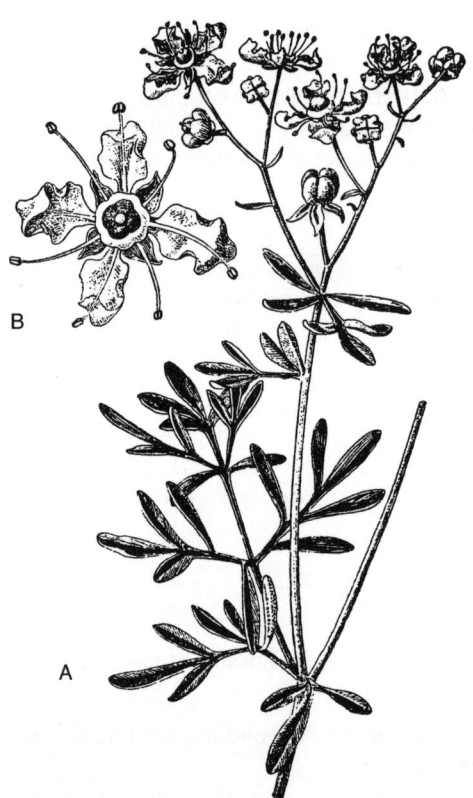

Abb. 391 *Ruta graveolens* L. **A** blühender Spross, **B** Einzelblüte. Aus Kaiser; Dunzinger

Filamente am Diskus inseriert; Fruchtknoten aus 4 oder 5 Fruchtblättern, Fruchtwand mit eingesenkten Drüsen.

Anatomie

Stängel, Querschnitt: Epidermis mit Spaltöffnungen, darunter Kollenchym; Rindenparenchym mit größeren Interzellularen, chlorophyllhaltig; im Rindenparenchym große, runde schizolysigene Exkretbehälter (Ölbehälter); in einzelnen Zellen Ca-Oxalatdrusen oder kleinkörnige Stärke; an der Grenze zur sekundären Rinde Gruppen weitlumiger Fasern; Xylem der Leitbündel aus Spiral-, Treppen- und Tüpfelgefäßen sowie Holzfasern und Holzparenchym; in den Markstrahlen kleinkörnige Stärke.

Blatt, Flächenansicht: Epidermis (Abb. 392 a) beidseitig aus gezackten bis welligen Epidermiszellen, große runde Exkretbehälter des Mesophylls hell durchscheinend; über den Ölbehältern abweichend vom Epidermismuster jeweils 4 „Deckelzellen" begrenzt durch Cuticularzähnelung; beidseitig anomocytische Stomata mit eingesenkten Schließzellen, auf der Blattunterseite zahlreicher, oberseits spärlich oder fehlend; **Querschnitt:** Siehe Abb. 392 c; Blattbau äquifazial mit oberseits 2-schichtigem und unterseits 1-schichtigem Palisadenparenchym, Palisaden der unterseitigen Schicht kürzer und deutlich weniger eng stehend; Schwammparenchym locker aus langarmigen Zellen; im Mesophyll häufig bis vereinzelt Ca-Oxalatdrusen, vor allem auch entlang der Nervatur; unterhalb der Epidermis große, runde schizolysigene Ölbehälter (Abb. 392 b) mit einem Kranz von Epithelzellen.

Blüte: Kelchblätter ähnlich den Laubblättern, im Mesophyll jedoch zahlreiche kleinere Ca-Oxalatdrusen; Kronblätter zart, Epidermis beidseitig papillös, vereinzelt dazwischen liegend kleine einzellige keulen- bis kegelförmige Haare (Abb. 392 d) ; in einigen Bereichen im Mesophyll Ca-Oxalatdrusen; im Mesophyll der Kelchblätter, Kronblätter und Fruchtblätter große Ölbehälter, in Aufsicht jeweils deutlich durchscheinend; Antherenwand und Fruchtwand mit kleinen Oxalatdrusen (Abb 392 f); Pollen (Abb. 392 e) rund, 30 bis 35 μm, mit drei Austrittstellen.

Schnittdroge

Zahlreiche runde hellgrüne, fein längsrinnige, drüsig punktierte Stängelabschnitte; hellgrüne Fragmente der Fiederblätter, auch kleinere Fiederteile, stark geschrumpft, längs nach unten eingerollt, ± spatelig, meist ganzrandig, Oberseite feinrunzelig, Unterseite drüsig punktiert; Fragmente der gelblichen, drüsig punktierten Blüten; braune Kapselfrüchte eher selten.

Pulver
Siehe Abbildung 392

a   Blattbruchstücke mit unterer Epidermis in Aufsicht; Spaltöffnungen mit eingesenkten Schließzellen, Ca-Oxalatdrusen des Mesophylls durchscheinend, „gedeckelter" Ölbehälter

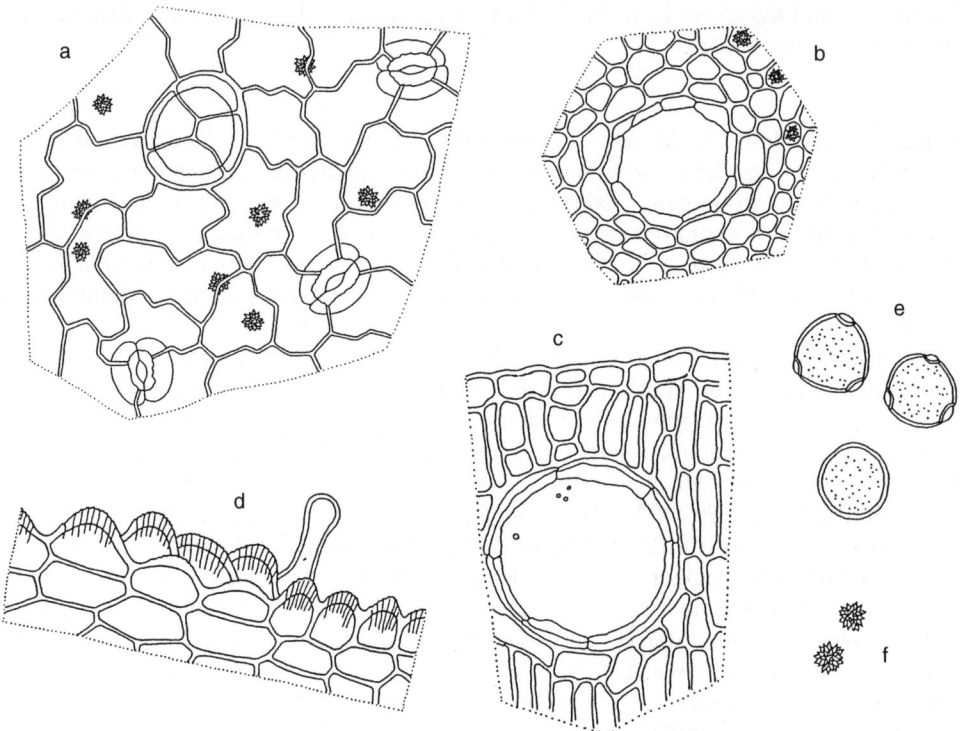

Abb. 392   Rutae herba – Rautenkraut – Pulver. Erläuterungen siehe Text. NH

b Blattbruchstücke mit Aufsicht auf das Palisadenparenchym mit Ölbehältern und Ca-Oxalatdrusen; Ölbehälter häufig auch angeschnitten
c Blattbruchstücke mit Palisadenparenchym in Queransicht mit Ölbehältern
d Bruchstücke der Kronblätter mit papillöser Epidermis in Seitenansicht; kleines keulenförmiges Haar, zarte Gewebe
e Triporate Pollenkörner
f Ca-Oxalatdrusen frei liegend

Anmerkungen: Pulver hellgrün; zahlreiche faserige Stängelbruchstücke mit Leitgewebe in Aufsicht und Bruchstücke des Leisten-Endotheciums in Aufsicht, nicht dargestellt.

Verfälschungen/Verwechslungen

Mit Blättern von *Artemisia dracunculus* L. (Estragon), Asteraceae, sowie Verwechslungen mit anderen *Ruta*-Arten.

Inhaltsstoffe und Anwendung

Inhaltsstoffe: Chinolinalkaloide; Cumarine; Flavonoide (Hauptflavonoid Rutosid, 2 bis 5 % in den Blättern); ätherisches Öl
Arzneibuch: DAC 1986; mindestens 0,5 % Flavonoide, berechnet als Hyperosid

Anwendungsgebiete: Kommission E: Die therapeutische Anwendung ist wegen des fehlenden Wirksamkeitsnachweises sowie wegen eines ungünstigen Nutzen-Risiko-Verhältnisses abzulehnen. Die beanspruchten Anwendungsgebiete sind vielfältig und reichen von dyspeptischen, rheumatischen und Kreislaufbeschwerden, Menstruationsstörungen bis hin zu Neuralgien und Durchblutungsstörungen.
Ansonsten zur Aromatisierung von Tresterschnäpsen, z. B. Grappa.

Salicis cortex – Weidenrinde

Synonyme: Cortex Salicis

Sonstige Bezeichnungen: dt.: Fieberweidenrinde, engl.: Willow bark, franz.: Écorce de saule, ital.: Corteccia di salice, span.: Corteza de sauce

Stammpflanzen: *Salix purpurea* L. (Purpurweide), *S. daphnoides* VILL. (Reifweide), *Salix fragilis* L. (Bruchweide) oder andere *Salix*-Arten; Salicaceae
Habitus: diözische Bäume oder Sträucher

Herkunft: Import aus den nördlichen Balkanländern

Arzneibücher: Ph.Eur.: Die im Frühjahr gesammelte, ganze oder geschnittene, getrocknete Rinde junger Zweige

Ganzdroge

Geruch: nahezu geruchlos

Geschmack: zusammenziehend, bitter

Morphologie
10 bis 15 cm lange Rindenstücke, 1 bis 2 cm breit und ca. 1 mm dick, band- oder röhrenförmig, biegsam und zäh; außen glatt, meist etwas glänzend, an Stellen von Kork längsrunzelig, z. T. längsrissig bräunlichgrau oder grünlichgelb; innen glatt und meist bräunlich bis braun, auch blassgelb oder fast weiß; Bruch grobfaserig.

Anatomie
Querschnitt, Lupe: Siehe Abb. 393; Rinde nach außen durch schmale Korkschicht abgeschlossen; darunter die primäre Rinde mit arttypisch angeordneten Bastfaser-

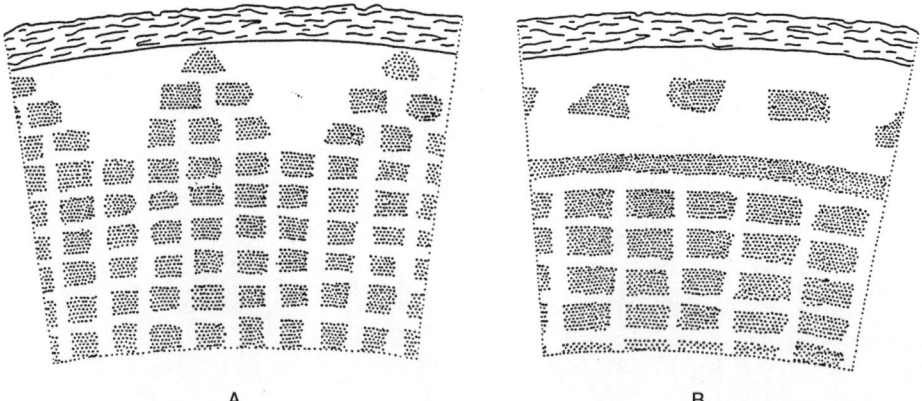

A   B

Abb. 393 *Salix* sp. Rinden im Querschnitt, Lupenbild schematisch: **A** *Salix fragilis* L., **B** *Salix pentandra* L. Aus Gilg; Gilg

bündeln durchsetzt; die sekundäre Rinde zeigt ein regelmäßiges Muster durch abwechselnde Schichten von Hartbast und Weichbast; schmale Markstrahlen.

Querschnitt, Mikroskop: Siehe Abb. 394 und 395; schmale Korkschicht aus nur 2 oder 3 Reihen tangential gestreckter, flacher Korkzellen, gebildet durch Teilung der Epidermis; nur die gelblichen, stark verdickten Tangentialwände erkennbar; Kork durch tangentiale Streckung oft aufgebrochen; darunter Periderm aus wenigen Lagen tangential gestreckter Zellen; Parenchym der primären Rinde aus rundlichen bis ovalen, derbwandigen Zellen mit grob getüpfelten, verholzten Zellwänden; bei Aufsicht auf die untere Zellwand diese häufig grob durchlöchert (Fensterzellen) erscheinend; zahlreiche stumpfkantige Ca-Oxalatdrusen; im Parenchym eingestreut Bastfaserbündel aus Fasern mit stark verdickten Zellwänden und kaum sichtbaren Lumen, 10 bis 20 µm breit, verholzt und teilweise Zellen mit Ca-Oxalateinzelkristallen (Kristallzellreihen) anliegend; sekundäre Rinde erkennbar am regelmäßigen Muster alternierender Bereiche von Hartbast aus Bastfaserbündeln und Weichbast aus großlumigen Siebröhren und flachzelligem Parenchym; Bastfaserbündel rechteckig, zwischen den Markstrahlen liegend, mit anliegenden Kristallzellen; Markstrahlen 1 Zellreihe breit, nicht dilatiert; im Markstrahl und Weichbast zahlreiche Drusen.

Längsschnitt, Mikroskop: Im tangentialen Längsschnitt die spindelförmigen Markstrahlen entweder zwischen langen Bastfasern mit aufliegenden Kristallzellreihen (Einzelkristalle) oder zwischen Parenchym aus axial gestreckten rechteckigen Zellen liegend, Markstrahl 1 Zellreihe breit und bis 15 Zellen hoch, bisweilen auch Siebröhren sichtbar; Kristallzellreihen in diesem Schnitt dominierend.

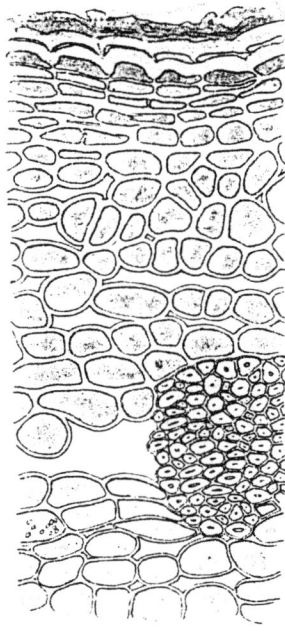

Abb. 394 *Salix* sp. Periderm und primäre Rinde im Querschnitt mit Bastfaserbündel. Aus Thoms, Brandt; Brandt

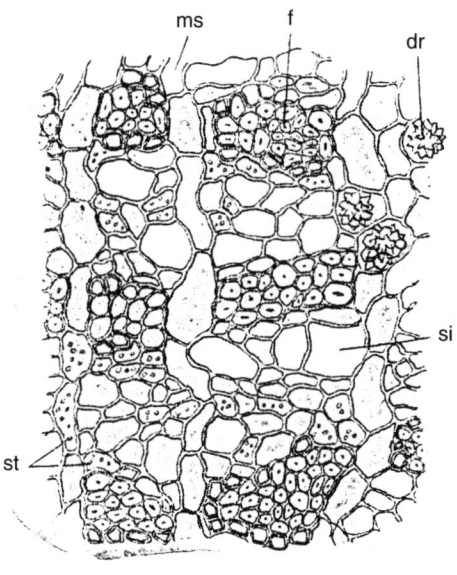

Abb. 395 *Salix* sp. Sekundäre Rinde im Querschnitt. ms Markstrahl, f Bastfasern, dr Ca-Oxalatdrusen, si Siebröhren, st Stärke. Vergr. 200 x. Aus Thoms, Brandt; Brandt

Anmerkung: verschiedene *Salix*-Arten zeigen leicht variierende Bilder, z. B. können in der Peripherie der primären Rinde auch Steinzellnester liegen.

Schnittdroge

Dünne, leicht gewölbte Rindenstücke, glänzend oder schwach gerunzelte Außenseite; ältere Rindenstücke stärker gefurcht; Innenseite längsstreifig; variabel, da verschiedene Stammpflanzen in Frage kommen.

Pulver

Siehe Abbildung 396

a   Bruchstücke des lockeren Rindenparenchyms mit Ca-Oxalatdrusen; zahlreich
b   Kork und Periderm mit anliegendem Rindenparenchym im Querschnitt
c   Bruchstücke der Bastfasern mit aufliegenden Kristallzellreihen
d   Ca-Oxalatdrusen frei; zahlreich

Anmerkungen: Stärke allenfalls spärlich vorhanden, kleinkörnig; Gerbstoffe mit Eisen(III)-chlorid schwarz; je nach *Salix*-Art eventuell auch Steinzellen.

Verfälschungen/Verwechslungen

Kommen in der Praxis nicht vor.

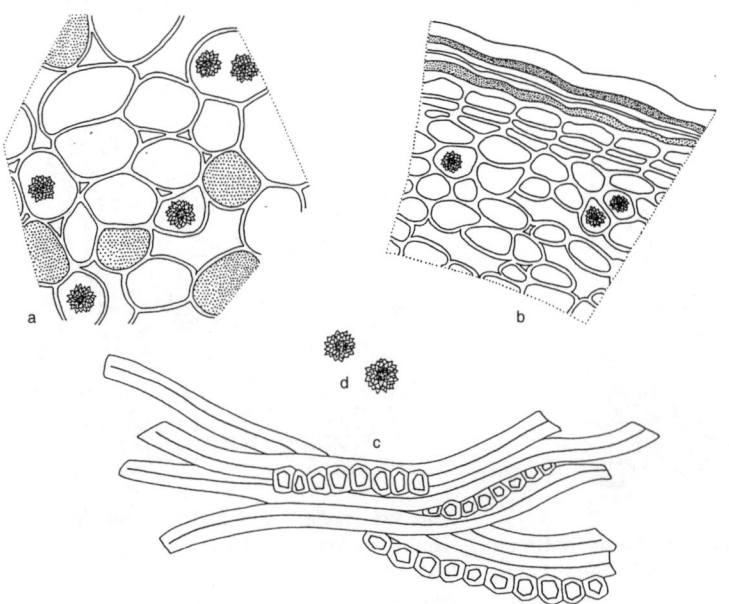

Abb. 396 Salicis cortex – Weidenrinde – Pulver. Erläuterungen siehe Text. NH

Inhaltsstoffe und Anwendung

Inhaltsstoffe: Salicylate (1,5 bis mehr als 11 %); phenolische Säuren; Flavonoide; Gerbstoffe
Ph.Eur.: mindestens 1,5 % Salicylderivate, berechnet als Salicin

Anwendungsgebiete: Kommission E: Fieberhafte Erkrankungen, rheumatische Beschwerden, Kopfschmerzen.

Salviae folium – Salbeiblätter

Synonyme: Folia Salviae, Herba Salviae

Sonstige Bezeichnungen: dt.: Königssalbei, Gartensalbei, engl.: (Garden) sage leaf, red sage leaf, franz.: Feuille de sauge officinale, ital.: Foglia di salvia, span.: Hoja de salvia

Stammpflanze: *Salvia officinalis* L. (Echter Salbei); Lamiaceae
Habitus: ausdauernder, bis 70 cm hoher Halbstrauch; Abb. 397

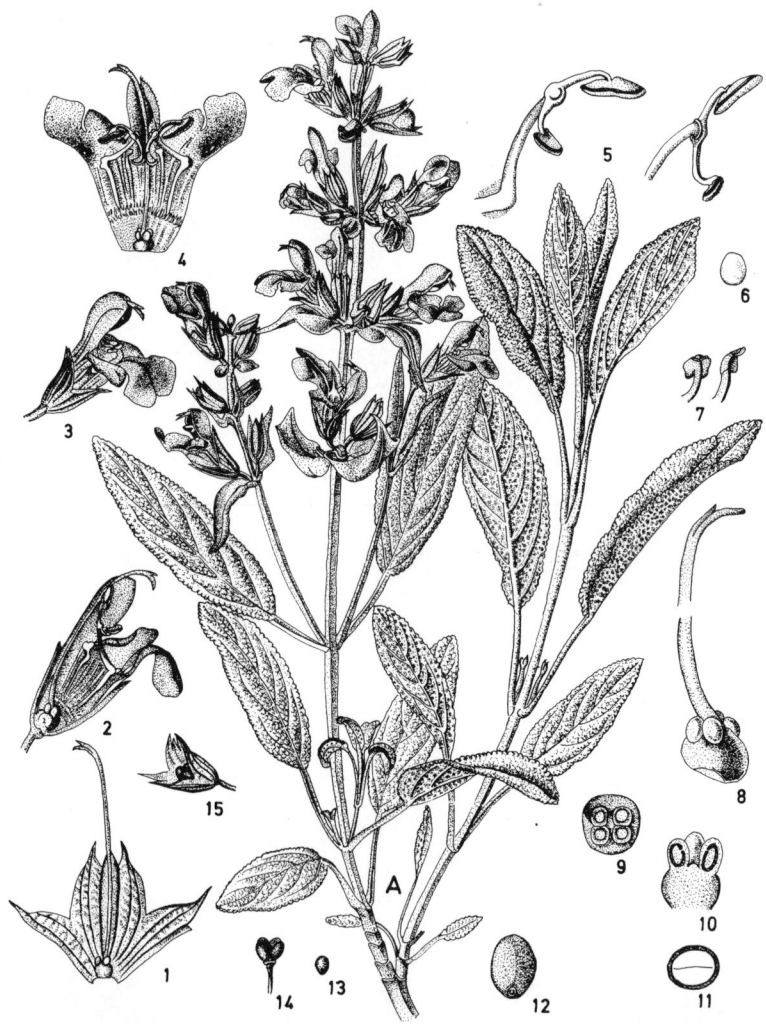

Abb. 397 *Salvia officinalis* L. **A** Teil des blühenden Sprosses, 1 Kelch aufgeschnitten mit Stempel, 2 Blüte im Längsschnitt, 3 Blüte, 4 Krone aufgeschnitten, 5 fertile Staubblätter, 6 Pollen, 7 infertile Staubblätter (Staminodien), 8 Stempel, 9 Fruchtknoten im Querschnitt, 10 Fruchtknoten, 11 Nüsschen im Querschnitt, 12 Nüsschen vergrößert, 13 Nüsschen, 14 Fruchtstand (Klausen), 15 Kelch. Nach Köhler; ACH

Herkunft: Import aus südosteuropäischen Ländern

Arzneibücher: Ph.Eur.: Die ganzen oder geschnittenen, getrockneten Laubblätter

Ganzdroge

Geruch: würzig

Geschmack: säuerlich würzig, schwach bitter

Morphologie

Siehe Abb. 398; Blätter länglich-eiförmig, bis 10 cm lang und bis 5 cm breit, Blattstiel 1 bis 5 cm lang, oberseits rinnig vertieft; Blattrand fein gekerbt bis ganzrandig, Nerven eingesenkt, Blattoberseite dadurch feinbuckelig; unterseits Nerven hervortretend, Blattunterseite dadurch feingrubig; Blattspitze kurz zugespitzt bis abgerundet; Blattbasis in den Stiel verschmälert, seltener rundlich herzförmig, gelegentlich mit zwei kleinen Nebenfiedern („Öhrchen") versehen; junge Blätter weißfilzig behaart, ältere Blätter mehr und mehr verkahlend; Blattoberseite bei älteren Blättern graugrün, Unterseite heller und ± filzig.

Anatomie

Epidermiszellen der Blattoberseite (Abb. 399 a) derbwandig und polygonal, die der Blattunterseite (Abb. 399 b) mit dünneren, wellig-buchtigen Seitenwänden; beidseitig, unterseits häufiger, diacytische Stomata, beidseitig stark behaart; Haare: Gliederhaare mit glatter Cuticula aus 1 (bis 4) kurzen Stielzellen und einer langen, peitschenförmig gewundenen Endzelle; Basalzelle sehr englumig, Lumen sich zur Basis typisch trompetenförmig verbreiternd („Trompetenhaare", Abb. 399 g), die übrigen Zellen mit weiterem Lumen; 1- oder 2-zellige Eckzahnhaare (Abb. 399 d); Drüsenhaare mit kurzem Stiel und 2-zelligem Köpfchen (Abb. 399 c) oder mit mehrzelligem Stiel und 1-zelligem Köpfchen (Abb. 399 f); große, in die Epidermis eingesenkte Lamiaceen-Drüsenschuppen (Abb. 399 e), 40–60 µm im Durchmesser mit 8 sezernierenden Zellen; Blattbau bifazial mit zwei bis drei Lagen von Palisaden- und lockerem Schwammparenchym.

Schnittdroge

Grünlichgraue Blattstücke mit oberseits buckeliger, unterseits grubiger Fläche, Blattrand feingekerbt bis ganzrandig; ± behaart, junge Blätter fast weiß filzig; Bruchstücke von Blattstielen.

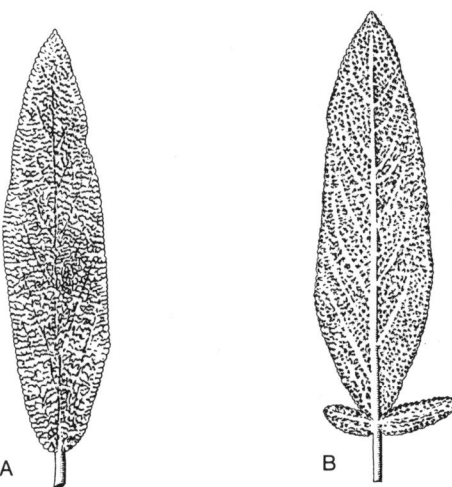

Abb. 398 *Salvia officinalis* L. **A** Blattoberseite, **B** Blatt mit zwei Nebenfiedern, Unterseite. Etwa natürl. Größe. Aus Karsten, Weber, Stahl; Stahl

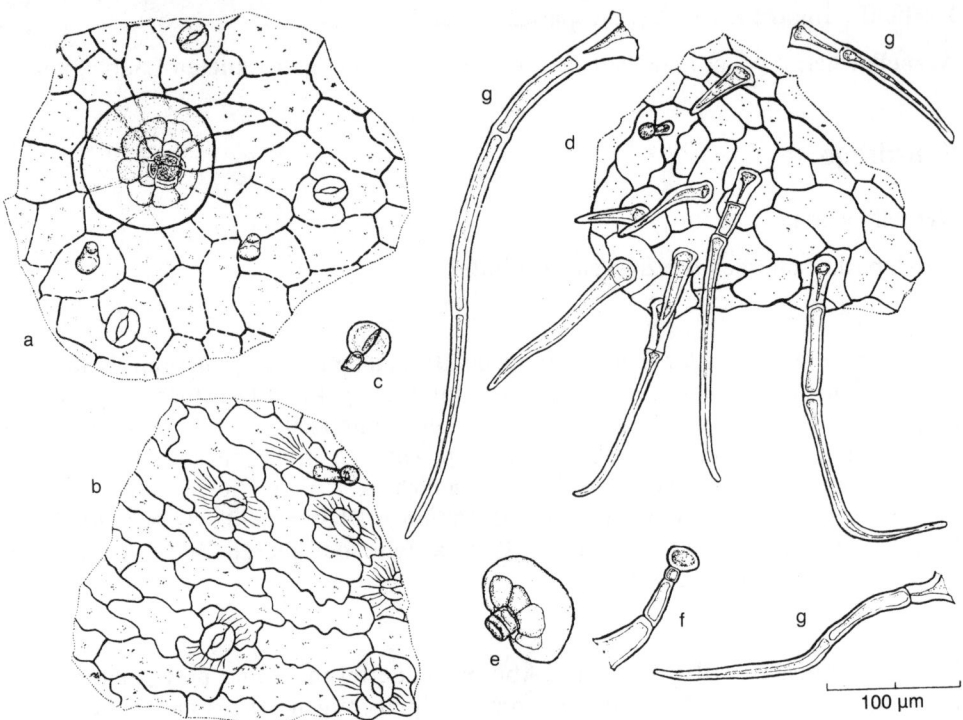

Abb. 399   Salviae folium – Salbeiblätter – Pulver. Erläuterungen siehe Text. Aus Karsten, Weber, Stahl; nach Weber

Pulver
Siehe Abbildung 399

a   Blattbruchstücke mit oberer Epidermis in Aufsicht, z. T. mit Drüsenschuppen, Spaltöffnungen und den Stielzellen abgebrochener Köpfchenhaare; zahlreich, jedoch wenig charakteristisch
b   Blattbruchstücke mit unterer Epidermis in Aufsicht mit Spaltöffnungen und Drüsenhaaren, Cuticularstreifung; charakteristisch
c   Köpfchenhaare; selten, wenig charakteristisch
d   Blattbruchstücke mit Epidermis in Aufsicht mit ein- und mehrzelligen, spitzen, z. T. gebogenen Gliederhaaren, Eckzahnhaaren und Drüsenhaaren, zahlreich, charakteristisch
e   Drüsenschuppen frei liegend in Seitenansicht; selten
f   Bruchstücke von Drüsenhaaren mit mehrzelligem Stiel und einzelligem Köpfchen; selten, charakteristisch
g   „Trompetenhaare", Gliederhaare mit stark verdickter Sockelzelle, Lumen sich trompetenartig öffnend; sehr zahlreich, sehr charakteristisch.

Verfälschungen/Verwechslungen

Verfälschungen gelegentlich durch die Blätter anderer *Salvia*-Arten, vor allem mit
S. triloba L. f., syn. *Salvia fruticosa* MILL. (Dreilappiger Salbei). Im Unterschied zu
S. officinalis ist die Basalzelle der Gliederhaare nicht englumig; außerdem sind die
Gliederhaare der Blattoberseite weniger peitschenförmig gewunden, sondern mehr
steif abstehend, Abb. 400. Morphologisch-anatomischer Bestimmungsschlüssel für die
pharmazeutisch wichtigen *Salvia*-Arten bei Länger et al., 1991; siehe Literatur.

Inhaltsstoffe und Anwendung

Inhaltsstoffe: Ätherisches Öl (1 bis 2,5 %, mit Thujon, Campher, 1,8-Cineol); Lamia-
ceen-Gerbstoffe (3 bis 7 %); Flavonoide; Di- und Triterpene
Ph.Eur.: mindestens 1,5 % ätherisches Öl (Ganzdroge); mindestens 1,0 % ätherisches
Öl (Schnittdroge).

Anwendungsgebiete: Kommission E: Äußere Anwendung: Entzündungen der Mund-
und Rachenschleimhaut. Innere Anwendung: dyspeptische Beschwerden; vermehrte
Schweißsekretion.
Volkstümlich: Auch zum Erleichtern des Abstillens; als leicht Blutzucker senkendes
und menstruationsförderndes Mittel; bei Gallenbeschwerden.

Standardzulassung: Salbeiblätter, Zul.-Nr. 1229.99.99

Salviae trilobae folium – Dreilappiger Salbei

Synonyme: Folia Salviae trilobae

Sonstige Bezeichnungen: dt.: Griechischer Salbei, engl.: Greek sage leaf, franz.: Feuille de sauge trilobée, feuille de sauge à trois lobes, ital.: Foglia di salvia trilobata, span.: Hoja de salvia triloba

Stammpflanze: *Salvia triloba* L. f., syn. *S. fruticosa* MILL. (Dreilappiger Salbei); Lamiaceae
Habitus: bis zu 120 cm hoher Strauch

Herkunft: Die Droge wird aus Griechenland, der Türkei (Cypern), Albanien und Russland importiert.

Arzneibücher: Ph.Eur.: Die getrockneten, ganzen oder geschnittenen Laubblätter

Ganzdroge

Geruch: kräftig würzig, beim Zerreiben an Eucalyptusöl erinnernd

Geschmack: würzig, schwach bitter und leicht zusammenziehend

Morphologie
Blätter denen von *Salvia officinalis* sehr ähnlich; gestielt, bis ca. 5 cm lang, bis 2 cm breit, länglich-eiförmig bis lanzettlich, am Grund häufiger als bei *S. officinalis* mit zwei kleinen Nebenfiedern („Öhrchen", Abb. 398); unterseits dicht weißfilzig, oberseits graugrün und etwas weniger behaart; Blattrand leicht gekerbt; Kerbung des Blattrandes und Nervatur durch die dichte Behaarung meist schwer erkennbar.

Anatomie
Starke Überschneidungen mit Blättern von *S. officinalis*, siehe deshalb auch Abb. 399. Blattoberseite aus derbwandigen, polygonalen Epidermiszellen; Epidermiszellen der Blattunterseite mit dünneren, wellig-buchtigen Seitenwänden; zahlreiche diacytische Stomata auf beiden Blattseiten, unterseits häufiger; Haare (Abb. 400): an der Blattunterseite Gliederhaare mit glatter Cuticula und mit 1 (bis 4) kurzen Stielzellen, Endzelle lang, zugespitzt, peitschenförmig, Basalzelle weniger englumig als bei *Salvia officinalis*; Gliederhaare der Blattoberseite in Unterscheidung zu *S. officinalis* nicht gewunden, sondern steif abstehend, „Spießhaare", außerdem 1- oder 2-zellige Eckzahnhaare und Drüsenhaare mit kurzem Stiel und (1- oder) 2-zelligem Köpfchen; in die Epidermis eingesenkte Lamiaceen-Drüsenschuppen. Blattbau bifazial mit 2 oder 3 Lagen Palisaden- und lockerem Schwammparenchym (Abb. 400).

Schnittdroge

Grünlichgraue, unterseits weißfilzige Blattstücke, die auf Grund der meist dichten Behaarung filzig aneinander hängen; gekerbter Blattrand und Nervatur wegen der

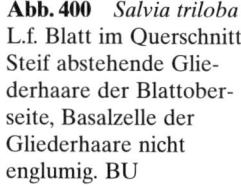

Abb. 400 *Salvia triloba*
L.f. Blatt im Querschnitt.
Steif abstehende Glie-
derhaare der Blattober-
seite, Basalzelle der
Gliederhaare nicht
englumig. BU

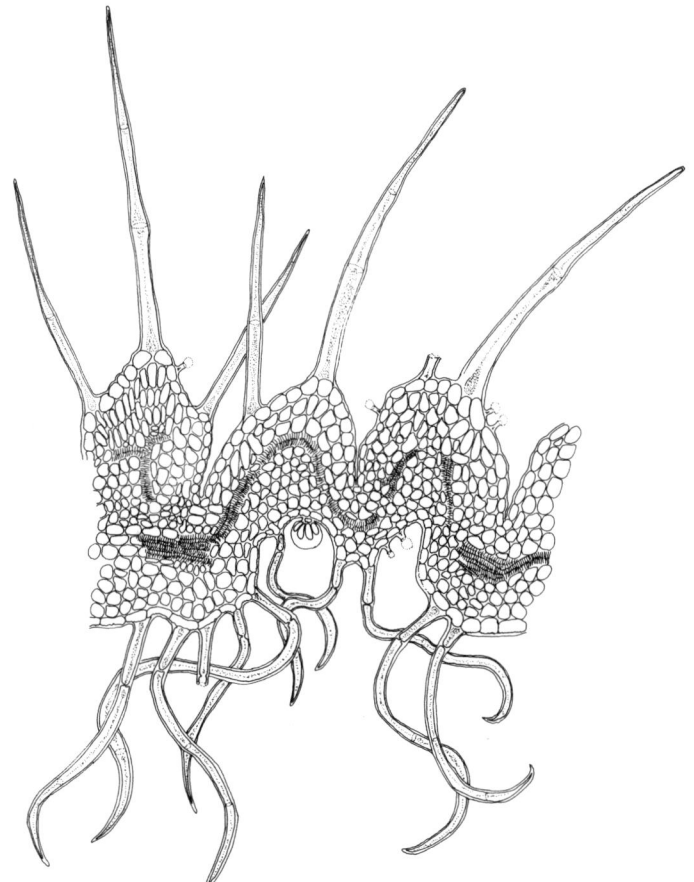

Behaarung kaum zu erkennen; außerdem Teile der Blattstiele und Abschnitte der 1,5 bis 3 mm dicken, 4-kantigen markigen Stängel.

Pulver

Siehe Salviae folium – Salbeiblätter (Abb. 399); außer den dort aufgeführten Haarty-pen sind beim Dreilappigen Salbei Spießhaare auf der Blattoberseite zu finden (Abb. 400); die Basalzelle der Gliederhaare ist im Vergleich zu *S. officinalis* weniger englumig.

Verfälschungen/Verwechslungen

Bekannt sind Untermischungen mit Blättern von *Inula candida* L. (Cass.); Verwechs-lungen mit Salbeiblättern sind möglich. Morphologisch-anatomischer Bestimmungsschlüssel für die pharmazeutisch wichtigen *Salvia*-Arten bei R. Länger et al. 1991, siehe Literatur.

Inhaltsstoffe und Anwendung

Inhaltsstoffe: Ätherisches Öl (1,5 bis 3,5 %, Hauptbestandteil 1,8-Cineol); Lamiaceen-Gerbstoffe (ca. 5 %); Flavonoide (ca. 2 %); Hydroxyzimtsäuren, Di- und Triterpene
Ph.Eur.: mindestens 1,8 % ätherisches Öl (Ganzdroge), mindestens 1,2 % (Schnittdroge)

Anwendungsgebiete: Ähnlich wie Echter Salbei als Antiphlogistikum, vor allem bei Mund- und Rachenentzündungen.

Sambuci flos – Holunderblüten

Synonyme: Flores Sambuci, Flos Sambuci nigra

Sonstige Bezeichnungen: dt.: Fliederblüten, Fliedertee, Holderblüten, Schwitztee, engl.: (Black, European) elder flower, franz.: Fleur de sureau, ital.: Fiore di sambuco, span.: Flor de saúco

Stammpflanze: *Sambucus nigra* L. (Schwarzer Holunder); Sambucaceae
Habitus: bis 7 m hoher kräftiger Strauch oder Baum; Abb. 401

Herkunft: Aus Wildbeständen; Hauptlieferländer sind Russland, Ungarn und die nördlichen Balkanländer

Arzneibücher: Ph.Eur.: Die getrockneten Blüten

Ganzdroge

Geruch: kräftig, charakteristisch

Geschmack: schleimig-süß

Morphologie
Siehe Abb. 402; harte, kleine, geschrumpfte, flache Einzelblüten; auch Knospen; gestielt; Kelch aus 5 grünen, kurzen Kelchblättern; Kronblätter verwachsen, 5-lappig, gelblichweiß, Blütenkrone häufig schon von der Blütenachse getrennt vorkommend; 5 Staubblätter mit nach außen gekehrten, gelben Antheren; Fruchtknoten unter- bis mittelständig, aus 3 Fruchtblättern bestehend mit 3-spaltiger Narbe, in der Blüte ein kegelförmiger Diskus; Blütenstandsachsen und Blattfragmente selten.

Anatomie
Obere Epidermis der Kronblätter (Abb. 403a) aus polygonalen, glattwandigen Zellen; darunter interzellularenreiches Mesophyll mit einzelnen dunkel gefärbten Oxalatsandzellen erkennbar; Zellen der unteren Epidermis (Abb. 403b) unregelmäßig wellig bis eckig buchtig mit sehr feiner Cuticularstreifung; Zellkerne hell und rund; auf der unteren Epidermis

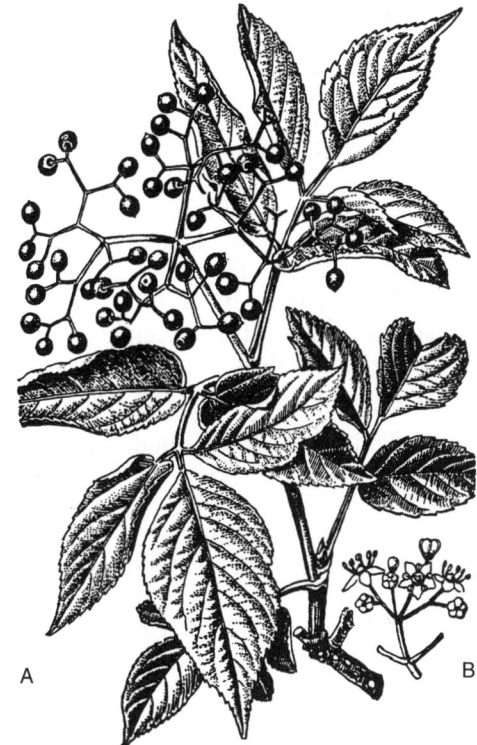

Abb. 401 *Sambucus nigra* L. **A** fruchtender Zweig, **B** Blütenstand. Aus Kaiser; Dunzinger

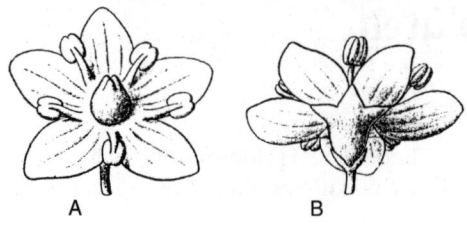

Abb. 402 *Sambucus nigra* L. **A** Blüte von oben, **B** Blüte von unten gesehen. Aus Gilg; Gilg

unregelmäßig verteilt fast runde, anomocytische Spaltöffnungen, Cuticularstreifung bis an die Schließzellen führend; sehr selten 1-zellige dickwandige Deckhaare mit wellig gestreifter Cuticula und Drüsenhaare mit mehrzelligen Köpfchen; Endothecium (Abb. 403 c) sehr dichtfaserig; im Filament und im Narbenkopfgewebe entlang der Gefäße viele dunkle Bereiche aus Kristallsandzellen; auf der Unterseite der Kelchblätter kleine Drüsenhaare (Abb. 403 e) mit mehrzelligem Stiel und Köpfchen, außerdem kleine, 1-zellige, kegelförmige Haare mit körnigrauer Cuticula (Warzenhaare); Pollen (Abb. 403 d) tricolpat, rund und mit glatter Exine.

Schnittdroge

Nicht handelsüblich; Droge kommt bereits gerebelt in den Handel.

Pulver

Siehe Abbildung 403

a Bruchstücke der Blütenkrone mit oberer Epidermis in Aufsicht, Ca-Oxalatsand der Mesophyllzellen durchscheinend, Cuticularstreifung
b Bruchstücke der Blütenkrone mit unterer Epidermis in Aufsicht, Spaltöffnungen und Cuticularstreifung
c Bruchstücke des Endotheciums in Aufsicht
d Tricolpater Pollen
e Einzellige Warzenhaare der Kelchunterseite; selten

Anmerkungen: Nicht abgebildet: Endothecium häufig in Seitenansicht, Drüsenhaare selten.

Verfälschungen/Verwechslungen

Ganz selten mit den Blüten von *Sambucus ebulus* L. (Attich) mit rötlichem Blütenstiel, roten Antheren, rosafarbenen Kronblättern; Kronzipfel mit anastomosierenden Nerven.

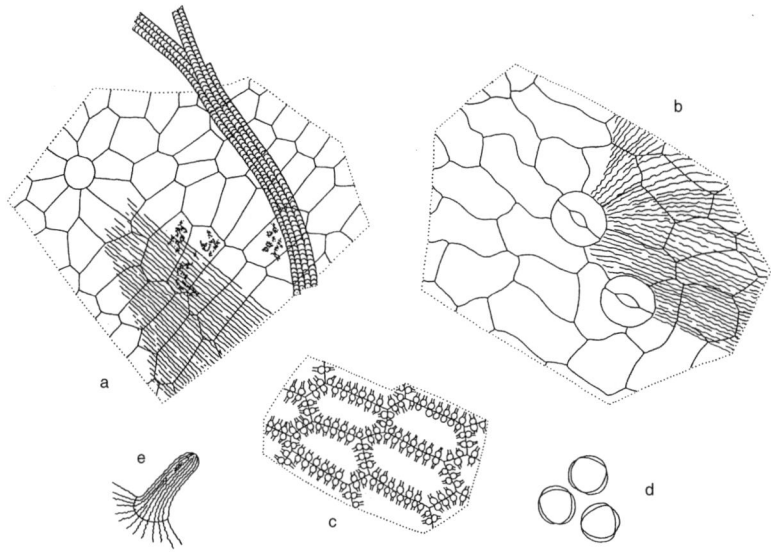

Abb. 403   Sambuci flos – Holunderblüten – Pulver. Erläuterungen siehe Text. NH

Inhaltsstoffe und Anwendung

Inhaltsstoffe: Flavonoide (bis 3 %, hauptsächlich Rutin); ätherisches Öl (0,1 %); Sterole; Triterpene
Ph.Eur.: mindestens 0,08 % Flavonoide, berechnet als Isoquercitrosid

Anwendungsgebiete: Kommission E: Erkältungskrankheiten

Standardzulassung: Holunderblüten, Zul.-Nr. 1019.99.99

Sarothamni scoparii herba - Besenginsterkraut

Synonyme: Herba Sarothamni scoparii, Herba Spartii scoparii, Herba Genistae scopariae

Sonstige Bezeichnungen: dt.: Besenginster, Besenstrauch, Ginsterkraut, engl.: Broom tops, Scotch (Irish) broom tops, franz.: Genêt, herbe à genêt de balais, ital.: Ginestra dei carbonai erba, span.: Sumidad de retama negra

Stammpflanze: *Cytisus scoparius* (L.) LINK, syn. *Sarothamnus scoparius* (L.) WIMM. (Gewöhnlicher Besenginster); Fabaceae
Habitus: Strauch von 0,5 bis 2 m Höhe, seltener baumförmig, 3 bis 5 m hoch; Abb. 404

Herkunft: Sammlung aus Wildvorkommen, z. T. kleinflächiger Anbau in Süd- und Südwesteuropa. Die Droge wird z. T. aus den nördlichen Balkanländern importiert.

Arzneibücher: DAC: Die im Frühjahr oder Spätherbst gesammelten und getrockneten, ganzen oder geschnittenen oberirdischen Teile

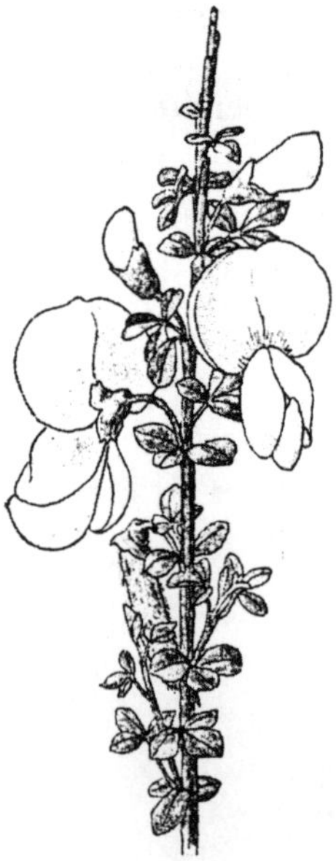

Ganzdroge

Geruch: geruchlos

Geschmack: stark bitter

Morphologie

Untere **Sprossabschnitte** stark verholzt, bis 7 mm dick, außen hellbraun mit helleren Längskanten, im Bruch hellgelb; die jüngeren Sprossabschnitte und die davon abgehenden, starren Zweige dunkelgrün bis braun (Farbwechsel von grün nach braun beim Trocknen), 2 bis 3 mm dick, deutlich 5-kantig bis fast geflügelt; Blattstellung wechselständig; **Blätter** kurz gestielt, dreizählig, an den oberen Sprossabschnitten auch einzeln sitzend; Blättchen 1 bis 2 cm lang, verkehrt eiförmig bis lanzettlich, spitz endend, unterseits seidig behaart; in den Blattachseln **Blüten** in Form von gelbbraunen „Schmetterlingsblüten" oder Blütenknospen; Blüten gestielt mit 2-lippigem Kelch, runder Fahne, abgerundeten Flügeln und schwach gebogenem Schiffchen. Die Droge enthält häufig nur wenige Blattanteile und keine Blüten.

Abb. 404 *Cytisus scoparius* (L.) LINK; blühender Zweig. Aus Thoms, Brandt; Brandt

Anatomie

Stängel, Querschnitt: Siehe Abb. 405; Epidermis der jungen Zweige mit sehr dicker Cuticula, unter der Epidermis eine einfache oder doppelte Schicht von Palisadenparenchym („Assimilationsgewebe"), daran anschließend wenige Lagen von Parenchym, dann zahlreiche Bündel sehr stark verdickter Fasern und eine schmale sekundäre Rinde; ältere Zweige nach außen mit einigen Lagen aus dünnwandigem, sehr gleichmäßigem Korks abschließend, darunter ein teilweise zu Steinzellen umgebildetes Phelloderm; an der äußersten Kante der „Flügel" je 1 Faserbündel, ein zweites weiter innen; Holzkörper mit zahlreichen, meist ein-

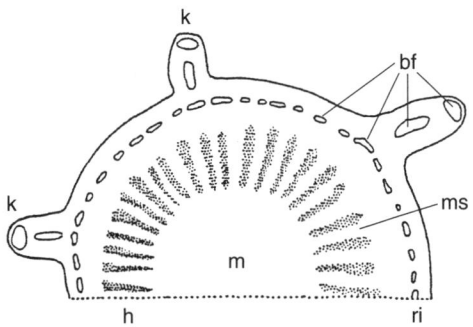

Abb. 405 *Cytisus scoparius* (L.) LINK jüngerer Spross im Querschnitt; Lupenbild. k Längskanten, bf Bastfaserbündel, ms Markstrahlen, h Holzkörper, ri sekundäre Rinde, m Mark. Nach Brandt; NH

reihigen Markstrahlen; Tüpfelgefäße und Spiralgefäße; Holzfasern in Gruppen. **Stängel, Flächenansicht:** Epidermis der Zweige (Abb. 406 a) mit zahlreichen, von 4 oder 5 Nebenzellen umgebenen, fast cyclocytischen Spaltöffnungen; Schließzellen etwas über die Epidermis erhaben; Kanten („Flügel") in der Seitenansicht mit kleinen Höckern, darauf je ein kurzes, stachelförmiges, dickwandiges Haar mit feinwarziger Cuticula sitzend (Abb. 406 b); in den Kanten unter der Hypodermis Sklerenchymfaserbündel gut sichtbar.

Blatt: Epidermiszellen (Abb. 406 c) in der Aufsicht beidseitig glattwandig polygonal, ebenfalls beidseitig anomocytische Spaltöffnungen, Schließzellen unter das Niveau der Epidermis eingesenkt; 4 oder 5 Nebenzellen; unter den Schließzellen im Palisadenparenchym jeweils großer substomatärer Raum erkennbar; auf der Blattoberseite einzelne, auf der Blattunterseite zahlreiche starre, teilweise flach liegende, z. T. gekrümmte Haare (Abb. 406 d) mit je 2 kleinen Basalzellen und einer langen, spitzen, sehr dickwandigen Haarkörperzelle mit feinwarziger Cuticula, das schmale Lumen des Haares kaum erkennbar; Blattbau äquifazial; obere Palisadenschicht mehrschichtig, untere einschichtig.

Blüte: Zellen der inneren Epidermis der Fahne (Abb. 406 f) mit gezackten, die der äußeren mit welligen Zellwänden (Abb. 406 g), Epidermiszellen der Flügel schwach wellig, die der äußeren Epidermis zu konischen Papillen ausgewachsen; Epidermiszellen der Schiffchenblätter länglich, schwach buchtig, am kielbildenden Rand stark behaart (Abb. 406 h) mit dünnwandigen, schlauchförmigen, ineinander verhakenden Haaren, die den Kiel zusammenhalten; daneben auch wenige kräftigere Haare; Endothecium mit zahlreichen Leisten; Pollen triporat, kugelig, 25 µm (Abb. 406 i); Haare des Fruchtknotens spitz und mit warziger Cuticula überzogen.

Schnittdroge

Überwiegend aus Stücken der Sprossachse bestehend; zahlreiche kurze holzige Abschnitte, oft längs gespalten, außen hellbraun, innen hellgelb, Kork häufig abgeblät-

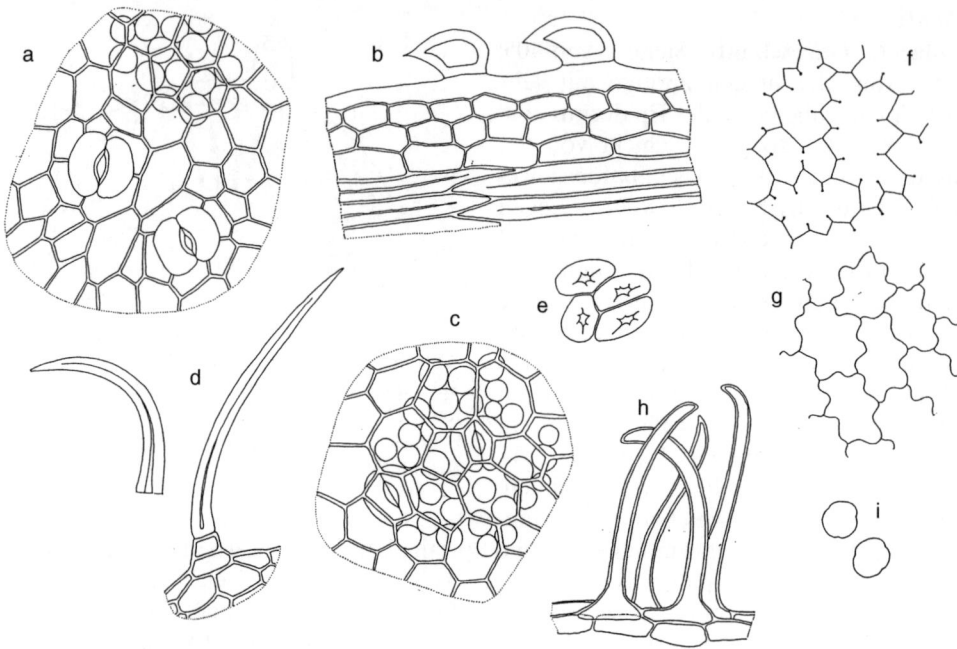

Abb. 406   Sarothamni scoparii herba – Besenginsterkraut – Pulver. Erläuterungen siehe Text. NH

tert; zahlreiche dünnere grüne Zweigabschnitte mit 5 flügelartigen Kanten („Flügel"), außen glänzend; an den Zweigen selten Reste der Blätter stehend; Blätter und Blüten in der Droge selten.

Pulver

Siehe Abbildung 406

a Zweigbruchstücke mit Epidermis in Aufsicht; Spaltöffnungen leicht erhaben; Palisadenparenchym durchscheinend; häufig
b Bruchstücke der „Flügel" in Seitenansicht mit hakenförmigen Haaren und Sklerenchymfasern; charakteristisch
c Blattbruchstücke mit oberer Epidermis in Aufsicht, anomocytische Spaltöffnungen, Schwammparenchym durchscheinend; selten
d Einzellige Deckhaare der Blätter mit 2 Basalzellen und dickwandiger Haarkörperzelle, Basalzellen häufig fehlend; auch Haarbruchstücke
e Steinzellen des Periderms älterer Zweige in Gruppen
f Fragmente der Fahne mit innerer Epidermis in Aufsicht
g Fragmente der Fahne mit äußerer Epidermis in Aufsicht
h Haare des kielseitigen Blattrands der Schiffchenblätter; selten
i Triporate Pollen

Anmerkungen: Das Pulver wird von faserigen Bruchstücken der Sprosse dominiert; aus diesen Teilen stammen auch zahlreiche Sklerenchymfasern, nicht dargestellt. Da in der Droge häufig Blüten und Blätter in nur geringen Anteilen enthalten sind oder fast fehlen, sind Blüten- und Blattbestandteile auch im Pulver eher selten.

Verfälschungen/Verwechslungen

Gelegentlich mit den oberirdischen Teilen anderer *Cytisus*- und *Genista*-Arten, z. B. *Genista tinctoria* L. (Färberginster) und *Spartium junceum* L. (Pfriemenginster); letzterer besitzt kreisrunde Stengelquerschnitte. Übersicht über die wichtigsten Unterscheidungsmerkmale der Blüten von *Sarothamnus scoparius* und *Sparteum junceum* bei W. Schier und W. Schultze, 1994; siehe Literatur.

Inhaltsstoffe und Anwendung

Inhaltsstoffe: Chinolizidinalkaloide (0,5 bis 1,6 %, Hauptalkaloid (-)-Spartein); Derivate des Phenylalanins; Flavonoide (0,2 bis 0,6 %).
DAC: mindestens 0,7 % Gesamtalkaloide, berechnet als Spartein

Anwendungsgebiete: Kommission E: Funktionelle Herz- und Kreislaufbeschwerden. Volkstümlich: Auch gegen krankhafte Wasseransammlungen im Gewebe, bei zu starker Menstruation oder zu starken Blutungen nach der Geburt und als Wehenmittel.

Standardzulassung: Besenginsterkraut, Zul.-Nr. 1439.99.99

Hinweis: Vorsichtig lagern

Scillae bulbus – Meerzwiebel

Synonyme: Bulbus Scillae, Cepa marina, Scilla siccata

Sonstige Bezeichnungen: engl.: Squill, franz.: Bulbe de scille, ital.: Bulbo della scilla, span.: Bulbo de escila

Stammpflanze: Weißzwiebelige Rasse von *Urginea maritima* (L.) Bᴀᴋ. (Meerzwiebel); Hyacinthaceae
Habitus: ausdauernde Zwiebelpflanze; Abb. 407 und 408

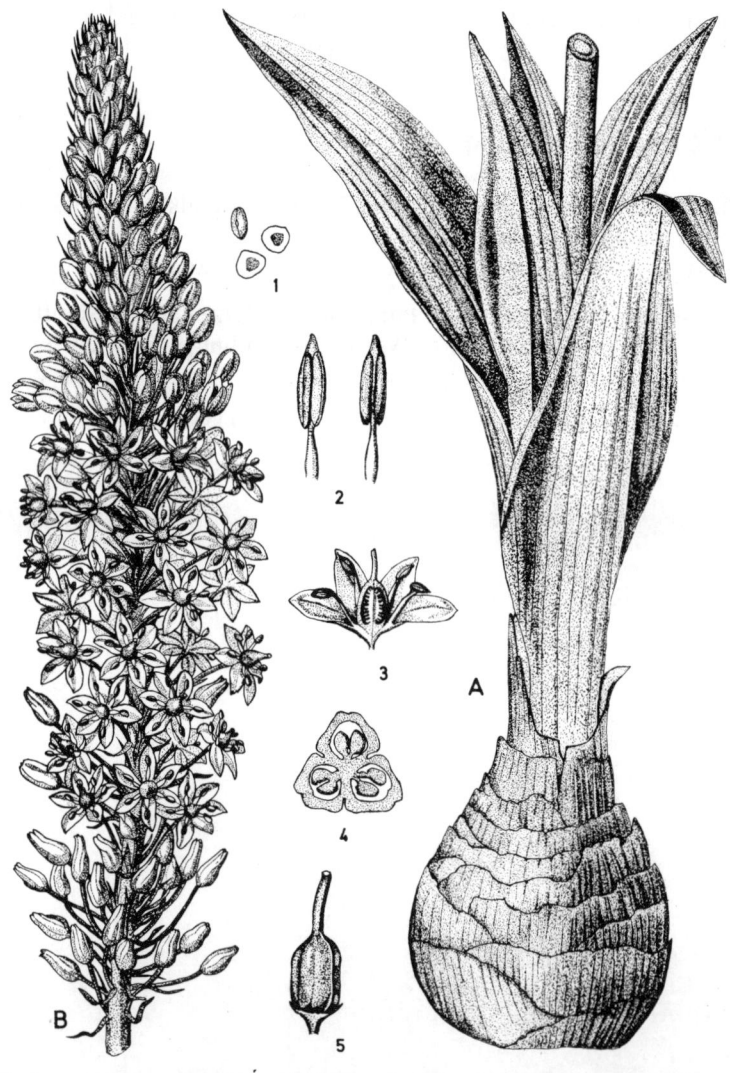

Abb. 407 *Urginea maritima* (L.) Bᴀᴋ. **A/B** blühende Pflanze, 1 Pollen, 2 Staubblätter, 3 Blüte im Längsschnitt, 4 Fruchtknoten im Querschnitt, 5 Stempel. Nach Köhler; UW

Herkunft: Überwiegend aus Wildvorkommen im Mittelmeergebiet

Arzneibücher: DAB: Die in Quer- oder Längsstreifen geschnittenen, getrockneten, mittleren, fleischigen Zwiebelschuppen der nach der Blütezeit gesammelten Zwiebel; DAB: Eingestelltes Meerzwiebelpulver – Scillae bulbus pulvis normatus

Ganzdroge

Nicht handelsüblich; die Droge kommt nur geschnitten in den Handel.

Schnittdroge

Geruch: schwach

Geschmack: schwach

Morphologie
Schuppen der Zwiebel meist in Streifen geschnitten, bis ca. 5 cm lang, gelblichweiß, etwas durchscheinend, Bruch glasig, trocken, brüchig und leicht zu pulverisieren, angefeuchtet zäh und etwas biegsam

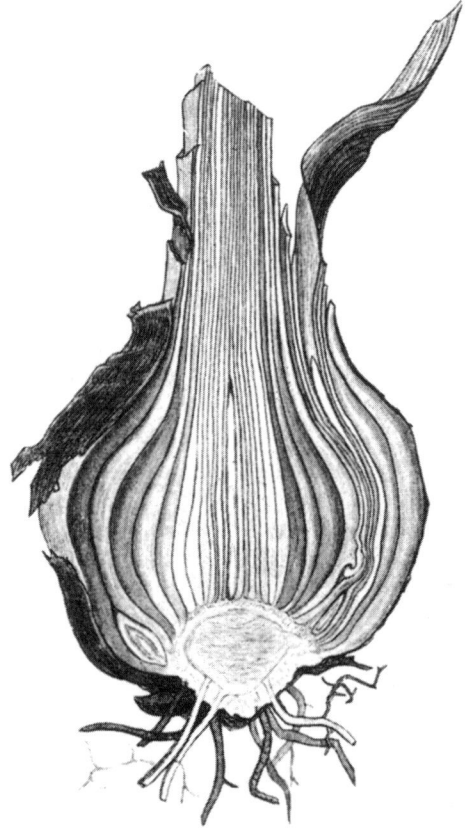

Abb. 408 *Urginea maritima* (L.) BAK. Zwiebel im medianen Längsschnitt. Verkleinert 1/2. Aus Karsten, Weber, Stahl; Weber u. Stahl

Anatomie
Epidermiszellen axial gestreckt; mit derber, gestreifter Cuticula; wenige Stomata; diese groß, fast kreisförmig; Mesophyll aus dünnwandigen, parenchymatischen Zellen (Abb. 409 a), zahlreiche, in Längsrichtung der Zwiebel gestreckte Schleimzellen mit bis ca. 1000 µm langen Ca-Oxalatraphiden (Abb. 409 b), Wände der Schleimzellen verkorkt; kollaterale Leitbündel und ganz vereinzelt Stärkekörner.

Pulver
Siehe Abbildung 409

a Fragmente von dünnwandigem parenchymatischem Gewebe des Mesophylls, z.T. auch mit kleinen Leitbündeln
b Sehr lange Ca-Oxalatraphiden verschiedener Länge (bis 1000 µm), teilweise zertrümmert und isoliert, teilweise in Schleimzellen innerhalb des parenchymatischen Gewebes
c Wandverstärkungen von Spiralgefäßen

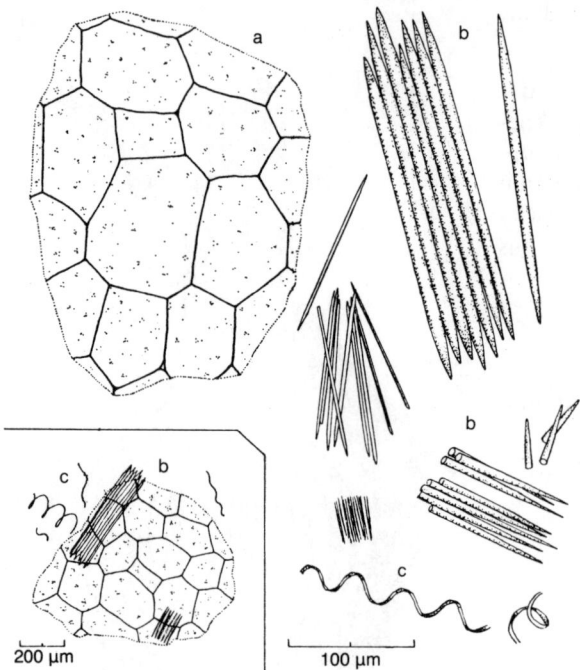

Abb. 409 Scillae bulbus – Meerzwiebel – Pulver. Erläuterungen siehe Text. Aus Karsten, Weber, Stahl; nach Weber

Anmerkungen: Gestreckte Epidermiszellen mit derber, gestreifter Cuticula und rundlichen Stomata, selten; nicht dargestellt. Größere Mengen an Stärke dürfen nicht vorhanden sein. Schleimzellen bzw. verhärteter Schleim, der in Wasser zerfließt, mit Tuschelösung gut nachweisbar.

Verfälschungen/Verwechslungen

Im Handel sind fast ausschließlich die Zwiebelschuppen von *Urginea indica* (ROXB.) KUNTH, eine Industriedroge, die nach Arzneibuch-Definition als Verfälschung zu betrachten ist. Verwechslungen mit Zwiebelschuppen von *U. pancration* (STEINH.) PHILIPPE oder *Ornithogalum*-Arten kommen vor.

Inhaltsstoffe und Anwendung

Inhaltsstoffe: Herzglykoside vom Bufadienolidtyp (1 bis 3 %); Flavonoide; Polysaccharide
DAB: Eingestelltes Meerzwiebelpulver: Wirkwert am Meerschweinchen einem Gehalt von 0,2 % Proscillaridin entsprechend.

Anwendungsgebiete: Kommission E: Leichtere Formen der Herzinsuffizienz auch bei verminderter Nierenleistung.

Wegen der geringen therapeutischen Breite kommen nur auf einen bestimmten Herz-
glykosidgehalt eingestellte Zubereitungen wie Eingestelltes Meerzwiebel-Pulver zur
Anwendung.

Volkstümlich: Bei Bronchitis und katarrhalischen Erkrankungen der Atemwege sowie
bei Asthma und Keuchhusten. Heutzutage hat die Droge nur noch als Industriedroge
zur Isolierung der reinen herzwirksamen Glykoside Bedeutung (nur *Urginea indica*).

Hinweis: Vorsichtig lagern, Giftpflanze

Secale cornutum – Mutterkorn

Sonstige Bezeichnungen: engl.: (Rye) ergot, franz.: Ergot de seigle, ital.: Segala cornuta, segale cornuta, span.: Cornezuelo de centeno

Stammpflanze: Dauermycel des Pilzes *Claviceps purpurea* (FRIES) TULASNE, Clavicipitaceae (Ascomycetes); vorwiegend auf Roggen, *Secale cereale* L., wachsend; Abb. 410

Herkunft: Wildvorkommen in Spanien, Portugal und Osteuropa; auch aus parasitischen Kulturen aus Deutschland, Schweiz, Polen, Tschechien/Slowakei, Ungarn

Arzneibücher: ÖAB: Das vom Roggen gesammelte, mit einem geeigneten Trocknungsmittel getrocknete Sklerotium

Ganzdroge

Geruch: fehlend bis pilzartig

Geschmack: (Vorsicht, giftig!): fade süßlich, nach einiger Zeit beißend

Morphologie
Siehe Abb. 410; das schwärzlich-violette Dauermyzel (Sklerotium) meist halbmondförmig bis nur leicht gekrümmt, dreikantig, an beiden Enden verjüngt; auf der Oberfläche oft matt bereift, häufig längs gefurcht und querrissig; 1,5 (1) bis 2,5 (5) cm lang und bis 5 mm dick; Bruch glatt, auf dem Querschnitt unregelmäßige, dunklere, ± sternförmige Zeichnung; dunkelviolette Randzone zur Mitte hin heller, weißlich bis hell rötlich-violett.

Anatomie
Siehe Abb. 411 A und B; Sklerotium aus pseudoparenchymatischem Gewebe in Form von eng verschlungenen, derbwandigen Hyphen; diese in der Randschicht kleinzellig, zum Zentrum hin immer lockerer, hyphenartiger werdend; die zelligen Hyphen der Randschicht mit dunkelviolettem Farbstoff, die hellen inneren Hyphen mit reichlich fettem Öl.

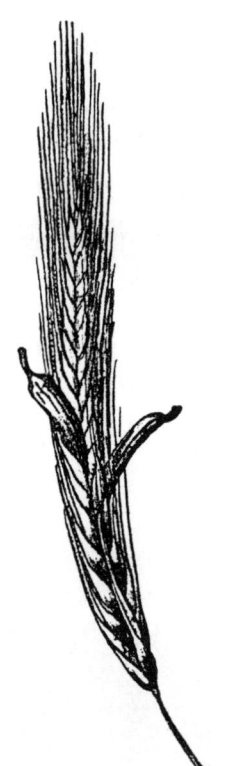

Abb. 410 Roggenähre mit Mutterkorn, etwa natürliche Größe. Aus Karsten, Weber, Stahl

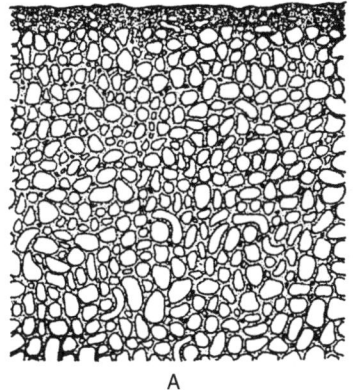 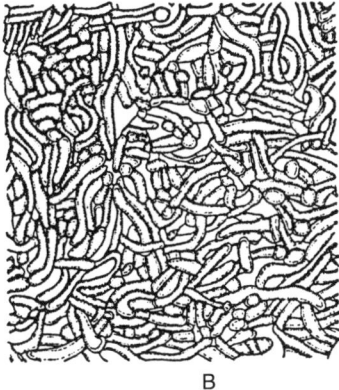

A   B

Abb. 411   *Claviceps purpurea* (FRIES) TULASNE Dauermycel: **A** Pseudoparenchym aus der Randzone, **B** Pseudoparenchym aus dem Inneren. Aus Karsten, Weber, Stahl; nach Gäumann

Schnittdroge

Nicht handelsüblich

Pulver

Ohne Abbildung
- Bruchstücke des Pseudoparenchyms aus der Randzone (Abb. 411 A); kleinzellig, nach außen zu mit violettem Farbstoff gefüllt
- Bruchstücke des Pseudoparenchyms aus dem Inneren (Abb. 411 B) mit hellen zelligen bis gestreckten Hyphen, angefüllt mit runden Fetttröpfchen (letztere nicht dargestellt)

Anmerkungen: Pulver grau-braun bis grau-violett; viele amorphe Bruchstücke; Farbstoff des Sklerotiums in Chloralhydrat-Lösung und Säuren rötlich, in Laugen violett auslaufend.

Verfälschungen/Verwechslungen

Nicht bekannt

Inhaltsstoffe und Anwendung

Inhaltsstoffe: Lysergsäure-Alkaloide, Clavin-Alkaloide (Ergopeptide, Mutterkornalkaloide, 0,05 bis 0,1 % Gesamtalkaloide, Anbaudroge bis 1 %)
ÖAB: mindestens 0,22 % an wasserunlöslichen Alkaloiden, berechnet als Ergotamin; mindestens 0,025 % wasserlösliche Alkaloide, berechnet als Ergometrin, jeweils bezogen auf entfettetes Mutterkorn.

Anwendungsgebiete: Die therapeutische Anwendung kann angesichts der Risiken nicht vertreten werden. Beanspruchte Anwendungsgebiete: Bei verschiedenen Indikationen in der Gynäkologie und Geburtshilfe.

Ansonsten Industriedroge zur Gewinnung der reinen Mutterkornalkaloide.

Hinweis: Vorsichtig lagern; giftige Droge

Senegae radix – Senegawurzel

Synonyme: Polygalae radix, Radix Polygalae senegae, Radix senegae

Sonstige Bezeichnungen: dt.: Klapperschlangenwurzel, Virginische Viperwurz, engl.: Snake root, seneca root, senega root, rattle snake root, franz.: Racine de polygala, ital.: Radice di poligala, span.: Raíz de polígala

Stammpflanzen: *Polygala senega* L. (Senega-Kreuzblume), bestimmte andere Arten – in Frage kommen *P. tenuifolia* WILLD. oder *P. cyparissias* A. ST. HILL. – oder eine Mischung verschiedener Arten der Gattung *Polygala*; Polygalaceae
Habitus: ausdauernde, 20 bis 30 cm hohe, krautige Pflanzen; Abb. 412

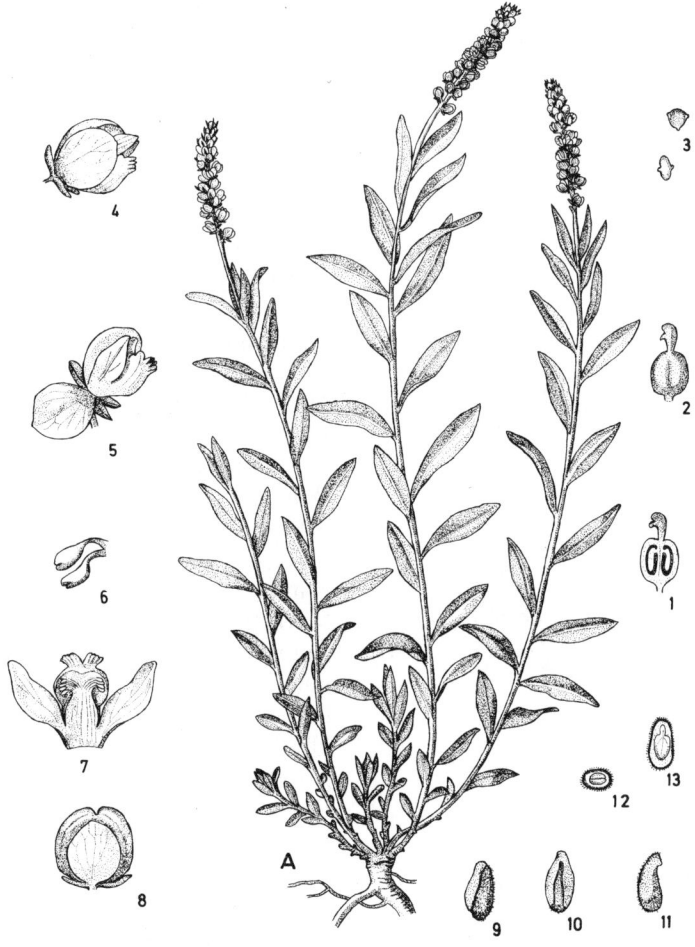

Abb. 412 *Polygala senega* L. **A** blühende Pflanze, 1 Stempel im Längsschnitt, 2 Stempel, 3 Pollen, 4 Blüte mit Kelchflügeln, 5 Blüte mit ausgebreiteten Kelchflügeln, 6 Staubblätter, 7 Blüte im Längsschnitt, 8 Frucht vom Kelch umgeben, 9/10/11 Samen, 12/13 Samen im Quer- und Längsschnitt. Nach Köhler; UW

Herkunft: Import aus den USA, Kanada und Indien

Arzneibücher: Ph.Eur.: Die getrocknete und meist zerkleinerte Wurzel und der Wurzelkopf

Ganzdroge

Geruch: schwach, süßlich, leicht ranzig oder an Salicylsäuremethylester erinnernd

Geschmack: scharf und kratzend; die pulverisierte Droge reizt zum Niesen

Morphologie

Siehe Abb. 413; hellbräunlichgraue, spindelförmige Wurzelstücke, 3 bis ca. 15 cm lang und ca. 1 cm dick, nicht oder wenig verzweigt, meist von Nebenwurzeln befreit; mit ± deutlichem Kiel; dieser senkrecht oder leicht spiralig an der Wurzel herab laufend; Kiel eventuell auch nur schwach ausgebildet oder fehlend; am oberen Ende Wurzelkopf mit Stängelabbrüchen erhalten.

Anatomie

Lupe, Querschnitt: Siehe Abb. 414; schmaler, gelblicher Kork, Rinde derb, Holzkörper hell, meist unregelmäßig – seltener regelmäßig – gestaltet, da Kambium an manchen Stellen nach innen wie nach außen nur Parenchym bildend.

Mikroskop, Querschnitt: Siehe Abb. 415; schmale Korkschicht aus tangential gestreckten Zellen mit hellbräunlichen Wänden; sekundäre Rinde aus relativ derben parenchymatischen Zellen mit kleinen Öltropfen, jedoch ohne Stärke; in Kambiumnähe kleine Siebteile und Markstrahlen; Kambium infolge der zeitweisen Bildung von Parenchym nicht immer an das „Holz" grenzend, sondern insbesondere auf der dem Kiel gegenüberliegenden Seite durch Parenchymgewebe verlaufend; an der Kielseite Rinde und Holz „normal" ausgebildet. Holzkörper aus getüpfelten Fasern und weitgehend einheitlich großen Tüpfelgefäßen; Markstrahlen in Kambiumnähe durch die gestreckte Form und dünneren Wände ihrer Zellen kenntlich. **Längsschnitt:** Zellen des Rindenparenchyms prosenchymatisch; Tüpfelgefäße mit kreisförmigen Wanddurchbrechungen.

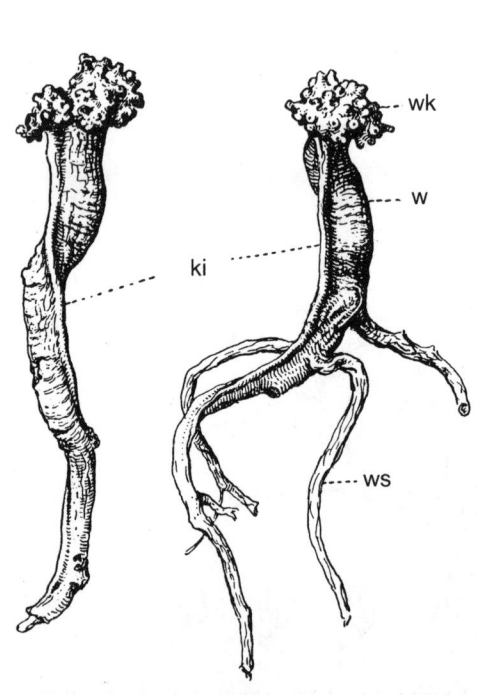

Abb. 413 *Polygala senega* L. Wurzeln. wk Wurzelkopf, w Wurzel, ws Seitenwurzel, ki Kiel. Aus Karsten, Weber, Stahl; Oltmanns

Abb. 414 *Polygala senega* L. Wurzel im Querschnitt (getrocknet); Lupenbild. pd Periderm, ri Rinde, ca Kambium, ho Holz. ACH

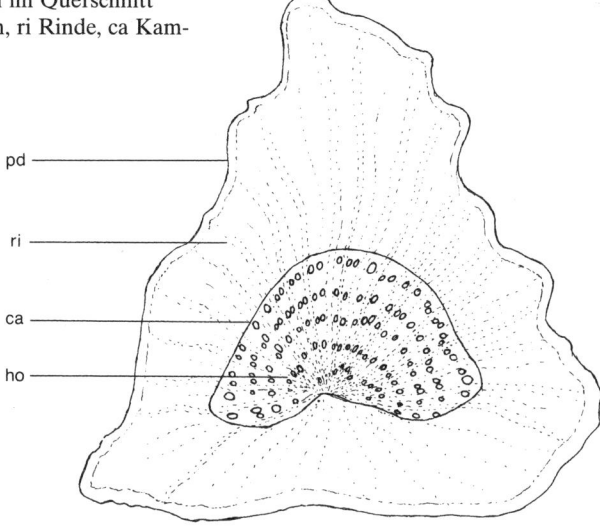

Schnittdroge

Nicht handelsüblich

Pulver

Siehe Abbildung 416

a Gefäßbruchstücke in Aufsicht; zahlreich
b Fragmente des Rindenparenchyms im Längsschnitt, mit Öltröpfchen; zahlreich
c Fragmente des Rindenparenchyms im Querschnitt
d Korkfragmente in Schrägaufsicht
e Fragmente der Knospenschuppe, Epidermis in Aufsicht

Anmerkungen: Beim Schütteln des Pulvers mit Wasser entsteht ein starker Schaum.

Abb. 415 *Polygala senega* L. Wurzel im Quer- ▷ schnitt, Kambiumregion. ms Markstrahlen, si Siebteil, ca Kambium, g Gefäße, t Fasertracheiden. Vergr. ca 300 x. Aus Karsten, Weber, Stahl; nach Karsten

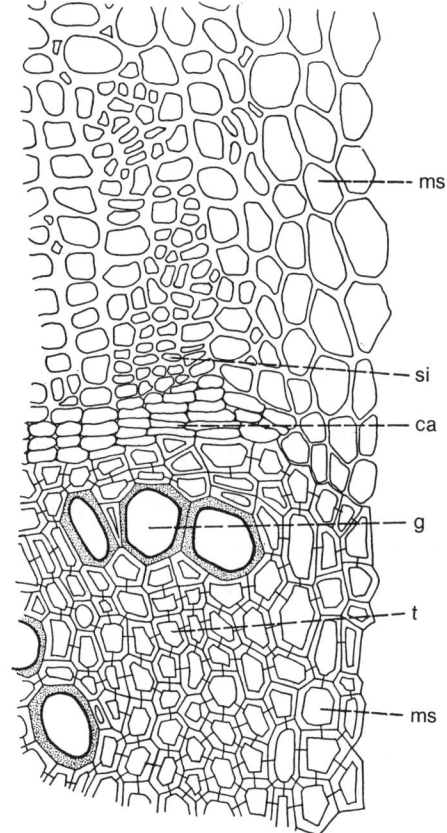

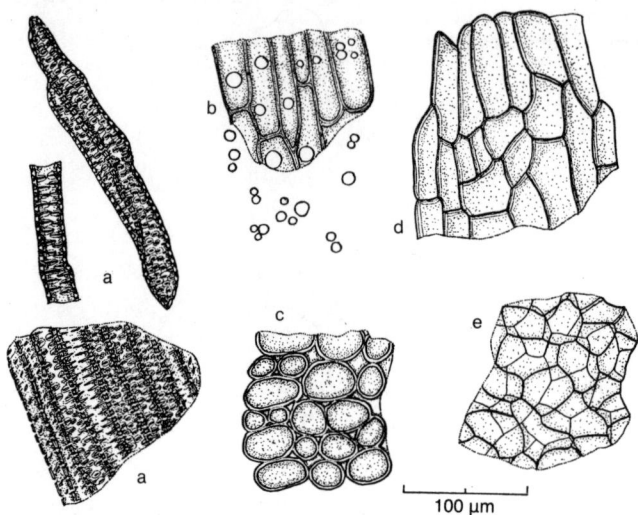

Abb. 416   Senegae radix – Senegawurzel – Pulver. Erläuterungen siehe Text. Aus Karsten, Weber, Stahl; nach Weber

100 µm

Verfälschungen/Verwechslungen

Gelegentlich durch Wurzeln anderer *Polygala*-Arten: solche Wurzeln immer ohne Kiel und anatomisch unterschiedlich. *P. tenuifolia* WILLD. z. B. besitzt in der Rinde deutliche Fasern. Wurzeln anderer Gattungen, die als Verfälschung dienen könnten, zeichnen sich durch das Vorkommen von Ca-Oxalat, Stärke oder Steinzellen aus; z. B. werden häufiger Wurzeln von *Glinus oppositifolius* DC. oder von ähnlichen Arten als „Senega-Wurzel indisch" gehandelt; sie sind durch ihren Wurzelkopf der echten Droge sehr ähnlich, die Stärke in der Rinde lässt sie aber ohne weiteres als Verfälschung erkennen.

Inhaltsstoffe und Anwendung

Inhaltsstoffe: Triterpensaponine (6 bis 12 %); Lipide (5 %); Mono- und Oligosaccharide; Xanthonderivate; ätherisches Öl
Ph.Eur.: keine Gehaltsanforderung

Anwendungsgebiete: Kommission E: Katarrhe der oberen Luftwege

Sennae folium – Sennesblätter

Synonyme: Folia Sennae, Cassiae folium

Sonstige Bezeichnungen: engl.: Senna leaf, cassia leaf, franz.: Foliole de séné, ital.: Foglia di senna, span.: Hoja de sen

Stammpflanzen: *Cassia senna* L., syn. *Cassia acutifolia* DEL., bekannt als Alexandriner- oder Khartum-Senna, oder *C. angustifolia* VAHL, bekannt als Indische Senna oder Tinnevelly-Senna, auch eine Mischung beider Arten; Caesalpiniaceae
Habitus: bis 60 cm hoher Halbstrauch (*C. senna*); bis 2 m hoher Strauch (*C. angustifolia*); Abb. 417

Abb. 417 *Cassia senna* L.
A Teil des blühenden Sprosses,
1 Pollen, 2 Blüte im Längsschnitt, 3 Frucht im Längsschnitt, 4 Samen, 5 Fruchtstand.
Nach Köhler; SH

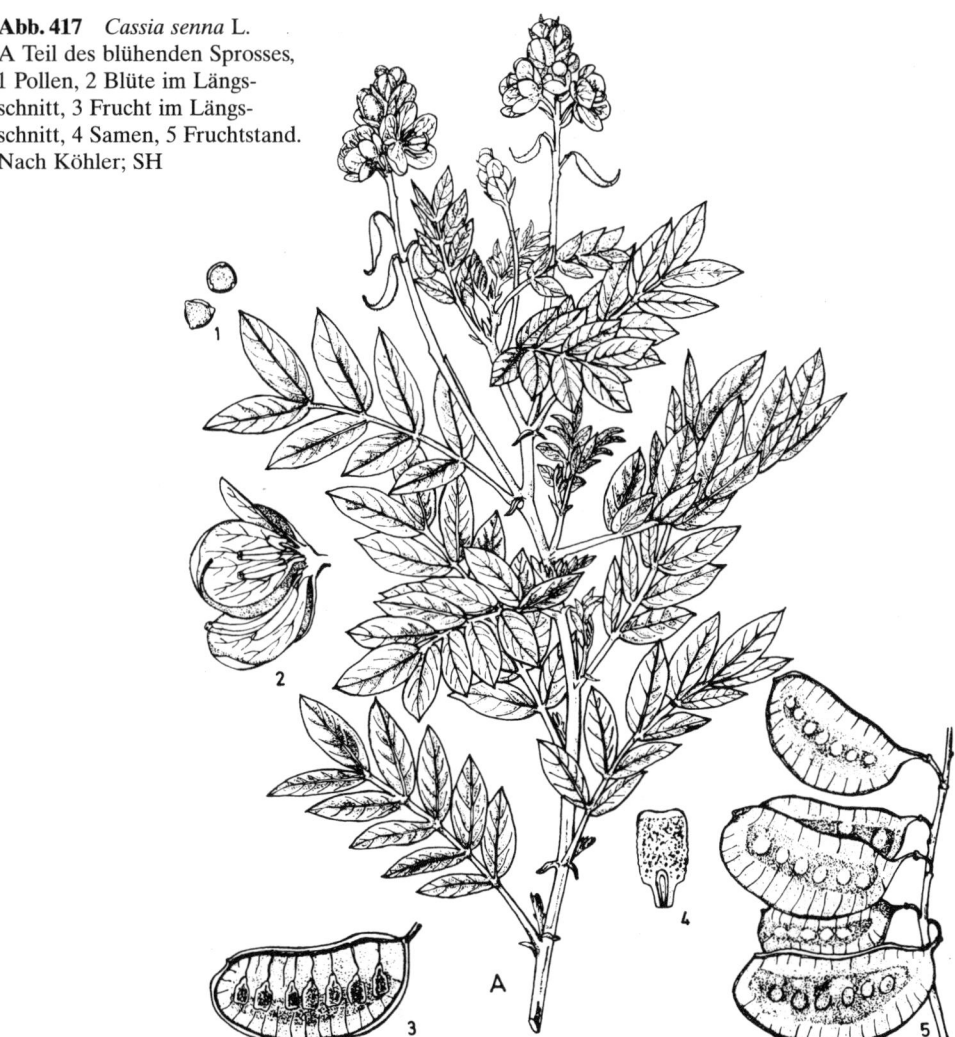

Herkunft: Alexandriner- oder Khartum-Senna: aus Kulturen im Sudan und Ägypten, geringe Mengen aus Erythrea und Russland; Tinnevelly-Senna: aus Kulturen in Indien

Arzneibücher: Ph.Eur.: Die getrockneten Fiederblätter

Ganzdroge

Geruch: schwach, eigenartig würzig

Geschmack: anfangs süßlich, dann bitter

Morphologie

Cassia angustifolia: Siehe Abb. 418 a; Fiedern 1 bis 6 cm lang und 0,3 bis 2 cm breit, graugrün bis gelblich, papierdünn und zerbrechlich, oval-lanzettlich, ganzrandig, oft stachelspitzig, unterhalb der Mitte am breitesten, an der Basis schwach ungleichhälftig, Stielchen sehr kurz, ca. 1 mm; Nervatur auf beiden Blattseiten etwas hervortretend, Nerven 1. Ordnung am Blattrand anastomosierend; Ober- und Unterseite mit bloßem Auge kahl erscheinend, mit starker Lupe feine, angedrückte, in Längsrichtung der Blattachse gerichtete Behaarung, besonders auf der Unterseite in der Nähe der Blattnerven.

Cassia senna: Siehe Abb. 418 b; Fiedern denen von *C. angustifolia* sehr ähnlich, etwas kleiner, 1 bis 3 cm lang und 0,4 bis 1,25 cm breit, etwas stärker behaart.

Anatomie

Flächenansicht: Blattober- und Blattunterseite (Abb. 420 b, g) nahezu gleich; Epidermiszellen polygonal, Wände charakteristisch ± geradlinig, zahlreiche paracytische Stomata mit meist zwei ungleich großen Nebenzellen; beidseitig, unterseits meist reichlicher, dickwandige, einzellige, zugespitzte, gebogene Haare mit warziger Oberfläche („Revolverhaare", Abb. 420 d), ca. 150 µm (100 bis 200 µm); Haarabbruchstellen kreisrund, Epidermiszellen um die Haarbasis oft rosettig angeordnet; Leitbündel im Mesophyll mit Kristallkammerfasern (Kristallzellreihen, Abb. 420 f).

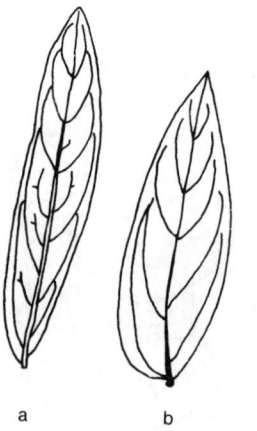
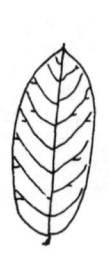
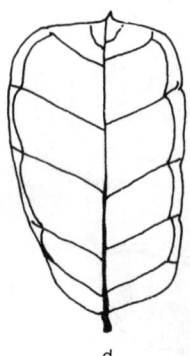

Abb. 418 *Cassia* sp. Fiederblätter: a *Cassia angustifolia* Vahl., b *Cassia senna* L., c *Cassia auriculata* L. d *Cassia italica* (Mill.) Lam.. Vergr. ca 1,5 x. Nach Oltmanns in Karsten, Weber, Stahl; NIE

a   b   c   d

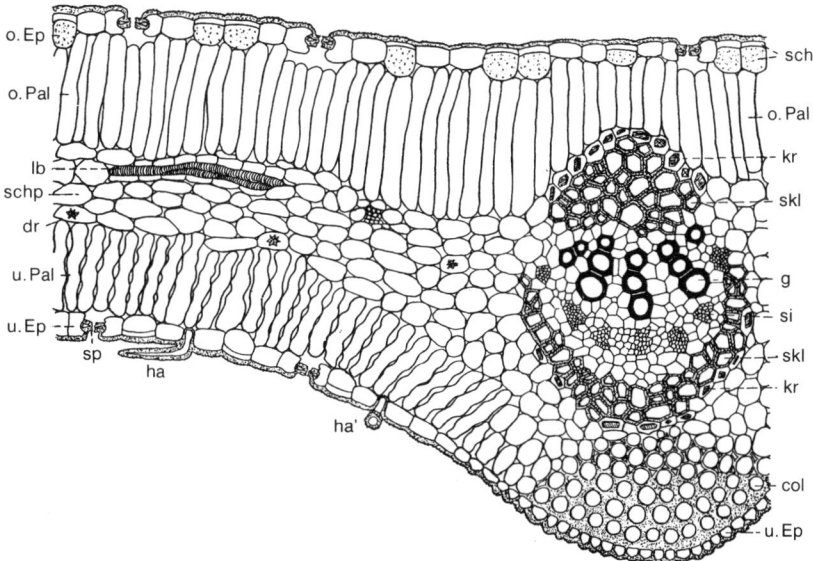

Abb. 419 *Cassia senna* L. Blatt im Querschnitt im Bereich des Mittelnervs. schl Schleimzellen, o.Ep obere Epidermis, o.Pal obere Palisadenzellen, lb Leitbündel, schp Schwammparenchym, dr Ca-Oxalatdrusen, u.Pal untere Palisadenzellen, u.Ep untere Epidermis, kr Ca-Oxalateinzelkristalle, skl Sklerenchym, g Gefäß, si Siebteil, col Kollenchym, sp Spaltöffnung, ha Haar, ha' Haar im Querschnitt. Vergr. 200 x. Aus Karsten, Weber, Stahl; Weber

Querschnitt: Siehe Abb. 419; Blattbau äquifazial, beidseitig mit 1-schichtigem Palisadenparenchym, dazwischen relativ dichtes Schwammparenchym; Palisadenzellen der Blattoberseite länger und dichter stehend als die der Unterseite; Epidermiszellen mit starker Cuticula, z. T. Schleim führend; Stomata schwach eingesenkt; Revolverhaare unmittelbar oberhalb der Basis stark abgebogen und der Epidermis ± anliegend; im Mesophyll einzelne Zellen mit Ca-Oxalatdrusen; Leitbündel häufig von Kristallkammerfasern mit Einzelkristallen begleitet.

Schnittdroge

Flache, papierdünne Fragmente der lanzettlichen Blättchen von beidseitig hellgraugrüner bis gelb-grüner Farbe; Fragmente der Spitze mit oftmals abgebrochenem Stachelspitzchen; Fragmente der Basis ± deutlich ungleichhälftig, Stielchen sehr kurz; Fragmente der Spreite mit am Rande anastomosierenden Nerven.

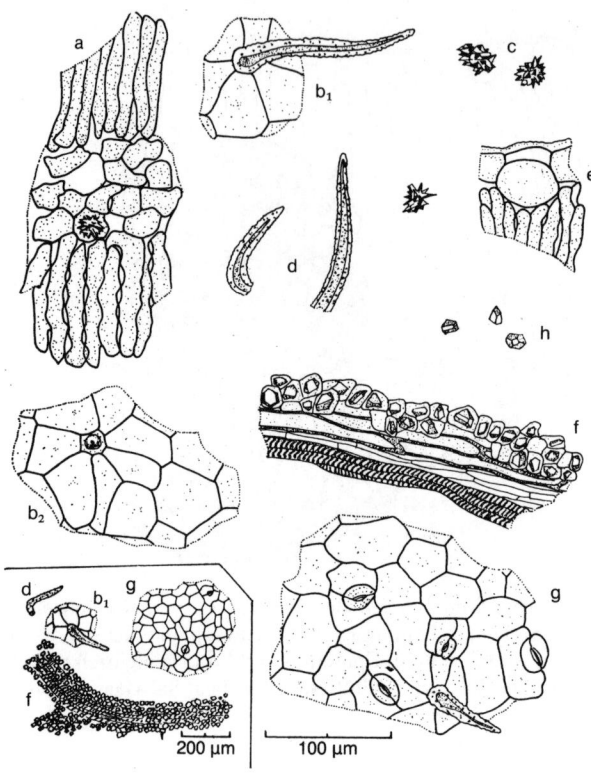

Abb. 420   Sennae folium – Sennesblätter – Pulver. Erläuterungen siehe Text. Aus Karsten, Weber, Stahl; nach Weber

Pulver

Siehe Abbildung 420

a   Äquifaziale Blattfragmente im Querschnittsbild; charakteristisch
b   Blattbruchstücke mit Epidermis in Aufsicht; mit Haaren (b_1) oder Haarabbruchstellen (b_2)
c   Ca-Oxalatdrusen frei liegend
d   Einzellige, dickwandige „Revolverhaare" mit stark gekörnter Oberfläche, charakteristisch
e   Schleimzellen unter der Epidermis; selten
f   Fragmente der Leitbündel mit anliegenden Kristallkammerfasern; charakteristisch
g   Blattbruchstücke mit Epidermis in Aufsicht, diacytische Spaltöffnungen
h   Ca-Oxalateinzelkristalle frei liegend

Anmerkung: Unterscheidung der beiden offizinellen Arten im Pulver praktisch nicht möglich.

Verfälschungen/Verwechslungen

Nur noch selten mit den Blättern von *Cassia auriculata* L. (Palthé-Senna). Siehe Abb. 418 c; Fiedern ± elliptisch, kleiner als die der offizinellen Arten, 1,5 bis 2 cm lang und 0,8 bis 1 cm breit; Farbe mehr rötlichbraun. Haare am Blattrand und am Mittelnerv besonders zahlreich, deutlich länger, bis 850 µm, weniger der Epidermis anliegend, Oberfläche weniger stark körnig, etwas dünnwandiger; Blattbau bifazial. Mögliche Verfälschung auch *Cassia italica* (MILL.) LAM., syn. *C. obovata* COLL. (Abb. 418 d); Fiedern verkehrt eiförmig bis breit spatelig; 1,5 bis 3 cm lang und 0,8 bis 2 cm breit; Haare meist deutlich kürzer; bezüglich der Anatomie den offizinellen Arten sehr ähnlich, Epidermiszellen der Blattunterseite jedoch charakteristisch papillenartig vorgewölbt.

Inhaltsstoffe und Anwendung

Inhaltsstoffe: Anthranoide (Sennoside; bis über 3 %); Flavonoide; Schleimstoffe (2 bis 3 %); Naphthalinglykoside
Ph.Eur.: mindestens 2,5 % Hydroxyanthracen-Glykoside, berechnet als Sennosid B

Anwendungsgebiete: Kommission E: Obstipation

Standardzulassung: Sennesblätter, Zul.-Nr. 7399.99.99

Sennae fructus acutifoliae – Alexandriner-Sennesfrüchte
Sennae fructus angustifoliae – Tinnevelly-Sennesfrüchte

Synonyme: Fructus Sennae acutifoliae bzw. angustifoliae, Folliculi Sennae

Sonstige Bezeichnungen: dt.: Sennesbälge, Sennesschoten, engl.: Senna pod, cassia fruit, franz.: Fruit de séné, gousse de séné, follicule de séné, ital.: Follicolo di senna, span.: Fruto de sen

Stammpflanzen: Alexandriner-Sennesfrüchte: *Cassia senna* L., syn. *Cassia acutifolia* DEL.; Tinnevelly-Sennesfrüchte: *C. angustifolia* VAHL; Caesalpiniaceae
Habitus: bis 60 cm hoher Halbstrauch (*C. senna*); bis 2 m hoher Strauch (*C. angustifolia*); Abb. 417

Herkunft: Importe aus Indien und dem Sudan

Arzneibücher: Ph.Eur.: Die getrockneten Früchte

Ganzdroge

Geruch: schwach, eigentümlich

Geschmack: schleimig-süßlich, danach etwas bitter und kratzend

Morphologie
Siehe Abb. 421; die ganzen, häutigen, flachen, ovalen bis etwas nierenförmigen Hülsen oberhalb der Samen leicht buckelig; Farbe bräunlich, zum Rand etwas grünlich; an einem Ende abgerundet, am anderen mit kleiner Spitze; Nerven auf den Flächen fein, von Bauch-und Rückennaht ausgehend, sich netzig verzweigend; Früchte der Alexandriner-Ware bis 5 cm lang und ca. 2,5 cm breit, mit 5 bis 7 Samen; Früchte der Tinnevelly-Ware etwas länger, bis 6 cm, und schmäler, 1,5 bis 1,8 cm breit, mit 5 bis 10 Samen.

Anatomie
Fruchtwand, Flächenansicht: Siehe Abb. 422; Epidermiszellen des Exokarps etwas gestreckt, mit Spaltöffnungen; darunter Parenchym mit Faser führenden Leitbündeln; Mesokarp aus mehreren „sich kreuzenden" Lagen von Faserschichten, äußere Faserschicht mit aufliegenden Kristallkammern; Endokarp parenchymatisch, großzellig.
Fruchtwand, Querschnitt: Exokarp mehrschichtig; Epidermis kleinzellig, dünnwandig, mit Stomata; anschließend 2 oder 3 Schichten Parenchym mit dünnwandigen Zellen, darin eingebettet Leitbündel; diese von Fasern, gelegentlich von Kristallkammerfasern begleitet; Mesokarp aus mehreren Lagen starkwandiger Fasern mit auffallendem Lumen; Richtung der einzelnen Faserlagen wechselnd (vgl. Flächenansicht), äußerste Faserschicht von Kristallkammern mit Ca-Oxalateinzelkristallen begleitet; Endokarp parenchymatisch, großzellig, dünnwandig.

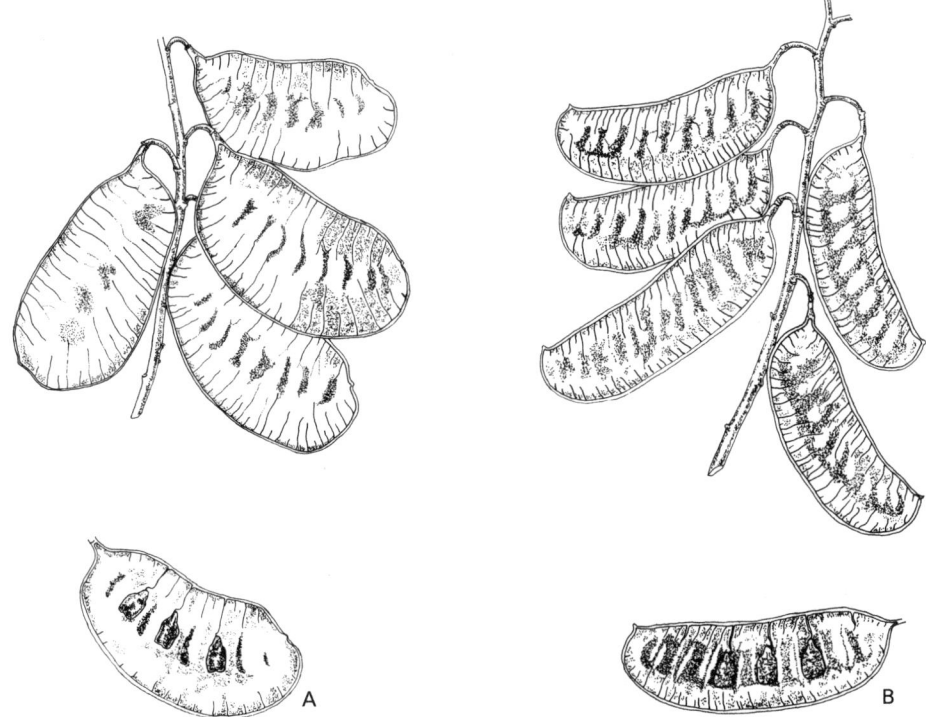

Abb. 421 *Cassia sp.* Früchte: **A** von *Cassia senna* L., **B** von *Cassia angustifolia* VAHL. SH

Samen, Querschnitt: Siehe Abb. 423; Epidermis palisadenartig, Palisaden mit starker Außenwand; daran anschließend mehrzellige Schicht von „Pufferzellen", in Epidermisnähe diese ähnlich den Trägerzellen, nach innen zunehmend parenchymatisch; verschieden hohe Lagen der Pufferzellen sich miteinander abwechselnd, dadurch Samenschale etwas „buckelig" erscheinend (makroskopisch, Lupe); Endosperm aus zunächst mehreren Schichten kollabierter Zellen, daran anschließend dickwandige Endospermzellen mit Aleuronkörnern und z. T. mit Stärke gefüllt.

Abb. 422 *Cassia angustifolia* VAHL
Schichten der Fruchtwand in Flächenansicht. fep Epidermis, p Exokarp, n faserführende Leitbündel, m „Faser-Mesokarp", ek Endokarp. Vergr. 200 x. Nach Brandt, ACH

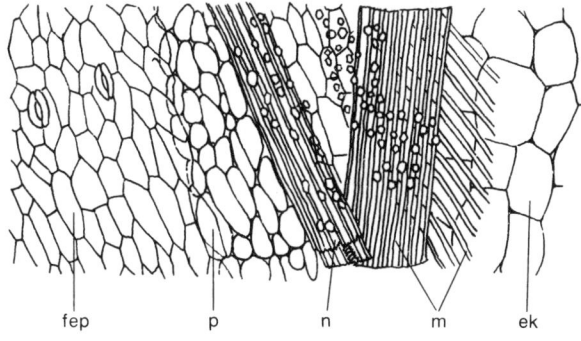

fep   p   n   m   ek

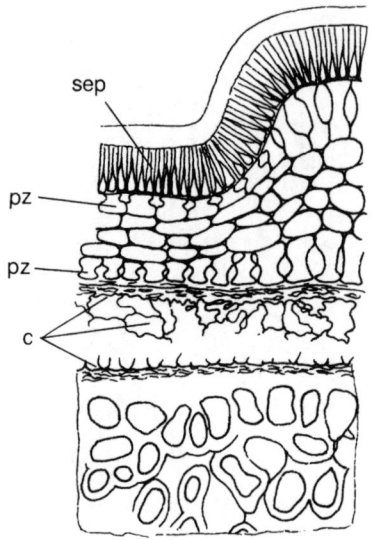

Abb. 423 *Cassia angustifolia* VAHL Samen im Querschnitt (Samenschale in Chloralhydratlösung, Endosperm in verdünntem Glycerin). sep Epidermis, pz „Pufferzellen", c kollabierte Zellen. Vergr. ca. 200 x. Nach Brandt, ACH

Schnittdroge

Dünne, blattartige, geaderte Stücke, häufig mit deutlicher Rücken- oder Bauchnaht; bräunlich, zu den Kanten hin nach grünlich wechselnd; die papierdünnen Fruchtwände an den Schnittkanten oft etwas auseinanderweichend; vereinzelt flache, harte, grünlich-weiße Samen; diese typisch herzförmig bis keilförmig (Abb. 417, 4) mit körnelig gebuckelter Oberfläche.

Pulver

Keine Angaben

Verfälschungen/Verwechslungen

Kommen in der Praxis nicht vor.

Inhaltsstoffe und Anwendung

Inhaltsstoffe: Anthranoide (Sennoside; Alexandriner-Sennesfrüchte 4 bis 5 %; Tinnevelly-Sennesfrüchte ca. 3 %); Flavonoide; Schleimstoffe
Ph.Eur.: Alexandriner-Sennesfrüchte: mindestens 3,4 % Hydroxyanthracen-Glykoside, berechnet als Sennosid B; Tinnevelly-Sennesfrüchte: mindestens 2,2 % Hydroxyanthracen-Glykoside, berechnet als Sennosid B

Anwendungsgebiete: Kommission E: Obstipation.

Standardzulassung: Alexandriner-Sennesfrüchte Zul.-Nr. 1259.99.99
Tinnevelly-Sennesfüchte, Zul.-Nr. 1269.99.99

Hinweis: Werden keine näheren Angaben gemacht, sind Tinnevelly-Sennesfrüchte zu verwenden.

Serpylli herba – Quendelkraut

Synonyme: Herba Serpylli

Sonstige Bezeichnungen: dt.: Feldthymian, Wilder Thymian, engl.: Wild thyme, mother of thyme, serphyllum, franz.: Serpolet, ital.: Erba di timo serpillo, span.: Sumidad de serpol

Stammpflanze: *Thymus serpyllum* L. s.l. (Quendel), von vielen Taxonomen heute als Sammelart zu *Thymus pulegioides* L. vereinigt; Lamiaceae
Habitus: schwach verholzter, 10 bis 50 cm hoher Halbstrauch; Abb. 424

Herkunft: Aus Wildbeständen; Einfuhr aus der Ukraine und den Balkanländern

Arzneibücher: DAB: Die zur Blütezeit gesammelten, ganzen oder geschnittenen, getrockneten, oberirdischen Sprosse

Ganzdroge

Geruch: charakteristisch, aromatisch

Geschmack: stark würzig-aromatisch, etwas bitter

Morphologie

Droge morphologisch sehr variabel, da sie von verschiedenen *Thymus*-Arten, Formen und Varietäten gewonnen wird (Sammelart *T. serpyllum* s. l.).
Dünne, sympodial verzweigte vierkantige **Stängel**, an den Nodien im Querschnitt rechteckig und an zwei gegenüberliegenden Seiten rinnenförmig vertieft mit behaarten Kanten; dekussierte Blattstellung; **Blätter** 3 bis 10 mm lang, bis 7 mm breit, lineal-elliptisch bis rundlich-eiförmig oder lanzettlich, dünn und feinnervig, am Rande schwach eingerollt, drüsig punktiert (Lupe, Abb. 424, 2); Blattbasis fast immer, Blattrand zuweilen bewimpert, Behaarung jedoch variabel; Blüten (Abb. 424, 3) in kopfigen blattwinkelständigen Scheinquirlen am Ende der Stängel; **Kelch** braunrot, 2,5 bis 4 mm lang, schwach 2-lippig mit 2 pfriemlichen Zähnen der Unterlippe und drei kürzeren und breiteren der Oberlippe (Abb. 424, 1), außen behaart und stark genervt; Kelch im Schlund mit einem Kranz steifer weißer Haare; **Kronröhre** purpurrot bis hellrosa, 2-lippig; Unterlippe 3-lappig, Oberlippe nur schwach gespalten, dadurch Kronröhre 4-zipfelig erscheinend.

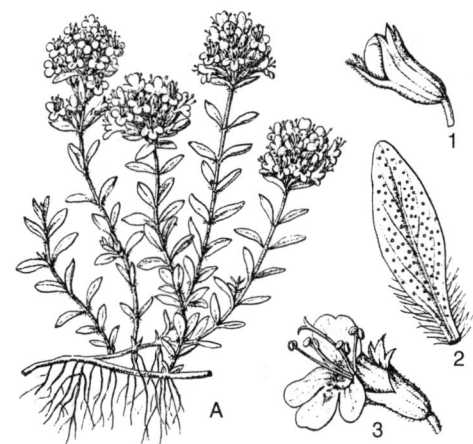

Abb. 424 *Thymus serpyllum* L. **A** blühende Pflanze, 1 Blütenknospe, 2 Blatt, 3 Blüte. Aus Gilg; Gilg

Anatomie

Blatt: Epidermis der Blattoberseite (Abb. 425 a) in Aufsicht aus leicht längsgestreckten Zellen mit schwach welligen Wänden, vereinzelt diacytische Spaltöffnungen und wenige Lamiaceen-Drüsenschuppen mit 12 (bis 18) sezernierenden Zellen; Epidermis der Blattunterseite (Abb. 425 b) aus stärker wellig-buchtigen Zellen mit zahlreichen diacytischen Spaltöffnungen und zahlreichen Drüsenschuppen, deutlich mehr als auf der Oberseite; beidseitig, zahlreicher jedoch auf der Blattoberseite und besonders am Blattrand, derbwandige „Eckzahnhaare" (Abb. 425 d); am Blattrand außerdem 2- bis 6-zellige Gliederhaare, z. T. mit feinen Ca-Oxalatnädelchen an den Querwänden; Blattbau bifazial mit zwei Schichten Palisadenparenchym, die Zellen der oberen Schicht deutlich palisadenförmig, die der zweiten eher kurz; Drüsenschuppen in seitlicher Sicht tief in die Epidermis eingesenkt.

Blüte: Kelchröhre dicht mit mehrzelligen Gliederhaaren („Spießhaare", Abb. 425 e), Eckzahnhaaren und zahlreichen Drüsenschuppen besetzt, Schlundhaare dünnwandiger, sehr lang und schmal; Epidermis der Kronblattröhre papillös, Haartypen wie beim Kelch, aber weniger dicht, im Schlund kurze keulenförmige Haare; Pollenkörner (Abb. 425 f) 30 bis 40 µm, rundlich bis ellipsoid mit feinkörniger Oberfläche, hexacolpat.

Stängel: Behaarung aus einzelligen kurzen oder längeren Deckhaaren mit längswarziger Cuticula und 2- bis 5-zelligen Gliederhaaren (Abb. 425 c); diese meist stark einseitswendig gebogen (Vorsicht: teilweise den Kniehaaren des Thymianskrauts ähnlich); außerdem Köpfchenhaare mit einzelligem Stiel und Köpfchen und vereinzelt Lamiaceen-Drüsenschuppen.

Schnittdroge

Handelsüblich ist die gerebelte Droge; diese aus den ganzrandigen, kurz gestielten, typisch drüsig gepunkteten Blättchen bestehend; zahlreiche rundliche bis vierkantige, holzige, innen hohle Stängelabschnitte, diese häufig rotviolett überlaufen; Kelche violett überlaufen mit charakteristischem Haarkranz im Schlund; zahlreiche kleine braune Samen, Kronröhren eher selten.

Pulver

Siehe Abbildung 425

a Blattbruchstücke mit oberer Epidermis in Aufsicht, Eckzahnhaare
b Blattbruchstücke mit unterer Epidermis in Aufsicht, diacytische Spaltöffnungen, Lamiaceen-Drüsenschuppen; charakteristisch
c Stängelbruchstücke mit Epidermis in Seitenansicht; gebogene Gliederhaare mit Ca-Oxalatkriställchen
d Blattrand mit Eckzahnhaaren in Aufsicht; charakteristisch
e Bruchstücke von Spießhaaren des Kelches mit Ca-Oxalatnädelchen an der Querwand
f Pollenkörner; vereinzelt

Anmerkungen: Alle Haare auch frei liegend im Präparat; außerdem faserige Bruchstücke der Stängel mit Leitungselementen in Aufsicht, violette Bruchstücke der Kron-

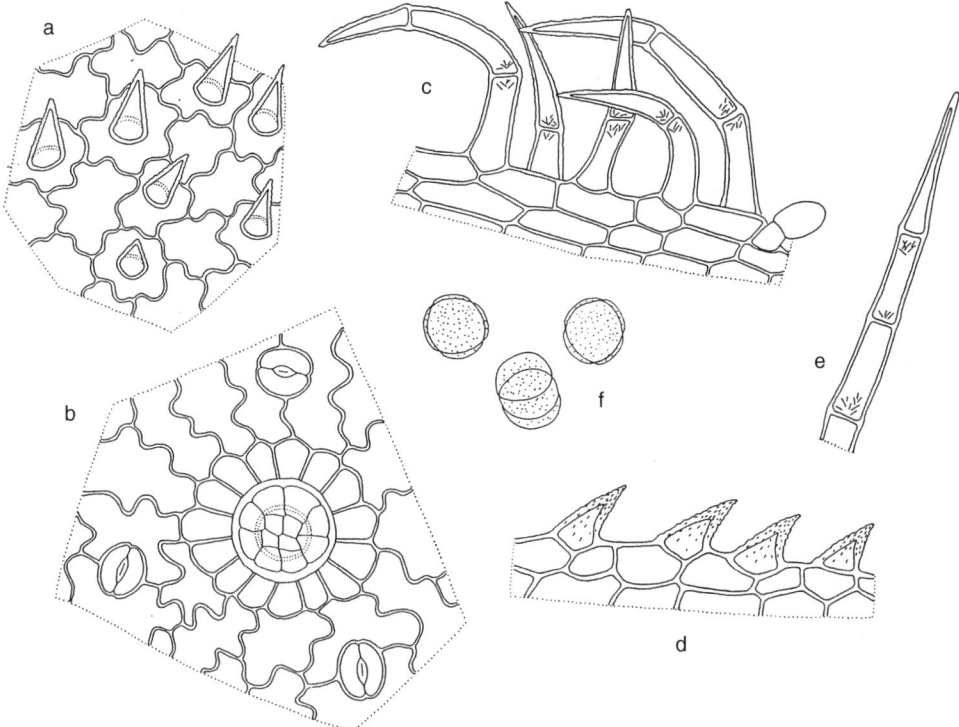

Abb. 425 Serpylli herba – Quendelkraut – Pulver. Erläuterungen siehe Text. NH

röhre, außerdem selten Bruchstücke des Endotheciums und der Fruchtwand und Samenschale in Aufsicht, nicht dargestellt.

Verfälschungen/Verwechslungen

Selten; allenfalls unbeabsichtigte Vermengungen mit echtem Thymian (*Thymus vulgaris* L.), im Mikroskop an zahlreichen kegelförmigen Eckzahnhaaren, den 2-zelligen, derbwandigen Haaren mit zugespitzter, knieförmig abgewinkelter Endzelle (Kniehaare) oder den 2- oder 3-zelligen, aufrechten oder gekrümmten Haaren mit meist leicht gewundener Endzelle zu erkennen (siehe auch Thymi herba).

Inhaltsstoffe und Anwendung

Inhaltsstoffe: Ätherisches Öl (0,2 bis 0,6 % mit Hauptkomponente Carvacrol); Lamiaceen-Gerbstoffe; Flavone; Triterpene.
DAB: mindestens 0,3 % ätherisches Öl und mindestens 0,1 % Phenole, berechnet als Thymol

Anwendungsgebiete: Kommission E: Katarrhe der oberen Luftwege.

Solidaginis herba – Goldrutenkraut

Synonyme: Herba Solidaginis, Herba Serotinae

Sonstige Bezeichnungen: engl.: (Early) golden-rod herb, franz: Verge d'or du Canada, ital.: Solidago canadense erba, span.: Sumidad de solidago

Stammpflanzen: *Solidago gigantea* AIT. (Riesen-Goldrute), und *S. canadensis* L. (Kanadische Goldrute), deren Hybriden oder Mischungen von diesen; Asteraceae Habitus: ausdauernde, meist 50 bis 150 cm hohe krautige Pflanzen

Herkunft: Überwiegend aus Wildbeständen; Hauptlieferländer sind ost- und südosteuropäische Länder

Arzneibücher: DAB: Die während der Blütezeit gesammelten, ganzen oder geschnittenen, getrockneten, oberirdischen Teile

Ganzdroge

Geruch: schwach aromatisch

Geschmack: schwach zusammenziehend

Morphologie
Stängel grünlichgelb oder grünlichbraun, teilweise rötlich überlaufen, rundlich, derb und gerieft, mit weißem Mark erfüllt, unten kahl, im oberen Teil behaart, reich beblättert; **Blätter** 8 bis 12 cm lang, 1 bis 3 cm breit, lanzettlich, lang zugespitzt, scharf gesägt, im unteren Drittel ganzrandig; oberseits kahl oder spärlich behaart; unterseits Hauptnerv stark hervortretend, Nervatur sehr feinmaschig, besonders an den Blattnerven deutlich behaart; **Blütenköpfchen** goldgelb, gestielt, einseitswendig in gebogenen, rispigen Blütenständen stehend; Zungenblüten linealisch; *S. gigantea* 4 bis 6 mm lang, die Hülle und die Röhrenblüten überragend; *S. canadensis* 2,5 bis 3 mm, Hülle kaum überragend; beide Blütenformen mit auffallendem Pappus; Hülle 3 bis 4 mm, aus dachziegelartig sich deckenden, trockenhäutigen, lineallanzettlichen und stumpfen Hüllkelchblättern („Hüllschuppen") bestehend, Innenseite glänzend, Mittelnerv grünlich; Blütenstandsboden kahl.

Anatomie
Blatt, Flächenansicht: Epidermiszellen der oberen Epidermis geradwandig bis buchtig polygonal, auf den Nerven länglich gestreckt; Oberseite praktisch kahl, selten ein einzelnes 1-zelliges oder peitschenförmiges Haar auffindbar; Zellen der unteren Epidermis (Abb. 426 a) wellig bis geradwandig oder stark buchtig gezackt, auf den Nerven ebenfalls länglich gestreckt; am Blattrand und unterseits nur entlang der Blattnerven lange (330 bis 360 μm) 5- oder 6-zellige, säbelartig gebogene, dünnwandige Gliederhaare (Abb. 426 d); anomocytische Spaltöffnungen vorwiegend auf der Unterseite, bisweilen eine der Nebenzellen sehr klein (anisocytisch); in Leitbündelnähe hell durchscheinend zahlreiche Exkretbehälter des Mesophylls (Abb. 426 b); **Querschnitt:**

Blattbau bifazial mit 1 oder 2 Reihen Palisadenparenchym aus schmalen Palisaden; Schwammparenchym locker und interzellularenreich.

Blüte: Pappus aus bündelartig zusammengewachsenen Haaren mit abstehenden Spitzen (Abb. 426 c); Kronblattepidermis (Abb. 426 e) aus länglich rechteckigen Zellen mit kleinen Ca-Oxalatdrusen, am Rand mehrzellige, 2-reihige Zotten; auf dem Fruchtknoten dichter Haarbesatz von Zwillingshaaren (Abb. 426 f); Narbe zweigeteilt papillös, Endothecium in Aufsicht (Abb. 426 g); Pollenkörner triporat, 25 µm, kugelig mit stacheliger Exine (Abb. 426 h).

Schnittdroge

Zahlreiche markerfüllte runde oder flache Stängelabschnitte verschiedener Dicke, teilweise violett überlaufen, z. T. auch noch mit Blütenköpfchen; hoher Blattanteil, Blätter stark zerkleinert, dunkelgrün; viele gelbe Blütenköpfchen oder Teile davon mit vielen langen Pappushaaren, bei älteren Blüten fast ausschließlich Pappushaare.

Pulver

Siehe Abbildung 426

a   Blattbruchstücke mit unterer Epidermis in Aufsicht mit anomocytischen Stomata; häufig

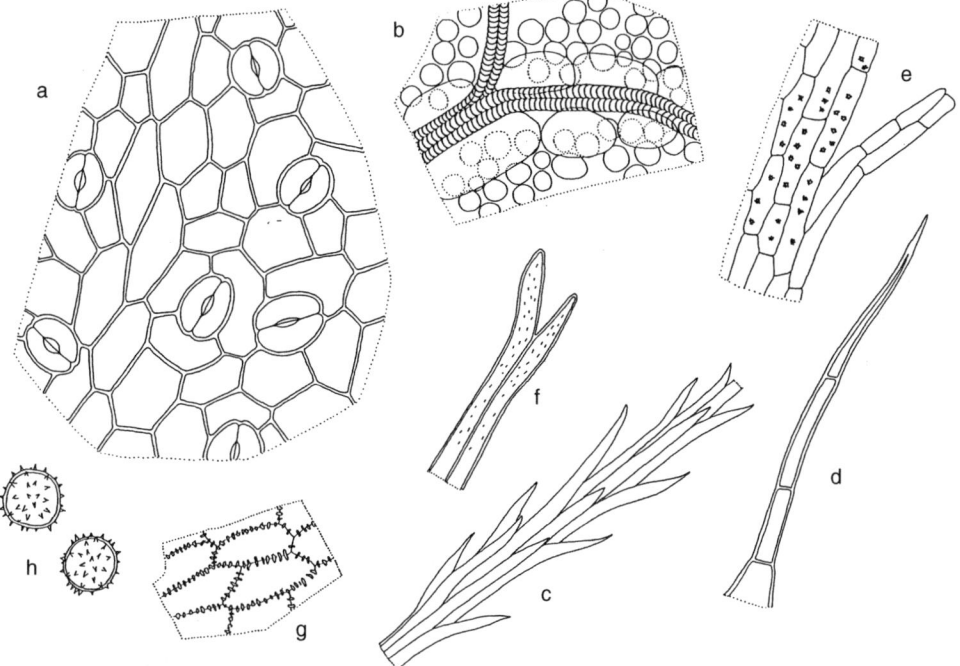

Abb. 426   Solidaginis herba – Goldrutenkraut – Pulver. Erläuterungen siehe Text. NH

b Blattbruchstücke mit Sicht auf das Mesophyll in Nervnähe (Verzweigung) mit anliegenden Exkretbehältern
c Pappushaare, zahlreich, auch viele Bruchstücke davon
d Gliederhaare des Blattrands bzw. der Nervoberfläche, auch Bruchstücke; zahlreich
e Randbereich einer Zungenblüte mit kleinen Ca-Oxalatdrusen und einer zweireihigen Zotte; selten
f Zwillingshaare des Fruchtknotens
g Bruchstücke des Endotheciums in Aufsicht
h Pollenkörner mit stacheliger Exine

Anmerkungen: Zahlreiche faserige Bruchteile des Stängels mit Schrauben- und Netzgefäßen sowie Sklerenchymfasern, außerdem Bruchstücke des Markparenchyms, nicht dargestellt; papillöser Narbenschenkel, nicht dargestellt; Gliederhaare auch mit kollabierter Endzelle.

Verfälschungen/Verwechslungen

Flaumig behaarte Stängelteile weisen auf andere *Solidago*-Arten hin. Im Handel befindet sich nicht selten Droge aus einem Gemisch von Echtem Goldrutenkraut (Solidaginis virgaureae herba) und Riesengoldrutenkraut (Solidaginis giganteae herba). Echtes Goldrutenkraut enthält deutlich größere Zungen- und Röhrenblüten; die Endzellen oder auch andere Glieder der Gliederhaare enthalten meist eine braune Sekretmasse. Hinweise zur Unterscheidung der Stammpflanzen *S. gigantea* und *S. canadensis*, sowie zur Abgrenzung gegenüber *S. virgaurea* L. siehe Virgaureae herba – Echtes Goldrutenkraut.

Inhaltsstoffe und Anwendung

Inhaltsstoffe: Flavonoide (*S. gigantea* ca. 3,8 %; *S. canadensis* ca. 2,4 %); Triterpensaponine (*S. gigantea* ca. 9 %; *S. canadensis* ca. 12,5 %); Diterpene; ätherisches Öl; Phenolcarbonsäuren; Gerbstoffe; Polysaccharide.
DAB: mindestens 2,5 % Flavonoide, berechnet als Hyperosid

Anwendungsgebiete: Kommission E: Zur Durchspülung bei entzündlichen Erkrankungen der ableitenden Harnwege, Harnsteinen und Nierengrieß; zur vorbeugenden Behandlung bei Harnsteinen und Nierengrieß.
Volkstümlich: Bei vielerlei Alltagsbeschwerden.

Standardzulassung: Riesengoldrutenkraut, Zul.-Nr. 1639.99.99

Solidaginis virgaureae herba –
Echtes Goldrutenkraut

Synonyme: Herba Solidaginis virgaureae, Herba Virgaureae, Herba Consolidae aureae, Herba Consolidae sarracenicae, Summitates Virgae aureae

Sonstige Bezeichnungen: dt.: Goldrautenkraut, Edelwundkraut, engl.: (European) golden rod wort, franz.: Herbe de la verge, verge d'or, ital.: Verga d'oro erba, span.: Sumidad de virgaurea, sumidad de vara de oro

Stammpflanze: *Solidago virgaurea* L. (Echte, Wilde oder Gemeine Goldrute); Asteraceae
Habitus: ausdauernde, bis über 1 m hohe krautige Pflanze

Herkunft: Aus Wildvorkommen. Importe aus Ungarn, Polen und den nördlichen Balkanländern. In neuerer Zeit Anbau gezüchteter Sorten.

Arzneibücher: DAB: Die während der Blütezeit gesammelten, ganzen oder geschnittenen, getrockneten, oberirdischen Teile

Ganzdroge

Geruch: schwach aromatisch

Geschmack: schwach zusammenziehend

Morphologie
Stängel rund und derb, längs gerieft, markerfüllt, die der unteren Teile violett gefärbt und glatt, die oberen kurz behaart; **Blätter** lang und lanzettlich, Blattrand entfernt gesägt, die unteren Blätter lang gestielt, sich in den geflügelten Blattstiel verschmälernd, die oberen Blätter sitzend; **Blütenköpfchen** endständig in Trauben stehend; Blütenköpfchen 10 bis 15 mm breit und 6 bis 9 mm lang, doppelt so lang wie Hüllkelch; Hüllkelchblätter 5 bis 7 mm lang, dachziegelförmig anliegend, schmal lanzettlich mit grünem Mittelnerv und mit stark glänzender Innenseite, zur Spitze hin fein gefranst; 8 bis 10 gelbe Zungenblüten mit schmalen Zungen, doppelt so lang wie der Hüllkelch; Röhrenblüten ebenfalls gelb; Zungen- und Röhrenblüten mit Pappus. Blütenstandsboden flachgrubig und ohne Spreublätter.

Anatomie
Blatt, Flächenansicht: Zellen der oberen und unteren Epidermis (Abb. 427a) je nach Alter der Blätter buchtig gezackt oder leicht wellig bis geradwandig, über den Blattnerven länglich und mit durch Tüpfelung knotig erscheinenden Zellwänden; oberseits nur wenige, unterseits viele anomocytische Spaltöffnungen mit meist 4 Nebenzellen, häufig eine Nebenzelle kleiner (anisocytisch); entlang der Nerven große Exkretbehälter hell durchscheinend, jedoch eher selten; Haare: beidseitig, unterseits meist zahlreicher, Gliederhaare (Abb. 427b, c); am Blattrand diese meist 5-zellig, 240 bis 320 µm lang, vereinzelt auch länger (3- bis 10-zellig, bis 400 µm), säbelartig gekrümmt; Blatt-

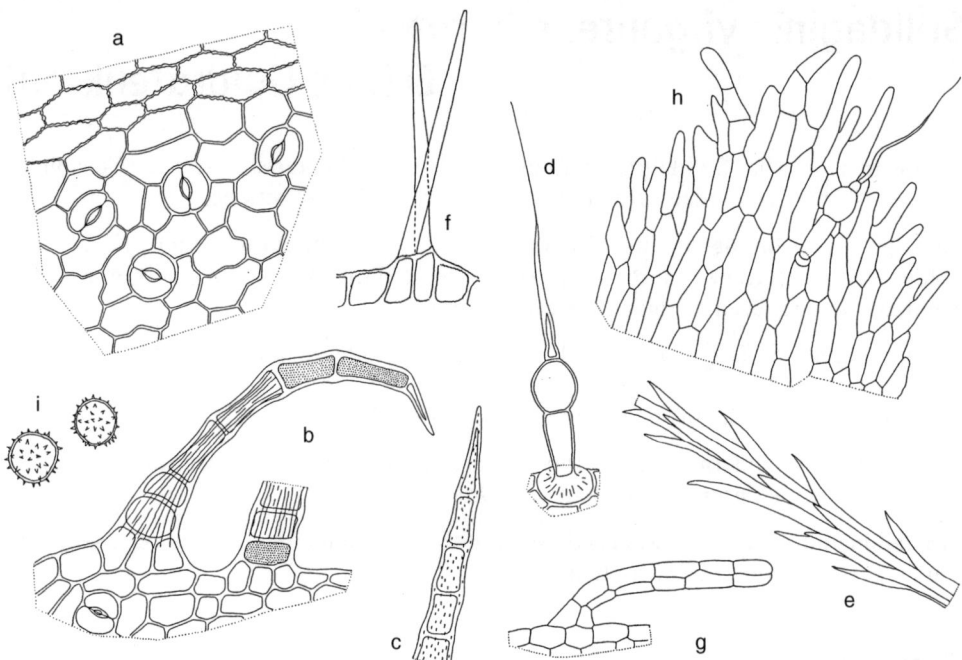

Abb. 427 Solidaginis virgaureae herba – Echtes Goldrutenkraut – Pulver. Erläuterungen siehe Text. NH

spreite spärlich behaart, unterseits etwas mehr, vorzugsweise auf den Blattnerven; meist 4- bis 6-zellig, 240 bis 380 µm; außerdem vereinzelt, unterseits ebenfalls mehr, sehr typische Geißelhaare (65 µm lang, Abb. 427 d); alle Gliederhaare derb, dickwandig und mit Cuticularstreifung; häufig ist der Zellinhalt der Haare braun gefärbt; **Querschnitt:** Blattbau bifazial mit ein oder zwei Schichten Palisadenparenchym aus kurzen Palisaden; Schwammparenchym interzellularenreich.

Blüte: Blätter des Hüllkelchs (Abb. 427 h) mit länglichen Epidermiszellen und wenigen gebogenen und mit deutlicher Cuticularstreifung versehenen Gliederhaaren; oberes Ende mit gefranstem Blattrand; außerdem Geißelhaare; Pappushaare (Abb. 427 e) der Zungen-und Röhrenblüten aus 3 bis 5 Reihen schmaler Haare mit abstehender Spitze; auf den Röhrenblüten zahlreiche zweireihige Zottenhaare (Abb. 427 g), 175 µm lang (160 bis 225 µm), 9- bis 13-zellig; auf der Fruchtknotenwand Zwillingshaare (Abb. 427 f), 160 bis 225 µm lang; Pollenkörner triporat, 25 µm mit stacheliger Exine (Abb. 427 i).

Schnittdroge

Hoher Anteil an Blüten, sowohl einzelne gelbe Zungen- und Röhrenblüten, jeweils mit auffälligem Pappus als auch in Köpfchen; diese mitunter in einseitswendigen Rispen zusammenstehend; derbe, längs geriefte, markerfüllte Stängelabschnitte; Blattbruchstücke unregelmäßig geformt, unterseits heller, mit feinmaschigem Nervennetz.

Pulver

Siehe Abbildung 427

a   Blattbruchstücke mit unterer Epidermis in Aufsicht, anomocytische Spaltöffnungen
b   Gliederhaare am Blattnerv der Blätter in Seitenansicht
c   Bruchstücke von Gliederhaaren der Blätter
d   Geißelhaare der Blattunterseite; charakteristisch
e   Bruchstücke der Pappushaare, sehr zahlreich
f   Zwillingshaare der Fruchtknotenwand; charakteristisch
g   Zweireihige Zottenhaare der Blüten; charakteristisch
h   Bruchstücke der Hüllkelchblätter mit Sicht auf oberes Blattende, Geißelhaare
i   Pollenkörner mit stacheliger Exine

Verfälschungen/Verwechslungen

Virgaureae herba ist auf dem Markt kaum verfügbar, so dass gerne auf (Riesen)-Gold-
rutenkraut – Solidaginis herba (von *S. gigantea* Ait. oder von *S. canadensis* L.) ausge-
wichen wird. Bei Drogen aus dem Wildvorkommen sind auch Verfälschungen mit
Senecio-Species denkbar.
Unterscheidung der *Solidago*-Arten (nach Schilcher 1965; siehe Literatur).

Art	Hüllkelchblätter	Einzelblüten	Behaarung der Laubblätter
S. virgaurea:	lanzettlich, innen stark glän-zend, 5–7 mm lang	gelb, 6 bis 9 mm lang, Zun-genblüten länger als die Hüllblätter, häufig noch mit Pappus	spärlich behaart, vereinzelt Haare von säbelförmiger, leicht gebogener Gestalt
S. gigantea:	3–4 mm lang	gelb, 4 bis 5 mm lang, Zun-genblüten überragen die Hüllblätter nur wenig	praktisch kahl, sehr selten ein einzelnes, oft einzelliges oder peitschenartiges Haar; gegen-über *S. virgaurea* sind diese Haare wesentlich länger
S. canadensis:	2,0 bis 2,5 mm lang, gelb	2,5 bis 3 mm lang Zungenblüten kaum länger als die Hüllblätter	behaart, mit kurzen, flaumigen Haaren, vor allem auf der Unterseite und auf den Nerven

Siehe auch den sehr ausführlichen Erkennungsschlüssel bei Schilcher und Bornschein,
1986, und Saukel et al., 1986; siehe Literatur.

Inhaltsstoffe und Anwendung

Inhaltsstoffe: Ätherisches Öl (0,4 bis 0,5 %), Diterpene, Triterpensaponine, Flavonoide (ca. 1,5 %), phenolische Verbindungen
DAB: keine Gehaltsanforderung

Anwendungsgebiete: Kommission E: Zur Durchspülung bei entzündlichen Erkrankungen der ableitenden Harnwege, Harnsteinen und Nierengrieß; zur vorbeugenden Behandlung bei Harnsteinen und Nierengrieß.
Volkstümlich: Bei vielerlei Alltagsbeschwerden.

Standardzulassung: Goldrutenkraut, Zul.-Nr. 1519.99.99

Stramonii folium – Stramoniumblätter

Synonyme: Folia Stramonii, Herba Stramonii, Folia Daturae

Sonstige Bezeichnungen: dt.: Stechapfelblätter, engl.: Stramonium leaf, thornapple leaf, jimson weed, franz.: Feuille de stramoine, feuille de datura, ital.: Foglia di stramonio, span.: Hoja de estramonio

Stammpflanzen: *Datura stramonium* L. und seine Varietäten (Stechapfel); Solanaceae
Habitus: einjährige, bis 1,2 m hohe Pflanzen; Abb. 428

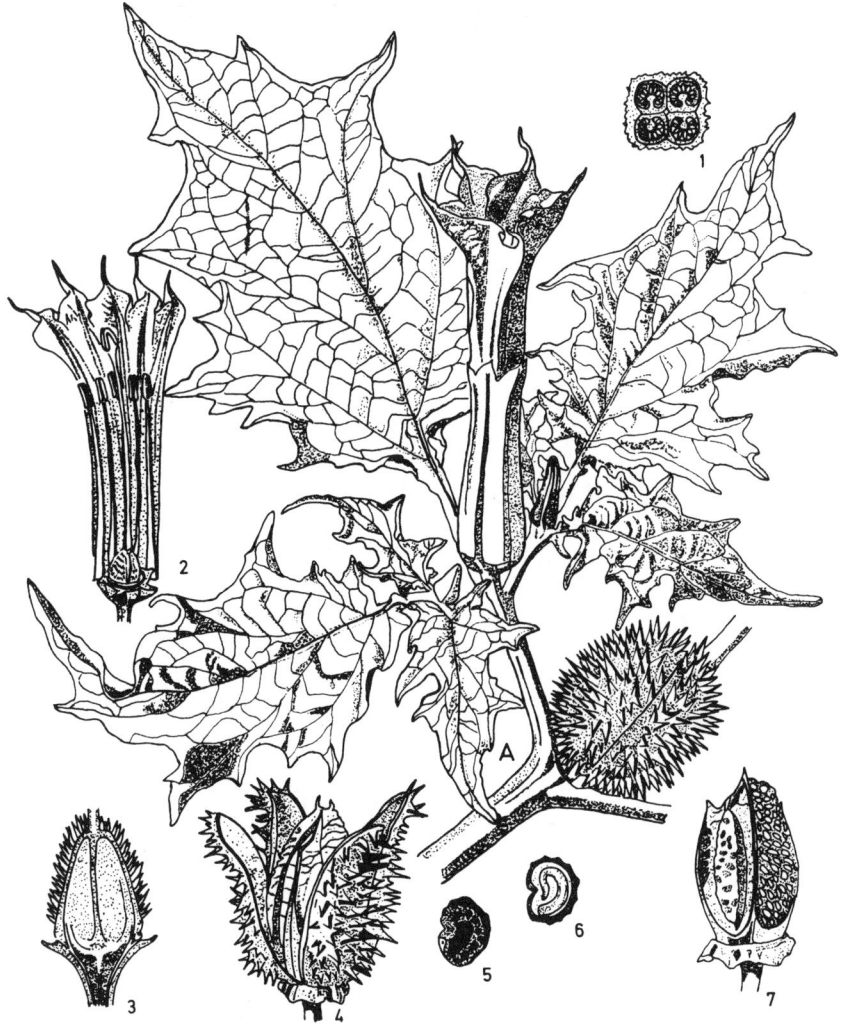

Abb. 428 *Datura stramonium* L. **A** Teil des blühenden und fruchtenden Sprosses, 1 Fruchtknoten im Querschnitt, 2 Blüte im Längsriss, 3 Fruchtknoten im Längsschnitt, 4 reife, geöffnete Frucht, 5 Samen, 6 Samen im Längsschnitt, 7 angeschnittene Frucht. Nach Köhler; SH

Herkunft: Aus Wildsammlungen; Import aus osteuropäischen Ländern und Russland

Arzneibücher: Ph.Eur.: Die getrockneten Blätter oder die getrockneten Blätter mit blühenden und gelegentlich Früchte tragenden Zweigspitzen; Ph.Eur.: Eingestelltes Stramoniumpulver – Stramonii pulvis normatus

Ganzdroge

Geruch: unangenehm, neutral bis aromatisch

Geschmack: bitter, etwas salzig

Morphologie
Blätter bis 20 cm lang und bis 15 cm breit; eiförmig, am Ende zugespitzt, Blattgrund ± keilförmig in den langen Blattstiel verschmälert; Blattrand grob buchtig-gezähnt; oberseits bräunlich-oliv-grün, unterseits hell-grau-grün; Mittelrippe und Hauptnerven unterseits hervortretend.

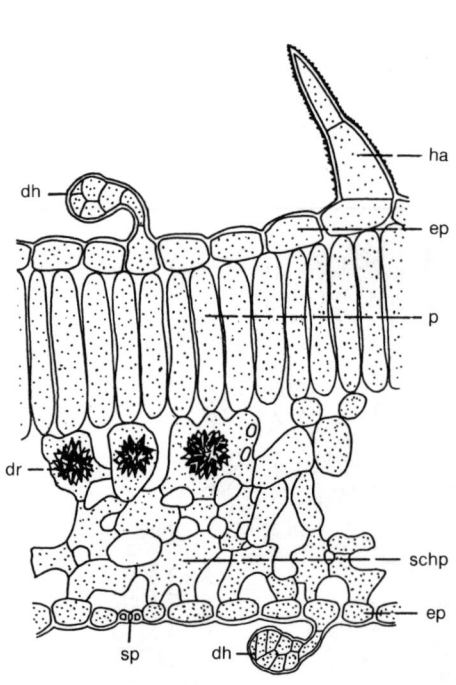

Abb. 429 *Datura stramonium* L. Blatt im Querschnitt. ha Haar, ep Epidermis, p Palisadenzellen, schp Schwammparenchym, dh kurzes gekrümmtes Drüsenhaar, dr Ca-Oxalatdrusen, sp Spaltöffnung. Vergr. ca. 200 x. Aus Karsten, Weber, Stahl; Karsten

Anatomie
Flächenansicht: Epidermiszellen dünnwandig, unterseits stark wellig, oberseits weniger wellig, auf beiden Blattseiten anisocytische Stomata, auf der Unterseite etwas vermehrt, Ca-Oxalatdrusen und Leitgefäße des Mesophylls deutlich durchscheinend (Abb. 430 b); Haare: beidseitig, besonders in der Nähe der Leitgefäße 2- bis 5-zellige, etwas derbwandige Gliederhaare (Abb. 430 c) mit warziger Cuticula, bis ca. 300 µm lang; außerdem gestielte Drüsenhaare (Abb. 430 d), oft gekrümmt mit ± kugeligem, mehrzelligem Köpfchen; diese besonders an jüngeren Blättern, an älteren oft fehlend; seltener gestielte Drüsenhaare mit einzelligem Köpfchen.

Querschnitt: Siehe Abb. 429; Blattbau bifazial mit 1-schichtigem Palisadenparenchym und lockerem Schwammparenchym; Epidermiszellen zartwandig und leicht tangential gestreckt, beidseitig Spaltöffnungen; in den „Sammelzellen" zwischen Palisaden- und Schwammparenchym je eine relativ große Oxalatdruse, 10 bis 30 µm; Leitbündel bikollateral, Mittelrippe unterseits stark hervortretend.

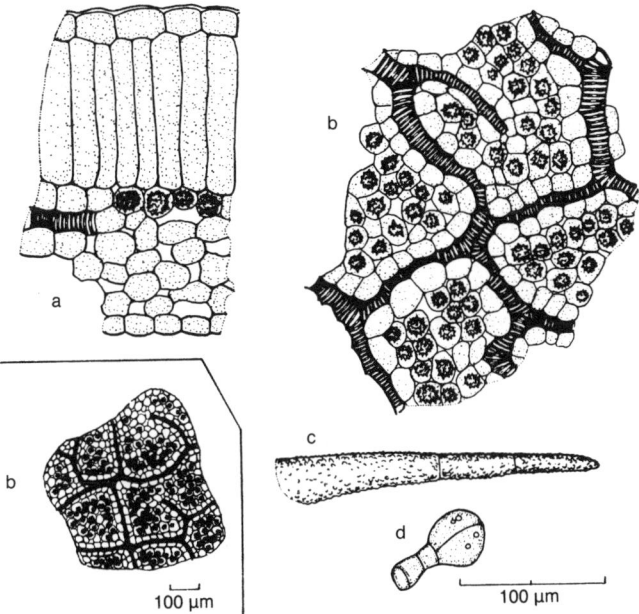

Abb. 430 Stramonii folium
– Stechapfelblätter – Pulver.
Erläuterungen siehe Text.
Aus Karsten, Weber, Stahl;
nach Weber

Schnittdroge

Nicht handelsüblich

Pulver

Siehe Abbildung 430

a Blattbruchstücke im Querschnitt, Ca-Oxalatdrusen in den Sammelzellen; zahlreich
b Blattbruchstücke mit Palisadenparenchym in Aufsicht; Leitelemente durchscheinend; in vielen Zellen Ca-Oxalatdrusen, jedoch nicht in den den Gefäßen anliegenden Zellen; zahlreich
c Bruchstücke von Gliederhaaren; zuweilen schwach gebogen mit körnig-rauer Cuticula; selten, charakteristisch
d Kurzgestielte, mehrzellige Drüsenhaare; Köpfchen oft der Epidermis anliegend; selten, charakteristisch

Anmerkungen: Da für die Droge auch die ganzen Zweigspitzen geerntet werden, können außerdem faserige Bruchstücke der Blattstiele und Stängel mit Leitgewebe in Aufsicht vorhanden sein; außerdem Pollenkörner, Kronröhren- und Samenfragmente.

Verfälschungen/Verwechslungen

In Frage kommen die Blätter von *Chenopodium hybridum* L. (Bastardgänsefuß; Blätter kleiner, blasenartige, wasserhaltige Endzelle), *Solanum nigrum* L. (Schwarzer

Nachtschatten; Blätter viel kleiner, kaum bitter schmeckend), *Carthamus helenioides* DESF. (Algier; lanzettförmige Blätter, gut ausgebildete Sekretbehälter, keine Ca-Oxalatdrusen), von *Xanthium strumarium* L. (Gewöhnliche Spitzklette; 3-zellige große Haare mit Cystolithen, keine Ca-Oxalatkristalle) und von *Scopolia carniolica* JACQ. (Tollkraut; Ca-Oxalatsand).

Inhaltsstoffe und Anwendung

Inhaltsstoffe: Tropan-Alkaloide (0,1 bis 0,65 %); Flavonoide; Cumarine
Ph.Eur.: Stramoniumblätter: mindestens 0,25 % Gesamtalkaloide; Eingestelltes Stramoniumpulver: 0,23 bis 0,27 % Gesamtalkaloide, jeweils berechnet als Hyoscyamin

Anwendungsgebiete: Kommission E: Die therapeutische Anwendung kann wegen des fehlenden Wirksamkeitsnachweises und angesichts der Risiken nicht vertreten werden. Beanspruchte Anwendungsgebiete: u. a. Asthma, Krampfhusten sowie bei Erkrankungen mit vegetativer Dysregulation.
Wegen der geringen therapeutischen Breite kommen nur auf einen bestimmten Alkaloidgehalt eingestellte Zubereitungen wie Eingestelltes Stramoniumpulver zur Anwendung.

Hinweis: Vorsichtig lagern, Giftpflanze

Strophanthi semen – Strophanthus-Samen

Synonyme: Semen Strophanthi

Sonstige Bezeichnungen: dt.: Strophanthussamen, engl.: Strophanthus seed, franz.: Graine de strophanthus, ital.: Seme di strofanto, span.: Semilla de estrofanto

Stammpflanze: *Strophanthus gratus* (WALL. ET HOOK.) BAILL., außerdem vielfach verwendet: *S. kombé* OLIV., *S. hispidus* DC.; Apocynaceae
Habitus: hochwindende, Milchsaft führende Lianen; Abb. 431

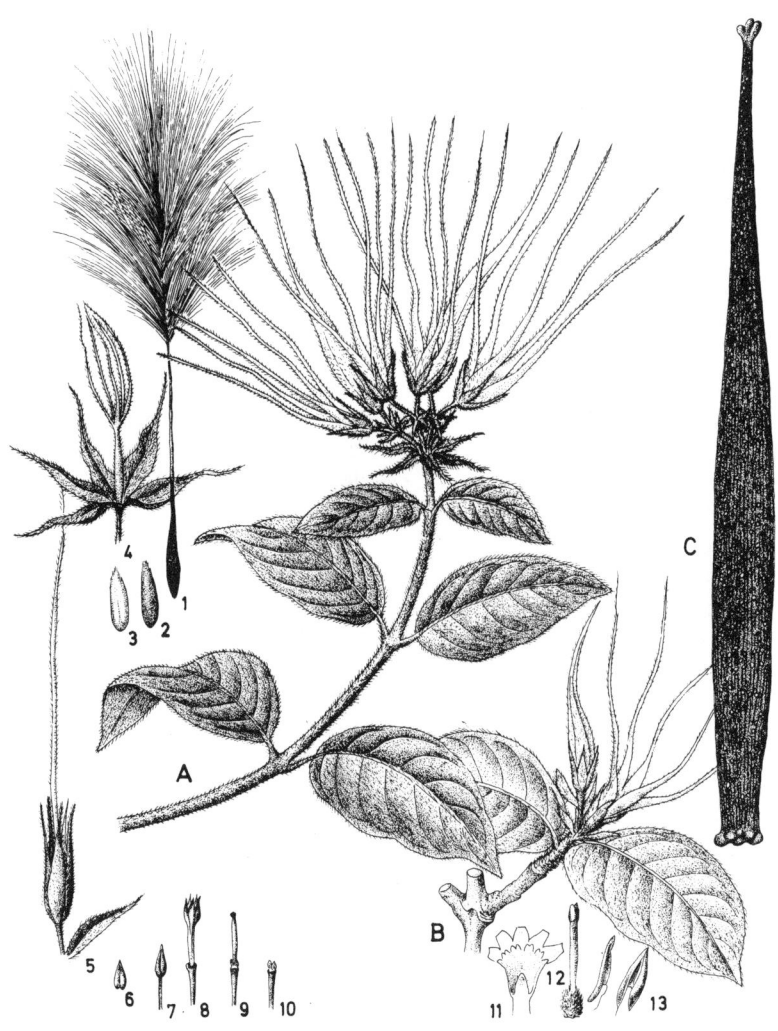

Abb. 431 *Strophanthus* sp. **A** blühender Zweig von *Strophantus hispidus* DC., **B** *Strophantus kombé* OLIV.: 11 Blütenkrone ohne Zipfel, 12 Fruchtknoten, 13 Staubblätter. **C** Frucht, 1 Samen mit Haarkrone, 2/3 Samen ohne Haarkrone, 4/5 Blüte mit Kelch, 6 bis 8 Staubblätter, 9 Stempel, 10 Fruchtknoten. Nach Köhler; ACH

Herkunft: Sammlung aus Wildvorkommen durch afrikanische Stämme, aus Halbkulturen (geschützter Wildwuchs) oder aus dem Anbau. Import z. B. aus Kamerun.

Arzneibücher: DAC 1998: Die von dem grannenartigen Haarschopf befreiten Samen.

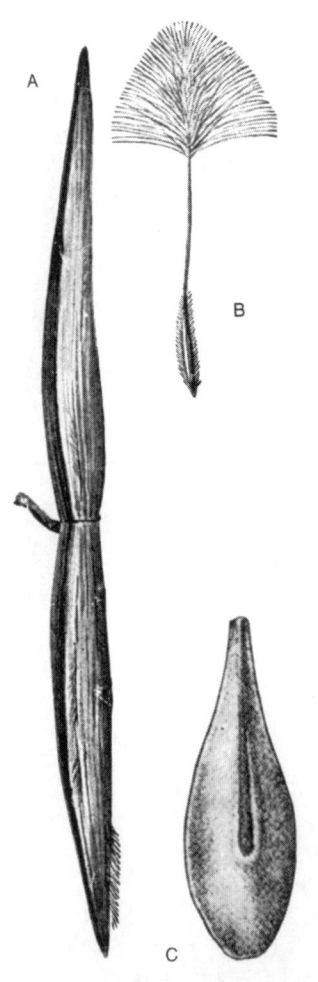

Abb. 432 *Strophanthus hispidus* DC., **A** Frucht, **B** reifer Samen; etwa natürl. Größe. **C** *Strophanthus gratus* (WALL. et HOOK.) BAILL. reifer Samen mit Raphe. Vergr. ca. 2,5 x. A u. B nach Schumann, C Gilg

Ganzdroge

Geruch: schwach eigenartig

Geschmack: stark und anhaltend bitter

Morphologie
Länglich abgerundete, flachgedrückte Samen, zur Spitze verjüngt; auf einer der flachen Seiten der Nabel liegend, und zwar nahe der Ansatzstelle des dort ursprünglich vorhandenen grannenartigen Fortsatzes; Raphe von hier zur im unteren Drittel liegenden Chalaza verlaufend.
Strophanthus gratus: Siehe Abb. 432 C; Samen gelb bis gelbbraun, kahl, 1 bis 2 cm lang, 3 bis 5 mm dick, *S. kombé*: Samen hell, gelblich grün, stark behaart; 1 bis 2 cm lang, 3 bis 5 mm dick; *S. hispidus*: Samen braun, behaart, etwas kleiner als die obigen, 0,6 bis 1,5 cm lang, 2 bis 4 mm dick.

Anatomie
Im anatomischen Bild Samen der drei genannten Arten praktisch gleich. Wichtigster Unterschied: bei *S. gratus* fehlt die Samenbehaarung.
Lupe, Längsschnitt: Siehe Abb. 433; unterhalb der Samenschale zunächst eine dünne Endospermschicht, dann ein aus zwei länglichen Keimlappen und einem zylindrischen Würzelchen bestehender Embryo.
Mikroskop: Siehe Abb. 434 A; Epidermiszellen im Querschnittsbild rechteckig mit charakteristisch blasig verdickten Querwänden; bei den Samen von *S. kombé* und *S. hispidus* die Epidermiszellen in einzellige, lange, knieförmig gebogene Haare auslaufend (Abb. 435); Samen von *S. hispidus* weniger stark behaart

als der von *S. kombé*, bei *S. gratus* nur gelegentlich kurze haarförmige Papillen
(Abb. 434); Epidermiszellen in Aufsicht
derbwandig, gestreckt (Abb. 434 B), an
den Schmalseiten meist mehr oder weniger abgerundet, durch die darunterliegenden Schichten braun erscheinend;
Schichten der Samenschale unterhalb der
Epidermis aus mehreren Lagen bräunlicher, meist kollabierter Zellen (Nährschicht); daran anschließend das Endosperm aus mehreren Lagen ± polygona-
ler, relativ dickwandiger Zellen, angefüllt
mit fettem Öl, Aleuronkörnern und
manchmal kleinkörniger Stärke; em-
bryonales Gewebe kleinzellig, dünnwandig und mit fettem Öl und Aleuron.
Anmerkung: Eine Unterscheidung der
Samen der drei genannten Arten ist mittels Schwefelsäure möglich: Die trockenen Schnitte durch die Samen mit 80 %
Schwefelsäure oder besser noch mit einer
Mischung aus 3 T konz. Schwefelsäure
und 1 T Glycerol benetzen. *S. gratus*: Endosperm und Keimling hellrosa, allmählich in violett übergehend; *S. hispidus*:

Abb. 433 *Strophanthus gratus* (WALL. et HOOK.)
BAILL.. Samen im Längsschnitt. gr Grannenan-
satz, w Würzelchen, end Endosperm, sa Samenschale, cot Kotyledonen. Vergr. ca. 6 x. Aus
Karsten, Weber, Stahl; nach Weber

Abb. 434 *Strophantus gratus*
(WALL. et HOOK.) BAILL. **A**
Samen im Querschnitt; **B** Epidermis der Samenschale in Flächenansicht. h Haar, ep Epidermis, ns Nährschicht, end Endosperm, cot Keimlingsgewebe. A:
vergr. ca. 150 x. B: vergr. ca.
100 x. Aus Karsten, Weber, Stahl;
Gilg

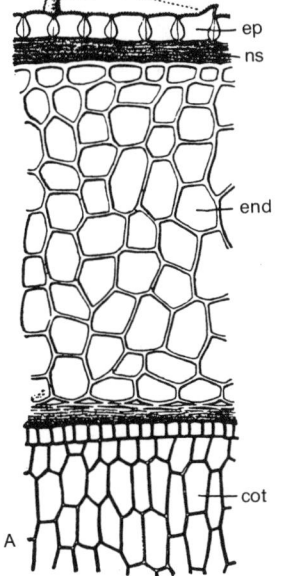

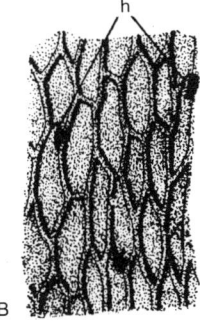

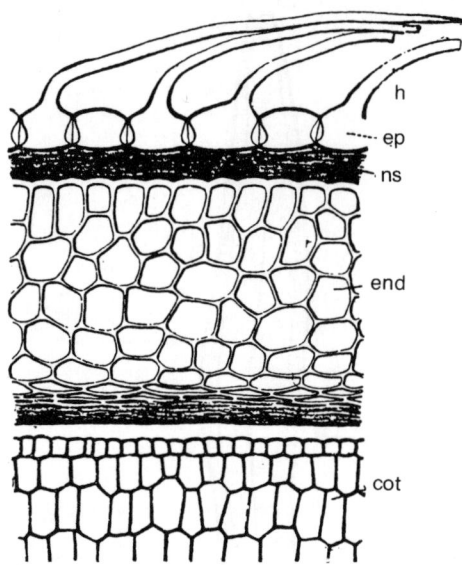

Abb. 435   *Strophanthus kombé* OLIV. Samen im Querschnitt. h Haare, ep Epidermis in Haare auslaufend, ns Nährschicht, end Endosperm, cot Keimlingsgewebe. Vergr. ca 150 x. Aus Karsten, Weber, Stahl; Gilg

Endosperm grünlich, Keimling rot-grünlich; *S. kombé*: Endosperm und Keimling grün.

Schnittdroge

Nicht handelsüblich

Pulver
Siehe Abbildung 436

a   Bruchstücke des Endosperms; zahlreich
b   Bruchstücke der Samenschale mit Epidermis in Aufsicht
c   Im Wasserpräparat Stärke; wenig
d   Fragmente des Keimlingsgewebes

Anmerkungen: außerdem bei zerkleinerten Samen von *S. kombé* und *S. hispidus* Fragmente der Haare der Samenepidermis (vergl. Abb. 435).

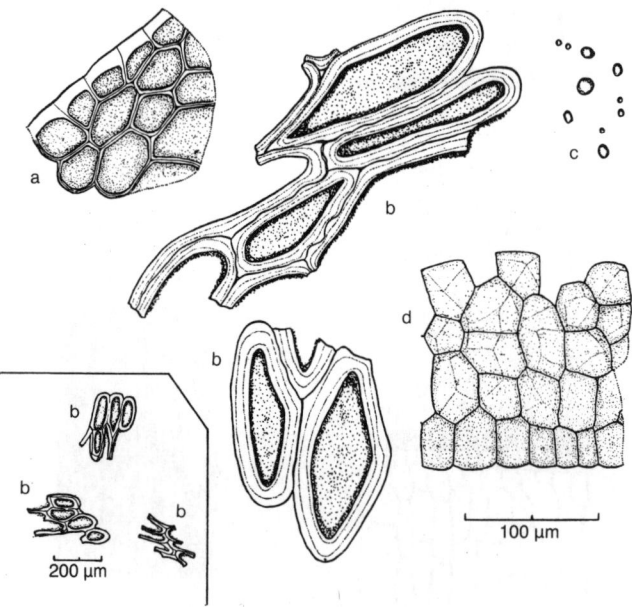

Abb. 436   Strophanthi semen – Strophanthussamen – Pulver. Erläuterungen siehe Text. Aus Karsten, Weber, Stahl; nach Weber

Verfälschungen/Verwechslungen

Möglich mit den Samen von *Alafia-, Funtumia-, Holarrhena-* und *Kickxia*-Arten. *Alafia multiflora* STAPF: Samen mit Raphe von der Basis bis zur Spitze verlaufend; *Kickxia africana* BENTH.: im Querschnitt mehrfach gefaltete Kotelydonen, bei *Strophanthus* stets parallel aufeinander liegende Kotelydonen.

Inhaltsstoffe und Anwendung

Inhaltsstoffe: Herzglykoside vom Cardenolidtyp; *S. gratus*: über 80 % g-Strophanthin (= Ouabain), *S. kombé*: Glykosidgemisch „k-Strophanthin" mit k-Strophanthosid als Hauptglykosid; außerdem Saponine; fettes Öl (ca. 35 %)
DAC 1998: mind. 5 % Ouabain (= g-Strophanthin)

Anwendungsgebiete: Die Anwendung der Droge ist in Anbetracht möglicher toxikologischer Risiken nicht zu empfehlen. Die Wirksamkeit der Droge ist nicht ausreichend belegt. Heutzutage werden ausschließlich die reinen Cardenolidglykoside angewendet. Strophanthustinktur wird, meist in Kombination mit anderen Tinkturen, bei funktionellen Herzbeschwerden, Arteriosklerose, vegetativer Dystonie, Hypertonie und beim gastrocardialen Symptomenkomplex innerlich verabreicht.

Hinweis: Vorsichtig lagern, Giftpflanze

Strychni semen – Brechnuss

Synonyme: Semen Strychni, Semen Nucis vomicae

Sonstige Bezeichnungen: dt.: Krähenauge, engl.: Strychnos seed, poison nut, quakers button, franz.: Noix vomique, ital.: Seme di stricnina, noce vomica, span.: Nuez vómica

Stammpflanze: *Strychnos nux-vomica* L. (Brechnussbaum); Loganiaceae
Habitus: bis 25 m hoher Baum; Abb. 437

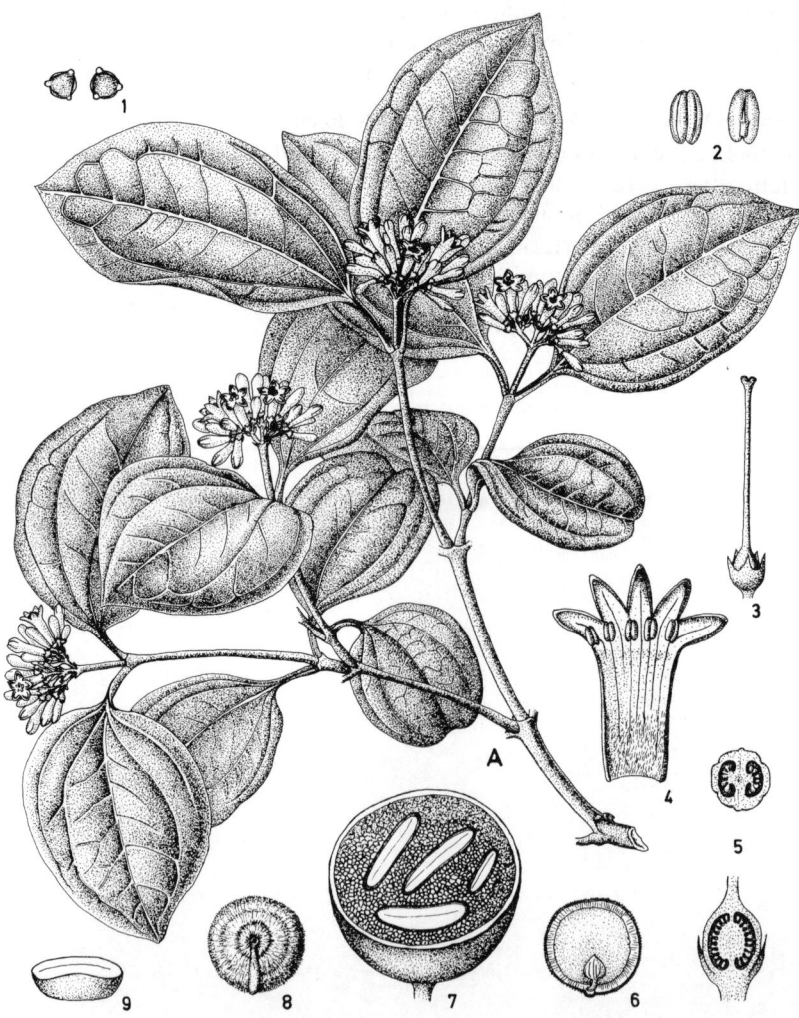

Abb. 437 *Strychnos nux-vomica* L. **A** blühender Zweig, 1 Pollen, 2 Antheren, 3 Stempel mit Kelch, 4 aufgeschnittene Blumenkrone mit Staubblättern, 5 Fruchtknoten im Quer- und Längsschnitt, 6 Samen im Längsschnitt, 7 Frucht im Querschnitt, 8 Samen, 9 Samen im Querschnitt. Nach Köhler; ACH

Herkunft: Vorwiegend aus Wildbeständen; Importe aus Indien, Sri Lanka, Kambodscha oder Laos.

Arzneibücher: ÖAB: der reife getrocknete Samen

Ganzdroge

Geruch: geruchlos

Geschmack: sehr bitter, Vorsicht giftig!

Morphologie
Siehe Abb. 437, 8; Samen kreisrund und tellerförmig flach, 12 bis 30 mm im Durchmesser, bis 6 mm hoch, braungelb, zuweilen grünlich schimmernd, dicht besetzt mit weichen, anliegenden Haaren, dadurch eine samtige Oberfläche entstehend; eine Seite hochgewölbt mit zentralem Nabel, die andere Seite flach oder vertieft; Mikropyle randständig, schwach ausgeprägt; Nabel und Mikropyle durch einen schwach hervortretenden Streifen miteinander verbunden, jedoch keine echte Raphe.

Anatomie
Querschnitt: Siehe Abb. 438; Oberhaut als Haarepidermis ausgeprägt, d. h. jede Epidermiszelle zu einem langen Haar ausgewachsen, Haarbasis verbreitert und grob getüpfelt, Haare kurz über der Basis umbiegend, nur am Nabel und am Verbindungsstreifen aufrecht, alle Haare eng aneinander liegend und parallel zueinander verlaufend, die dünnen Haarwände durch stäbchenförmige Auflagerungen verstärkt, „Stäbchen" beim Zerbrechen der Haare häufig herausfallend, Haarspitze stets abgerundet; übrige Schichten der Samenschale stark kollabiert.
Endosperm aus sehr dicken Cellulosewänden, bei Färbung mit wässriger Iod-Lösung und starker Vergrößerung zarte Plasmodesmen sichtbar; Endospermzellen Fett und Protein führend; das zarte Gewebe des Embryos meristematisch.

Schnittdroge

Nicht handelsüblich

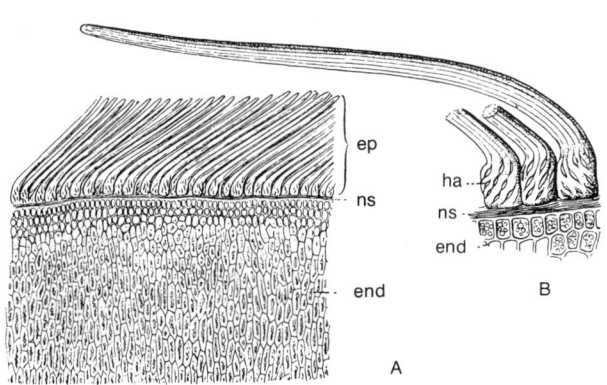

Abb. 438 *Strychnos nux-vomica* L.
A Samen im Querschnitt,
B Haar und Haarbasen von der
Samenschale. ep Epidermis,
ns Nährschicht, end Endosperm,
ha Haar. A: vergr. ca. 100 x, B:
vergr. ca. 350 x. Aus Karsten,
Weber, Stahl; Oltmanns

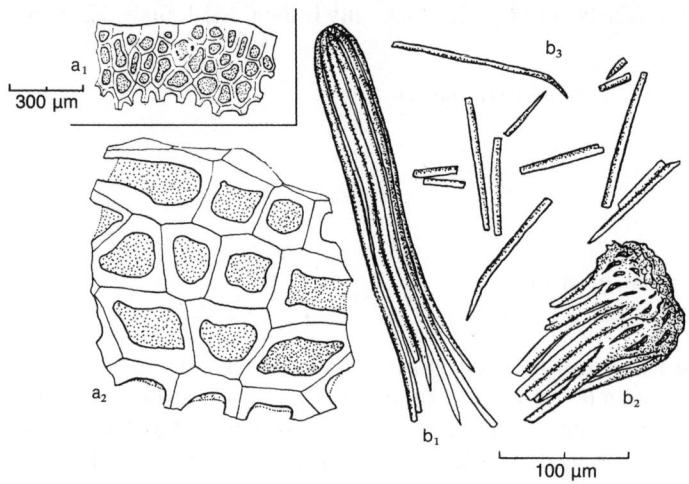

Abb. 439 Strychni
semen – Brechnusssa-
men – Pulver. Erläute-
rungen siehe Text. Aus
Karsten, Weber, Stahl;
nach Weber

Pulver

Siehe Abbildung 439

a Viele Bruchstücke des Endosperms mit stark verdickten Zellwänden
b Haare und Haarbruchstücke mit stäbchenförmigen Verdickungsleisten und ver-
breiterter, stark getüpfelter Basis, sowie herausgebrochene Teile der Verdickungsleisten, kristallähnlich aussehend

Verfälschungen/Verwechslungen

Verwechslungen wurden beobachtet mit den Samen von *Strychnos nux-blanda* A. W.
HILL, *S. potatorum* L. f. und *S. wallichiana* STEUD.

Inhaltsstoffe und Anwendung

Inhaltsstoffe: Indol-Alkaloide (ca. 2 bis 3 %, Hauptalkaloide Strychnin, Brucin); fettes
Öl (ca. 4 bis 5 %)
ÖAB: mindestens 2,5 % Gesamtalkaloide, berechnet als äquimolares Gemisch von
Strychnin und Brucin

Anwendungsgebiete: Kommission E: Die therapeutische Anwendung kann angesichts
des fehlenden Wirksamkeitsnachweises und angesichts der Risiken nicht vertreten
werden, auch nicht als Bittermittel und Tonikum.
In der ayurvedischen Medizin u. a. bei Appetitlosigkeit, Fieber, Anaemie und Muskel-
schwäche.

Hinweis: Vorsichtig lagern, Giftpflanze

Taraxaci herba cum radice – Löwenzahn

Synonyme: Taraxaci radix cum herba, Herba Taraxaci cum radice

Sonstige Bezeichnungen: dt.: Butterblumenwurzel bzw. -kraut, Kuhblumenwurzel bzw. -kraut, engl.: Dandelion root and herb, franz.: Pissenlit, ital.: Erba e radice del tarassaco, span.: Diente de León

Stammpflanze: *Taraxacum officinale* WEB. (Gemeiner Löwenzahn); Asteraceae
Habitus: mehrjährige, ausdauernde, sehr vielgestaltige 10 bis 30 cm hohe krautige Rosettenpflanze; Abb. 440

Herkunft: Aus Wild- und Kulturbeständen; Hauptlieferanten sind die nördlichen Balkanländer und Polen

Arzneibücher: DAC: Die im Frühjahr vor der Blüte geernteten und getrockneten, ganzen oder geschnittenen, oberirdischen Teile mit dem Wurzelstock, der Pfahlwurzel oder mit deren Teilen; ÖAB: Radix Taraxaci; die im Herbst gesammelte und getrocknete Wurzel

Ganzdroge

Geruch: schwach eigenartig

Geschmack: bitter

Morphologie
Ganze Pflanze mit einer aus einem kurzen **Rhizom** hervorgehenden Blattrosette und langen, blattlosen hohlen Stängeln, an deren Ende jeweils ein Blütenstandsköpfchen sitzend; vom Rhizom nach unten abgehend eine mehrjährige, 10 bis 15 (30) cm lange **Pfahlwurzel** mit Seitenwurzeln; Rhizom ca. 1 cm lang, mit Querrunzeln und mit im Querschnitt erkennbarem breitem Mark; Hauptwurzel spindelförmig, 0,5 bis 1,0 cm dick, stark eingeschrumpft, grob längsrunzelig mit schwarzbrauner, seltener hellbrauner Oberfläche; **Nebenwurzeln** bis 3 mm dick; Bruch glatt, Holzkörper gelb, Rinde weiß mit konzentrischer Maserung (Lupe). **Blätter** verkehrt-lanzettförmig, stumpf oder spitz, in den scheidenartig verbreiterten Blattstiel verschmälernd; Blattstiel und Mittelnerv violett überlau-

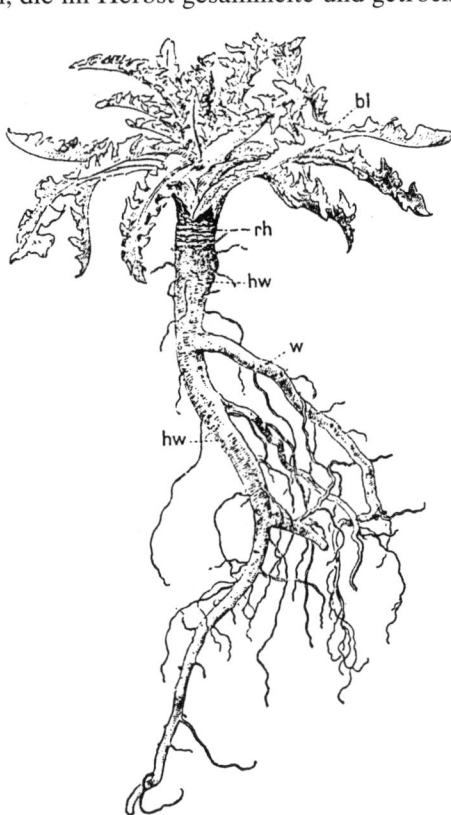

Abb. 440 *Taraxacum officinale* WEB. Wurzel und Blattrosette. bl Blätter, rh Rhizom, hw Hauptwurzel, w Seitenwurzel. Aus Karsten, Weber, Stahl; Oltmanns

fen. Blattspreite sehr typisch schrotsägezähnig gelappt mit gegen den Grund an Größe abnehmenden dreieckigen Spitzen, mit einem meist spatenförmigen Endlappen; Blätter kahl oder schwach behaart, glänzend, mitunter zottig behaart. **Blütenstände** in Knospen (Blütenstandsknospen einer Asteraceenblüte); diese fast kugelig jeweils am Ende eines runden, hohlen, internodienfreien und unbeblätterten Blütenstiels stehend; Hüllkelch aus lineallanzettlichen, grünen, an der Spitze oft dunkleren Blättern; einzelne Zungenblüte gelb mit weißlichem Pappus.

Anatomie

Wurzel: Siehe Abb. 441 A; Wurzel im Querschnitt nach außen durch eine dünne Korkschicht abgeschlossen; primäre Rinde meist fehlend, sonst schmal; sekundäre Rinde breit; im Parenchym der sekundären Rinde tangential angeordnet konzentrische dunkle Kreise erkennbar; diese aus Milchröhren mit gelblichbraunem Inhalt und aus Siebröhren mit Geleitzellen bestehend; Milchröhren anastomosierend (tangentialer Längsschnitt, Abb. 441 B); Holzkörper klein und porös wirkend; Netz- bzw. Treppengefäße eingebettet in dünnwandiges Parenchym, nur wenige Ersatzfasern; von den beiden primären Xylemteilen in der Mitte ausgehend zwei primäre Markstrahlen zur Rinde hin verlaufend (primäres Leitbündel diarch); keine sekundären Markstrahlen; Reservestoff Inulin.

Blatt, Flächenansicht: Siehe Abb. 442 a; Zellen der Epidermis beidseitig in Aufsicht wellig-buchtig mit anomocytischen Spaltöffnungen; Haare: gelegentlich beidseitig

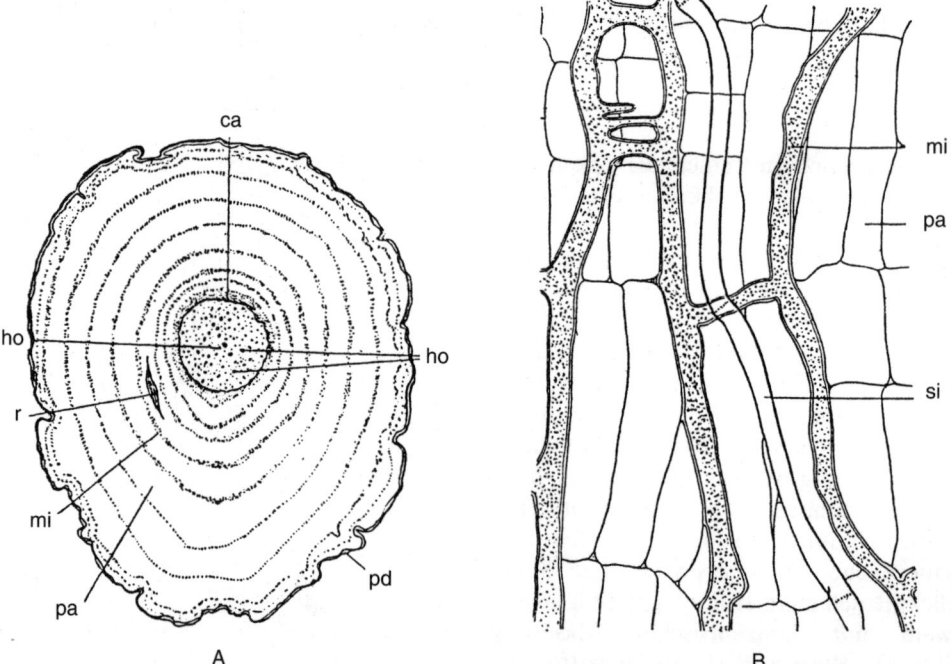

A   B

Abb. 441 *Taraxacum officinale* WEB. **A** Wurzel im Querschnitt; Lupenbild, **B** Wurzel im Längsschnitt. ca Kambium, ho Holz, r Trockenriss, mi Milchröhren, pa Parenchym, pd Periderm, si Siebröhre. B: Vergr. ca. 200x. Aus Karsten, Weber, Stahl; A. Meyer

lange, vielzellige Gliederhaare aus dünnwandigen Zellen (Abb. 442 d), häufig kollabiert, 150 bis 200 µm; auf den Nerven außerdem selten Drüsenhaare mit mehrzelligem Stiel aus kurzen Gliedern und 1-zelligem Köpfchen. **Querschnitt:** Blattbau bifazial mit zweischichtigem lockerem Palisadenparenchym; Gefäßbündel von netzförmigen Milchröhren begleitet.

Blütenstiel: In Aufsicht Epidermiszellen langgestreckt und geradwandig mit gestreifter Cuticula; Leitbündel von zahlreichen gegliederten Milchröhren begleitet.

Hüllkelchblätter: Epidermis in Aufsicht aus längs gestreckten Zellen, Spaltöffnungen auf der Außenseite in Reihen angeordnet; im Mesophyll anastomosierende Milchröhren.

Zungenblüten: Epidermis der Ligula aus länglich bis polygonalen Zellen, oberseits papillös; in allen Zellen gelbe Tröpfchen; im unteren Teil der Ligula 3- bis 6-zellige, lange, oft gewundene, zuweilen kollabierte Gliederhaare, auf dem Griffel kurze, spitze einzellige Haare; Pollenkörner triporat, 30 bis 40 µm (Abb. 442 e), Exine feinstachelig mit erhabener Netzstruktur; Pappus aus zahlreichen derbwandigen, faserartigen Zellen, die innen glatt aneinander schließen, Spitzen der äußeren Haare zahnartig nach außen gebogen.

Schnittdroge

Dominierend die grob längsrunzeligen dunklen Wurzelstücke verschiedener Dicke mit hellem Bruch, Rinde breit, Holzkörper klein und porös; außerdem mehr oder weniger deutlich behaarte Blattfragmente; Abschnitte der Blattstiele, flach gedrückt und leicht geflügelt; außerdem Abschnitte der flach gedrückten, häufig geknickten Blütenstandsstängel, violett überlaufen; Blütenknospen und einzelne gelbe Zungenblüten

Pulver
Siehe Abbildung 442

a Blattbruchstücke mit unterer Epidermis in Aufsicht, anomocytische Spaltöffnungen, lockeres Palisadenparenchym durchscheinend
b Rindenparenchym mit anastomisierenden Milchröhren, charakteristisch
c Gefäßbruchstücke in Aufsicht, formenreich; zahlreich
d Haarbruchstücke der Gliederhaare, wenig, auch breitere Haare, dann auch mit kollabierten Zellen
e Pollen; wenig

Anmerkungen: Stärke nicht vorhanden, kantige Inulinschollen im kalten Chloralhydratpräparat erkennbar; kirschrot gefärbte Blattrippen- und Blütenstandsstielfragmente.

Verfälschungen/Verwechslungen

Selten; mit *Cichorium intybus* L. (Gemeine Wegwarte), und Blättern verschiedener *Leontodon*-Arten, besonders *L. autumnalis* L. (Herbst-Löwenzahn). Die Wurzel der Gemeinen Wegwarte zeigt im Querschnitt nur eine schmale Rinde und einen durch

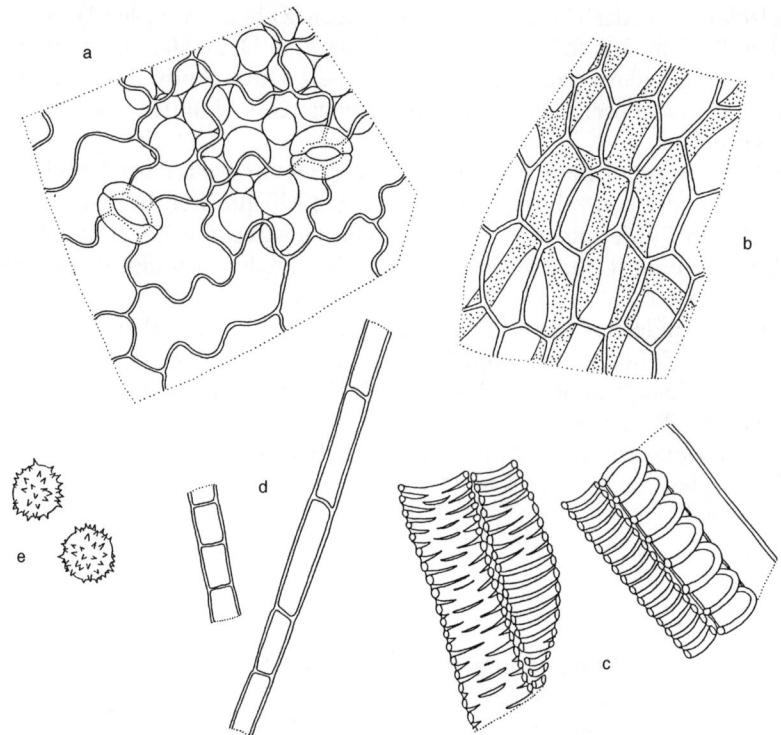

Abb. 442   Taraxaci herba cum radice – Löwenzahn – Pulver. Erläuterungen siehe Text. NH

breite Markstrahlen deutlich strahligen Holzkörper; die Blütenknospen des Herbst-Löwenzahns besitzen einen aus gefiederten Haaren bestehenden ungestielten Pappus.

Inhaltsstoffe und Anwendung

Inhaltsstoffe: Sesquiterpenlactone (Bitterstoffe); Triterpene; Sterole; Flavonoide; Phenolcarbonsäuren; Cumarine.
DAC: keine Gehaltsanforderung

Anwendungsgebiete: Kommission E: Störungen des Gallenflusses, zur Anregung der Diurese, bei Appetitlosigkeit und dyspeptischen Beschwerden.
Volkstümlich: Als „Blutreinigungsmittel", mildes Abführmittel, bei Gicht und rheumatischen Erkrankungen sowie bei Ekzemen und anderen Hauterkrankungen.

Standardzulassung: Löwenzahn, Zul.-Nr. 1139.99.99

Theae folium – Teeblätter

Synonyme: Folia Theae

Sonstige Bezeichnungen: dt.: Schwarzer Tee, engl.: (Black) tea, franz.: Thé noir, ital.: Foglie fermentate di tè, span.: Té negro

Stammpflanze: *Camellia sinensis* (L.) O. KUNTZE, syn. *Thea sinensis* L. (Teestrauch); Theaceae
Habitus: hoher Baum, in Kulturen strauchartig gezogen; Abb. 443

Herkunft: Ausschließlich aus dem Anbau; Hauptlieferländer sind Indien, Sri Lanka und China

Arzneibücher: Nicht offizinell

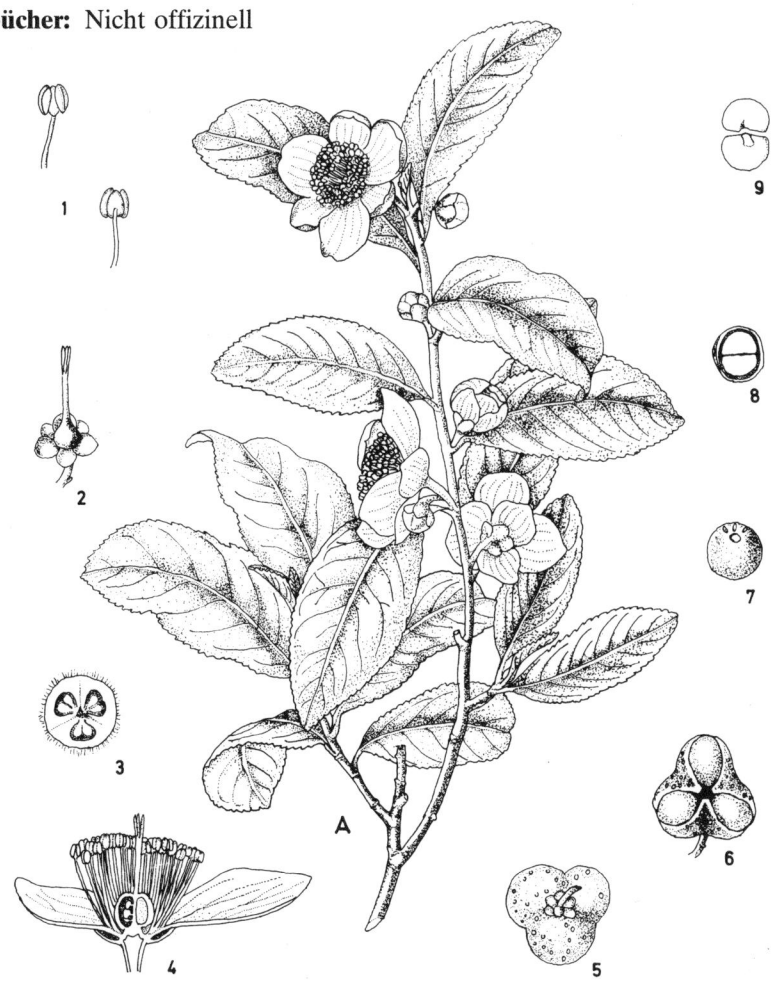

Abb. 443 *Camellia sinensis* (L.) O. KUNTZE **A** blühender Zweig, 1 Staubblätter, 2 Stempel mit Kelchblättern, 3 Fruchtknoten im Querschnitt, 4 Blüte im Längsschnitt, 5/6 reife Frucht von verschiedenen Seiten, 7 Samen, 8 Samen im Querschnitt, 9 Embryo. Nach Köhler; URW

Ganzdroge

Geruch: schwach aromatisch

Geschmack: leicht adstringierend bis schwach bitter

Morphologie

Die fermentierten Blätter sind schwarz gefärbt und meist gerollt (schwarzer Tee); die unfermentierten, durch Rösten erhitzten Blätter sind dunkelgrün und meist gerollt (grüner Tee).

Anatomie

Flächenansicht: Siehe Abb. 444 und 445; obere Epidermis aus polygonalen Zellen mit welligen, etwas verdickten Wänden, Cuticula feinkörnig; Zellen der unteren Epidermis polygonal bis leicht gestreckt, Wände etwas verdickt, wellig; eingestreut zahlreiche Stomata mit meist drei Nebenzellen, vereinzelt einzellige Haare oder Haarbasen abgebrochener Haare; Haare bis 500 µm, mit keulenförmigem Fußteil; dieser stark-wandig, getüpfelt und in die Epidermis eingesenkt; dicht oberhalb der Ansatzstelle Haar fast rechtwinklig abknickend, Lumen der Haare im unteren Teil weit, zum spitzen Ende hin enger werdend bis fadenförmig.

Querschnitt: Siehe Abb. 446; Zellen der oberen und unteren Epidermis im Querschnitt isodiametrisch bis tangential gestreckt, untere Epidermis Stomata führend; Blattbau bifazial mit 2-schichtigem Palisadenparenchym aus ± stark gestreckten Zellen und lockerem Schwammparenchym mit zahlreichen Ca-Oxalatdrusen. Im Mesophyll bizarr geformte dickwandige Idioblasten (Stern- oder Astrosklereiden), besonders zahlreich in älteren Blättern, mindere Qualität bezeichnend; in der unteren Epidermis, besonders zahlreich bei jungen Blättern mit guter Qualität, 1-zellige, lange Haare.

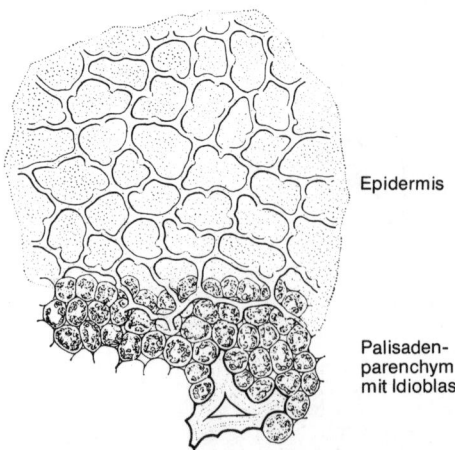

Epidermis

Palisaden-
parenchym
mit Idioblast

Abb. 444 *Camellia sinensis* (L.) O. KUNTZE Oberseite eines älteren Blatts in Flächenansicht. Vergr. 200 x. Aus Gassner, Hohmann, Deutschmann; Gassner

Pulver
Siehe Abbildung 447

a Haare bzw. deren Bruchstücke und Ca-Oxalatdrusen frei liegend

b Idioblasten in Form von charakteristisch gestalteten Astrosklereiden; sehr charakteristisch

c Blattbruchstücke mit oberer Epidermis in Aufsicht

d Blattbruchstücke mit unterer Epidermis in Aufsicht, Stomata; charakteristisch

e Blattfragmente in Aufsicht mit Gefäßen und Drusen durchscheinend

Abb. 445 *Camellia sinensis* (L.)
O.KUNTZE Unterseite eines älteren
Blattes in Flächenansicht. Vergr.
200 x. Aus Gassner, Hohmann,
Deutschmann; Gassner

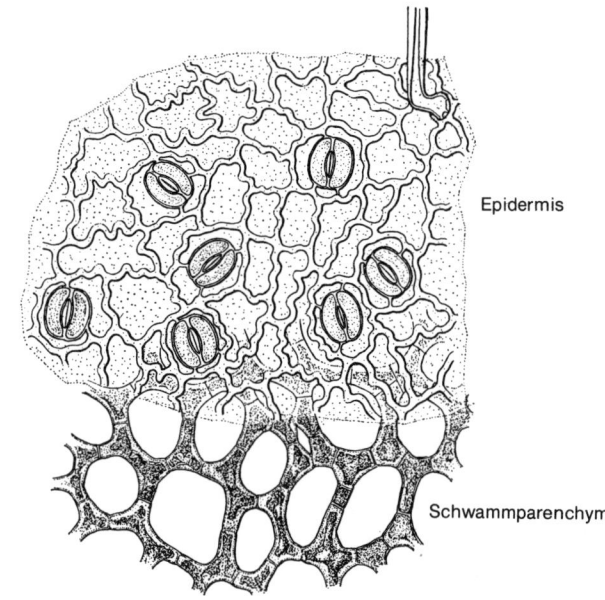

Epidermis

Schwammparenchym

Abb. 446 *Camellia
sinensis* (L.) O. KUNTZE
Blatt im Querschnitt.
ep Epidermis, pl Palisa-
denparenchym, st Skle-
reid (Idioblast), lb Leitbündel, dr Ca-Oxalat-
druse, schp Schwammpa-
renchym. Vergr. ca. 200 x.
Aus Karsten, Weber,
Stahl; nach Karsten

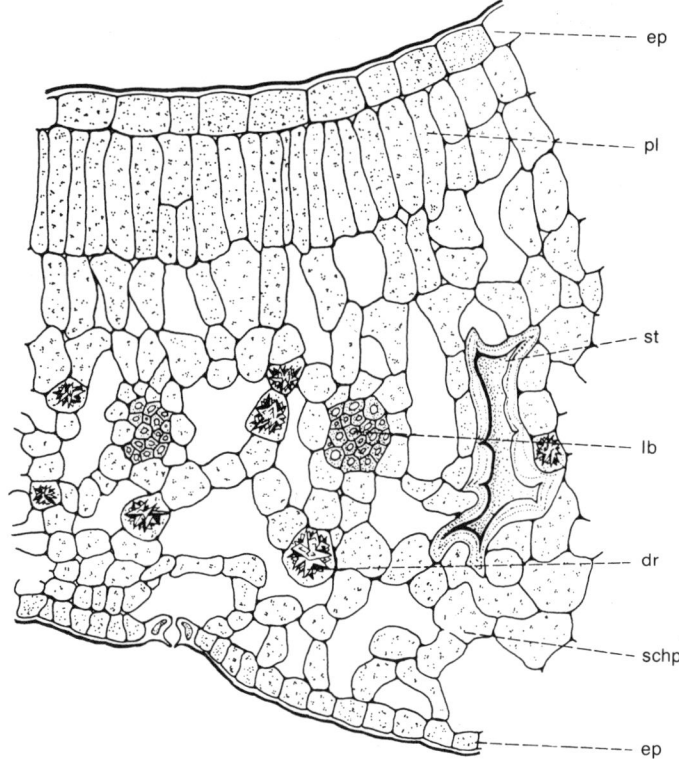

ep

pl

st

lb

dr

schp

ep

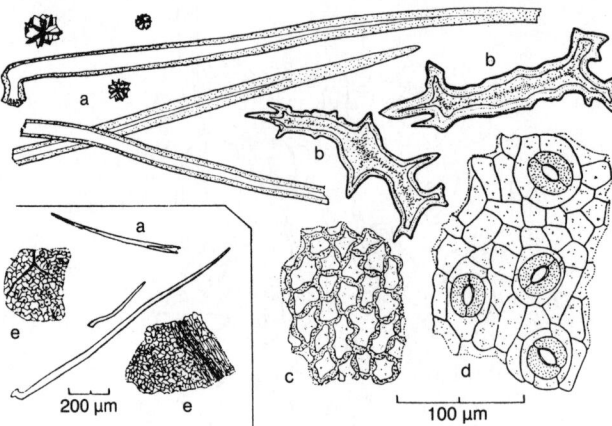

Abb. 447   Theae folium –
Teeblätter – Pulver. Erläuterungen siehe Text. Aus Karsten, Weber, Stahl; nach Weber

Verfälschungen/Verwechslungen

Verfälschungen kommen heute praktisch nicht mehr vor. Früher gab es einige Verfälschungen bzw. Ersatzdrogen, z. B. Weidenröschenblätter (Abessinischer Tee), Stein-
samentee (Böhmischer Tee), Heidelbeerblätter und Blätter der kaukasischen Heidelbeere (Kaukasischer Tee).

Inhaltsstoffe und Anwendung

Inhaltsstoffe: Purine, z. T. an Gerbstoffe gebunden (Coffein, früher auch als Tein
bezeichnet, bis fast 5 %); Polyphenole, insbesondere Gerbstoffe; Phenolcarbonsäuren;
Flavonoide

Anwendungsgebiete: Verwendung als Anregungsmittel aufgrund des Gehalts an Coffein; kann aufgrund des Gerbstoffgehalts bei Durchfällen eingesetzt werden.

Hinweis: Wird Schwarztee überwiegend als Genussmittel konsumiert, so fällt er nicht
mehr unter die apothekenüblichen Waren nach § 25 ApoBetrO. Seine Abgabe in der
Apotheke ist dann – im Gegensatz zum Mate-Tee – nicht zulässig.

Thymi herba – Thymian

Synonyme: Herba Thymi, Folia Thymi

Sonstige Bezeichnungen: dt.: Thymian, Gartenthymian, Gemeiner Thymian, engl.: (Garden) thyme, franz.: Thym, ital.: Timo, span.: Sumidad de tomillo

Stammpflanzen: *Thymus vulgaris* L. (Echter Thymian) und *Thymus zygis* L. (Spanischer Thymian) oder beide Arten; Lamiaceae
Habitus: 10 bis 50 cm hohe, schwach verholzte Halbsträucher; Abb. 448

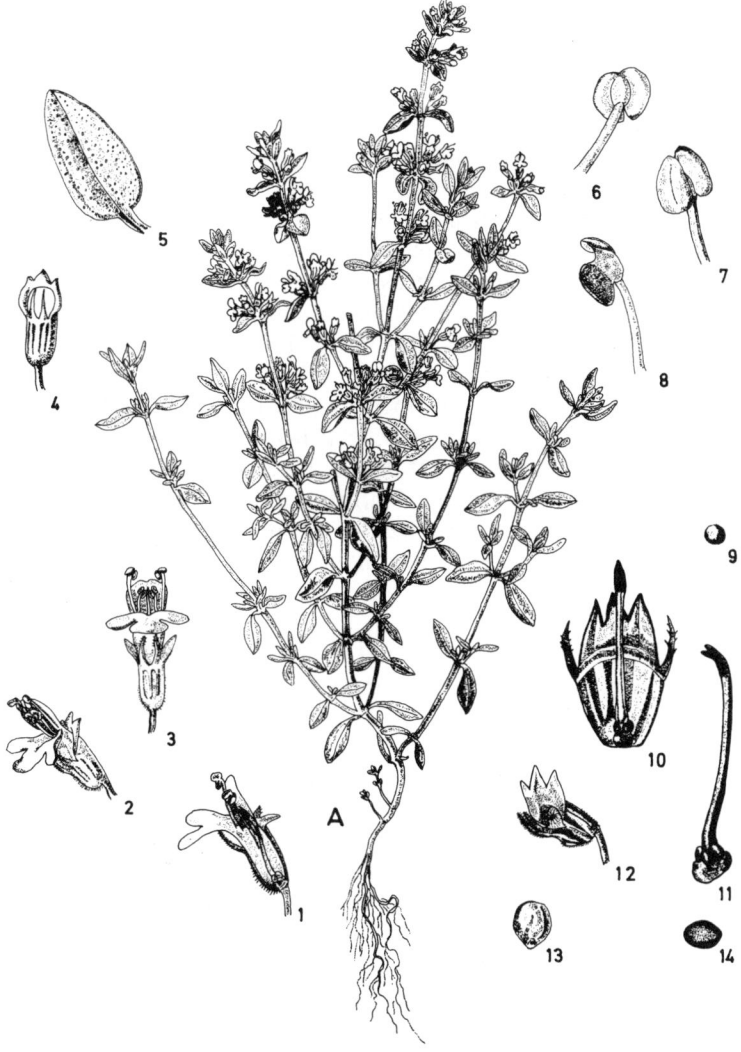

Abb. 448 *Thymus vulgaris* L. **A** blühende Pflanze, 1 Blüte im Längsschnitt, 2/3 Blüte von verschiedenen Seiten, 4 Kelch, 5 Blatt, 6/7 Staubblätter, 8 Staubblatt geöffnet, 9 Pollen, 10 Kelch mit Stempel aufgeschnitten, 11 Stempel, 12 Kelch, 13 Nüsschen, 14 Nüsschen im Längsschnitt. Nach Köhler; SH

Herkunft: Die Droge stammt zum größten Teil aus dem Anbau in Deutschland; kleinere Mengen werden aus Spanien, Polen, Ungarn und anderen Ländern eingeführt.

Arzneibücher: Ph.Eur.: Die ganzen, von den getrockneten Stängeln abgestreiften Blätter und Blüten

Ganzdroge, Schnittdroge

Handelsüblich ist nur die gerebelte Ware.

Geruch: kräftig aromatisch, an Thymol erinnernd

Geschmack: aromatisch, etwas scharf

Morphologie

Thymus vulgaris: Droge vorwiegend aus kleinen, ungestielt bis höchstens schwach gestielten, graugrünen **Blättern** bestehend (Abb 448, 5); diese bis 10 mm lang, bis 3 mm breit, häufig am Rande stark eingerollt, dadurch meist eine rhombische, fast nadelförmige Form annehmend; Unterseite deutlich behaart, Mittelrippe hervortretend; auffallend die feine, meist braune, etwas eingesenkte drüsige Punktierung (Lupe!); außerdem ca. 7 bis 8 mm lange, grünliche bis bräunliche 2-lippige, ± behaarte und drüsig punktierte **Kelche** mit deutlicher Nervatur (Abb. 448, 4, 12), im Schlund mit zahlreichen, längeren weißen Borstenhaaren besetzt; ferner seltener violette bis bräunliche, 2-lippige **Kronröhren** mit 3-zähniger Ober- und 2-zähniger Unterlippe (Abb. 448, 2); gelegentlich kleine dunkelbraune rundliche **Früchte** (Nüsschen); vereinzelt dünne, ± vierkantige, fein behaarte, blauviolett überlaufene oder bräunliche **Stängelstücke**.

Thymus zygis: Siehe Abb. 449; Blätter deutlicher schmal-linealisch als bei *T. vulgaris* und Blattgrund mit langen steif abstehenden Wimperhaaren besetzt (Abb. 449, A); relativ häufig Blattbüschel aus mehreren Blattpaaren.

Anatomie

Blatt, Flächenansicht: Siehe Abb. 450 A und B; *T. vulgaris* und *T. zygis* : Epidermiszellen der Blattober- und der Blattunterseite mit kleinwelligen bis schwach winkligen und feinknotig verdickten Wänden; beidseitig diacytische Stomata und eingesenkte Lamiaceen-Drüsenschuppen; diese im allgemeinen 12-zellig, mit vier inneren, acht äußeren Zellen; vereinzelt sehr kurze Drüsenhaare. **Haare:** *Thymus vulgaris*: Siehe Abb. 450 C; auf der Blattunterseite typische 2-zellige, knieartig gebogene Haare („Kniehaare", sehr charakteristisch): einer glatten Basalzelle ± rechtwinklig, hinten meist etwas überstehend, eine ± spitze Endzelle mit gekörnter Cuticula aufsitzend, in der Basis z. T. mit Ca-Oxalatnädelchen; Kniehaare selten 3-zellig; außerdem auf der Blatt-

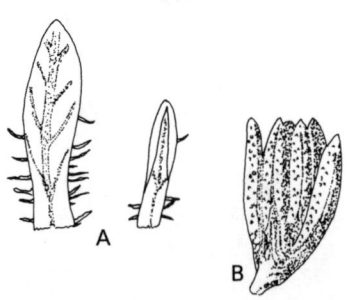

Abb. 449   *Thymus zygis* L. **A** Blätter mit deutlichen Wimperhaaren, **B** Blattbüschel. Vergr. 5 x. Mäckel

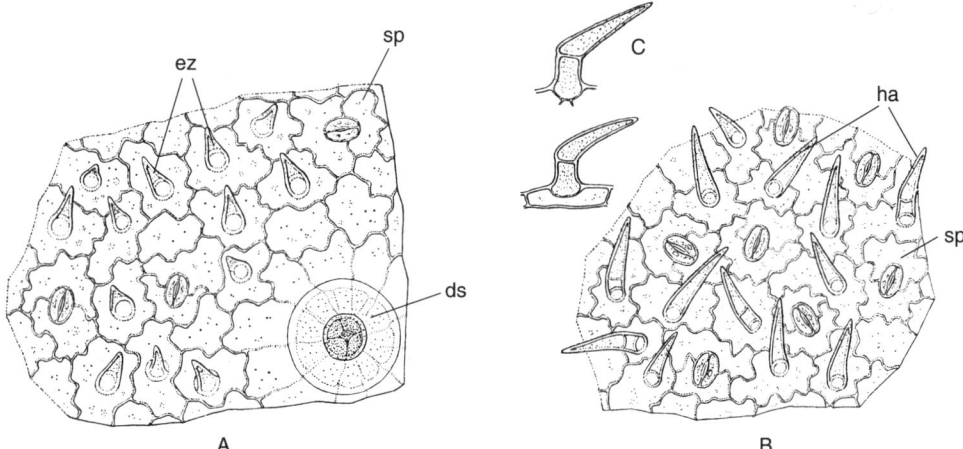

Abb. 450 *Thymus vulgaris* L. **A** Blatt: obere Epidermis in Flächenansicht, **B** Blatt: untere Epidermis in Flächenansicht, **C** zweizellige Gliederhaare („Kniehaare"). ez Eckzahnhaare, sp Spaltöffnungen, ds Drüsenschuppe, ha ein- u. zweizellige Haare. Vergr. 200 x. Aus Gassner, Hohmann, Deutschmann; Gassner

oberseite zahlreiche, dickwandige, kurze, 1-zellige Eckzahnhaare mit feinen Oxalatnädelchen; daneben auch 1-zellige Haare.

Thymus zygis: Siehe Abb. 452; keine Kniehaare; auf der Blattunterseite 1- oder 2- (bis 3)-zellige kurze Haare mit gekörnter Oberfläche, teils gerade, teils knickig gebogen und dann Kniehaaren ähnelnd; Blattoberseite mit einzelligen kurzen Eckzahnhaaren; diese stets mit Ca-Oxalatnädelchen im Lumen, den Eckzahnhaaren von *T. vulgaris* ähnlich, aber noch zahlreicher; am umgerollten Blattrand zahlreiche Papillen mit Ca-Oxalatnädelchen im Lumen, sehr charakteristisch; am Blattgrund bis 750 μm lange mehrzellige Gliederhaare mit Ca-Oxalatnädelchen in den Zellen (im Pulver nur Bruchstücke davon).

Blatt, Querschnitt: Blattbau bei beiden Arten bifazial; beidseitig Stomata; Mittelrippe durch zahlreiche Bastfasern verstärkt.

Blüte: Kelch bei beiden Arten mit Deck- und Drüsenhaaren, außerdem mehrzellige (bis 6-zellige), lange derbe Gliederhaare mit Ca-Oxalatnädelchen im Lumen; Länge ca. 500 μm am Kelchende, bis ca. 1000 μm im Kelchschlund. Epidermis der Kronröhre papillös; Pollen triporat.

Pulver

Siehe Abbildung 451

a Blattbruchstücke mit oberer Epidermis in Aufsicht, Eckzahnhaare
b Isolierte Kniehaare der Blattunterseite; sehr charakteristisch nur für *T. vulgaris*
c Gliederhaare des Kelchs; wenig charakteristisch
d Fragmente der Kronröhre mit papillöser Epidermis in Schrägaufsicht; wenig charakteristisch

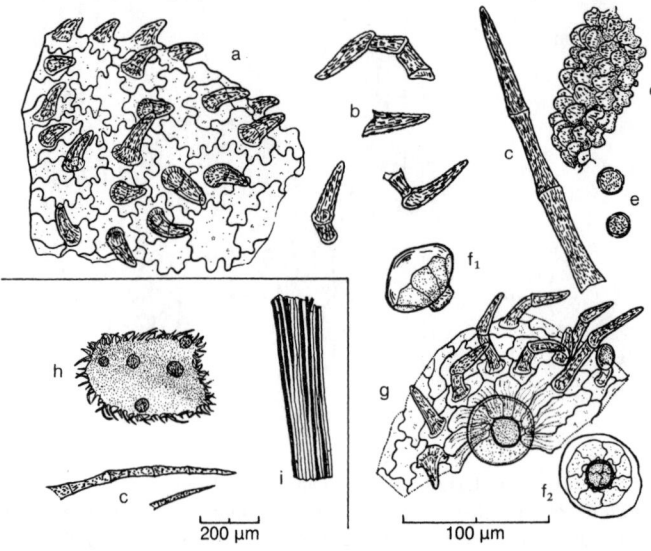

e Pollenkörner
f Lamiaceen-Drüsenschuppen, seitlich (f₁) und in Aufsicht (f₂)
g Blattbruchstücke mit unterer Epidermis in Aufsicht, Kniehaare, Lamiaceen-Drüsenschuppen und/oder Drüsenköpfchen
h Blattbruchstücke mit Kniehaaren
i Fragmente von Sklerenchymfasern des Stängels

Anmerkungen: Die typischen Kniehaare sind in manchen Pulverpräparaten nur selten; in der Kelchblattregion kommen zahlreiche mehrzellige lange Haare vor (451 c); sie können Majoran o. ä. vortäuschen.

Haarformen bei *T. zygis* (Abb. 452):
a Kurze, gestreckte Haare mit gekörnter Cuticula der Blattunterseite
b Kurze, gebogene, meist 2-zellige Haare mit gekörnter Cuticula der Blattunterseite, mitunter Kniehaare vortäuschend; charakteristisch für *T. zygis*
c Kurze, gestreckte Haare mit gekörnter Cuticula der Blattunterseite und zarte, gestreckte Drüsenhaare; letztere im Pulver meist fehlend
d Einzellige Eckzahnhaare der Blattoberseite, im Lumen stets Ca-Oxalatnädelchen führend
e Papillen mit Ca-Oxalatnädelchen im Lumen am umgerollten Blattrand im Querschnitt (e₁) oder in Aufsicht (e₂); charakteristisch für *T. zygis*
f Bis ca. 750 µm lange, derbe mehrzellige Gliederhaare („Wimperhaare") mit Ca-Oxalatnädelchen in den Zellen, vom Blattgrund stammend; im Pulver selten

Anmerkung: *Thymus zygis* besitzt keine Kniehaare.

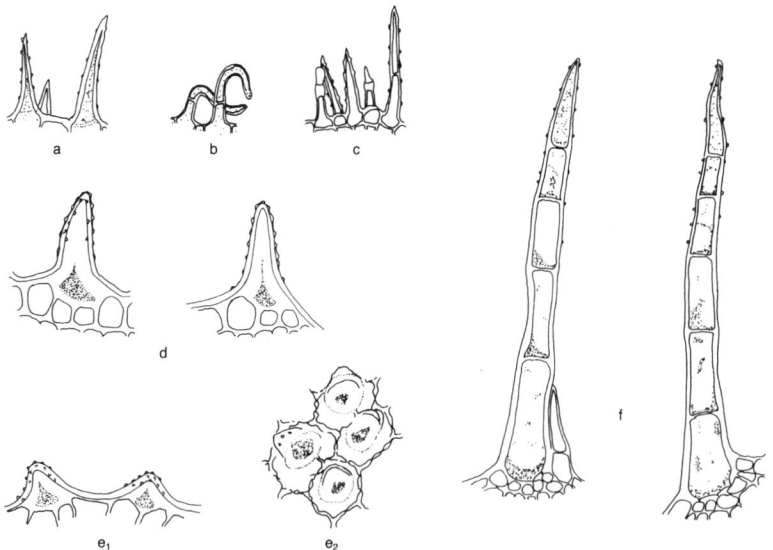

Abb. 452   Thymi herba – Haarformen von *Thymus zygis* L. Erläuterungen siehe Text. Mäckel

Verfälschungen/Verwechslungen

Kommen in der Praxis nicht vor; es gibt jedoch Verwechslungen mit Quendel (siehe Serpylli herba). Das Kraut anderer *Thymus*-Arten, z. B. *Thymus mastichina* L., zeichnet sich mikroskopisch aus durch 3- oder 4-zellige knieartig gebogene Haare.

Inhaltsstoffe und Anwendung

Inhaltsstoffe: Ätherisches Öl (1,0 bis 2,5 %, Hauptkomponente Thymol); Lamiaceen-Gerbstoffe; Flavonoide; Triterpene
Ph.Eur.: mindestens 1,2 % ätherisches Öl und mindestens 0,5 % wasserdampfflüchtige Phenole, berechnet als Thymol

Anwendungsgebiete: Kommission E: Symptome der Bronchitis und des Keuchhustens. Katarrhe der oberen Luftwege.
Volkstümlich: Auch bei Magen- und Darmbeschwerden, als Harn treibendes und Harn desinfizierendes Mittel.
Ansonsten Verwendung als Gewürz und in der Likörindustrie.

Standardzulassung: Thymian, Zul.-Nr. 1329.99.99

Tiliae flos – Lindenblüten

Synonyme: Flores Tiliae

Sonstige Bezeichnungen: engl.: Lime tree flower, linden flower, franz.: Tilleul, ital.: Fiore di tiglio, span.: Tila

Stammpflanzen: *Tilia cordata* MILL. (Winterlinde), *T. platyphyllos* SCOP. (Sommerlinde) und *T. x vulgaris* HEYNE oder eine Mischung der genannten Arten; Tiliaceae Habitus: hohe Bäume; Abb. 453

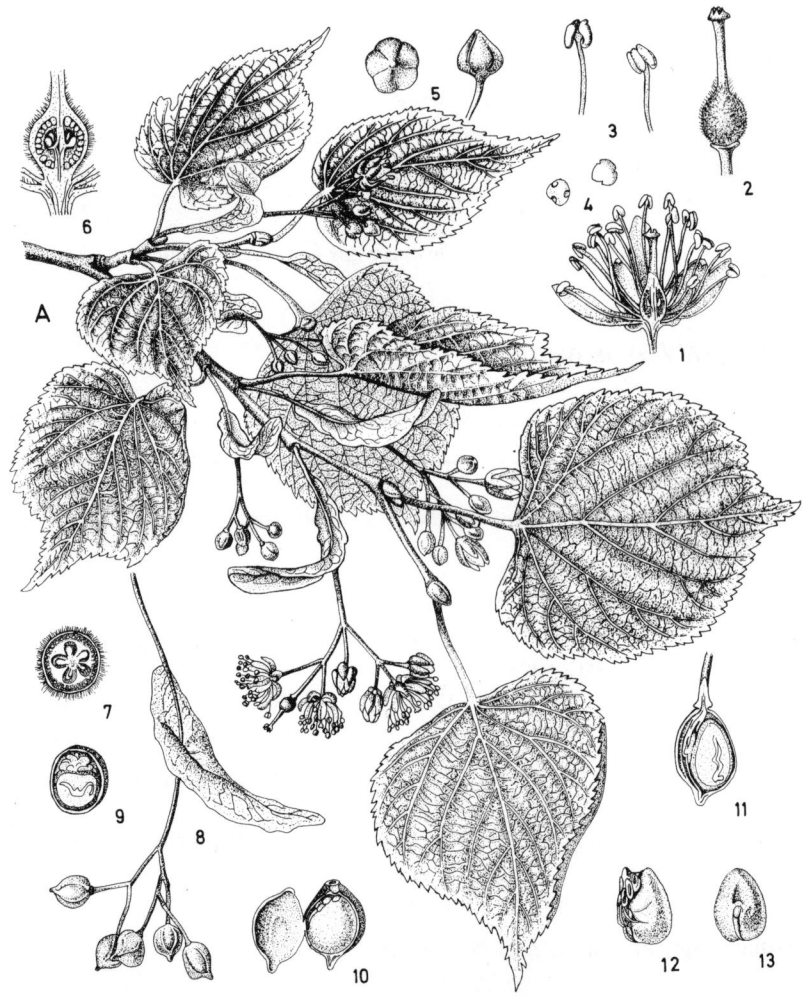

Abb. 453 *Tilia cordata* MILL. **A** blühender Zweig, 1 Blüte im Längsschnitt, 2 Stempel, 3 Staubblätter, 4 Pollen, 5 Blütenknospe von verschiedenen Seiten, 6/7 Fruchtknoten im Längs-und Querschnitt, 8 Fruchtstand mit Hochblatt, 9 Frucht im Querschnitt, 10 geöffnete Frucht, 11 Frucht im Längsschnitt, 12/13 Samen. Nach Köhler; ACH

Herkunft: Aus China, den Balkanländern und der Türkei (z. T. aus Kulturen).

Arzneibücher: Ph.Eur.: Die ganzen, getrockneten Blütenstände

Ganzdroge

Geruch: schwach aromatisch

Geschmack: schwach süß und schleimig

Morphologie

Blüten in Trugdolden; diese am Grunde mit einem kleinen schuppenförmigen und einem großen zungenförmigen, häutigen, kahlen, netznervigen, bis zur Hälfte der Blütenstandsachse angewachsenen Hochblatt; Blütenstand 2- bis 7-blütig (*T. platyphyllos*) bzw. 5- bis 16-blütig (*T. cordata*); Einzelblüten (Abb. 453,1) unscheinbar, 5 länglich eiförmige Kelchblätter, zugespitzt, 3 bis 6 mm lang, filzig behaart; 5 Kronblätter, eilänglich, 3 bis 8 mm lang, gelblichweiß, kahl, mit Nektarium an der verdickten Basis; zahlreiche freie Staubblätter; Fruchtknoten oberständig, kugelig, dicht behaart, mit langem Griffel und 5-lappiger Narbe.

Anatomie

Hochblatt: Epidermis in Aufsicht oberseits aus Zellen mit geradwandigen bis schwach welligen Wänden und anomocytischen Stomata, Cuticula besonders in der Nähe der Stomata streifig; Blattbau bifazial (Abb. 454 A), wie typisch für ein Schattenblatt mit lockerem Mesophyll; in der Nähe der Leitbündel Schleimzellen, Haare sehr selten.

Blütenstiel: Bau wie der eines dikotylen Stängels; im Rindenparenchym zahlreiche Schleimzellen.

Kelchblatt: Epidermis beidseitig aus isodiametrischen bzw. lang gestreckten, geradwandigen bis schwach-welligen Zellen, Stomata nur auf der äußeren Epidermis, Cuticula um die Stomata und Haarbasen radiär-streifig; Haare: 2- bis mehrstrahlige Büschelhaare, Haarzelle dünnwandig, Basis getüpfelt und in die Epidermis eingesenkt; außerdem Drüsenhaare mit vielzelligem Köpfchen und 1- oder 2-zellige Deckhaare; diese bis 1000 µm lang, derbwandig und spitz; Blattparenchym im Querschnitt aus gleichmäßig dickwandigen Zellen, besonders unter der oberen Epidermis zahlreiche kleine Ca-Oxalat-

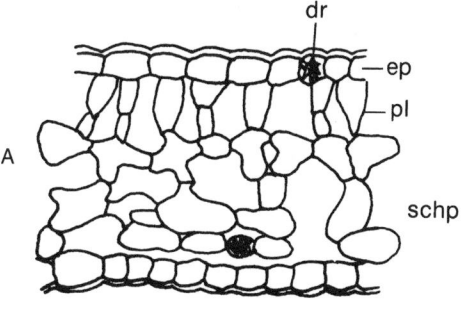

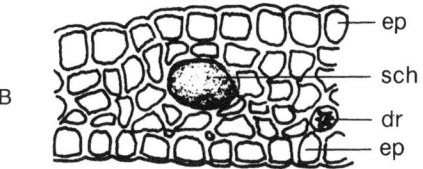

Abb. 454 *Tilia cordata* MILL. **A** Hochblatt im Querschnitt, **B** Blütenblatt im Querschnitt. dr Ca-Oxalatdrusen, ep Epidermis, pl Palisadenparenchym, schp Schwammparenchym, sch Schleimzelle. A: Vergr. ca. 300 x, B: Vergr. ca. 150 x. Nach Karsten; UW

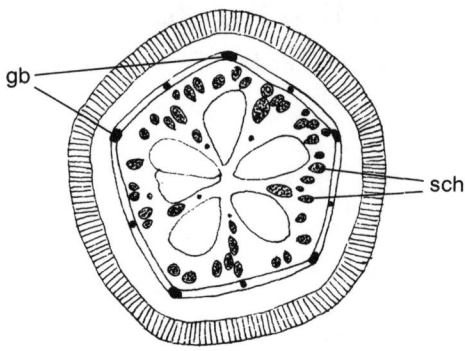

Abb. 455 *Tilia cordata* Mill. Fruchtknoten im Querschnitt; Lupenbild schematisch. gb Leitbündel, sch Schleimzellen. Vergr. ca. 10 x. Nach Karsten; UW

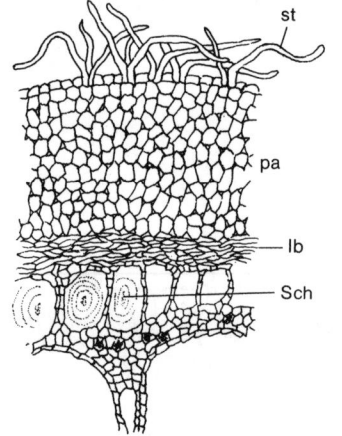

Abb. 456 *Tilia cordata* Mill. Fruchtknoten: Querschnitt durch den äußeren Teil. st Büschelhaare, pa Parenchym, lb Leitbündel, Sch Schleimzellen. Vergr. 50 x. Nach Tschirch u. Oesterle; UW

drusen, zahlreiche Schleimzellen besonders in der Nähe der Leitbündel.

Kronblatt: Siehe Abb. 454 B; Epidermiszellen beidseitig langgestreckt bis isodiametrisch und ± geradwandig; auf der Innenseite leicht vorgewölbt; Cuticula streifig; Mesophyllzellen mit kleinen Ca-Oxalatdrusen; besonders an der Kronblattspitze zahlreiche Schleimzellen.

Staubblätter: Filament aus ± axial gestreckten Zellen; Zellen des Endotheciums mit dicht stehenden, bügelförmigen Wandverdickungen; Pollen gelblich, rundlich bis schwach dreieckig, Exine fein punktiert, drei Keimporen, Durchmesser 30 bis 40 µm.

Fruchtknoten: Siehe Abb. 455 und 456; Epidermis dicht besetzt mit vielstrahligen Büschelhaaren; im Parenchym zahlreiche Zellen mit Ca-Oxalatdrusen und Schleimzellen.

Schnittdroge

Zahlreiche Stücke der dünnen, grünlichgelben ganzrandigen Hochblätter, diese netzadrig und steif; grünliche Blütenknospen oder stark geschrumpfte, braun verfärbte Blüten; Blütenfragmente wie z. B. kahnförmige, filzig behaarte Kelchblätter oder einzelne kugelige, behaarte Fruchtknoten.

Pulver
Ohne Abbildung

- Fragmente des Hochblattes mit interzellularreichem Mesophyll, Abb. 454 A
- Bruchstücke der Kelchblätter mit Büschelhaaren der inneren Epidermis; um die Haarbasen und Stomata Cuticula radiärstreifig
- Endotheciumfragmente mit dicht stehenden, bügelförmigen Wandverdickungen
- Gelbliche, triporate Pollenkörner
- Bruchstücke des Fruchtknotens mit Büschelhaaren; Abb. 456

- Fragmente der Blütenstandsachse mit Drusen führenden Zellreihen und sklerenchymatischen Elementen
- Große Schleimzellen und Ca-Oxalatdrusen in allen Elementen der Blüte; Abb. 454 B u. 456

Verfälschungen/Verwechslungen

Relativ häufig, z. B. mit den Blüten von *Tilia tomentosa* MOENCH , syn. *T. argentea* DC. (Silberlinde) und *T.* x *euchlora* C. KOCH (Krimlinde). Beide Arten werden häufig als Zierbäume angepflanzt. Verfälschungen auch mit anderen Tilia-Arten wie *T. chinensis* MAXIM. und *T. mandschurica* RUPR. Die aufgeführten Arten haben z. T. Büschelhaare auf den Hochblättern und/oder „Doppelblüten" mit kronblattähnlichen Staubblättern (Staminodien).

Inhaltsstoffe und Anwendung

Inhaltsstoffe: Flavonoide (ca. 1 %); Schleim (ca. 10 %); Phenolsäuren; ätherisches Öl; Gerbstoffe
Ph.Eur.: Keine Gehaltsanforderung

Anwendungsgebiete: Kommission E: Erkältungskrankheiten und damit verbundener Husten.
Volkstümlich: Auch als harntreibendes und krampflösendes Mittel, bei Magenbeschwerden und zur Beruhigung.

Standardzulassung: Lindenblüten, Zul.-Nr. 1129.99.99

Tormentillae rhizoma – Tormentillwurzelstock

Synonyme: Radix Tormentillae, Rhizoma Tormentillae

Sonstige Bezeichnungen: dt.: Blutwurz, Ruhrwurz, engl.: Tormentill(a) root, franz.: Racine de tormentille, ital.: Rizoma di tormentilla, span.: Rizoma de tormentilla

Stammpflanze: *Potentilla erecta* (L.) RAEUSCH., syn.: *P. tormentilla* STOKES (Aufrechtes Fingerkraut); Rosaceae
Habitus: bis 30 cm hohe Rhizomstaude, Abb. 457

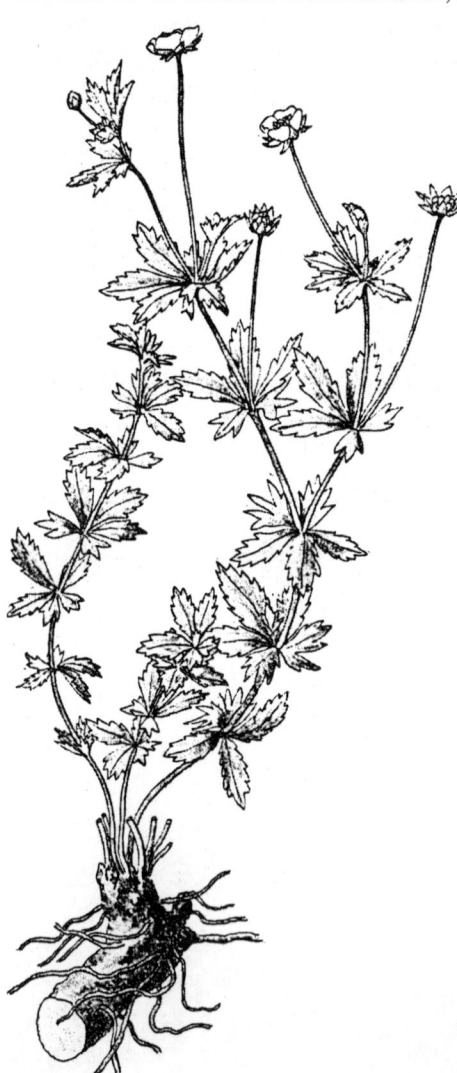

Abb. 457 *Potentilla erecta* (L.) RAEUSCH. blühende Pflanze. Aus Thoms, Brandt; nach Brandt

Herkunft: Import aus osteuropäischen Ländern

Arzneibücher: Ph.Eur.: Das von den Wurzeln befreite und getrocknete, ganze oder geschnittene Rhizom

Ganzdroge

Geruch: sehr schwach

Geschmack: stark zusammenziehend

Morphologie
Harte, rotbraune Rhizome 8 bis 10 cm lang, 1,5 bis 3 cm dick, zylindrisch, spindelförmig oder knollig, nicht oder nur wenig verzweigt; Oberfläche runzelig oder höckerig mit Resten der abgeschnittenen Wurzeln oder deren quer gestreckten, tief liegenden Narben; am oberen Ende mehrere Reste der oberirdischen Sprosse, dem Rhizom ein „vielköpfiges" Aussehen verleihend; Bruch dunkel- bis braunrot, mit gelblich-weißen Punkten von Faserbündeln gesprenkelt.

Anatomie
Lupe, Querschnitt: Rhizom nach außen von Kork abgeschlossen, darunter eine schmale sekundäre Rinde, im Zentrum ein relativ großes Mark, Holz und sekundäre Rinde meist von relativ breiten Markstrahlen durchzogen; Holz und Markstrahlen mit auffallend konzentrischer Schichtung, verursacht durch alternierende Anordnung von helleren

Holzteilen mit dunkleren, rotbraunes Phlobaphen enthaltenden Parenchymzellen.
Querschnitt, Mikroskop: Kork aus dünnwandigen, tiefbraunen, tafelförmigen Zellen
(Abb. 458a); primäre Rinde fehlend, sekundäre Rinde schmal mit kleinen Siebteilen
und breiten Markstrahlen; diese im Holz ebenso breit bis zum Mark weiterlaufend; in
den strahlenförmig angeordneten Teilen des Holzkörpers abwechselnd Gruppen von
hellen Holzfasern mit anliegenden Gefäßen und Gruppen von braunen Holzparenchymzellen mit Gerbstoffmassen (Phlobaphenklumpen) und ebenfalls Gefäßen;
dadurch konzentrische Schichtung des Holzes; Mark- und Markstrahlzellen mit ca.
60 µm großen Ca-Oxalatdrusen (Abb. 458b); außerdem kleinkörnige Stärke
(Abb. 458f) und ebenfalls braune Gerbstoffmassen.

Schnittdroge

Sehr unregelmäßige, knollige, dunkel rotbraune Rhizomstücke mit stark runzelig-
löcheriger Oberfläche; charakteristisch die hellen, faserigen Streifen; diese sowohl die
Stücke durchsetzend oder auch aus den Stückern heraus hängend oder frei im Drogenmaterial liegend.

Pulver

Siehe Abbildung 458

a Rotbraunes Korkgewebe aus dünnwandigen, tafelförmigen Zellen, Schrägaufsicht
b Fragmente von Mark- und Markstrahlgewebe mit Ca-Oxalatdrusen; auch mit
   kleinkörniger Stärke und braunen Gerbstoffmassen

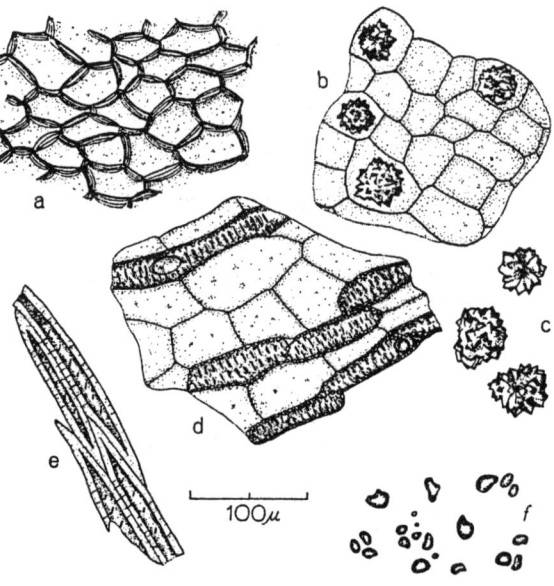

Abb. 458 Tormentillae rhizoma –
Tormentillwurzelstock – Pulver.
Erläuterungen siehe Text. Aus
Karsten, Weber, Stahl; nach Weber

c   Isolierte Ca-Oxalatdrusen
d   Gefäßbruchstücke mit anliegendem Parenchym
e   Sklerenchymfasern
f   Kleinkörnige Stärke

Anmerkung: rotbraunes Pulver; Nachweis des Gerbstoffs mit Eisen(III)-chloridlösung, Schwarzfärbung.

Verfälschungen/Verwechslungen

Gelegentliche Verfälschung mit dem Rhizom von *Polygonum bistorta* L. (Schlangen-Knöterich). Die Rinde von *P. bistorta* besteht aus derbwandigen Parenchymzellen mit z. T. sehr großen Interzellularen und eingestreut dünnwandigen Zellen mit je einer großen Oxalatdruse; nur ganz vereinzelt Holzfasern. Auch Verfälschungen mit Rhizomen von *Geum*-Arten, z. B. von *Geum montanum* (Berg-Nelkenwurz) möglich. Ausführliche Beschreibung der Rhizomquerschnitte verschiedener *Potentilla*-, *Geum*-, *Agrimonia*- und *Filipendula*-Arten bei Länger und Kubelka, 1998; siehe Literatur.

Inhaltsstoffe und Anwendung

Inhaltsstoffe: Gerbstoffe (17 bis 22 %, überwiegend oligomere Proanthocyanidine); Phenolcarbonsäuren; Triterpensäurederivate mit Saponineigenschaften
Ph.Eur.: mindestens 7,0 % Gerbstoffe, berechnet als Pyrogallol

Anwendungsgebiete: Kommission E: Unspezifische, akute Durchfallerkrankungen; leichte Schleimhautentzündungen im Mund- und Rachenraum.

Standardzulassung: Tormentillwurzelstock, Zul.-Nr. 1689.99.99

Tragacantha – Tragant

Synonyme: Gummi Tragacantum, Tragacanthae gummi

Sonstige Bezeichnungen: engl.: Gum dragon, gum tragacanth, franz.: Gomme adragante, ital.: Astragalo, gomma arabica, gomma adraganta, span.: Goma tragacanto

Stammpflanzen: Die Ph.Eur. nennt *Astragalus gummifer* LABILL. und bestimmte andere westasiatische Arten der Gattung *Astragalus*; Fabaceae. Tatsächlich scheinen aber andere *Astragalus*-Arten wie *A. echidnaeformis* SIRJ., *A. gossypinus* FISCH ex HOH. und *A. microcephalus* WILLD. wichtige Tragant-Lieferanten zu sein.
Habitus: niedrige, bis 30 cm hohe Sträucher; Abb. 459

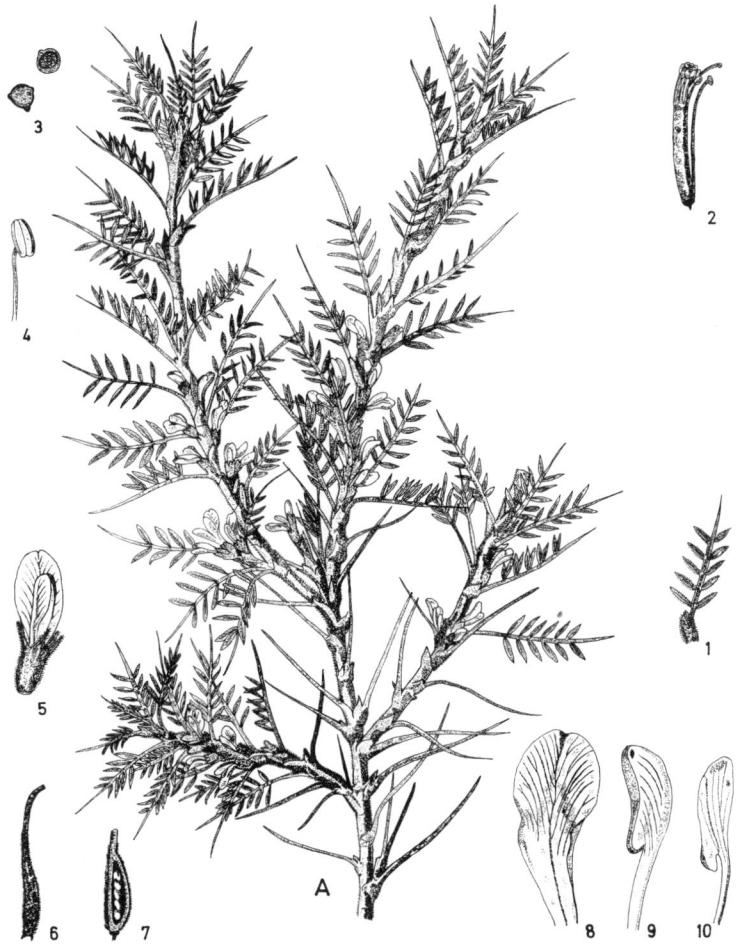

Abb. 459 *Astragalus adscendens* BOISS. et HAUSSKN. **A** blühender Zweig, 1 Blatt, 2 Staubblätter mit Griffel, 3 Pollen, 4 einzelnes Staubblatt, 5 Blüte, 6 Stempel, 7 Fruchtknoten im Längsschnitt, 8 Fahne, 9 Schiffchen, 10 Flügel. Nach Köhler; SH

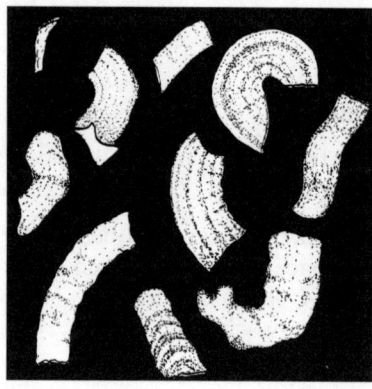

Abb. 460 Traganthstücke auf schwarzer Unterlage (Handelsware). Verkl. ca. 0,5 x. Aus Karsten, Weber, Stahl; Stahl

Herkunft: Ausschließlich aus Wildbeständen; Importe aus dem Iran (90 % der Weltproduktion) und der Türkei

Arzneibücher: Ph.Eur.: Die an der Luft erhärtete, gummiartige Ausscheidung, die natürlich oder nach Einschneiden aus Stamm und Ästen ausfließt

Ganzdroge

Geruch: nicht wahrnehmbar

Geschmack: fade, stark schleimig

Morphologie
Siehe Abb. 460; weißliche, leicht gefurchte, hornartige flache Stücke von sichel- oder fächerförmiger Beschaffenheit.

Anatomie
Droge in Wasser, in mit Wasser verdünnter Iodlösung oder in schwach wasserhaltigem Glycerin präparieren und sofort betrachten.
Siehe Abb. 461; Zellen mit schleimartigen, geschichteten Zellwänden, diese Gruppen rundlicher Stärkekörner umschließend; Stärkekörner ca. 12 (4 bis 22) µm groß. Selten, in weniger gut gereinigtem Tragant jedoch häufiger, verholzte Elemente aus den Zweigen wie Sklerenchymfasern und Gefäße. Ca-Oxalat nicht vorhanden.

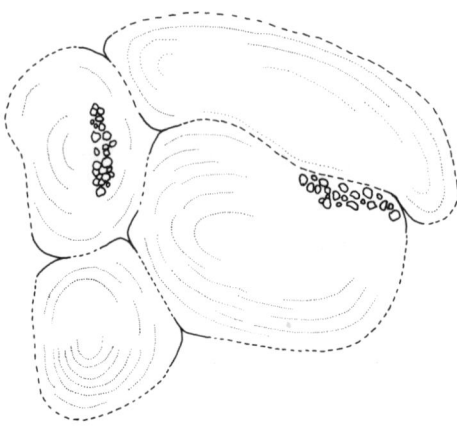

Abb. 461 Tragacantha – Traganth – Pulver im Wasserpräparat. Erläuterungen siehe Text. UW

Schnittdroge

Nicht handelsüblich

Pulver

Siehe Ganzdroge, Anatomie

Verfälschungen/Verwechslungen

Häufigste Verfälschung durch Sterculia-Gummi (= Indischer Tragant, Karaya-Gummi). Dieser stammt von den indischen Sterculiaceen *Sterculia urens* Roxb. und *Sterculia villosa* Roxb., enthält keine Stärke und riecht nach Essigsäure.

Inhaltsstoffe und Anwendung

Inhaltsstoffe: Polysaccharide, die nur teilweise wasserlöslich sind

Anwendungsgebiete: Volkstümlich als Abführmittel.
Ansonsten Verwendung als Gleitmittelgrundlage, z. B. für Katheter. Als Bindemittel, z. B. bei der Herstellung von Tabletten und Dragees. In der Lebensmittelindustrie als Dickungsmittel und Stabilisator, heute allerdings durch Alginate zunehmend ersetzt.

Trifolii fibrini folium – Bitterkleeblätter

Synonyme: Folia Trifolii fibrini, Folia Menyanthis, Menyanthidis folium

Sonstige Bezeichnungen: dt.: Fieberkleeblätter, engl.: Buckbean leaf, bogbean leaf, franz.: Feuille de ményanthe, feuille de trèfle d'eau, ital.: Foglia di trifoglio fibrino; span.: Hoja de trébol de agua

Stammpflanze: *Menyanthes trifoliata* L. (Dreiblättriger Fieberklee); Menyanthaceae
Habitus: mehrjährige, bis 30 cm hohe Sumpfpflanze

Herkunft: Import aus osteuropäischen Ländern

Arzneibücher: DAC: Die zur Blütezeit gesammelten, getrockneten, ganzen oder geschnittenen Blätter; ÖAB: Folium Menyanthis; das getrocknete Laubblatt

Ganzdroge

Geruch: geruchlos

Geschmack: stark bitter

Morphologie

Siehe Abb. 462; Blätter dreizählig mit einem bis 10 cm langen, runden Blattstiel, der sich nach unten stark verbreitert; Einzelblättchen fast sitzend, elliptisch bis lanzettlich, 5 bis 10 cm lang und 2 bis 5 cm breit, fiedernervig; Blattrand glatt oder durch sog. Wasserspalten schwach gekerbt; zahlreiche Nerven dort endend.

Anatomie

Flächenansicht: Siehe Abb. 464a; Epidermiszellen der Oberseite isodiametrisch-polygonal mit feiner Cuticularstreifung, die der Unterseite polygonal bis wellig-buchtig; beidseitig anomocytische Spaltöffnungen, Schließzellen leicht erhaben mit je 4 bis 6 Nebenzellen, über dem Mittelnerv seltener, im unteren Drittel der Blättchen auf der Oberseite häufig mehrzellige, vertrocknete Haare; diese dem jugendlichen Blatt als Schleimzotten bis zum Auseinanderrollen der Spreite dienend; Blattflächen sonst unbehaart.

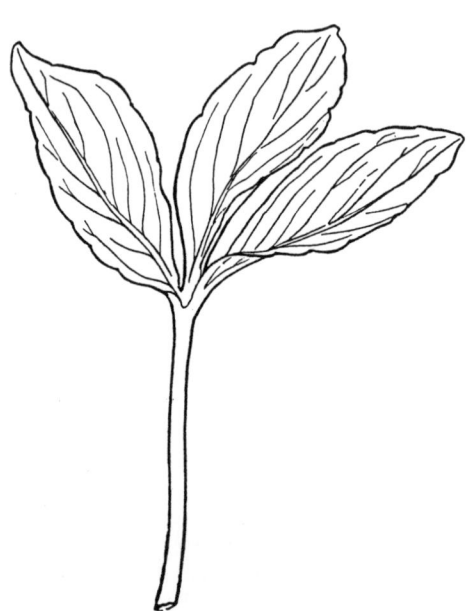

Abb. 462 *Menyanthes trifoliata* L. Blatt, verkleinert ca. 1/3. Aus Karsten, Weber, Stahl

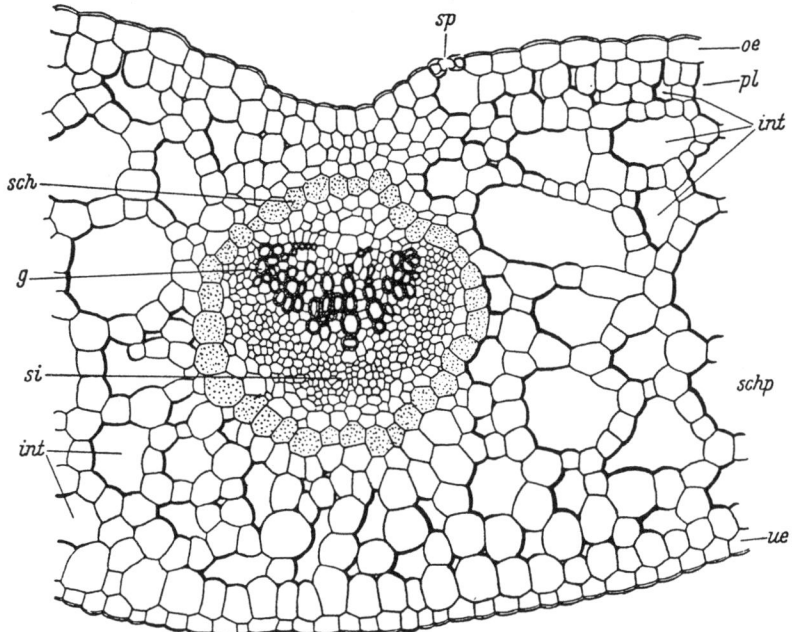

Abb. 463 *Menyanthes trifoliata* L. Blatt im Querschnitt im Bereich des Mittelnervs. oe obere Epidermis, pl Palisadenparenchym, int Interzellularen, schp Schwammparenchym, ue untere Epidermis, sp Spaltöffnung, sch Parenchymscheide, g Gefäßteil, si Siebteil. Vergr. ca. 120 x. Aus Karsten, Weber, Stahl; Weber

Querschnitt: Siehe Abb. 463; Epidermis 1-schichtig, darunter 1 bis 4 Lagen von kurzen, unregelmäßig gestalteten und wenig ausgeprägten Palisadenparenchymzellen; Schwammparenchym als Aerenchym ausgebildet, mit für Wasserpflanzen typischen, großen Interzellularen; Blattstiel mit ca. 12 kollateralen Leitbündeln im Kreis angeordnet, davon 3 oder 4 in das einzelne Blättchen eintretend, jeweils mit einer Parenchymscheide umgeben; Parenchym des Blattstiels ebenfalls locker, Parenchym und Interzellularen in Längsrichtung des Stiels und der Nerven gestreckt.

Schnittdroge

Oberseits dunkelgrüne, unterseits hellere Fragmente der Blätter mit breiten, zusammengeschrumpften Hauptnerven und feiner Nervatur; stark runzelig-längsrinnige Blattstielfragmente; seltener, aber charakteristisch sind dreigabelige Blattstielfragmente vom Ansatz der Blättchen

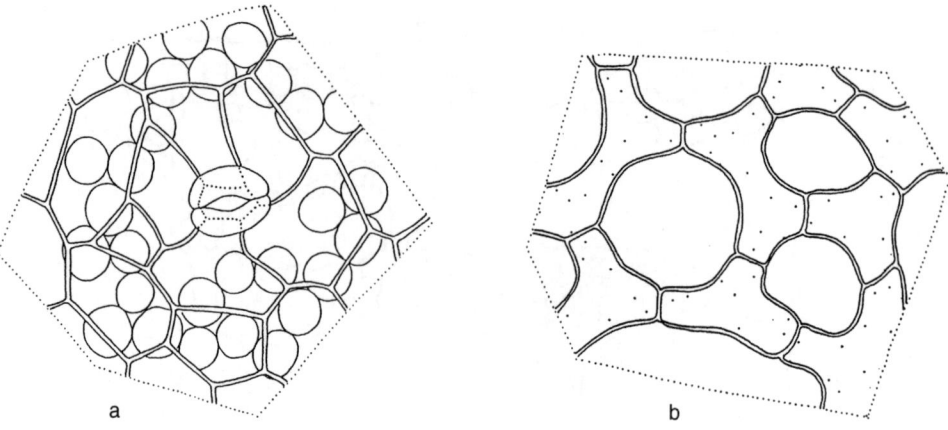

a   b

Abb. 464   Trifolii fibrini folium – Bitterkleeblätter – Pulver. Erläuterungen siehe Text. NH

Pulver

Siehe Abbildung 464

a Blattbruchstücke mit oberer Epidermis in Aufsicht, anomocytische Spaltöffnungen; lockeres Palisadenparenchym durchscheinend
b Fragmente des Schwammparenchyms aus dem Blattstielgewebe mit großen Interzellularen

Anmerkungen: Obere Epidermiszellen in seitlicher Ansicht bauchig vorgewölbt; Bruchstücke von Haaren sehr selten.

Verfälschungen/Verwechslungen

Kommen in der Praxis nicht vor.

Inhaltsstoffe und Anwendung

Inhaltsstoffe: Secoiridoidglykosid-Bitterstoffe; Gerbstoffe; Flavonoide
DAC: keine Gehaltsanforderung

Anwendungsgebiete: Kommission E: Appetitlosigkeit; dyspeptische Beschwerden. Volkstümlich: früher gegen Fieber (Name!), eine antipyretische Wirkung ist jedoch nicht vorhanden.

Urticae herba – Brennnesselkraut
Urticae folium – Brennnesselblätter

Synonyme: Herba Urticae bzw. Folia Urticae

Sonstige Bezeichnungen: Brennnesselkraut: dt.: Nesselkraut, Haarnesseln, Hanfnesselkraut, engl.: (Stinging) nettle, franz.: Ortie, ortie piquante, ital.: Erba di ortica, span.: Sumidad de ortiga. Brennnesselblätter: engl.: (Stinging) nettle leaf, franz.: feuille d'ortie, feuille d'ortie piquante, ital.: Foglia di ortica, span.: Hoja de ortiga

Stammpflanzen: *Urtica dioica* L. (Große Brennnessel) und *U. urens* L. (Kleine Brennnessel), ihre Hybriden oder Mischungen davon; Urticaceae
Habitus: 60 bis 120 cm hohe Stauden; Abb. 465

Herkunft: Fast kosmopolitisch als Ruderalpflanzen; Droge aus Wildvorkommen in Mittel- und Osteuropa, u. a. Import aus Bulgarien.

Arzneibücher: DAB: Brennnesselblätter; die ganzen oder geschnittenen, getrockneten Blätter; DAC: Brennnesselkraut; die während der Blütezeit gesammelten und getrockneten, ganzen oder zerkleinerten oberirdischen Teile mit einem begrenzten Anteil der Sprossachse; Ph.Helv.: Brennnesselkraut; die während der Blütezeit gesammelten, getrockneten oberirdischen Teile

Ganzdroge

Geruch: schwach wahrnehmbar

Geschmack: leicht bitter

Morphologie
Urtica dioica: stumpf-vierkantiger, einfacher oder ästiger **Stängel**, gefurcht, im Querbruch faserig und z. T. mit weichem Mark, außen mit kurzen Borstenhaaren und langen Brennhaaren; Blattstellung gegenständig; **Blätter** gestielt, bis 10 cm lang und 5 cm breit, eiförmig bis länglich zugespitzt; Blattgrund herzförmig oder abgerundet; Blattrand grob gesägt; außerdem lineallanzettliche, frei stehende Nebenblätter; Blätter oberseits schwarzgrün, unterseits hellgrün mit deutlich

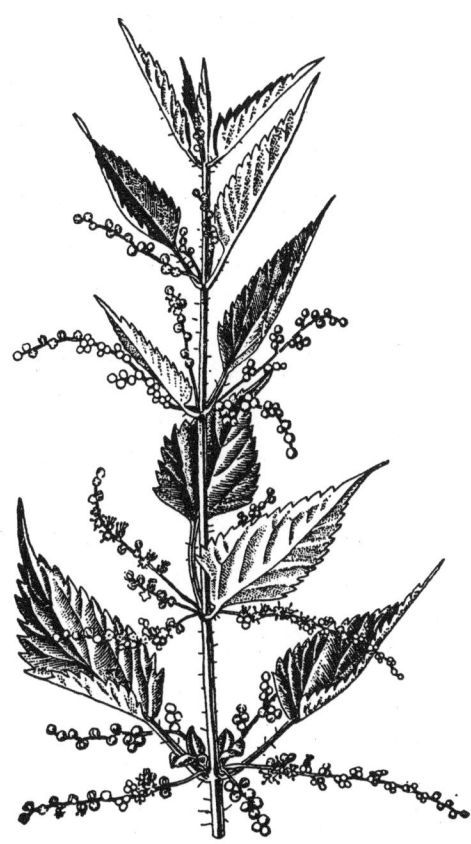

Abb. 465 *Urtica dioica* L. blühende Pflanze. Aus Kaiser; Dunzinger

sichtbarer Netznervatur; beidseitig behaart (kleinere Borstenhaare und größere Brennhaare); achselständig lange rispenförmige Blütenstände aus grünen unscheinbaren Blüten; *Urtica urens:* **Stängel** zarter und meist unverzweigt; **Blätter** kleiner als bei *U. dioica*, eiförmig bis rautenförmig mit herzförmigem Grund; Behaarung nur aus Brennhaaren bestehend; achselständig kürzere, mehr knäuelige Blütenstände; **Früchte** bei beiden Arten eiförmig und flach, 1,4 × 0,8 mm, vom vierblättrigen Kelch umhüllt.

Anatomie

Blatt, Flächenansicht: Siehe Abb. 468 a, b; Epidermiszellen oberseits polygonal und nur leicht gewellt, unterseits stärker wellige Epidermiszellen; nur auf der Unterseite anomocytische Spaltöffnungen; zahlreiche große buckelige Cystolithen über die Epidermis herausschauend; Haare: einzellige, ca. 700 µm lange, gekrümmte, spitze Borstenhaare mit sich verbreiternder Basis, bei *U. dioica* auf beiden Blattseiten und am Blattrand, bei *U. urens* nur wenige; bei beiden Arten dickwandige Brennhaare 1 bis 2 mm lang (Abb. 466), mit keulenförmiger Basis in einen parenchymatischen Sockel eingesenkt (Emergenzen), Spitze meist abgebrochen; bei *U. dioica* außerdem vereinzelt Köpfchenhaare (35 bis 60 µm) mit einzelligem Stiel und 2-zelligem Köpfchen; entlang der Leitbündel, vor allem im Stängel, häufig Ca-Oxalatdrusen. **Querschnitt:** Siehe Abb. 467 A und B; Blattbau bifazial mit einer Reihe Palisadenparenchym und wenigen Schichten Schwammparenchym; zahlreiche, tief ins Mesophyll reichende, über die Epidermis herausschauende Cystolithen, bei *U. urens* auf beiden Blattseiten (Abb. 467 A), bei *U. dioica* nur auf der Oberseite kräftig entwickelt, die Cystolithen der Unterseite meist kleiner (Abb. 467 B).

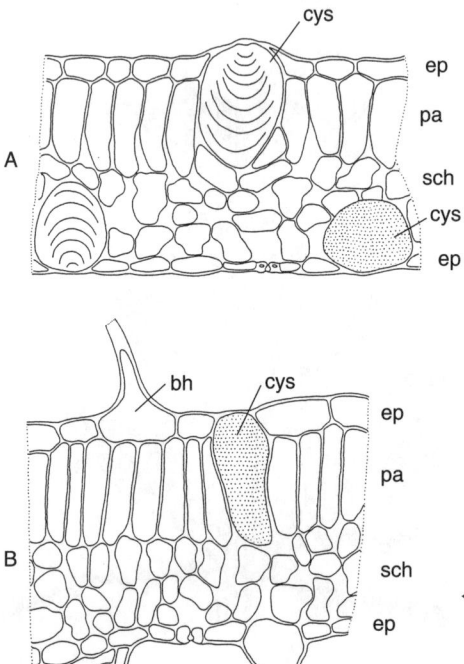

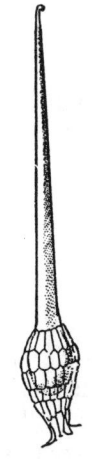

Abb. 466 *Urtica* sp. Brennhaar; vergr. 150 x. Aus Kaiser; Dunzinger

◁ **Abb. 467** *Urtica* sp. Blatt im Querschnitt. **A** *Urtica urens* L., **B** *Urtica dioica* L. ep Epidermis, pa Palisadenparenchym, sch Schwammparenchym, cys Cystolithen, bh Borstenhaar, dh Köpfchenhaar. Vergr. 100 x. Nach Brandt, NH

Schnittdroge

Brennnesselkraut: Zahlreiche stark gefurchte und breitgedrückte Stängelteile; dunkelgrüne bis schwarzgrüne, stark geschrumpfte und vielfach knäuelig oder eingerollte oder gefaltete behaarte Blattstücke, Blattunterseite etwas heller mit deutlich sichtbarer heller Netznervatur; gesägter Blattrand typisch; vereinzelt Stücke der unscheinbaren, grünlichen Blütenstände; Blätter und Stängel von langen, steifen Brennhaaren und kleinen Borstenhaaren besetzt.

Brennnesselblätter: Fast ausschließlich aus Blattbruchstücken bestehend, kaum Stängelanteile.

Pulver

Siehe Abbildung 468

a Blattbruchstücke mit unterer Epidermis in Aufsicht, anomocytische Stomata und Drüsenhaare; charakteristisch
b Blattbruchstücke mit oberer Epidermis in Aufsicht, Borstenhaar und zwei in das Blatt eingesenkte Cystolithen; charakteristisch, häufig
c Bruchstücke des Stängels mit Ringgefäßen und anliegenden Kristallzellreihen mit Ca-Oxalatdrusen; zahlreich
d Trümmer der Borstenhaare; zahlreich
e Bruchstücke der Borstenhaare
f Sockel der Brennhaare; selten, charakteristisch
g Cystolithen frei liegend, formenreich; zahlreich, charakteristisch
h Pollenkörner

Anmerkungen: Pulver auffallend und typisch dunkelgrün; nicht dargestellt: Bruchstücke der Fruchtwand in Aufsicht mit stark gewellten, dickwandigen Zellen; im mikroskopischen Bild der Blattdroge sind Blattbruchstücke dominierend, im Bild der Krautdroge deutlich höherer Anteil von faserigen Bruchstücken des Stängels.

Verfälschungen/Verwechslungen

Blattdroge: Verfälschungen mit Blättern von *Lamium album* L. (Weiße Taubnessel) möglich (siehe Lamii herba). Deren Blattrand ist ungleich gesägt; Cystolithen und Brennhaare fehlen, jedoch sind 2-zellige Gliederhaare sowie kurze Haare mit 1-zelligem Köpfchen vorhanden.

Inhaltsstoffe und Anwendung

Inhaltsstoffe: Flavonoide (1 bis 2 %); Silikate (1 bis 4 %)
DAB: keine Gehaltsanforderung; Ph.Helv.: Extraktgehalt von mindestens 20 %

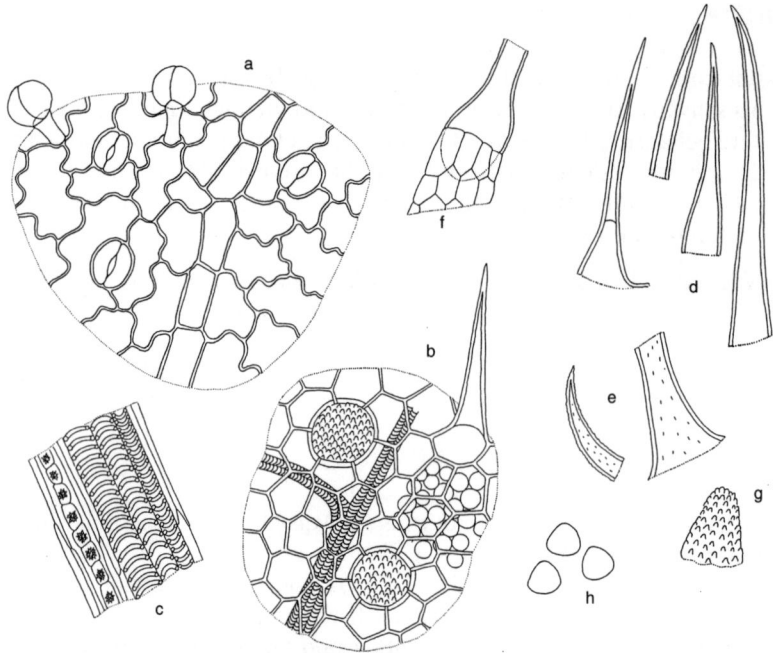

Abb. 468 Urticae herba – Urticae folium – Brennesselkraut und -Blätter – Pulver. Erläuterungen siehe Text. NH

Anwendungsgebiete: Kommission E: Innere und äußere Anwendung: zur unterstützenden Behandlung rheumatischer Beschwerden; innere Anwendung: zur Durchspülung bei entzündlichen Erkrankungen der ableitenden Harnwege. Als Durchspülung zur Vorbeugung und Behandlung von Nierengrieß

Volkstümlich: In vielfältiger Weise, u. a. als entwässerndes und „Blut bildendes" Mittel, in Diabetikertees, bei Gallenwegserkrankungen, äußerlich zur Pflege der Kopfhaut und Haare, gegen Schuppen und fettiges Haar.

Standardzulassung: Brennnesselkraut, Zul.-Nr. 8599.99.99

Urticae radix – Brennnesselwurzel

Synonyme: Radix Urticae, Rhizoma Urticae

Sonstige Bezeichnungen: dt.: Nesselwurzel, Haarnesselwurzel, engl.: (Stinging) nettle root, franz.: Racine d'ortie, racine d'ortie piquante, ital.: Radice di ortica, span.: Raíz de ortiga

Stammpflanzen: *Urtica dioica* L. (Große Brennnessel) und *Urtica urens* L. (Kleine Brennnessel), deren Hybriden oder Mischungen von diesen; Urticaceae
Habitus: 60 bis 120 cm hohe Stauden; Abb. 465

Arzneibücher: DAB: Die ganzen, geschnittenen oder gepulverten, getrockneten Wurzeln und Rhizome

Ganzdroge

Geruch: nahezu geruchlos

Geschmack: geschmacklos

Morphologie
Graubräunliche, schwach längsfurchige, unregelmäßig gebogene, bis über 5 mm dicke Rhizome; Internodien 2 bis 3 cm lang; an den Knoten meist mehrere, 1 bis 2 mm dicke und bis 10 cm lange Wurzeln abgehend, diese häufig abgeflacht; Rhizome hohl, im Bruch faserig, Schnittfläche weißlich.

Anatomie
Lupe, Querschnitt: Siehe Abb. 469; Rhizom mit 5 bis 6 breiten und entfernten Leitbündeln; die dazwischenliegenden Markstrahlen typisch konzentrisch geschichtet durch alternierende Lagen dünnwandiger Zellen und dickwandiger, verholzter Zellen, dadurch Bänder ergebend.
Mikroskop, Rhizom, Querschnitt: Siehe Abb. 470 A und B; Kork als schmale Zone aus dünnwandigen, flachen, bräunlichen Zellen, im Inneren der primären Rinde entstanden, deshalb diese schmal; primäre Rinde aus parenchymatischen Zellen, in inneren Schichten häufig Ca-Oxalatdrusen oder Einzelkristalle führend; ins Rindengewebe eingestreut wenig verholzte Bastfasern, z. T. in Bündeln; Lumen der Bastfasern häufig kaum erkennbar; sekundäre Rinde nur schwach entwickelt, über den Xylembereichen schmale Phloemzonen; Holz stark sekundär verdickt, Xylembereiche durch

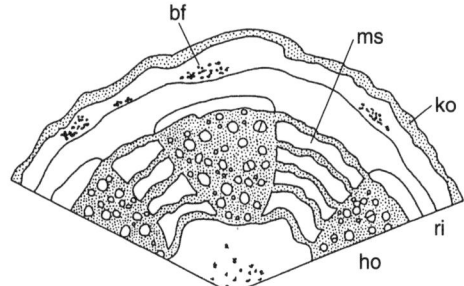

Abb. 469 *Urtica* sp. Rhizom im Querschnitt; Lupenbild schematisch. ko Kork, ri Rinde, ho Holzkörper, ms aus alternierenden Lagen von dünnwandigen Zellen und dickwandigen Zellen, bf Bastfasern. NH

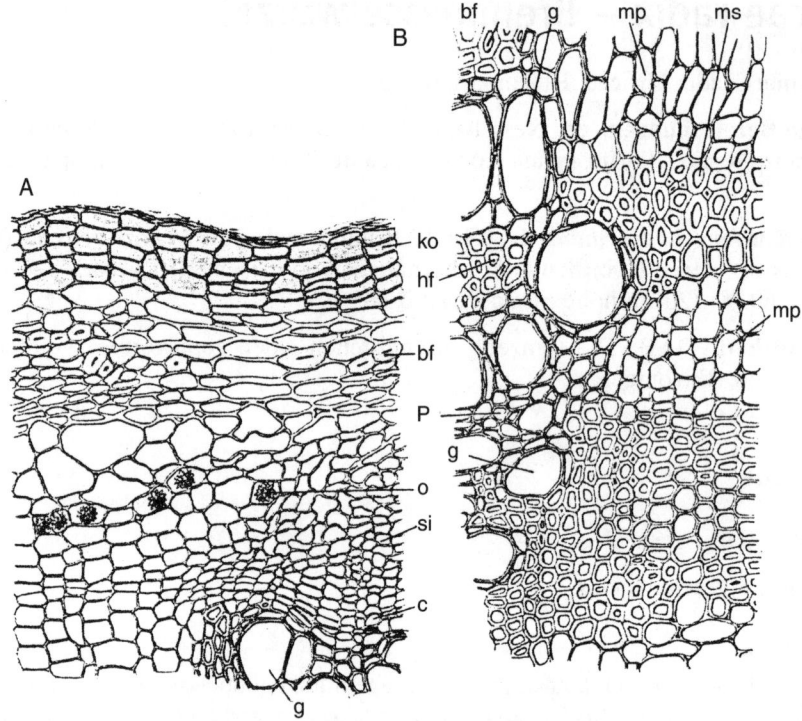

Abb. 470 *Urtica* sp. Rhizom im Querschnitt **A** Rinde, **B** Holzkörper. ko Kork, bf Bastfasern, o Ca-Oxalatdrusen, si Siebteil, c Kambium, g Gefäße, hf Holzfasern, P Holzparenchym, mp Markstrahlparenchym, ms Markstrahlfasern. Vergr. ca. 200 x. Aus Thoms, Brandt; nach Brandt

breite Markstrahlen voneinander getrennt; aus Gefäßen unterschiedlicher Größe, Gruppen von verholzten Holzfasern und wenig Holzparenchym bestehend; breite Markstrahlen mit jahresringähnlicher Schichtung aus abwechselnden Lagen Parenchyms und Markstrahlfasern; im Parenchym des Markstrahls und im Mark Ca-Oxalatdrusen und/oder auch Einzelkristalle.

Längsschnitt: Tüpfel- und Treppengefäße als Xylemelemente, Parenchym der Markstrahlen fusiform, Fasern im Markstrahl stabförmig(„Stabzellen"); axiale Anordnung der Kristalle in Reihe erkennbar.

Wurzel, Querschnitt: Schmaler Kork, ohne primäre und mit nur schmaler sekundärer Rinde; darin zahlreiche farblose, nicht oder kaum verholzte Bastfasern; diarches Leitbündel, Hauptmasse des Holzkörpers aus zwei großen Markstrahlen bestehend; diese wie im Rhizom alternierend geschichtet.

Schnittdroge

Unregelmäßige Wurzel- bzw. Rhizomstücke, graubräunlich, schwach längs gefurcht; Bruch weißlich; Rhizombruchstücke hohl.

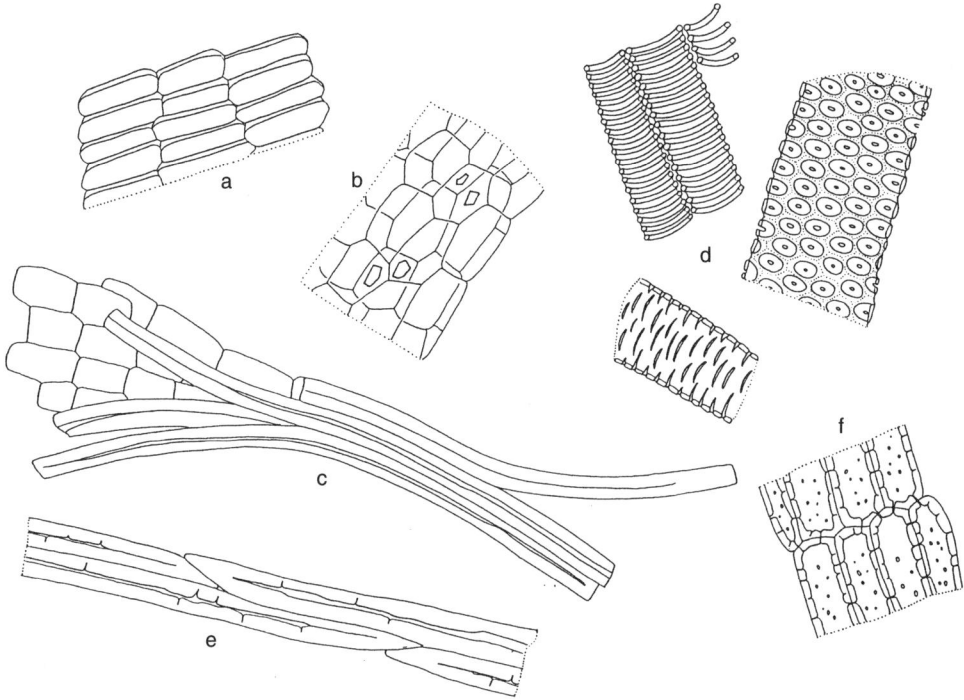

Abb. 471 Urticae radix – Brennnesselwurzel – Pulver. Erläuterungen siehe Text. NH

Pulver

Siehe Abbildung 471

a Korkfragmente im Querschnitt
b Fragmente aus dem Rindenparenchym mit Ca-Oxalateinzelkristallen
c Bruchstücke der Bastfasern der Wurzel; Strahlparenchym anliegend
d Bruchstücke von verschiedenen Gefäßen des Holzkörpers in Aufsicht; zahlreich
e Bündel von Holzfasern des Rhizoms
f Stabzellen des Markstrahls in Längsaufsicht mit verdickten Zellen

Anmerkungen: Stärke nur sehr vereinzelt; außerdem Holzfasern ohne Lumen aus dem Rhizom, nicht dargestellt.

Verfälschungen/Verwechslungen

Gelegentlich durch Wurzeln von *Urtica kioviensis* Rogow. (Sumpf-Brennnessel) oder *U. pilulifera* L. (Pillen-Brennnessel), die sich mikroskopisch nicht von *U. dioica* oder *U. urens* unterscheiden.

Inhaltsstoffe und Anwendung

Inhaltsstoffe: UDA (= *Urtica dioica*-Agglutinin, ca. 0,1 %); Polysaccharide; Sterole; Ceramide; Fettsäuren; Gerbstoffe
DAB: keine Gehaltsanforderung

Anwendungsgebiete: Kommission E: Miktionsbeschwerden bei Prostata-Adenom Stadium I bis II.
Volkstümlich: Ähnlich wie Brennnesselkraut, z. B. als harntreibendes Mittel; außerdem auf Grund des Gerbstoffgehalts als Adstringens und Gurgelmittel.

Uvae ursi folium – Bärentraubenblätter

Synonyme: Folia Uvae ursi, Folia Arctostaphyli, Folia Vaccinii ursi

Sonstige Bezeichnungen: dt.: Moosbeerblätter, Sandbeerblätter, Steinbeerblätter, Wolfsbeerblätter, engl.: Bearberry leaf, franz.: Feuille de busserole, ital.: Foglia di uva ursina, span.: Hoja de gayuba

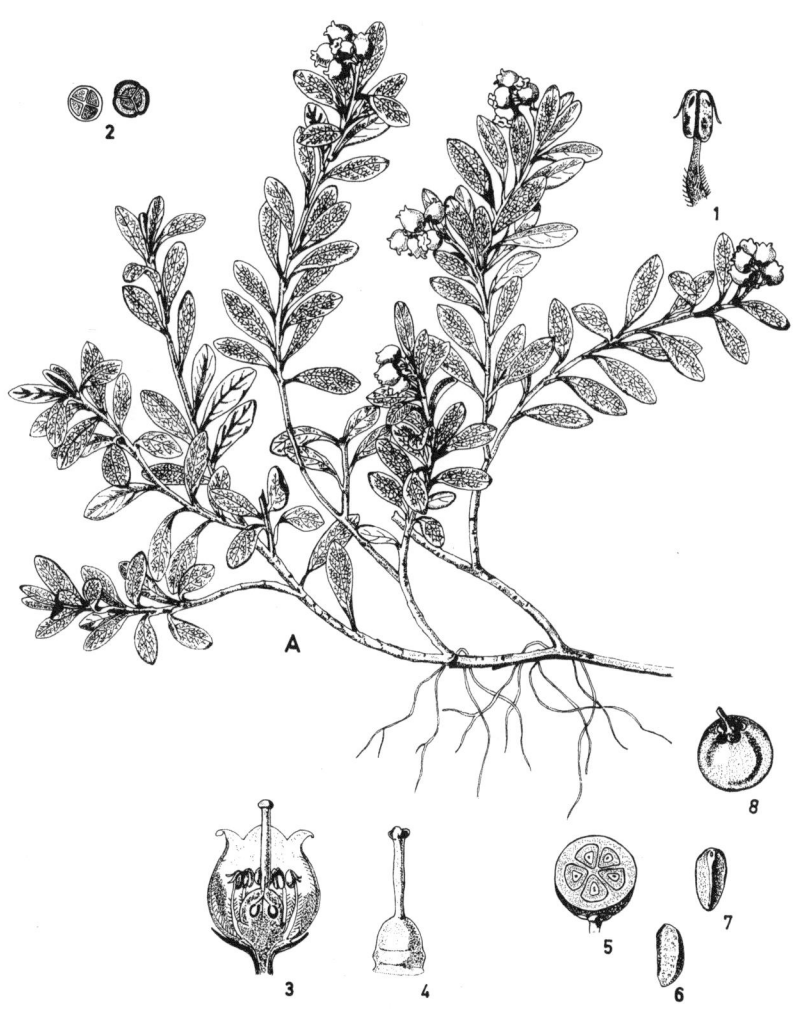

Abb. 472 *Arctostaphylos uva-ursi* (L.) SPRENG. **A** blühende Pflanze, 1 Staubblatt, 2 Pollen, 3 Blüte im Längsschnitt, 4 Stempel, 5 Frucht im Querschnitt, 6/7 Steinkerne von verschiedenen Seiten, 8 Frucht. Nach Köhler; SH

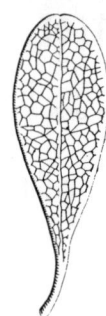

Stammpflanze: *Arctostaphylos uva-ursi* (L.) SPRENG. (Bärentraube); Ericaceae
Habitus: niederliegender, bis 1,5 m langer, kriechender Strauch; Abb. 472

Herkunft: Die Droge stammt ausschließlich von wildwachsenden Pflanzen aus Spanien oder Italien; aus osteuropäischen Ländern darf sie aus Gründen des Artenschutzes nicht mehr importiert werden.

Abb. 473 *Arctostaphylos uva-ursi* (L.) SPRENG. Blatt von der Oberseite. Vergr. ca. 2 x. Aus Karsten, Weber, Stahl; Stahl

Arzneibücher: Ph.Eur.: Die getrockneten ganzen oder geschnittenen Blätter

Ganzdroge

Geruch: schwach krautig

Geschmack: zusammenziehend, schwach bitter

Morphologie
Siehe Abb. 473; Blätter ca. 2,5 cm lang, bis ca. 1,5 cm breit; steif, brüchig, kurzgestielt, spatelförmig bis verkehrt eiförmig, ganzrandig, mit schwach zurückgekrümmtem Rand; olivgrau; oberseits glänzend, mit vertieftem Nervennetz; unterseits matt, blassgrün mit hervortretender Nervatur; oberes Blattende abgerundet oder in ± zurückgebogenes Spitzchen auslaufend.

Anatomie
Flächenansicht: Epidermiszellen polygonal mit dicken Zellwänden; unterseits eingesenkte, anomocytische Stomata (Abb. 475 a) mit breitem, ovalem Vorhof (ca. 50 µm); Cuticula derb, oft mit typischen Rissen.
Querschnitt: Siehe Abb. 474; Blattbau bifazial, Epidermis dickwandig mit derber, stark lichtbrechender Cuticula; Palisadenschicht aus drei bis vier Lagen ungleich langer Zellen, allmählich in das mit Interzellularräumen versehene Schwammparenchym übergehend; Mittelnerv mit kollateralem Leitbündel, dieses auf beiden Seiten von mehreren Lagen subepidermalen Kollenchyms bedeckt; Nerven mit Sklerenchymfasern; im Mesophyll, vorwiegend in der Nähe der Nerven, Zellen mit Ca-Oxalateinzelkristallen.

Schnittdroge

Kleine unregelmäßige Blattstücke, dick und steif, oberseits glänzend, olivgrün, mit eingesenkter Nervatur, unterseits matt hellgrün mit hervortretender Nervatur; Fragmente der Spitze rundlich, oftmals mit feinem Spitzchen; Fragmente der Basis ± keilförmig in den kurzen Blattstiel verschmälert.

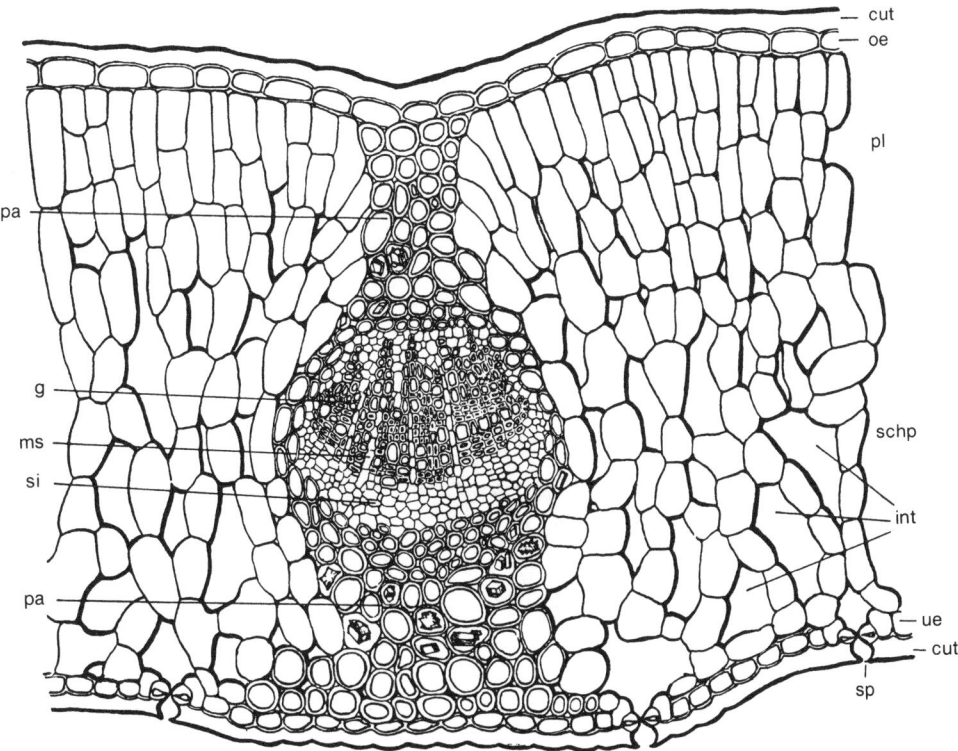

Abb. 474 *Arctostaphylos uva-ursi* (L.) Spreng. Blatt im Querschnitt im Bereich des Mittelnervs. cut Cuticula, oe obere Epidermis, pl Palisadenparenchym, schp Schwammparenchym, int Interzellularräume, ue untere Epidermis, sp Spaltöffnung, pa Parenchym, g Gefäßteil, ms Holzstrahlen, si Siebteil. Vergr. ca. 150 x. Aus Karsten, Weber, Stahl; Weber

Pulver

Siehe Abbildung 475

a Blattbruchstücke mit unterer Epidermis in Aufsicht, Spaltöffnungen; zahlreich, charakteristisch
b Blattbruchstücke im Querschnitt, Palisadenparenchym mit Epidermis, anhaftenden Sklerenchymfasern und Gefäßen; die Sklerenchymfasern werden von Kristallreihen begleitet; auffallend die stark verdickte Epidermis-Außenwand mit starker Cuticula; zahlreich, sehr charakteristisch
c Bruchstücke der Epidermis mit dicker Cuticula im Querschnitt
d Bruchstücke der oberen Blattepidermis in Aufsicht mit typischen Cuticula-Rissen; diese schwach rötlich-violett; zahlreich, sehr charakteristisch

Anmerkungen: eventuell Haarbruchstücke der Wimpernhaare des Mittelnervs junger Blätter vorhanden.

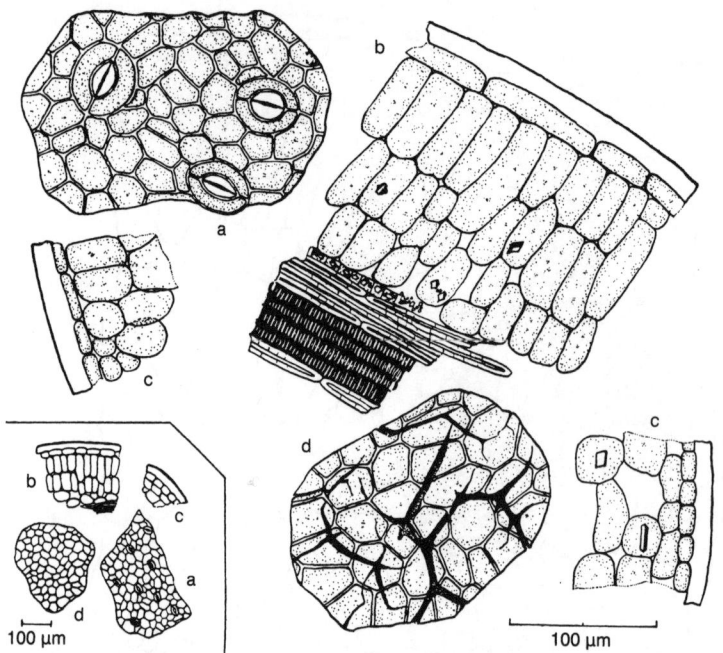

Abb. 475 Uvae ursi folium – Bärentraubenblätter – Pulver. Erläuterungen siehe Text. Aus Karsten, Weber, Stahl; nach Weber

100 µm

100 µm

Verfälschungen/Verwechslungen

Mit den Blättern anderer Ericaceen, z. B. *Vaccinium vitis-idaea* L. (Preiselbeere, paracytische Spaltöffnungen auf der Blattunterseite, siehe Vitis idaeae folium), *V. uliginosum* L. (Rauschbeere), *V. myrtillus* L. (Heidelbeere, Kristalle in den Faserzellen fehlend), *Arctostaphylos alpinus* (L.) SPRENG. (Alpenbärentraube); *A. pungens* H.B.K. (Stechende Bärentraube, behaarte, arbutinfreie Blättchen), *Chamaedaphne calyculata* (L.) MOENCH, *Gaultheria procumbens* L. (Wintergrün, im Mesophyll Oxalatdrusen). Vergleichende Zusammensetzung der morphologischen Merkmale der Blätter von *Arctostaphylos uva-ursi* und *A. pungens* bei Schier und Schultze, 1990; siehe Literatur.

Inhaltsstoffe und Anwendung

Inhaltsstoffe: Phenolglykoside (Hauptglucosid Arbutin, bis zu 15 %); Phenolcarbonsäuren; Gerbstoffe (15 bis 20 %); Flavonoide; Triterpene
Ph.Eur.: mindestens 8,0 % Hydrochinon-Derivate, berechnet als Arbutin

Anwendungsgebiete: Kommission E: Entzündliche Erkrankungen der ableitenden Harnwege.

Standardzulassung: Bärentraubenblätter, Zul.-Nr. 8299.99.99

Valerianae radix – Baldrianwurzel

Synonyme: Radix Valerianae, Rhizoma Valerianae

Sonstige Bezeichnungen: dt.: Katzenwurzel, Speikwurzel (fälschlicherweise), engl.: Valerian root, franz.: Racine de valériane, ital.: Radice di valeriana, span.: Raíz de valeriana

Stammpflanze: *Valeriana officinalis* L. s.l. (Echter Baldrian); Valerianaceae
Habitus: 30–150 cm hohe krautige Staude; Abb. 476

Herkunft: Aus Kulturen von England, Belgien, Osteuropa und Deutschland

Arzneibücher: Ph.Eur.: Alle unterirdischen Teile; die Droge umfasst den Wurzelstock, die Wurzel sowie die Ausläufer oder Bruchstücke dieser Teile

Abb. 476 *Valeriana officinalis* L. **A/B** blühende Pflanze, 1 Blütenstand, 2 u. 5 Blüte, 3 Staubblätter, 4 Pollen, 6 Blütenknospe, 7 Krone aufgeklappt, 8 Blüte im Längsschnitt, 9 u. 11 junge Frucht ohne Pappus, 10 junge Frucht mit Pappus. Nach Köhler; DF

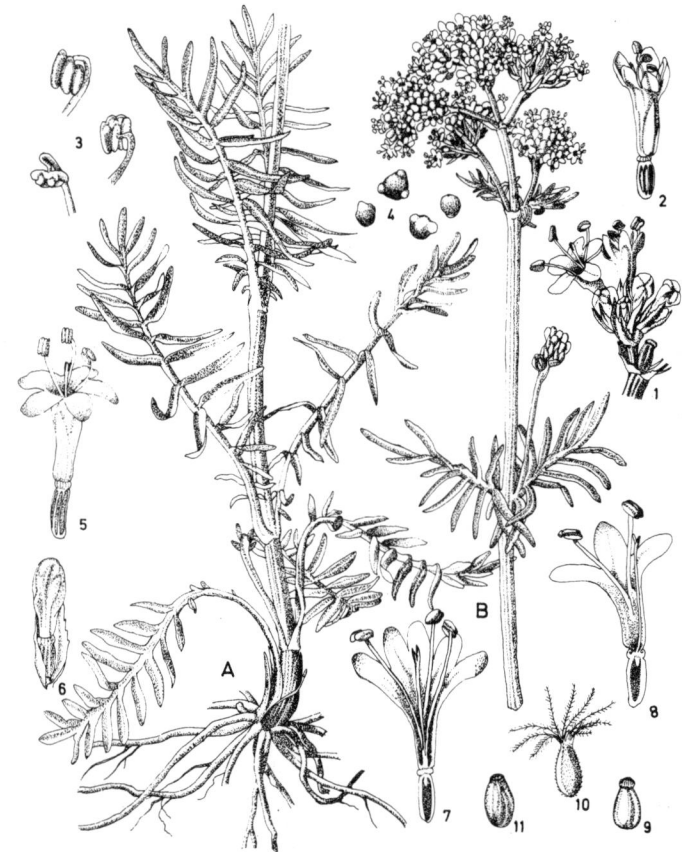

Ganzdroge

Geruch: charakteristisch, durchdringend, an Isovaleriansäure und Campher erinnernd; frische Wurzel praktisch geruchlos

Geschmack: zuerst süßlich, später würzig und schwach bitter

Morphologie

Wurzelstock dunkel bräunlich bis gelblich, ca. 5 cm lang, 2 bis 3 cm dick, ± walzenförmig, Oberfläche etwas geringelt, innen hohl bis gekammert, häufig halbiert; Ausläufer bräunlich, stielrund, längsfurchig, ca. 10 cm lang, ca. 5 mm breit. Wurzeln graubräunlich, stark gebogen, längsrunzlig, 15 bis 20 cm lang, bis ca. 3 cm dick; auf der Bruchfläche Zentralzylinder als brauner Punkt inmitten weißlicher Rinde erkennbar.

Anatomie

Rhizom, Querschnitt: Dünnwandiger Kork; Rindenschicht aus abgerundet-polygonalen, Stärke führenden Zellen mit kleinen Interzellularen; Endodermis meist noch erkennbar; offen kollaterale Leitbündel; parenchymatisches Mark, Stärke führend; zwischen den Markzellen Nester getüpfelter Steinzellen.

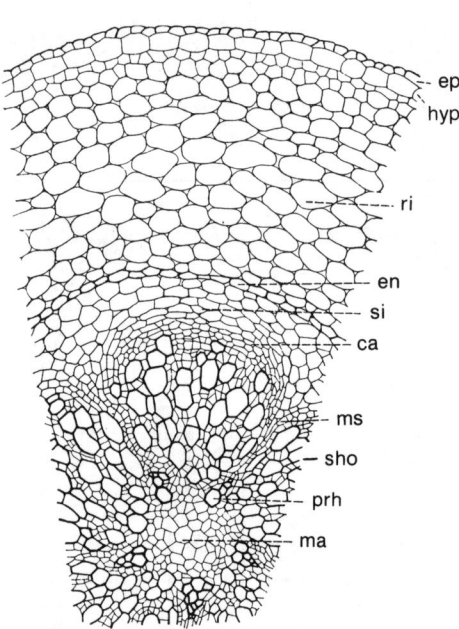

Abb. 477 *Valeriana officinalis* L. Wurzel im Querschnitt. ep Epidermis, hyp Hypodermis, ri Rinde, en Endodermis, si Siebteil, ca Kambium, ms Markstrahl, sho sekundärer Holzkörper, prh primärer Holzkörper, ma Mark. Vergr. ca. 100 x. Aus Karsten, Weber, Stahl; Nach Oltmanns

Wurzel, Querschnitt: Siehe Abb. 477 und 478 A und B; Epidermis mit verdickten und cutinisierten Außenwänden, z. T. als Wurzelhaare ausgebildet; Hypodermis großzellig, dünnwandig, mit bräunlichem Inhalt aus ätherischem Öl. Rindenparenchym aus abgerundet-polygonalen, stärkeführenden Zellen mit kleinen Interzellularen; Endodermis meist erhalten, Perizykel häufig mehrschichtig.

Leitbündel bei jungen Wurzeln di- bis polyarch, bei älteren Wurzeln bereits mit sekundärem Dickenwachstum; zwischen den sekundären Holzteilen ± verholztes Parenchym; kleines zentrales Mark meist erkennbar; Stärke in Rinde und Mark der Rhizome und Wurzeln; Stärkekörner meist einfach, etwas kugelig mit Kernspalt, 7 bis 14 µm; außerdem 2- oder 3fach zusammengesetzte Körner, ca. 22 µm groß; weder Fasern noch Ca-Oxalat.

Schnittdroge

Überwiegend Wurzelstücke; diese unregelmäßig, graubraun, dünn und brüchig; außerdem würfelige Stücke des Rhizoms sowie Stücke der Ausläufer

Pulver

Siehe Abbildung 479

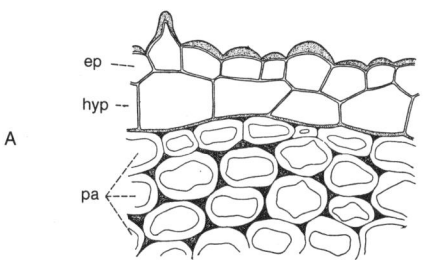

a Parenchymfragmente aus länglichen Zellen; zahlreich, wenig charakteristisch

b Parenchymfragmente aus rundlich-polygonalen Zellen, Zellinneres oft mit bräunlichen Plasmaresten angefüllt; zahlreich, charakteristisch

c Gefäßbruchstücke; selten, wenig charakteristisch

d Im Wasserpräparat kleine Stärkekörner aus den Zellen des Rindenparenchyms; sehr zahlreich, wenig charakteristisch

e Steinzellen aus dem Mark des Rhizoms; einzeln oder in Gruppen, Zellwände verdickt und getüpfelt; selten, charakteristisch

f Bruchstücke der Wurzelepidermis mit Wurzelhaaren; Epidermiszellen rechteckig und gestreckt; zahlreich

Anmerkung: selten Fasern.

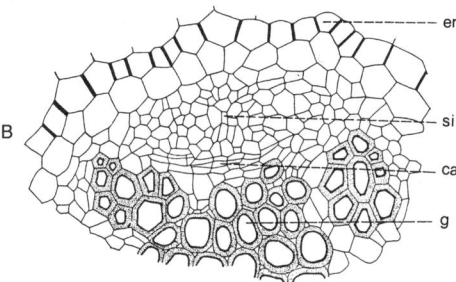

Abb. 478 *Valeriana officinalis* L. Wurzel im Querschnitt. **A** äußerer Teil der Rinde, **B** Zentralzylinder einer jungen Wurzel. ep Epidermis, hyp Hypodermis, pa Rindenparenchym, en Endodermis, si Siebelemente, ca Kambium, g Gefäßteile. Vergr. ca. 250 x. Aus Karsten, Weber, Stahl; nach Karsten

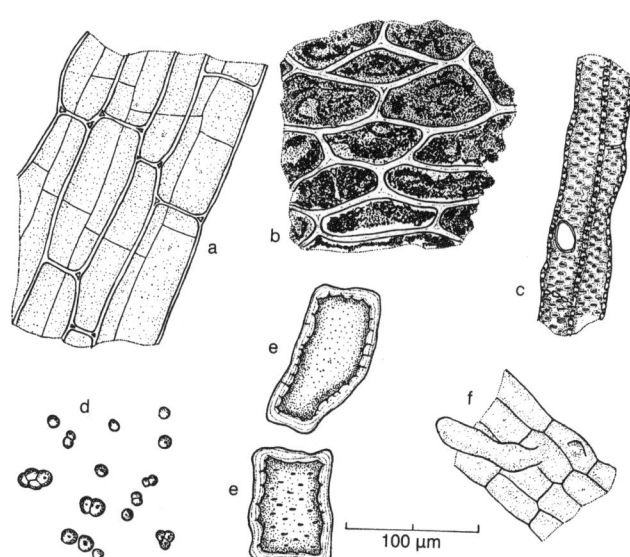

Abb. 479 Valerianae radix – Baldrianwurzel – Pulver. Erläuterungen siehe Text. Aus Karsten, Weber, Stahl; nach Weber

Verfälschungen/Verwechslungen

Häufiger Verfälschungen mit den Wurzeln anderer *Valeriana*-Arten (z. B. *V. mexicana* DC.*, Mexikanischer Baldrian) oder mit Wurzeln von Apiaceen. Mikroskopische Merkmale verschiedener *Valeriana*-Arten bei Langhammer und Janßen, 1985, und bei Langhammer und Belgard, 1985; siehe Literatur.

Inhaltsstoffe und Anwendung

Inhaltsstoffe: Ätherisches Öl (0,3 bis 0,7 %; Mono- und Sesquiterpene, Hauptkomponenten Bornylacetat und Myrtenylacetat); Valepotriate (0,5 bis 2 %); Valerensäurederivate
Ph.Eur.: mindestens 0,5 % ätherisches Öl (Ganzdroge); mindestens 0,3 % ätherisches Öl (Schnittdroge); mindestens 0,17 % Sesquiterpensäuren, berechnet als Valerensäure

Anwendungsgebiete: Kommission E: Unruhezustände, nervös bedingte Einschlafstörungen.

Standardzulassung: Baldrianwurzel, Zul.-Nr. 6199.99.99

Verbasci flos – Wollblumen

Synonyme: Flores Verbasci, Flores Thapsi barbati

Sonstige Bezeichnungen: dt.: Königskerzenblüten, Himmelbrandtee, engl.: Mullen flower, mullein flower, franz.: Fleur de bouillon blanc, ital.: Fiore di verbasco, fiore di tassobarbasso, span.: Flor de verbasco, flor de gordolobo

Stammpflanzen: *Verbascum densiflorum* BERTOL., syn. *V. thapsiforme* SCHRAD. (Großblumige Königskerze), und *V. phlomoides* L. (Wollige Königskerze); Scrophulariaceae Habitus: zweijährige, bis zu 2 m hohe filzig behaarte Pflanzen; Abb. 480

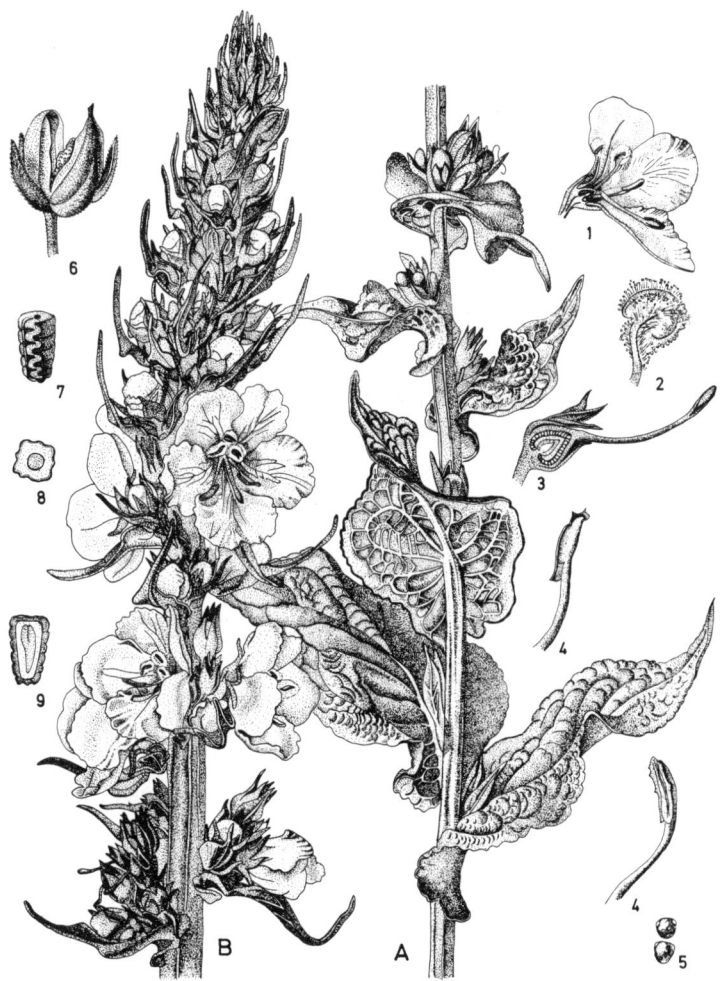

Abb. 480 *Verbascum phlomoides* L. **A/B** Teil des blühenden Sprosses, 1 Blüte im Längsschnitt, 2 behaartes, kürzeres Staubblatt, 3 Stempel, 4 unbehaarte, längere Staubblätter, 5 Pollen, 6 geöffnete Frucht, 7 Samen, 8/9 Samen im Quer- u. Längsschnitt. Nach Köhler; ACH

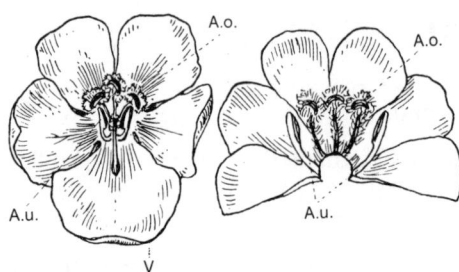

Abb. 481 *Verbascum phlomoides* L. links: ganze Blüte, rechts: aufgeschnittene Blüte. V Vorderlappen, A.u. untere Antheren, A.o. obere Antheren. Schwach verkleinert. Aus Karsten, Weber, Stahl

Herkunft: Überwiegend aus Kulturen; Import aus Ägypten und Tschechien/ Slowakei

Arzneibücher: DAC: Die getrockneten Blumenkronen mit den aufsitzenden Staubblättern; Ph.Helv.: Wollblume; ganze getrocknete Krone samt Staubblättern; ÖAB: Flos Verbasci; die getrocknete Blumenkrone

Ganzdroge

Geruch: schwach honigartig

Geschmack: süßlich; beim Kauen schleimig

Morphologie
Siehe Abb. 481; goldgelbe, 5-zipfelige Blumenkrone, unisymmetrisch, unteres Blütenblatt am größten (Vorderlappen), die beiden oberen am kleinsten; 5 Staubblätter, die drei oberen wollig behaart mit quergestellten Antheren, die beiden unteren länger, kahl mit löffelförmigen Antheren; Kronröhre und Lappen der Kronblätter außen filzig behaart.

Anatomie
Kronblattgewebe zart; Epidermiszellen in Aufsicht leicht wellig, im Zellsaft gelbe Inhaltsstoffe führend; im Schwammgewebe große Schleimzellen; untere Epidermis dicht mit etagierten „Sternhaaren" (= „Etagenhaare", Abb. 482 a), seltener mit Drüsenhaaren besetzt; Sternhaare an langer, starkwandiger Achse; diese in mehreren Absätzen übereinander sternartig verzweigt, deshalb auch „Etagenhaare" genannt; auf den Antheren zahlreiche, sehr lange „Keulenhaare" (Abb. 482 b) mit fädiger Haarzelle keulig endend, Cuticula grobkörnig; Endotheciumzellen (Abb. 482 d) typisch sternartig verdickt, „Sternendothecium"; Pollen safranrot, rundlich, feinkörnig, mit 3 Austrittsstellen (Abb. 482 c).

Schnittdroge

Leuchtend gelbe Kronblatt-Teile, außen weiß-wollig behaart; selten rötlich-gelbe behaarte oder gelbe unbehaarte Staubblätter.

Pulver
Siehe Abbildung 482

a Sternhaare (Etagenhaare) und deren Bruchstücke; zahlreich, charakteristisch
b Keulenhaare der Antheren, häufig nur Bruchstücke; charakteristisch
c Pollenkörner

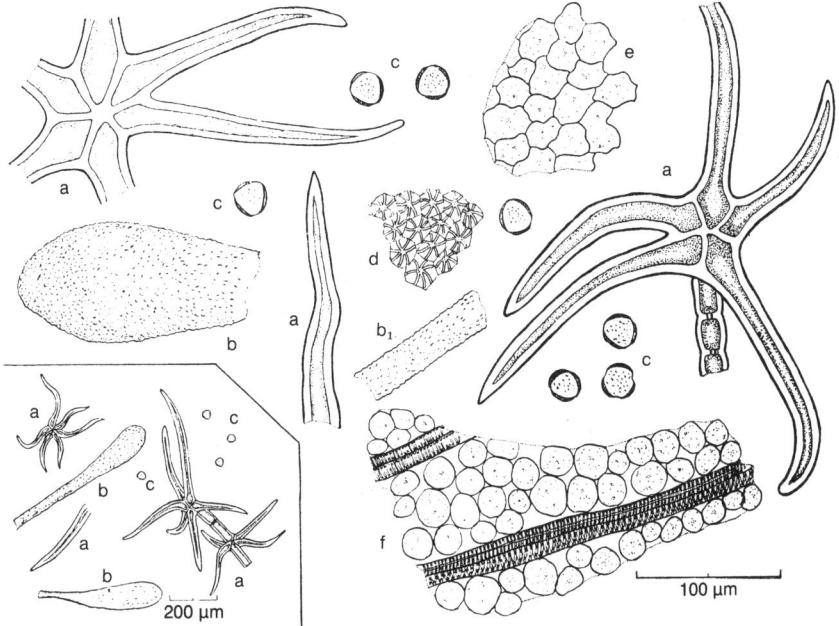

Abb. 482 Verbasci flos – Wollblumen – Pulver. Erläuterungen siehe Text. Aus Karsten, Weber, Stahl; nach Weber

d Bruchstücke des Sternendotheciums; charakteristisch
e Gelbe Bruchstücke der Kronblätter mit Epidermis in Aufsicht
f Mesophyllfragmente des Kronblattes mit Gefäßen

Verfälschungen/Verwechslungen

Kommen in der Praxis kaum vor.

Inhaltsstoffe und Anwendung

Inhaltsstoffe: Schleimstoffe (ca. 3 %); Iridoide; Saponine; Flavonoide (0,5 bis 4 %); Phenolcarbonsäuren; Sterole
DAC: Quellungszahl mindestens 12 (Ph.Helv.); Quellungszahl mindestens 9 (DAC).

Anwendungsgebiete: Kommission E: Katarrhe der Luftwege.
Volkstümlich: Auch als harntreibendes Mittel und als Antirheumatikum sowie äußerlich zur Wundbehandlung.

Hinweis: Die Lagerung muß dicht verschlossen erfolgen, am besten über Blaugel. Der Schutz vor Feuchtigkeit ist besonders wichtig, da sich die Droge sonst auf Grund des Iridoidgehaltes braun bis dunkelbraun verfärbt.

Standardzulassung: Wollblumen, Zul.-Nr. 2449.99.99

Verbenae herba – Eisenkraut

Synonyme: Herba Verbenae, Herba Columbariae

Sonstige Bezeichnungen: dt.: Taubenkraut, Katzenblut, engl.: Vervain, franz.: Verveine officinale, ital.: Erba di verbena, span.: Sumidad de verbena

Stammpflanze: *Verbena officinalis* L. (Echtes Eisenkraut); Verbenaceae
Habitus: ein- bis mehrjähriges Kraut; Abb. 483

Herkunft: Überwiegend aus Anbau in Osteuropa; aus Wildsammlungen in Südosteuropa

Arzneibücher: DAC: Die zur Blütezeit gesammelten, getrockneten, ganzen oder geschnittenen Laubblätter und oberen Stängelabschnitte

Ganzdroge

Geruch: geruchlos

Geschmack: adstringierend, bitter

Morphologie

Stängel ästig, vierkantig, oft auf zwei Seiten rinnig vertieft, glatt oder durch kurze Borsten etwas rau; **Blätter** gegenständig, die unteren kurz gestielt, nach oben zunehmend sitzend; untere Blätter klein und länglich, sich in den kurzen Stiel verschmälernd, grob gekerbt bis fiederspaltig; mittlere Blätter dreispaltig bis fiederlappig, mit größerem Mittellappen (bis 6 cm), die seitlichen Lappen lineallanzettlich, alle Lappen ungleich gekerbt; obere Blätter sitzend, länglich lanzettlich, ungeteilt, ungleichmäßig gezähnt bis ganzrandig; alle Blätter am Grunde keilförmig verschmälert, beidseitig durch steife Borsten rauhaarig, netznervig; kleine **Blüten** in endständigen, vielblütigen Ähren; Kelch kurzröhrig, 4- oder 5-zähnig und dicht drüsig behaart; Kronröhre klein und rötlichweiß, fast zweilippig und 3 bis 5 mm lang mit 5 Kronblattlappen; Frucht als nussartige Teilfrucht (Klausenfrüchte) in 4 länglich-walzliche Teilfrüchte zerfallend, Fugenseite warzig, Außenseite netzig strukturiert.

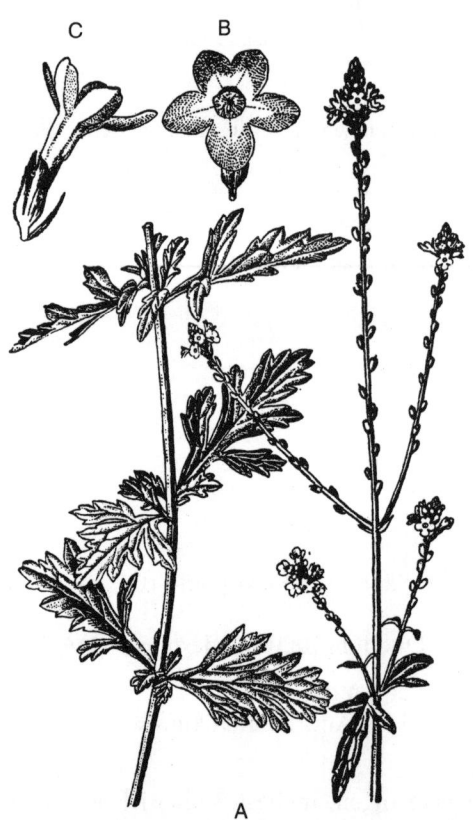

Abb. 483 *Verbena officinalis* L. **A** Teile der blühenden Pflanze, **B** Blüte von vorne, **C** Blüte von der Seite. Aus Kaiser; Dunzinger

Anatomie

Blatt: Epidermiszellen der Blattoberseite (Abb. 484 a) polygonal bis wellig, die der Unterseite stärker wellig (Abb. 484 b); beidseitig Spaltöffnungen mit 3 oder 4 Nebenzellen, teilweise anisocytisch; Haare: beidseitig, vorzugsweise am Blattrand und auf den Nerven, einzellige, dickwandige, lange Borstenhaare (Abb. 484 d) mit körniger Cuticula („Langborsten", 200 bis 500 µm); Spitze der Haare mit Kalk ausgefüllt, basal mit Basalhöckern aus 4 bis 8 kugelartig aufgewölbten Epidermiszellen; dazwischen auch „Kurzborsten", 40 bis 120 µm lang mit schwächer ausgeprägten Basalhöckern; außerdem Drüsenhaare mit Halszelle und langem Stiel (bis 200 µm) und typisch vertikal geteiltem Köpfchen („Zwiebelturmhaare", Abb. 484 c) sowie kürzere Köpfchenhaare mit 4-zelligem Köpfchen (Abb. 484 e); Blattbau bifazial mit 3- oder 4-schichtigem Palisadenparenchym und kleinzelligem Schwammparenchym.

Stängel: Epidermis des Stängels aus länglichen Epidermiszellen, zahlreiche Spaltöffnungen.

Blüte: Epidermiszellen der Kelchröhre länglich gestreckt mit welligen Längswänden, zahlreiche Köpfchenhaare und Borstenhaare; Köpfchenhaare mit einzelligem Stiel und mehrzelligem Köpfchen oder länger gestielt mit Halszelle („Zwiebelturmhaare"), alle Haare der Blüte kleiner als die der Blätter; Epidermis der Blütenkrone mit langen schmalen Deckhaaren (Abb. 484 f).

Frucht: Fruchtwand in Aufsicht aus einer Schicht von Steinzellen, Lumen der Steinzellen mit Luft gefüllt (Abb. 484 h).

Samen: Testa in Aufsicht fein punktiert (Abb. 484 i).

Schnittdroge

Zahlreiche vierkantige, grau- bis braungrüne Stängelabschnitte; dickere Stängel markerfüllt; kleine, mattgrüne, runzelige steifborstig behaarte Blattstücke; Teile der Blütenrispe und Fruchtähren sowie einzelne Blüten selten; zahlreich und sehr charakteristisch sind die kleinen, braunen Früchte, z. T. schon in die 4 schmalen Teilfrüchtchen zerfallen.

Pulver

Siehe Abbildung 484

a Blattbruchstücke mit oberer Epidermis in Aufsicht, anisocytische Spaltöffnungen und Borstenhaare mit 4 basalen Zellen; zahlreich

b Blattbruchstücke mit unterer Epidermis in Aufsicht, Haarbasis und Drüsenhaar

c Bruchstücke des Blattnervs der Blattunterseite mit langen Borstenhaaren und „Zwiebelturmhaaren" in Aufsicht; zahlreich

d Bruchstücke der Borstenhaare; sehr zahlreich

e Drüsenhaare in Seitenansicht

f Deckhaare der Blütenkrone

g Pollen triporat, teilweise keimend

h Braune Bruchstücke der Fruchtwand mit Steinzellschicht in Aufsicht, Lumen mit Luft erfüllt

i Bruchstücke der feinpunktierten Testa, häufig auch mit anhaftenden Öltröpfchen; charakteristisch

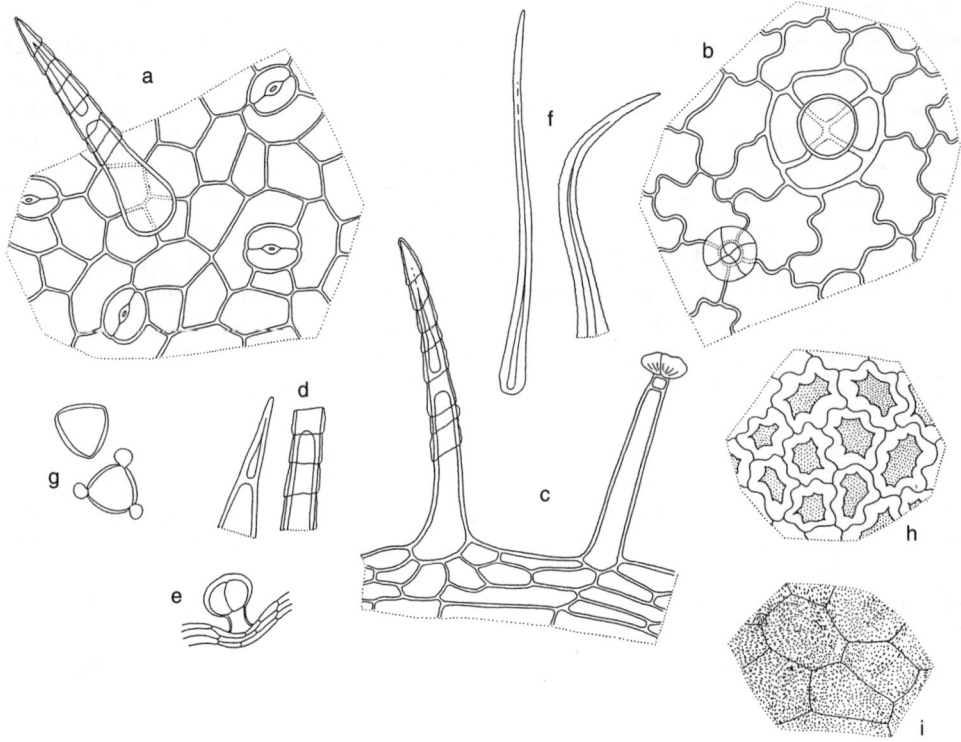

Abb. 484   Verbenae herba – Eisenkraut – Pulver. Erläuterungen siehe Text. NH

Verfälschungen/Verwechslungen

Sehr selten kommen Verwechslungen mit den getrockneten oberirdischen Pflanzenteilen des Zitronenstrauches, *Aloysia triphylla* (L'Hérit.) Britt (syn. *Lippia citriodora* H.B.K., *Lippia triphylla* (L'Hérit.) O. Kuntze) vor, die unter der Bezeichnung „Echte Verbene" oder „Verbenenkraut" im Handel sind; diese Droge riecht beim Zerreiben deutlich nach Zitrone.

Inhaltsstoffe und Anwendung

Inhaltsstoffe: Iridoide (ca. 0,2 bis 0,5 %); Flavone; Hydroxyzimtsäurederivate
DAC: keine Gehaltsanforderung

Anwendungsgebiete: Kommission E: Die therapeutische Anwendung wird wegen des fehlenden Wirksamkeitsnachweises nicht befürwortet.
Traditionell verwendet bei den verschiedensten Erkrankungen, u. a. Beschwerden im Bereich der Mund- und Rachenschleimhaut, Erkrankungen der Atemwege, Schmerzen, Krämpfe und Erschöpfungszustände.

Veronicae herba – Ehrenpreiskraut

Synonyme: Herba Veronicae, Herba Betonicae albae

Sonstige Bezeichnungen: dt.: Grundtee, Wundkraut, engl.: Male speedwell, franz.: Véronique, ital.: Veronica erba; span.: Parte aérea de verónica

Stammpflanze: *Veronica officinalis* L. (Waldehrenpreis); Scrophulariaceae
Habitus: 10 bis 20 cm hohe Ausläuferstaude, die zur Rasenbildung neigt; Abb. 485

Herkunft:
Importe aus den nördlichen Balkanländern

Arzneibücher: DAC: Die zur Blütezeit gesammelten, getrockneten, ganzen oder geschnittenen oberirdischen Teile

Ganzdroge

Geruch: schwach aromatisch

Geschmack: leicht bitter, etwas adstringierend

Morphologie
Stängel verzweigt, stielrund und rau behaart, 10 bis 15 cm lang, selten blauviolett überlaufen; Blattstellung gegenständig; **Blätter** eiförmig bis elliptisch, in den kurzen Stiel sich verschmälernd, stumpf oder spitz, am Rand fein gesägt oder gekerbt, beidseitig kurz rau behaart; in den Blattachseln gedrungene Trauben der kleinen Blüten; **Einzelblüte** kurz gestielt, Kelchröhre tief gespalten mit 4 schmal lanzettlichen Zipfeln; Kronröhre ca. 5 mm lang, vierspaltig glockig-radförmig 6 bis 7 mm breit, hellviolett mit dunklen blauen oder rötlichen Adern, selten weiß; Traubenachse, Blütenstiele und Kelche dicht behaart; **Kapselfrüchte** dreieckig, herzförmig, hell- bis braungrün, flaumig behaart mit linsenförmigen **Samen** von 1 mm Durchmesser.

Anatomie
Blatt: Zellen der oberen Epidermis (Abb. 486 a) in Aufsicht schwach knotig verdickt und eckig gebuchtet, je 6 bis 8

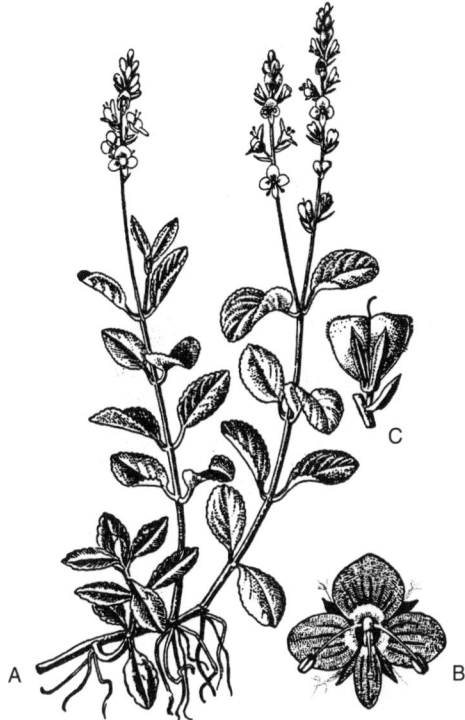

Abb. 485 *Veronica officinalis* L. **A** blühende Pflanze, **B** Blüte in Aufsicht, **C** Kapselfrucht. Aus Kaiser; Dunzinger

Palisadenzellen durchscheinend; untere Epidermis (Abb. 486 b) aus buchtig gewellten Zellen; anomocytische Spaltöffnungen vorwiegend auf der Unterseite, Haare: beidseitig 4- oder 5-zellige Gliederhaare (Abb. 486 e) sowie Drüsenhaare mit 1-zelligem Stiel und 2-zelligem Köpfchen; Blattbau bifazial mit 2-schichtigem Palisaden- und dichtem Schwammparenchym; **Blüte:** Kelchblätter mit Gliederhaaren wie beim Blatt, außerdem längere Gliederhaare mit ovaler bis kugeliger Endzelle (Abb. 486 d), vor allem am Kelchblattrand; Epidermis der Kronblätter papillös und am Grund mit einem Kranz von großen 1-zelligen Haaren (Abb. 486 c) besetzt; Pollen (Abb. 486 f) kugelig, ca. 35 μm, glatt mit 3 rhombischen Austrittsstellen. **Stängel:** Epidermis mit zahlreichen langen Gliederhaaren.

Schnittdroge

Spröde graugrüne, wenig geschrumpfte Blattbruchstücke mit gekerbtem oder gesägtem Blattrand; grün oder blauviolett überlaufene, dünne hohle Stängelabschnitte; gelegentlich blassviolette Blüten; herzförmige Früchte mit daran anhaftendem Kelch sehr charakteristisch.

Pulver

Siehe Abbildung 486

a   Blattbruchstücke mit oberer Epidermis in Aufsicht, Basis von Gliederhaaren und Köpfchenhaare; zahlreich

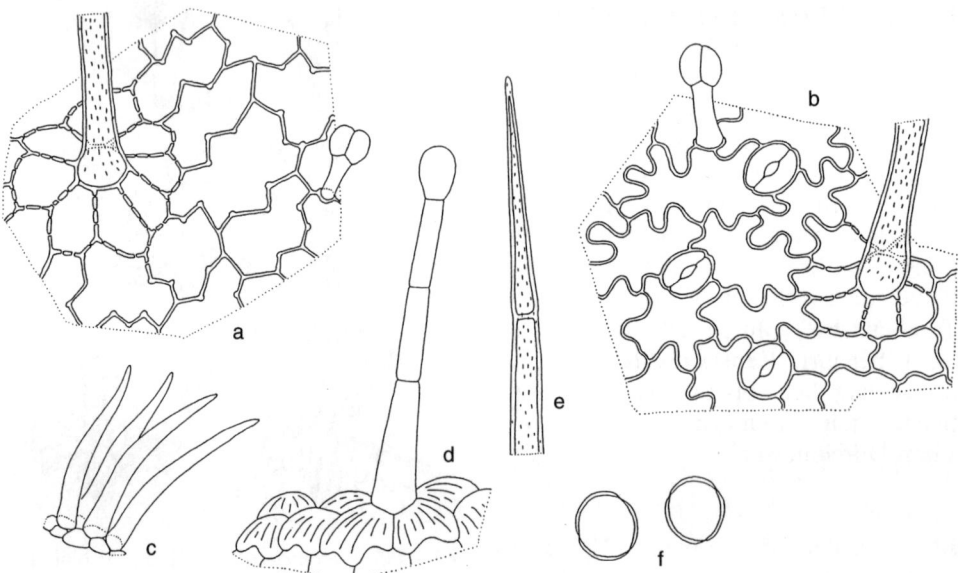

Abb. 486   Veronicae herba – Ehrenpreiskraut – Pulver. Erläuterungen siehe Text. NH

b   Blattbruchstücke mit unterer Epidermis in Aufsicht, anomocytische Spaltöffnungen, Gliederhaarbasen und Köpfchenhaare
c   Einzellige Haare im Schlund der Kronröhre
d   Gliederhaare des Kelchblattrandes mit kopfiger Endzelle
e   Bruchstücke der Gliederhaare von Blättern und Stängel; zahlreich
f   Tricolpate Pollenkörner

Verfälschungen/Verwechslungen

Im Handel befindet sich häufig die Droge von *Veronica chamaedrys* L. (Gamanderehrenpreis); außerdem findet man im Handel eine aus der Po-Ebene stammende Droge, deren untere Teile verholzt sind, deren Art aber bisher nicht zugeordnet wurde. Weitere Handelspartien könnten von *V. allionii* VILL. stammen.

Inhaltsstoffe und Anwendung

Inhaltsstoffe: Iridoidglykoside (0,5 bis 1 %); Flavonoide, Triterpensaponine, Gerbstoffe
DAC: keine Gehaltsanforderung

Anwendungsgebiete: Kommission E: Die therapeutische Anwendung wird wegen des fehlenden Wirksamkeitsnachweises nicht befürwortet.
Traditionell verwendet bei den verschiedensten Erkrankungen und Beschwerden im Bereich der Atemwege, des Magen-Darm-Trakts, der Leber sowie der Niere und ableitenden Harnwege, bei Gicht, Rheuma und rheumatischen Beschwerden. Auch zur „Blutreinigung" und Stoffwechselförderung.

Violae tricoloris herba – Stiefmütterchenkraut

Synonyme: Herba Violae tricoloris, Herba Trinitatis

Sonstige Bezeichnungen: dt.: Ackerveilchenkraut, Feldstiefmütterchen(kraut), Freisamkraut, engl.: Heartsease, wild pansy, franz.: Pensée sauvage, ital.: Erba di viola tricolore, viola del pensiero; span.: Parte aérea de pensamiento

Stammpflanze: *Viola tricolor* L. (Ackerstiefmütterchen); Violaceae
Habitus: ein- bis zweijähriges, 10 bis 20 cm hohes Kraut; Abb. 487

Herkunft: Mitteleuropäische Länder, insbesondere Deutschland, Frankreich und Tschechien/Slowakei, sowie die Balkanländer. Die Droge wird aus Holland importiert. Für den Anbau wird meist eine vorwiegend blaublühende Rasse von *V. tricolor* L. ssp. *tricolor* verwendet sowie die Subspecies *vulgaris* (KOCH) OSBECK und *arvensis* (MURR.) GAUD. Das Gartenstiefmütterchen, *V. wittrockiana* GAMS, dient nicht zur Gewinnung der offizinellen Droge.

Arzneibücher: DAC: Die zur Blütezeit gesammelten und getrockneten, ganzen oder geschnittenen oberirdischen Teile; ÖAB: Herba Violae tricoloris; die zur Blütezeit gesammelten und getrockneten oberirdischen Teile

Ganzdroge

Geruch: fast geruchlos

Geschmack: schwach eigenartig, leicht süßlich; beim Kauen schleimig

Morphologie
Stängel hohl und kantig, 10 bis 20 cm lang, ästig, kahl oder schwach behaart; Blattstiele 1 bis 2 cm lang, oberseits rinnig vertieft, **Blätter** 1 bis 3 cm lang, die unteren Blätter herz-oder eiförmig und ausgeschweift gezähnt, die oberen Blätter länglich oder lanzettlich und gekerbt; alle Blätter mit großen, fiederspaltigen Nebenblättern; deren Endzipfel groß, lanzettlich, gekerbt oder leicht gesägt, meist jedoch bereits abgefallen; **Blüten** unisymmetrisch, 1 bis 1,5 cm groß, einzeln an langen Stielen stehend; Kelchblätter 5, lanzettlich, am Grunde mit lappigen Anhängseln; Kronblätter 5, breit und umgekehrt eiförmig, ungleich groß; unteres Kronblatt vorne stehend, meist größer als die übrigen, am Grunde in einen Sporn

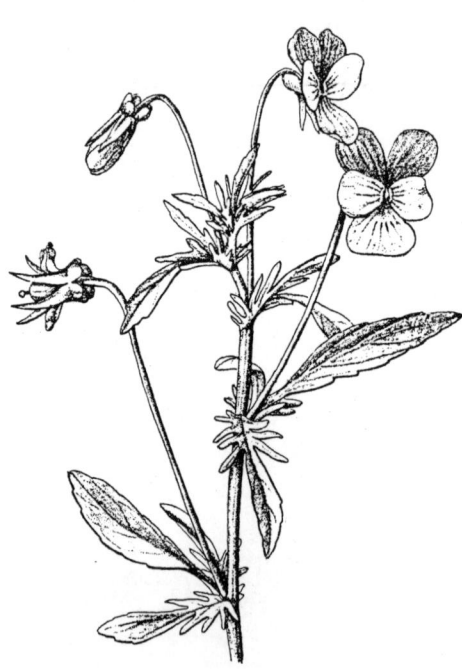

Abb. 487 *Viola tricolor* L. blühende Pflanze. Aus Gilg; Gilg

auslaufend; Kronblätter von ssp. *arvensis* etwa gleich lang wie Kelchblätter, gelblich-weiß bis gelb mit violetter Zeichnung; Kronblätter von ssp. *vulgaris* länger als Kelch-blätter, obere leuchtend blauviolett oder blau, untere hellblauviolett oder gelblich bis weißlich, am Grunde gelb; **Früchte** hornartig glatt, gelblich, 3-klappig, an der Innen-seite einförmige gelbe **Samen** (1,5 mm) mit deutlichem Samenanhängsel.

Anatomie

Blatt, Flächenansicht: Siehe Abb. 488 a, b; Epidermis beidseitig aus polygonalen bis wellig-buchtigen Zellen mit zarter Cuticularstreifung; beidseitig anisocytische Spalt-öffnungen; einzelne Zellen als Schleimzellen größer und heller erscheinend; Haare: vereinzelt einzellige breite, cuticulär gestreifte, oft auch quer gestreifte Kegelhaare (50 bis 90 µm), auf den Blattrippen reichlicher und etwas größere Kegelhaare (bis 300 µm), oberseits am Rand der Blattzähne große, kugelige oder birnenförmige Drüsenzotten; in Aufsicht beidseitig Ca-Oxalatdrusen des Mesophylls durchscheinend; **Querschnitt:** Blattbau bifazial mit 1- oder 2-schichtigem Palisadenparenchym, im Schwammparen-chym Ca-Oxalatdrusen 20 bis 35 (bis 45) µm.

Blüte: Kelchblätter den Blättern sehr ähnlich, ebenfalls mit anisocytischen Spaltöff-nungen und einigen wenigen Papillenhaaren; an den Anhängseln und am Blattrand birnenförmige Drüsenzotten. Zellen der inneren Kronblattepidermis (Abb. 488 c) in spitzkegelförmige, zart cuticulär gestreifte Papillen ausgezogen, Zellen der äußeren Epidermis vielgestaltig, polygonal bis wellig-buchtig, zart cuticulär gestreift; am Grunde der Kronblätter kleine Drusen des Mesophylls durchscheinend; bei den mitt-leren Kronblättern an der Basis flaschenförmige Haare ("Bart", Abb. 488 f), etwas kleinere Haare auch beim unteren Kronblatt; bei diesem am Sporneingang außerdem lange, dünnwandige "Buckelhaare" (Abb. 488 d); Antheren mit vielen einzelligen geschlängelten oder stark gebuckelten Haaren; Antheren und Fruchtknotenwand (Abb. 488 g) mit Ca-Oxalatdrusen; Pollenkörner 40 bis 50 (bis 60) µm, glatt, 4- oder 5-eckig, tetra- oder pentacolpat (Abb. 484 h); Endothecium in Aufsicht an den Ecken der Zellen durch Verdickungsleisten kleeblattartig verdickt erscheinend; Fruchtwand mit in verschiedener Richtung angeordneten Faserschichten, innen zartwandiges Paren-chym mit Leitbündeln folgend.

Schnittdroge

Zahlreiche flach gedrückte Stängelabschnitte, hohl und stark gerieft; brüchige Stücke stark geschrumpfter Blätter und der fiederspaltigen Nebenblätter; zahlreiche Teile der eingerollten, unterschiedlich gefärbten Kronblätter; kahnförmige Teile der 3-klappi-gen, gebogenen Fruchtkapsel; gelbliche Samen mit kleinen weißen Anhängseln.

Pulver
Siehe Abbildung 488

a Blattbruchstücke mit unterer Epidermis in Aufsicht, anisocytische Spaltöffnungen, Ca-Oxalatdrusen des Schwammparenchyms durchscheinend
b Kegelhaare des Blattes dem Nerv aufsitzend

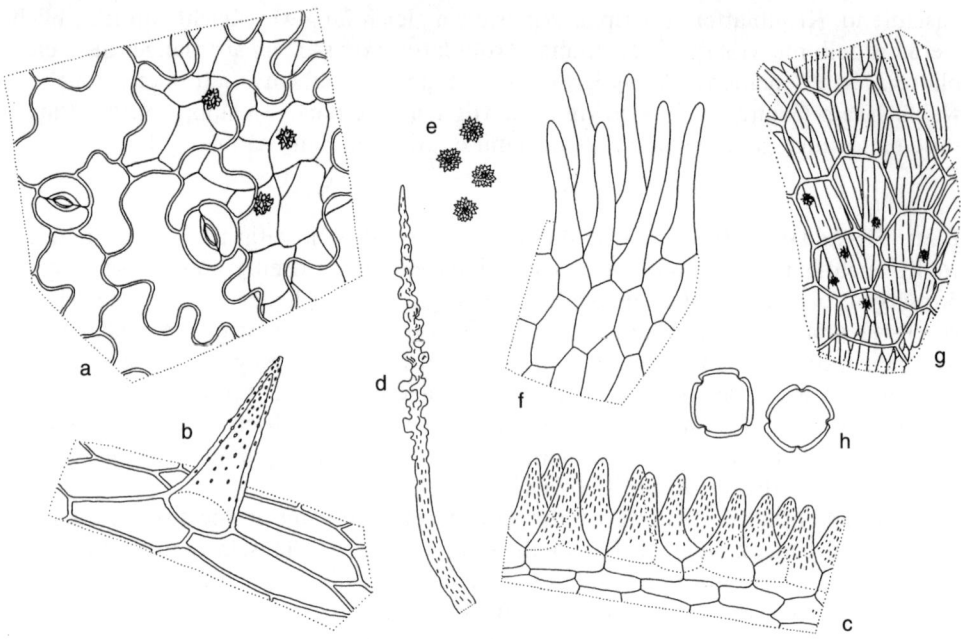

Abb. 488   Violae tricoloris herba – Stiefmütterchenkraut – Pulver. Erläuterungen siehe Text. NH

c Bruchstücke der Kronblätter mit Papillen der inneren Epidermis in Schrägaufsicht; zahlreich
d Buckelhaare, einzeln oder dicht auf dem Sporn des Kronblatts sitzend; charakteristisch
e Ca-Oxalatdrusen frei liegend, zahlreich auch im Mesophyll der Blätter und der Kronblätter
f Flaschenhaare der mittleren Kronblätter; charakteristisch
g Bruchstücke der Fruchtwand mit Parenchym und Faserschicht
h Pollenkörner

Anmerkungen: Zahlreiche faserige Bruchstücke des Stängels mit Leitelementen in Aufsicht; Bruchstücke des Endotheciums in Aufsicht, selten; nicht dargestellt.

Verfälschungen/Verwechslungen

Kommen in der Praxis nicht vor; Minderqualitäten: Im Handel befindet sich auch gerebelte, nur aus Blüten und Blättern bestehende Ware sowie Ware, die fast nur aus Stängeln besteht.

Inhaltsstoffe und Anwendung

Inhaltsstoffe: Salicylsäure und deren Derivate (0,06 bis ca. 0,3 %); weitere Phenolcar-bonsäuren (0,18 %); Polysaccharid-Schleime (ca. 10 %); Flavonoide; Anthocyane; Carotinoide; Cumarine; Xanthinderivate.
DAC: mindestens 0,2 % Flavonoide, berechnet als Hyperosid

Anwendungsgebiete: Kommission E: Äußere Anwendung: leichte, seborrhoische Hauterkrankungen; Milchschorf der Kinder.
Volkstümlich: Auch bei Katarrhen der Luftwege, Halsentzündungen und fieberhaften Erkältungen; zur „Blutreinigung", als harntreibendes Mittel sowie bei Gicht und Rheuma.

Standardzulassung: Stiefmütterchenkraut, Zul.-Nr. 1679.99.99

Visci herba – Mistelkraut

Synonyme: Visci albi herba, Herba Visci (albi)

Sonstige Bezeichnungen: dt.: Vogelmistel, Leimmistel, Hexenbesen, engl.: (White, European) mistletoe herb, birdlime mistletoe herb; franz.: Gui, ital.: Erba di vischio, vischio, span.: Sumidad de muérdago

Stammpflanze: *Viscum album* L. (Mistel, Laubholz-Mistel); Viscaceae
Habitus: immergrüner, auf Bäumen schmarotzender zweihäusiger Halbstrauch; Abb. 489

Herkunft: Drogenimporte aus den Balkanländern, der Türkei und Russland

Arzneibücher: DAB: Die ganzen oder geschnittenen, getrockneten, jüngeren Zweige mit Blättern, Blüten und vereinzelten Früchten

Ganzdroge

Geruch: sehr schwach, eigenartig

Geschmack: bitter

Morphologie
Stängel (eigentlich Zweige) rund, 2 bis 4 mm dick, gelb-grün, längsrunzelig, an den Nodien verdickt und dort dichasial verzweigt oder mit zwei gegenständigen Blättern besetzt; Internodien ca. 3 bis 5 cm lang; im Querschnitt eine grüne Rinde und ein weißer, strahliger Holzkörper erkennbar; **Blätter** ledrig-steif, gelb-grün, lanzettlich bis spatelig, ungestielt, ganzrandig, unbehaart, 2 bis 6 cm lang, 1 bis 2 cm breit, unterseits meist fünf fast parallel verlaufende Nerven hervortretend; **Blüten** gelblichgrün, als Trugdolden zu 3 bis 5 in der Achsel kleiner Hochblätter stehend, eingeschlechtig, männliche Blüten größer mit 4-zähligem Perigon, weibliche Blüten mit 4 sehr kleinen Kelchblättern; **Früchte** erbsengroß, weißlich oder bräunlich, stark geschrumpft.

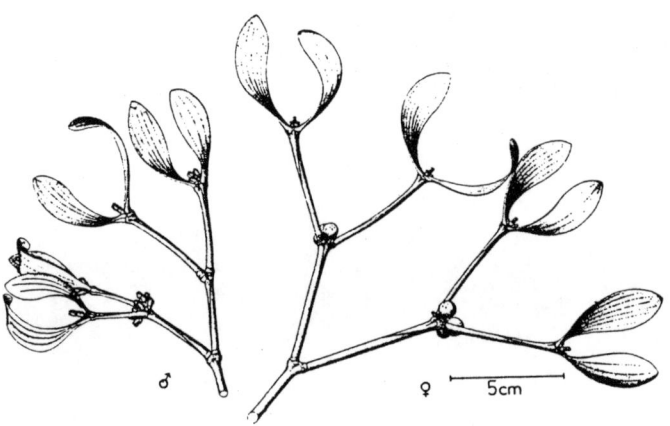

♂ ♀ 5cm

Abb. 489 *Viscum album* L. blühender und fruchtender Zweig. Aus Karsten, Weber, Stahl; Stahl

Anatomie

Stängel: Rinde ohne Kork, nur von einer Stomata führenden Epidermis abgeschlossen; Stängelepidermis in der Flächenansicht der Epidermis des Blattes ähnlich, vornehmlich an jüngeren Stücken jedoch nach außen stark papillös vorgewölbt (Abb. 490a); Papillen im Chloralhydratpräparat auffallend gelb gefärbt; Spalt der Stomata meist quer zur Stängelachse angeordnet, Nebenzellen noch stärker vorgewölbt als bei der Blattepidermis; unter der Epidermis im Querschnitt Rindenparenchym mit reichlich Chlorophyll; jüngere Zweige mit einem Ring aus acht Leitbündeln, innen und außen je von einem Bastfaserbündel abgeschlossen; ältere Zweige mit geschlossenem Holzkörper; ein Teil der an die Bastfasern angrenzenden Rindenzellen eigenartig knorrig und steinzellartig verdickt; Xylem vorwiegend aus Tüpfelgefäßen und Holzparenchym; Mark- und Markstrahlzellen innerhalb des Kambiums stark verdickt und getüpfelt, oval-gestreckte, ca. 8 bis 15 µm große Stärkekörner oder Ca-Oxalatdrusen enthaltend, seltener Einzelkristalle oder Kristallsand. Drusen sehr feinnadelig, typisch mit schwarzem Zentrum und grauem Hof.

Blatt, Flächenansicht: Siehe Abb. 490b; Wände der Epidermiszellen beidseitig polygonal-geradlinig, stark verdickt und getüpfelt, grünlich-gelb gefärbt; Cuticula sehr dick; breite paracytische Stomata auf beiden Blattseiten; Schließzellen eingesenkt. **Querschnitt:** Siehe Abb. 490d; Epidermis mit deutlich eingesenkten Schließzellen, Nebenzellen leicht über die Schließzellen gewölbt, dadurch einen „Vorhof" bildend; Mesophyll (Abb. 490c) nicht in Palisaden- und Schwammparenchym differenziert; Mesophyllzellen jüngerer (einjähriger) Blätter sind ± gleichmäßig rundlich, die der älteren Blätter sämtlich palisadenartig gestreckt; Mesophyll mit feinzackigen Ca-Oxalatdrusen; diese 30 bis 40 µm groß, häufig mit dunklerem Zentrum (Abb. 490e); in geringer Menge sind Stärkekörner von 8 bis 10 µm Größe vorhanden (Abb. 490f).

Blüte: Pollenkörner triporat mit stacheliger Exine (Abb. 490g).

Schnittdroge

Gesamte Droge typisch gelb-grün gefärbt; Stängelabschnitte furchig und längsrunzelig, im Querschnitt mit gelbgrüner Rinde und weißem, strahligem Holzkörper; Abbruchstellen der Blätter gut erkennbar; derbe Blattfragmente, stark runzelig, auf der Unterseite die parallel verlaufenden Nerven hervortretend; Teile der zapfenartigen Blüte oder der Beerenfrüchte und abgeflachte Samen nur vereinzelt

Pulver

Siehe Abbildung 490

a Stängelbruchstücke mit papillöser Epidermis in Aufsicht, Spaltöffnungen; zahlreich
b Blattbruchstücke mit Epidermis in Aufsicht, paracytische Spaltöffnungen
c Fragmente des Mesophylls mit rundlichen bis gestreckten Zellen mit Ca-Oxalatdrusen; vereinzelt auch kleine ovale Stärkekörner (Wasserpräparat)
d Blattbruchstücke im Querschnitt mit papillöser Epidermis und eingesenkten Schließzellen, Nebenzellen vorgewölbt

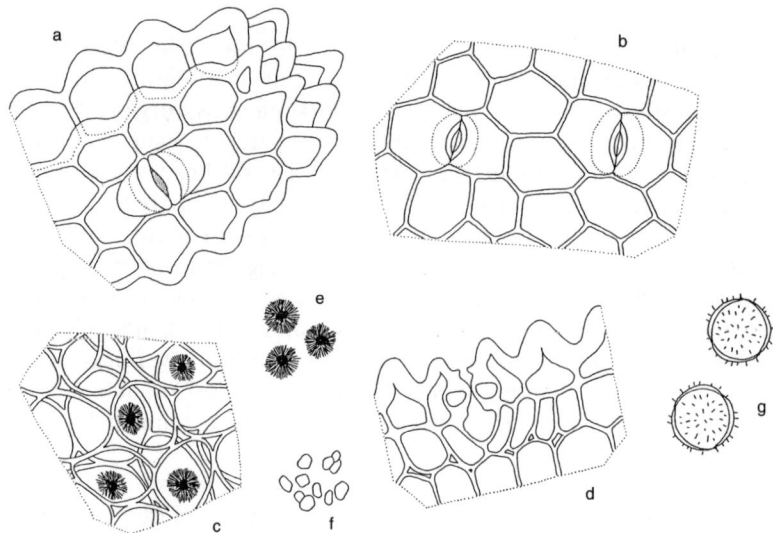

Abb. 490   Visci herba – Mistelkraut – Pulver. Erläuterungen siehe Text. NH

e   Ca-Oxalatdrusen frei liegend; charakteristisch
f   Im Wasserpräparat Stärkekörner frei liegend oder im Gewebe
g   Triporate Pollenkörner mit stacheliger Exine

Anmerkungen: Nicht dargestellt: zahlreiche faserige Bruchstücke des Stängels mit Leitelementen in Aufsicht, Faserfragmente auch mit angrenzenden knorrig verdickten „Steinzellen", charakteristisch; derbwandige, getüpfelte Markstrahl- und Markzellen.

Verfälschungen/Verwechslungen

Kommen in der Praxis nicht vor; dünnere, gestielte Blätter und schwarzbraune Stängelteile weisen auf Verwechslungen mit *Loranthus europaeus* JACQ. (Eichenmistel) hin.

Inhaltsstoffe und Anwendung

Inhaltsstoffe: Lectine; Viscotoxine (Polypeptide, 0,05 bis 0,1 %); Polysaccharide; Cyclitole; Flavonoide; Phenylpropanderivate; Triterpene; Phytosterole
DAB: keine Gehaltsanforderung

Anwendungsgebiete: Kommission E: Zur Segmenttherapie bei degenerativ entzündlichen Gelenkerkrankungen durch Auslösung cuti-visceraler Reflexe nach Setzen lokaler Entzündungen durch intracutane Injektionen; zur Palliativtherapie im Sinne einer unspezifischen Reiztherapie bei malignen Tumoren.
Die Droge wird rein empirisch als Adjuvans bei Bluthochdruck, Schwindelgefühl und Blutandrang zum Kopf verwendet.

Vitis idaeae folium – Preiselbeerblätter

Synonyme: Folium Vitis idaeae

Sonstige Bezeichnungen: dt.: Kronsbeerenblätter, Steinbeerblätter, engl.: Cowberry leaf, franz.: Feuille d'airelle rouge, ital.: Mirtillo rosso foglie, span.: Hoja de arándano rojo

Stammpflanze: *Vaccinium vitis-idaea* L. (Preiselbeere); Ericaceae
Habitus: 10 bis 30 cm hoher, immergrüner Halbstrauch

Herkunft: Skandinavien und England

Arzneibücher: ÖAB: Das getrocknete Laubblatt

Ganzdroge

Geruch: geruchlos

Geschmack: zusammenziehend, etwas bitter

Morphologie
Blätter steif, derbledrig, bis 2 cm lang, bis 1,2 cm breit; kurz gestielt, verkehrt-eiförmig bis oval, Spitze leicht eingekerbt; Blattrand deutlich umgebogen, fein gesägt-gekerbt; Blattoberseite mit etwas runzeliger Oberfläche, glänzend braungrün (bis schwarz-braun), Nerven tief eingesenkt; Unterseite matt, bleichgrün, mit feiner rostbrauner Punktierung durch Drüsenhaare, Nerven unterseits deutlich hervortretend.

Anatomie
Flächenansicht: Epidermis der Blattoberseite relativ kleinzellig (ca. 50 µm), Zellwände schwach gewellt bis geradwandig und schwach getüpfelt; die rundlichen Palisadenzellen durch die Epidermis durchscheinend; Epidermiszellen der Blattunterseite (Abb. 491 a) stärker gewellt als die der Oberseite, Wände mitunter knotig getüpfelt erscheinend, anomocytische, teilweise auch paracytische Stomata; Haare: unterseits auffällige, braune mehrzellige Drüsenhaare, 100 bis 200 µm, Stiel 2-reihig, Köpfchen mehrzellig und keulenförmig (Abb. 491 a); auf den Hauptnerven 1-zellige, meist deutlich gebogene Deckhaare mit körniger Cuticula (Abb. 491 d). **Querschnitt:** Siehe Abb. 491 b; Blattbau bifazial, Epidermis der Blattoberseite mit sehr dicker Cuticula; Palisadenparenchym (2-) oder 3-schichtig; Schwammparenchym interzellularenreich (Abb. 491 c), im Mesophyll in Leitbündelnähe vereinzelt Ca-Oxalatdrusen.

Schnittdroge

Steife Blattstückchen mit umgebogenem, fein gesägt-gekerbtem Blattrand, Stücke von der Blattspitze rundlich mit charakteristischer leichter Einkerbung; Blattoberseite glänzend dunkelgrün bis braungrün mit etwas runzeliger Oberfläche und tief einge-

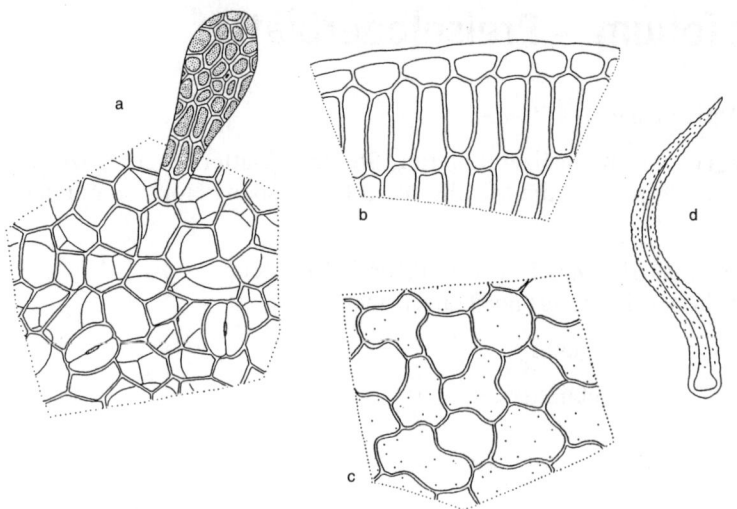

Abb. 491 Vitis idaeae folium – Preiselbeerblätter – Pulver. Erläuterungen siehe Text. Nach Brandt; NH

senkten Nerven; Blattunterseite etwas heller, matt, Blattnerven deutlich hervortretend; sehr charakteristisch die feine rostbraune Punktierung durch Drüsenhaare auf der Blattunterseite

Pulver

Siehe Abbildung 491

a   Blattbruchstücke mit unterer Epidermis in Aufsicht, Spaltöffnungen und braune Drüsenhaare, Schwammparenchym durchscheinend
b   Bruchstücke des Blattes im Querschnitt mit dicker Cuticula der oberen Epidermis
c   Fragmente aus dem Schwammparenchym
d   Einzellige Deckhaare des Blattnervs mit körniger Cuticula

Verfälschungen/Verwechslungen

Keine bekannt.

Inhaltsstoffe und Anwendung

Inhaltsstoffe: Gerbstoffe und Gerbstoffvorstufen (9,9 bis 19,5 %), Phenolglykoside (3,3 bis 5,4 % Arbutin); Flavonoide; Triterpene.
ÖAB: mindestens 3,0 % Phenolglykoside, berechnet als Arbutin

Anwendungsgebiete: Volkstümlich: Innerlich bei Entzündungen der Harn- und Gallenwege, bei Steinleiden, Gicht und Rheuma; Austauschdroge für Bärentraubenblätter.

Zingiberis rhizoma – Ingwerwurzelstock

Synonyme: Rhizoma Zingiberis

Sonstige Bezeichnungen: dt.: Ingwerwurzel, Ingwerklauen, Ingwerzehen, engl.: Ginger, ginger root, franz.: Gingembre, rhizome de gingembre, ital.: Rizoma di zenzero, span.: Rizoma de gengibre

Stammpflanze: *Zingiber officinale* Rosc. (Ingwer); Zingiberaceae
Habitus: tropische Rhizompflanze; Abb. 492

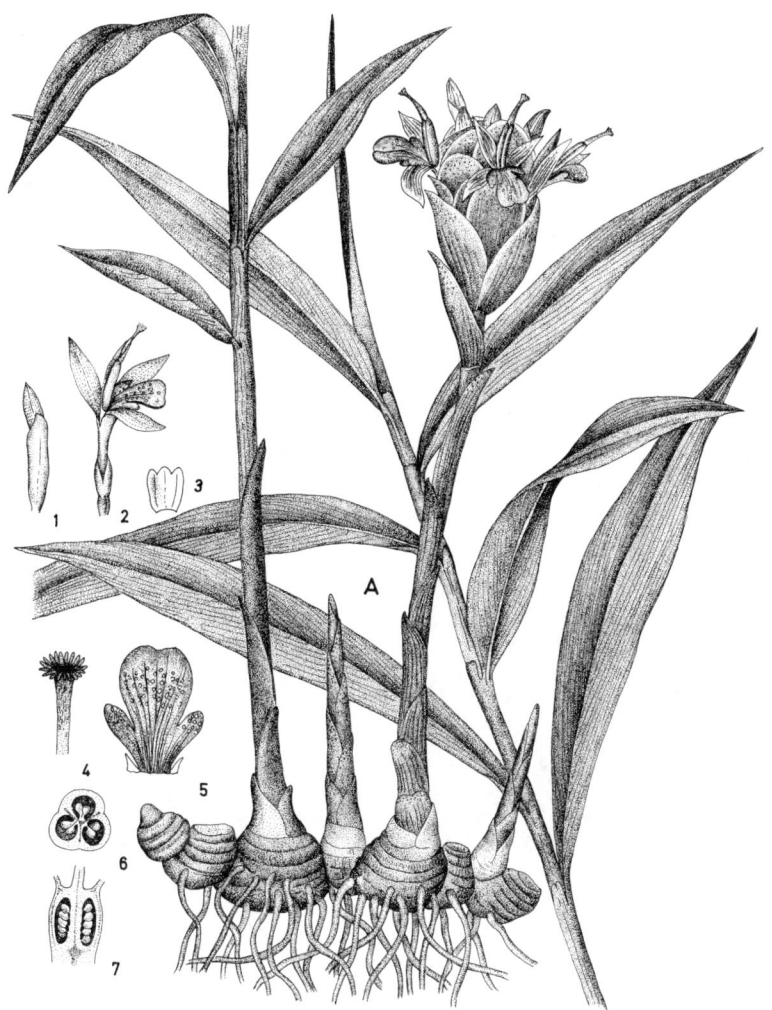

Abb. 492 *Zingiber officinale* Rosc. **A** blühende Pflanze, 1 Blütenknospe, 2 Blüte, 3 äußeres Perigon, 4 Narbe mit Griffelrest, 5 inneres Perigon mit den kleinen, zahnförmigem unfruchtbaren, äußeren Staubblättern, 6/7 Fruchtknoten im Quer- und Längsschnitt. Nach Köhler; ACH

Herkunft: In den meisten tropischen Ländern kultiviert. Zahlreiche Handelssorten, wobei als beste Droge die aus Jamaika gilt; gute Drogen sind Bengalischer und Australischer Ingwer; heute zu 80 % Importe aus China.

Arzneibücher: Ph.Eur.: Das vollständig, teilweise oder nicht geschälte getrocknete, ganze oder geschnittene Rhizom; Ph.Helv.: Ingwer; ungeschältes oder nur an den breiten Seiten oder ganz vom Kork befreites, getrocknetes, geschnittenes Rhizom; ÖAB: Radix Zingiberis; der teilweise geschälte und getrocknete Wurzelstock

Ganzdroge

Geruch: kräftig aromatisch, oft auch zitronenartig

Geschmack: brennend scharf, würzig

Morphologie
Siehe Abb. 493; Rhizome 5 bis 8 cm lang, etwas flachgedrückt, unregelmäßig knorrig verzweigt, weißlich (geschält) oder silbrig-grau (ungeschält), dann durch Blattnarben quer geringelt; Bruch ± glatt mit feinen herausragenden Fasern.

Anatomie
Lupe: Siehe Abb. 494; bei ungeschälter Ware äußerer Ring des dunkleren Periderms; Rinde vom Zentralzylinder sichtbar durch Endodermis getrennt; auf dem ganzen Querschnitt zerstreut Leitbündel erkennbar; bei geschälter Droge Periderm fehlend.
Mikroskop: Epidermiszellen auf der Korkschicht bisweilen noch gut erhalten; Periderm selbst relativ dick (bei geschälter Droge fehlend); Rindenschicht aus hellem, stärkereichem Parenchym, eingestreut rundliche Ölzellen mit gelbem Inhalt und ver-

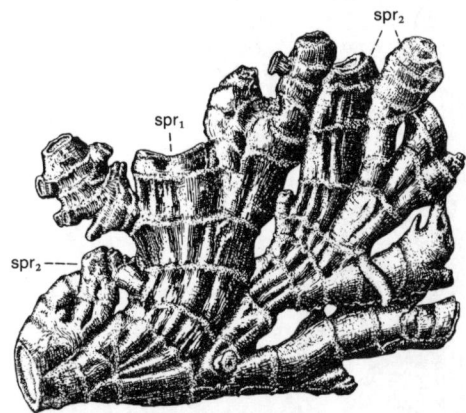

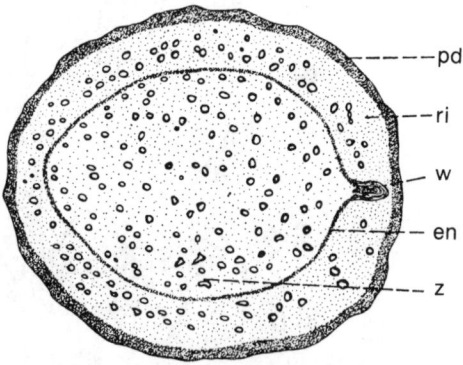

Abb. 493 *Zingiber officinale* Rosc. Rhizom: „Rohingwer" von Java. spr$_1$, spr$_2$ Narben der Seitensprosse verschiedener Ordnung. Etwa natürl. Größe. Aus Karsten, Weber, Stahl

Abb. 494 *Zingiber officinale* Rosc. Rhizom im Querschnitt; Lupenbild. pd Periderm, ri Rinde, w Adventivwurzel, en Endodermis, z Zentralzylinder. Aus Karsten, Weber, Stahl; nach Oltmanns

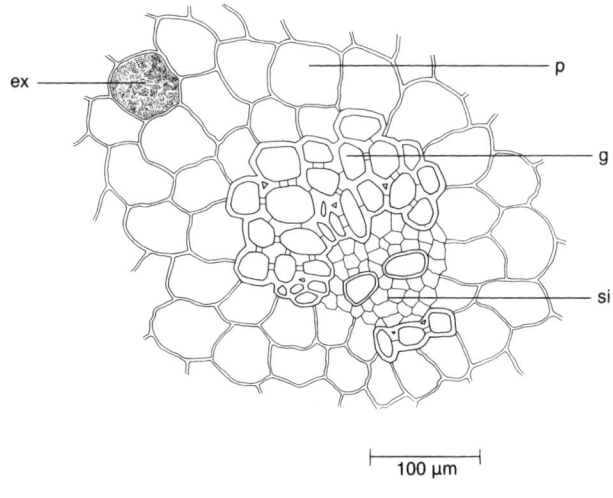

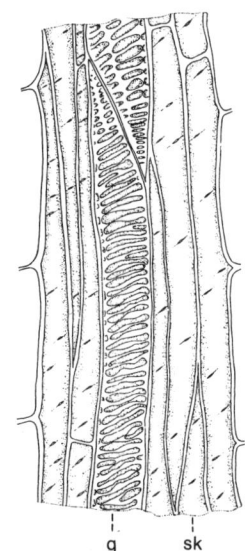

Abb. 495 *Zingiber officinale* Rosc. Rhizom: Querschnitt durch ein Leitbündel. p Rindenparenchym, ex Ölzelle, g Gefäße, si Siebteile. ACH

Abb. 496 *Zingiber officinale* Rosc. Rhizom: Längsschnitt durch ein Gefäß mit Fasern. g Gefäß, sk Sklerenchymfasern. Vergr. ca. 200 x. Aus Karsten, Weber, Stahl; nach Karsten

korkten Wänden, sowie Leitbündel; Endodermis einschichtig, dünnwandig, stärkefrei. Zentralzylinder aus stärkereichem, parenchymatischem Gewebe mit zahlreichen, eingestreuten Leitbündeln (Abb. 495); diese meist kollateral, selten durch Zusammenstoßen von zwei Leitbündeln bikollateral; Gefäße nur schwach verholzt, stets begleitet von unverholzten Sklerenchymfasern; diese im Längsschnitt einseitig charakteristisch bogenförmig gebuchtet (Abb. 496); in der Nähe der Gefäße häufig einige kleine (im Längsschnitt langgestreckte) Ölzellen mit unverkorkten Wänden. Leitbündel vielfach durch tangentiale Verbindungen netzig miteinander verkettet.

Stärke einfach und flach, oval bis sack- oder tropfenförmig, oft mit kleinem Zipfel („Zipfelstärke"), 20 bis 25 µm lang, ca. 18 bis 20 µm breit, Schichtungszentrum am schmaleren Ende, Schichtung undeutlich.

Schnittdroge

Gelblich-weiße Bruchstücke, unregelmäßig geformt, z. T. mit herausragenden Fasern; vereinzelt Korkreste an der Außenseite; auf frischen Querschnitten Ölzellen erkennbar.

Pulver

Siehe Abbildung 497

a Fragmente der Treppengefäße; zahlreich, charakteristisch

b Bruchstücke abgebrochener Sklerenchymfasern aus einem Gefäßbündel; Zell-

Abb. 497 Zingiberis rhizoma
– Ingwer – Pulver. Erläuterungen siehe Text. Aus Karsten, Weber, Stahl; nach Weber

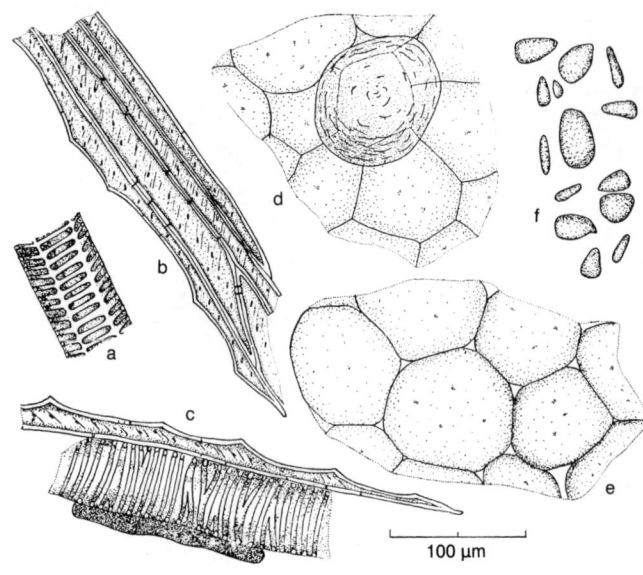

wände schwach verdickt, durch die einseitig bogenförmigen Wölbungen sehr charakteristisch; Tüpfel schief spaltförmig

c   Gefäßbruchstücke mit anliegenden Sklerenchymfasern und langgestreckten Ölzellen; zahlreich, charakteristisch

d   Parenchymfragmente mit rundlichen Ölzellen

e   Parenchym aus der Rinde bzw. dem Zentralzylinder; Zellen groß und polygonal; im
Wasserpräparat mit vielen Stärkekörnern; sehr zahlreich, wenig charakteristisch

f   Stärkekörner; flach mit exzentrischem Kern (meist am schmaleren Ende), Schichtung zart; charakteristisch

Anmerkungen: Parenchymzellen enthalten winzige Kristalle, nicht dargestellt.

Verfälschungen/Verwechslungen

Verfälschungen mit anderen *Zingiber*-Arten kommen praktisch nicht vor; mit $CaCO_3$
geschönte Drogen wurden häufig beobachtet.

Inhaltsstoffe und Anwendung

Inhaltsstoffe: Ätherisches Öl (1,0 bis 2,5 %; hauptsächlich Sesquiterpene vom Bisabo-
lantyp); Scharfstoffe (Gingerole und Shogaole)
Ph.Eur.: mindestens 1,5 % ätherisches Öl

Anwendungsgebiete: Kommission E: Dyspeptische Beschwerden; Verhütung der
Symptome der Reisekrankheit.
Ansonsten Verwendung auch als Gewürz.

Literatur (Bücher)

Arends, J.: Volkstümliche Namen, 16. Aufl., Springer Verlag, Berlin Heidelberg New York, 1971.

Berger, F.: Handbuch der Drogenkunde, Bd. I-VII. Wilhelm Maudrich Verlag, Wien, 1964 -1967.

Deutschmann, F., Hohmann, B., Sprecher, E., Stahl, E.: Pharmazeutische Biologie 3. Drogenanlyse I: Morphologie und Anatomie, 3. Aufl., Gustav Fischer Verlag, Stuttgart Jena New York 1992.

Eschrich, W.: Pulver-Atlas der Drogen der deutschsprachigen Arzneibücher
6. Aufl., Deutscher Apotheker Verlag, 1997.

Gassner, G., Hohmann, B., Deutschmann, F.: Mikroskopische Untersuchung pflanzlicher Lebensmittel, 5. Aufl., Gustav Fischer Verlag, Stuttgart, 1989.

Gilg, E.: Lehrbuch der Pharmakognosie, 2. Aufl., Springer Verlag, Berlin, 1910.

Hagers Handbuch der Pharmazeutischen Praxis, 4. Aufl., Bd. I – VII, Springer Verlag, Berlin Heidelberg New York, 1967–1977.

Hagers Handbuch der Pharmazeutischen Praxis, 5. Aufl., Bd. 4 – 6, Folgeband 2 und 3, Springer Verlag, Berlin Heidelberg New York, 1992–1998.

Hahn, H., Michaelsen, I.: Mikroskopische Diagnostik pflanzlicher Nahrungs-, Genuß- und Futtermittel, einschließlich Gewürze, Springer Verlag, Berlin Heidelberg New York, 1996.

Hörhammer, L: Teeanalyse, Selbstverlag, München 1955.

Karsten, G., Weber, U., Stahl, E.: Lehrbuch der Pharmakognosie, 9. Aufl., Gustav Fischer Verlag, Stuttgart, 1962.

Kommission E: Aufbereitungsmonographien, Bundesanzeiger, 1984–1994.

Langhammer, L.: Bildatlas zur mikroskopischen Analytik pflanzlicher Arzneidrogen, Walter de Gruyter, Berlin New York, 1986.

Pfänder, H. J.: Farbatlas der Drogenanalyse, Gustav Fischer Verlag, Stuttgart, 1991.

Rohdewald, P., Rücker, G., Glombitza, K.-W.: Apothekengerechte Prüfvorschriften, Deutscher Apotheker Verlag, Stuttgart, 1999.

Stahl-Biskup, E., Reichling. J.: Anatomie und Histologie der Samenpflanzen – Mikroskopisches Praktikum für Pharmazeuten, Deutscher Apotheker Verlag, 1998.

Standardzulassungen für Fertigarzneimittel, Deutscher Apotheker Verlag, Stuttgart, Govi Verlag GmbH, Frankfurt, mit 13. Ergänzungslieferung, 2000.

Thoms, H., Brandt, W.: Handbuch der praktischen und wissenschaftlichen Pharmazie, Bd. V Botanik und Drogenkunde, Urban & Schwarzenberg, Berlin Wien, 1929.

Weber, U.: Geschnittene Drogen, Gustav Fischer Verlag, Jena, 1952.

Wichtl, M.: Teedrogen und Phytopharmaka, 3. Aufl., Wissenschaftliche Verlagsgesellschaft mbH, Stuttgart, 1997.

Zander – Handwörterbuch der Pflanzennamen, 14. Aufl., Eugen Ulmer GmbH, Hohenheim, 1993.

Literatur (Originalarbeiten)

Berghöfer, R., Hölzl, J.: Johanniskraut (Hypericum perforatum) – Prüfung auf Verfälschung. Dtsch. Apoth. Ztg. 126, 2569–2573 (1986).

Esdorn, I., Schmitz, H.: Pharmazeutisch bedeutsame Rauwolfia-Arten. Pharmazie 11, 50–63 (1956).

Fulde, G., Wichtl, M.: Milchröhren von Schöllkraut. Dtsch. Apoth. Ztg. 133, 1807–1910 (1993).

Kartnig, T., Gunzer, C.: Solanaceen-Wurzeldrogen: schwierige Identifikation. Dtsch. Apoth. Ztg. 124, 2114–2115 (1984).

Kastner, U., Mossbeck, A., Saukel, J., Jurenitsch, J.: Charakterisierung von Schafgarben-Drogen des Handels. Sci. Pharm. 61, 206–208 (1993).

Länger, R.: Pharmakobotanische Untersuchungen an den verschiedenen Arten der Gattung Centaurium Hill. Dtsch. Apoth. Ztg. 130, 2366–2371 (1990).

Länger, R., Ruckenbauer, T., Jurenitsch, J., Kubelka, W.: Mikroskopische Identifizierung von Arznei-drogen pharmazeutisch wichtiger Salbei-Arten. Sci. Pharm. 59, 321–331 (1991).

Länger, R., Engler, S., Kubelka, W.: Vergleichende Wurzelanatomie einiger ausdauernder Arten der Gattung *Ononis* L. Pharmazie 50, 627–629 (1995).

Länger, R., Kubelka, W.: Rhizomanatomie von Vertretern der Gattungen *Potentilla, Geum, Agrimonia* und *Filipendula* im Vergleich mit Radix Tormentillae. Sci. Pharm. 66, 387–398 (1998).

Langhammer, L: Zur mikroskopischen Analytik einiger Saponin-Drogen. Pharm. Ztg. 127, 2187–2190 (1982).

Langhammer, L., Janßen, B.: Notiz zur Analytik von Baldrianwurzel – Teil I. Pharm. Ztg. 130, 75–77 (1985).

Langhammer, L., Belgard, C.: Notiz zur mikroskopischen Analytik von Baldrianwurzel – Teil II. Pharm. Ztg. 130, 2653–2654 (1985).

Saukel, J.: Pharmabotanische Untersuchungen von Arzneidrogen I. Folium Malvae ÖAB, Sci. Pharm. 50, 37–64 (1982).

Saukel, J.: Pharmakobotanische Untersuchungen von Arzneidrogen III. Unterscheidungsmerkmale der Blütendrogen von *Arnica montana* L. und *Heterotheca inuloides* CASS. Sci. Pharm. 52, 35–46 (1984).

Saukel, J.: Pharmakobotanische Untersuchungen von Arzneidrogen V. Morphologisch-anatomische Unterscheidung der Blätter und Blattdrogen von *Tussilago farfara* L., *Petasites paradoxus* (RETZ.) BAUMG., *P. hybridus* (L.) G., M. & SCH. und *P. albus* (L.) GAERTN. Sci. Pharm. 59 307–313 (1991).

Saukel, J., Ullmann, R., Bencic, W., Jurenitsch, J.: Identifizierung von Herba Virgaureae, Herba Soli-daginis canadensis und Herba Solidaginis giganteae. Österr. Apoth. Ztg. 40, 560–562 (1986).

Schier, W.: Die *Rhamnus*-Rinden und ihre Verfälschungen – 1. Mitt.: Morphologie und Anatomie. Dtsch. Apoth. Ztg. 119, 527–531 (1979).

Schier, W.: Drogenverfälschungen – ein (leider) aktuelles Thema. Dtsch. Apoth. Ztg. 121, 323–329 (1981).

Schier, W.: *Plantago lanceolata, P. major* und *P. media* – Morphologische und anatomische Unter-scheidung. Dtsch. Apoth. Ztg. 130, 1457–1458 (1990).

Schier, W., Lube, B.: Die mikroskopische Unterscheidung der *Equisetum*-Arten. Dtsch. Apoth. Ztg. 124, 797–799 (1984).

Schier, W., Schultze, W.: Aktuelle Verfälschungen bei Arzneidrogen. Dtsch. Apoth. Ztg. 127, 2717–2722 (1987).

Schier, W., Schultze, W.: Aktuelle Verfälschungen von Arzneidrogen – Baldrianwurzel, Enzianwurzel und Nieswurzelstock. Dtsch. Apoth. Ztg. 129, 1540–1542 (1989).

Schier, W., Schultze, W.: Aktuelle Verfälschungen von Arzneidrogen – Bärentraubenblätter und Sau-erampferkraut. Dtsch. Apoth. Ztg. 130, 463–465 (1990).

Schier, W., Schultze, W.: Aktuelle Verfälschungen von Arzneidrogen. 5. Mitteilung. Dtsch. Apoth. Ztg. 134, 4569–4576 (1994).

Schilcher, H.: Qualitätsprüfung von Handelsdrogen, 1. Mitt. Herba Virgaureae und Herba Solidaginis. Dtsch. Apoth. Ztg. 105, 681–683 (1965).

Schilcher, H., Bornschein, U.: Goldrutenkraut – Untersuchungen zur Qualität. Dtsch. Apoth. Ztg. 126, 1377–1380 (1986).

Schomarkers, J., Bollbach, F.D., Hagels, H.: Brennesselkraut – Phytochemische und anatomische Unterscheidung der Herba-Drogen von *Urtica dioica* und *U. urens*. Dtsch. Apoth. Ztg. 135, 578–584 (1995).

Veit, M.: Die Schachtelhalme (Equisetaceae). Dtsch. Apoth. Ztg. 127, 2049–2056 (1987).

Zänglein, A., Schultze, W., Kubeczka; K.-H.: Sternanis und Shikimi – Zur Unterscheidung der Früchte von *Illicium verum* HOOK. f. und *Illicium anisatum* L. Teil 1: Morphologisch-anatomische Unter-scheidungsmerkmale. Dtsch. Apoth. Ztg. 129, 2819–2828 (1989).

Zänglein, A., Schultze, W., Wolf, E.: Melissenblätter – Ein Beitrag zur neuen Monographie im Euro-päischen Arzneibuch. Dtsch. Apoth. Ztg. 135, 4623–4639 (1995).

Bildnachweis

In den Legenden der Zeichnungen sind die Quellen jeweils angegeben (z. B. Aus Karsten, Weber, Stahl); sie werden unten bibliographiert. Ist keine Quelle angegeben, dann wurde die Zeichnung dem Basiswerk Deutschmann, Hohmann, Sprecher, Stahl entnommen. Soweit nachvollziehbar sind nach der Quelle, durch Semicolon abgetrennt, die Namen der Zeichner/Zeichnerinnen angegeben und mit „nach" apostrophiert, wenn die Zeichnung abgeändert wurde. Die Namenskürzel lassen sich wie folgt entschlüsseln: Dagmar Fritze (DF), Nicola Hillgruber (NH), Susanne Hülsen (SH), Ana Christina Huth (ACH), Irina Niemann (NIE), Andreas Sylla (Sylla), Birgit Ungelenk (BU), Ursel Walters (UW), Ursula Westphal (URW).

Die für dieses Buch neu erstellten Pulver-Darstellungen wurden von Nicola Hillgruber nach Vorlagen von Elisabeth Stahl-Biskup angefertigt. Dabei wurden die einzelnen Motive in der Vergrößerung dem subjektiven Empfinden angepasst, woraus naturgemäß etwas voneinander abweichende Vergrößerungen innerhalb einer Pulver-Darstellung resultieren; auf eine Vergrößerungsangabe wurde daher verzichtet.

Berg, O. C., Schmidt, C. F.: Darstellung und Beschreibung sämtlicher in der Pharmacopoea Borussica aufgeführten officinellen Gewächse oder der Stoffe, welche von ihnen in Anwendung kommen, nach natürlichen Familien. Felix, Leipzig 1863.

Berger, F.: Handbuch der Drogenkunde, Bd. I-VII. Wilhelm Maudrich Verlag, Wien, 1964–1967.

Brandt siehe Thoms, Brandt 1929

Curtis' Botanical Magazine, Reeve, London 1870 und 1888.

Deutschmann, F., Hohmann, B., Sprecher, E., Stahl, E.: Pharmazeutische Biologie 3. Drogenanlyse I: Morphologie und Anatomie, 3. Aufl., Gustav Fischer Verlag, Stuttgart Jena New York 1992.

Esau, K.: Pflanzenanatomie, Gustav Fischer Verlag, Stuttgart 1969.

Esdorn, I., Pharmazie 15, 75–80, 1966

Frohne, D., Jensen, U.: Systematik des Pflanzenreiches – unter besonderer Berücksichtigung chemischer Merkmale und pflanzlicher Drogen, 5. Aufl. 1998, Wissenschaftliche Verlagsgesellschaft mbH, Stuttgart 1998.

Garcke, A.: Illustrierte Flora, Deutschland und angrenzende Gebiete, Hrsg. K. v. Weihe, 23. Aufl., Berlin, Hamburg 1972.

Gassner, G., Hohmann, B., Deutschmann, F.: Mikroskopische Untersuchung pflanzlicher Lebensmittel, 5. Aufl., Gustav Fischer Verlag, Stuttgart, 1989.

Gilg, E.: Lehrbuch der Pharmakognosie, 2. Aufl., Springer Verlag, Berlin, 1910.

Hagers Handbuch der Pharmazeutischen Praxis, 4. Aufl., Bd. I – VII, Springer Verlag, Berlin Heidelberg New York, 1967–1977.

Heyne, F. G.: Getreue Darstellung und Beschreibung der in der Arzneykunde gebräuchlichen Gewächse. Heyne Selbstverlag, Berlin 1805.

Hörmann, B.: Deutsche Heilpflanzen 2. Schriftenreihe: Heil- und Nährstoffe aus der Natur, Heft 9, Verlag Emil Mayer, München ca. 1940.

Kaiser, H. (Hrsg.): Der Apothekerpraktikant, 7. Aufl., Wissenschaftliche Verlagsgesellschaft mbH, Stuttgart, 1957.

Karsten, G.: Lehrbuch der Pharmakognosie, Gustav Fischer Verlag, Jena 1902.

Karsten, G., Weber, U., Stahl, E.: Lehrbuch der Pharmakognosie, 9. Aufl., Gustav Fischer Verlag, Stuttgart, 1962.

Koch, L., Gilg, E.: Pharmakognostisches Praktikum. Verlag Gebr. Bornträger, Berlin 1907.

Köhler's Medizinalpflanzen, Verlag Eugen Köhler, Gera-Untermhaus, Reprint 1997.

Kräusel, R. (Hrsg.): Sammlung naturkundlicher Tafeln, Mitteleuropäische Pflanzenwelt: Kräuter und Stauden. Kronenverlag Erich Cramer, Hamburg 1954.

Mäckel, H. G., Z. Lebensm. Unters. Forsch. 87, 83–86 (1944).

Rohdewald, P., Rücker, G., Glombitza, K.-W.: Apothekengerechte Prüfvorschriften, Deutscher Apotheker Verlag, Stuttgart, 1999.

von Schlechtendahl, D. F. L., Langethal, L. E.: Flora von Deutschland. Verlag Eugen Köhler, Gera Untermhaus 1879.

Schmidt, G., Marcus, A. (Hrsg.): Handbuch der tropischen und subtropischen Landwirtschaft, Verlag E. S. Mittler & Sohn, Berlin 1943.

Thoms, H., Brandt, W.: Handbuch der praktischen und wissenschaftlichen Pharmazie, Bd. V Botanik und Drogenkunde, Urban & Schwarzenberg, Berlin Wien, 1929.

Tschirch, A., Oesterle, O.: Anatomischer Atlas der Pharmakognosie und Nahrungsmittelkunde, Tauchnitz Verlag, Leipzig 1900.

Woodson, R. E., Youngken, H. W., Schlitter, E., Schneider, J. A.: Rauwolfia. J. & A. Curchill, London 1957.

Sachregister

Die **fetten** Seitenangaben verweisen auf Hauptfundstellen.